dr Imke Barbara Peters

Współpraca:
Edith Kerkhoff
Sabine Kuska
Wolfgang Schweig
dr Britta Wulfhorst

Kosmetyka

Opracowanie merytoryczne wersji polskiej:

dr inż. Jacek Arct
mgr inż. Katarzyna Pytkowska

Monika Wójcik

Stam rea

Tytuł oryginału:
Kosmetik
Das Buch zum Beruf

Tłumaczenie:
Paula Krajewska
Zofia Filipiuk-Bartz

Konsultanci polskiej wersji podręcznika:

prof. dr n. med. Anna Koźmińska-Kubarska (rozdz. 2)
mgr Mirosława Jurkowska (rozdz. 3)
Janina Miković (rozdz. 4, 5, 6, 7)

Recenzje szczegółowe:
Aniela Goc
dr n. med. Marian Jakubowicz
dr Marcin Molski
mgr Mirosława Persona
dr hab. med. Wanda Stryła

Opracowanie redakcyjne:
Maria Pawlina

Opracowanie techniczne:
Anna Kożurno-Królikowska

Podręcznik dopuszczony do użytku szkolnego przez ministra właściwego do spraw oświaty i wychowania i wpisany do wykazu podręczników szkolnych przeznaczonych do kształcenia zawodowego, do nauczania w zawodzie ***technik usług kosmetycznych*** na poziomie szkoły policealnej, na podstawie recenzji rzeczoznawców: Marii Uznańskiej, mgr Magdaleny Rogóż, dr n. med. Barbary Pytrus-Sędłak, lek. med. Sebastiana Kuczyńskiego, prof. dr hab. Stanisława Dubisza.

Numer dopuszczenia: 9/02

ISBN 83-7141-343-2

Skład, łamanie:
OFI, Warszawa

Druk i oprawa: Olsztyńskie Zakłady Graficzne S.A.

Spis treści

Część 1

Kosmetyka – wiadomości specjalistyczne

Część 2

Część 3

Wstęp

Od pewnego czasu obserwujemy w Polsce dynamiczny rozwój kosmetologii. Najlepszym tego dowodem jest powstanie w ciągu kilku lat pięciu ośrodków uczelnianych kształcących kosmetologów. Równolegle rozwijają się szkoły policealne i inne formy kształcenia kosmetyczek. Paradoksalnie, rynek podręczników, zarówno akademickich jak i szkolnych, jest w tym zakresie bardzo ubogi, dlatego każda pozycja wydawnicza z tej dziedziny staje się nieocenioną pomocą dydaktyczną. „Kosmetyka" napisana przez zespół niemieckich autorów pod redakcją dr Imke Barbary Peters z pewnością spełnia to kryterium. Jest to doskonały podręcznik obejmujący całość wiedzy kosmetologicznej, uzupełniony o podstawowe wiadomości z dermatologii i praktyczne informacje na temat zasad prowadzenia gabinetu kosmetycznego. Polski wydawca uaktualnił tekst edycji niemieckiej, angażując do tej pracy najlepszych specjalistów krajowych. Książka w zasadzie adresowana jest do słuchaczy kosmetycznych szkół policealnych, uczniów techników kosmetycznych i uczestników kursów. Z całą pewnością stanie się dla nich podstawowym podręcznikiem w nauce zawodu. Może także być nieocenioną pomocą dla nauczycieli, dzięki starannemu usystematyzowaniu materiału i doskonałym przykładom dydaktycznym, przedstawionym w formie poglądowych ilustracji, rysunków, wykresów i schematów. Kolejną grupą czytelników będą z pewnością kosmetyczki pracujące w zawodzie, które znajdą w książce wiele informacji pozwalających na uzupełnienie i uaktualnienie wiedzy niezbędnej w ich pracy.

Wysoki poziom i kompleksowe ujęcie poszczególnych zagadnień umożliwiają wykorzystanie podręcznika także na poziomie akademickim. Dotyczy to przede wszystkim rozdziałów omawiających kosmetologię praktyczną i inne zagadnienia zawodowe.

Jacek Arct
Katarzyna Pytkowska

1. Rozwój i zadania kosmetyki

1

1. Wykształcenie i zakres prac w kosmetyce

O podjęciu nauki i pracy w zawodzie kosmetyczki decydują między innymi: higieniczne środowisko pracy, możliwość obcowania z ludźmi, ich pielęgnowanie i zapewnianie im dobrego samopoczucia. Istotny przy tym jest także duży zakres prac specjalistyczno-praktycznych i wymagana kreatywność. Zawód ten ma dość duże znaczenie medyczne, zwłaszcza gdy dotyczy problemów ze skórą i troski o zdrowie. Praca kosmetyczki jest urozmaicona dzięki nowym osiągnięciom i trendom w modzie.

1.1. Jak zostać kosmetyczką

Zabiegi kosmetyczne opierają się na wynikach anamnezy i diagnozy. Wykonywanie tych czynności wymaga odpowiedniej wiedzy teoretyczno-zawodowej z zakresu np. **anatomii** i **fizjologii**, **dermatologii**, chemii i materiałoznawstwa, **towaroznawstwa** i fizyki, a także znajomości aparatury. Niezbędne są także umiejętności praktyczne, takie jak znajomość technik pielęgnacyjnych i zdobniczych, masażu kosmetycznego, manicure i pedicure oraz kosmetyki z wykorzystaniem urządzeń elektrycznych. Do przedmiotów pozadyscyplinarnych zalicza się wiedzę ogólnokształcącą, znajomość języka polskiego, ekonomii, rachunkowości, polityki, religii oraz jednego języka obcego.

Regulacje odnośnie do czasu, możliwości i ośrodka kształcenia oraz rodzaju otrzymywanego świadectwa nie są jednolite. Oferta obejmuje kursy od jednorocznych do kilkuletnich. Pierwsza część kształcenia odbywa się w placówce szkolnej, druga, pomyślana jako praktyka, w gabinecie kosmetycznym. Rozplanowanie i czas trwania zajęć teoretycznych i praktycznych są jednak organizowane w różny sposób.

1

1.2. Możliwości pracy dla kosmetyczek

Kosmetyczka jest zawodem świadczącym usługi dla ludności i obejmuje czynności związane z zachowaniem zdrowia, pielęgnacją i upiększaniem.

W Niemczech istnieje około 25 000 gabinetów kosmetycznych. W tych zakładach pracują przeważnie samodzielne kosmetyczki. Niekiedy zatrudniają praktykantki lub wykształcone kosmetyczki. Poza prywatnymi gabinetami kosmetyczki znajdują zatrudnienie w sanatoriach, domach opieki, salonach piękności, gabinetach lekarskich, klinikach dermatologicznych oraz w drogeriach, perfumeriach i w działach kosmetycznych domów handlowych. Sezonowo zatrudniane są w hotelach i na statkach.

Jednoznaczne rozgraniczenie zakresu prac fryzjerów/fryzjerek i **kosmetyczek** jest trudne. Czynności kosmetyczki mają szerszy zakres, gdyż poza zajmowaniem się skórą, obejmują zabiegi wymagające specjalistycznego wyposażenia. Czynności te mogą być również wykonywane przez wysoko wykwalifikowaną fryzjerkę w gabinetach kosmetycznych przy zakładach fryzjerskich, jeżeli gabinety te są odpowiednio wyposażone.

Dodatkowe kwalifikacje umożliwiają wykonywanie zawodu **dziennikarki specjalistycznej**, pracującej w redakcjach specjalistycznych pism kosmetycznych, czasopism dla kobiet oraz w działach reklamy i prasie. Kosmetyczka dysponująca szeroką znajomością przedmiotu oraz talentem pedagogicznym może być **nauczycielem-instruktorem** zawodu.

Wiele specjalizacji z zakresu kosmetyki wymaga ukończenia **dodatkowych kursów**. Dotyczy to szczególnie kosmetyki ogólnej. Ukończony kurs z zakresu kosmetyki upiększającej dla wizażystek umożliwia rozszerzenie oferty gabinetu lub podjęcie pracy w salonie doradztwa kolorystycznego i wizażu. Kosmetyczka z odpowiednim wykształceniem

Samodzielnie pracująca kosmetyczka	Gabinet kosmetyczny, sklep z kosmetykami, salon doradztwa kolorystycznego i wizażu, sanatorium
Samodzielnie pracujący podolog	Gabinet pielęgnacji stóp
Pracownik lub kierownik działu	Gabinet kosmetyczny, sklep z kosmetykami, salon piękności, dział kosmetyczny w salonie fryzjerskim, drogeria, sklep z produktami ekologicznymi, perfumeria, dom towarowy
Pracownik	Sanatorium, dom opieki, klinika dermatologiczna, gabinet lekarski (dermatologia, chirurgia plastyczna)
Asystent sprzedaży, sprzedawca, przedstawiciel handlowy, wykładowca, pracownik laboratorium	Przemysł kosmetyczny, producenci preparatów kosmetycznych
Dziennikarka specjalistyczna	Specjalistyczne pisma kosmetyczne, czasopisma dla kobiet
Nauczyciel przedmiotu	Szkoły zawodowe, policealne studia kosmetyczne, szkoły dla dorosłych

Zawody, które mogą wykonywać kosmetyczki i ewentualne miejsca ich zatrudnienia.

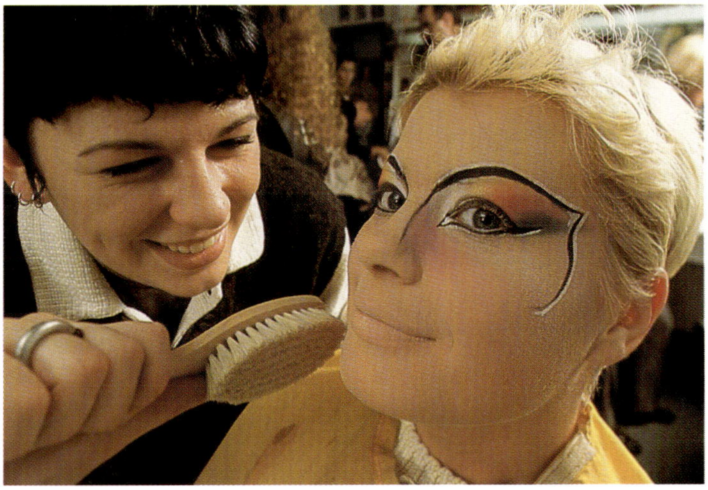

Charakteryzatorki pracują np. w teatrze i telewizji. Są to przeważnie osoby z wykształceniem fryzjerskim lub kosmetycznym, które ukończyły dodatkowe kursy.

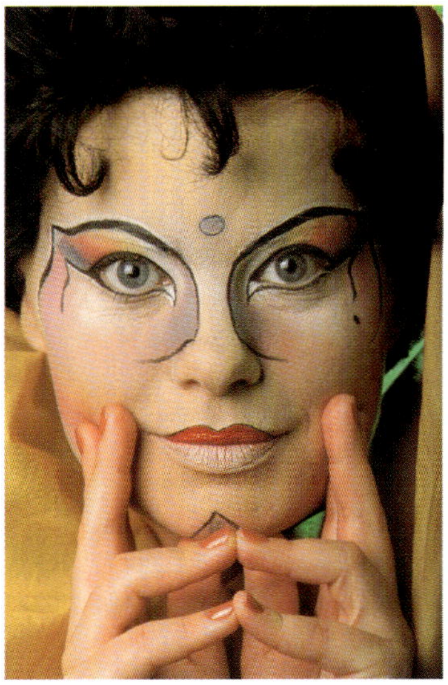

Rezultat pracy charakteryzatorki. Kontrastowe i pełne fantazji zestawienie kolorów daje zaskakujące efekty.

Praca charakteryzatorki.

może także pracować jako **charakteryzatorka** w teatrze czy telewizji. Dodatkowych kwalifikacji wymaga również praca w zawodzie **podologa**, obejmującym kompleksową pielęgnację stóp.

Współpraca z gabinetami lekarskimi, **klinikami dermatologicznymi** oraz **chirurgią kosmetyczną** może być odpowiedzialnym zadaniem dla kosmetyczki. Zabiegi kosmetyczne mogą wspomagać i uzupełniać leczenie medyczne. Współpraca między kosmetyczkami a dermatologami stopniowo zyskuje na znaczeniu. Często jednak zdarza się, że lekarze dermatolodzy, szczególnie starszego pokolenia, są uprzedzeni do kosmetyczek. Wiele kosmetyczek tłumaczy tym brak inicjatywy ze swojej strony. Niekiedy wysuwany jest argument: „Jeśli zalecę klientce wizytę u dermatologa, być może będzie wolała leczyć się u niego, gdyż wówczas koszty zabiegów zwróci kasa chorych." Klientki z pewnością tak nie myślą. Dermatolog w pojedynczych przypadkach może przepisać specjalną terapię i lekarstwa.

Teoretycznie, dermatolog, poza leczeniem farmakologicznym, może oczyścić skórę, ale stawka za taki zabieg wynosząca np. 40 zł nie motywuje do jego wykonania. Jest to zatem szansa dla kosmetyczek.

Zabiegi uzupełniające z zakresu kosmetyki to np. oczyszczanie i pielęgnacja **skóry z trądzikiem**, **drenaż limfatyczny** w leczeniu blizn, **makijaż maskujący** do tuszowania szpecących przebarwień skóry i blizn, usuwanie zbędnego owłosienia.

2. Historia kosmetyki

Nasze pierwsze skojarzenia wskazują na ogromną przepaść, jaka dzieli współczesną kosmetykę od tej z dawno minionych czasów. Po bliższym przyjrzeniu się historii kosmetyki stwierdzamy, że zadania i korzyści będące celem współczesnej kosmetyki niewiele różnią się od tych dawnych. Historia kosmetyki ukazuje nam motywy, jakimi kierowali się nasi przodkowie, pielęgnując swoje ciało. Podróż do przeszłości może wyostrzyć nasze spojrzenie na życzenia i oczekiwania współczesnych klientów.

Kosmetyka w żadnym wypadku nie jest wynalazkiem naszych czasów. Rozwinęła się już przed ponad 6000 lat wraz z początkami ludzkiej kultury. Kosmetyka przez długi czas była częścią medycyny, ale od początku jej cel zasadniczo był i jest ten sam. Służyła i służy pielęgnacji i upiększaniu skóry twarzy i innych części ciała.

Motywami, które zawsze skłaniały ludzi do pielęgnacji ciała to przede wszystkim: pielęgnacja w celu zachowania zdrowia, higiena i czystość zapobiegające chorobom oraz utrzymanie i regenerowanie piękna ludzkiego ciała. Kosmetyka zawsze była i jest przejawem radości życia, poprawy samopoczucia, luksusu „bycia rozpieszczanym", chęci zdobycia uznania i ludzkiej tęsknoty za cielesnym i duchowym ideałem.

1

Starożytność
(około 3000 p.n.e. do 500 n.e.)

3000 1500

Starożytny Egipt (od 3000 do 300 p.n.e.)

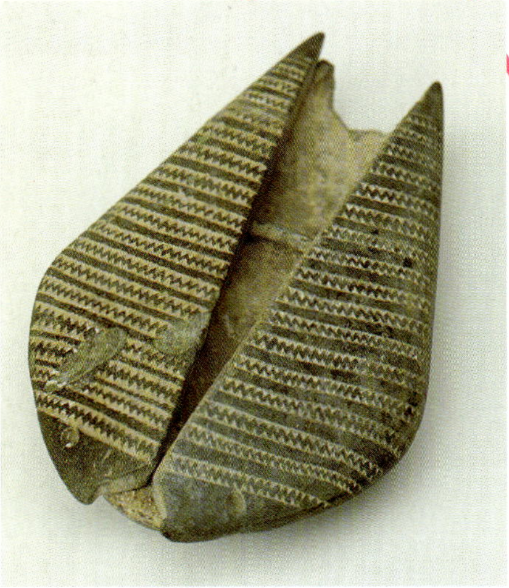

Przed około 5000 lat wykonano ten steatytowy, w kształcie ryby, pojemnik na kosmetyki. Pokrywę można zdejmować.

Brzytwy z XVI wieku p.n.e. Wykonywano je ze złota, brązu lub miedzi. Były przedmiotami codziennego użytku Egipcjan, wkładano je także do grobów zmarłych jako rzecz niezbędną w życiu pozagrobowym.

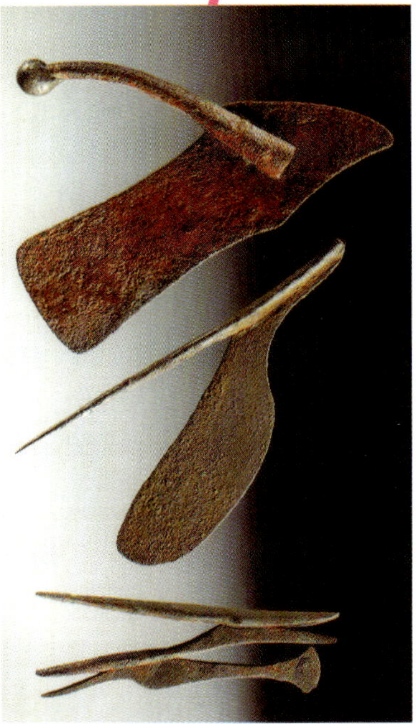

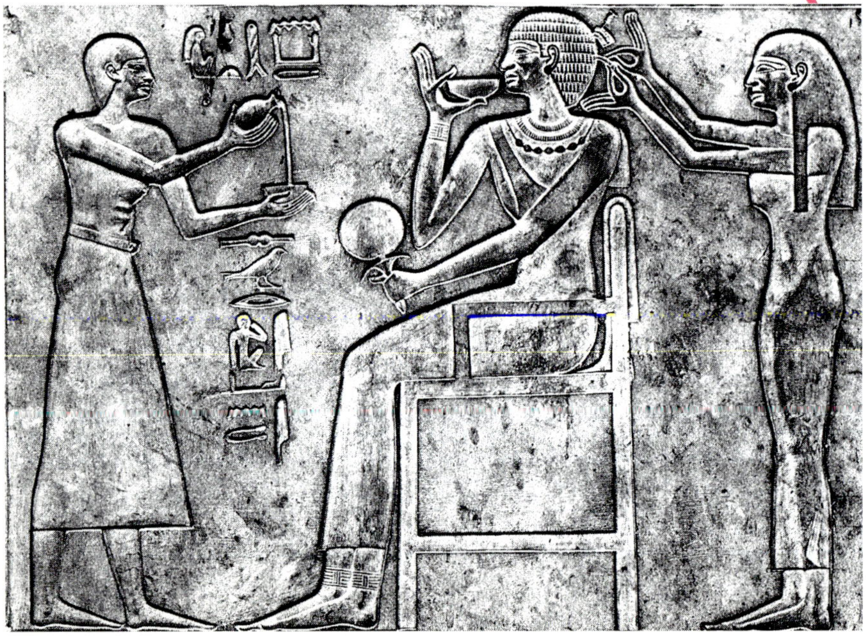

Ta płaskorzeźba wykonana na trumnie w 2040 roku p.n.e. ukazuje egipskie niewolnice, które pielęgnują i czeszą włosy swojej królowej. Królowa trzyma w ręku lustro z brązu.

Starożytność
(około 3000 p.n.e. do 500 n.e.)

1500 500

Grecy (od 1500 roku p.n.e. do 150 roku n.e.)

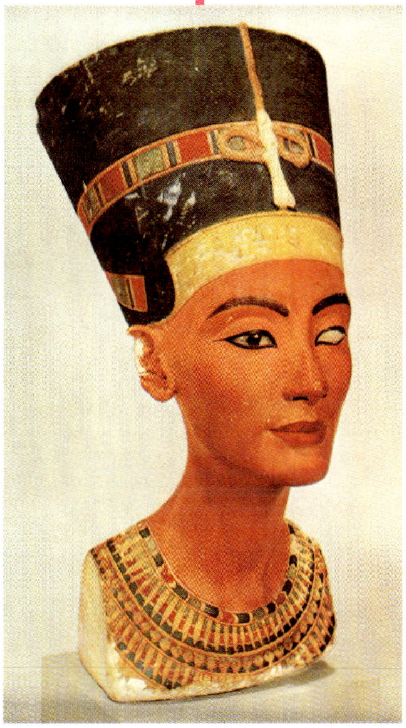

Egipska królowa Nefretete żyła do około 1370 roku przed Chrystusem. Jej imię znaczy „piękna nadchodzi". Zachowane do dzisiaj popiersie zdradza nam tajniki kosmetyki upiększającej Egipcjan. Brwi, rzęsy i powieki pociągano czarnym galenitem. Na usta i policzki nanoszono cynobrowe pasty.

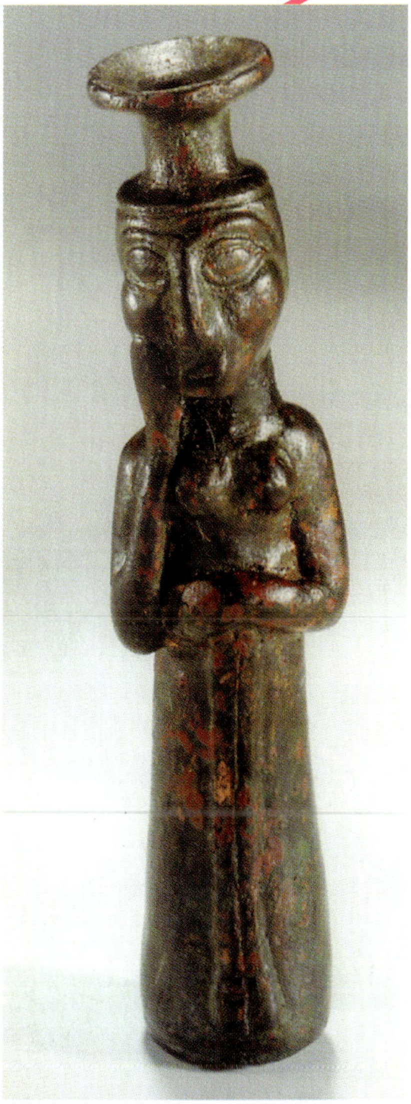

Egipcjanie do przechowywania olejków używali rozmaitych pojemników, także figurek w kształcie kobiecej postaci. Ten pojemnik z brązu wykonano przed około 2500 laty.

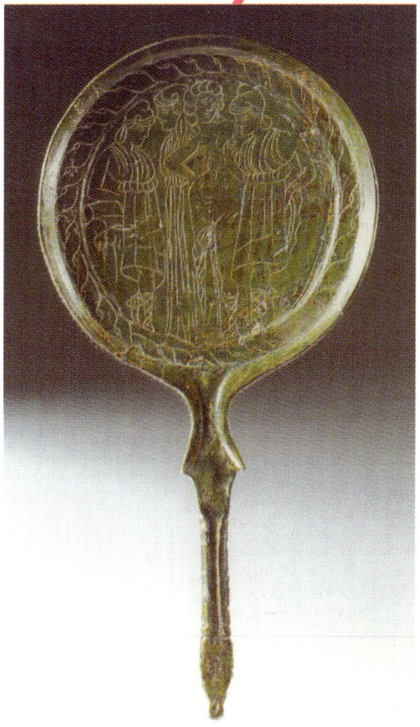

Lustro, którego powierzchnię odbijającą wykonano z brązu, a drugą stronę ozdobiono grawiurą. Wykonano je w IV wieku przed Chrystusem.

1

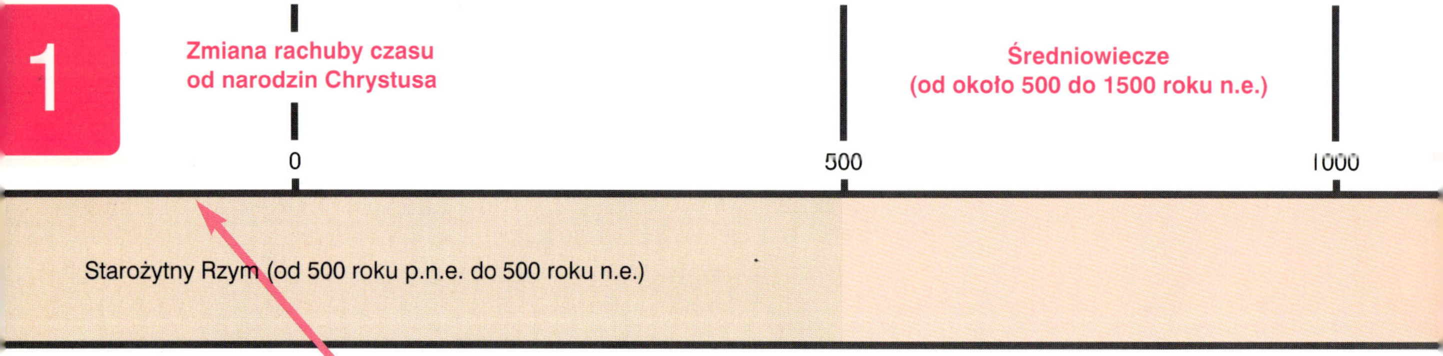

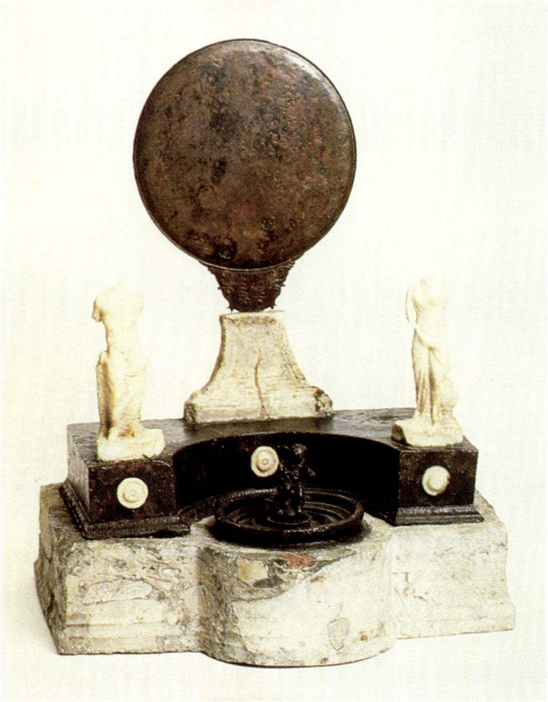

Stoliczek do makijażu ze starożytnego Rzymu ma około 2000 lat. Wykonano go z brązu, marmuru i trawertynu, wyposażony jest w schowek na szminkę.

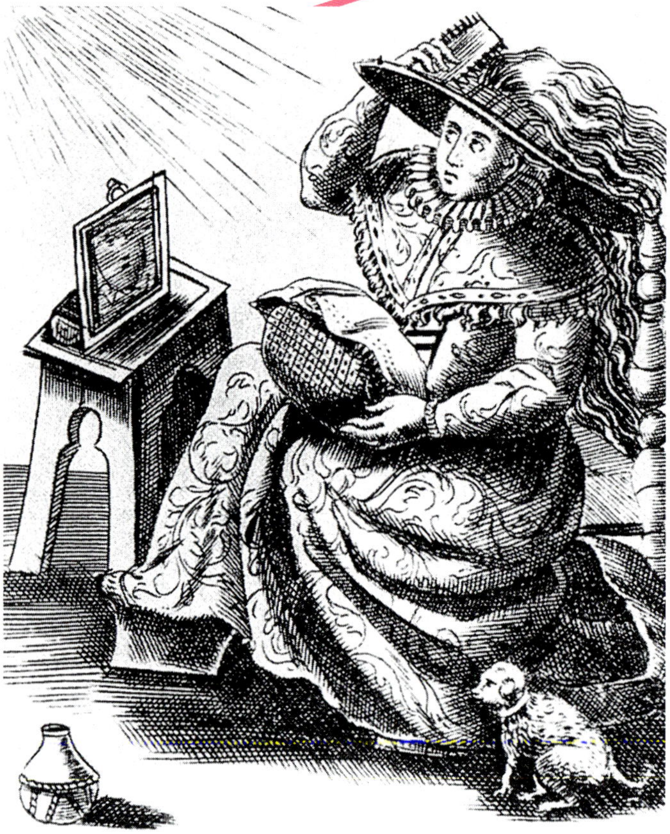

Jasne włosy Germanów odpowiadały ideałowi piękna w starożytnym Rzymie. Rzymianki rozjaśniały włosy różnymi środkami: henną, rumiankiem i żółtkiem. Miedzioryt wykonany kilka wieków później, w 1593 roku, ukazuje Wenecjankę rozjaśniającą włosy w słońcu.

1

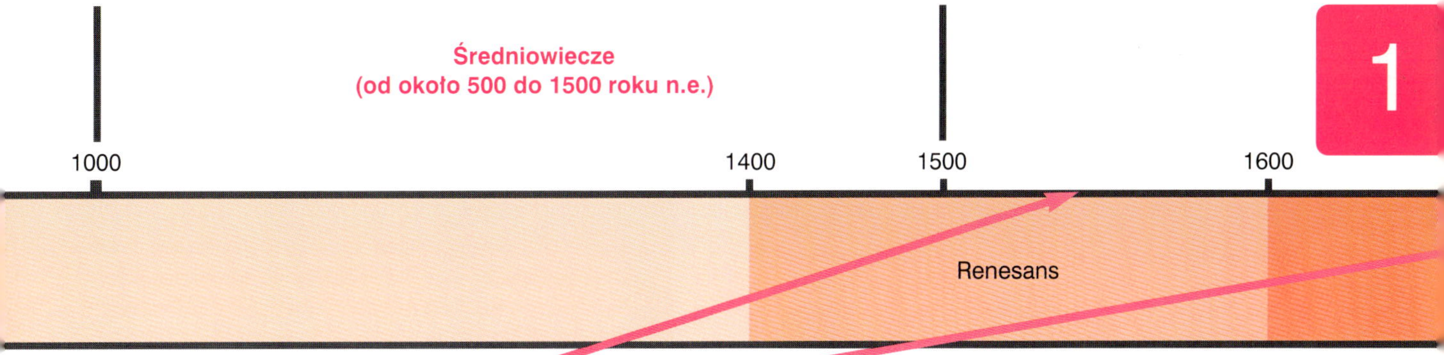

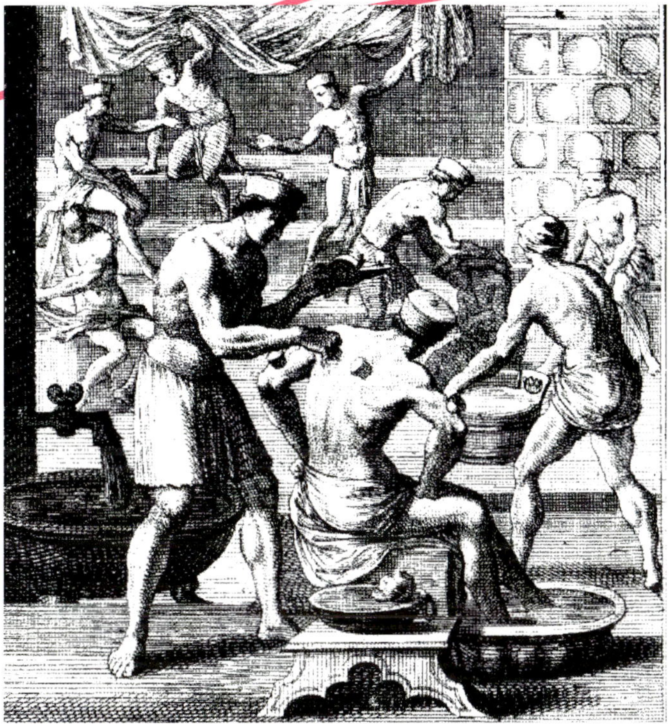

Miedzioryt z Niemiec z 1694 roku ukazuje pracę cyrulików w łaźniach publicznych w średniowieczu. Do ich zadań należało przygotowanie kąpieli, masowanie i nacieranie odwiedzających maściami, opatrywanie małych ran, golenie i strzyżenie.

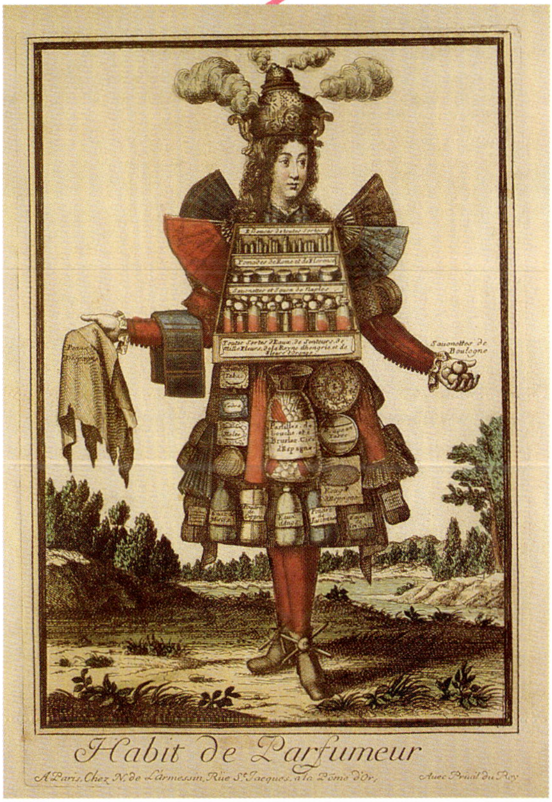

W pewnym momencie pojawił się zawód wytwórcy pachnideł. Na tym miedziorycie z 1697 roku oferuje on swoje wyroby, perfumy, perfumowane balsamy i olejki w kramie zawieszonym na brzuchu. Na głowie ma czajniczek, z którego ulatniają się aromaty.

1

Czasy nowożytne
(od około 1500 roku n.e. do współczesności)

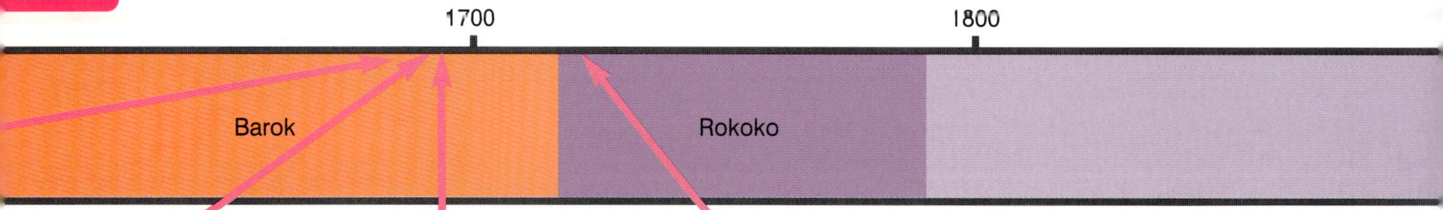

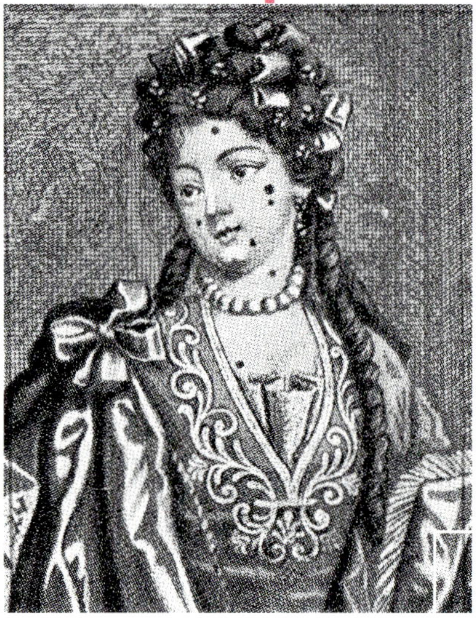

Kobiety baroku nanosiły na twarz grubą warstwę pudru z mąki ryżowej, co sprzyjało powstawaniu zmian skórnych, które zakrywały ozdobnymi naklejkami z jedwabiu. Widzimy to na portrecie kobiety z 1699 roku.

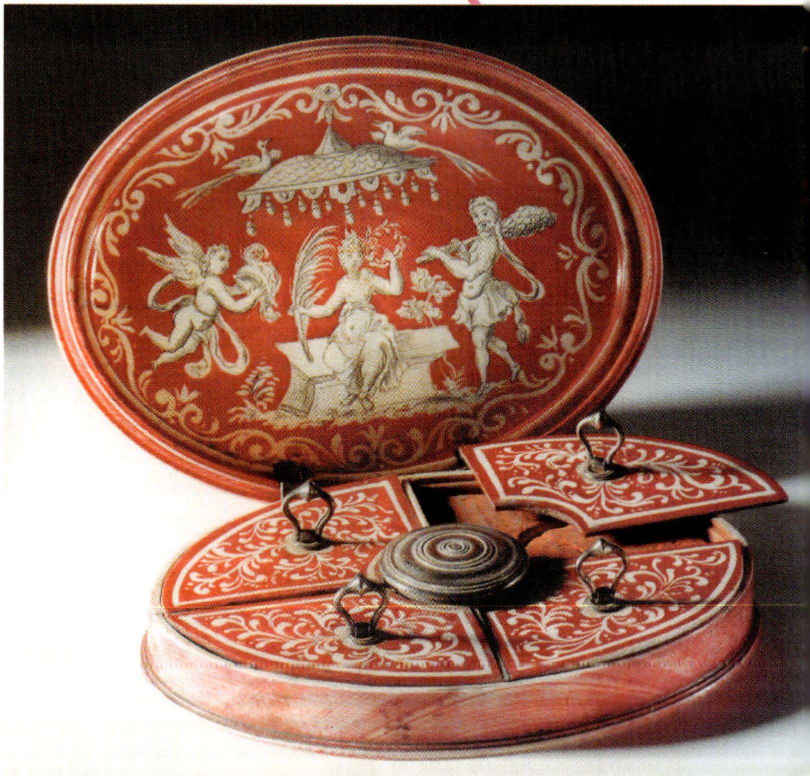

Ta drogocenna szkatułka na kosmetyki wykonana ze srebra i kości słoniowej pochodzi z 1710 roku (barok). Zawiera jeszcze resztki pudru i szminki.

Czasy nowożytne
(od około 1500 roku n.e. do współczesności)

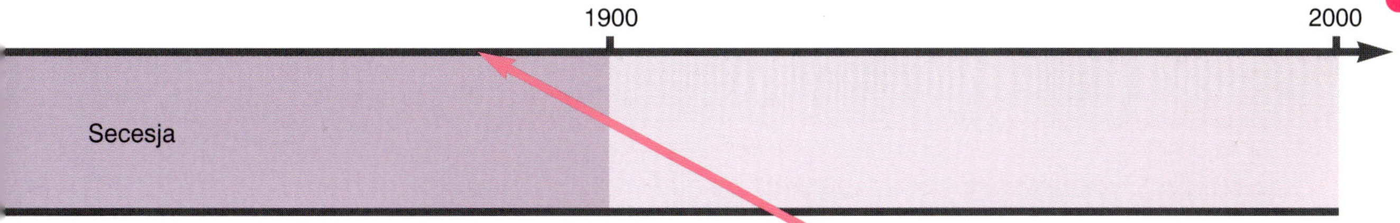

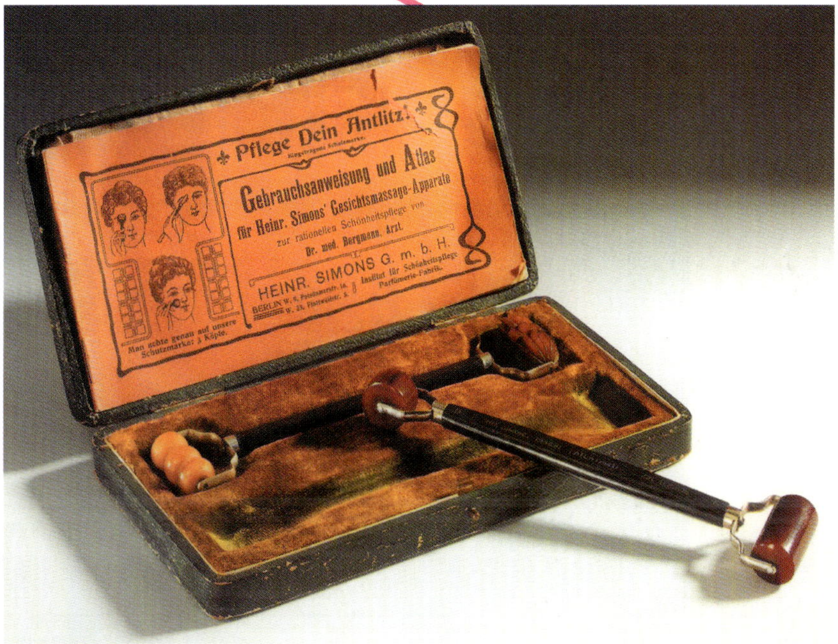

Wałeczki do masażu twarzy znane były już wcześniej. Te na zdjęciu, wraz z instrukcją obsługi, pochodzą z 1895 roku.

Historia pielęgnacji i upiększania ludzkiego ciała liczy ponad 6000 lat. W każdym okresie kulturowym kosmetyka miała szczególne znaczenie. Ludzie wykorzystywali ją, m.in. w celu zdobycia władzy i pozycji społecznej.

Starożytność (od 3000 lat p.n.e. do 500 roku n.e.)
Starożytny Egipt (od 3000 lat p.n.e. do 300 roku n.e.)
Grecja (od 1500 roku p.n.e. do 150 roku n.e.)
Starożytny Rzym (od 500 roku p.n.e. do 500 roku n.e.)
Germanie (od 1500 roku p.n.e. do 500 roku n.e.)

Średniowiecze (od 500 do 1500 roku n.e.)
Wczesne średniowiecze (od 500 do 900 roku n.e.)
Dojrzałe średniowiecze i styl romański (od 900 do 1200 roku n.e.)
Późne średniowiecze i styl gotycki (od 1250 do 1500 roku n.e.)

Czasy nowożytne (od 1500 n.e. roku do współczesności)
Renesans (od 1450 do 1600 roku)
Barok (od 1600 do 1720 roku)
Rokoko (lata 1720–1789)
Empire (od 1800 do 1815 roku)
Biedermeier (od 1815 do 1948 roku)
Secesja (lata 1870–1900)
Współczesność (od 1901 roku)

1

2.1. Kosmetyka w starożytności

Historia starożytna kosmetyki obejmuje okres od 3000 roku p.n.e. do 500 roku n.e. Za kolebkę kosmetyki uważany jest starożytny **Egipt.** Mieszkańcy tej wysoko rozwiniętej cywilizacji przywiązywali dużą wagę do pielęgnacji swojego ciała. Kosmetyka była przejawem wytwornego stylu życia.

Dla ochrony przed piekącym słońcem osłaniali się odzieżą z lekkich tkanin i kunsztownie wiązanymi na głowie chustami. Aby zabezpieczyć skórę przed wysuszaniem smarowali ją mazidłami z olejów i wosków. Do balsamów dodawano pszczeli miód i aromaty. Z tak przyrządzonych specyfików w równym stopniu korzystały kobiety i mężczyźni. Egipcjanie znali także maseczki. Sporządzano je z ziemi okrzemkowej, żółtka jaja, miodu i mleka. Wykonywanie zabiegów pielęgnacyjnych należało do niewolnic, które kąpały, masowały, nacierały i malowały Egipcjanki.

Przedmioty, które Egipcjanom były potrzebne za życia, wkładano także do grobów zmarłych. Do dziś zachowały się np. kamienne misy do mycia, lustra o polerowanej powierzchni wykonanej z brązu, grzebienie z kości słoniowej, brzytwy i naczynia z gliny lub brązu do przechowywania balsamów. Pamiętano także o kosmetykach upiększających. W czasie wykopalisk znaleziono słoiczki i podstawki na kosmetyki do makijażu wykonane z wapienia, łupka lub marmurku.

Nefretete, piękna żona egipskiego króla Echnatona, żyła do około 1370 roku przed Chrystusem. Jej imię w tłumaczeniu oznacza „piękna nadchodzi". Dzięki zachowanemu do dziś malowanemu popiersiu Nefretete wiemy, jakich środków używali ówcześni ludzie do podkreślania swojej urody. W zależności od obowiązującej mody, skórę twarzy malowano farbą złocistą lub bielą ołowiową. Zasadniczo jasna skóra była oznaką dostojeństwa i zamożności. Brwi, rzęsy i powieki pociągano czarnym galenitem. Powiększało to optycznie oczy. Na usta i policzki nanoszono różne odcienie czerwieni. Egipcjanie używali w tym celu tłustych cynobrowych past. Pasty te przechowywano często w wydrążonych łodygach roślin, dzięki czemu można je było wyciskać jak z tubki.

Egipcjanie farbowali włosy barwnikami roślinnymi. Czarny kolor uzyskiwano dzięki indygo. Henną malowano na rudo nie tylko włosy, ale także paznokcie u rąk i nóg.

Egipska królowa **Kleopatra** słynęła z urody nawet poza granicami swojego królestwa. Żyła około 1000 lat po Nefretete, od 68 do 30 roku p.n.e. Urodę wykorzystywała także do zdobycia władzy i osiągnięcia sukcesu.

Żydzi sąsiadujący z Egipcjanami również posiadali dużą wiedzę kosmetyczną. W księdze Estery *Starego Testamentu* znajdujemy opis, jak przez cały rok przygotowywano młodą Żydówkę do przedstawienia jej królowi na perskim dworze w Suzie: codziennie nacierano ją olejkiem mirrowym i innymi balsamami.

W starożytności nie było jeszcze podziału na medycynę i kosmetykę. Nie rozgraniczano bowiem funkcji i urody ludzkiego ciała.

Słynnym starożytnym lekarzem i założycielem klasycznej medycyny był **Hipokrates**, żyjący w latach 460 do 377 p.n.e. Hipokrates szczegółowo opisał lecznicze właściwości roślin. Stosowanie w medycynie takich ziół, jak rozmaryn, szałwia, krwawnik miało duże znaczenie w leczeniu np. wielu dolegliwości kobiecych. Zioła stosowano w postaci soku wyciśniętego ze świeżych roślin lub naparów. Wyciągi z ziół służyły nie tylko do celów leczniczych. Hipokrates sporządził także pokaźny zbiór rozmaitych receptur kosmetycznych. Zioła stosowano do kąpieli, mieszano je też z olejkami i wykorzystywano jako maści w celach kosmetycznych.

Grecy (od 1500 do 150 roku p.n.e.) stosowali kosmetykę, aby swoje ciało upodobnić do klasycznego ideału piękna. Określenie **kosmetyka** pochodzi od greckiego słowa *kosmein*, które oznacza porządkowanie, ozdabianie, czyszczenie. Także pojęcie *kosmos* wywodzi się z tego słowa i oznacza piękno porządku. W odniesieniu do kosmetyki dotyczy piękna wynikającego z harmonii ciała. Kosmetyka ma dlatego służyć pielęgnacji, odnowie i udoskonalaniu piękna ludzkiego ciała. Na kształtowanie idealnej sylwetki miało wpływ uprawianie sportu i zdrowe odżywianie. Stwierdzenie, że „piękno pochodzi z wnętrza" ma więc ponad 2000 lat, stale jest aktualne i dziś też warto dążyć do tego ideału.

Greczynkom przy pielęgnacji ciała pomagały specjalnie wyszkolone niewolnice. Na makijaż Greczynek składało się wiele odcieni i barw. Malowano oczy i usta, podobnie jak w Egipcie.

W **starożytnym Rzymie** (od 500 roku p.n.e. do 500 roku n.e.) wysoko rozwinęła się kultura kąpieli. Łaźnie rzymskie, tzw. termy, były centrami higieny. **Rzymianie** z wyższych sfer całymi dniami przebywali w termach. Kąpiel stanowiła okazję do spotkań towarzyskich, a nawet podejmowania politycznych decyzji. Pozostałości łaźni możemy jeszcze dziś oglądać np. w Pompejach. Rzymskie termy z basenami o różnej głębokości, do pływania i siedzenia, z zimnymi i gorącymi natryskami, pomieszczeniami nagrzewanymi parą i chłodzonymi można porównać do współczesnych basenów. Z tych czasów pochodzi również sauna rzymska.

„Zwykłą" kąpiel w wodzie zamożne Rzymianki zastępowały często drogą kąpielą w kozim lub oślim mleku. Uboższe Rzymianki zamiast mleka używały serwatki, produktu otrzymywanego przy wyrobie serów.

Rzymianie traktowali kosmetykę również jako część medycyny. **Galen** z **Pergamonu**, lekarz znany w cesarstwie rzymskim, żyjący w latach 129–199 n.e., opisał, obok receptur rozmaitych wyciągów i nalewek, sposób przygotowania tzw. koldkremu – *unguentum refrigans*. W jego skład wchodził olej z oliwek, wosk pszczeli i woda różana.

Określenie **kosmetyka upiększająca** pochodzi z ówczesnego Rzymu. Łacińskiego słowa *decoratio* używano w tym kontekście do określania barwnego dekorowania, upiększania. Ponieważ jasne włosy **Germanów** (od 1500 roku p.n.e. do 500 roku n.e.) były w ówczesnych czasach ideałem piękna, Rzymianki starały się rozjaśniać swoje ciemne włosy. W tym celu godzinami przebywały na słońcu, używały różnych środków, takich jak henna, rumianek i żółtko jaja, aby uzyskać jasny lub rudy odcień włosów. Rzymianie posypywali włosy także sproszkowanym złotem, aby wydawały się jaśniejsze. Germanie, w porównaniu do innych opisanych kultur, raczej nie przywiązywali wagi do pielęgnacji ciała i urody.

2.2. Kosmetyka w średniowieczu

W **średniowieczu** (od 500 do 1500 roku n.e.) kontynuowano rzymskie tradycje kąpieli, które nabrały w tym okresie charakteru publicznego. Ponieważ istniało duże zapotrzebowanie ze strony ludności wszystkich warstw społecznych, budowano wiele łaźni. Powstał także zawód cyrulika, który wykonywał rozmaite czynności, np. przygotowywał kąpiel, masował i nacierał odwiedzających łaźnie różnymi olejami. Zajmował się też leczeniem małych ran, usuwaniem odcisków, wyrywaniem zębów, goleniem i obcinaniem włosów.

Rozszerzanie się wpływów chrześcijaństwa we wczesnym średniowieczu (500–900 rok n.e.) doprowadziło nie tylko do upadku cesarstwa rzymskiego, ale także higieny. Kościół potępił stosowanie kosmetyki i nazwał ją wymysłem pogan.

W średniowiecznej Europie dominowały wojny, ubóstwo i głód. Ludzie zupełnie nie dbali o higienę, co sprzyjało szerzeniu się chorób i epidemii. Wędrówki ludów przyniosły do Europy rozmaite choroby. Swoje żniwo zbierały cholera, dżuma i czarna ospa.

Rozwój chorób nasilał także brak higieny. Ludzie z obawy przed zakażeniem nie odwiedzali łaźni, które jedna po drugiej zamykano. Zamiast kąpieli używano różnych pachnideł, które przywozili rycerze z wypraw krzyżowych z obszaru Morza Śródziemnego, a przede wszystkim ze Wschodu. Obok aromatów roślinnych znane były również zwierzęce, takie jak ambra, piżmo i cybet.

W tym czasie odkryto wiele ziół wykorzystywanych również do pielęgnacji. Czystość ciała kojarzono wówczas z czystością ducha. Z 1179 roku pochodzi przepis zakonnicy, świętej **Hildegardy**, żyjącej od 1098 do 1179 roku, który brzmiał: „Skuteczna woń, jaka lico twoje od wszelkiego zła oczyści a przy tym cudowne działanie przyniesie: weź garść kwiatu lipy, rozmarynu i szałwii, co dobrze oczyszcza, też nieco kopru, co lico wygładza. A wszystko to zbierz przed poranną rosą, aby sił swoich nie utraciło."

W tym czasie kosmetyką zajmowali się jedynie **Arabowie**. Do pielęgnacji ciała stosowano alkohol, wynalazek arabski. Drogi kosmetyki i medycyny rozeszły się dopiero w późnym średniowieczu, przed około pięciuset laty. W podręczniku medycznym z XIV wieku chorobliwe zmiany skórne są dokładnie oddzielone od zabiegów służących upiększaniu ciała. Preparaty kosmetyczne sporządzali często chemicy. Czasy średniowiecza to także okres magii i zabobonu. Szarlatani sporządzali i sprzedawali cudowne eliksiry młodości, które miały zapewnić wiecznie młody wygląd.

2.3. Kosmetyka w czasach nowożytnych

Kosmetyka czasów nowożytnych obejmuje okres od 1500 roku do współczesności. W okresie **renesansu** (1450–1600), czyli przed czterystoma laty, wzorowano się na antycznym modelu życia. Słowo renesans oznacza odrodzenie. Przyczyną daleko idących zmian w Europie było nawiązanie do starożytności. Stosunek człowieka renesansu do higieny osobistej był jednak zupełnie inny niż u wysoko rozwiniętych kultur starożytnych. Mycie ciała wodą stosowały jedynie niższe warstwy społeczne. Ludzie eleganccy i zamożni uważali kąpiel za zbyt pospolitą. Wyobrażali sobie nawet, że woda mogłaby wniknąć do organizmu przez drobne pory w skórze i w ten sposób go zanieczyścić. Zamiast kąpieli skrapiali się perfumami i wodami zapachowymi. Intensywne aromaty miały zneutralizować nieświeżą woń niemytego ciała. Zapachami zlewano się obficie i rozwiewano je dużymi wachlarzami.

Ludzie renesansu uwielbiali sztukę, piękno i egzaltację. Misternie upinane fryzury, z wysoko zaakcentowanym czołem, odpowiadały wymogom mody tego okresu. To zamiłowanie osiągnęło prawdziwy rozkwit

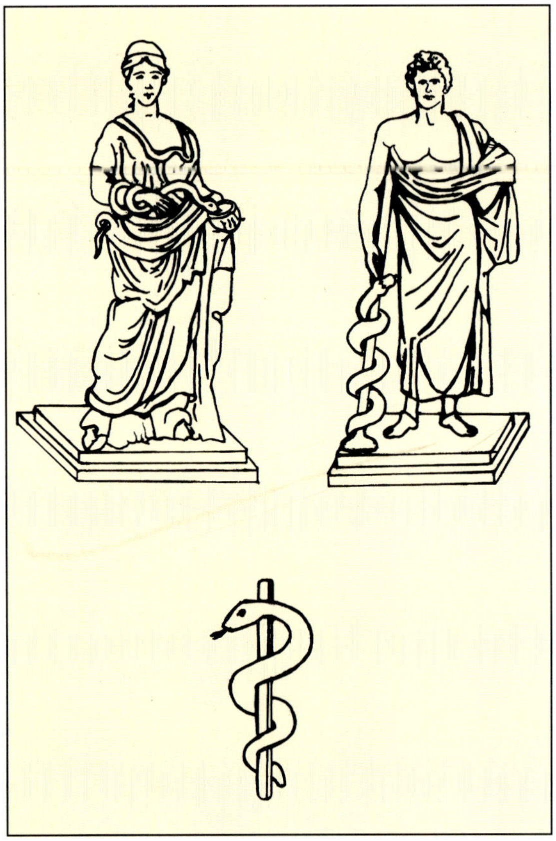

Higieja, grecka bogini zdrowia ze swoim ojcem Asklepiosem, bogiem sztuki lekarskiej.

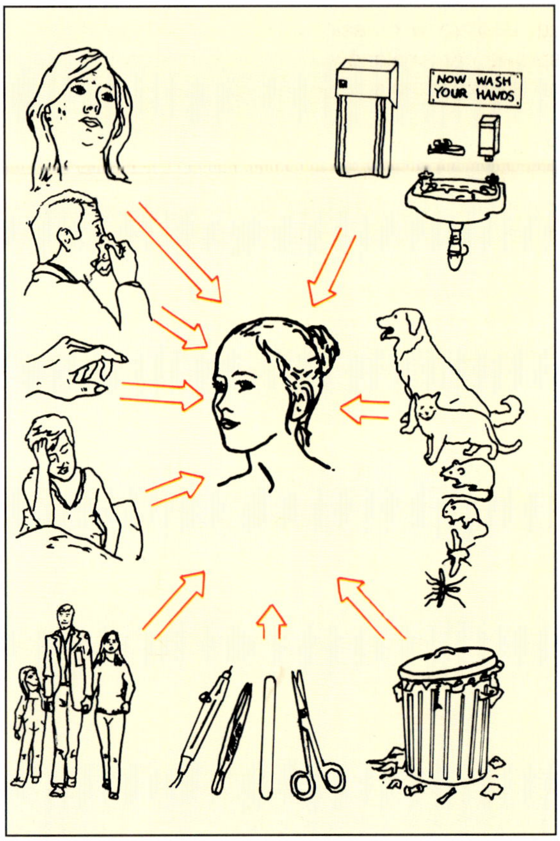

Drobnoustroje chorobotwórcze mogą być przenoszone w różny sposób, dlatego przestrzeganie higieny ma duże znaczenie w zapobieganiu chorobom.

w okresie baroku (1600–1720). Kobiety baroku stosowały wyraziste barwy do makijażu oczu, a brwi podkreślały ciemnymi kolorami, na policzki nanosiły sypki róż, a usta akcentowały intensywną czerwienią. Naturalne włosy golono i zastępowano mocno perfumowanymi i fryzowanymi perukami. W okresie baroku ludzie z wyższych sfer jeszcze się nie kąpali, a tylko opuszkami palców zraszali twarz perfumowaną wodą. Na skórę twarzy obficie nanoszono puder z mąki ryżowej. Brak higieny i gruba warstwa pudru powodowały powstawanie zmian skórnych, na które kobiety naklejały ozdoby z jedwabiu. Liczyła się więc sztuczna uroda.

Elegancki i wątpliwie wytworny styl życia w XVII wieku prowadzono przede wszystkim na dworach francuskim i hiszpańskim. Zapotrzebowanie na pudry i rozmaite artykuły perfumeryjne ożywiło produkcję kosmetyków. Pałace składały się na ogół z kilku tysięcy pomieszczeń, ale z reguły nie było w nich ani jednej łazienki. Ponieważ pomieszczenia po krótkim czasie nie nadawały się do zamieszkania z powodu nieznośnego odoru i brudu, towarzystwo dworskie kilka razy do roku zmieniało swoją siedzibę.

W XVIII wieku, a przede wszystkim w czasach **rokoka** (1720–1789), powróciła naturalność. Kobiety fikuśnie upinały naturalne włosy w loczki, albo nosiły loki luźno rozpuszczone. Stroniono od makijażu, a stosowanie pudru i perfum uchodziło za niezbyt wytworne. Ozdobne naklejki miały dodawać kobiecego wdzięku, dlatego hojnie przyozdabiano nimi twarz i dekolt.

Po ponad pięciuset latach wstrzemięźliwości od kąpieli ludzie okresu **empire** (1800–1815), **biedermeier** (1815–1948) i **secesji** (1870–1900) ponownie zaprzyjaźnili się z wodą. Nowego znaczenia nadał kąpielom ksiądz **Sebastian Kneipp** (1821–1897). Zalecał on kąpiele lecznicze, polewanie wodą i owijanie kompresami, które stosowane są do dziś. Kobiety wyższych sfer prawie w ogóle nie używały kosmetyków do makijażu. Parasole chroniły je przed słońcem, ponieważ opalenizna kojarzyła się z pracą fizyczną, zatem pergaminowa, biała skóra wyróżniała osoby zamożne.

Po pierwszej wojnie światowej, w okresie złotych lat dwudziestych, nie było ścisłych reguł w kosmetyce upiększającej. Kobiety wszystkich klas społecznych malowały się według własnego gustu i trendów panujących w modzie. Z Francji, z okresu gdy na parkietach królował charleston przyszła moda mocnego podkreślania oczu i ciemnoczerwone usta. W czasach drugiej wojny światowej zapomniano o makijażu, dopiero w okresie powojennym, tym razem za sprawą Amerykanów, kosmetyka i moda znów nabrały znaczenia.

Preparaty kosmetyczne, aż po XX wiek, prawie zawsze wykonywano ręcznie, dlatego ich ceny były wysokie i przez to przeznaczone prawie wyłącznie dla osób zamożnych. Dopiero dzięki produkcji na skalę przemysłową pod koniec ostatniego stulecia ceny spadły i produkty kosmetyczne stały się ogólnodostępne. Dziś kosmetyka jest nieodłącznym elementem życia codziennego.

3. Ochrona zdrowia, bezpieczeństwo pracy, ochrona środowiska i higiena

3.1. Higiena w gabinecie kosmetycznym

Rozumienie higieny wyłącznie jako czystości lub higieny osobistej byłoby zbyt skrótowym ujęciem przedmiotu. Higiena oznacza wiele więcej i obejmuje wszystkie czynniki zewnętrzne mające wpływ na zdrowie człowieka.

Celem **higieny** jest zapobieganie chorobom, utrzymywanie dobrego samopoczucia i sprawności i ich poprawa. W ten sposób higiena ma duże znaczenie dla ochrony zdrowia. **Higieja**, córka **Asklepiosa**, boga sztuki lekarskiej, była w starożytnej Grecji boginią zdrowia.

Ważne postanowienia dotyczące higieny w Republice Federalnej Niemiec można znaleźć w **Ustawie o zapobieganiu epidemiom**, a w poszczególnych krajach związkowych w stosownych rozporządzeniach. **Rozporządzenia w sprawie higieny** są podstawą prawną ochrony przed chorobami zakaźnymi. Skierowane są do osób zajmujących się zawodowo pielęgnacją ciała i kosmetyką.

Istnieją różne sposoby **zapobiegania chorobom**. Zaliczamy do nich mycie wodą z dodatkiem **środków powierzchniowo czynnych** (tensydów), dezynfekcję i sterylizację. Dezynfekcja oznacza niszczenie drobnoustrojów chorobotwórczych np. **bakterii** i **wirusów**. Istotne jest, że podczas **dezynfekcji** niszczone są prawie wszystkie mikroorganizmy chorobotwórcze, dzięki czemu zdezynfekowane przedmioty lub powierzchnie nie stwarzają ryzyka zakażenia. Podczas **sterylizacji** niszczone są wszystkie mikroorganizmy znajdujące się w (lub) na danym przedmiocie.

Najważniejsze jest skrupulatne utrzymywanie czystości w miejscu pracy oraz wszystkich przyborów, materiałów i przyrządów, do których zaliczamy także koce, kompresy i ręczniki. Do zmywania podłóg i urządzeń sanitarnych wystarczają z reguły zwykłe środki czyszczące. Przybory, które stykają się bezpośrednio ze skórą klientki (np. pęsety) należy po umyciu poddać dezynfekcji lub sterylizacji.

Niszczenie mikroorganizmów przez dezynfekcję lub sterylizację można wykonać środkami fizycznymi lub chemicznymi. Do środków fizycznych zalicza się wysoką temperaturę. W trakcie gotowania przedmioty są dezynfekowane. W rozporządzeniach w sprawie higieny wyraźnie jest napisane, że do dezynfekcji można stosować wyłącznie środki zatwierdzone do tego celu. Do sterylizacji zaliczamy użycie **gorącego suchego powietrza** (o temperaturze ok. 180°C przez 30 min. lub w 160°C przez 120 min.) i nasyconej pary wodnej w **autoklawie**. Autoklawy wytwarzają parę wodną pod ciśnieniem. Do niszczenia drobnoustrojów chorobotwórczych metodą chemiczną stosowane są: tlenek etylenu, **aldehydy**, **alkohole**, **związki fenolu**, halogeny, utleniacze i substancje powierzch-

§1. Zakres obowiązywania	„Rozporządzenie to dotyczy czynności zawodowych i przemysłowych we fryzjerstwie, kosmetyce i pielęgnacji stóp, oraz przy wykonywaniu tatuaży, przekłuwaniu uszu i akupunkturze..."
§2. Obowiązki, wiersz 1	„Kto wykonuje czynności nazwane w §1 zobowiązany jest do rzetelnego przestrzegania zasad higieny"
§2. Obowiązki, wiersz 3	„Przyrządy wielokrotnie wykorzystywane do czynności nazwanych w §1, których użycie wiąże się ze skaleczeniami skóry, lub może je powodować, należy po użyciu skrupulatnie zdezynfekować i wyczyścić"

Rozporządzenia w sprawie higieny mają zapobiegać przenoszeniu chorób zakaźnych. Wyciąg z takiego rozporządzenia określa zakres obowiązywania i obowiązki.

1

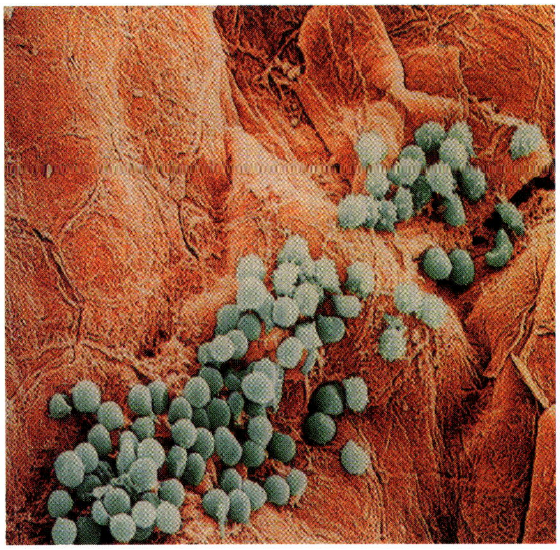

Drobnoustroje chorobotwórcze na skórze: gronkowce (Staphylococcus) na powierzchni skóry (zdjęcie z elektronicznego mikroskopu analizującego).

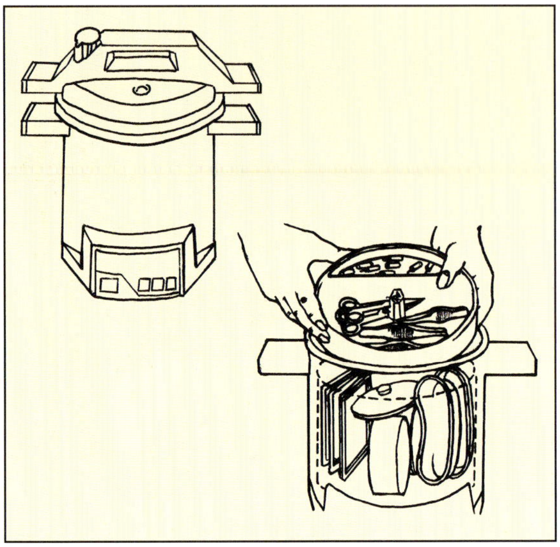

W autoklawie narzędzia sterylizowane są nasyconą parą wodną pod ciśnieniem.

niowo czynne **(detergenty)**. Wanienka do mokrej dezynfekcji składa się z sitka, do którego wkładamy narzędzia, a następnie zalewamy je środkiem dezynfekującym.

Poza przestrzeganiem higieny w gabinecie kosmetycznym niezwykle istotna jest dbałość o **higienę osobistą**. Powinnyśmy jej przestrzegać bardzo skrupulatnie. Do higieny osobistej zaliczamy: higienę ciała i jamy ustnej oraz noszenie czystej, zadbanej odzieży ochronnej. Noszenie odzieży ochronnej w czasie pracy jest obowiązkiem i nie powinno być kwestią gustu. Po każdym pobycie w toalecie należy umyć ręce.

Dużą wagę należy przywiązywać do **higieny jamy ustnej**. **Próchnica** jest najbardziej rozpowszechnioną chorobą na świecie. Rozwój tej swego rodzaju epidemii możemy zahamować dbając o jamę ustną i racjonalne odżywianie. Zaniedbywanie codziennego mycia zębów stwarza warunki dla rozwoju bakterii, które całymi koloniami osadzają się na zębach tworząc **osad nazębny**. Cukry spożywane w różnej postaci rozkładane są przez bakterie, w ten sposób tworzą się kwasy niszczące zęby. Kwasy rozkładają najpierw szkliwo, a następnie powierzchnię zęba i powstaje ubytek. Drugą pod względem częstości występowania chorobą jamy ustnej jest **parodontoza**, powstająca w wyniku zapalenia dziąseł i niszczenia aparatu utrzymującego zęby. Produkty przemiany materii bakterii przedostają się do tkanki dziąseł, powodują powstawanie stanów zapalnych, a nawet trwałych zmian. Aby tego uniknąć należy regularnie i prawidłowo myć zęby po każdym posiłku, ewentualnie żuć gumę dentystyczną i w miarę możliwości unikać potraw zawierających dużo cukru, a po ich spożyciu koniecznie umyć zęby. Należy przestrzegać systematycznych wizyt kontrolnych u dentysty.

Higiena jest także kwestią nastawienia. Jeśli nie przestrzegamy jej w naszym gabinecie kosmetycznym, świadczy to o pewnej „dwulicowości". Z jednej strony zabiegi kosmetyczne mają mieć charakter zdrowotny,

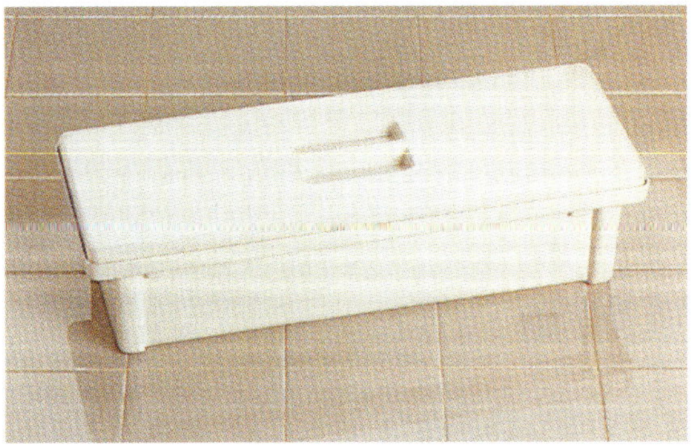

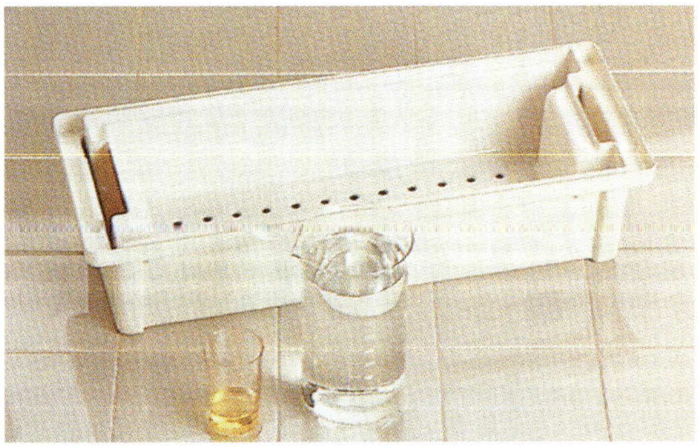

Wanienka do mokrej dezynfekcji narzędzi.

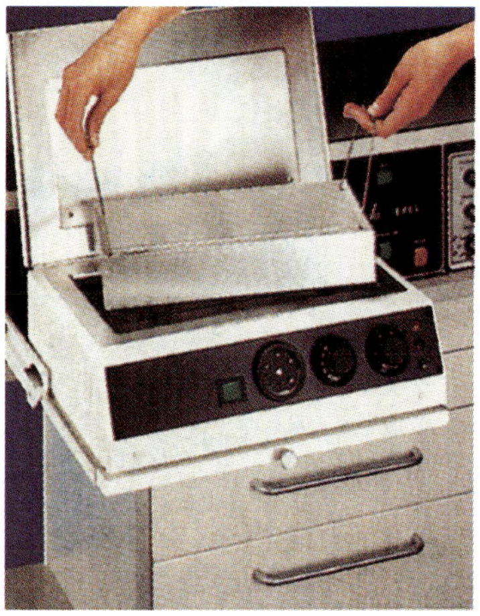

Sterylizator na gorące suche powietrze.

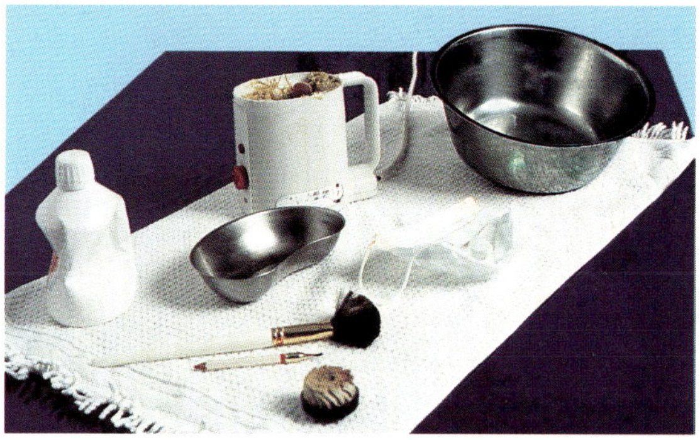

Oblepione podgrzewacze do wosku, brudne miseczki, narzędzia i pędzelki oraz zdeformowane pojemniki są nie tylko zaniedbaniami, ale wręcz wykroczeniami przeciwko rozporządzeniom w sprawie higieny!

z drugiej kosmetyczki zadają sobie pytanie: „Co też może się stać?". Często przez zabieganie i zmęczenie codziennością dopuszczamy się zaniedbań. Jest to rzecz ludzka, ale jeśli pewne zasady ma się we krwi, zaniedbania się nie zdarzają. Błędami, których trzeba unikać, są: wykładzina dywanowa w kabinie zabiegowej, tylko jeden zestaw pędzelków do makijażu, wielokrotne używanie tego samego ręcznika, brak maski ochronnej na ustach podczas wykonywania pielęgnacji paznokci, brak fartucha ochronnego, zbyt długie paznokcie i włosy, które w czasie zabiegu mogą dotykać skóry klientki.

3.2. Bezpieczeństwo i ochrona pracy w gabinecie kosmetycznym

W gabinecie kosmetycznym jesteśmy narażone na różne **niebezpieczeństwa** ogólne oraz związane bezpośrednio z wykonywaniem zawodu. Do ogólnych niebezpieczeństw zaliczamy potknięcie się, które może doprowadzić do złamania i innych urazów. Należy właściwie zabezpieczyć przewody urządzeń i dbać, aby podłoga nie była śliska. Powinnyśmy także nosić solidne obuwie. Mokre plamy na podłodze należy natychmiast wycierać, aby się na nich nie poślizgnąć.

Porażenia prądem najprościej można uniknąć używając wyłącznie sprawnych technicznie urządzeń elektrycznych. **Zasad bezpieczeństwa** należy przestrzegać szczególnie podczas wykonywania **zabiegów kosmetycznych z zastosowaniem prądu**.

Miejsce pracy powinno być zaplanowane zgodnie z zasadami ergonomii. Przede wszystkim musi być dobrze oświetlone, aby nie psuć wzroku, być wyposażone w sprawną wentylację, zapewniającą właściwą temperaturę otoczenia, a pozycja przy pracy nie powinna nadwerężać kręgosłupa. Taboret na kółkach powinien mieć regulowaną wysokość.

Również przy podnoszeniu i noszeniu przedmiotów należy pamiętać o prawidłowej postawie chroniącej kręgosłup. Przedmiot z ziemi podnosimy z pozycji kucznej. W trakcie noszenia ciężkich przedmiotów nie należy zbyt mocno wyginać kręgosłupa w odcinku lędźwiowym (lordoza). Osoby wykonujące swój zawód w pozycji siedzącej lub stojącej powinny re-

Profilaktyczna ochrona skóry	Przed i podczas wykonywania czynności szkodliwych dla skóry	Zabezpieczenie przed stykaniem się szkodliwych substancji ze skórą, np. maści ochronne, rękawice ochronne
Naprawcza ochrona skóry	Przed rozpoczęciem pracy. Po wykonaniu czynności szkodliwych dla skóry. W czasie przerw. W domu	Nanoszenie preparatów pielęgnacyjnych
Czyszczenie skóry		Łagodne środki czyszczące, dobrane do rodzaju skóry

Systematyczna ochrona skóry zapobiega powstawaniu wyprysku ze zużycia i uczuleń.

1

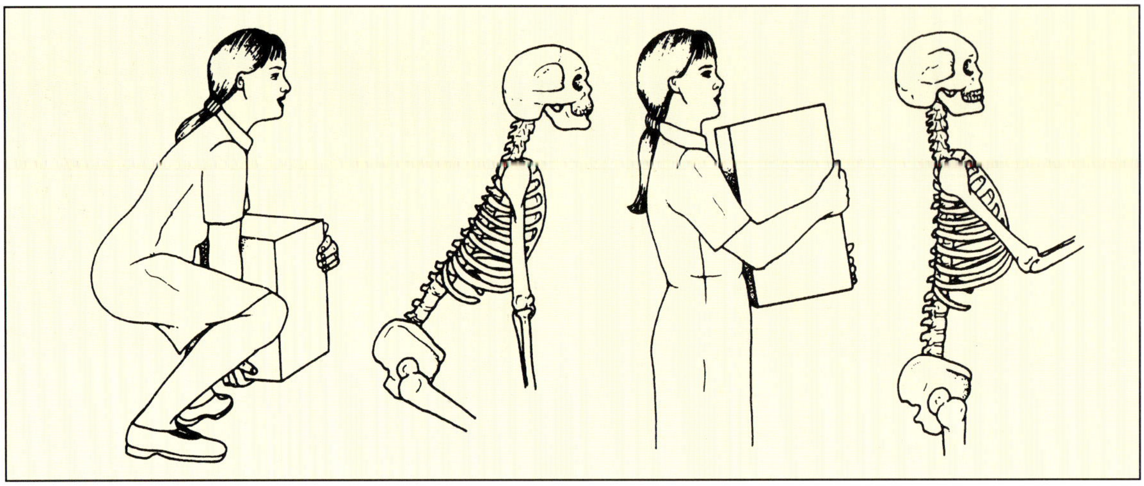

Prawidłowa postawa przy podnoszeniu i noszeniu ciężkich przedmiotów. Przedmioty należy podnosić z pozycji kucznej i nie dopuszczać do lordozy. Przedmioty należy nosić możliwie jak najbliżej ciała.

kompensować to zwiększoną aktywnością ruchową w wolnym czasie.

Do niebezpieczeństw zawodowych trzeba zaliczyć ryzyko powstania chorób skórnych, dlatego istotna jest ochrona skóry. **Ochrona skóry** w tym przypadku dotyczy przede wszystkim dłoni. Stosowanie środków ochronnych ma sens, jeśli prowadzone jest konsekwentnie, a nie dopiero po uszkodzeniu skóry. Ochrona skóry polega z jednej strony na zabezpieczeniu jej podczas wykonywania czynności mogących spowodować podrażnienie, z drugiej zaś na odpowiedniej pielęgnacji po zakończeniu tych czynności. Stosowanie **preparatów ochronnych**, takich jak maści, kremy, żele, aerozole, talki oraz noszenie rękawic ochronnych zabezpiecza skórę przed wnikaniem szkodliwych substancji. Istotne znaczenie ma noszenie rękawic chroniących skórę przed wysuszeniem. **Rękawic ochronnych** należy używać także wówczas, gdy istnieje ryzyko zakażenia dla klientki lub kosmetyczki. Dotyczy to zabiegów wykonywanych na skórze z trądzikiem, podczas których możemy zetknąć się z krwią klientki. W trakcie zabiegów manicure i pedicure może dojść do skaleczenia, a także zakażenia grzybami, dlatego również przy tych zabiegach konieczne jest noszenie rękawic i maski ochronnej na ustach. Do zabiegów używamy **rękawic jednorazowych**, zaś do prac porządkowych w gabinecie kosmetycznym i w gospodarstwie domowym wielorazowych **gospodarskich**.

3.3. Ochrona środowiska

Ochronę środowiska można pojmować jako element higieny. Higiena środowiska dotyczy wpływu wody, powietrza i klimatu na zdrowie człowieka. Przedmiotem higieny środowiska jest: zaopatrzenie w wodę pitną, utylizacja ścieków, ochrona powietrza, wody i gleby przed zanieczyszczeniami oraz utylizacja odpadów. Ochrona środowiska równa się ochronie zdrowia, dlatego także w gabinecie kosmetycznym powinnyśmy o niej pamiętać.

Na złą jakość **powietrza w pomieszczeniach** gabinetu kosmetycznego może mieć wpływ materiał budowlany, materiał, z którego wykonano wyposażenie, środki czyszczące, tzw. odświeżacze powietrza lub dym papierosowy. Niezbędne jest dlatego regularne, codzienne wietrzenie pomieszczeń w celu wyeliminowania przykrych zapachów oraz wszelkiego rodzaju zanieczyszczeń powietrza.

Kolejną ważną sprawą jest postępowanie z **odpadami**. Przede wszystkim należy ograniczać ich ilość. Ograniczanie odpadów ma większą wartość niż ich utylizacja, ta zaś ma przewagę nad ich izolowaniem od środowiska. Przez utylizację odpadów rozumiemy przetwarzanie ich na surowce (np. osobne zbieranie szkła, papieru, starej odzieży itd.). Dla gabinetu kosmetycznego oznacza to unikanie zbędnych opakowań. Lepiej jest używać opakowań wielorazowych lub zbiorczych. Odpady należy segregować. W miarę możliwości nie powinno się używać narzędzi jednorazowych. Zasady usuwania odpadów **regulują rozporządzenia** w sprawie higieny. Przedmioty ostre (np. igły) można wyrzucać do śmieci wyłącznie w zamkniętych opakowaniach, zabezpieczających przed skaleczeniami. (Wg polskich norm ostre przedmioty, np. igły, należy spalać lub gromadzić w specjalnym pojemniku i oddawać do spalarni. *Przyp. konsult.*).

Duże znaczenie dla ochrony środowiska ma także oszczędzanie wody. Dwie trzecie powierzchni Ziemi stanowi woda, ale z tego 97,2% słona, 2,2% zamarznięta w lodowcach i lodach polarnych i tylko 0,6%

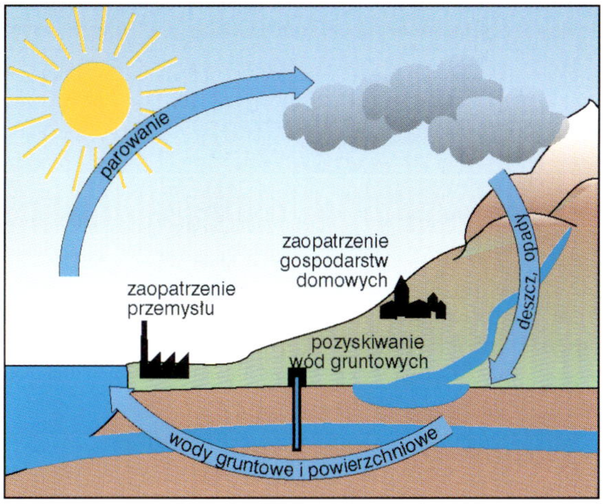

Obieg wody: część wód gruntowych stale odparowuje, unosi się do atmosfery w postaci pary wodnej, w chłodniejszych warstwach powietrza skrapla się i powraca na ziemię jako deszcz.

słodka w jeziorach, rzekach i wodach gruntowych, z których człowiek może korzystać. Woda znajduje się w ciągłym obiegu. Promieniowanie słoneczne powoduje odparowywanie części wody, która w postaci pary przechodzi do atmosfery. Skondensowana para wodna to chmury, z których znów na ziemię spada woda w postaci deszczu. Woda wnika głęboko w ziemię tworząc wody gruntowe.

Dziennie zużywamy ok. 145 litrów wody, np. do prania, mycia, w toaletach i do gotowania. W ciągu ostatnich

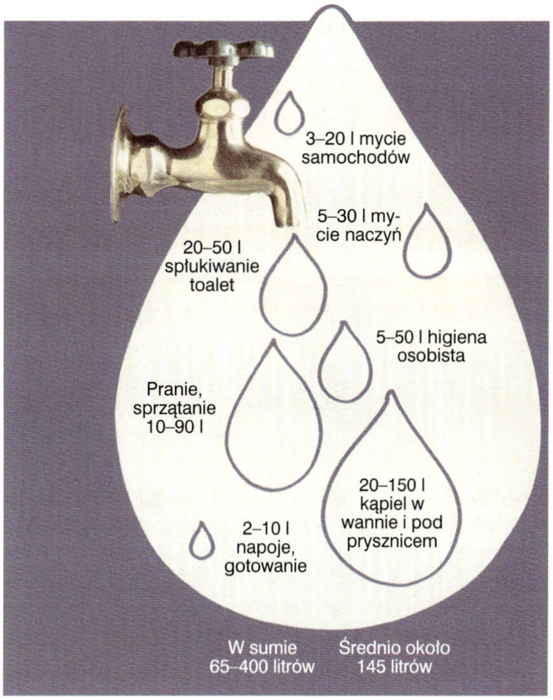

Przeciętne dzienne zużycie wody na osobę w gospodarstwie domowym (l = litr).

lat wzrosło także zużycie wody w gabinetach kosmetycznych. Prowadzi to do powstawania dużej ilości ścieków, które muszą być uzdatniane w oczyszczalniach. Ponieważ wody jest coraz mniej, powinniśmy **oszczędnie nią gospodarować** zarówno w gospodar-

Sposoby oszczędzania wody

- Zastosowanie ogranicznika wody w spłuczkach toaletowych.
- Zamontowanie w kranach specjalnego sitka rozpraszającego strumień wody.
- Zainstalowanie oszczędnościowego przycisku w prysznicu, w celu zatrzymania strumienia wody podczas namydlania się, peelingu. Do ponownego spłukiwania nie musimy ponownie regulować temperatury wody.
- System do wykorzystywania wody używanej np. wodę z prysznica można wykorzystać do spłukiwania toalety.
- Zainstalowanie termostatu w prysznicu, który od razu ustawia właściwą temperaturę, oszczędzając energię i wodę.
- Zbieranie deszczówki do podlewania roślin.

Ochrona zasobów wodnych

- Zużytej waty (patyczki do uszu, tampony, podpaski itd.) nie wrzucać do toalety.
- Farby, lakiery i resztki rozpuszczalników oddawać w specjalnych punktach.
- Używanie środków czyszczących bez fosforanów.
- Oszczędne dozowanie proszku do prania.
- Lekko zabrudzona bielizna do gotowania wypierze się także w 60°C.
- W miarę możliwości nie korzystać z prania wstępnego.
- Korzystanie z programu oszczędnościowego w pralkach.
- Wykorzystywanie całej pojemności ekologicznej pralki.
- Odpadów kosmetycznych z maseczek, olejków nie wyrzucać do ścieków ponieważ mogą zatykać rury.
- Oszczędne dozowanie środków czyszczących.
- Rezygnacja z płynów do płukania.
- Nie używanie kolorowego i chlorowanego papieru toaletowego.

Sposoby ochrony wody i zasobów wodnych, które powinny być przestrzegane w gabinetach kosmetycznych.

1

stwach domowych, jak i w zakładach pracy. Rezygnując z używania np. środków czystości zatruwających środowisko, rozpuszczalników i środków ochrony roślin każdy z nas może się przyczynić do tego, aby w przyszłości z naszych kranów płynęła czysta woda.

4. Podstawy prawne

Czynności wykonywane przez kosmetyczkę są objęte przepisami prawnymi. Dotyczą one preparatów kosmetycznych, bezpieczeństwa i ochrony pracy.

Środki kosmetyczne w całej Unii Europejskiej podlegają określonym **wytycznym**. W Niemczech wytyczne te zawarte są w rozporządzeniu w sprawie kosmetyki. **Rozporządzenie w sprawie kosmetyki** podlega ustawie o produktach żywnościowych i przedmiotach użytkowych.

Wytyczne dla kosmetyki określają przeznaczenie środków kosmetycznych do: czyszczenia, perfumowania, zmiany wyglądu, wpływu na zapach ciała, ochrony oraz utrzymywania w dobrym stanie. Odpowiednio artykuł 1 wytycznych dla kosmetyki określa co to są środki kosmetyczne i do czego służą: „Środki kosmetyczne to materiały lub preparaty przeznaczone do użytku zewnętrznego w obrębie różnych części ludzkiego ciała (skóra, owłosienie, paznokcie, usta i strefa intymna), a także w obrębie jamy ustnej (zęby, błony śluzowe) w celu ich czyszczenia lub perfumowania, zmieniania wyglądu i(lub) wpływania na zapach ciała i(lub) ich ochrony albo utrzymywania w dobrym stanie". W artykule 2 wytycznych określono, do czego nie wolno używać środków kosmetycznych. Użyte zgodnie z przeznaczeniem lub przewidywanym działaniem środki te nie mogą szkodzić zdrowiu człowieka. (W Polsce o dopuszczeniu danego środka decydują: Państwowy Zakład Higieny, Instytut Żywności i Żywienia i Instytut Leków).

Wytyczne dla kosmetyki określają również sposoby oznakowywania oraz wyszczególniania składników produktów. Od 1998 roku zabronione jest **testowanie produktów kosmetycznych** na zwierzętach. Wytyczne dla kosmetyki zawierają też listy zakazanych **(negatywne)** i dozwolonych **(pozytywne)** środków kosmetycznych. Trzy listy pozytywne wymieniają barwniki, środki konserwujące i filtry UV dopuszczone do stosowania w środkach kosmetycznych. Pierwsza lista negatywna zawiera składniki, których nie dopuszczono do stosowania w środkach kosmetycznych. Druga lista negatywna zawiera składniki dozwolone z pewnymi ograniczeniami, które dotyczą stężenia danych substancji lub wymagań co do ich czystości. Ponadto wytyczne dla kosmetyki wymieniają substancje, które według **ustawy o lekach** muszą być przepisane przez lekarza.

Oznakowanie środków kosmetycznych i wyszczególnianie ich składu podlega różnym wymogom prawnym. Na **opakowaniu** powinny znaleźć się następujące dane: adres firmy, pojemność, okres przydatności, zastosowanie produktu i ewentualne środki ostrożności w trakcie stosowania. W razie braku miejsca na opakowaniu, dane te mogą być umieszczone na **ulotce** dołączonej do produktu. Substancje wchodzące w skład środka kosmetycznego muszą być wymienione na opakowaniu w formie listy. Czasami jednak wystarczy napis lub symbol odsyłający do ulotki.

W celu międzynarodowego ujednolicenia nazw składników, stworzono wspólny system nazewnictwa, czyli **indeks INCI** (International Nomenclature of Cosmetic Ingredients). Nazwy **barwników** podawane są według Colour Index. Jednolite nazewnictwo i wyszczególnianie nazw składników ma znaczenie przede wszystkim dla osób uczulonych i wrażliwych, dzięki czemu mogą uniknąć niebezpiecznych dla nich produktów. Tylko dokładna znajomość indeksu oraz składników upoważnia kosmetyczkę do udzielania porad w tym zakresie. Składniki podawane są w kolejności według stężenia, malejąco. Opisany w artykule 6 wytycznych dla kosmetyki **obowiązek wyszczególniania nazw produktów** ciągle jeszcze ma pewne luki. Jednolite nazewnictwo nie dotyczy pojęć ogólnych. Jeśli produkt zawiera substancje zapachowe i aromaty wystarczy informacja: „zawiera środek zapachowy" lub „zawiera aromaty" bez szczegółowego podawania ich składu.

Producenci środków kosmetycznych są zobowiązani do udostępniania danych o produktach. Dotyczy to składu, sposobu produkcji zgodnego z wytycznymi oraz oceny bezpieczeństwa produktu. Producent musi też **udowodnić skuteczność wyrobu**. Metody udowodnienia skuteczności są jednak dowolne.

Kosmetyczka jako podmiot samodzielny lub jako pracownik podlega **przepisom ochrony pracy**. Organizacja ochrony pracy biegnie dwutorowo: normy prawne mogą być wydawane zarówno przez instytucje państwowe (na płaszczyźnie federalnej i krajowej), jak i przedstawicieli ustawowego ubezpieczenia od następstw nieszczęśliwych wypadków (np. branżową organizację przedsiębiorstw). Z tej dwutorowości prawa ochrony pracy wynika podział organizacji i wykonywania lub nadzorowania ochrony pracy. Państwowa ochrona pracy przeprowadzana jest i nadzorowana przez kraje związkowe, tzn. określone instytucje – dla drobnych przedsiębiorstw są to **Urzędy Inspekcji Przemysłowej**. Wykonanie i nadzorowanie przepisów o ochronie pracy wydanych przez przedstawicieli ustawowego ubezpieczenia od następstw nieszczęśliwych wypadków leży w gestii

technicznych urzędników nadzoru. Do obowiązków technicznej służby nadzoru należy też udzielanie porad swoim członkom i wydawanie rozporządzeń w przypadkach indywidualnych odnośnie do wykonywania przepisów o zapobieganiu wypadkom lub zwalczaniu szczególnego zagrożenia wypadkowego lub dla zdrowia.

Ochronę pracy reguluje cały zbiór pojedynczych ustaw i rozporządzeń, które znajdują się m.in. w niemieckim kodeksie cywilnym. Paragraf 618 kodeksu cywilnego określa obowiązek pracodawcy podjęcia wszystkich kroków koniecznych dla ochrony przed wypadkami i ochrony zdrowia. W Ustawie Przemysłowej §120a, akapit 1 czytamy: „Obowiązkiem przedsiębiorcy jest takie przygotowanie pomieszczeń pracy, urządzeń, maszyn i przyrządów, aby pracobiorcy byli chronieni przed zagrożeniami dla życia i zdrowia w takim stopniu, na jaki pozwala charakter zakładu." Paragraf 39g Ustawy Przemysłowej stanowi podstawę prawną dla czynności Inspekcji Przemysłowej.*

Rozporządzenie w sprawie miejsca pracy reguluje wymagania ochrony pracy względem zagrożenia życia i zdrowia wynikających z przebywania w miejscu pracy. **VII Kodeks Społeczny** stanowi podstawę prawną do zapobiegania wypadkom przy pracy oraz chorobom zawodowym przez stosowanie przepisów dotyczących ochrony przed wypadkami. **W przepisie o ochronie przed wypadkami (...)** 1: „Przepisy ogólne", w §4 postanowiono: „Pracodawca ma obowiązek zapewnienia osobistego wyposażenia ochronnego". W §14 czytamy: „Ubezpieczeni (pracobiorcy) mają obowiązek korzystania z osobistego wyposażenia ochronnego".

Celem **ustawy o chemikaliach** jest ochrona człowieka i środowiska przed działaniem szkodliwych substancji. Mówi ona m.in. o obowiązku sprawdzenia, zgłoszenia, zaszeregowania, oznakowania i zapakowania niebezpiecznych substancji. Ustawa o chemikaliach wyznacza szczególne środki ostrożności przy kontakcie z niebezpiecznymi substancjami i preparatami. **Rozporządzenie w sprawie używania niebezpiecznych materiałów** wymienia niebezpieczne substancje i preparaty szkodliwe dla człowieka i zawiera postanowienia odnośnie do wprowadzania ich do obrotu i kontaktu z niebezpiecznymi substancjami i preparatami. (Od 30 marca 2002 r. zacznie w Polsce obowiązywać ustawa o kosmetykach. *Przyp konsult.*).

Techniczne normy niebezpiecznych materiałów (TRGS) podają wymagania pod względem bezpieczeństwa, ochrony medycznej i higieny pracy odnośnie do poszczególnych niebezpiecznych materiałów, wprowadzania ich do obrotu i kontaktu z nimi. Dla kosmetyczek ważne jest postanowienie TRGS 531 „praca w wilgoci" regulujące ochronę i organizację pracy w czasie wykonywania czynności w wilgotnym środowisku.

Wytyczne i normy europejskie zawierają postanowienia o wprowadzaniu do obrotu urządzeń. Producenci i importerzy mają obowiązek wprowadzania do obrotu tylko takich urządzeń, które odpowiadają ogólnie uznanym normom technicznym bezpieczeństwa pracy.

Pracodawcy są zobowiązani **ustawą ramową o ochronie pracy** do wyznaczenia lekarzy zakładowych i specjalistów od bezpieczeństwa pracy. Ma to zapewnić pracownikom zakładu regularną opiekę z punktu widzenia medycznego i bezpieczeństwa pracy.

Obok ustaw dotyczących wszystkich pracowników, są też przepisy mające na celu ochronę określonych grup pracobiorców. Zaliczamy do nich ustawę o **ochronie pracy nieletnich** i ustawę o **ochronie matki pracującej**.

---

* *W Polsce obowiązuje Kodeks pracy, Przepisy o ochronie pracy, a ich przestrzeganie nadzoruje Państwowa Inspekcja Pracy. Zakłady kosmetyczne kontroluje też SANEPiD.*

2. Dermatologia

2

1. Skóra

Skóra jest polem pracy kosmetyczki. Jest ona nie tylko zewnętrzną powłoką naszego ciała, ale spełnia zdumiewająco wiele zadań, dlatego istotne jest rozumienie jej budowy i funkcji. Wiedza na temat skóry stanowi podstawę rzetelnego wykonywania zawodu, również dlatego, aby profesjonalnie odróżniać obiecujące cuda teksty reklam od rzeczywistych skutków zabiegów i preparatów kosmetycznych. Ważna jest także ogólna wiedza o najczęstszych chorobach skóry, ponieważ kosmetyczka częściowo także zajmuje się ich leczeniem (np. trądzik) i profilaktyką (zapobieganiem). Kosmetyczka dokonując oceny stanu skóry klientki bierze na siebie dużą odpowiedzialność związaną nie tylko z oceną granic możliwości swojego zawodu, ale także za informacje udzielone klientce.

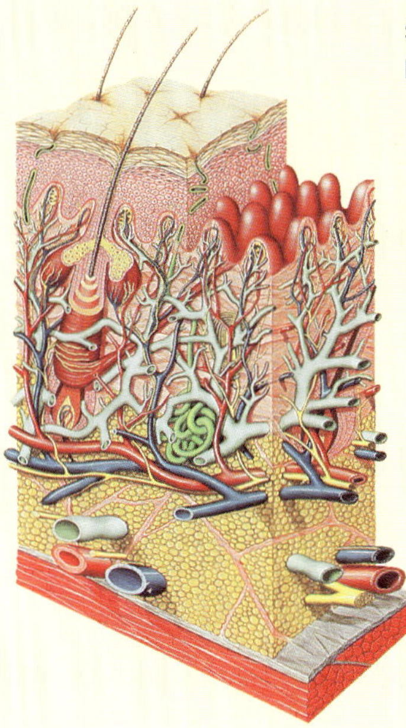

Skóra – pole pracy kosmetyczki – składa się z trzech warstw: naskórka (epidermis), skóry właściwej (corium) i tkanki podskórnej (subcutis). Skóra o powierzchni ponad dwóch metrów kwadratowych jest jednym z większych narządów ludzkiego organizmu. Jest nie tylko zewnętrzną powłoką naszego ciała, ale stanowi również jego ochronę w kontakcie z otoczeniem.

1.1. Budowa i funkcje skóry

Nie wliczając najgłębszej warstwy skóry, **tkanki podskórnej**, nasza skóra w najgrubszych miejscach (na wewnętrznej stronie dłoni i podeszwach) ma grubość zaledwie kilku milimetrów i te właśnie milimetry są tak istotne, pełnią bowiem ważne dla życia **funkcje ochronne** i obok innych narządów zmysłów stanowią kontakt z otoczeniem.

Skóra składa się z trzech **warstw**, od wewnątrz są to: tkanka podskórna (*subcutis*), skóra właściwa (*corium*) i naskórek (*epidermis*). W piśmiennictwie specjalistycznym spotykamy różne określenia na poszczególne warstwy skóry: naskórek – *epidermis*, górna część – *cutis*, skóra właściwa – *corium* lub *dermis*, dolna część – *cutis*; tkanka podskórna – *hipodermis* lub *subcutis*. Przedrostek „sub" oznacza w języku łacińskim pod, czyli pod spodem.

Skóra jest narządem biorącym udział w:
- percepcji bodźców (receptory w skórze i naskórka),
- termoregulacji ustroju,
- mechanicznej osłonie,
- biologicznej obronie,
- melanogenezie (wytwarzaniu barwnika skóry),
- resorpcji niektórych związków chemicznych,
- gospodarce wodno-elektrolitowej,
- gospodarce witaminowej,
- gospodarce tłuszczowej.

Najważniejsze funkcje ochronne przed czynnikami fizycznymi i chemicznymi spełnia **naskórek**. Jest to zewnętrzna warstwa skóry utworzona z rogowaciejącego na powierzchni wielowarstwowego nabłonka. Ponieważ naskórek stale się złuszcza, dolna warstwa tworzy nowe komórki, które przechodzą przez kolejne warstwy, aby ostatecznie w postaci zrogowaciałej oderwać się od powierzchni. Proces ten od **podziału komórek** do ich złuszczenia trwa około czterech tygodni.

Rozróżnia się poszczególne warstwy naskórka, których układ wiąże się z ich funkcjami. Są to, patrząc od dołu ku górze, warstwy: podstawna, kolczysta, ziarnista i rogowa.

Warstwa podstawna (*stratum basale*), zwana inaczej rozrodczą, zazwyczaj zbudowana jest z jednego szeregu walcowatych komórek ściśle do siebie przylegających, o jądrach silnie zasadochłonnych. Najobficiej występują tutaj figury podziału. W obrębie tej warstwy występują prekursory keratyny, którymi są tonofibryle i cytokeratyny. W tej warstwie, obok komórek podstawnych, znajdują się melanocyty, komórki Langerhansa i komórki Merkela.

Melanocyty, komórki barwnikowe, zawierają barwnik skóry – melaninę. Melanina może mieć kolor czerwony, żółty, brązowy lub czarny. Te komórki znajdują się również w mieszku włosowym. Mają długie wypustki, sięgające górnych warstw naskórka. Przez te wypustki przekazują barwnik keratynocytom. Jeden melanocyt zaopatruje przeciętnie 36

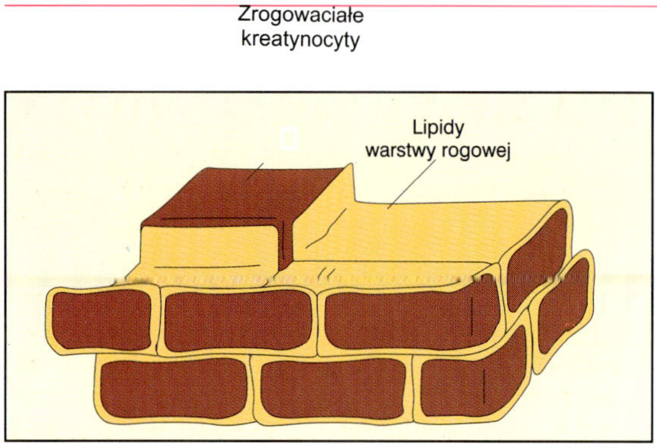

Warstwa zrogowaciała przypomina mur z cegieł: tkanka rogowa, keratynocyty, połączone są mocno spoiwem tłuszczowym.

keratynocytów. Zadaniem melaniny jest ochrona organizmu przed promieniowaniem UV.

Komórki Langerhansa są dendrytyczne, czyli są to makrofagi pochodzenia szpikowego, odgrywające podstawową rolę w mechanizmie późnej nadwrażliwości. Stanowią one główny element tkanki limfatycznej związanej ze skórą. Często nazywa się je „zewnętrznymi posterunkami" układu immunologicznego. Niektóre czynniki, takie jak promienie nadfioletowe czy rentgenowskie, znacznie zmniejszają ich liczbę i aktywność, co może prowadzić do zaburzenia mechanizmów nadzoru immunologicznego i w konsekwencji sprzyjać rozwojowi nowotworów złośliwych skóry.

Komórki Merkela uważane były dawniej za upostaciowane zakończenia nerwowe. Obecnie wiadomo, że są to szczególnego typu keratynocyty, wykazujące czynność neuroendokrynną.

Komórki warstwy podstawnej łączą się między sobą i z położonymi wyżej komórkami warstwy kolczystej

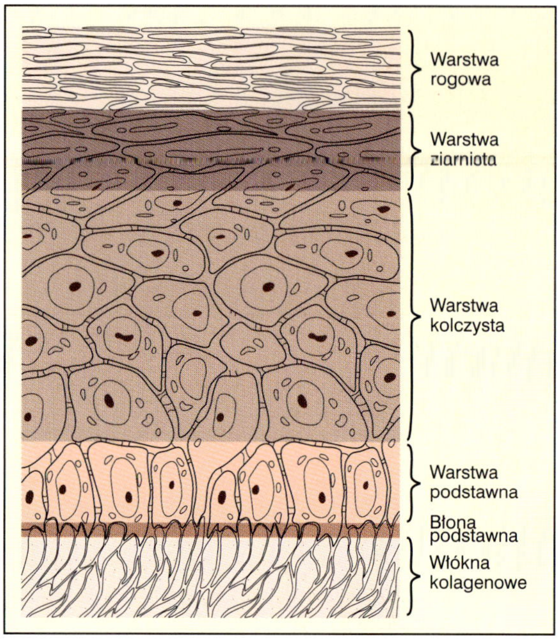

Budowa naskórka: składa się on z warstw różnicujących się komórek. Od środka ku górze: warstwa rozrodcza (warstwa podstawna), warstwa komórek kolczystych (warstwa kolczysta), komórki ziarniste (warstwa ziarnista) i warstwa zrogowaciała (warstwa rogowa).

za pomocą uwypukleń błony komórkowej, tzw. dermosomów.

Warstwa kolczysta (*stratum spinosum*) składa się z kilku rzędów (do 12) wielobocznych komórek, ulegających spłaszczeniu przy przechodzeniu w kierunku powierzchni naskórka. Komórki te nie przylegają ściśle do siebie, ale są oddzielone przestrzeniami

Nazwa	Funkcja	Właściwości
Keratynocyty	Tworzenie skutecznej ochrony przed intruzami, współudział w reakcjach układu immunologicznego.	Stanowią 90% wszystkich komórek naskórka. W warstwie rogowej całkowicie rogowacieją.
Melanocyty	Samoochrona organizmu przed promieniowaniem UV.	W różnych typach skóry przeważają różne odcienie melaniny (czerwony, żółty, brązowy, czarny).
Wolne zakończenia nerwowe/ciałka czuciowe	Autonomiczne sterowanie czynnością gruczołów łojowych i potowych, przewodzenie bodźców ucisku i bólu.	
Komórki Langerhansa	Zewnętrzne posterunki układu immunologicznego, rozpoznają i unieszkodliwiają ciała obce, które przedostały się do skóry.	Określane także mianem komórek żernych, pochłaniają ciała obce i je odtransportowują.

Komórki naskórka: nazwa, funkcja i szczególne właściwości.

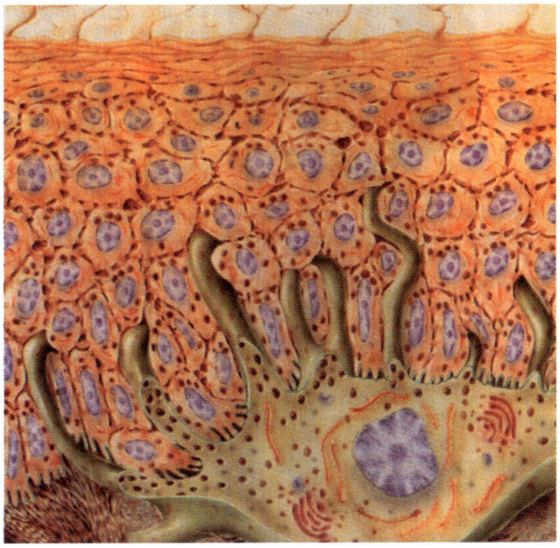

Melanocyty znajdują się w warstwie podstawnej naskórka. Przez swoje wypustki, sięgające warstw bliższych powierzchni skóry, przekazują keratynocytom swój produkt – melaninę.

wypełnionymi substancją mukopolisacharydowo-białkową (desmogleiną), która cementuje wypuklenia komórkowe, odpowiadające dermosomom. Mimo braku figur podziału mitotycznego, komórki tej warstwy zachowują pełną żywotność.

Warstwy podstawna i kolczysta stanowią żywy, czynny metabolicznie naskórek i są określane mianem warstwy Malpighiego.

Warstwa ziarnista (*stratum granulosum*) składa się z kilku szeregów wrzecionowatych komórek o spłaszczonych jądrach wypełnionych ziarnami keratohialiny. Ziarna te są ważnym produktem pośrednim w procesie wytwarzania keratyny. W grubym naskórku warstwa ziarnista składa się z 3–4 szeregów komórek, natomiast w cienkim może występować tylko 1 szereg.

Warstwa jasna (*stratum lucidum*), czyli tzw. strefa pośrednia (*zona intermediale*), jest wąskim pasmem położonym między warstwą ziarnistą a rogową. Jest to warstwa bezpostaciowa, zbudowana z homogennej substancji białkowej – eleidyny. Widoczna jest ona jedynie w mikroskopie elektronowym. Ta warstwa jest szczególnie wyraźna w grubym naskórku, np. w zrogowaciałym naskórku dłoni i podeszew. Ma ona duże znaczenie w zaburzeniach rogowacenia.

Warstwa rogowa (*stratum corneum*) zbudowana jest z dużej liczby martwych i zrogowaciałych komórek, które tworzą płaskie łuski. Pełni bardzo ważną funkcję ochronną przed urazami mechanicznymi i chemicznymi. Najbardziej powierzchowna jest warstwa złuszczających się komórek (*stratum disjunctum*). Te komórki oddzielają się stale od sąsiednich komórek. Wszystkie komórki warstwy rogowej wypełnione są białkiem – keratyną.

Skóra właściwa (*corium*) zbudowana jest ze ściśle ułożonych włókien tkanki łącznej. Z położonym nad nią naskórkiem łączy się z **błoną podstawną** (*membrana basalis*) za pomocą soplowatych włókien kolagenowych. Naskórek wnika w skórę właściwą soplami, a przestrzenie między nimi noszą nazwę **brodawek**. Skóra właściwa w zależności od okolicy ciała osiąga grubość 0,3–2,4 mm. Delikatna skóra pod okiem jest cieńsza, a brodawki łączące ją z naskórkiem bardziej płaskie niż w narażonej na szybsze ścieranie skórze łokci. Pod błoną podstawną znajdują się liczne włosowate naczynia krwionośne i limfatyczne zaopatrujące naskórek w składniki odżywcze i odprowadzające szkodliwe substancje. Skóra właściwa składa się z zewnętrznej **warstwy brodawkowej** (*stratum papillae*) oraz **warstwy siateczkowej** (*stratum reticulare*). Warstwa brodawkowa graniczy z naskórkiem i zbudowana jest z elastycznych włókien kolagenowych, sprężystych, pętli naczyniowych i ciałek dotykowych. Włókna tkanki łącznej są tu luźno splecione, a miejsce między nimi wypełniają naczynia włosowate i limfatyczne oraz zakończenia nerwowe, znajdujące się także w położonej niżej, graniczącej z tkanką podskórną, warstwie siateczkowej. Warstwa siateczkowa zbudowana jest z grubych włókien kolagenowych, włókien nerwowych i naczyń włosowatych, zawiera także gruczoły potowe i mieszki włosowe.

Skóra właściwa, wyposażona w kolagenowe i sprężyste **włókna tkanki łącznej**, ma chronić skórę przed czynnikami mechanicznymi (takimi jak uderzenia, pociągnięcia, popchnięcia). Włókna tkanki łącznej tworzą **fibroblasty**, zwane także komórkami łącznotkankowymi, zawierającymi włóknisty **kolagen**. Jest to białko budulcowe skóry właściwej, charakteryzujące się pewną giętkością, ale nierozciągliwe. Raz zsyntetyzowana sieć kolagenowa skóry właściwej, w przeciwieństwie do tkanki naskórka, zużywa się i regeneruje bardzo powoli. Innym **białkiem budulcowym** skóry właściwej jest **elastyna**, wchodząca w skład włókien sprężystych. Elastyna jest bardzo elastyczna i rozciągliwa. Włókna sprężyste oplatają włókna kolagenowe i w ten sposób nadają skórze sprężystość i rozciągliwość. Poza wymienionymi dwoma rodzajami włókien, istnieją jeszcze inne białka budulcowe odpowiedzialne np. za przyczepność komórek do włókien tkanki łącznej.

W sieci kolagenowej znajduje się wiele innych komórek. Obok **fibroblastów** wytwarzających kolagen i elastynę, są tu nieliczne komórki tuczne, histiocyty i pojedyncze limfocyty. **Komórki tuczne** wytwarzają histaminę i inne mediatory odkładane w komórkach tucznych i uwalniane przy określonych reakcjach zapalnych. Uwolniona **histamina** powoduje świąd i rozszerza naczynia włosowate.

2

2

Rodzaj komórek	Funkcje
Fibroblasty	Główne komórki skóry właściwej, wytwarzają włóknisty kolagen
Histiocyty	Wędrujące komórki łącznotkankowe, rozpoznają ciała obce i fagocytują (pochłaniają) je
Komórki tuczne	Wytwarzają mediatory uwalniane w trakcie reakcji zapalnych
Komórki nerwowe	Przesyłają bodźce termiczne, dotyk i ból

Najważniejsze rodzaje komórek skóry właściwej.

Warstwy skóry właściwej	Naczynia/włókna/przydatki skóry	Funkcje
Warstwa brodawkowa	Luźno związana tkanka łączna, drobne naczynia włosowate, naczynia limfatyczne, zakończenia nerwowe	Zazębienie naskórka i skóry właściwej dzięki brodawkowej strukturze (struktura falista), rozciągliwość skóry, zaopatrywanie naskórka, odprowadzanie produktów przemiany materii i ciał obcych, przekazywanie bodźców
Warstwa siateczkowa	Mocno związana tkanka łączna, głębsza sieć naczyń, mieszki włosowe, gruczoły potowe i łojowe, żelopodobna substancja wypełniająca	Wytrzymałość i odporność skóry (uderzenie, ucisk, pchnięcie), wiązanie wody

Dwie warstwy skóry właściwej: budowa, składniki i funkcje.

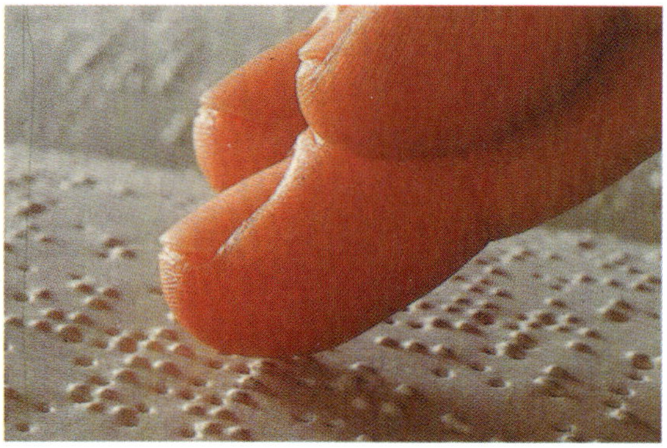

Skóra jest organem wrażliwym na dotyk. U osób niewidomych może przejąć funkcje zmysłu wzroku, np. czytanie pisma dla niewidomych.

Histiocyty, tzw. wędrujące komórki tkanki łącznej, mogą pochłaniać ciała obce (fagocytować) i je gromadzić. Skóra właściwa zawiera też dużą liczbę komórek i zakończeń nerwowych, których gęsta sieć odbiera bodźce z zewnątrz: dotyk, temperaturę i ból. Są one odpowiedzialne też za **autonomiczne zaopatrywanie** naczyń, brodawek włosowych i gruczołów. Należy wyróżnić szczególnie wykształcone receptory, tzw. **zakończenia upostaciowione Meissnera** i reagujące na ucisk **zakończenia upostaciowione Vatera-Paciniego** umiejscowione głęboko w skórze właściwej. Występują one licznie na **wewnętrznych powierzchniach dłoni** i na **podeszwach**.

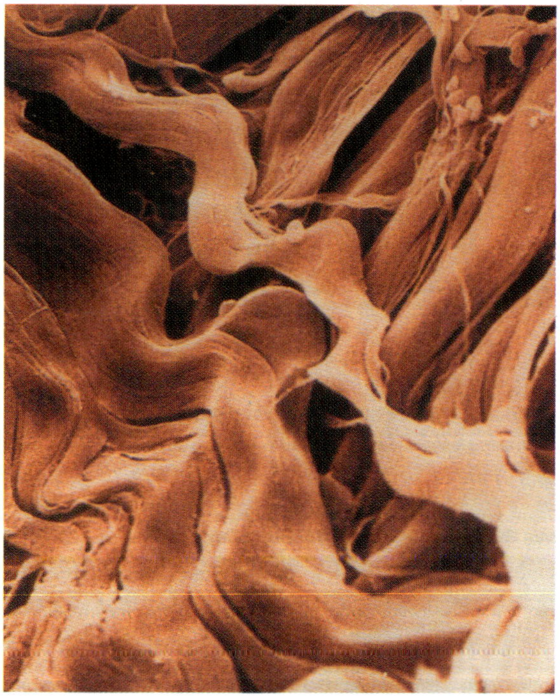

Sieć kolagenowa: cząsteczka kolagenu składa się z długich, skręconych ze sobą łańcuchów białkowych. Są one uporządkowane równolegle i na przemian względem siebie tworzą nitki kolagenu splecione we włókna kolagenowe, które następnie tworzą sieć (obraz z elektronicznego mikroskopu).

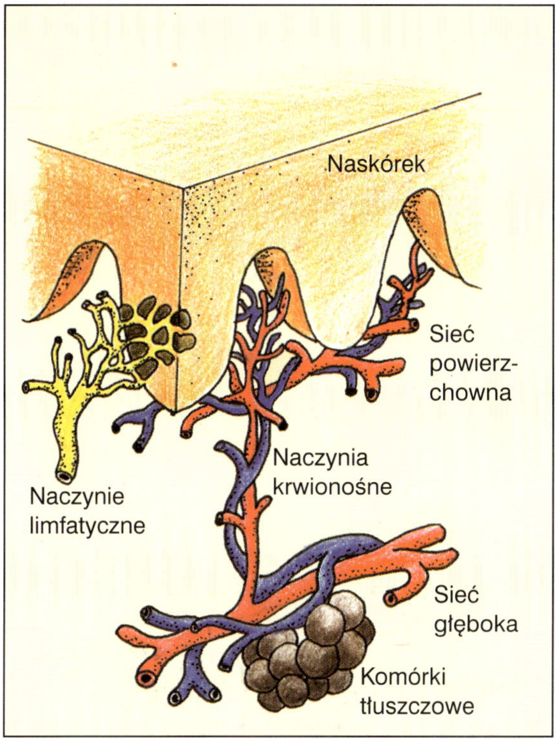

Powierzchowna i głęboka sieć naczyniowa skóry: drobno rozgałęziona powierzchniowa sieć naczyń przejmuje zaopatrzenie nieunaczynionego naskórka w składniki odżywcze. Połączona jest z siecią głęboką, dostarczającą do tkanek tlen i składniki odżywcze przez tętnice i odprowadzającą żyłami produkty przemiany materii. W procesach transportowych biorą udział także naczynia limfatyczne.

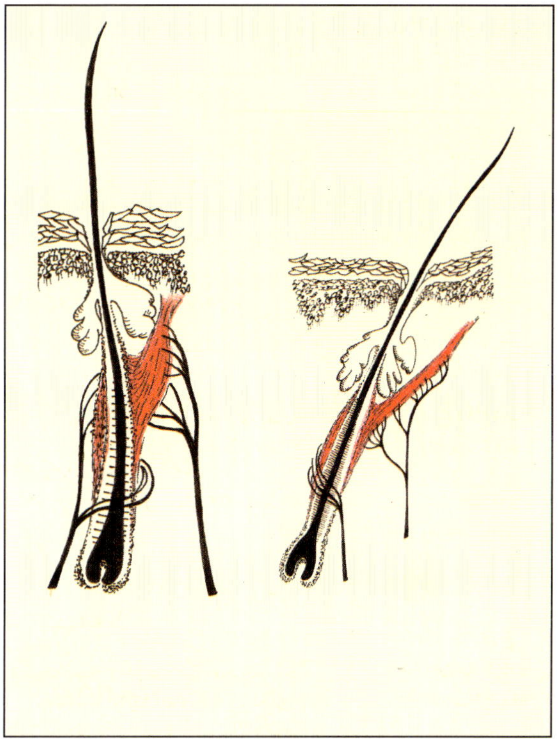

Mięsień przywłosowy kurczy się na skutek zimna. Zjawisko to znane jest jako „gęsia skórka".

Komórki i włókna nerwowe wypełniają tylko w niewielkim stopniu wolne przestrzenie sieci białek budulcowych. W przeważającej części wypełnia je żelopodobna substancja podstawowa silnie wiążąca wodę, składająca się z białek i cukrów wiążących wodę w ilościach wielokrotnie przekraczających ich masę. Ta ekstremalna zdolność wiązania wody umożliwia wypełnienie i napięcie sieci kolagenowej. Skóra jest elastyczna, gładka i nabiera młodzieńczego wyglądu. Zdolność wiązania wody słabnie wraz ze **starzeniem się** skóry. Zawartość płynów w tkance warunkuje jej **napięcie** (*tonus*). Wygląd i właściwości skóry są w decydującym stopniu uwarunkowane tymi dwoma czynnikami.

Skóra zaopatrywana jest głównie przez dwie sieci **naczyń krwionośnych**. Głęboka sieć naczyniowa znajduje się na granicy skóry właściwej i tkanki podskórnej. Sieć powierzchniowa umiejscowiona jest w warstwie brodawkowej skóry właściwej. Obydwa systemy połączone są ze sobą pionowymi naczyniami łącznymi. **Tętnice** zaopatrują tkankę łączną skóry w składniki odżywcze i tlen. Produkty przemiany materii odprowadzane są żyłami i częściowo naczyniami limfatycznymi. Układ powierzchniowy wyposażony jest w drobne naczynia włosowate służące także do zaopatrywania nieunaczynionego naskórka. **Układ naczyń limfatycznych** jest siecią kanalików odprowadzających płyn tkankowy.

Wszystkie ruchy człowieka dokonują się dzięki pracy **mięśni**. Mięśnie tworzą wydłużone i kurczliwe komórki, czyli włókna mięśniowe. Mięśniami **poprzecznie prążkowanymi** możemy sterować zgodnie z naszą wolą, zaś **gładkie** poruszają się mimowolnie. Mięśnie poprzecznie prążkowane skóry znajdują się jedynie w obrębie twarzy i szyi i warunkują naszą mimikę.

Mięsień **przywłosowy** (*musculus arrector pilorum*) działa mimowolnie. Każdy włos ma swój własny mięsień zakotwiczony przy zewnętrznej pochewce. Mięśnie te nie spełniają u ludzi żadnych ważnych funkcji. Pod wpływem zimna, strachu lub uczucia wstrętu kurczą się i podnoszą włos. Mięśnie te znajdują się także przy mieszkach włosowych skóry nieowłosionej i działają podobnie wywołując tzw. „gęsią skórkę". Mięśnie w czasie skurczu ułatwiają wydzielanie łoju z gruczołów łojowych, który natłuszcza skórę i chroni ją przed utratą ciepła.

W **tkance podskórnej** (*subcutis*) znajduje się prawie cały tłuszcz skórny. Tkanka podskórna zbudowana jest z luźnej tkanki łącznej zawierającej sieć włókien kolagenowych tworzących komory wypełnione tkanką tłuszczową, a także naczynia krwiono-

2

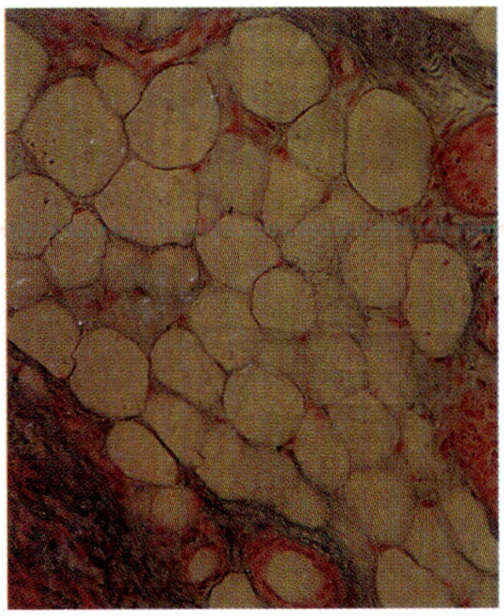

Tkanka podskórna zawiera liczne komórki tłuszczowe, połączone w ziarna, wtopione w luźną tkankę łączną. W tkance podskórnej znajdują się też naczynia krwionośne i komórki nerwowe.

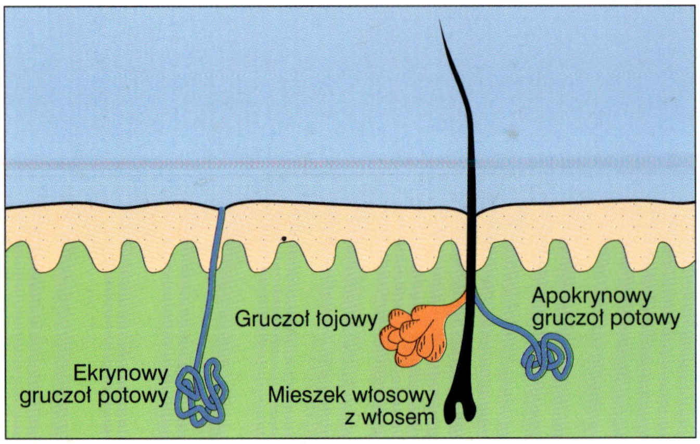

Obok paznokci i włosów przydatkami skóry są gruczoły łojowe oraz apokrynowe i ekrynowe gruczoły potowe.

śne i włókna nerwowe. Do górnej części tkanki podskórnej przylega skóra, bez widocznego rozgraniczenia. Tkanka podskórna chroni znajdujące się głębiej narządy przed uciskiem i uderzeniem, umożliwia przesuwanie skóry. Nagromadzony tłuszcz spełnia rolę warstwy izolacyjnej i przechowuje składniki odżywcze „na gorsze czasy", dlatego w czasie diet znikają złogi tłuszczu. Grubość tkanki podskórnej ma ścisły związek z odżywianiem. Poza tym ważne są czynniki genetyczne, takie jak wpływ hormonów i przemiana materii. Przekarmianie w dzieciństwie prowadzi do nadmiernego odkładania się tkanki tłuszczowej, a w późniejszych latach zwiększa jej podatność na gromadzenie. Zachwiana proporcja między tkanką łączną a tłuszczową prowadzi docellulitis i **cellulitu,** czyli zaburzeń i zapaleń w obrębie tkanki podskórnej.

1.2. Budowa i funkcje przydatków skóry

Przydatkami skóry są włosy, paznokcie, gruczoły łojowe i potowe. Wszystkie są pochodzenia naskórkowego, ale tkwią głęboko w skórze właściwej.

U współczesnego człowieka **włosy** nie spełniają w zasadzie żadnych funkcji fizjologicznych. Dawniej, podobnie jak u zwierząt, stanowiły ochronę przed zimnem, promieniami słonecznymi i insektami. Bujne, mocne włosy, podobnie jak elastyczna, gładka skóra, są cechą charakterystyczną młodego wyglądu i urody. Kosmetyczka ma do czynienia zarówno z usuwaniem zbędnego owłosienia z różnych części ciała, jak i z pielęgnacją włosów głowy.

Włos tkwi w **mieszku włosowym**, lejkowatym pochwowym wgłębieniu naskórka. Włos składa się z **korzenia** i **łodygi**. **Opuszkę (cebulkę) włosa** stanowi dolna, zbita część korzenia tkwiąca w skórze. Łodyga jest częścią włosa wyrastającą ponad powierzchnię skóry. Cebulka leży bezpośrednio nad brodawką włosa, która jest częścią skóry właściwej i odpowiada za tworzenie komórek włosowych. **Brodawka włosa** zawiera naczynia krwionośne zaopatrujące włos w składniki odżywcze.

Warstwy komórek otaczające włos to tzw. pochewki wewnętrzna i zewnętrzna. Pochewka zewnętrzna składa się z tkanki kolagenowej. Mieszek włosowy otacza gęsta sieć nerwów czuciowych odbierających bodźce. Do mieszka włosowego uchodzą ponadto liczne gruczoły łojowe, których wydzielina wydostaje się z mieszka włosowego na powierzchnię skóry. Każdy włos, z wyjątkiem **rzęs** i **brwi**, ma własny **mięsień przywłosowy**.

Stałe podziały komórek włosowych w obrębie cebulki włosa powodują przesuwanie włosa do góry. W czasie tego procesu keratynocyty stopniowo rogowacieją. Keratynocyty wydłużają się wrzecionowato i tworzą korę włosa. W **korze** (*cortex*) stopniowo rogowaciejące keratynocyty układają się w wiązki, tworząc sploty poszczególnych włókien. Podział komórek zachodzi także nad cebulką włosa, a powstałe komórki przybierają kształt płaskich płytek tworząc wokół włosa łuskowatą **osłonkę** (*cuticula*). Przyglądając się przekrojowi poprzecznemu włosa widzimy, jak osłonka włosa i wiązki włókien tworzące korę przypominają układem kabel elektryczny. We wnętrzu włosów znajduje się rdzeń, tzw. ***medulla pili***, składający się z nie w pełni zrogowaciałych komórek i pęcherzyków powietrza.

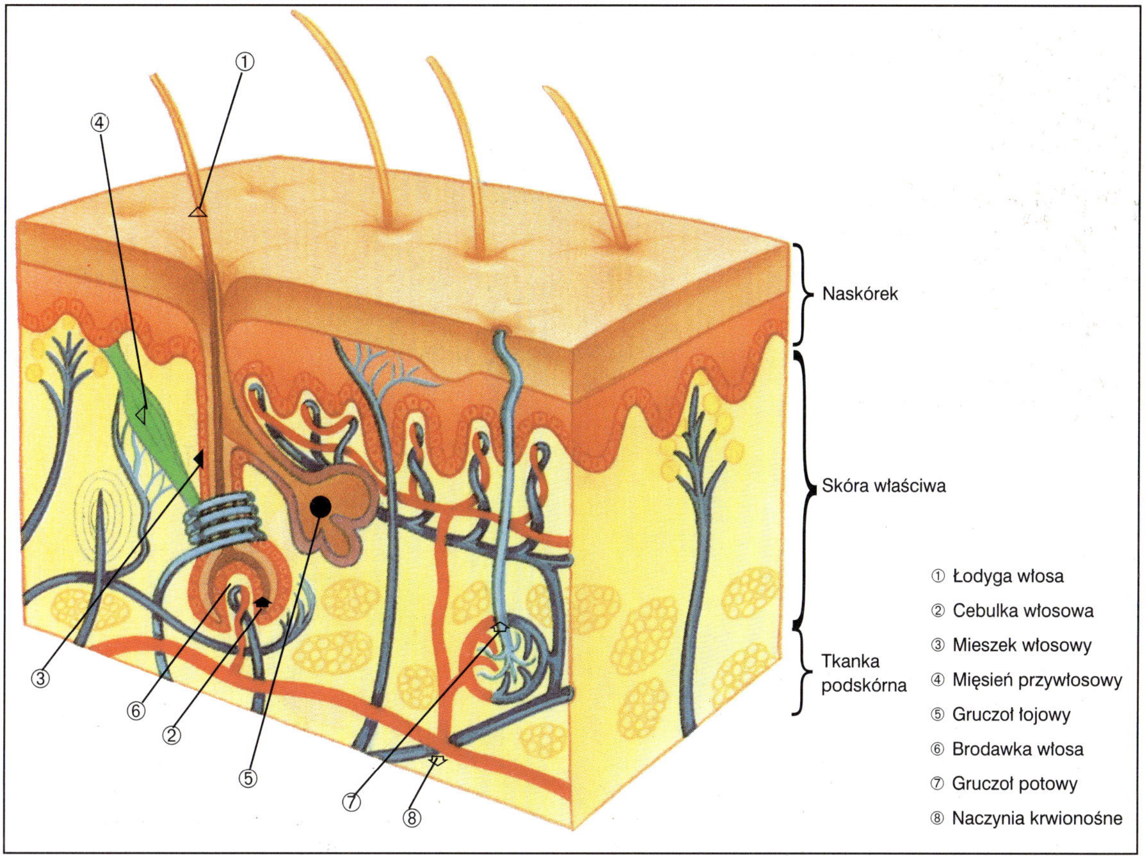

Włos tkwi głęboko w skórze właściwej. Do włosa przynależy gruczoł łojowy, wydzielający łój przez mieszek włosowy na powierzchnię skóry.

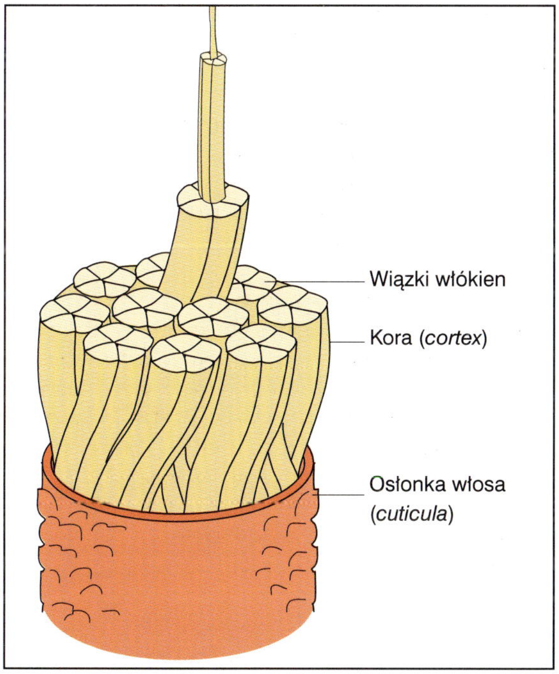

Przekrój poprzeczny włosa ukazuje jego złożoną budowę: wiele pojedynczych włókien keratynowych skręconych w wiązki, otoczonych korą (cortex) i osłonką (cuticula).

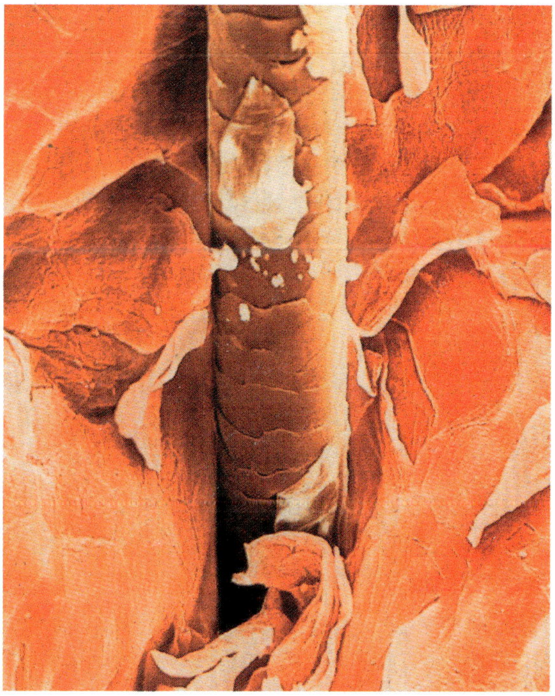

Zdjęcie mikroskopowe włosa z wyraźnie widoczną osłonką i komórkami warstwy rogowej skóry.

2

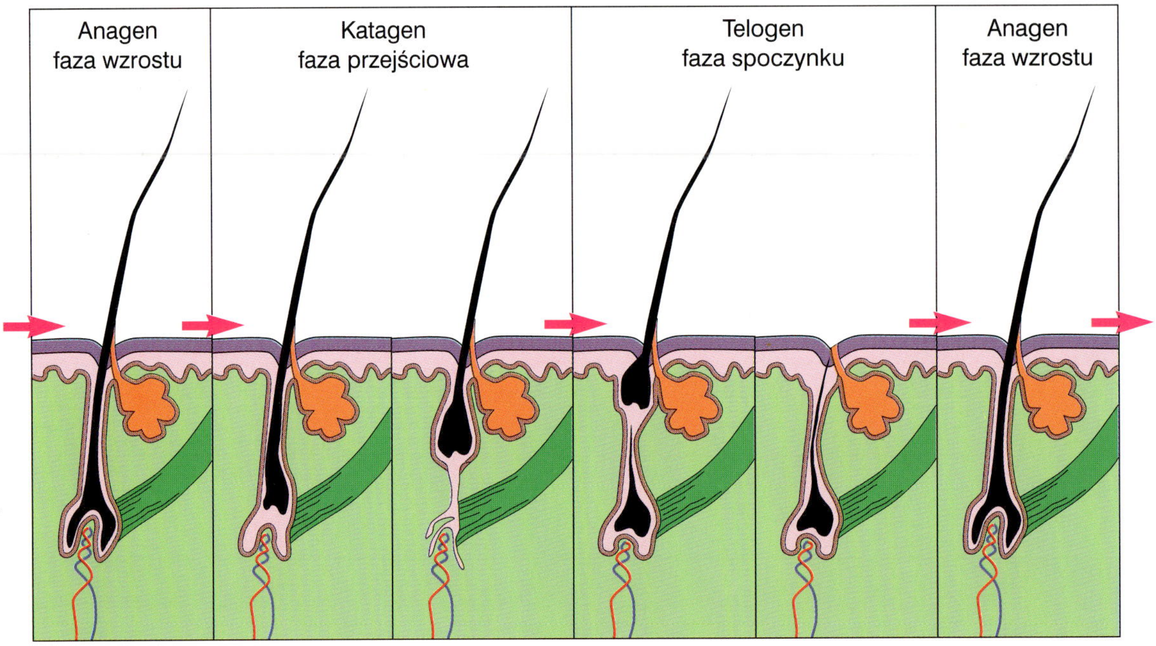

Fazy wzrostu włosa: anagen – faza właściwego wzrostu, krótka faza przejściowa – katagen, w czasie której włos spoczywa w mieszku włosowym, aby potem wejść w fazę spoczynku – telogen, w której stopniowo odrywa się i wypada z mieszka.

Ze względu na budowę i funkcje włosów rozróżniamy trzy ich **rodzaje**: 1) **włosy meszkowe**, delikatne owłosienie płodów i noworodków; 2) **drobne owłosienie ciała**, które po osiągnięciu pełnej dojrzałości płciowej w różnych częściach ciała zastępowane jest wtórnym owłosieniem typu męskiego lub żeńskiego; 3) **owłosienie główne**, do którego zaliczamy włosy głowy, łonowe, rzęsy i brwi.

Rozwój włosa, obejmujący określone stadia, nazywamy **cyklem włosowym**. W każdym stadium włos ma charakterystyczną strukturę. Cykl włosowy trwa od dwóch do sześciu lat. W stadium wzrostu znajduje się stale ok. 85–90% wszystkich włosów i okres ten to **anagen**. W fazie przejściowej, zwanej **katagenem**, znajduje się 1% włosów i trwa ona około dwóch tygodni. Wyróżniamy jeszcze **telogen**, okres spoczynkowy, trwający od dwóch do czterech miesięcy. W okresie spoczynkowym włos najpierw obluzowuje się w mieszku włosowym, a pod koniec fazy wypada. Prawidłowo dziennie traci się 40–100 włosów. Nowy włos wyrasta z tego samego mieszka dopiero po półtora do trzech miesięcy, przy czym przyrasta około 1 cm miesięcznie lub 0,2–0,5 mm dziennie. Przeciętny Europejczyk ma na głowie około 100 000 włosów. Włosy odradzają się stale i odbywa się to niepostrzeżenie. Prawidłowe wypadanie i wzrost nowych włosów jest zrównoważone i uwarunkowane tym, że włosy znajdują się w różnych stadiach wzrostu, to znaczy, że cykl włosowy przebiega asynchronicznie.

W trakcie wykonywania zabiegów **pielęgnacji rąk** (*manicure*) i **stóp** (*pedicure*) paznokcie są centralnym obiektem działań kosmetyczki. **Paznokcie**, podobnie jak włosy, gruczoły łojowe i potowe, są przydatkami skóry. Składają się (jak warstwa rogowa i włosy) ze zrogowaciałych keratynocytów. Różna struktura włosów, warstwy rogowej i paznokci uwarunkowana jest różnym stopniem zrogowacenia i zawartości siarki. Paznokieć jest swego rodzaju podporą i przy dotyku lub ucisku umożliwia dokładniejsze wyczuwanie. Po-

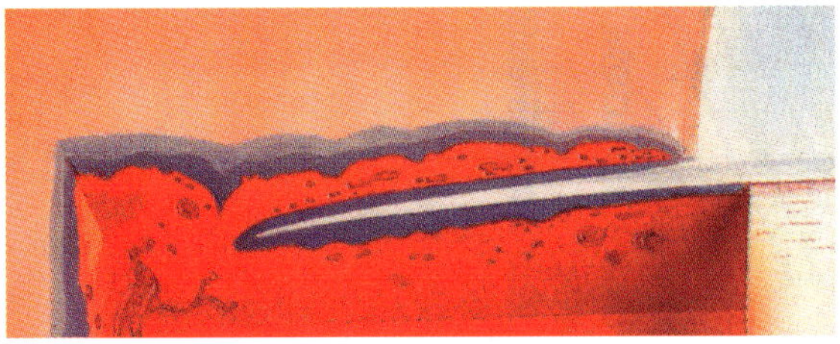

W obrębie korzenia paznokcia, wał paznokciowy tworzy około 5 mm kieszeń.

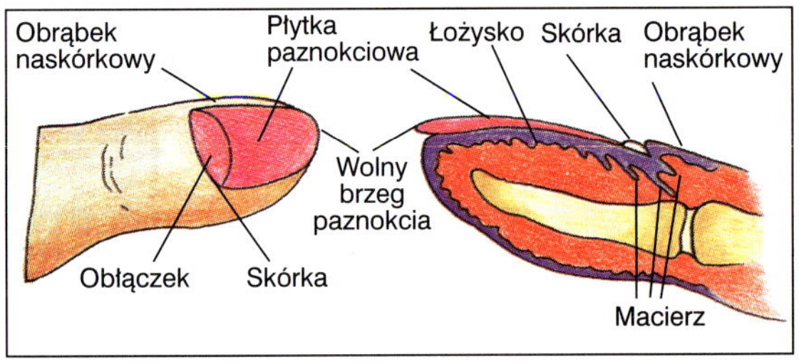

Budowa paznokcia: płytka paznokciowa zbudowana ze zrogowaciałych keratynocytów spoczywa na łożysku, zaś jej boki tkwią w obrąbku naskórkowym. Paznokieć powstaje w macierzy, chronionej przez skórkę.

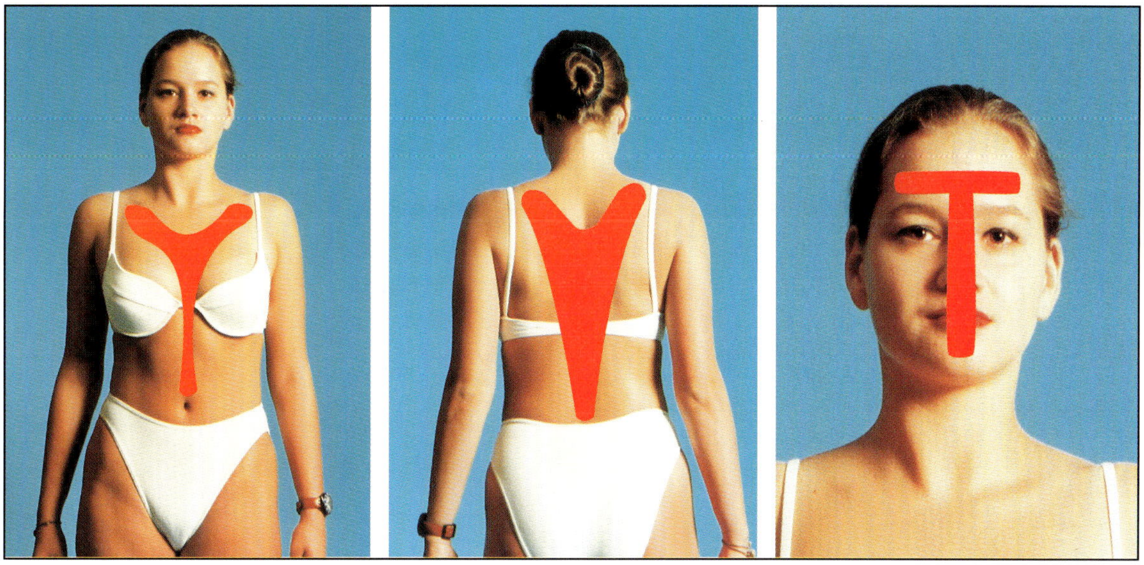

Regiony szczególnego zagęszczenia gruczołów potowych i łojowych: przednia i tylna rynna tułowia i strefa T na twarzy.

nadto paznokieć stanowi ochronę dla mocno ukrwionych i unerwionych zakończeń palców rąk i stóp.

Paznokieć jest przezroczystą, lekko wypukłą **płytką** o grubości około 0,5–0,7 mm, zbudowaną z bezjądrowych keratynocytów. Płytka paznokciowa spoczywa na **łożysku** czyli **obrąbku naskórkowym podpaznokciowym** (*hyponychium*). Bogate w naczynia krwionośne łożysko zaopatruje, leżącą między nim a płytką paznokciową, **macierz** (*matrix*).

Wzrost paznokcia w dużym stopniu zależy od ukrwienia. Paznokieć powstaje w **macierzy** (*matrix unguis*) położonej pod końcową, podskórną częścią paznokcia, zwaną **korzeniem paznokcia**. Przed korzeniem widoczne jest zabielenie w kształcie półksiężyca zwane też **obłączkiem** (*lunula*), pokryte częściowo skórką. **Skórka** chroni macierz przed zakażeniami. Płytka paznokciowa otoczona jest z boków **obrąbkiem naskórkowym**. Wypukłości skóry wokół paznokcia nazywane są **wałem paznokciowym**. Paznokcie rosną dzięki podziałom komórek macierzy. Grubość paznokcia zależy od liczby tych komórek. Z wiekiem wzrost paznokci jest coraz wolniejszy. Szybkość wzrostu jest różna i wynosi 0,5–1,2 mm tygodniowo i może się różnie kształtować nawet u jednej osoby. Paznokcie stóp rosną dwa razy dłużej niż paznokcie rąk. Całkowity odrost paznokcia trwa około sześciu miesięcy.

Przy **pielęgnacji paznokci** (manicure) kosmetyczka powinna uważać, aby nie odsuwać lub nie przycinać zbyt mocno skórki, gdyż może uszkodzić delikatną macierz i spowodować wniknięcie drobnoustrojów.

Gruczoły skóry rozróżniamy na podstawie ich czynności wydzielniczych. **Gruczoły ekrynowe** wydzielają substancje i prawie wcale się przy tym nie zmieniają. **Gruczoły apokrynowe** w trakcie swoich czynności wydalają także część komórki. **Gruczoły holokrynowe** (np. **gruczoły łojowe**) wydalają całe komórki.

Ekrynowe gruczoły potowe można rozpoznać jako pory widoczne gołym okiem na powierzchni skóry. Rozmieszczone są na całym ciele – najgęściej na podeszwach – około 600/cm^3 – najrzadziej na udach – około 100/cm^3, nie występują na wargach, żołędzi prącia i w łożysku paznokcia. Te gruczoły znajdują się w skórze właściwej, a ich przewód wyprowadzający, skręcony niczym korkociąg, ma ujście na powierzchni skóry. Warto wspomnieć o tzw. przedniej i tylnej **rynnie potowej**. Znajdują się tu liczne gruczoły potowe i łojowe. W tym miejscu najwięcej jest **wykwitów trądzikowych**. Przednia rynna potowa przebiega na tułowiu między piersiami, a tylna między łopatkami.

Z reguły człowiek wydziela około 0,5–1 l **potu** dziennie. W ekstremalnych warunkach (duży wysiłek lub wysoka temperatura) może to być nawet 10 l. Pot z gruczołów ekrynowych składa się w przeważającej części z wody, zawierającej rozpuszczone białka, mocznik i kwasy tłuszczowe. W niewielkim stopniu z potem wydalane są też inne substancje w nim rozpuszczone, np. można w nim wykryć narkotyki dla potrzeb kryminalistyki. Pot ma lekko **kwaśne pH** (odczyn kwasowo-zasadowy) i wraz z wydzieliną gruczołów łojowych tworzy **płaszcz tłuszczowy** czyli **zawiesinę lipidowo-wodną** (tzw. hydrolipidową). Dzięki kwaśnemu odczynowi hamuje on namnażanie się bakterii i grzybów, gdyż mikroorganizmy te lepiej rozwijają się w środowisku zasadowym. Świeży pot ekrynowy jest wodnym roztworem soli mineralnych z niewielką domieszką związków organicznych, prawie bezwonny i nie stanowi pożywki dla bakterii.

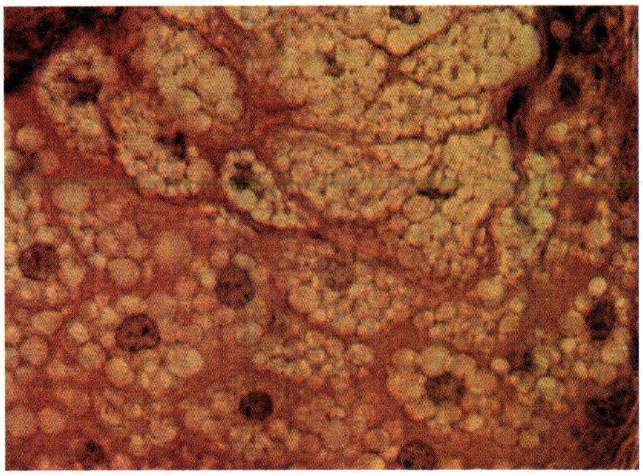

Zdjęcie mikroskopowe przekroju podłużnego gruczołu łojowego: komórki gruczołu zanikają wraz z tworzeniem się łoju.

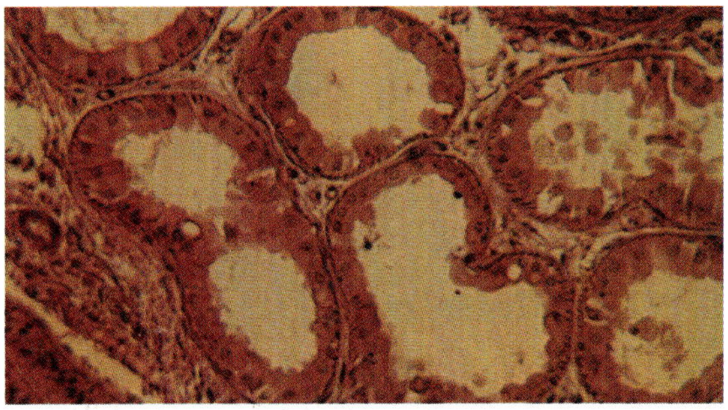

Zdjęcie mikroskopowe przekroju poprzecznego gruczołu potowego: kłębkowato zwinięty przewód gruczołu jest kilkakrotnie nacięty.

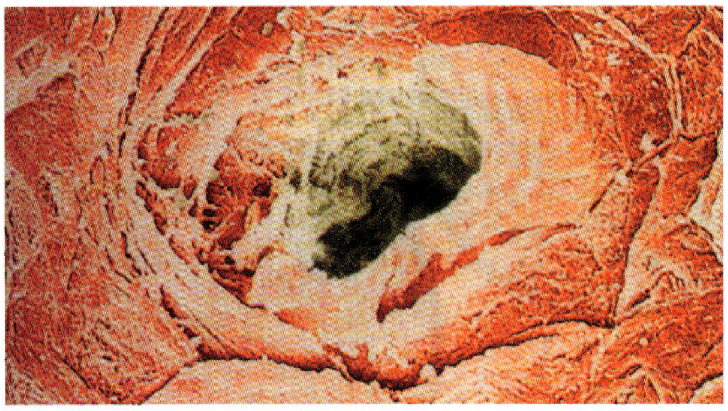

Zdjęcie mikroskopowe ujścia gruczołu potowego na powierzchni skóry: por potowy.

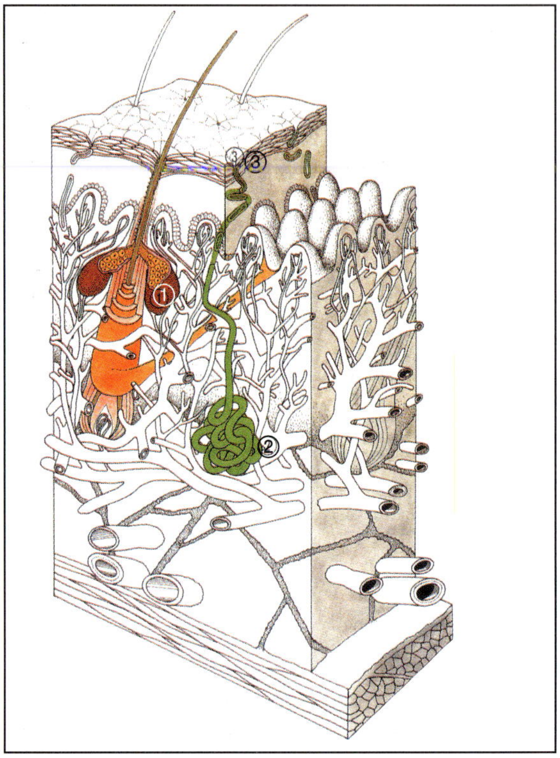

Ekrynowy gruczoł potowy zaopatrzony jest we własne ujście skręcone niczym korkociąg, którym wytworzony pot wydalany jest na zewnątrz. Gruczoły łojowe są prawie zawsze połączone z mieszkiem włosowym, przez który łój może wydostawać się na zewnątrz. ① Gruczoł łojowy ② Gruczoł potowy ③ Ujście gruczołu potowego.

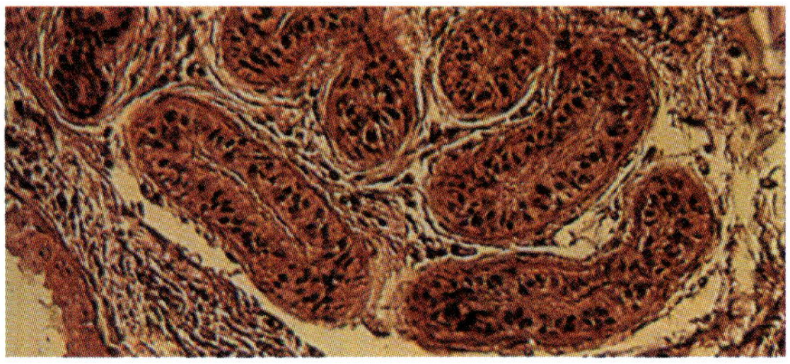

Zdjęcie mikroskopowe przekroju poprzecznego apokrynowego gruczołu potowego (gruczoł zapachowy).

Rodzaj gruczołu potowego	**Występowanie**	**Funkcja**
Ekrynowe gruczoły potowe – gruczoły wytwarzające i wydzielające pot	Ok. dwóch milionów na całym ciele, szczególnie dużo na wewnętrznych powierzchniach dłoni i podeszwach, duża liczba w obrębie przedniej i tylnej rynny potowej	Pot ekrynowy wchodzi w skład emulsji olejowo-wodnej znajdującej się na powierzchni skóry i bierze udział w procesach termoregulacyjnych
Apokrynowe gruczoły potowe – części gruczołu zostają wydzielone wraz z wydzieliną gruczołową	Szczególnie liczne w dołach pachowych, okolicach narządów płciowych i wokół brodawek sutkowych	Są odpowiedzialne za indywidualny zapach, rozpoczynają swoją aktywność dopiero w okresie dojrzewania

Rodzaje i funkcje gruczołów potowych.

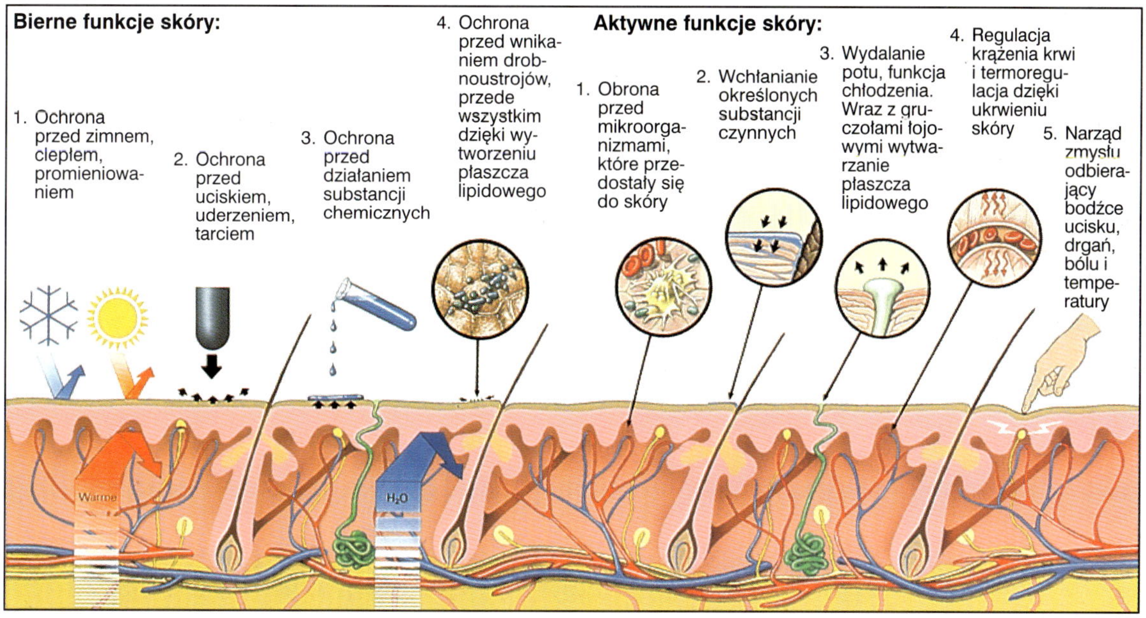

Funkcje ochronne skóry dzielimy na aktywne i bierne.

Apokrynowe gryczoły potowe mają odcinek wydalniczy połączony ze spiralnym przewodem potowym z ujściem w mieszku włosowym powyżej ujścia gruczołu łojowego lub na powierzchni skóry w miejscu ujścia lejka. Wydalanie typu apokrynowego występuje w skórze okolic pachowych, otoczki sutka, wzgórka łonowego, warg sromowych większych i moszny. Pot apokrynowy zawiera wodę, sole mineralne, lipidy, sterole, białka i cukry i dlatego stanowi doskonałą pożywkę dla bakterii bytujących na powierzchni skóry. Bakterie rozkładając go powodują powstawanie związków zapachowych, a ich rodzaj zależy od składu potu, aktywności bakterii i innych czynników, dlatego zapach każdego człowieka jest inny.

Pot odgrywa znaczną rolę w procesie regulacji cieplnej skóry. Wydzielany paruje i odbiera ciału ciepło. Kosmetyczka w swoim gabinecie bardzo często ma do czynienia z zaburzeniem czynności **gruczołów łojowych**. Nadczynność gruczołów łojowych powoduje np. **zanieczyszczanie skórne** (zwane łojotokiem), natomiast niedoczynność powoduje, że skóra jest sucha. Dzięki stosowaniu odpowiednich preparatów i zabiegów kosmetycznych można w obu przypadkach uzyskać znaczną poprawę.

Gruczoły łojowe uchodzą do mieszków włosowych. Z reguły mieszek włosowy otacza 3–5 gruczołów. Gruczoły łojowe są **holokrynne**, to znaczy, że na ich krańcach znajdują się komórki podlegające podziałom, które ku środkowi coraz bardziej przerasta tłuszcz, aż ostatecznie zostają wydalone (ich czynność wydzielnicza związana jest ze zniszczeniem komórek wydzielniczych). Gruczoły łojowe mają formę rozgałęzionych woreczków.

Liczba gruczołów nieznacznie się zmienia, ich wielkość jest jednak różna w zależności od miejsca występowania. W okolicach łojotokowych są one rozgałęzione i wykazują wzmożoną aktywność. Do okolic łojotokowych zaliczamy **strefę T** na twarzy (czoło, nos, broda), a także przednią i tylną **rynnę potową** tułowia. Z początkiem okresu dojrzewania gruczoły te powiększają się i następuje nasilone wytwarzanie łoju. Z wiekiem aktywność gruczołów słabnie. Z reguły wydzielany jest 1–2 g łoju dziennie. Zadaniem gruczołów łojowych jest zachowanie elastyczności warstwy rogowej oraz natłuszczanie włosów. W skład łoju wchodzą: glicerydy, woski, węglowodory, kwasy tłuszczowe i cholesterol. Niektóre tłuszcze są rozkładane w ujściu gruczołu łojowego przez żyjące tam bakterie na wolne kwasy tłuszczowe, warunkujące kwaśne **pH skóry**.

1.3. Funkcje ochronne skóry

Stosowanie środków pielęgnacyjnych i ochronnych wspomaga naturalne funkcje skóry. Jest to szczególnie istotne, gdy skóra narażona jest na działanie niekorzystnych czynników. Należy brać pod uwagę fakt, że nadmierne stosowanie niektórych typów preparatów kosmetycznych może zachwiać funkcję ochronną skóry.

Skóra spełnia wiele istotnych **funkcji ochronnych**, które możemy podzielić na aktywne i bierne. Bierna ochrona skóry wynika z jej budowy i struktury. Aktywna oznacza reakcję na bodziec z zewnątrz, czyli

2

obronę przed drobnoustrojami, przedostającymi się przez **układ immunologiczny**, wchłanianie składników czynnych, wydalanie potu (funkcja chłodząca) i łoju (wraz z potem tworzy emulsję olejowo-wodną), zmianę ukrwienia przez kurczenie i rozszerzanie naczyń krwionośnych. Do reakcji aktywnych zaliczamy odbieranie takich bodźców, jak: ucisk, drgania, dotyk, ból i temperatura. Do funkcji biernych zaliczamy ochronę przed zimnem i promieniowaniem, zwłaszcza słonecznym. Także ucisk, uderzenie i tarcie, które skóra „odpiera" dzięki swojej budowie. Ponadto budowa i struktura skóry zapobiegają wnikaniu w nią substancji chemicznych i chorobotwórczych drobnoustrojów.

1.3.1. Fizjologiczne funkcje skóry

Nieuszkodzona warstwa rogowa jest idealną barierą fizyczną. Bardzo istotną funkcją ochronną jest obrona przed ciałami obcymi. Mogą to być wszelkiego rodzaju chemikalia, ale także **bakterie**, **grzyby** i **wirusy** oraz inne mikroorganizmy lub produkty ich przemiany materii. Warstwa rogowa z jednej strony zapobiega wnikaniu ciał obcych do położonych głębiej warstw skóry, z drugiej zaś zapobiega w dużej mierze utracie wody przez organizm. Dlatego określa się ją mianem **bariery warstwy rogowej**. Gdyby nasze ciało zostało pozbawione warstwy rogowej, tracilibyśmy około 20 l wody dziennie. Funkcja zatrzymywania wody możliwa jest dzięki lipidom, cementu międzykomórkowego i składnikom higroskopijnym znajdującym się w keratynocytach.

Powierzchnię skóry pokrywa **płaszcz wodno-lipidowy**, będący emulsją złożoną z wody i tłuszczów, naturalnych **emulgatorów** nadającą skórze elastyczność. Tłuszcze wchodzące w skład płaszcza ochronnego skóry pochodzą przede wszystkim z gruczołów łojowych, a także spoiwa międzykomórkowego, zaś woda z potu. Związki rozpuszczalne w pocie nadają odczyn kwaśny i pewne właściwości buforowe. Prawidłowy płaszcz ogranicza przeznaskórkową utratę wody utrzymując nawilżenie skóry.

Tłuszcze wydzielane przez gruczoły łojowe do mieszka włosowego i na powierzchnię skóry tworzą łój, który składa się glicerydów i wolnych kwasów tłuszczowych (około 60%), innych estrów kwasów tłuszczowych (około 25%) oraz skwalen, niewielkie ilości cholesterolu i jego estrów oraz związki woskowe. Pokrywa równo całą powierzchnię skóry i włosów.

Naturalna **funkcja ochronna warstwy rogowej** może wprawdzie chronić przed wieloma szkodliwymi wpływami, ale ma także fizjologiczne luki. Są one niezbędne do zapewnienia minimalnej wymiany płynów i materii (innych substancji) między organizmem a otoczeniem. Przez te luki mogą też przedostać się do skóry substancje szkodliwe.

Warstwa rogowa jako bariera mechaniczna odpiera silne urazy z zewnątrz. Struktury skóry nie można tak szybko uszkodzić, a poszczególne jej warstwy, np. przy pociągnięciu czy uderzeniu, pozostają zwarte. Jest to możliwe dzięki falistemu przebiegowi granicy skórno-naskórkowej. Wyniosłości są tzw. **brodawkami**. Przejawem zazębienia jest charakterystyczna **rzeźba skóry**, która z wiekiem coraz bardziej się spłaszcza. Na złagodzenie urazów wpływa także budowa

Szkodliwy wpływ	**Mechanizmy ochronne**
Biologiczny: mikroorganizmy	Kwaśne pH skóry stwarza niedogodne warunki bytowania dla drobnoustrojów chorobotwórczych. Nieszkodliwe mikroorganizmy mogą natomiast przetrwać w tych warunkach. Mikroorganizmy, aby dostać się do żywych komórek i wyrządzić w nich szkody, musiałyby przedostać się przez warstwę rogową zbudowaną z martwych komórek i substancję spajającą zawierającą tłuszcz.
Chemiczny: np. kwasy, zasady (ługi)	Zdolność buforowa warstwy rogowej: aminokwasy rozpuszczone w pocie mogą neutralizować słabe kwasy i zasady. Chemikalia muszą najpierw pokonać warstwę rogową, zanim wyrządzą szkody w żywych komórkach.
Fizyczny: promieniowanie (przede wszystkim UV), czynniki mechaniczne	Obumarłe komórki warstwy rogowej przechwytują promienie (dzięki odbijaniu i pochłanianiu). Przed promieniowaniem słonecznym chroni także, zawarty w pocie, kwas urokanowy. Silne promieniowanie UV powoduje zgrubienie warstwy rogowej. W razie urazów mechanicznych najpierw starte zostają martwe komórki rogowe, jeżeli uraz się powtarza, warstwa rogowa ulega pogrubieniu.

Bariera warstwy rogowej chroni skórę przed szkodliwym wpływem czynników biologicznych, chemicznych i fizycznych.

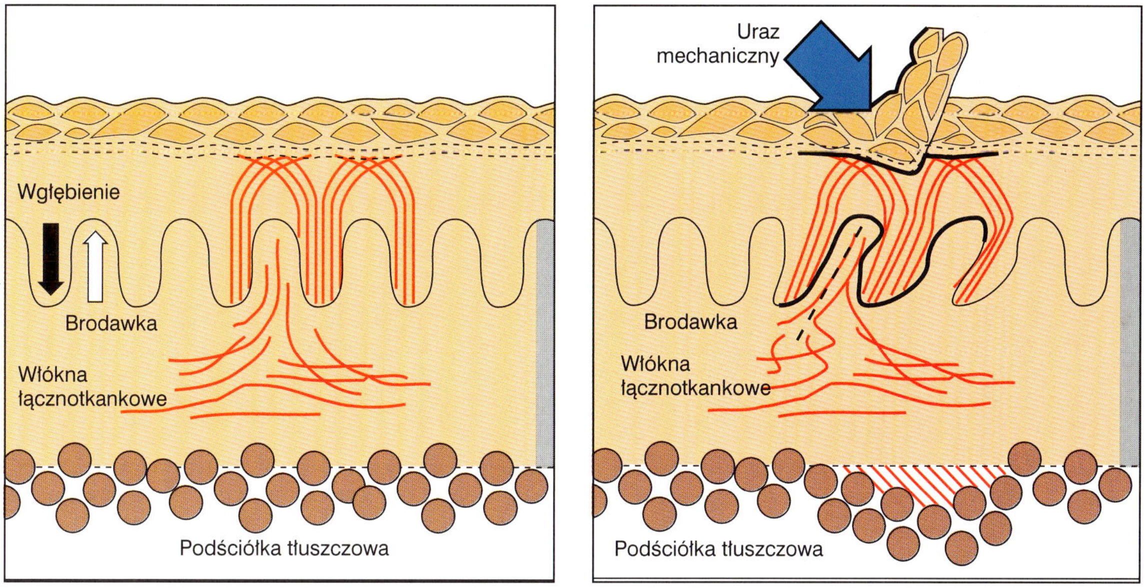

Funkcja ochronna skóry przed urazami mechanicznymi wynika z falistej budowy granicy skórno-naskórkowej, działania sprężystych włókien łącznotkankowych i położonej głębiej podściółce tłuszczowej.

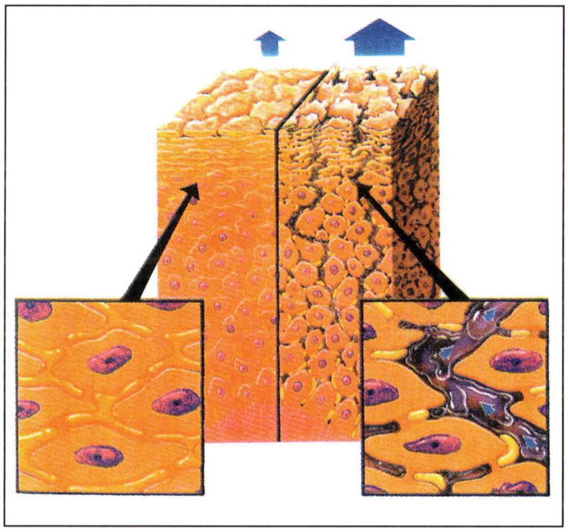

Bariera warstwy rogowej zapobiega między innymi wyparowywaniu wody z głębszych warstw skóry. Jeżeli usuniemy tłuszcze i substancje wiążące wodę, parowanie wody gwałtownie wzrasta, powodując wysuszenie skóry.

tkanki łącznej skóry właściwej. Kolejne zabezpieczenie przed urazami mechanicznymi stanowi podskórna tkanka tłuszczowa, będąca swego rodzaju poduszką.

Istotnym zadaniem skóry jest **ochrona przed promieniowaniem słonecznym**. Rozmaite systemy ochronne łagodzą szkodliwe działanie **promieni nadfioletowych** (UVA i UVB). **Zgrubienie warstwy rogowej** przyczynia się w dużej mierze do tego, że promienie UV są odbijane i pochłaniane przez warstwę rogową i nie przenikają do głębszych warstw skóry. Bezpośrednio po opalaniu powstaje tzw. **rumień natychmiastowy** wywołany przez UVA. **Rumień późny**, występujący po upływie około jednego dnia po opalaniu, a wywołany jest przez UVB pobudzające wytwarzanie przez melanocyty melaniny przekazywanej do keratynocytów. Ten ciemny barwnik pochłania również dużą część promieniowania i chroni dzięki temu jądra komórek wraz z materiałem genetycznym. Skóra wytwarza ponadto własną substancję ochronną filtrującą światło – **kwas urokanowy** – znajdujący się w płaszczu hydrolipidowym na powierzchni skóry.

Do właściwego funkcjonowania całego organizmu niezbędna jest stała temperatura ciała. Skórze przypada więc ważna **funkcja termoregulacyjna**, polegająca na ochładzaniu organizmu w czasie upałów i ogrzewaniu podczas chłodu. Gdy jest **zimno** naczynia krwionośne się kurczą, a gdy jest **ciepło** rozszerzają. Jeżeli na zewnątrz panuje wysoka temperatura, następuje wzmożone wydzielanie potu, który parując chłodzi. Także przy wzroście napięcia mięśniowego **(tonus)** może być wytwarzane ciepło. Dzieje się tak, gdy uprawiamy sport, np. jogging. **Receptory** ciepła i zimna przekazują do ośrodkowego układu nerwowego informacje o wysokości temperatury, stamtąd zaś regulowane jest jej obniżenie lub podwyższenie.

Skóra bierze udział w **przemianie materii**. Wraz z potem skóra wydala **uboczne produkty przemiany materii**, np. sole, kwasy organiczne i mocznik. Około jednej piątej dziennego wydalania wody odbywa się przez skórę. Pozostałe cztery piąte wydalane są przez nerki, pęcherz, płuca i jelita. W **oddychaniu** skóra uczestniczy tylko w niewielkim stopniu. Około 4–5% dwutlenku węgla „wydychane” jest przez skórę, natomiast skóra przyjmuje średnio tylko 1% tlenu.

2

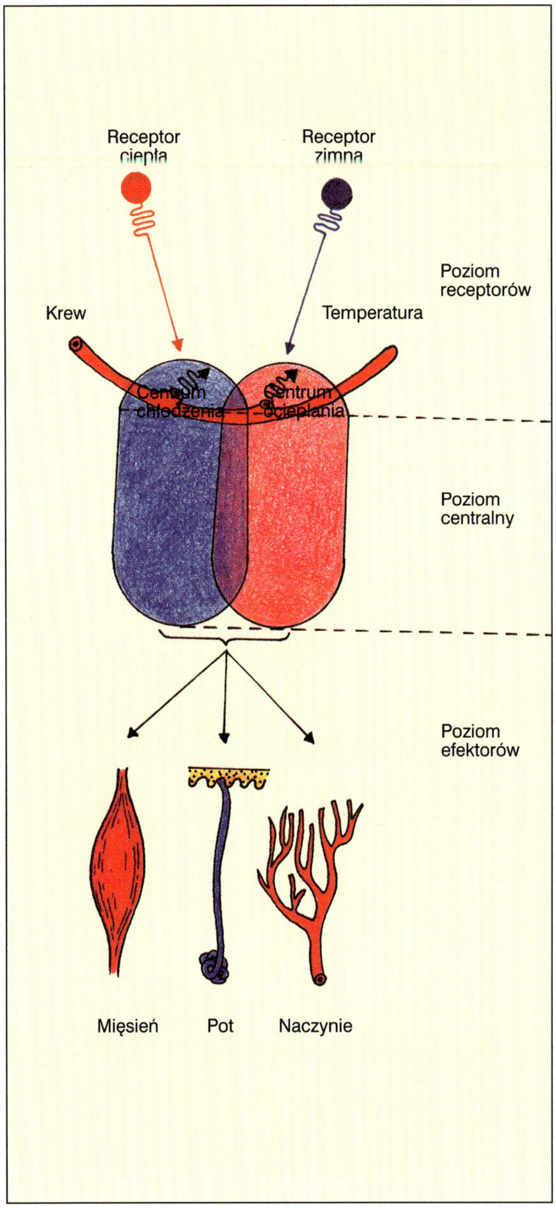

Termoregulacja skóry: receptory ciepła i zimna przekazują informacje o temperaturze.

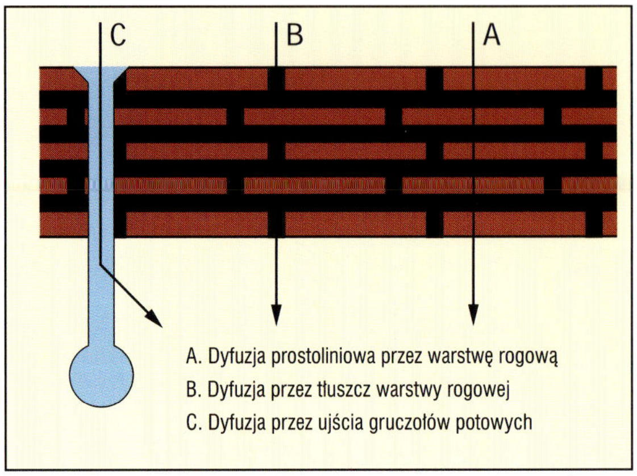

Wchłanianie (resorpcja) przez skórę: w zależności od właściwości substancji skóra może ją wchłaniać przez komórki rogowe (substancje rozpuszczalne w wodzie), lub substancję łączącą (substancje rozpuszczalne w tłuszczach), bądź przez ujścia gruczołów potowych i mieszki włosowe.

Obok tlenu skóra, mimo funkcji ochronnych, wchłania inne substancje, przede wszystkim rozpuszczalne w tłuszczach. Substancje rozpuszczalne w wodzie (polarne) mogą w niewielkim stopniu przenikać przez naskórek wzdłuż włókien keratynowych. Substancje rozpuszczalne w tłuszczach (niepolarne) przedostają się przez substancję spajającą znajdującą się między komórkami rogowymi i wnikają do głębszych warstw skóry. Substancje te mogą też wnikać do głębszych warstw skóry przez mieszek włosowy i przewody wyprowadzające gruczołów potowych.

Woda w naturalny sposób przenika do tkanki podskórnej, skóry właściwej, naskórka ku powierzchni skóry, z której odparowuje. Kierunek przepływu wody jest zgodny z jej zawartością, a więc z obszaru uwodnionego do suchego. Ilość wody tracona przez skórę określana jest jako przeznaskórkowa utrata wody (transepidermal water loss – TEWL), ale nie wlicza się do niej wody utraconej z potem.

Przemysł kosmetyczny promuje niektóre preparaty obiecując, że mogą wnikać do określonych warstw

Czynności	Rodzaj	Skutki
Wydalanie substancji	Wydalanie potu, łoju, dwutlenku węgla	Termoregulacja, tworzenie płaszcza hydrolipidowego, wydalanie produktów przemiany materii, oddychanie.
Wchłanianie substancji (resorpcja)	Np. tlen, leki	Oddychanie, zaopatrywanie głębiej położonych tkanek, wchłanianie substancji czynnych (np. kortykosteroidy).
Magazynowanie substancji	Tłuszcz	Magazynowanie ciepła, energii, ochrona przed uciskiem, uderzeniem.

Rola skóry w przemianie materii.

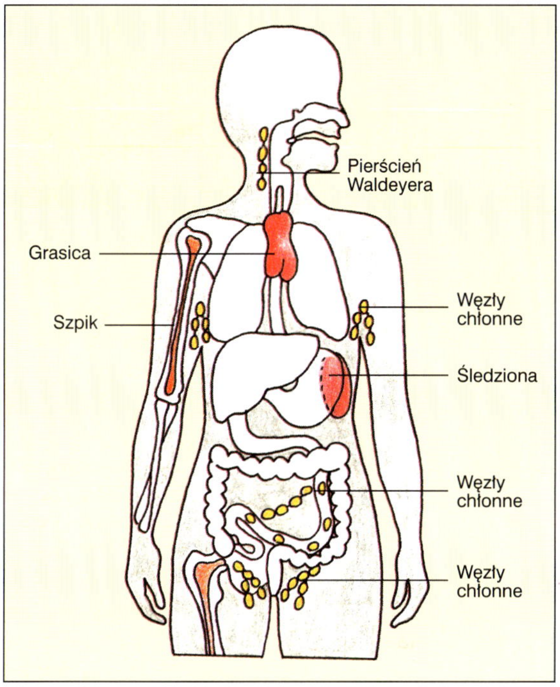

Układ immunologiczny obejmuje cały organizm. Najważniejszymi jego organami są: grasica, węzły chłonne, szpik i śledziona.

skóry i tam działać. Na tego rodzaju obietnice trzeba spojrzeć krytycznie. Z jednej strony wiele składników czynnych, np. nałożony na powierzchnię skóry kolagen, w ogóle nie może dotrzeć do głębszych warstw. Jedną z możliwości wprowadzenia składników w skórę jest umieszczenie ich w **liposomach**. Należy przy tym dokładnie rozważyć działanie pozytywne i wszelkie skutki niepożądane, ryzyko wystąpienia reakcji uczuleniowych na różne składniki i środki konserwujące, które wraz z liposomami przedostaną się do skóry, dlatego w razie zanieczyszczenia produktu można wywołać zakażenie lub stan zapalny.

Funkcję magazynowania materii spełnia tkanka podskórna. Gromadzony tu tłuszcz jest swego rodzaju izolatorem ciepła i ważnym zbiornikiem energii. W sytuacji niedożywienia lub w czasie głodówki organizm wykorzystuje ten zapas.

1.4. Skóra i układ immunologiczny

Zabiegi kosmetyczne mogą w różny sposób wspomagać i wzmacniać układ immunologiczny. Na pierwszym miejscu stawiamy działanie odprężające i dobre samopoczucie, pozytywnie oddziałujące na cały organizm. Dzięki masażom, szczególnie drenażowi limfatycznemu, można docelowo wspomagać układ immunologiczny przyspieszając np. usuwanie złogów.

Układ immunologiczny działa na zasadzie współpracy wszystkich organów, komórek i wysyłanych z nich mediatorów. Działa w całym organizmie, w każdym orga-

Mechanizmy odporności (ochrony)	Czynniki ochronne	Sposób działania
Odporność wrodzona (nieswoista)	Bariera warstwy rogowej	Obrona przed urazami mechanicznymi
	Zawiesina olejowo-wodna na powierzchni skóry (łój z gruczołów łojowych i pot z gruczołów potowych)	Niekorzystne podłoże dla szkodliwych mikroorganizmów
	Komórki Langerhansa (fagocyty)	Rozpoznają ciała obce, przemieszczają i degradują je, dzięki mediatorom angażują inne komórki przeciwzapalne
Odporność nabyta (swoista)	Komórki Langerhansa (fagocyty)	Rozpoznają ciała obce i przekazują je limfocytom T
	Limfocyty T	Zawiadują odpowiedzią immunologiczną za pomocą uwalnianych mediatorów i komórek NK (natural killer)
	Limfocyty B	Wytwarzają przeciwciała wykorzystywane do zwalczania określonych ciał obcych

Układ immunologiczny skóry: skóra dysponuje wrodzonymi (nieswoistymi) i nabytymi (swoistymi) mechanizmami odporności.

2

nie. **Szpik**, **grasica**, **śledziona** i **węzły chłonne** są najważniejszymi organami układu immunologicznego. Układ immunologiczny ma za zadanie zapewnienie organizmowi zdrowia, chroniąc go przed obcymi substancjami i usuwając nieprawidłowe komórki. Bakterie, wirusy i inne mikroorganizmy codziennie atakują nasz organizm. Bez układu immunologicznego nasz organizm szybko by się załamał i został opanowany przez drobnoustroje patogenne oraz **nowotwory**.

Wskazujemy na niektóre elementy tego skomplikowanego układu. Rozróżniamy nieswoiste **mechanizmy obronne** układu odporności wrodzonej i swoiste układu odporności adaptacyjnej. W przypadku odporności wrodzonej zdrowa skóra ze swoimi mechanizmami obronnymi stanowi skuteczną barierę przed wnikaniem intruzów z zewnątrz (np. mikroorganizmów). Jeżeli mimo tej ochrony ciało obce przeniknie przez powierzchnię skóry, do akcji wkracza pierwsza linia obrony, tzw. **komórki żerne (fagocyty)**. Ich zadaniem jest likwidowanie małych ciał obcych, np. drobnoustrojów patogennych. W tym celu fagocyty wchłaniają ciało obce do wewnątrz i degradują je. Ta bezpośrednia obrona polegająca na pochłanianiu ciał obcych z reguły nie wystarcza, aby zwalczyć zakażenie. Komórki żerne naskórka zwane są też **komórkami Langerhansa**. Te komórki oraz inne skórne uwalniają mediatory, które przekazują sygnały innym komórkom, które następnie też zostają włączone w reakcję obronną.

Obrona swoista lub nabyta wykształca się z biegiem lat dzięki stykaniu się organizmu z różnymi mikroorganizmami i ciałami obcymi środowiska. W tym rodzaju obrony uczestniczą przede wszystkim **limfocyty**. Rozróżniamy tu dwie duże grupy limfocytów: B (wytwarzane przez szpik) i T (dojrzewające w grasicy). Limfocyty B wywołują reakcje obronne wytwarzając i uwalniając **przeciwciała**. Jedną z funkcji limfocytów T jest pomaganie limfocytom B w reagowaniu na obce antygeny (odpowiedź immunologiczna).

Niektóre komórki mogą rozpoznawać ciała obce dzięki określonym strukturom **(receptorom)** na ich powierzchni. Działa to na **zasadzie klucza i zamka**, tzn. jeżeli dana struktura odnajdzie pasujący receptor na powierzchni komórki, wówczas komórka wywołuje odpowiedź immunologiczną.

Zdolność do zapamiętywania układu immunologicznego polega na tym, że wytwarza on tzw. **komórki pamięci** zapamiętujące szkodliwe substancje, które kiedyś w większej ilości wtargnęły do organizmu. W razie ponownego kontaktu z określoną substancją wysyłają odpowiednią informację do zwiadowcy, który podejmuje reakcję obronną.

1.5. Wpływ hormonów na skórę

Hormony pełnią ważne funkcje sterujące i regulujące organizmu. Działają na zasadzie mediatorów przekazujących informacje do różnych rodzajów komórek. Dla zapewnienia reakcji na zmienne warunki otoczenia oraz utrzymanie stałego środowiska wewnętrznego, aktywność poszczególnych orga-

Gruczoły wydzielania wewnętrznego	Hormony i ich działanie	Oddziaływanie na skórę
Przysadka	Wzrostu Działające na gruczoły płciowe Sterujące innymi gruczołami	Nadczynność powoduje gigantyzm ze zgrubiałą i pofałdowaną skórą. Niedoczynność jest przyczyną karłowatości z bladą, nieopalającą się skórą
Tarczyca	Regulujące przemianę materii Decydujące o tworzeniu kośćca	Niedoczynność powoduje otyłość, skóra jest ciepła, miękka, zaczerwieniona, wzmożone wydzielanie potu. Nadczynność powoduje spadek masy ciała, rozdrażnienie, zimną, bladą i suchą skórę
Nadnercza – Kora – Rdzeń	Przemiany materii Działające na wtórne narządy płciowe „Hormony stresu": adrenalina i noradrenalina	Działanie na ciśnienie tętnicze i napięcie mięśniowe. Nadczynność kory nadnerczy: maskulinizacja kobiet, owłosienie na brodzie i silne owłosienie całego ciała

Trzustka	Insulina regulująca stężenie glukozy we krwi	U chorych na cukrzycę niedobór insuliny powoduje pogorszenie ukrwienia dalszych części kończyn (palców stóp i rąk), pękanie i twardnienie panokci, a także skłonność do owrzodzeń
Grasica	Rozwój narządów płciowych Regulacja wzrostu	
Gruczoły płciowe – Jądra – Jajniki	Dojrzewanie narządów płciowych Dojrzewanie komórek jajowych i plemników	Sterowanie owłosieniem typu męskiego lub żeńskiego oraz całego ciała Wpływ na gromadzenie wody Nadmiar androgenów: wypadanie włosów, nasilone wytwarzanie łoju, maskulinizacja kobiet Nadmiar żeńskich hormonów płciowych: plamy barwnikowe, teleangiektazje, zakażenia grzybicze, gromadzenie wody Spadek stężenia hormonów żeńskich: tworzenie się zmarszczek, ścieńczenie skóry

Gospodarka hormonalna i jej wpływ na skórę.

nów musi zostać pobudzona, a innych zahamowana. Układ hormonalny odgrywa ważną rolę także dla skóry, ponieważ decyduje o jej stanie. Hormony mają także związek z kilkoma jej chorobami.

Hormony wytwarzane są w różnych gruczołach wydzielania wewnętrznego. Do najważniejszych należą: **przysadka**, **szyszynka**, **nadnercza**, **grasica**, **trzustka** i **gruczoły płciowe (jajniki i jądra)**. Hormony z gruczołów przedostają się do krwi, a wraz z nią do komórek, których aktywność stymulują. Przysadka zawiaduje całym **układem hormonalnym**. Właśnie ona steruje innymi gruczołami hormonalnymi. Najważniejszymi hormonami wytwarzanymi w przysadce są **hormony wzrostu** oraz gonadotropowe (gonadotropina), wpływające na aktywność gruczołów płciowych oraz hormony sterujące tarczycą i korą nadnerczy.

1.6. Skóra narządem odbierania bodźców czuciowych

Skóra może odbierać różne bodźce czuciowe. Do nieprzyjemnych należą ból, świąd, uczucie zimna. Przyjemne to dotyk i ciepło. Rozróżniamy ponadto odczucia, które w zależności od sytuacji i subiektywnego wrażenia, mogą być odbierane jako przyjemne lub nieprzyjemne, np. wibracje lub łaskotanie.

Bodźce czuciowe odbierane są przez odpowiednie zakończenia nerwowe umiejscowione w skórze. Ciałka Vatera-Paciniego dają wrażliwość głębszym warstwom skóry. Ciałka (zakończenia) Meissnera odpowiadają za wrażliwość powierzchniową. Inne ciałka zakończeń nerwowych umożliwiają odczuwanie ciepła, zimna i bólu. Poszczególne **receptory czuciowe** nie są rozmieszczone równomiernie. Na przykład **receptorów zimna** więcej jest na **czubku nosa** niż na plecach. Zakończenia nerwowe odbierające delikatny dotyk (ciałka dotykowe) skoncentrowane są na opuszkach palców. Nierównomierne rozmieszczenie **ciałek dotykowych** można sprawdzić samemu. Proszę poprosić kogoś, aby lekko nacisnął najpierw jednym, a potem dwoma palcami (odstęp 2 cm) najpierw w okolicy przedramienia, a potem na środku pleców. Przy zamkniętych oczach łatwo można stwierdzić, że przedramię naciskają dwa palce, ale w przypadku pleców wykrycie tej różnicy jest raczej niemożliwe. Takie odczucia nabierają znaczenia przy wykonywaniu **masażu** kosmetycznego. Mimo niezbyt gęstej sieci zakończeń nerwowych na plecach, głaskanie tej części ciała jest bardzo przyjemne.

2. Ocena zdrowej skóry

Każdy zabieg powinna poprzedzać ocena zdrowej skóry klientki. Taka ocena będzie odpowiedzią na pytania: jaki rodzaj masażu, jaką metodę oczyszczania i jakie preparaty możemy zastosować. Wyników diagnozy skóry nie należy traktować jako dane niezmienne. Konieczne jest uaktualnianie oceny stanu skóry klientki. Zmiany mogą być spowodowane nie tylko zabiegami kosmetycznymi. Stan skóry może być też różny w różnych częściach ciała.

2

2.1. Ocena skóry

Wygląd zewnętrzny skóry uwarunkowany jest wieloma czynnikami, które należy uwzględnić przy dokonywaniu oceny zdrowej skóry. Na **wygląd skóry** składają się: koloryt (karnacja), rzeźba, elastyczność i napięcie, a także jej nawilżenie (wilgotność) i natłuszczanie.

Cechy te można określić różnymi metodami. Jeżeli nie dysponujemy **przyrządami diagnostycznymi** do określenia parametrów skóry, najważniejszymi dla nas metodami będą: oglądanie skóry pod lampą bezcieniową z lupą, wyczuwanie skóry przez dotyk i wywiad z klientką. Wywiad jest bardzo istotny, gdyż tylko na tej drodze dowiemy się o problemach ze skórą, dotychczasowej pielęgnacji, zmianach jej stanu i wiele więcej.

Karnacja uwarunkowana jest zawartością barwnika, ukrwieniem i zabarwieniem właściwym naskórka. Dzięki ocenie barwy nieopalonej skóry, włosów, tęczówki oka oraz **reakcji na opalanie** możemy zaliczyć skórę do określonego **fototypu**. Im skóra ciemniejsza tym mniejsza jest jej wrażliwość, szczególnie na promienie słoneczne. Najwrażliwszy jest tzw. **typ celtycki**: rude włosy, bardzo jasna skóra, piegi i przeważnie niebieskie lub zielone oczy. Określenie typu skóry klientki odgrywa dużą rolę przy wyborze solarium i ustaleniu czasu naświetlania, aby zapobiec oparzeniom i przyspieszeniu procesu starzenia skóry, już i tak rozpoczętego działaniem promieni UV. Koloryt skóry można ustalić na podstawie jej jasności, stopnia zaczerwienienia i połysku za pomocą specjalnych optycznych przyrządów pomiarowych.

Ukrwienie skóry nadaje jej świeży, różowy lub też zmęczony, matowy i blady wygląd. Prześwitywanie naczyń krwionośnych, bądź też delikatnych **naczyń włosowatych** warstwy brodawkowej zależy w dużym stopniu od grubości naskórka. Osoby z cienkim naskórkiem mają skórę bardziej różową od osób o grubszej skórze. Aby dokładnie określić stopień ukrwienia skóry, potrzebne są drogie, skomplikowane urządzenia. Stopień ukrwienia skóry właściwej można ustalić badaniem przepływowym metodą Dopplera.

Stopień ukrwienia określany jest często na podstawie błony śluzowej oka (przez odchylenie dolnej powieki). Od strony wewnętrznej sprawdzamy, jak bardzo zaczerwieniona jest błona śluzowa. Metoda ta upoważnia jednak tylko warunkowo do wyciągania wniosków o ukrwieniu całej skóry. Niezależnie od ukrwienia błony śluzowej oka, na wygląd skóry może wpływać grubość warstwy rogowej.

Zabarwienie właściwe skóry, tzn. zabarwienie naskórka oraz zawartość barwnika można ocenić przyciskając do skóry plastikową przezroczystą szpatułkę. W ten sposób krew znajdująca się w drobnych naczyniach włosowatych zostaje wyciśnięta i ukazuje nam się właściwe zabarwienie skóry. Metodę tę nazywamy **diaskopią**.

Nawet wśród ekspertów nie ma zgodnej opinii co do definicji wrażliwości skóry. Istnieją indywidualne różnice wrażliwości lub skłonności skóry do podrażnień. Prawdopodobnie istnieje związek między **wrażliwością skóry** a jej przynależnością do typu określającego jego **wrażliwość na promieniowanie słoneczne** (**typ I do IV**). Oznacza to, że osoby o rudych włosach, jasnej skórze i przeważnie niebieskich lub zielonych oczach, których skóra obsypana jest **piegami**, z reguły są wrażliwsze niż osoby o ciemniejszej karnacji. Osoby o suchej skórze z obniżoną zdolnością wiązania wody reagują z reguły większą wrażliwością na podrażnienia niż ludzie o skórze tłustej **(łojotokowej)**.

Skóra wrażliwa jest skłonna do wysuszania, złuszczania, zaczerwienienia, małych pęknięć lub zmian zapalnych. Negatywnie działają na nią chłodne powietrze na zewnątrz i ciepłe, suche w pomieszczeniach. Preparaty silnie odtłuszczające skórę, takie jak **toniki zawierające alkohol**, **peelingi**, a także środki powierzchniowo czynne w preparatach **myjących** dodatkowo podrażniają skórę. Należy również unikać preparatów wzmagających ukrwienie oraz promieni UV. Skóra wrażliwa nie musi być podatna na **uczulenia**, gdyż są one nabyte.

Wrażliwość skóry kosmetyczka ocenia za pomocą **dermografizmu**, co można przetłumaczyć jako „pisanie po skórze". W tym celu należy przeciągnąć po skórze szpatułkę równomiernie ją przyciskając. Najpierw pod wpływem ucisku pojawia się biała powierzchnia, a po kilku sekundach następuje zaczerwienienie skóry. Zaczerwienienie to spowodowane jest rozszerzeniem naczyń krwionośnych, będące prawidłową reakcją na tego rodzaju podrażnienia. Zaczerwienienie widoczne jest przez krótki czas, a następnie znika. Jeżeli skóra się nie zaczerwieni oznacza to, że mamy do czynienia ze skórą, w której naczynia krwionośne reagują paradoksalnie, to znaczy zwężają się zamiast rozszerzać. Dermografizm jest metodą chętnie stosowaną i prostą do

Cechy wrażliwości skóry	Postępowanie lecznicze	Czynniki obciążające
● Skóra sucha – zmniejszone wytwarzanie łoju (zaburzenia równowagi tłuszczowej) – zaburzenia w warstwie rogowej (wysychanie) – zaburzenie wiązania wody ● Biały dermografizm ● Prześwitujące naczynia, teleangiektazje ● Skóra nadwrażliwa ● Naciągnięta, spieczona, zaczerwieniona w wyniku zastosowania nieodpowiednich preparatów ● Bardzo jasna, zaczerwieniona skóra owłosiona, piegi, jasne oczy	● Wystarczające natłuszczenie skóry ● Intensywne nawilżanie ● Łagodny masaż ● Drenaż limfatyczny ● Łagodne, delikatne oczyszczanie ● Zastosowanie preparatów bez środków zapachowych i emulgatorów ● Zastosowanie preparatów chroniących przed promieniowaniem UV	● Odtłuszczanie, wysuszanie lub drażnienie skóry – zastosowanie ostrych środków czyszczących – peeling mechaniczny – wodno-alkoholowe maski, środki powierzchniowo czynne, emulgatory, środki zapachowe i konserwujące – przebywanie w bardzo gorącym pomieszczeniu o małej wilgotności ● Narażenie na promieniowanie UV

Cechy wrażliwości skóry, leczenie i czynniki szkodliwe.

ustalenia wrażliwości skóry. Należy jednak pamiętać, że ustalona tym sposobem reakcja naczyń na tarcie jest tylko jedną z wielu charakterystycznych cech warunkujących wrażliwość skóry. Nadmierna suchość skóry jest równie ważnym objawem wskazującym na jej wrażliwość. Kosmetyczka mówiąc o **wilgotności** skóry ma z reguły na myśli nie tylko warstwę rogową, ale także głębsze warstwy skóry właściwej. W tym kontekście używane jest określenie **turgor** (czyli napięcie). Nasilenie utraty wody przez warstwę rogową można stwierdzić używając przyrządu z dwiema parami końcówek mierzących objętość wydzielanej pary wodnej **(ewaporymetria)**. Zawartość wody w warstwie rogowej można określić przez pomiar przewodnictwa elektrycznego, które wzrasta wraz z zawartością wody **(korneometria)**. Trudno jest dokonać oceny naprężenia niezależnie od napięcia, gdyż naprężenie zależy od zawartości płynu w tkance, zaś napięcie od stopnia elastyczności tkanki, uwarunkowanej elastycznością włókien kolagenowych. Obie te cechy skóry z reguły oceniane są wspólnie. Za pomocą specjalnego przyrządu – **kutometru** – można także ustalić **elastyczność** skóry. Głowicą przyrządu chwytamy mały kawałek skóry, pociągamy do góry, a następnie puszczamy. Czas, którego skóra potrzebuje, aby powrócić do swojego poprzedniego stanu, jest miarą jej elastyczności. To znaczy, że im dłuższy jest czas, którego skóra potrzebuje do wygładzenia powstałej fałdy, tym mniejsza jest jej elastyczność. Kosmetyczka może uzyskać taką informację unosząc palcami kawałek skóry pod okiem i po chwili puszczając go. Skóra, którą łatwo można unieść i potrzebuje dużo czasu, aby odzyskać swój poprzedni stan, ma małą elastyczność, tzn. słabe napięcie.

Powierzchniowa rzeźba skóry zależy od czynników zewnętrznych działających na nią, a także od stanu jej warstw. Te czynniki mogą być mechaniczne, fizyczne lub chemiczne. Stan poszczególnych warstw skóry zależy od zawartości wody i tłuszczów. Na powierzchni skóry pojawiają się **bruzdy**, **zmarszczki** i **romby**. Duże bruzdy widoczne są np. na przegubach dłoni i powstają przez ciągły ruch. Na twarzy powstają bruzdy mimiczne. Jeżeli skóra traci swoją elastyczność, co może być spowodowane utratą masy ciała lub procesem starzenia się, również powstają bruzdy i zmarszczki. W punktach przecięć bruzd, które tworzą tzw. **pólka skórne**, znajdują się pory. Skóra na wewnętrznej powierzchni dłoni i podeszwach stóp nie ma mieszków włosowych. Jej profil kształtują brodawki zazębiające naskórek ze skórą właściwą, które tworzą tzw. **listewki skórne**.

Przy ocenie powierzchniowego profilu skóry określa się jej **szorstkość**, spowodowaną uszkodzeniem

2

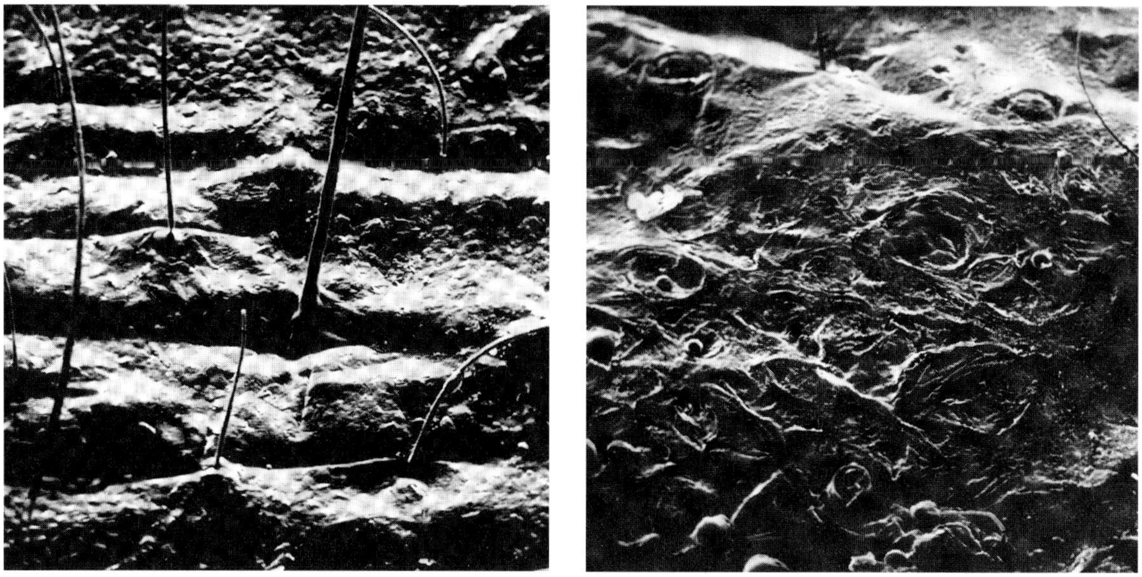

Zdrowa skóra widoczna w mikroskopie elektronowym: każdy włos znajduje się w mieszku włosowym. Po lewej: skóra czołowa starszej kobiety o regularnych sześciokątnych polach. Po prawej: skóra zatoki czołowej 84-letniego łysiejącego mężczyzny.

warstwy rogowej, głębokość i liczbę zmarszczek. Te cechy oceniamy na podstawie wzrokowej analizy skóry i przez dotyk. Możliwa jest także techniczna ocena **za pomocą odcisku silikonowego** (profilometria). Negatyw tego odcisku badany jest igłą mechaniczną, która rejestruje dane w postaci wykresu informującego o szorstkości skóry i głębokości zmarszczek. **Profilometria** stosowana jest wówczas, gdy konieczna jest ocena skuteczności preparatów kosmetycznych wygładzających skórę.

Grubość skóry to grubość naskórka i skóry właściwej. Kosmetyczka chwyta między palce kawałek skóry na skroniach i przesuwa ją to w jedną to w drugą stronę. W ten sposób można wyczuć podwójną grubość naskórka i skóry właściwej. Podskórna tkanka tłuszczowa nie ma w tym miejscu dużego znaczenia, gdyż na skroniach prawie jej nie ma. Rozpoznanie uzyskane z analizy grubości skóry tzw. **metodą wałeczkową** nie ma większego znaczenia dla wykonywanych później zabiegów. Grubość skóry można określić także za pomocą ultradźwięków.

Zawartość tłuszczów na skórze klientki kosmetyczka może ocenić na pierwszy rzut oka. W ten sposób stwierdzamy, w jakim stopniu gruczoły łojowe wydzielają łój. Tłustą skórę wyczujemy także dotykiem. Oczywiście sama klientka może zmienić wygląd swojej cery, np. cera może być błyszcząca po nałożeniu na nią tłustego kremu, lub też połysk może być zatuszowany pudrem albo makijażem. Cera normalna, nie pokryta makijażem, charakteryzuje się matowo-jedwabistym połyskiem, cera tłusta błyszczy się, a sucha jest matowa. Na cerę łojotokową wskazują duże rozszerzone pory. Dotyczy to przede wszystkim strefy T, która też najbardziej się błyszczy. Oceny wielkości porów dokonujemy za pomocą lampy z lupą. Pory są **ujściami gruczołów potowych**, widoczne tylko pod bardzo dużym powiększeniem, oraz **mieszków włosowych**, zawierających wyprowadzenia gruczołów łojowych. Tylko ujścia mieszków włosowych są częściowo powiększone i dobrze widoczne.

Wydzielanie łoju można szacunkowo określić przykładając do różnych partii twarzy: czoła, nosa, policzków i brody dobrze wchłaniający papier pergaminowy. Im wyraźniej widoczne są na nim tłuste plamy lub im bardziej ten nieprzezroczysty papier będzie prześwitywał, tym silniej natłuszczona jest skóra. Intensywność pracy gruczołów łojowych można zbadać za pomocą specjalnego aparatu, **sebumetru**, i odbywa się podobnie. Głowica przyrządu, w której znajduje się naciągnięty papier pergaminowy, przyciskana jest do skóry. Stopień natłuszczenia dokładnie określa się metodą fotometryczną.

Obok tłuszczów wydzielanych przez gruczoły łojowe nie bez znaczenia są **tłuszcze warstwy rogowej**. Zmiana składu tłuszczów warstwy rogowej prowadzi do wysuszenia, szorstkości i łuszczenia się skóry.

Wynik badania natłuszczenia i liczby porów na powierzchni skóry jest podstawą podziału na kategorie: **cera normalna**, **bardzo sucha** (*sebostase* lub *xerosis*) i **nadmiernie tłusta** (łojotokowa). Na jakość skóry wpływa też ilość wydzielonego potu. Im więcej potu, tym skóra jest bardziej błyszcząca lub sprawia wrażenie tłustej **(seborrhoe oleosa)**. W przypadku **seborrohe sicca** może występować lekkie, tłuste złuszczanie. Skóra na policzkach jest raczej sucha. Jeśli w różnych częściach twarzy występują różne typy skóry, mówimy o cerze mieszanej.

Cecha	Analiza dokonywana przez kosmetyczkę: sposób i pomoce	Analiza metodami pomiarowymi określającymi fizjologię skóry
Karnacja **Barwniki** **Zabarwienie właściwe** **Ukrwienie**	● Przyporządkowanie do określonego typu skóry na podstawie reakcji na opalanie ● Subiektywna ocena odcienia skóry i zabarwienia na podstawie diaskopii (wyciskanie krwi z naczyń włosowatych za pomocą szpatułki) ● Analiza ukrwienia skóry przez odchylenie powieki ● Pomiar temperatury za pomocą termometru	● Określenie stopnia zaczerwienienia, jasności i połysku za pomocą przyrządów optycznych (chromametria) ● Ustalenie mikrokrążenia w naczyniach włosowatych za pomocą badania przepływowego metodą Dopplera
Wrażliwość skóry	● Wywiad z klientką: reakcja skóry na kosmetyki, zimno, ciepło itd. ● Analiza dermografizmu ● Ocena wrażliwości skóry będzie możliwa dopiero na podstawie wyników analizy wszystkich cech	● Ocena jest możliwa dopiero po zinterpretowaniu wyników wszystkich innych metod pomiarowych (np. znaczne oddawanie wody, słabe nawilżenie warstwy rogowej)
Zawartość wody w warstwie rogowej	● Wzrokowa ocena stopnia wysuszenia, złuszczania, użycie lampy bezcieniowej z lupą	● Pomiar elektrycznego oporu skóry (korneometria): im wyższe przewodnictwo elektryczne, tym większa zawartość wody
Prężność (turgor) i napięcie (tonus), elastyczność	● Uniesienie skóry pod okiem dwoma palcami, ocena czasu, w którym skóra powraca do pozycji wyjściowej	● Uchwycenie, uniesienie i puszczenie skóry za pomocą „słowiczki" pomiarowej, pomiar czasu powrotu do pozycji wyjściowej
Rzeźba powierzchni skóry	● Wzrokowo przy użyciu lampy bezcieniowej z lupą ● Przez dotyk	● Pomiar szorstkości skóry i głębokości zmarszczek za pomocą odcisku silikonowego (profilometria)
Grubość skóry	● Próba wałeczkowa: chwycenie i uniesienie fałdu skóry w okolicy skroni, między palcami wyczuwamy podwójną grubość naskórka i skóry właściwej	● Pomiar przy użyciu ultradźwięków
Zawartość tłuszczu	● Przyciśnięcie do czoła, brody i nosa papieru pergaminowego i ocena wielkości tłustej plamy	● Przyciśnięcie do skóry nieprzezroczystego papieru pergaminowego i fotometryczna ocena wchłoniętego tłuszczu dzięki zmianie przepuszczalności światła (sebumetria)

Różne cechy zdrowej skóry umożliwiają ocenę jej stanu. Kosmetyczka dokonuje oceny tych cech z reguły bez użycia przyrządów technicznych, które dostarczają dokładniejszych wyników. Przewagą kosmetyczki jest jej doświadczenie, które umożliwia pewną ocenę bez dokładnych danych pomiarowych.

2

2.2. Skóra dziecka: gładka i różowa, ale wymagająca ochrony

Kosmetyka dziecięca wraz z całą gamą produktów pielęgnacyjnych staje się coraz częściej przedmiotem zainteresowania branży kosmetycznej. Podstawą do udzielania wszelkich porad w sprawie skóry dziecięcej jest znajomość jej właściwości. Ważnymi właściwościami skóry dziecięcej są: ograniczona funkcja ochronna, większa zdolność wchłaniania różnych substancji, słabo wykształcona tłuszczowa tkanka podskórna, a także jeszcze nie w pełni funkcjonujący układ immunologiczny.

Skóra dziecięca jest wrażliwsza na drażniące substancje niż skóra dorosłego. Przy stosowaniu jakichkolwiek preparatów należy brać pod uwagę zwiększoną resorpcyjność skóry dziecka. Łatwiej może dojść do zatruć spowodowanych substancjami wchłoniętymi przez skórę, gdyż u dzieci występuje niekorzystny stosunek objętości ciała do jego powierzchni.

Układ immunologiczny noworodka nie jest jeszcze w pełni zdolny do działania i dopiero stopniowo się rozbudowuje. Oznacza to, że noworodki są bardziej podatne na zakażenia, ale jednocześnie układ odpornościowy jeszcze nie jest w stanie wywołać uczulenia kontaktowego.

Znaczącą różnicą między skórą dziecięcą a skórą osoby dorosłej jest brak aktywności gruczołów łojowych, która rozpoczyna się dopiero w okresie dojrzewania. Stosowanie kremu chroniącego przed wiatrem i różnymi warunkami pogodowymi jest dlatego korzystne, ponieważ skóra dziecka nie natłuszcza się sama. Szczególnie ważna jest staranna ochrona przed słońcem, zgodnie z zasadą „skóra niczego nie zapomina!" Skóra rejestruje każde oparzenie słoneczne i w najgorszym wypadku wiele lat później może odpowiedzieć na to rakiem skóry.

2.3. Kobiety i mężczyźni: różni ich także skóra

Najistotniejszymi różnicami między skórą mężczyzn i kobiet są: różny splot włókien kolagenowych i sieci tkanki łącznej skóry właściwej, różne wytwarzanie hormonów i ich działanie na skórę oraz różna zawartość tłuszczu w tkance podskórnej, którego kobiety mają znacznie więcej. Różnice te dobrze można wyjaśnić na przykładzie cellulitu (zmiany w tkance podskórnej), który dotyczy przede wszystkim kobiet.

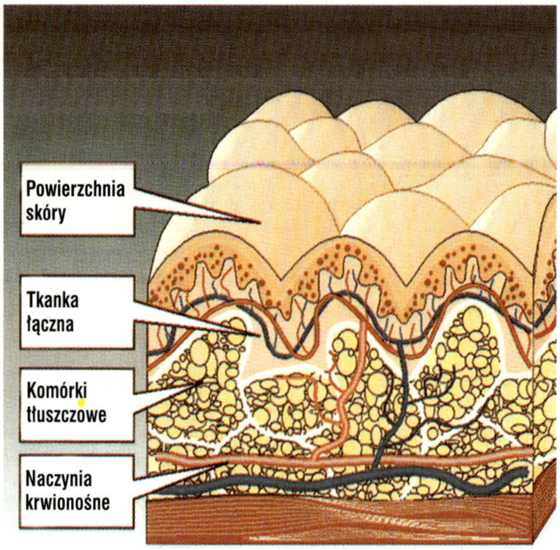

Nasilone odkładanie tłuszczu w tłuszczowej tkance podskórnej i słaba tkanka łączna powodują, że komórki tłuszczowe wciskają się w sieć włókien i powodują powstawanie wgłębień widocznych na skórze, przypominających skórkę pomarańczy.

Dlaczego ta rodząca tyle obaw **„skórka pomarańczy"** omija mężczyzn? Cellulit lub też skórka pomarańczy, oznacza zmiany w obrębie tłuszczowej tkanki podskórnej okolic ud i pośladków. Zsuwając skórę – a przy szczególnie zaawansowanych przypadkach bez zsuwania – widoczne są wgłębienia przypominające skórkę pomarańczy. Tłuszczowa tkanka podskórna jest rozrośnięta i przez to zostaje zaburzona proporcja tkanki łącznej i tłuszczowej. Włókna sprężyste i kolagenowe tkanki łącznej są u kobiet nieco luźniej splecione niż u mężczyzn, ponieważ muszą być bardziej rozciągliwe w czasie ciąży. Komórki tłuszczowe, powiązane niczym kiść winogron, mogą lekko deformować tkankę łączną. Kobiety dotknięte cellulitem odczuwają w tych okolicach częściowe napięcie i skarżą się na ból. Czasami dochodzi do zastoju limfy i w związku z tym mogą powstawać obrzęki w obrębie skórnej tkanki łącznej. Skóra mężczyzn ma mniej włókien sprężystych i jest – tak jak i naskórek – grubsza niż u kobiet. Pasma tkanki łącznej są mocniejsze niż u kobiet i inaczej splecione. U mężczyzn mniejszy jest też udział tkanki tłuszczowej. Również cellulitis (zapalenie tkanki podskórnej) częściej występije u kobiet.

Jeżeli **cellulit** raz się rozwinął, trudno jest go zwalczyć. Dzięki specjalnej gimnastyce, masażom, drenażom limfatycznym i spadkowi masy ciała można uzyskać dobre wyniki. Wyłączne stosowanie preparatów przeciwko cellulitowi, które przeważnie wspomagają ukrwienie, nie gwarantuje dobrych wyników.

Inne różnice między skórą mężczyzn a kobiet, to silniejsze owłosienie i ciemniejszy barwnik u męż-

KOSMETOLOGIA

Skóra kobiety	Skóra mężczyzny
Cieńszy naskórek (ok. 14–20 warstw komórek)	Grubszy o kilka warstw naskórek (ok. 30 warstw)
Jaśniejsza karnacja, mniej barwnika	Ciemniejsza karnacja, więcej barwnika za sprawą hormonów
Wcześniejsze powstawanie zmarszczek, zmarszczki bardziej płaskie	Późniejsze powstawanie zmarszczek, zmarszczki głębsze
Skóra suchsza z powodu mniejszego wydzielania łoju, trądzik młodzieńczy ma łagodniejszy przebieg	Skóra mniej sucha z powodu silniejszego wydzielania łoju spowodowanego działaniem androgenów, przeważnie ostrzejszy przebieg trądziku młodzieńczego
Skąpe owłosienie	Bujniejsze owłosienie, ponieważ męskie hormony płciowe działają stymulująco na mieszki włosowe
Rzadko wypadają włosy	Mieszki włosowe, które reagują na męskie hormony płciowe, zanikają i włosy wypadają
Mniejsze wydzielanie potu, ponieważ mniejsza jest liczba ekrynowych gruczołów potowych	Więcej ekrynowych gruczołów potowych, dlatego większa potliwość
Cieńsza skóra właściwa, więcej włókien sprężystych w tkance łącznej, ale nieco słabsza sieć łącznotkankowa	Grubsza skóra właściwa o innej strukturze splotu włókien
Więcej tłuszczowej tkanki podskórnej, luźniej ułożone pasma tkanki łącznej	Mniej tłuszczowej tkanki podskórnej, mocniejsza tkanka łączna

Różnice między skórą kobiet i skórą mężczyzn: wiele różnic uwarunkowanych jest wpływem hormonów płciowych.

czyzn, także gruczoły łojowe u mężczyzn są większe i wydzielają więcej łoju. Wszystkie te cechy skóry mężczyzny zależne są od działania męskich hormonów płciowych, **androgenów**. Działają one na wytwarzanie barwnika i na przydatki skóry. Z tego powodu u mężczyzn częściej niż u kobiet pojawia się trądzik, ponieważ zależy on w dużym stopniu od aktywności gruczołów łojowych. Podobnie rzecz się ma z męskim **łysieniem**, spowodowanym działaniem androgenów na mieszki włosowe.

Mężczyźni wydzielają więcej potu ekrynowego, gdyż mają więcej potowych gruczołów ekrynowych niż kobiety. Istnieje także kilka różnic w starzeniu się skóry: u kobiet zaczyna się ono wcześniej i postępuje wolniej, natomiast u mężczyzn proces ten następuje później, za to gwałtowniej. Mężczyźni mają też głębsze zmarszczki, co spowodowane jest grubszym naskórkiem.

2.4. Starzenie się skóry

Proces starzenia się skóry przebiega u wszystkich ludzi jednakowo. Można też stwierdzić pewne ogólne tendencje, np. wzrastające wysuszenie skóry. Nie wszyscy nasi klienci będą jednak mieli określony typ skóry w tym samym wieku. W dalszym ciągu będziemy miały do czynienia z występowaniem różnych cech, na podstawie których dokonamy oceny skóry, dlatego stale należy dokonywać aktualnej analizy stanu skóry i wychodzić naprzeciw potrzebom starzejącej się skóry.

Pod względem fizjologicznym skóra zaczyna się starzeć od 30. roku życia. Często jednak ten proces rozpoczyna się wcześniej, jeżeli częściej narażamy skórę na działanie szkodliwych czynników. Procesu sta-

2

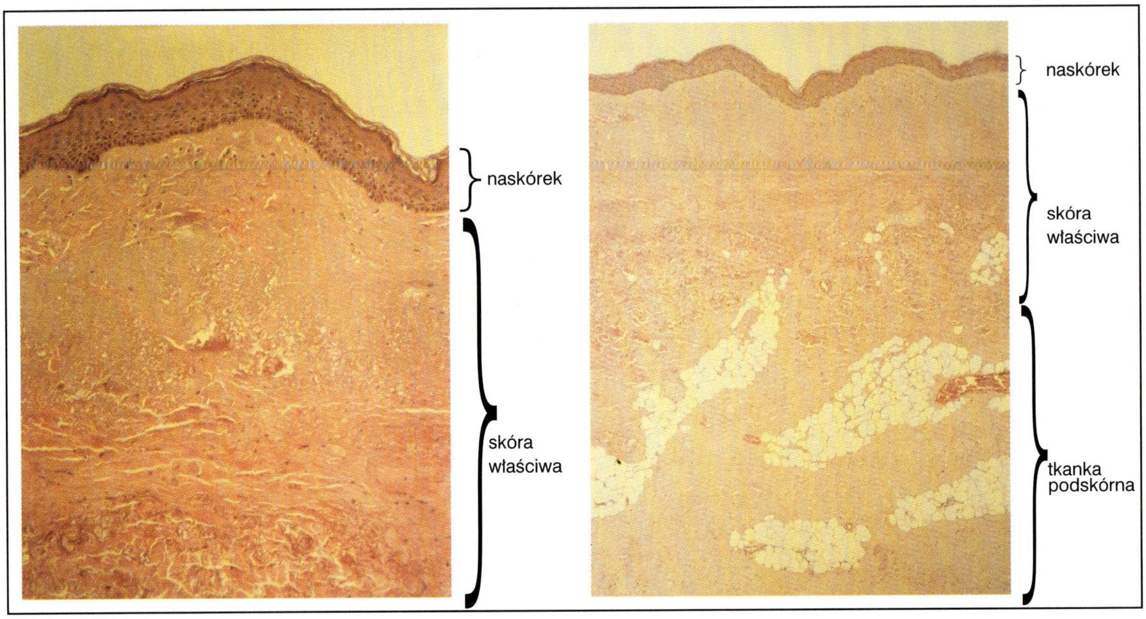

Zdjęcia mikroskopowe starczej skóry. Po lewej: przebiegające poprzecznie skupiska włókien kolagenowych i zgrubiałe włókna sprężyste. Po prawej: skupiska komórek tłuszczowych wciśnięte w skórę właściwą.

rzenia się skóry nie można łatwo wstrzymać, szczególnie gdy skóra przez dłuższy czas poddawana była szkodliwym wpływom. Jeśli chce się dobrze wyglądać w wieku 60 lat, należy o to zadbać, gdy się ma 20 lat. W młodości szczególną uwagę należy zwracać na zdrowe żywienie, wystarczającą ilość snu, unikanie nadmiernego nasłoneczniania, a przede wszystkim nie palić tytoniu. Starzenie się skóry jest częściowo uwarunkowane genetycznie. Oznacza to, że dziedziczymy to, kiedy i jak szybko będziemy się starzeć, dzięki jednak odpowiedniej pielęgnacji można osiągnąć poprawę stanu skóry u starszych osób.

Rozpoznanie **skóry starczej** nie sprawia trudności większości kosmetyczek. Taka skóra jest cienka i pergaminowa, może się lekko łuszczyć i bardzo często jest sucha. Widoczne są oczywiście zmarszczki powierzchniowe i głębsze zmarszczki oraz bruzdy, słabe ukrwienie (bladość) i ogólne zwiotczenie. Częste są także typowe zmiany starcze, takie jak **plamy starcze** (*lentigo senilis*) i **brodawki starcze** (łojotokowe).

Starzenie się naskórka. Naskórek staje się coraz cieńszy, brodawki łączące go ze skórą właściwą ulegają

Naskórek	• Następuje zaburzenie równowagi emulsji olejowo-wodnej przez zmniejszone wytwarzanie łoju i potu • Skóra jest bardziej wysuszona	• Plamy starcze i siwe włosy, spowodowane nieregularnym rozmieszczeniem barwnika. Zmniejszona liczba komórek Langerhansa i przez to osłabiony układ odpornościowy
Skóra właściwa	• Luźniejsze zazębienie naskórka ze skórą właściwą, skóra mniej odporna na urazy • Gruczoły potowe i łojowe zmniejszają wydzielanie	• Zmieniony układ włókien kolagenowych i sprężystych. Na skutek ich zbicia i zesztywnienia powstają zmarszczki. Zmniejsza się elastyczność • Układ naczyniowy jest osłabiony, występują teleangiektazje, bladość, zostaje zaburzona termoregulacja
Tłuszczowa tkanka podskórna	• Tłuszczowa tkanka podskórna może zanikać lub przerastać	

Starzenie się skóry dotyczy wszystkich jej warstw.

spłaszczeniu i częściowo zupełnie zanikają. Zmiany te polegają na zmniejszeniu liczby komórek warstwy podstawnej naskórka. Spłaszczenie brodawek prowadzi do zwiększenia wrażliwości na urazy, głównie przesunięcia skóry. Częściowy zanik komórek warstwy podstawnej i mniejsza częstość podziału pozostałych komórek tej warstwy zwalnia proces **odbudowy** powodując, że wydłużony jest czas, w jakim keratynocyt przemierza warstwy naskórka i ulega złuszczeniu. Przez to spowolnienie opóźnia się także gojenie ran i urazów. Funkcja ochronna **warstwy rogowej** zostaje zaburzona za sprawą zmienionego składu tłuszczów, co objawia się głównie większą wrażliwością na rozpuszczalne w wodzie substancje drażniące. Ta zmiana ma związek ze szczególnie suchą skórą w starszym wieku. Liczba **melanocytów** i **komórek Langerhansa** maleje wraz z postępującym procesem starzenia. Melanocyty wytwarzają mniej melaniny, zwłaszcza melanocyty mieszka włosowego, przez co wyrastają włosy pozbawione barwnika – rozpoczyna się siwienie. Nierównomierne wytwarzanie melaniny powoduje też powstawanie typowych plam i przebarwień starczych. Zmniejszenie liczby komórek Langerhansa prowadzi do osłabienia **układu odpornościowego**.

Starzenie się skóry właściwej. Liczba składników skóry właściwej zmniejsza się z biegiem procesu starzenia. Zanika żelopodobna substancja wypełniająca przestrzeń między włóknami tkanki łącznej. Powoduje to ograniczenie zdolności wiązania wody w tkance i przez to gwałtownie zmniejsza się jędrność i elastyczność skóry. Zredukowana jędrność jest przyczyną wiotczenia skóry. Zanikanie substancji wypełniającej zmienia ułożenie włókien kolagenowych. Kolagen zanika z reguły tylko w nieznacznym stopniu lub wcale. Postępuje tzw. sieciowanie kolagenu czyli tworzenie splotów poprzecznych, co oznacza, że z biegiem procesu starzenia kolagen staje się sztywniejszy i bardziej kruchy. Włókna kolagenowe tracą z wiekiem swoją wytrzymałość, co spowodowane jest uszkodzeniem struktury białek, np. przez działanie promieni UV. Także włókna sprężyste (elastyny) zmieniają się, często zbijają w bryłki, a rezultatem jest utrata elastyczności i powstawanie zmarszczek.

Starzenie się tłuszczowej tkanki podskórnej. W porównaniu do procesów starzenia się innych warstw skóry, zachodzące w tkance tłuszczowej podskórnej nie są tak wyraźne. W starszym wieku może nastąpić zarówno ubytek, jak i powiększenie się tkanki tłuszczowej.

Starzenie się przydatków skóry. Siwienie włosów spowodowane jest zmniejszonym wytwarzaniem **melaniny**. Włosy na głowie i na ciele stają się coraz cieńsze i jest ich coraz mniej. W innych regionach może dochodzić do nasilonego wzrostu włosów, np. krzaczaste brwi i grube włosy w uszach. Gruczoły potowe i łojowe ograniczają swoją aktywność. Taki stan, a także zmiana składu tłuszczów warstwy rogowej powodują, że skóra w starszym wieku staje się sucha. Zmniejszone wydzielanie potu może poza tym prowadzić do pogorszenia termoregulacji.

Starzenie się układu naczyniowego. Wiele zauważalnych procesów starzenia się polega na zmianach w układzie naczyniowym. Często następuje rozszerzanie się naczyń, ze sztywnieniem ich ścianek. Zmniejsza się ponadto liczba naczyń włosowatych. Ukrwienie jest słabsze, a skutkami tego są teleangiektazje, typowa bladość i zaburzona termoregulacja.

3. Skórne wykwity chorobowe

Określone zmiany skórne (wykwity) są typowe dla danych chorób skóry. Znajomość rodzajów wykwitów skórnych jest abecadłem w dermatologii. W praktyce kosmetyczka powinna umieć rozpoznawać widoczne wykwity, gdyż stanowią dla niej wskazówkę, jakie zabiegi może stosować, a jakie byłyby szkodliwe.

Określenie **„wykwit"** pochodzi z języka łacińskiego, gdzie **„eflorescere"** znaczy „kwitnąć". Klientów z dużymi wykwitami, szczególnie gdy zachodzi podejrzenie **raka skóry** lub **stanu przedrakowego**, kosmetyczka powinna skierować do lekarza. Biegła znajomość nazewnictwa przy opisywaniu różnych wykwitów świadczy o kompetencji kosmetyczki.

Rozróżniamy wiele odmian wykwitów opierając się na cechach morfologicznych, jednak istotne znaczenie ma ewolucja poszczególnych zmian, stąd dawny podział wykwitów na pierwotne i wtórne.

Wykwity pierwotne związane są bezpośrednio ze stanem chorobowym. **Wykwity wtórne** są raczej objawem zdrowienia lub długotrwałych, przewlekłych zmian. Ten podział ma zasadniczo charakter umowny i służy celom praktycznym i orientacyjnym.

3.1. Wykwity pierwotne

Do pierwotnych wykwitów zaliczamy: plamy, bąble, pęcherzyki, pęcherze, krosty, grudki, guzki i guzy.

Plama (macula) jest to wykwit na poziomie skóry, niewyczuwalny przy dotyku, różniący się od otaczającej skóry zabarwieniem. Zabarwienie plam jest róż-

ne, od jasnoróżowego do ciemnowiśniowego, od jasnobrunatnego do prawie czarnego, a także przez wszystkie odcienie żółci i zieleni. Kształt i wielkość plam również jest różna. Plamy mogą być:
- barwnikowe, spowodowane nadmiarem (piegi, ostudy) lub brakiem melaniny w skórze (bielactwo),
- naczyniowe, np. wynaczynienia, rozszerzenia naczyń (teleangiektazje), nowotworzenie drobnych naczyń (znamiona naczyniowe płaskie),
- złogowe, zależne od odkładania się w skórze obcych substancji zewnątrzpochodnych (barwniki stosowane do tatuażu) lub substancji pochodzenia wewnątrzustrojowego (barwniki żółci, hemosyderyna),
- zwyrodnieniowe, spowodowane zmianami starczymi,
- zapalne, związane z przekrwieniem wywołanym stanem zapalnym.

Bąbel pokrzywkowy (*urtica*) powstaje na skutek obrzęku skóry właściwej. Jest to wykwit wyniosły nad poziom skóry, płaski, porcelanowo-białawy lub różowy, szybko powstający i szybko ustępujący bez pozostawiania śladu. Powstaje w pokrzywce oraz po kontakcie skóry z pokrzywą. Odmianą jest obrzęk naczynioruchowy Quinckiego, dotyczący skóry właściwej.

Pęcherzyki (*vesicula*) **i pęcherze** (*bulla*). Wykwity wyniosłe nad poziom skóry, wypełnione płynem (surowiczym, krwistym) i ustępujące bez pozostawienia śladu. Dochodzą do 1 cm, jeśli przekraczają tą wielkość, są pęcherzami. W pęcherzykach płyn gromadzi się tylko w komórkach naskórka lub przestrzeniach międzykomórkowych. W pęcherzach płyn rozwarstwia poszczególne warstwy naskórka lub naskórka i skóry właściwej.

Krosta (*pustula*). Wykwit płaskowyniosły lub kopulasty, typu pęcherzyka lub pęcherza, od początku wypełniony treścią ropną. Gojąc się, krosty zasychają w strupy i ustępują bez śladu. Powstałe z ropnych pęcherzy mogą z powodu nadżerek i owrzodzenia goić się przez bliznowacenie.

Grudka (*papula*). Wykwity wyniosłe nad poziom skóry, spoiste, o różnym zabarwieniu, kształcie i powierzchni, ustępują bez pozostawienia blizn. Polegają na przeroście naskórka lub skóry właściwej i naskórka. Najczęściej wielkości od łebka szpilki do 0,5–1 cm. Niekiedy przerastają i wtedy osiągają duże rozmiary, np. brodawki zwykłe, ale i one ustępują bez pozostawienia śladu.

Guzek (*nodulus*). Wykwit wyniesiony nad poziom skóry, wielkością zbliżony do grudki, różni się jednak tym, że na ogół ulega rozpadowi, przekształcając się w owrzodzenia. Zejściowe blizny po guzkach mogą być zanikowe, płaskie lub przerosłe. Guzki występują w wielu przewlekłych chorobach skóry (gruźlica, kiła), ale też wiele nowotworów łagodnych i złośliwych przybiera postać guzka.

Guz (*nodus, tumor*). Wykwit wyniosły lub płaskowyniosły, wielkości orzecha laskowego do średnicy kilkunastu cm. Zajmuje wszystkie warstwy skóry. Może być zapalny (np. czyrak, ropnie mnogie pach, rumień guzowaty), lub nowotworowy. Guz nowotworowy (*tumor*) może być łagodny (np. włókniak, tłuszczak) lub złośliwy (np. rak skóry).

3.2. Wykwity wtórne

Do wtórnych wykwitów zaliczamy: łuski, strupy, nadżerki, przeczosy, pęknięcia, owrzodzenia, blizny, liszaje, a także ścieńczenia i stwardnienia.

Łuska (*squama*) zwykle jest zejściem stanu zapalnego lub następstwem nadmiernego rogowacenia naskórka. Jest to złuszczająca się warstwa rogowa naskórka. Złuszczanie może być otrębiaste (np. łuski łupieżu zwykłego i tłustego) lub płatowate (np. stan po oparzeniu słonecznym skóry I stopnia).

Strup (*crusta*) powstaje w wyniku zasychania na powierzchni skóry wysięku surowiczego, ropnego, krwi lub leków stosowanych zewnętrznie. Strupy stanowią etap w rozwoju i gojeniu się pęcherzyków, pęcherzy, krost, nadżerek i owrzodzeń. Strupy mają zabarwienie od żółtozielonego do ciemnoczarnego. Pod strupem dochodzi do gojenia się nadżerek i owrzodzeń. Po jego odpadnięciu przez pewien czas pozostaje przebarwienie, które stopniowo ustępuje. W przypadku gdy strup pokrywa owrzodzenie, pozostaje blizna.

Nadżerka (*erosio*) jest ubytkiem naskórka, powstającym w wyniku pęknięcia pęcherzyka, pęcherza, krosty lub grudki. Powstaje też w przypadku maceracji naskórka, np. w fałdach skórnych. Widoczna jest zaczerwieniona, sącząca się powierzchnia, wydzielająca płyn tkankowy, która piecze i boli. Po zagojeniu nie pozostawia blizny.

Przeczos (*excoriatio*). Są to linijne ubytki naskórka powstające na skutek drapania się (np. w przypadku świerzbu, wszawicy, chorób alergicznych, zmian starczych). Przeczos jest odmianą nadżerki, ale obejmuje także wierzchołki brodawek zazębiających naskórek ze skórą właściwą. Goi się bez pozostawiania śladu.

Pęknięcie i rozpadlina (*fissura et rhagas*). Są to linijne ubytki. Pęknięcia dotyczą nadmiernie zrogowa-

Wykwity pierwotne			Wykwity wtórne		
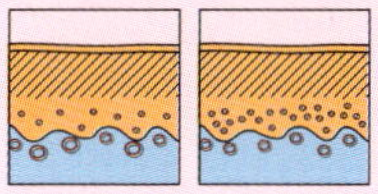	Plama (*macula*)	Zmiana zabarwienia skóry spowodowana rozszerzeniem naczyń lub nagromadzeniem barwnika	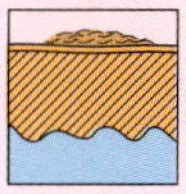	Łuska (*squama*)	Luźne lub zbite skupisko komórek rogowych
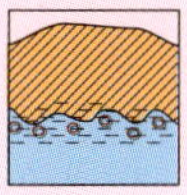	Bąbel pokrzywkowy (*urtica*)	Obrzęk w górnej części skóry właściwej, wzmożona przepuszczalność naczyń	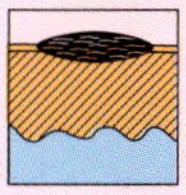	Strup (*crusta*)	Zasuszona warstwa wydzieliny i(lub) ciał obcych
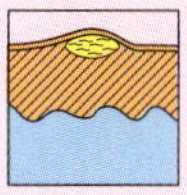	Pęcherzyki (*vesicula*)	Mała, wypełniona płynem przestrzeń pod naskórkiem	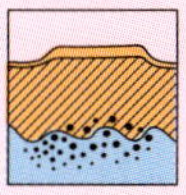	Grudki (*papula*)	Nagromadzenie komórek, tkanki lub produktów przemiany materii
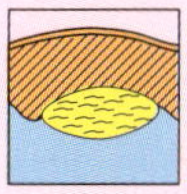	Pęcherz (*bulla*)	Większa, wypełniona płynem przestrzeń w(lub) pod naskórkiem	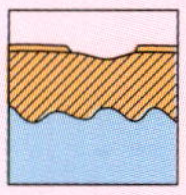	Nadżerka (*erosio*)	Spowodowana np. pęknięciem pęcherzyków lub otarciem
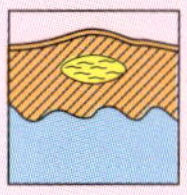	Krosta (*pustula*)	Przestrzeń wypełniona ropą w(lub) pod naskórkiem	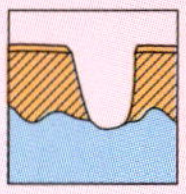	Przeczos (*excoriatio*)	Ścięcie wierzchołków brodawek, punktowe krwawienie
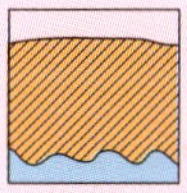	Przerost warstwy kolczystej skóry (*acanthosis*)	Pogrubienie naskórka spowodowane przyrostem komórek	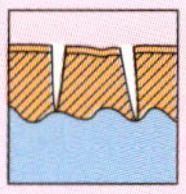	Rozpadliny (*rhagade*)	Pęknięcia w zrogowaciałych lub wysuszonych partiach skóry
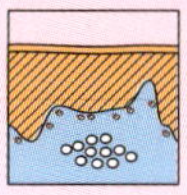	Ścieńczenie skóry (*atrophia*)	Ścieńczenie naskórka i(lub) skóry właściwej spowodowane zanikiem tkanki		Wrzód (*ulcus*)	Rozpad tkanki spowodowany np. uszkodzeniami fizycznymi lub chemicznymi, albo zaburzeniami ukrwienia
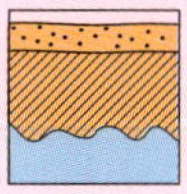	Nadmierne rogowacenie (*hiperkeratoza*)	Rozrost warstwy rogowej spowodowany przyspieszonym podziałem komórek lub zmniejszonym ich ścieraniem	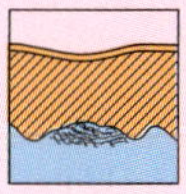	Blizna (*cicatrix*)	Niedostatecznie zregenerowana tkanka z małą liczbą włókien sprężystych

Wykwity pierwotne są bezpośrednim następstwem choroby; wykwity wtórne rozwijają się z wykwitów pierwotnych, są przejawem procesu gojenia się lub przewlekłych zmian.

ciałego naskórka, np. na dłoniach i stopach, powstają też w miejscach napinania i rozciągania skóry (kąciki ust, brodawka sutkowa, okolica odbytu). Rozpadliny są głębsze, sięgają głęboko do skóry właściwej, są bolesne, gdyż powstają w ogniskach zapalnych i naciekowych skóry. Gojenie odbywa się przez bliznowacenie.

Owrzodzenie (*ulcus*) jest to ubytek głębszy od nadżerki. Obejmuje naskórek, skórę właściwą, a niekiedy także tkankę podskórną. Powstaje z wykwitów pierwotnych – guzków, guzów, krost, niekiedy bez zmian pierwotnych pod wpływem czynników mechanicznych, fizycznych czy chemicznych (np. oparzenia, odmrożenia). Wiele złośliwych nowotworów skóry przybiera również postać owrzodzenia.

Blizna (*cicatrix*) jest zastępczą tkanką łączną włóknistą. Wypełnia wszelkie ubytki skóry właściwej. Najczęściej jest zejściem owrzodzeń, ale może powstać w wyniku ustępowania przewlekłych chorób zapalno-naciekowych. Bardzo rzadko tworzy się samoist-

nie w skórze uprzednio zdrowej (bliznowiec). Blizny mogą być:
- przerostowe (hipertroficzne, keloidowe), cechujące się nadmiernym tworzeniem włókien kolagenowych, wyniosłe, z licznymi wypustkami (np. blizny pooparzeniowe),
- zanikowe (atroficzne, cienkie, bibułkowate, często zapadnięte, o powierzchni gładkiej).

2

Blizny początkowo są sino-czerwonawe, później bledną i przybierają barwę porcelanowo-białawą. Blizna jest niepełnowartościową skórą, brakuje w niej bowiem włókien sprężystych i przydatków (dlatego łatwo pęka, np. na podudziach).

Podział na wykwity pierwotne i wtórne jest, jak już wspomniano, umowny, a granice między nimi są bardzo płynne. Niekiedy zmiany skórne odbiegają od podanych wyżej opisów, np. **zliszajowacenie** powstające wtedy, gdy wykwity ulegają wtórnemu zakażeniu, sączą.

Lichenizacja (zliszajowacenie) polega na zgrubieniu, szorstkości i wzmożonym poletkowaniu skóry. Charakterystyczna jest dla przewlekłego wyprysku. Czynnikiem przyczynowym jest świąd skóry. Może pojawić się też w świądzie starczym i alergicznym.

Stwardnienie skóry spowodowane jest przerostem włókiem kolagenowych. Tworzą się beleczkowate zgrubienia, skóra jest twarda, nie daje się ująć, jest gładka, często odbarwiona i błyszcząca. Dochodzi w niej do zaniku przydatków. Takie stany spotyka się w owrzodzeniach pozakrzepowych podudzi oraz w twardzinie skóry.

Ścieńczenie skóry (*atrophia*) oznacza ścieńczenie naskórka i(lub) skóry właściwej, obejmujące także przydatki skórne. Może być uwarunkowane wiekiem, zmianami hormonalnymi lub występować po stanach zapalnych. Także stosowanie przez dłuższy czas kremów i maści zawierających steroidy (zwłaszcza fluorowanych) prowadzi do ścieńczenia skóry.

4. Choroby skóry

4.1. Choroby łojotokowe

4.1.1. Trądzik pospolity

Trądzik w pracy kosmetyczki ma istotne znaczenie. Mimo że w wielu przypadkach rozwinęła się w tej dziedzinie dobra i pożyteczna współpraca z dermatologami, osoby dotknięte tą chorobą skóry często konsultują się tylko z kosmetyczką, dlatego spoczywa na niej duża odpowiedzialność związana z leczeniem i udzielaniem porad.

Trądzik najczęściej występuje w wieku młodzieńczym (*acne vulgaris*), ale istnieją jeszcze inne odmiany trądziku. Leczenie młodzieży dotkniętej trądzikiem wymaga od kosmetyczki szczególnej delikatności – dla tych osób zabieg kosmetyczny jest często czymś nieznanym, a sama sytuacja także może być niezręczna. Wielu młodych ludzi bardzo cierpi z powodu wyprysków skórnych. W takich przypadkach kosmetyczka może odpowiednim podejściem podbudować poczucie własnej wartości swoich młodych klientów.

Trądzik jest chorobą skóry obfitującej w gruczoły łojowe. Jest ona powszechna, często występuje w okresie dojrzewania, chociażby w minimalnym stopniu. Trądzik występuje zarówno u kobiet, jak i mężczyzn, jednak u mężczyzn przebieg jest ostrzejszy. Trądzik rozpoczyna się wraz z okresem dojrzewania, to znaczy u dziewcząt około 12. roku życia, u chłopców w wieku 13 lat i z reguły ustępuje wraz z jego końcem (18–20 rok życia). Nierzadko jednak stan chorobowy może utrzymywać się do 30. roku życia. Trądzik występuje najczęściej w okolicach obfitujących w gruczoły łojowe, to znaczy w strefie T na twarzy i w rynnach potowych na klatce piersiowej i plecach.

Wiele jest przyczyn trądziku. Ciężkie przypadki tej choroby często występują rodzinnie. W okresie dojrzewania androgeny (męskie hormony płciowe, które w niewielkim stopniu występują także u kobiet) powodują powiększenie gruczołów łojowych i nasilenie wydzielania łoju (*seborrhoe*). Dlatego na trądzik częściej chorują mężczyźni. U kobiet choroba może się nasilać przed miesiączką.

Trądzik rozpoczyna się powiększeniem gruczołów łojowych i nasilonym wydzielaniem łoju. Następuje nadmierne i zmienione rogowacenie ujścia mieszka włosowego, do którego wnika przewód gruczołu łojowego. W ten sposób powstaje **czop rogowy**, który wypełnia mieszek włosowy i wypycha go ku górze. Dochodzi do zablokowania wydzielania łoju i w ten sposób powstaje woreczek wypełniony tłuszczami i keratyną **zaskórnik (comedo)**. Wraz z powstawaniem zaskórników gwałtownie rozmnażają się bakterie ***Propionibacterium acnes*** (dawna nazwa ***Corynebacterium acnes***), normalnie występujące w skórze i na jej powierzchni jako nieszkodliwe drobnoustroje. Łój wypełniający zaskórniki stanowi jednak dla nich idealną pożywkę i stwarza warunki do rozmnażania. Bakterie uwalniają **enzymy lipolityczne (lipazy)** rozkładające

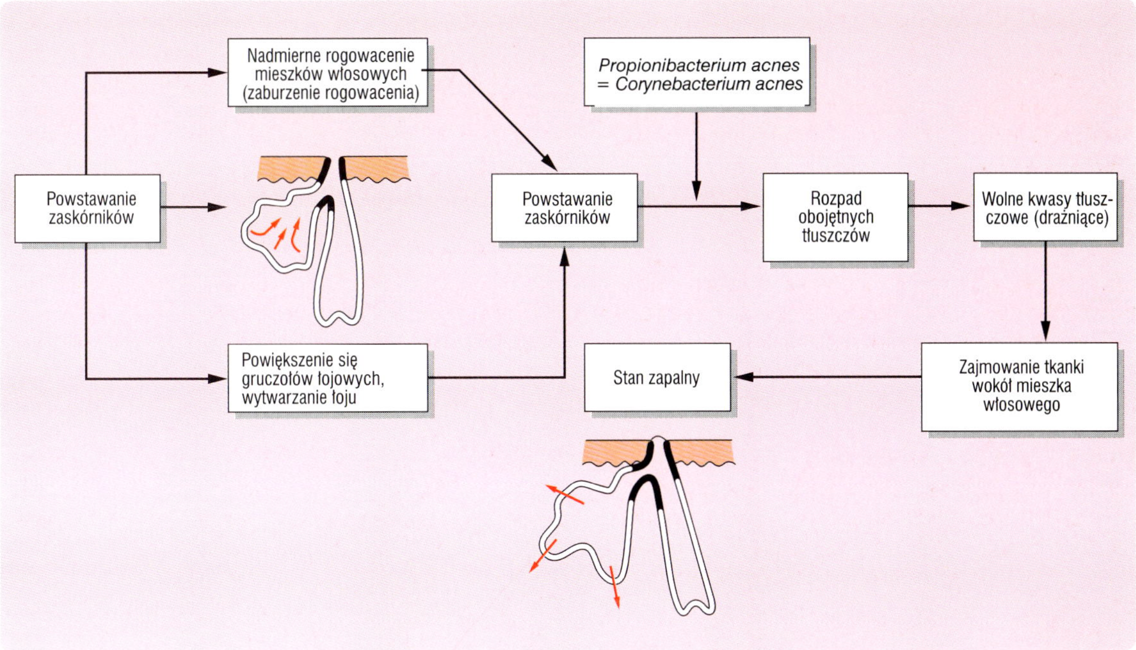

Acne vulgaris: androgeny powodują nadmierne wytwarzanie łoju i zaburzenia rogowacenia w obrębie ujścia mieszka włosowego – powstaje zaskórnik. Bakterie rozkładają łój na działające zapalnie kwasy tłuszczowe.

obojętne tłuszcze łoju na mniejsze cząstki **(wolne kwasy tłuszczowe)**. Właśnie te kwasy tłuszczowe powodują powstawanie stanów zapalnych. Wzrasta liczba zakażonych komórek i wydzieliny wypełniającej woreczek. Jest tam coraz mniej miejsca, przez co nasila się nacisk na ścianki mieszka włosowego zablokowanego czopem rogowym. W pewnym momencie ścianki nie wytrzymują nacisku, pękają, a zawartość rozlewa się na otaczającą tkankę. Powstaje ostry **stan zapalny**, tworzą się **krosty**.

Trądzik pospolity (***acne vulgaris***) może mieć różne etapy, które jednak nie u każdego występują. Często kończy się na etapie, w którym widoczne są zaskórniki lub też nieliczne zmiany zapalne w ich obrębie.

Odmiana trądziku ***acne comedonica*** charakteryzuje się zaskórnikami utrzymującymi się przez miesiące, a nawet lata, w okresie dojrzewania. Rozróżniamy zaskórniki otwarte i zamknięte. W **zaskórnikach zamkniętych** ujście mieszka jest zatkane, spod skóry prześwituje biaława grudka, czop łojowo-rogowy. Często dochodzi do zakażeń i nagromadzenia się ropy, ponieważ zawartość mieszka nie może się wydostać na zewnątrz. W **zaskórnikach otwartych** ujście mieszka się nie domyka, widoczny jest czarny punkt. Nie jest to bynajmniej brud, jak się często przypuszcza, a czarny kolor spowodowany jest utlenianiem się czopu rogowo-tłuszczowego. Fakt ten należy uzmysłowić swoim klientom. Wielu z nich wierzy, że chodzi w tym przypadku o brud i przez to niemiłe uwagi typu: „umyj się porządnie..." są dla nich bolesne i przykre.

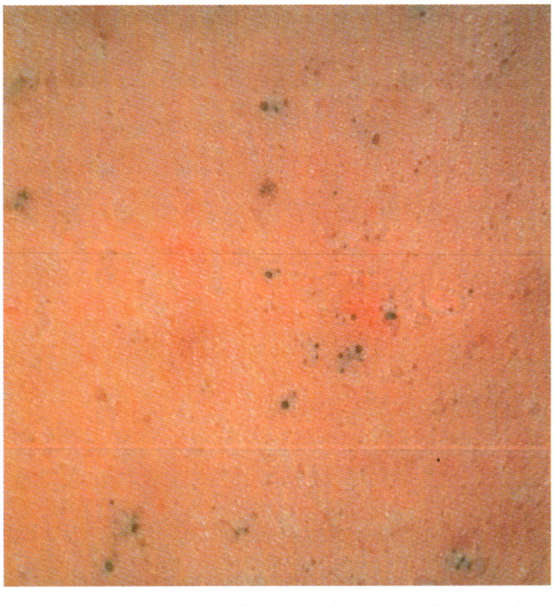

Łój i substancja rogowa nie mogą się wydostać z zamkniętych zaskórników. Powstają stany zapalne. Powierzchnia zaskórników zabarwiona jest na czarno, co spowodowane jest utlenianiem. Nie są one podatne na stany zapalne.

Kolejnym etapem trądziku jest ***acne papulopustolosa***. W zaskórniku powstały już zmiany zapalne, grudki i krosty. Ten etap może ciągnąć się latami. Prawie każda krosta pozostawia wklęsłą (rzadziej także wypukłą) bliznę, w większości przypadków niezauważalną. Jeżeli trądzik się pogarsza, rozwija się raczej rzadka forma ***acne conglobata***. W wyniku stanu za-

2

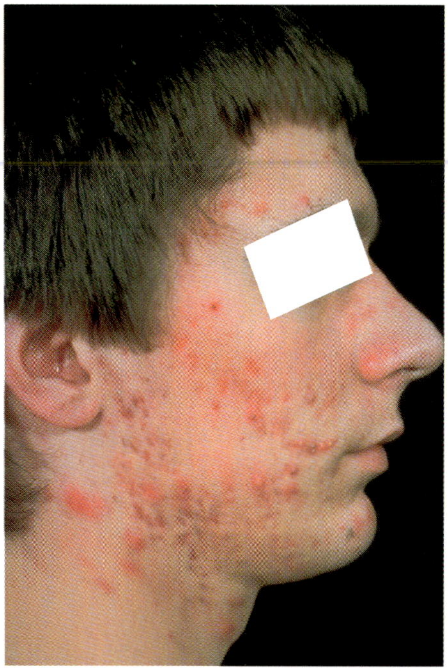

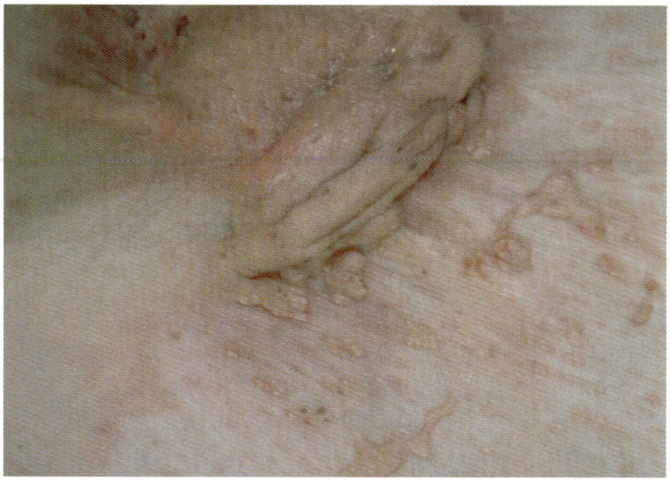

Acne conglobata: ciężka odmiana trądziku z ropnymi naciekami i bliznami pozostającymi po zagojeniu.

Acne papulopustolosa: wokół zaskórników wytworzyły się zapalne zmiany, grudki i krosty stanowiące obraz kliniczny.

Pierwotne wykwity (niezapalne)	Wtórne wykwity (zapalne)	Wykwity trzeciego stopnia (już niezapalne)
Mikrozaskórniki	Grudki	Torbiele (guzki już niezapalne)
Zaskórniki zamknięte	Krosty	Zaskórniki przetokowe (połączenie dwóch mieszków włosowych przypominające jamę lisa)
Zaskórniki otwarte	Guzki, ropnie	Blizny

W trzech postaciach acne vulgaris występujące wykwity trądzikowe dzielimy na: pierwotne, wtórne i trzeciego stopnia.

palnego wokół mieszka tworzą się guzkowate nacieki i **ropnie**, a po ich ustąpieniu pozostają blizny wklęsłe lub wypukłe.

Istnieje wiele odmian trądziku i chorób trądzikopodobnych, których objawy zewnętrzne przypominają wprawdzie trądzik, ale wywoływane są przez inne czynniki. Krótki przegląd tych chorób może pomóc kosmetyczce w ustaleniu właściwego rozpoznania. Różne przyczyny wymagają różnego leczenia, względnie kierowania klientów do lekarza.

Acne cosmetica cechuje się wykwitami trądzikowymi umiarkowanie ulegającymi zakażoniom i głęboki mi grudkami. Wywoływany bywa przez substancje powodujące zatkanie ujść gruczołów łojowych i potowych znajdujące się w kosmetykach, zwłaszcza pudrach i różach. Niekorzystny wpływ na jego przebieg ma manipulowanie przy grudkach. Mianem ***acne excoriée des jeunes filles*** określana jest łagodna odmiana *acne vulgaris* (umiarkowane, niepozorne zaskórniki), w której dopiero manipulowanie przy wykwitach (wyciskanie i rozdrapywanie) prowadzi do widocznych zmian zapalnych skóry. Często trudno jest odwieść dotknięte osoby od tych czynności, gdyż choroba na podłoże psychiczne.

Przy **trądziku polekowym** występują zaczerwienione grudki, umiejscowione wokół mieszków włosowych. Powodem może być przyjmowanie niektórych leków, np. dużych dawek kortykosteroidów, leków wydzielanych przez gruczoły łojowe (np. witamina B_{12}, jod itp.). Przy **trądziku wywołanym (uczuleniowym)** wykwit trądzikowy spowodowany jest przez substancje działające na powierzchnię skóry: oleje, dziegcie, tłuszcze. Osoby chore, to głównie mechanicy, którym przy pracy olej często pryska na twarz. Substancje te zatykają ujścia mieszków włosowych, co sprzyja powstawaniu zaskórników.

W czasie **leczenia trądziku** wskazana jest współpraca lekarza z kosmetyczką w celu osiągnięcia optymalnych wyników. Osoby z lżejszymi odmianami trądziku zwracają się jednak tylko do kosmetyczki, dlatego powinna ona dokładnie wiedzieć, jakie wykwity trądzikowe może leczyć w swoim gabinecie. Kosmetyczka powinna też umieć wskazać możliwości terapeutyczne dermatologa. Zasadniczo leczenie trądziku dotyczy różnych czynników wywołujących. Punktem wyjścia może tu być np. łojotok, nadmierne rogowacenie lub zakażenie *Propionibacterium*.

Przyczyną trądziku jest **łojotok**. W tym przypadku kosmetyczka może odegrać dużą rolę w leczeniu i zapobieganiu, stosując odpowiednie łagodne środki do mycia skóry, kremy na dzień (ewentualnie podkład do tuszowania nierówności skórnych), delikatne peelingi itd. Może ona znacznie poprawić stan skóry. Lekarz może natomiast w cięższych przypadkach zalecić leczenie hormonalne hamujące nadmierne wydzielanie łoju stymulowane wytwarzaniem androgenów. Podanie tzw. antyandrogenów, np. estrogenów, wchodzi jednak w rachubę tylko w przypadku kobiet. Młode kobiety często w „okresie trądzikowym" stosują tabletki antykoncepcyjne, których niejako ubocznym działaniem jest leczniczy wpływ na stan trądzikowy. (Tabletki antykoncepcyjne powinny być stosowane pod kontrolą lekarza. *Przyp. konsult.*).

Leczenie trądziku: przyczyną jest **nadmierne rogowacenie (*hiperkeratosis*) mieszków włosowych**. W tym przypadku sprawdzają się działania prowadzące do rozpuszczenia nadmiernej warstwy rogowej, które częściowo może przeprowadzić kosmetyczka. Zewnętrznie stosuje się w tym celu np. kwas witaminy A. Ostatnio popularne jest stosowanie **kwasów owocowych (alfahydroksykwasy, AHA)**. Te kwasy „rozluźniają" struktury keratynocytów w warstwie rogowej i ułatwiają złuszczanie powierzchownej warstwy komórek. W dużych stężeniach powodują silne złuszczanie naskórka, a w niższych zmiękczają i uelastyczniają go, ale należy je stosować ostrożnie, a przy większym ich stężeniu konieczna jest współpraca z dermatologiem. Podrażniają lub wywołują stan zapalny skóry pobudzając komórki w warstwie podstawnej naskórka do przyspieszonego podziału, dzięki czemu zanikają ubytki skórne. W przypadku zmian trądzikowych AHA pomagają udrożnić ujścia mieszków włosowych, zmniejszając tworzenie się nowych zaskórników. Nieprawidłowe użycie może wyrządzić duże szkody, a nawet pozostawić blizny. Można także przyjmować pochodne **witaminy A (retinoidy)** przepisane przez lekarza. Zmniejszają one wytwarzanie łoju, zmniejszają gruczoły łojowe i działają przeciwzapalnie. Preparaty tego rodzaju mogą jednak mieć działania niepożądane i dlatego powinny być podawane wyłącznie w ciężkich przypadkach trądziku. Szczególną uwagę należy zwrócić na szkodliwe działanie retinoidów na płód, jeśli przyjmowane są na krótko

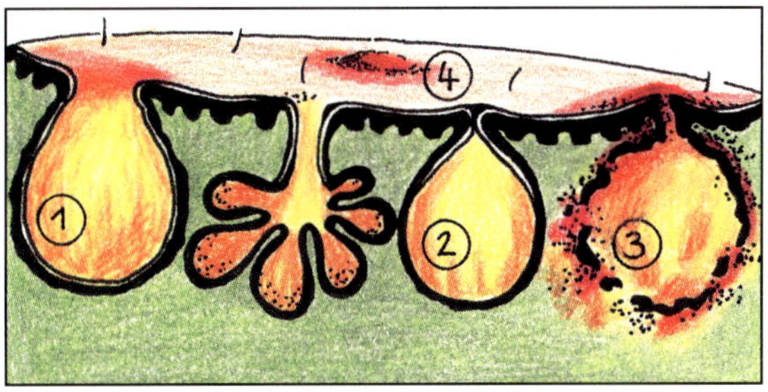

Wykwity trądzikowe: do pierwotnych zaliczamy ① zaskórniki otwarte, ② zaskórniki zamknięte, zaś wykwity wtórne to ③ pęknięte zaskórniki i ④ grudki trądzikowe.

przed lub w czasie ciąży. Konieczne jest stosowanie antykoncepcji w czasie leczenia i przynajmniej trzy miesiące po jego zakończeniu.

Leczenie trądziku: przyczyną jest ***Propionibacterium acne***. W celu ograniczenia namnażania się bakterii powodujących powstawanie trądziku stosuje się środki przeciwbakteryjne. Kosmetyczka może w tym przypadku zastosować leczenie antyseptyczne z użyciem roztworów alkoholowych i kompresów na twarz. Lekarz może zalecić doustne i zewnętrzne zażywanie antybiotyków. Często stosuje się nadtlenek benzoilu o działaniu bakteriostatycznym i lekko keratolitycznym.

W trakcie leczenia trądziku można stosować specjalną dietę oraz naświetlanie promieniami UV. Ostra dieta trądzikowa ma swoich zwolenników. Według nich należy np. zrezygnować ze spożywania czekolady. Dieta trądzikowa, której dodatnie działanie potwierdziłyby badania naukowe, nie istnieje. Osoby z trądzikiem powinny raczej obserwować produkty żywnościowe, które ich zdaniem nasilają chorobę, i redukować ich spożycie. Wprowadzenie generalnego zakazu spożywania danych produktów może mieć ujemny wpływ na psychikę i powodować stres wówczas, gdy np. trzeba zrezygnować z ulubionych potraw. Oczywiście zdrowe żywienie z ograniczoną ilością tłuszczów i cukrów zawsze ma sens, gdyż wpływa korzystnie na ogólny stan zdrowia, a szczególnie skóry.

Stosowanie **fototerapii**, głównie naświetlania promieniami UV-A i UV-B, daje często dobry wynik. Należy jednak brać pod uwagę ryzyko takich naświetlań **lampami** i w **solariach** (np. przedwczesne starzenie się skóry czy rak skóry spowodowane nadmiernym naświetlaniem).

Kosmetyczka zawsze powinna wyjaśniać klientom przyczyny powstawania stanu chorobowego, podjąć decyzję, jakie wykwity może leczyć i w jakim stadium konieczna jest wizyta u lekarza specjalisty. Najważniejszą zasadą jest: dając mniej często daje więcej! Kosmetyczka może leczyć trądzik na etapie zaskór-

2

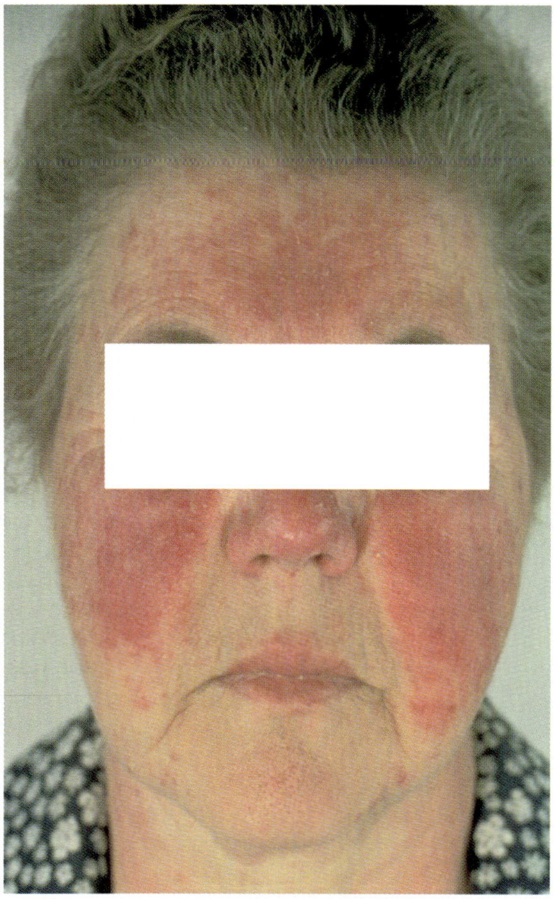

Trądzik różowaty to zmiany zapalne skóry twarzy. Typowe wykwity to: rumienie, teleangiektazje, grudki i krosty.

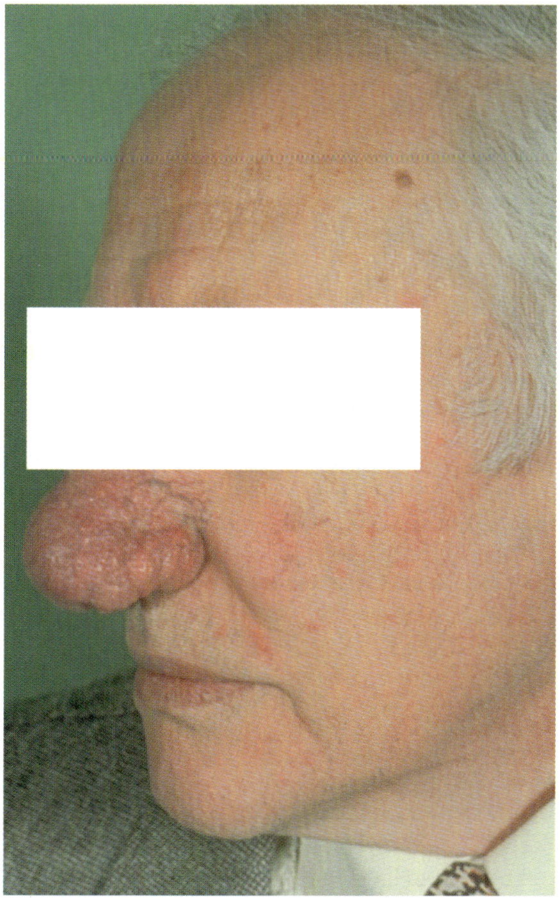

Rhinophyma jest najcięższą postacią trądziku różowatego, polegającą na powiększeniu gruczołów łojowych i rozrostu tkanki łącznej. Dotyczy prawie wyłącznie mężczyzn.

ników. **Krostek** i **grudek** nie należy wyciskać, gdyż może to powodować powstawanie stanów zapalnych, a następnie nawet blizn. Jeżeli klienci mimo tych zagrożeń oczekują takich zabiegów, kompetentna kosmetyczka powinna stanowczo odmówić ich wykonania i zalecić wizytę u dermatologa. Na etapie występowania krost i grudek pomocna może się okazać właściwa pielęgnacja skóry. Leczenie ogólne powinien przepisać dermatolog.

4.1.2. Trądzik różowaty

Mimo że nazwa **trądzik różowaty (*rosacea*)** wskazywałaby na związek tej choroby z trądzikiem pospolitym, istnieje między nimi niewiele podobieństw. Oba stany związane są często ze skórą łojotokową, także gruczoły łojowe mogą mieć bezpośredni związek z powstawaniem stanów zapalnych. Trądzik różowaty, podobnie jak pospolity, występuje na twarzy i dlatego jest szczególnie uciążliwy dla osób dotkniętych tą chorobą. Dzięki pomocy kosmetyczki jakość życia tych osób może się znacznie poprawić.

Trądzik różowaty to zmiany zapalne skóry twarzy pojawiające się z reguły u osób w wieku dojrzałym, częściej u kobiet niż u mężczyzn. Typowym miejscem występowania zmian skórnych są środkowe części twarzy. Typowe wykwity to rumienie, teleangiektazje, grudki i krosty. Grudki i krosty nie są, jak w trądziku pospolitym, związane z mieszkiem włosowym. Właściwej przyczyny trądziku różowatego nie wyjaśniono. Czynnikiem sprzyjającym mogą być zaburzenia w układzie naczyń powierzchownych skóry, zaburzenia hormonalne, współistnienie chorób żołądka i jelit (m.in. *Helicobacter pylori*). W zmianach wykrywa się często roztocze *Demodex folliculorum*. W trakcie choroby mogą wystąpić zmiany zapalne w obrębie powiek, spojówek i rogówki. Na pogorszenie stanu często mają wpływ: skoki temperatur (nagłe przechodzenie z powietrza zimnego do ciepłego), silne działanie słońca, spożywanie **alkoholu** i ostrych przypraw – typowym objawem jest wówczas zaczerwienienie twarzy.

Trądzik różowaty początkowo rozwija się prawie niepostrzeżenie i może przebiegać w kilku stadiach. W pierwszym występują przejściowe rumienie, które przy postępującej chorobie utrzymują się coraz dłużej. Pojawiają się też teleangiektazje. W drugim rozwijają się przez dłuższy czas (miesiącami a nawet latami) grudki, a później również krosty. W trądziku różowatym nigdy nie występują zaskórniki. U mężczyzn może dojść do przerostu gruczołów łojowych (***hiperplasia***) i tkanki łącznej w obrębie nosa. Stan ten to ***rhinophyma***.

Leczenie, które zależy od nasilenia zmian i chorób ogólnych, może prowadzić tylko lekarz. Zabiegi kosmetyczne polegają głównie na delikatnym przemywaniu twarzy, przy czym należy zrezygnować z roztworów alkoholowych, które mogłyby tylko dodatkowo podrażnić skórę. Nie należy stosować preparatów powodujących rozszerzenie naczyń włosowatych skóry. Dobre wyniki dają masaże i drenaże limfatyczne. Zastosowanie kosmetyki korekcyjnej przynosi zadowalające wyniki, np. tuszowanie teleangiektazji. W żadnym wypadku kosmetyczka nie powinna manipulować przy grudkach i krostach (wyciskać, nacinać itp.), gdyż może to spowodować gwałtowne pogorszenie stanu chorobowego. Przeciwwskazane jest stosowanie silnych kortykosteroidów.

4.1.3. Przyustne zapalenie

Rozpoznanie i leczenie **przyustnego zapalenia skóry (*dermatitis perioralis*)** jest dla kosmetyczki prawdziwym wyzwaniem, gdyż przyczyną tej choroby są prawdopodobnie preparaty, z którymi styka się ona na co dzień, a mianowicie kosmetyki. Nazwa polska jest dosłownym tłumaczeniem opisowego określenia łacińskiego *dermatitis* i oznacza zapalenie skóry, a *perioralis* – wokół ust.

Występuje u kobiet w wieku dojrzałym. Przypuszcza się, że przyczynami tych zmian są substancje wchodzące w skład kosmetyków i mechaniczne **podrażnienie skóry**. Częstą przyczyną jest też nadmierne używanie rzekomo pielęgnujących preparatów. Chorują zwłaszcza osoby o suchej skórze. Stałe używanie np. kremu nawilżającego powoduje opuchnięcie i przetłuszczenie naskórka. Częściową przyczyną stanu zapalnego może być maść kortykosteroidowa stosowana na twarzy. Często stwierdza się **grzyby** i **bakterie**, nie są one jednak przyczyną choroby, ale jej skutkiem. Pewną rolę mogą odgrywać środki antykoncepcyjne, zwłaszcza zawierające gestageny.

Przyustne zapalenie skóry różni się od **trądziku pospolitego** brakiem zaskórników, a od **różowatego**

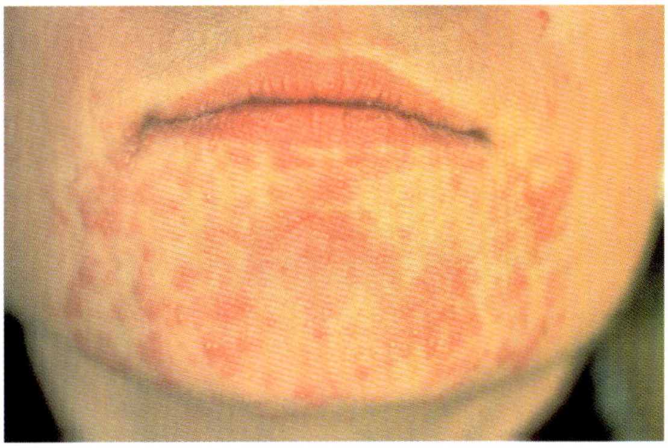

Przyustne zapalenie skóry (dermatitis perioralis): typowe zmiany skórne wokół ust wywoływane prawdopodobnie nadmiernym nawilżaniem skóry środkami pielęgnacyjnymi, składnikami kosmetyków lub mechanicznym podrażnieniem.

typową lokalizacją. Wokół ust, w **fałdach nosowo-ustnych** (policzkowych) i na podbródku pojawiają się łuszczące się rumienie wraz z grudkami i krostami. Bezpośrednio wokół ust pozostaje wąska, niezakażona otoczka. W ostrzejszych formach przyustne zapalenie skóry może atakować powieki, czoło i policzki. Często choroba ma przebieg przewlekły, utrzymujący się tygodniami lub miesiącami.

W leczeniu dermatologicznym przyustnego zapalenia skóry stosuje się częściowo **antybiotyki** (doustnie i(lub) zewnętrznie). W żadnym wypadku nie należy stosować kortykosteroidów. W czasie leczenia konieczne jest odstawienie kosmetyków, szczególnie kremów i maści. Ze względu na prawdopodobieństwo wywoływania choroby przez składniki kosmetyków (bezpośrednio lub z powodu ich **nadużywania**) szczególnie ważne jest wyjaśnienie klientce zasad ich stosowania. Należy kierować się zasadą: „mniej daje więcej". Działania kosmetyczne powinny łagodzić, ograniczając się do delikatnego zmywania skóry (jeśli konieczne tylko wodą).

4.2. Choroby paznokci

Kosmetyczka często ma do czynienia ze zmianami w obrębie paznokci. W tym przypadku należy rozróżniać zmiany, które można poprawić odpowiednim zabiegiem **manicure** oraz zmiany chorobowe, którymi powinien się zająć lekarz.

Zmiany w obrębie paznokcia mają rozmaite przyczyny i często nie występują same, ale są typowym objawem towarzyszącym innym chorobom (np. **łuszczycy**). W tym podrozdziale przedstawiono w skrócie zmiany występujące w obrębie paznokci i ich przyczyny. Dalsze informacje znajdują się w podrozdziałach traktujących o danych chorobach, np. grzybicach lub łuszczycy.

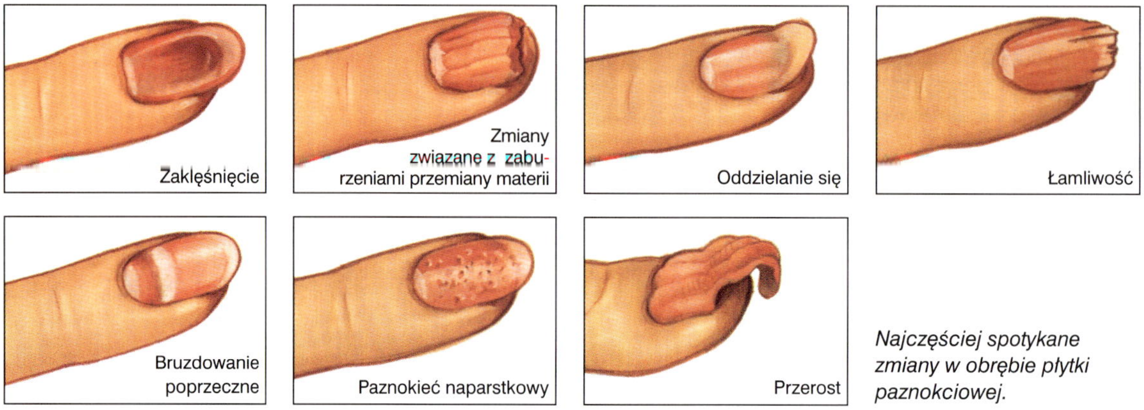

Najczęściej spotykane zmiany w obrębie płytki paznokciowej.

Zmiany w obrębie płytki paznokciowej mogą być nabyte albo wrodzone. Istnieje wiele czynników, które mają wpływ na wzrost paznokcia. Przyczyną tych zmian mogą być niedotlenienie, niedobór minerałów lub żelaza, ogólne niedożywienie, kontakt z chemikaliami i wilgocią, stałe podrażnianie **macierzy**. Do tego dochodzi możliwość zakażenia grzybami lub **bakteriami**. Zmiany w obrębie paznokci powinny być postrzegane jako skutek określonej choroby lub działania chorobotwórczych czynników zewnętrznych (chemikalia, urazy, grzybice). Należy rozróżniać także urazy **macierzy paznokcia** i **łożyska**.

Najczęstsze **zmiany w obrębie paznokcia** to: zaklęśnięcie, przerost, oddzielanie się i łamliwość płytki paznokciowej oraz bruzdowanie paznokcia. Przyczyny mogą być rozmaite, począwszy od zaburzeń przemiany materii przez zakażenia i podrażnienia, aż po choroby ogólnoustrojowe.

Zaklęśnięcie płytki paznokciowej: paznokcie są cienkie i łamliwe, płytka paznokciowa talerzykowato wklęśnięta. Stan ten może być spowodowany **niedoborem żelaza**, zaburzeniami krążenia, a także działaniem chemikaliów. Towarzyszy temu **wyprysk** na palcach i dłoniach.

Jeżeli zmiany w obrębie paznokcia spowodowane są zaburzeniami w przemianie materii, płytka paznokciowa nie błyszczy się, jest krucha, ulega zgrubieniu i zniekształceniu. Częściowo są to zmiany wrodzone (np. zaburzenia rogowacenia), częściowo zaś przyczyną są inne choroby (np. płuc). Zmiany tego rodzaju mogą pojawić się również przy wyprysku i grzybicach.

Przerost płytki paznokciowej: paznokcie mają szponowaty kształt i często są przebarwione. Stan taki powodowany jest przeważnie urazami mechanicznymi (zbyt ciasne obuwie) i zaburzeniami krążeniowymi, np. **choroby żył**. Paznokcie takie rosną powoli, są zgrubiałe i nadzwyczaj twarde. Częściej zmiany te występują na paznokciach u nóg niż u rąk ze względu na szkodliwe działanie zbyt ciasnego obuwia.

Oddzielanie się płytki paznokciowej (*onycholysis*): rozpoczyna się na drugim jej brzegu. Płytka paznokciowa oddziela się od łożyska, często na skutek **zakażenia** (*Pseudomonas aeruginosa*, grzybice). Częstą przyczyną takich zmian jest działanie mydeł zasadowych i detergentów. W przypadku łuszczycy następstwem zaburzeń w rogowaceniu może być niedostateczne zrastanie się płytki paznokciowej z łożyskiem.

Łamliwość płytki paznokciowej: objawia się wyszczerbianiem i pękaniem wolnego brzegu płytki paznokciowej lub pękania wzdłuż bruzd pionowych. Przyczyną może być niewłaściwy manicure, częsty kontakt z chemikaliami (zasady), środkami piorącymi, lakierem i zmywaczem, częste moczenie i suszenie rąk.

Paznokieć naparstkowy: na powierzchni płytki paznokciowej pojawiają się punktowe wgłębienia powstałe na skutek zaburzeń w czasie keratynizacji i związane z przerwanym procesem **proliferacji** w macierzy. Paznokcie naparstkowe często występują u chorych na łuszczycę, ale mogą też pojawić się w przebiegu innych chorób skórnych takich jak liszaj płaski, grzybica i eczema.

Bruzdowanie poprzeczne paznokci: na płytce paznokciowej pojawiają się rowki różnej długości i szerokości. Przyczyną są urazy (zgniecenia, zranienia) macierzy paznokcia na całej szerokości lub, jak w przypadku paznokci naparstkowych, choroby ogólnoustrojowe, zatrucia, miejscowe stany zapalne itp.

Bruzdowanie podłużne płytki paznokciowej: nierówności występują wzdłuż płytki paznokciowej, zwykle u osób w starszym wieku. Może wystąpić w reumatoidalnym zapaleniu stawów. Rowki na powierzchni płytki paznokciowej sprawiają, że jest ona prążkowana i chropowata. Przyczyną powstawania podłużnych prążków mogą być długotrwałe uszkodzenia urazowe działające tylko na jeden punkt macierzy paznokcia.

Często występującą zmianą w zabarwieniu paznokci jest **bielactwo.** Może ono występować w dowolnym miejscu płytki paznokciowej (w postaci kropek, prążków, na całym paznokciu) i mieć różne przyczyny. Z reguły białe zabarwienie nie jest groźne, może być wrodzone lub spowodowane uszkodzeniem macierzy (m.in. przez niewłaściwy manicure). **Zabarwienie brunatne** lub **czarne** występuje często przy zakażeniu paznokcia **pleśniowcami**. Przy **zakażeniu bakteryjnym** spowodowanym drobnoustrojem (*Pseudomonas*) pojawia się **zielonkawe zabarwienie**. Korzeń paznokcia wytwarza różne barwniki, które umiejscawiają się w paznokciu. Przy tzw. zespole żółtych paznokci **(yellow nail syndrom)** występują żółte zgrubienia. Zabarwienie takie może być związane z zastojem w naczyniach **limfatycznych.**

Innego rodzaju zabarwienia mogą być spowodowane zatruciami i zażywaniem lekarstw. Fenoloftaleina i srebro odkładają się w okolicy **obłączka** powodując jego szare zabarwienie. Środki przeciwmalaryczne dają niebiesko-brunatne zabarwienie płytki paznokciowej. **Karoteny** mogą być przyczyną zabarwienia żółto-pomarańczowego. Zmiany może też spowodować melanina. Pod paznokciem mogą występować także **znamiona** i **czerniaki**.

W przypadku widocznych zmian w obrębie paznokci kosmetyczka przed rozpoczęciem zabiegu powinna skierować klientkę do lekarza w celu wyjaśnienia ich przyczyn. Jeżeli nie można zastosować leczenia przyczynowego, należy ograniczyć się do **manicure** i odpowiedniej pielęgnacji paznokci. Defekty kosmetyczne można zatuszować **lakierem do paznokci** oraz **sztucznymi paznokciami**, tzw. **tipsami**. Przy pielęgnacji paznokci dotkniętych grzybicą konieczne jest skierowanie klientki do dermatologa, a także ochrona własna: praca w rękawiczkach i dezynfekcja rąk! Jeżeli zmiany w obrębie paznokci spowodowane są kontaktem z chemikaliami, wilgocią itp., ze szczególną starannością należy zająć się pielęgnacją rąk i zalecić klientce noszenie rękawiczek ochronnych przy wykonywaniu czynności, podczas których następuje uszkodzenie.

4.3. Choroby gruczołów potowych

4.3.1. Nadmierne pocenie się

Nadmierne pocenie się jest stanem, w którym wydzielanie potu jest nieprawidłowe. Sprawia to ciężki wysiłek fizyczny i wysokie temperatury zewnętrzne. Jest to normalne i konieczne do utrzymania temperatury ciała poniżej 37°C przez termoregulację. Jeżeli czynniki emocjonalne powodują wydzielanie potu w określonych częściach ciała lub jeżeli nadmierne wytwarzanie potu następuje bez wyraźnej przyczyny, osoby dotknięte taką dolegliwością cierpią zazwyczaj na **hiperhydrozę**, czyli **nadmierne pocenie się**.

Może ono dotyczyć całej skóry lub ograniczać się tylko do pewnych okolic. W tych ostatnich przypadkach najczęściej są to powierzchnie dłoni, podeszew stóp, dołów pachowych, często również okolice czoła i skroni.

Nadmierne pocenie stóp prowadzi często do maceracji naskórka, który staje się rozpulchniony i białawy. Z łatwością dochodzi do zakażeń drożdżakowych, grzybiczych, czy bakteryjnych. Zmiany są szczególnie nasilone w przestrzeniach międzypalcowych. Dolegliwościom sprzyja nieprzewiewne obuwie, zwłaszcza gumowe i plastykowe, skarpetki z włókien sztucznych, brak higieny osobistej. Należy nosić skarpety bawełniane, niezabudowane buty. Obuwie często zmieniać.

Nadmierne pocenie powierzchni dłoniowych rąk obserwuje się najczęściej w nerwicy wegetatywnej u osób młodych. Ręce są zaczerwienione, wilgotne, chłodne. Pocenie zwiększa się pod wpływem bodźców psychicznych.

Nadmierne pocenie dołów pachowych jest uzależnione od wzmożonej czynności gruczołów apokrynowych, dlatego częściej spotykane jest u kobiet. Może się nasilać w czasie miesiączki i w okresie klimakterium. Dolegliwości zwiększają się przy noszeniu nieprzewiewnego ubrania, braku właściwej higieny osobistej. Odzież powinna być wykonana z przewiewnych tkanin, np. bawełny, a nie z materiałów syntetycznych.

Nadmierne pocenie jest dla osób dotkniętych tą dolegliwością bardzo uciążliwe. Obawa, że inni mogliby zauważyć np. mokre plamy pod pachami lub mokre dłonie przy podawaniu ręki, jest stresująca. Pocenie się w sytuacjach, gdy nie ma ku temu realnego powodu, interpretowane jest jako niepewność, słabość lub brak higieny osobistej.

W leczeniu nadmiernego pocenia mamy różne możliwości. 1. Użycie antyperspirantów zawierających przeważnie hydroksychlorek glinu zwężający ujścia gruczołów potowych. 2. Przyjmowanie lekarstw hamujących aktywność gruczołów potowych (leki przeciwcholinergiczne). 3. Zabieg **jonoforezy**. Dłonie i stopy zanurzane są w naczyniach wypełnionych wodą, do których wprowadzany jest **prąd stały**. Podrażnienia powodują przypuszczalnie bezpośrednie uszkodzenie gruczołów potowych. Ze względu na

2

szybką regenerację gruczołów potowych, początkowo terapię należy powtarzać codziennie przez dwa do trzech tygodni. Później wystarczy tzw. terapia podtrzymująca w odstępach tygodniowych lub dwutygodniowych. 4. Operacyjne usunięcie gruczołów potowych stosowane jest tylko w najcięższych przypadkach. 5. Dzięki usunięciu owłosienia pach, maleje powierzchnia rozprzestrzeniania się potu rozkładanego przez bakterie. (Dobre wyniki może dać trening psychologiczny).

4.3.2. Zmniejszona potliwość i brak wydzielania potu

Hipohydroza jest zmniejszoną zdolnością do wydzielania potu, a **anhydroza** to całkowity jej brak. Jeżeli taki stan dotyczy całego ciała, mamy wówczas do czynienia z wrodzonymi zaburzeniami gruczołów potowych. Równowaga **termoregulacyjna** jest przez to mocno zachwiana. Innymi przyczynami braku wydzielania potu mogą być różne zaburzenia neurologiczne. Jeżeli hipohydroza i anhydroza dotyczą tylko pojedynczych gruczołów potowych, mamy do czynienia z zakłóceniami odpływu potu z ujść gruczołów. Jest to spowodowane zatkaniem gruczołu czopem z bakterii i napęczniałą masą keratynową.

Zmniejszone wydzielanie potu może występować w takich chorobach skóry, jak: rybia łuska, twardzina, wyprysk, łuszczyca i wszystkich zanikowych i troficznych chorobach skóry. Uwagę zwraca fakt, że zmniejszenie potliwości łączy się zazwyczaj z zaburzeniami rogowacenia lub defektem ektodermalnym. Skóra we wszystkich tych przypadkach jest sucha, cienka, łatwo się łuszczy i pęka. Jest przy tym bardzo wrażliwa na działanie czynników zewnętrznych. Leczenie polega na systematycznym natłuszczaniu skóry i piciu dużych ilości wody. W skrajnych przypadkach stosuje się leczenie farmakologiczne.

4.4. Choroby włosów

Cała nasza skóra, z wyjątkiem wewnętrznych części dłoni i podeszew, jest owłosiona. Kosmetyka często zajmuje się **epilacją** lub **depilacją**. Nadmierne owłosienie, a także nadmierne wypadanie włosów, to często subiektywna ocena klientek. Kosmetyczka powinna wyczuć, jaka postawa wobec klientki będzie najwłaściwsza: bezkrytyczne usunięcie zbędnego owłosienia i sprzedaż czyniących cuda środków na porost włosów czy próba psychicznego podbudowania klientki i przekonania jej, że nasilenie owłosienia jest cechą indywidualną, a utrata do 100 włosów na głowie dziennie mieści się w normie.

Do zmian chorobowych **włosów** zaliczamy: nadmierne lub zmniejszone **owłosienie** i **łysienie**. Istnieje też wiele wad włosów.

Wyróżniamy różne postaci **nadmiernego owłosienia (*hypertrichosis*).** Ogólnie dzielimy je na owłosienie

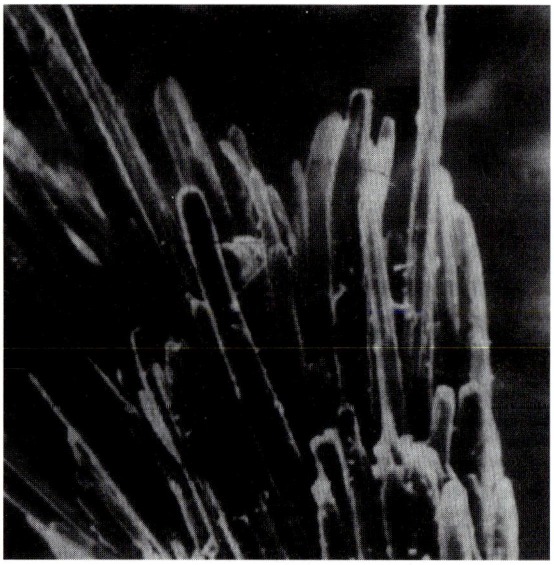

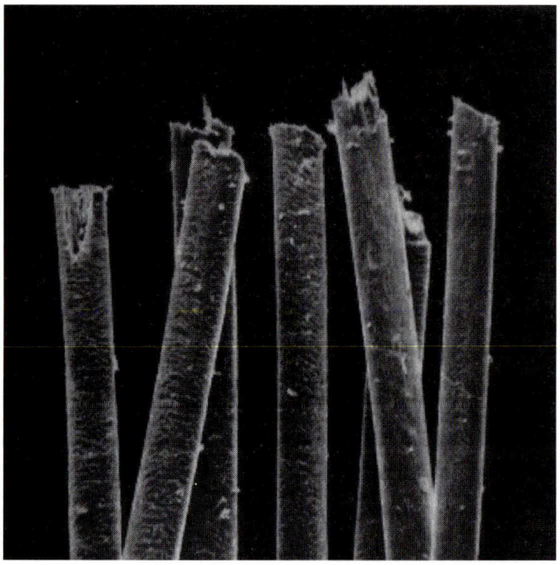

Zdjęcia mikroskopowe końcówek włosów. Porównanie. Po lewej stronie rozszczepienie włosa, brak osłonki ochraniającej włókna włosów. Po prawej dla porównania zdrowe lub świeżo obcięte włosy z tępo zakończonymi końcówkami.

Nazwa	Przyczyna	Objawy i przebieg	Leczenie
Wypadanie włosów u noworodków	Pod wpływem hormonów wszystkie włosy z fazy anagen przechodzą bez zakłóceń w katagen	6–8 tygodni po urodzeniu całkowite wyłysienie, potem pomału asynchroniczny cykl włosowy normalizuje się	Zbędne
Poporodowe wypadanie włosów u kobiet	Pod wpływem hormonów włosy w czasie ciąży pozostają dłużej w fazie anagen, po czym po rozwiązaniu wszystkie przechodzą w fazę katagen	6–8 tygodni po rozwiązaniu umiarkowane wypadanie włosów, szybka poprawa	Z reguły niekonieczne, w ekstremalnych przypadkach terapia hormonalna
Starcze wypadanie włosów	Redukcja mieszków włosowych u osób w podeszłym wieku	Włosy stają się coraz cieńsze	Niemożliwe
Androgenowe wypadanie włosów u mężczyzn	Dziedziczna wrażliwość mieszków włosowych na androgeny, duże stężenie androgenów	Początek i przebieg w charakterystycznych miejscach: najpierw kąty czołowe, później tonsura i typowa łysina	Trudne; ewentualnie podawanie hormonów lub podobnie działających preparatów
Androgenowe wypadanie włosów u kobiet	Zakłócenia gospodarki hormonalnej	Łagodniejszy niż u mężczyzn, całkowite wyłysienie prawie nigdy nie następuje	Terapia hormonalna
Łysienie rozlane	Jednostronne odżywianie, zakażenia, stany zapalne, stres, choroby tarczycy, leki, zatrucia	Wypadanie włosów na całej głowie, po usunięciu przyczyny objawy przeważnie ustępują	Leczenie choroby podstawowej
Łysienie plackowate	Reakcja autoimmunizacyjna przeciwko mieszkom włosowym, podłoże genetyczne	Plackowate łysienie, rozszerzanie się i zlewanie poszczególnych ognisk, w części przypadków nagłe wyzdrowienie, w części przewlekły przebieg, najczęściej wyłysienie	Wywołanie alergicznego wyprysku kontaktowego
Utrata włosów na skutek urazów mechanicznych	Ciągnięcie, uciskanie, tarcie spowodowane np. opaską gumową, ciasno upięte włosy, nerwowe nawyki	Wyłysienie w miejscach urazów mechanicznych, odrastanie włosów po usunięciu przyczyny	Zlikwidowanie mechanicznych urazów

Przyczyny wypadania włosów mogą być rozmaite. Obok wpływu hormonów, mogą to być urazy mechaniczne, zatrucia, leki, stres, niedobór określonych składników, choroby tarczycy bądź też zaburzenia odporności.

ograniczone, tzn. miejsce występowania jest ograniczone, i uogólnione, dotyczące owłosienia całego ciała.

Owłosienie ograniczone to np. owłosienie **znamienia barwnikowego** z długimi, ciemnymi włosami. Takich włosów nie powinno się wyrywać czy depilować, gdyż podrażnianie **znamienia** może spowodować jego rozrost, a nawet przejście w postać nowotworową. Jeżeli klientka życzy sobie usunięcia tych włosów, można je obciąć.

2

Nadmierne owłosienie rozlane może być spowodowane przyjmowaniem określonych leków (np. antybiotyków i kortykosteroidów). Lekarstwa mogą powodować wzrost i nasilone zabarwienie normalnie niezauważalnego owłosienia meszkowego.

Tak zwany **hirsutyzm** jest nadmiernym owłosieniem występującym u kobiet na górnej wardze, brodzie, policzkach, ramionach i w okolicach mostkowej, krzyżowo-lędźwiowej i kończynach. Mówi się wówczas o owłosieniu typu męskiego. W większości przypadków nie można ustalić szczególnej przyczyny tego stanu, wiadomo jednak, że dużą rolę odgrywa różna wrażliwość mieszków włosowych na męskie hormony płciowe **(androgeny)**, która jest dziedziczna. W niewielu przypadkach można stwierdzić bezpośrednią przyczynę: np. nowotwory jajnika wytwarzające androgeny. Czasami wraz z nadmiernym owłosieniem typu męskiego następuje tzw. wirylizacja (maskulinizacja). Głos może stać się niższy, a budowa ciała nabiera męskiego wyglądu (zmniejszają się piersi). Zanika miesiączka, przerzedza się owłosienie głowy. Głównym problemem dotkniętych tą chorobą kobiet jest często ogromne obciążenie psychiczne, wynikające z – ich zdaniem – szpecącego nadmiernego owłosienia. W takich przypadkach kosmetyczka może podjąć działania polegające na czasowym lub trwałym **usunięciu owłosienia**.

Wady włosa to rozmaite zaburzenia powstające w czasie tworzenia się włosa, a następnie w czasie jego wzrostu. Uszkodzenia mogą także powstać po wyrośnięciu włosa ze skóry głowy, np. przez nadmierne działanie niszczące, które objawia się podłużnym rozszczepianiem się włosów **(rozszczep włosa)**. Zmiany w strukturze włosów są niekiedy dziedziczne, a także spowodowane urazami mechanicznymi lub niewłaściwą pielęgnacją. Czasami spotyka się włosy przypominające perłowy naszyjnik ***(monilelthrix)***, skręcone wzdłuż ***(pili torti)***, z węzełkowatymi zgrubieniami (***trichorrhexis invaginata***) lub **włosy bambusowate**. Zmiany uwarunkowane dziedzicznie w zasadzie nie poddają się leczeniu.

Wypadanie włosów na owłosionej skórze głowy do 100 dziennie jest normą i odpowiada liczbie włosów, które dwa do czterech miesięcy znajdowały się w fazie spoczynku – telogen – i następnie wypadają. W różnych fazach życia wypadanie włosów ma charakter fizjologiczny. Często za taki stan odpowiedzialne są **hormony**, gdyż właśnie one sterują wzrostem włosów. Różnica w gęstości owłosienia ciała u kobiet i mężczyzn wyraźnie to ukazuje. Jeżeli włosy wypadają u kobiet – a zdarza się to znacznie rzadziej niż u mężczyzn – w 95% spowodowane jest działaniem męskich hormonów płciowych **androgenów** (patrz **hirsutyzm**). W ramach prawidłowego procesu starzenia się włosy stają się cieńsze i stopniowo maleje liczba mieszków włosowych. Zasadniczo łysienie u kobiet jest mniej widoczne niż u mężczyzn. Włosy stają się cieńsze i rzadsze, ale miejsca całkowicie pozbawione włosów są rzadkością.

Łysienie androgenowe dotyka wielu mężczyzn. Nazwa tego rodzaju łysienia wskazuje na jego przyczynę – androgeny. Działanie androgenów na mieszek włosowy przejawia się skróceniem fazy wzrostu (anagen) co oznacza, że cykl włosowy zostaje przyspieszony. Ponadto przy każdej wymianie włosa stopniowo zanika mieszek, włosy stają się coraz cieńsze i ostatecznie powstaje puszysty meszek. Łysienie często następuje już na początku okresu dojrzewania. Zaczynają się wówczas tworzyć typowe zakola, tzw. kąty czołowe. Ten rodzaj łysienia postępuje stopniowo, aż do całkowitej utraty włosów.

Obok działania androgenów istnieją jeszcze inne przyczyny utraty włosów: monotonne odżywianie, głodówki (m.in. niedobór żelaza), ciężkie zakażenia, stresujące sytuacje, choroby tarczycy, zażywanie określonych leków, zwłaszcza cytostatyków lub kontaktu z truciznami (np. środki owadobójcze, środki ochrony roślin). W zależności od przyczyny i rozmiaru wymienionych czynników wypadanie włosów jest różnie nasilone i następuje w różnym czasie. Jeżeli brodawka włosa nie jest uszkodzona, wzrost włosa się normalizuje.

Najczęstsze jest **łysienie plackowate (*alopecia areata*)**, rozpoczynające się nagłym wypadaniem włosów w jednym lub kilku miejscach na głowie i brodzie. Miejsca te często się powiększają, a włosy na ich brzegach wychodzą kępkami. W miejscach pozbawionych włosów mogą się utrzymywać pojedyncze włosy. Czasami dochodzi do utraty włosów na całej głowie i wówczas mówimy o *alopecia areata totalis*, jeżeli wypadają włosy na całym ciele, jest to *alopecia areata universalis*. Przebieg choroby jest nieprzewidywalny i może trwać od kilku miesięcy do kilku lat. U około jednej trzeciej pacjentów pojedyncze lub kilka łysych miejsc zarasta w ciągu kilku miesięcy. Kolejna jedna trzecia musi liczyć się z przewlekłym przebiegiem choroby, która ustaje dopiero po latach. Często jednak pozostaje kilka łysych miejsc. U pozostałej jednej trzeciej *alopecia areata* postępuje, a jej końcowym stadium jest całkowite **wyłysienie**. Przyczyna łysienia plackowatego nie jest znana. W niektórych przypadkach może to być nieprawidłowe funkcjonowanie układu immunologicznego i mówi się wtedy o chorobie autoimmunizacyjnej. Oznacza to, że własny układ odpornościowy kieruje się przeciwko własnym strukturom, w tym przypadku są to mieszki włosowe. Także **wytwarzanie melaniny**, istotnej dla zabarwienia włosa, jest zakłócone i dlatego można zaobserwować, że w miejscach plackowatego łysienia odrastają siwe włosy. Choroba ta często występuje rodzinnie, co wskazuje na przyczyny genetyczne. W leczeniu stosuje się alergeny kontaktowe, fotochemioterapię, minoksydyl i cygnolinę.

Inną przyczyną łysienia mogą być uszkodzenia mechaniczne. Zaliczamy do nich: ciągłe napięcie i naciąganie włosów, np. gumową opaską lub stałe noszenie ciasno upiętego koka, nakrycia głowy lub peruk. Także stałe nerwowe pociąganie za włosy i ich skręcanie może być przyczyną łysienia. Uszkodzenia te prowadzą do łamania lub wypadania włosów. Powstałe w ten sposób łysiny zarastają po ustąpieniu czynnika uszkadzającego.

4.5. Choroby wywołane przez bakterie

Wiele chorób skóry wywołują drobnoustroje, inaczej **mikroorganizmy**. Do tych najmniejszych istot żywych, widocznych tylko pod mikroskopem, zaliczamy: **bakterie**, **wirusy** i **grzyby**. Z uwagi na częste występowanie tego rodzaju chorób kosmetyczka, dla ochrony własnej i swoich klientów, powinna posiadać podstawową wiedzę na temat drobnoustrojów i chorób, które wywołują. Aby uniknąć zakażenia mikroorganizmami należy przede wszystkim przestrzegać **zasad higieny**.

Właściwa pielęgnacja skóry nie powinna naruszać normalnej flory bakteryjnej, gdyż zapobiega ona osiedlaniu się na skórze **drobnoustrojów chorobotwórczych (patogennych)**. Długotrwałe zachwianie równowagi kwasowo-zasadowej na powierzchni skóry sprzyja powstawaniu zakażeń.

Bakterie są to pojedyncze organizmy żywe, rozmnażające się głównie przez podział bezpośredni. Komórka bakteryjna otoczona jest **błoną komórkową**, ta zaś ścianą komórkową. Błona komórkowa ogranicza **cytoplazmę**. Bakterie nie mają właściwego **jądra komórkowego**, ale tzw. ekwiwalent jądra zawierający informację genetyczną. W odróżnieniu od **wirusów**, mają własną przemianę materii i mogą się rozmnażać bez pomocy z zewnątrz. Chorobotwórczość niektórych bakterii wynika z ich zdolności wytwarzania **toksyn**. Wyróżnia się trzy podstawowe formy bakterii różniące się wyglądem zewnętrznym: **koki** inaczej ziarniaki, ziarenkowce o kształcie kulistym, występujące w zgrupowaniach – gronkowce ***(Staphylococcus)***, paciorkowce ***(Streptococcus)*** lub połączone parami ***(Diplococcus)***. Poza tym wyróżnia się bakterie o kształcie cylindrycznym (pałeczki, laseczki) zaopatrzone lub nie w rzęski maczugowate lub wrzecionowate. Trzecią ważną formę stanowią zgięte lub spiralnie skręcone pałeczki, przy czym zgięcia mogą być proste, spiralne lub śrubowate.

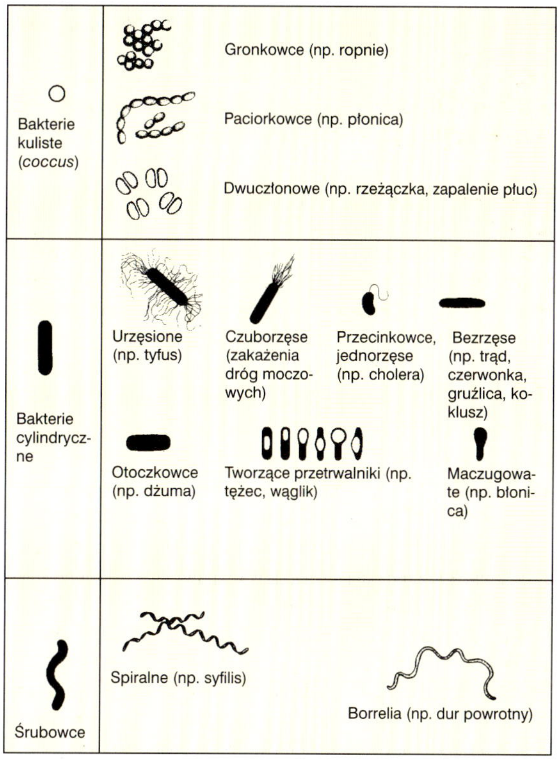

Określone rodzaje bakterii wywołują typowe choroby. Podstawowe formy bakterii to ziarniaki (bakterie o kształcie kulistym), pałeczki proste lub zakrzywione, które mogą być dalej dzielone na podgrupy według innych cech.

W skład normalnej flory bakteryjnej wchodzi wiele bakterii żyjących raczej w trudnych warunkach na powierzchni skóry i w mieszkach włosowych. Drobnoustroje te nazywane są **stałymi rezydentami** i tworzą **florę saprofityczną stałą** lub **przejściową**. W określonych okolicznościach bakterie flory saprofitycznej mogą wywoływać choroby.

4.5.1. Zakażenia ropne

Należą do najczęstszych i najpospolitszych chorób skóry. Wobec wielkiego rozpowszechnienia mają znaczenie społeczne. Wywołują je gronkowce i paciorkowce, bakterie stale bytujące na powierzchni skóry, które w pewnych warunkach stają się chorobotwórcze. Skłonność do zakażeń zależy od wielu czynników: obniżonej odporności komórkowej, czy humoralnej, zaburzeń fagocytozy, a także współistniejących chorób ogólnoustrojowych, takich jak cukrzyca, mocznica oraz ogólne wyniszczenie, np. w chorobie nowotworowej.

	Staphylococcus	*Streptococcus*	Schemat
Naskórek	Liszajec zakaźny – duże pęcherze (*impetigo contagiosa*)	Liszajec zakaźny – małe pęcherze (*impetigo contagiosa*)	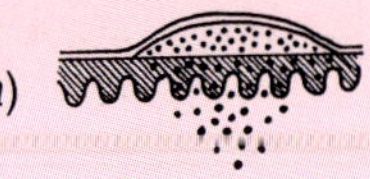
Górna warstwa skóry właściwej	Powierzchniowe zakażenie mieszka włosowego (*folliculitis*)		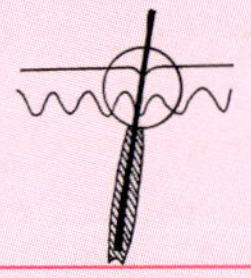
		Niesztowice (*erysipeloid*)	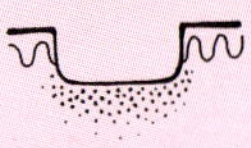
Głębsza warstwa skóry właściwej i tkanka podskórna		Głębokie zakażenie mieszka włosowego (czyraki i czyraki gromadne)	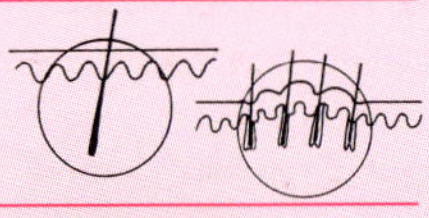
		Róża (*erysipelas*)	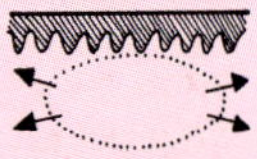
	Flegmona		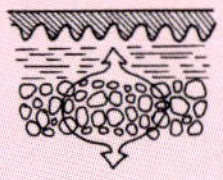

Pierwotne zakażenia bakteryjne wywoływane przez gronkowce i paciorkowce: ropne piodermie mogą obejmować różne warstwy skóry, a także przydatki skórne.

Powstanie zakażenia zależy od właściwości patogennych bakterii i obrony organizmu. Jeśli obrona skóry jest wystarczająca, bakterie zasiedlają skórę tylko przejściowo. Zakażenie możliwe jest wtedy tylko po przerwaniu ciągłości skóry. Może ono być wywołane wpływami zewnętrznymi, takimi jak tarcie stykających się powierzchni skóry, obrażenia przy drapaniu, uszkodzenia i maceracja naskórka pod wpływem wyprzenia, okłady, plastry, a także brakiem higieny osobistej.

Zakażenia gronkowcowe

Zapalenie mieszka włosowego (*folliculitis*). Pierwotnym objawem jest krosta, często przebita włosem, otoczona obwódką zapalną. Umiejscowienie różne: twarz, tułów, kończyny. Zmiany mogą być pojedyncze lub rozsiane. Wykwity powstają szybko i ustępują po kilku dniach. Leczenie polega na zewnętrznym stosowaniu antybiotyków w aerozolu, a w przypadku zmian rozległych antybiotyki podaje się ogólnie, zgodnie z wynikiem antybiogramu, lub sulfonamidy.

Przewlekłe ropne zapalnie mieszków włosowych (figówka). Jest to odmiana przewlekła ropnego zapalenia mieszków włosowych zajmująca owłosioną skórę twarzy. Na brodzie, a niekiedy na owłosionej skórze głowy, tworzą się krosty, grudki, ropne guzy i nacieki. Włosy nie wykazują zmian, ale dają się łatwo usuwać w wyniku uszkodzenia mieszków włosowych. Zmiany goją się często przez bliznowacenie. Choroba występuje głównie u mężczyzn. Leczenie jest bardzo trudne. Przede wszystkim trzeba usunąć ogniska miejscowego zakażenia, ściśle przestrzegać higieny i oczyszczać skórę za pomocą środków odkażających. Ważne jest również odkażanie przyrządów do golenia i nie stosowanie maszynek elektrycznych. Zalecane są też antybiotyki ogólnie i miejscowo, w zależności od wyniku posiewu, oraz szczepionki bakteryjne i witaminy.

Czyrak i czyraczność (*furunculus et furunculosis*). Czyrak polega na ostrym ropnym zapaleniu mieszka włosowego i jego otoczenia z wytworzeniem martwiczego czopa. Czyracznością są liczne czyraki w różnym okresie rozwoju. Jeśli powstaje kilka czyraków obok siebie, stan ten określa się mianem karbunkułu, czyli czyraka gromadnego.

Powstawaniu czyraków sprzyjają choroby przemiany materii (np. cukrzyca), choroby nerek, zaburzenie immunologiczne, ogólne wyniszczenie organizmu, a także czynniki zewnętrzne, takie jak zaniedbania higieniczne, maceracja naskórka przez pot, uszkodzenia naskórka. Czyraki rzadko występują u dzieci. Ich częstość narasta u młodzieży i dorosłych. Mężczyźni chorują częściej niż kobiety.

Zmiany najczęściej występują na twarzy, karku, plecach, kończynach. Czyraki w okolicy górnej wargi, oczodołu i skroni mogą być groźne, ponieważ zakażenie może przejść na zatoki opony twardej i opony mózgowia. Pojawia się najpierw stan zapalny skóry, następnie twardy guzowaty naciek, który może osiągnąć wielkość śliwki. Jest on bardzo bolesny, skóra nad nim jest napięta, żywoczerwona lub sino-czerwona. Po 4–6 dniach na szczycie guzka lub guza pojawia się ropna krosta. Po jej przebiciu się i usunięciu wydzieliny ropnej w środku widoczny jest tzw. rdzeń, czyli czop tkanki martwiczej, który oddziela się po upływie kilku dni. Powstały kraterowaty ubytek goi się przez bliznowacenie. Leczenie jest podobne jak w poprzednim schorzeniu. Ważne jest leczenie schorzeń ogólnoustrojowych i podniesienie ogólnej odporności. Miejscowo najpierw stosuje się maść ichtiolową lub naświetlania w gabinecie kosmetycznym lampą Soluks z czerwoną żarówką. Po przebiciu i oddzieleniu się martwiczego czopa stosujemy maści z dodatkiem antybiotyków. Zalecane jest nacięcie chirurgiczne.

Ropnie mnogie pach (*hidradenitis suppurativa*). Zakażenie dotyczy gruczołów apokrynowych dołów pachowych oraz okolic narządów moczowo-płciowych, odbytu, a u kobiet także brodawek sutkowych. Choroba trwa przez kilka lub kilkanaście miesięcy. Powstają głębokie guzy zapalne, ze skłonnością do rozmiękania i bliznowacenia. Leczenie jest identyczne jak przy czyrakach.

Zakażenia paciorkowcowe

Róża (*erysipelas*). Jest to ostra choroba zakaźna skóry i tkanki podskórnej. Pojawia się uczucie ogólnego rozbicia, bóle głowy, dreszcze, temperatura ciała wzrasta do 40°C. Pojawiają się bóle stawowe, nieraz wymioty. Zmiany skórne polegają na obrzęku i ostrym stanie zapalnym skóry i tkanki podskórnej. Są one bardzo wyraźne, nieregularne. Skóra jest żywoczerwona, wygładzona, napięta, lśniąca. Mogą się tworzyć pęcherze i ogniska martwicy. Najczęściej choroba umiejscawia się na twarzy i kończynach dolnych, zwłaszcza podudziach i stopach. Wrotami dla bakterii są drobne przeczosy i uszkodzenia naskórka. Choroba często towarzyszy owrzodzeniom pożylakowym podudzi. Leczenie: ogólnie antybiotyki. Miejscowo zaleca się okłady lub maści ichtiolowe.

Mieszane zakażenia paciorkowcowo-gronkowcowe

Liszajec zakaźny (*impetigo contagiosa*). Charakteryzują go powierzchowne wykwity pęcherzowo-ropne, zasychające w miodowożółte strupy, występujące na skórze odsłoniętej, szczególnie twarzy w okolicy jamy ustnej i nosa, przez kilka dni. Zmiany częściej występują u dzieci. Leczenie polega na stosowaniu maści i aerozoli z dodatkiem antybiotyków

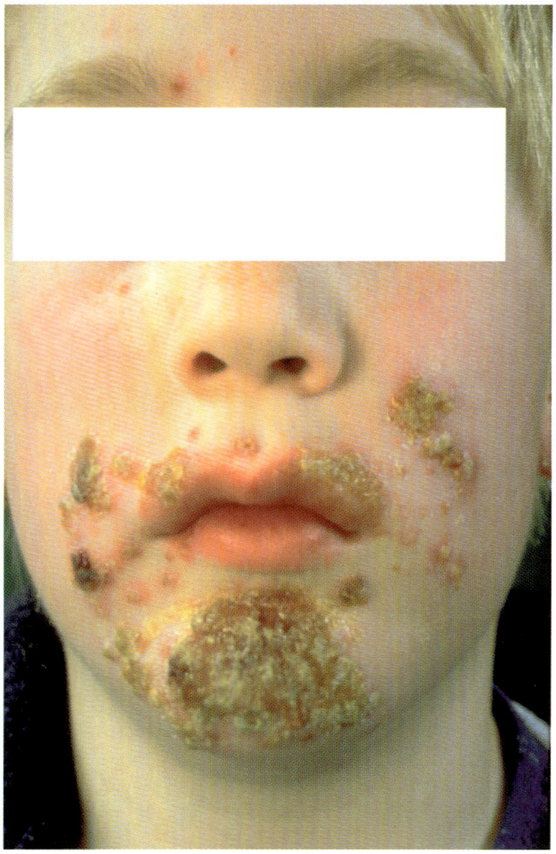

Liszajec zakaźny (impetigo contagiosa): zakażenie wywołane przez paciorkowce (Streptococcus). Występuje zwłaszcza u dzieci, które zarażają się przez kontakt bezpośredni lub pośrednio (zakażone przedmioty).

oraz środków odkażających. Należy zlikwidować ogniska zakażenia w nosogardzieli i jamie ustnej.

Niesztowica (*ecthyma*). Na skórze kończyn, zwłaszcza dolnych, powstają liczne wykwity pęcherzowo-ropne, przekształcające się w owrzodzenia pokryte grubym, uwarstwionym strupem. Część zmian goi się przez bliznowacenie. Czynnikami sprzyjającymi są zaniedbania higieniczne, niedożywienie, ogólne wyniszczenie. Zmiany występują głównie u dorosłych. Leczenie obejmuje usunięcie czynników sprzyjających, podaje się ogólnie antybiotyki, leki wzmacniające i bodźcowe, tak jak w leczeniu czyraków. Miejscowo stosuje się aerozole i kremy przeciwbakteryjne z antybiotykami lub środkami odkażającymi.

Flegmona (ropowica) to ciężkie zakażenie tkanki łącznej skóry właściwej i tkanki podskórnej i często śródmięśniowej spowodowana przez gronkowce, a także – rzadziej – przez paciorkowce. Flegmona może powstać w następstwie urazów i operacji.

Wtórne zakażenia bakteryjne nazywane są **nadkażeniami (superinfekcjami)**. Bardzo często w czasie trwania choroby skóry dochodzi do dodatkowego

2

zakażenia bakteryjnego, gdy bariera naskórka jest uszkodzona. Może do tego dojść na skutek drapania się. Także pęknięcia między palcami występujące przy **grzybicy stóp** mogą stanowić wrota zakażenia.

4.5.2. Inne choroby bakteryjne (nieropne zakażenia bakteryjne)

Różyca (*erysipeloid*). Chorobę wywołuje włosowiec różycy. Zakażenie występuje najczęściej u osób stykających się zawodowo z mięsem świń, drobiu, ryb (weterynarze, rzeźnicy, kucharze, pracownicy przemysłu rybnego, gospodynie domowe). Zarazek wnika przez miejsca skaleczenia lub ukłucia.

Na powierzchniach grzbietowych jednego lub kilku palców, z wyłączeniem paliczków dalszych, pojawia się ostro odgraniczony wykwit rumieniowy sino-czerwony. Szerzy się on obwodowo, występując w części środkowej. Może występować niewielkie swędzenie, pieczenie i ból. Początkowo wykwit rozszerza się, później zatrzymuje i po 2–3 tygodniach ustępuje. W leczeniu ogólnie stosuje się penicylinę lub inne antybiotyki, a miejscowo okłady z ichtiolu lub maści ichtiolowej.

Łupież rumieniowy (*erythrasma*). Czynnikiem wywołującym jest maczugowiec. Zakaźność jest stosunkowo niewielka. Do powstania zmian przyczynia się wilgoć i drażnienie skóry. Zmiany mają charakter plam rumieniowych, są początkowo różowe, później żółtawe i żółtawobrunatne, o powierzchni złuszczającej się otrębiasto. Plamy u mężczyzn umiejscawiają się głównie na powierzchniach przyśrodkowych ud, w górnym odcinku przylegającym do moszny, rzadziej zajmują doły pachowe i przestrzenie międzypalcowe stóp. Zmiany często występują przez wiele miesięcy. Leczenie polega na stosowaniu maści z erytromycyną lub preparatów przeciwgrzybiczych.

Promienica (*actinomycosis*). Czynnikiem wywołującym są promieniowce beztlenowe bytujące w jamie ustnej. Rozwojowi choroby sprzyjają zakażenia przywierzchołkowe zębów, próchnica zębów, urazy (usunięcie zęba). Są to deskowato twarde guzowate nacieki, ze skłonnością do rozmiękania i przebijania z wytworzeniem przetok, z których wydostaje się wydzielina zawierająca charakterystyczne żółte ziarenka. Zmiany umiejscawiają się głównie w okolicy podżuchwowej. Leczenie polega na podawaniu penicyliny prokainowej lub tetracykliny.

Boreliozy. Jest to grupa schorzeń wywoływanych przez bakterie, należące do rodzaju krętków, przenoszone przez kleszcze. Choroba występuje głównie w USA, Europie i Japonii i obejmuje wiele narządów, w tym przede wszystkim układu nerwowy i skórę. **Boreliozy skórne** częściej występują w Europie, także w Polsce.

Rumień przewlekły pełzający. Jest to nagle powstająca plama rumieniowa, szerząca się obwodowo, obrączkowato w miejscu ukłucia przez kleszcza. Zmiany umiejscawiają się głównie na tułowiu lub kończynach. Stan ogólny chorych jest dobry. Nie stwierdza się objawów podmiotowych. W leczeniu skuteczna jest penicylina i inne antybiotyki.

Lymphocytoma. Jest to guzek wielkości od ziarna grochu do owocu wiśni, zwykle pojedynczy, sino-czerwony, miękki, nie rozpadający się, występujący w miejscu ukłucia przez kleszcza. Zmiany umiejscawiają się głównie na skórze twarzy, często w obrębie płatka usznego. Leczenie jak w innych chorobach wywołanych przez kleszcze.

Zanikowe zapalenie skóry kończyn. Choroba przenoszona jest przez kleszcze. Chorują głównie mieszkańcy okolic zalesionych. Zmiany dotyczą jednej lub wszystkich kończyn. Początkowo są to czerwone plamy naciekające, umiejscowione głównie na podudziach, przedramionach i udach. W późniejszym okresie zmiany nabierają charakteru zanikowego, skóra staje się cienka, bibułkowato pomarszczona i zmienia barwę na sinoczerwoną. Przez skórę prześwieca siatka rozszerzonych naczyń krwionośnych. Niekiedy widoczne są pojedyncze ogniska twardzinopodobne. Leczenie polega na podawaniu przez kilka tygodni penicyliny lub innego antybiotyku o szerokim zakresie działania.

4.6. Choroby wywołane przez wirusy

Wirusy są mikroorganizmami składającymi się z białek i w zależności od rodzaju zawierają genom z jednego **kwasu nukleinowego RNA** lub **DNA**. Ich osłona białkowa nazywana jest kapsydem. Nie mają własnej przemiany materii, dlatego nie są w stanie rozmnażać się bez pomocy. Zdane są na metabolizm komórki gospodarza. W celu rozmnażania wirusy przenoszą własną informację genetyczną do komórki gospodarza i korzystają z jego ciągów metabolicznych.

Brodawki to **wirusowa choroba** skóry. Określony rodzaj wirusów, wirus brodawczaka ludzkiego (HPV, *human papillomavirus*), odpowiedzialny jest za powstawanie na skórze i błonach śluzowych łagodnych **guzów nowotworowych**, takich jak brodawki. Zakażenia wirusem HPV występują na całym świecie i dotyczą szczególnie dzieci i młodzieży. Przebyte zakażenie

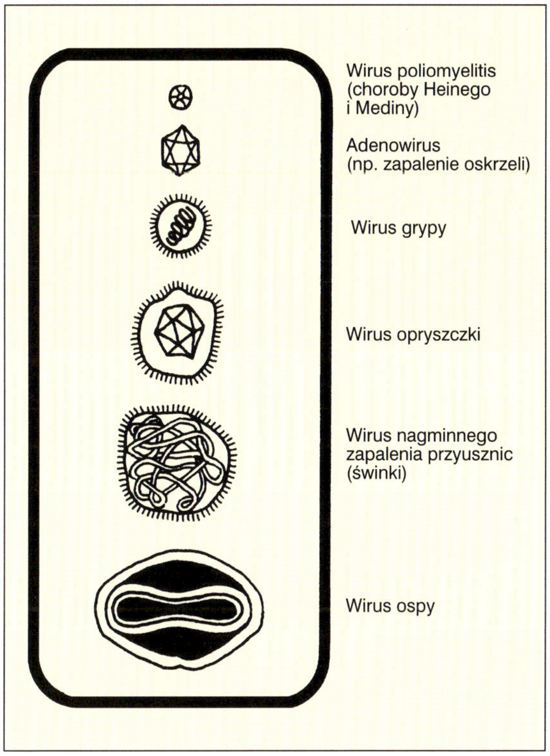

Wirusy mają różne kształty i wielkość. Różnią się też kwasem nukleinowym (DNA lub RNA). Wszystkie są jednak bardzo małe. Przedstawione wirusy wrysowano w komórkę bakteryjną zachowując proporcje.

z reguły powoduje późniejszą odporność na wirusy tego typu. Zakażenie przenosi się z człowieka na człowieka, a brodawki pojawiają się w kilka tygodni do kilku miesięcy po zakażeniu. Wyróżnia się różne postaci brodawek. **Brodawki płaskie** młodocianych występują często na grzbietach rąk i na twarzy w postaci płaskowyniosłych grudek naskórkowych o jasnobrunatnym zabarwieniu. Często ustępują samoistnie. **Brodawki pospolite (*verrucae vulgares*)** to twarde guzki o szorstkiej, nieregularnej powierzchni. Na skutek wzrastającego rogowacenia, powierzchnia brodawek przybiera szarożółte zabarwienie. Choroba rozszerza się, tworząc nowe brodawki. Tego typu brodawki występują często i utrzymują się uporczywie przez długi czas, dlatego wskazane jest leczenie przez lekarza domowego. **Brodawki stóp (*verrucae plantares*)** znajdują się na podeszwach. Zarażenie następuje np. na skutek chodzenia boso na basenach. Na stopach występują pojedyncze brodawki głębokie, bolesne, często z odczynem zapalnym, albo powierzchowne, tzw. mozaikowe, które mają tendencję do zlewania się na większych powierzchniach. Na skutek ich niefortunnego umiejscowienia w czasie chodzenia lub stania sprawiają ból. Podczas zabiegu pielęgnacji stóp kosmetyczka powinna pewnie odróżniać brodawki od nagniotków. Usuwanie brodawek jest bolesne i niedozwolone, ponieważ istnieje duże ryzyko zarażenia się, a także rozprzestrzenienia wirusów na skórze klientki.

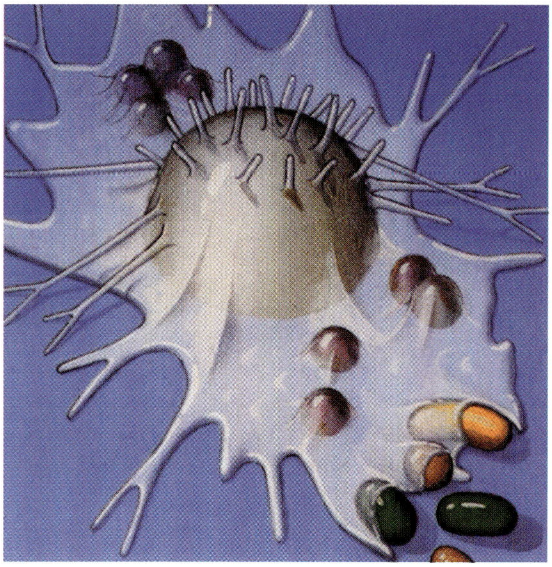

Makrofag fagocytuje bakterie, które przedostały się do skóry.

Wirusy *Herpes simplex* wywołują dwa rodzaje **opryszczki**. Typ 1 tego wirusa wywołuje znaną opryszczkę wargową **(*herpes labialis*)**. Zakażenie w obrębie narządów płciowych, zaliczane do **chorób przenoszonych drogą płciową**, wywołuje wirus typu 1 lub 2. Jest to opryszczka narządów płciowych **(*herpes genitalis*)**.

Zakażenia wywołane wirusem opryszczki zwykłej występują na całym świecie. Ludność ziemi prawie w stu procentach dotknięta jest przynajmniej typem 1 tego wirusa. Po pierwotnym zakażeniu tym wirusem, które następuje we wczesnym dzieciństwie przez zakażenie kropelkowe lub kontakt, układ immunologiczny walczy z nim tworząc przeciwciała, przy czym choroba może przebiegać bezobjawowo. Właściwe skutki zakażenia wirusem opryszczki pojawiają się często dopiero po kilku latach. Podczas pierwotnego zakażenia wirus wnika przez skórę do miejscowych zakończeń nerwowych i przemieszcza się włóknami nerwowymi do najbliżej położonych okolicznych węzłów nerwowych. Tu mogą przetrwać w nieaktywnej postaci. U niektórych osób wirus aktywuje się (*Herpes recidivans*) kilka razy w roku. Często wystarczy niewielki bodziec, aby wywołać chorobę. Bodźcami mogą być: gorączka, nasłonecznienie, menstruacja, stres lub osłabiona odporność. Wówczas dochodzi do reaktywacji wirusa, który przemieszcza się włóknami nerwowymi na powierzchnię skóry. Tu opanowuje kolejne komórki i wywołuje typowe zmiany: wirus typu 1 atakuje głównie wargi, ale pęcherzyki mogą występować także na innych częściach twarzy. Pojawia się wówczas zaczerwienione ognisko rumieniowe, na którym występują pęcherzyki z wodnistą zawartością. Po kilku dniach zawartość pęcherzyków mętnieje, pęcherzyki przekształcają się w nadżerki, tworzą się strupy, które odpadają nie pozostawiając

2

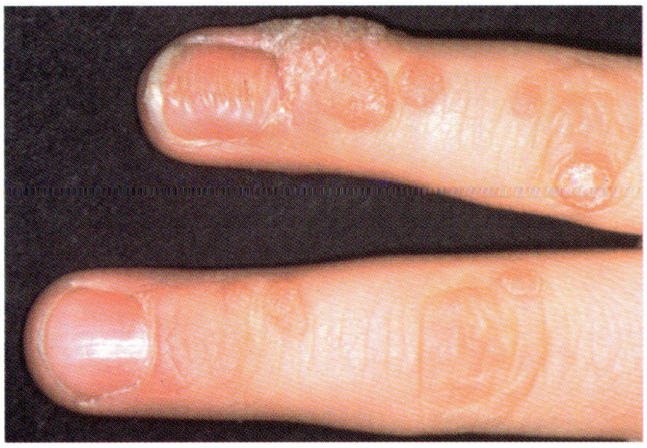

Brodawki pospolite na dłoni wywołane przez HPV, powodujące powstawanie guzków o chropowatej powierzchni.

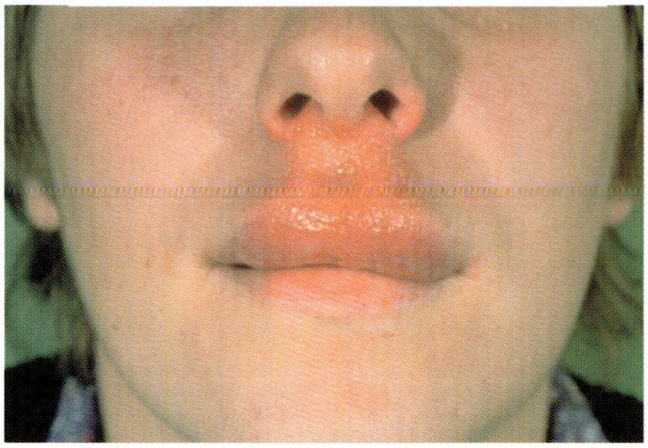

Opryszczka: charakterystyczne pęcherzyki wywołane przez Herpes simplex typu 1.

blizn. Szczególnie charakterystyczne jest silne swędzenie, pojawiające się często jeszcze przed powstaniem pęcherzyków. Reaktywacja wirusa *Herpes genitalis*, przeważnie typu 2, przebiega podobnie.

Półpasiec wywołują również wirusy z grupy ***Herpesvirus***: *Varicella zoster virus* (VZV). Pierwotne zakażenie następuje przeważnie w dzieciństwie i powoduje znaną chorobę wieku dziecięcego – **ospę wietrzną (*varicella*)**. Wirus przemieszcza się włóknami nerwowymi do węzłów nerwowych, gdzie na ogół spoczywa wiele lat. Reaktywacja wirusa objawia się półpaścem. Raz przebyta ospa wietrzna zapewnia odporność na tę chorobę do końca życia, nie chroni jednak przed atakami półpaśca. Większość osób z dobrze działającym układem immunologicznym nie choruje nigdy na półpasiec, albo choroba ta pojawia się u nich tylko raz. U osób o słabej odporności wirus może reaktywować się częściej, mogą również występować powikłania.

Charakterystyczne objawy półpaśca poprzedzają często zmęczenie, zaburzenia żołądkowo-jelitowe i przede wszystkim silne nerwobóle w tych segmentach czuciowych, na których pojawią się później zmiany skórne. Początkowo pojawia się ostro odgraniczony rumień, na którym występują zgrupowania pęcherzyków wypełnionych treścią surowiczą, po czym zaczerwienienie mija i pęcherzyki wysychają. Po 2–3 tygodniach strupy odpadają i często pozostawiają blizny.

AIDS nie jest wyłącznie chorobą skóry, jednak zakażenie HIV często związane jest z objawami skórnymi. Aby uczestniczyć w dyskusji na temat AIDS i dokonywać oceny ryzyka zarażenia, konieczna jest dokładna wiedza na temat tej choroby i możliwości zabezpieczania się przed nią. AIDS (ang. Acquired Immune Deficiency Syndrome) oznacza **zespół nabytego upośledzenia odporności**. To upośledzenie odporności wywołane jest przez **HIV** (ang. Human Immunodeficiency Virus), czyli **ludzki wirus niedoboru odporności**. Wirus ten atakuje w pierwszej kolejności komórki układu immunologicznego.

W miarę trwania choroby HIV uszkadza te komórki i powoduje ograniczenie ich liczby. W wyniku tego układ odpornościowy w końcowym stadium choroby nie jest w stanie bronić się nawet przed niegroźnymi patogenami, które normalnie nie stwarzają zagrożenia dla organizmu.

Jeżeli wirus przedostanie się do organizmu, mówimy o zakażeniu HIV. Zakażona osoba jest wówczas seropozytywna. Fakt zakażenia nie musi równać się z szybkim wystąpieniem objawów choroby. Zakażenie wirusem przebiega często bezobjawowo, jednak po kilku tygodniach od wtargnięcia wirusa może dojść do ostrych objawów, przypominających inne niegroźne choroby wirusowe. Chory ma wówczas gorączkę, powiększone węzły chłonne i często wysypkę. Po zakażeniu HIV następuje okres utajenia (latencji). Oznacza to, że obecność wirusa (względnie przeciwciał przeciwwirusowych) we krwi pacjenta może być wykryta, ale nie ma jakichkolwiek objawów. Jeżeli choroba jest nieleczona, po okresie tym następuje, trwające często miesiącami, powiększenie kilku węzłów chłonnych utrzymujące się do końcowego stadium choroby. Dalszy przebieg choroby charakteryzuje się długotrwałą biegunką, nocnymi potami, gorączką, trudnością z koncentracją.

Pełnoobjawowy AIDS, czyli końcowe stadium choroby, następuje wówczas, gdy do podanych objawów dołączają się choroby oportunistyczne np. grzybice, zapalenie płuc i inne. W przebiegu AIDS mogą wystąpić nowotwory złośliwe **(mięsak Kaposiego)**, które szybko postępują. Możliwości terapeutyczne dzisiejszej medycyny umożliwiają wpływ na etapowy przebieg choroby. Kwestia całkowitego wyleczenia pozostaje otwarta – ciągle trwają dyskusje specjalistów na ten temat.

Wirus przenoszony jest przede wszystkim przez krew i preparaty krwiopodobne oraz spermę. Jego obecność wykryto także w ślinie, wydzielinie z pochwy i mleku matki. Najczęstszą drogą zakażenia są kontakty seksualne. Zasadniczo możliwe jest zakażenie przez kontakt z krwią chorego, np. przy skaleczeniu. Normalne kontakty z nosicielami HIV (podanie ręki, obejmowanie, zabiegi wykonywane na skórze bez wykwitów) nie stwarzają dużego ryzyka zakażenia. Jeżeli jednak w trakcie zabiegu kosmetycznego musimy naruszyć skórę, np. przy leczeniu trądziku, i kosmetyczka styka się z krwią klienta, istnieje możliwość zakażenia.

Jak chronić się przed AIDS? Podczas kontaktów seksualnych zalecane jest używanie prezerwatyw, które jednak nie dają pełnego zabezpieczenia, potrzebna jest także rozmowa z partnerem na temat choroby, a w razie wątpliwości wykonanie testu na obecność HIV. Przy wykonywaniu zawodu skaleczenia należy zmyć wodą z mydłem, a następnie zdezynfekować i zabezpieczyć plastrem lub opatrunkiem. Plamy krwi na niezranionej skórze można zmyć wodą z mydłem. Krew w jamie ustnej i w oku wypłukać kilkanaście razy wodą. HIV nie jest w stanie długo przeżyć poza organizmem i można go zniszczyć stosując zwykłe środki czyszczące. Jeżeli dezynfekujemy wszystkie narzędzia pracy jak należy, nie istnieje podwyższone ryzyko zakażenia siebie i klientów, wskazane jest jednak używanie przy pracy jednorazowych rękawiczek gumowych. Należy unikać kontaktu z krwią przy skaleczeniach skóry! W razie wątpliwości należy wykonać test na obecność HIV.

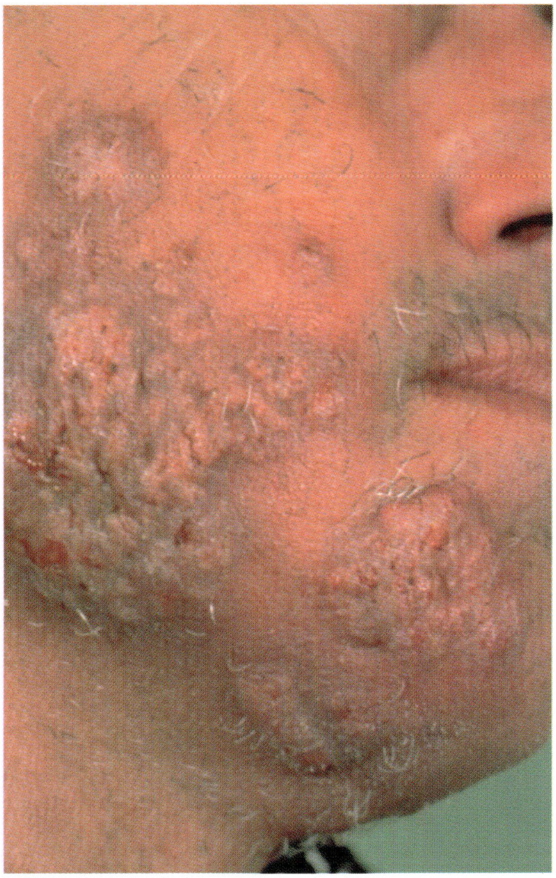

Grzybica głęboka na brodzie (tinea barbae) wywołana przez dermatofity.

4.7. Choroby wywołane przez grzyby

Kosmetyczka w czasie wykonywania zawodu, zwłaszcza **zabiegów pielęgnacyjnych stóp,** często styka się z **grzybami**. Istotne jest, aby po pierwsze, stosując odpowiednie **środki higieny** (rękawiczki, maska na usta, odpowiednia **dezynfekcja**) samemu chronić się przed zakażeniem. Po drugie, należy zalecić klientce wizytę u dermatologa w celu przeprowadzenia leczenia oraz doradzić, jak unikać ponownych zakażeń grzybiczych.

Sprzyjającymi czynnikami dla zakażenia grzybami są ciepłe i wilgotne środowisko (stopy, fałdy skórne), częsty kontakt z wodą, leczenie antybiotykami i kortykosteroidami, ogólne osłabienie odporności (np. AIDS), choroby metaboliczne (np. cukrzyca) oraz stosowanie pigułek antykoncepcyjnych.

Grzyby dzielimy na trzy grupy: 1. **Dermatofity** – atakują wyłącznie skórę, włosy i paznokcie. 2. **Drożdżaki** – najbardziej znany *Candida albicans* – mogą atakować skórę, błony śluzowe i paznokcie. 3. **Pleśniowce** – np. *Aspergillus*, bardzo rzadko występują na ludzkiej skórze i błonach śluzowych.

Dermatofity mają rzadką zdolność rozkładania niezwykle odpornej keratyny. Zakażenie następuje przez kontakt z chorymi zwierzętami (np. świnki morskie, myszy, bydło) lub z ludźmi. W przypadku tych ostatnich zakażenie następuje często pośrednio przez używanie wspólnych butów, skarpetek, mat i kratek na basenach lub w saunach.

Zakażenia wywołane przez dermatofity określa się ogólną nazwą ***tinea***, do której dołączane jest określenie miejsca występowania grzybicy, np. *tinea capitis* (owłosiona skóra głowy), *barbae* (okolica brody), *corporis* (ciało, korpus), *inguinalis* (pachwiny), *manum* (dłonie), *pedum* (stopy), *unguinum* (paznokcie).

Przykładami zachorowań wywołanych przez dermatofity są: grzybica powierzchowna na skórze gładkiej w postaci zmian rumieniowo-złuszczających o wyraźnych zarysach z pęcherzykami i krostkami na obwodzie. **Grzybica powierzchowna owłosionej skóry głowy** występuje głównie u dzieci oraz w postaci ognisk z nieznacznym odczynem zapalnym (grzybica strzygąca), bądź jako ogniska z kilkumilimetrowymi tarczkami siarkowo-żółtawymi (grzybica woszczynowa). Grzybica woszczynowa może pozostawić trwałe wyłysienie lub włosy są połamane, matowe.

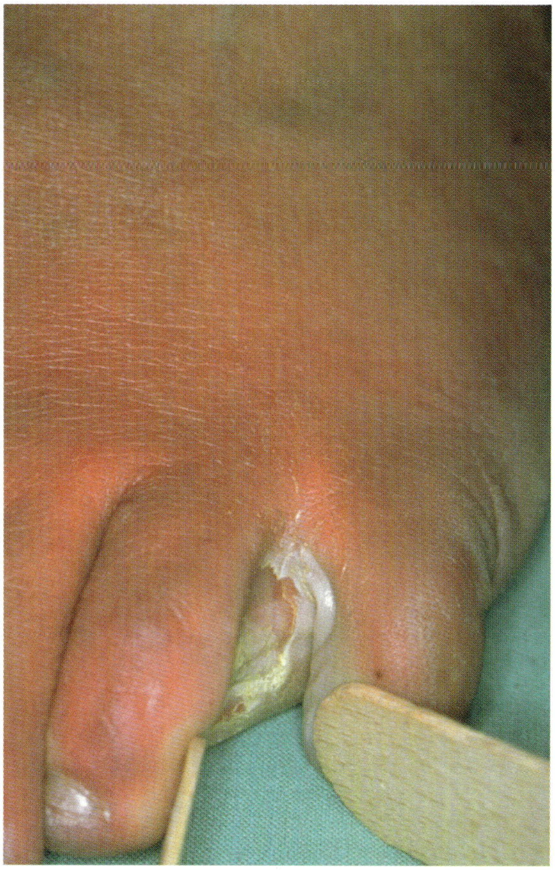

Grzybica stóp: czynnikiem chorobotwórczym może być zarówno Candida albicans, jak i dermatofity.

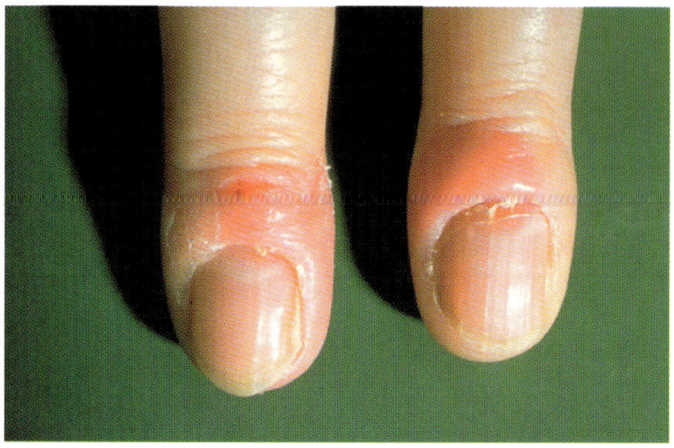

Zaatakowany drożdżakiem Candida albicans wał paznokciowy: widoczny obrzęk i zaczerwienienie.

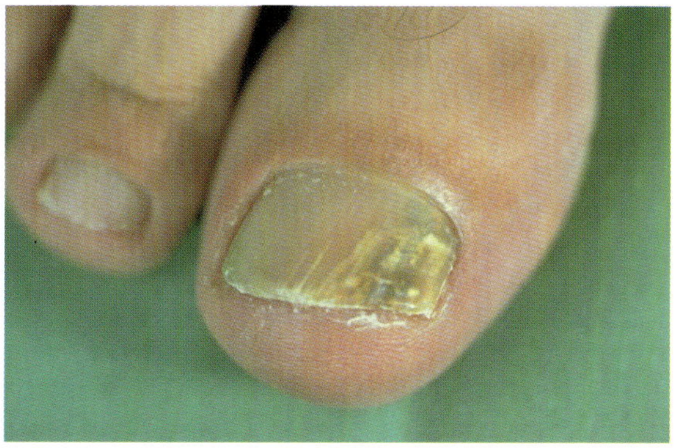

Zaatakowany grzybem paznokieć: typowe żółtawo-brązowe przebarwienie.

Zakażenie **grzybicą głęboką** następuje przez kontakt z chorymi zwierzętami. Charakterystyczne zmiany występują na owłosionej skórze głowy i brodzie u mężczyzn w postaci głębokich nacieków zapalnych i przymieszkowych zmian ropnych.

Grzybica stóp (*tinea pedum*) występuje najczęściej. Spowodowana jest przede wszystkim warunkami korzystnymi dla rozwoju grzybów np. w przestrzeniach międzypalcowych. Rozwojowi grzybicy sprzyja noszenie obuwia nieprzepuszczającego powietrza, co

Miejsce występowania	Częsty czynnik chorobowy
Owłosiona skóra głowy	Dermatofity, drożdżaki
Broda	Dermatofity
Duże fałdy skórne	Dermatofity, drożdżaki
Plecy, ramiona	Drożdżaki (*Pityriasis versicolor*)
Przestrzenie międzypalcowe	Dermatofity, drożdżaki
Wał paznokciowy	Dermatofity, drożdżaki
Paznokieć	Dermatofity, drożdżaki, pleśniowce

Grzyby mogą atakować różne miejsca na ciele. Szczególnie preferują miejsca ciepłe i wilgotne w dużych fałdach skórnych oraz przestrzenie międzypalcowe. Mają tu idealne warunki rozwoju.

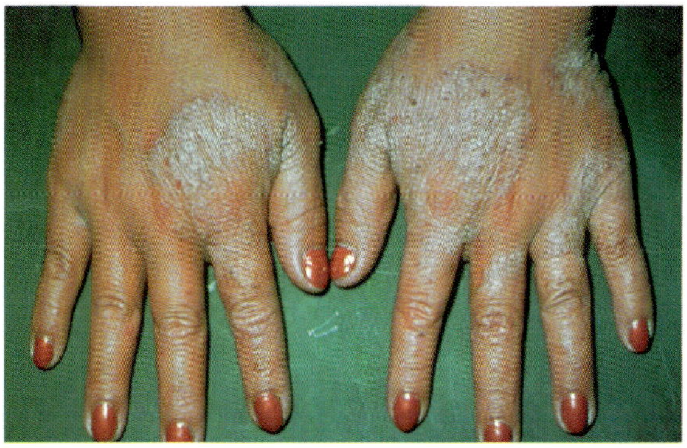

Grzybica dłoni (tinea manum) wywołana przez dermatofity.

stwarza idealne dla rozwoju grzybów, wzmocnione poceniem się, ciepłe i wilgotne środowisko. Sprzyjają jej także zaburzenia krążenia żylnego spowodowane noszeniem zbyt ciasnego obuwia. Zakażenie grzybicą następuje przez buty, skarpety, drewniane maty na basenach, a także kontakt z ziemią. Choroba rozwija się najpierw w przestrzeniach międzypalcowych. Często widoczne jest lekkie złuszczanie, potem mogą pojawiać się mniej lub bardziej wyraźne oznaki stanów zapalnych w postaci zaczerwienienia, nasilonego złuszczania się, maceracji i pękania skóry. Grzybica stóp może mieć postać potnicową.

Drożdżaki mogą atakować skórę i błony śluzowe. Najczęściej chorobę wywołuje drożdżak ***Candida albicans***. Występuje on w wilgotnym środowisku jamy ustnej, przewodu pokarmowego i w okolicy narządów płciowych, nie wywołując tam choroby. Niekorzystne warunki powodują pojawienie się na skórze i błonach śluzowych typowego obrazu klinicznego zakażenia drożdżakiem *Candida*. Na błonach śluzowych występuje białawy, łatwo usuwany nalot na zaczerwienionym podłożu. Na skórze ma głównie cechy wyprzenia.

Przykładem grzybic wywołanych przez drożdżaki są: drożdżyce fałdów skórnych **(*candida mycetica*)** i przestrzeni międzypalcowych **(*candidiasis interdigitalis*)** oraz drożdżyca obrąbków naskórkowych i paznokci (*paronychia candidosa* i *onychia candidosa*). **Drożdżyce fałdów skórnych** występują często u osób otyłych, a także chorych na cukrzycę. W okolicach pachwin, fałdach brzusznych, pod piersiami, w okolicy odbytu i narządów płciowych pojawiają się typowe zmiany rumieniowo-wysiękowe, z drobnymi pęcherzykami i krostami na obwodzie. Na dłoniach zmiany umiejscawlają się najczęściej w trzeciej przestrzeni międzypalcowej w postaci pęknięcia i maceracji.

Paronychia candidosa (*candidomycetica*) dotyczy obrąbka naskórkowego, **onychia** samego paznokcia. Zaatakowany drożdżakiem wał paznokciowy jest zaczerwieniony, bolesny z obrzękiem, spod którego przy naciśnięciu wydobywa się treść surowiczo-ropna. Przewlekły przebieg powoduje zakłócenie wzrostu paznokcia wraz z poprzecznym i podłużnym bruzdowaniem płytki paznokciowej. Do zakażeń drożdżakami przyczyniają się zaburzenia krążenia krwi w dłoniach i stopach. Same paznokcie atakowane są dość rzadko. Zmiany chorobowe pojawiają się przeważnie na bokach płytki paznokciowej, gdzie widoczne są żółtawo-brunatne przebarwienia. Na paznokciach o bardzo ciemnym zabarwieniu przeważnie stwierdza się pleśniowce.

Łupież pstry (*pityriasis versicolor*) to niegroźna, ale rozpowszechniona na całym świecie grzybica. Predyspozycje do zachorowania stanowią określone czynniki indywidualne, np. skłonność do nadmiernego pocenia się **(*hyperhidrosis*)**, zwiększonego wytwarzania łoju i wilgotne środowisko. Nie ma żadnego związku z nawykami higienicznymi. Grzyb można wykryć także na zdrowej skórze, ale nie zawsze wywołuje chorobę. Zaatakowana skóra przedstawia typowy obraz kliniczny: najczęściej dotknięta jest górna część tułowia wraz z ramionami, karkiem, rzadziej brzuch. Pojawiają się nieregularnie odgraniczone ogniska o zabarwieniu żółtawo-brązowym, a nawet różowym. Typowym objawem jest drobnopłatowe złuszczanie. U osób o ciemnej karnacji oraz po opalaniu następuje odbarwienie zaatakowanych regionów skóry. Miejsca te nie opalają się, gdyż produkty przemiany materii grzybów hamują wytwarzanie melaniny.

Większość **pleśniowców** nie powoduje chorób u ludzi, ale żywi się obumarłą substancją organiczną. Niektóre pleśniowce mogą jednak występować jako pasożyty na ludzkiej skórze, często razem z dermatofitami i drożdżakami. W pewnych warunkach stają się patogenne. Dopiero wówczas, gdy odporność organizmu jest osłabiona, pleśniowce mogą powodować powstawanie chorób. Duży problem stanowią alergie górnych dróg oddechowych. Narażenie na zarodniki pleśniowców stwarza często zagrożenie dla życia. Inne pleśniowce nierzadko atakują paznokcie u stóp, zwłaszcza na dużym palcu. Pojawia się wówczas typowe zielono-czarne zabarwienie.

Grzybice leczone są przez dermatologów. Kosmetyczka przez zastosowanie odpowiednich środków higieny i udzielenie porad może w znacznym stopniu przyczynić się do odbudowania normalnej flory skóry i zapobiec ponownemu zakażeniu. Schłodzenie, wysuszenie i usunięcie obrzęku wstrzymuje rozwój zakażenia. Stosując zabiegi tego rodzaju można usunąć naloty i osiągnąć wysuszenie ran. Dzięki kąpielom rany na pośladkach, stopach i dłoniach zostają wysuszone, a ich wydzielina oraz złuszczona skóra zostają usunięte. Do przemywania należy używać kwaśnych środków powierzchniowo czynnych. Zakładanie opatrunków z gazy lub lnu w fałdy i przestrzenie międzypalcowe powoduje, że skóra się nie ociera, a wydzielina zostaje wchłonięta. Paznokcie

2

zajęte grzybicą należy konsekwentnie krótko obcinać. Odpowiednia **dezynfekcja** odzieży i przedmiotów użytkowych zapobiega ponownym zakażeniom. Buty należy zdezynfekować.

2

4.8. Choroby wywołane przez pasożyty

Kosmetyczka prawdopodobnie rzadko będzie miała do czynienia z klientkami zaatakowanymi wszawicą, pchłami lub roztoczami. Każdy jednak kto ma częsty kontakt ze skórą i włosami wcześniej czy później spotka się z takimi przypadkami. Występowanie **pasożytów** na powierzchni skóry nie zawsze świadczy o braku higieny.

Pasożyty żyjące na powierzchni skóry i wywołujące jej choroby dzielimy na dwie grupy: insekty i pajęczaki. **Wszy**, **pchły** i **pluskwy** należą do **insektów**. Rozróżnia się trzy gatunki wszy: głowowa, odzieżowa i łonowa.

Wesz głowowa atakuje owłosioną skórę głowy. Zarażenie następuje w wyniku bezpośredniego kontaktu z chorymi, czasami także przez używanie wspólnych czapek i grzebieni. Wszy o długości 2–3,5 mm są względnie ruchliwe i cienkie. Kilka razy dziennie pobierają krew pozostawiając przy tym w skórze wydzielinę gruczołów ślinowych. Skutkiem tego jest świąd, drapanie się i powstawanie wtórnego zakażenia. Wszawicę można rozpoznać po **gnidach**, jajach wszy, przyklejonych niczym bazie do dolnej części włosa. Dają się one z trudem ściągnąć. Każda wesz składa trzy do czterech jaj dziennie, z których po tygodniu wylęgają się larwy. Puste jajo pozostaje na włosie i wyrasta wraz z nim. Po stwierdzeniu wszawicy należy natychmiast kupić w aptece preparat przeciwko wszom i nanieść go na włosy. Obcięcie włosów na krótko nie jest konieczne.

Wesz odzieżowa jest nieco większa od głowowej. Bytuje na odzieży, szczególnie na bieliźnie. Na skórę wesz wychodzi w celu pobrania pożywienia, ale jaja składa w ubraniach.

Wesz łonowa namnaża się od wszy głowowej, bytuje zwłaszcza w okolicach **gruczołów apokrynowych**, tzn. pod pachami, w owłosieniu łonowym,

Choroby skóry wywołane przez insekty	**Choroby skóry wywołane przez pajęczaki**
Wszy *Głowowa*: pobiera krew przez ukąszenie, wydzielina gruczołów ślinowych wywołuje świąd. Gnidy przytwierdzone są w dolnej części włosa. *Odzieżowa*: bytuje w odzieży, wywołuje silny świąd i bąble. Może przenosić dur plamisty. *Łonowa*: preferuje okolice gruczołów apokrynowych (owłosienie łonowe, pachy, rzęsy), rozmnaża się powoli, powoduje umiarkowany świąd.	Roztocza *Świerzb* (*scabies*): roztocza bytują w warstwie rogowej skóry, w której drążą korytarze i składają w nich jaja. Wywołują silny świąd. *Roztocza zwierzęce i spożywcze* mogą czasowo żyć na skórze, ale nie drążą korytarzy. *Świerzb żniwny*: roztocza bytujące na roślinach przytwierdzają się do skóry, ale po pobraniu pożywienia odpadają.
Pchły *Ludzkie* bytują na człowieku, ale także w dywanach i szczelinach mebli. Ukąszenia silnie swędzą. *Zwierzęce* w potrzebie przenoszą się czasowo na człowieka, lecz nie żyją tu długo.	Kleszcze Są to duże roztocza żywiące się krwią ssaków. Przy kontakcie ze skórą wkręcają się w nią za pomocą kłująco-ssącego aparatu gębowego i po tygodniu same odpadają. Zakażone kleszcze mogą przenosić bakterie i wirusy wywołujące różne choroby.
Pluskwy Insekty, kryją się przed światłem. W nocy są aktywne, spadają na człowieka z sufitu. Ich ukąszenia tworzą charakterystyczny szereg swędzących bąbli.	

Choroby wywołane przez pasożyty z grupy insektów i pajęczaków. Pasożyty żyją na odzieży, skórze, w warstwie rogowej skóry. Człowiek jest źródłem ich pożywienia.

w rzęsach i brwiach. Rozmnaża się powoli, a jej ukąszenia wywołują umiarkowany świąd. Zarażenie następuje w trakcie kontaktów seksualnych. W miejscu ukłucia wszy widoczne są niebiesko-szarawe plamki spowodowane przez wprowadzenie śliny wszy w skórę i hemolizę krwinek czerwonych.

Pchła ludzka ma długość 2–4 mm. Bytuje częściowo w odzieży, a także w szczelinach mebli lub dywanach. Miejsca ukłucia przez pchłę swędzą, są zaczerwienione, często pojawiają się małe swędzące bąble. Stosuje się środki przeciwświądowe.

Pluskwa jest owalnym insektem o długości około 5 mm i żółtawoprzezroczystym zabarwieniu. Nasycona krwią jest ciemnoczerwona. Pluskwy boją się światła, dlatego chowają się w ciągu dnia. Nocą stają się aktywne i pełzają w łóżku do śpiącego gospodarza – człowieka. Zaatakowaną przez pluskwy skórę można rozpoznać po szeregowych ukąszeniach, nazywanych „ulicą pluskiew". Skóra reaguje swędzeniem i tworzeniem się bąbli, a z czasem przyzwyczaja się do ukąszeń. Zapobieganie polega na zdezynfekowaniu mieszkania.

Świerzb wywołują świerzbowce ludzkie, **roztocze** bytujące w warstwie rogowej skóry. Świerzbowiec drąży w warstwie rogowej korytarze (nory świerzbowcowe) i składa w nich jaja. Samce bytują na powierzchni skóry i szybko giną. Samice żyją do trzech miesięcy. Larwy wylęgają się po 3–5 dniach i po upływie trzech tygodni osiągają dojrzałość płciową. Najczęstszym umiejscowieniem są boczne powierzchnie palców, pośladki, fałdy skórne, okolice pępka, okolice brodawek sutkowych u kobiet, prącia u mężczyzn. Charakterystycznym objawem jest świąd nasilający się w nocy. Zarażenie następuje przez bezpośredni kontakt z chorą osobą, rzadziej przez ubranie i pościel.

Kleszcze to pajęczaki żyjące na krzewach, drzewach, trawach i spadają z nich na człowieka. Za pomocą gębowego aparatu kłująco-ssącego kleszcz wkręca się w skórę i pozostaje w niej do czasu zakończenia pobierania pożywienia. Może to trwać do tygodnia. Wkręcony kleszcz osiąga wielkość kilku milimetrów. Wyglądem przypomina napięty niebieskawo-brązowy worek. Kleszcze wykręca się pęsetą. Należy usunąć je w całości, pozostawienie główki może spowodować stan zapalny.

Niebezpieczeństwo ukąszeń kleszczy polega na tym, że mogą one przenosić **wirusy** i określony rodzaj **bakterii** z gatunku ***Borrelia burgdorferi***, którymi są zakażone. Wirusy wywołują zapalenie mózgu (***encephalitis***). *Borrelia* wywołuje boreliozę z Lyme, chorobę o wieloobjawowym przebiegu, ze zmianami skórnymi (rumień wędrujący), w układach kostno-stawowym i nerwowym oraz w mięśniu sercowym.

4.9. Fotodermatozy

W każdym okresie historii ludzkości i w różnych kręgach kulturowych słońce było obiektem boskiego kultu i uwielbienia. Ludzie od wieków wiedzieli jednak, że promienie słoneczne przynoszą nie tylko zbawienne, ale również niszczące działanie.

Światło to promieniowanie elektromagnetyczne wywołujące u ludzi wrażenia optyczne. Oprócz promieniowania widzialnego do powierzchni Ziemi docierają także inne rodzaje promieniowania elektromagnetycznego. Jednym z nich jest promieniowanie **ultrafioletowe**, podzielone według grup energetycznych na trzy zakresy: **UVA** = 315–380 nm (UVA 1 = 340–380 nm, UVA 2 = 315–340 nm), **UVB** = 280–315 nm i **UVC** = 100–280 nm.

Promienie UVA wnikają do **skóry właściwej**, promienie UVB pochłaniane są w większej części przez **naskórek**, także przez żywe warstwy komórek aż do warstwy podstawnej. **Promieniowanie UVC** to promieniowanie ultrafioletowe o największej energii. Są to promienie prawie całkowicie pochłaniane przez warstwę ozonową. Jeżeli jednak zetkną się ze skórą, w 99% ulegają absorpcji przez warstwę rogową. Pozostała ilość energii, która przeniknie do naskórka, całkowicie wystarcza, aby spowodować najpierw oparzenie słoneczne, a później **raka skóry**.

Dopiero przed kilkoma laty dokonano podziału widma UVA na UVA-1 i UVA-2. Ten podział ma związek ze szkodliwym działaniem na skórę. UVA-2, krótkofalowe promienie UVA, zachowują się prawie tak jak promienie UVB, ale mają silniejsze działanie rakotwórcze. UVA-1, promieniowanie długofalowe, wnika wprawdzie głębiej w skórę, jego szkodliwe działanie jest jednak słabsze. Należy również wziąć pod uwagę fakt, że potencjał energetyczny wszystkich zakresów widma słonecznego mniej lub bardziej wpływa na organizm.

Naświetlanie promieniami UV stymuluje proces syntezy **witaminy D_3** w naskórku. **Niedobór witaminy D_3** zmniejsza przyswajanie wapnia w jelitach. W wyniku znacznego niedoboru witaminy D_3 powstaje **krzywica**, powodująca zniekształcenia w układzie kostnym i zwiotczenie mięśni. Witamina D_3 występuje jednak w wielu produktach spożywczych i przy wyważonym odżywianiu w wystarczającym stopniu zaopatruje organizm. Dla wystarczającej syntezy witaminy D_3 wystarczy 10-minutowy pobyt na powietrzu, przy czym przynajmniej ręce powinny być odkryte.

Organizm, gdy jest jasno, wytwarza według swojego wewnętrznego zegara hormon, który działa pobu-

2

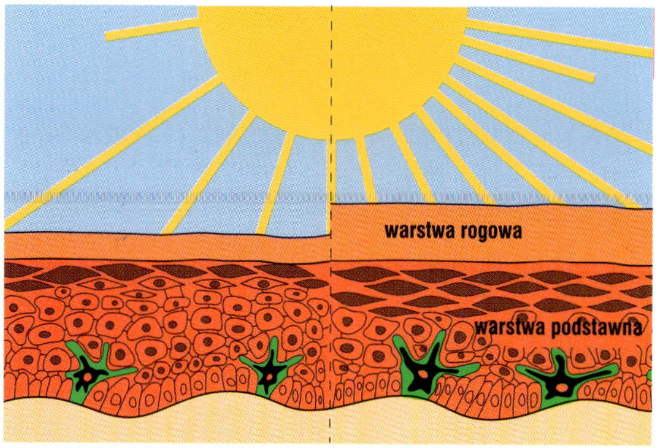

Zgrubienie warstwy rogowej skóry spowodowane działaniem promieniowania UV: wykształcona opalenizna działa jak czynniki ochrony przeciwsłonecznej 4.

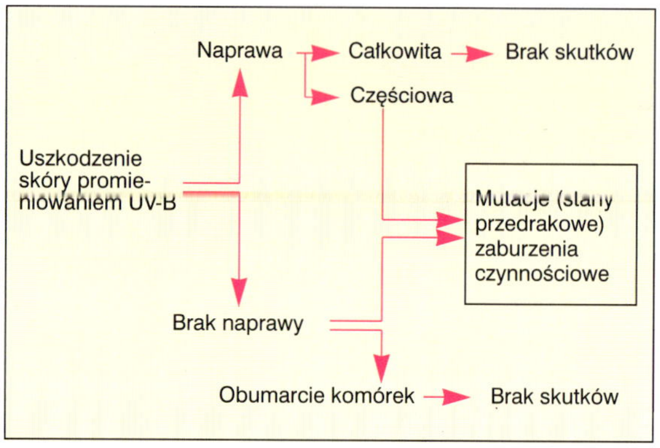

Uszkodzenie komórek górnej warstwy skóry wywołane promieniowaniem UV i jego skutki.

dzająco. Gdy jest ciemno, wytwarzanie tego hormonu zostaje ograniczone i organizm przestawia się na sen i odpoczynek. Niektóre formy depresji wiążą się z tymi reakcjami. Dobre wyniki w takich przypadkach daje światłolecznictwo (naświetlanie bardzo jasnym światłem widzialnym).

Wymieniając pozytywne działanie światła nie można zapominać o negatywnych skutkach nasłoneczniania. Uszkodzenia skóry wywołane przez promienie słoneczne spowodowane są najczęściej zakłóceniem funkcji ochronnych i regeneracyjnych skóry, przy czym uszkodzenia te nakładają się. Skóra broni się przed szkodliwym działaniem światła uruchamiając wiele mechanizmów ochronnych.

Barwnik skóry **melanina** ma zapobiec uszkodzeniu głębiej położonych warstw skórnych. Melanina doskonale pochłania i odbija promienie UV. W keratynocytach melanina otacza jądro komórkowe, aby chronić materiał genetyczny. W zależności od odziedziczonej zdolności wytwarzania barwnika i wrażliwości na promieniowanie słoneczne, rozróżniamy różne typy skóry.

Rumień natychmiastowy lub **bezpośredni** następuje na skutek działania promieni UVA. Proces utleniania wywołany przez te promienie powoduje intensywne zabarwienie już istniejącego, lekko zabarwionego, barwnika. **Rumień pośredni** lub **późny** to wytwarzanie nowego barwnika wywołane naświetlaniem promieniami UVB. Pojawia się dopiero po kilku godzinach, nawet dniach po naświetlaniu i utrzymuje się dość długo.

Warstwa rogowa naskórka filtruje, **odbija** (rozprasza) i pochłania światło. **Zdolność absorpcyjna** warstwy rogowej zależy od jej grubości. Im grubsza warstwa rogowa, tym większa absorpcja. **Zgrubienie warstwy rogowej** jest spowodowane wyłącznie promieniowaniem UVB. Całkowite wykształcenie ochronnej opalenizny następuje po 2–3-tygodniowym nasłonecznianiu. W **warstwie podstawnej** następuje wzmożony i przyspieszony podział komórek, co powoduje ich nagromadzenie w **warstwie ziarnistej** (*acanthosis*) i nadmierne rogowacenie (*hiperkeratoza*).

Całkowicie wykształcona ochronna opalenizna stanowi taką samą ochronę jak **kosmetyk przeciwsłoneczny o SPF 4**, co znaczy, że ochrona żywych komórek naskórka trwa cztery razy dłużej niż bez zabezpieczenia.

Przenikanie promieni UVB może spowodować zmiany w kwasie nukleinowym (**DNA**) w jądrze komórkowym **keratynocytów** warstwy podstawnej. Większość uszkodzeń zostaje rozpoznana i kilka sekund później rozpoczynają się **mechanizmy regeneracyjne**. Rozpoznane uszkodzone miejsca są wycinane i wymieniane, jednak mechanizmy naprawcze skóry są ograniczone. Czasami uszkodzenie jest tak silne, że komórka obumiera lub jest błędnie naprawiona. Powstaje komórka z błędną informacją genetyczną ulegająca dalszym podziałom i ostatecznie może się przekształcić w **czerniaka złośliwego** (*melanoma malignum*). Ryzyko powstania błędnych procesów naprawczych wzrasta wraz z liczbą naświetlań promieniami UV w ciągu całego życia.

Zawarty w pocie **kwas urokanowy** jest naturalnym filtrem UV, który tworzy się z aminokwasów występujących w **keratynocytach**. W trakcie działania promieni słonecznych na skórę znacznie wzrasta stężenie tego kwasu w pocie. Kwas urokanowy najlepiej pochłania promieniowanie UV o długości fali 265 nm.

W przypadku **ostrych uszkodzeń świetlnych** (**oparzenie słoneczne**, *dermatitis solaris*) na skórze z reguły pojawia się rumień. Odpowiedzialne za to promieniowanie należy do widma UVB, ewentualnie UVA-2, jeśli rumień wystąpił po intensywnym naświetlaniu. Uszkodzenie **naskórka**, **tkanki łącznej** i naczyń ma początkowo przejściowy charakter. Kolejne uszkodzenia sumują się i nadwerężają mechanizmy ochronne i regeneracyjne skóry i powodują przewlekłe uszkodzenie świetlne.

Obraz kliniczny oparzenia słonecznego pojawia się 3–4 h po działaniu promieni słonecznych. W zależności od nasilenia, wyróżniamy trzy stopnie oparzeń: stopień I: **rumień** i obrzęk, stopień II: stopień I + pęcherzyki oraz pęcherze, stopień III: stopnie I i II wraz z obumarłą tkanką (martwica). Reakcja zapalna jest najostrzejsza po 24 h, potem pomału ustępuje.

Późne i długotrwałe skutki silnych oparzeń słonecznych prowadzą do **przewlekłych uszkodzeń świetlnych**. Zaliczamy do nich przedwczesne, uwarunkowane naświetlaniem, **starzenie się skóry**, złośliwe **stany przedrakowe** oraz **raka skóry**. Są to skutki częstych, nadmiernych naświetlań promieniami słonecznymi, a często także nakładające się na siebie oparzenia słoneczne. Za uszkodzenia tkanki łącznej odpowiedzialne jest promieniowanie UVA, zaś promieniowanie UVB uszkadza naskórek.

Warstwa ozonowa filtruje część szczególnie niebezpiecznego promieniowania UVC i UVB. Ubywanie warstwy ozonowej zwiększa ryzyko powstawania raka skóry; 1% utraty ozonu oznacza wzrost zachorowalności na czerniaka złośliwego o 2–3%.

Nadwrażliwość na promienie słoneczne, tzw. wielopostaciowe **osutki świetlne** (*polymorphic light eruption*), określana jest często jako **alergia słoneczna**. Jest to nabyta reakcja nietolerancji na promienie UVA i rzadziej UVB o nieznanej przyczynie. Krótka ekspozycja słoneczna powoduje wysypkę, szczególnie na twarzy, a także rumienie, bąble, grudki lub pęcherzyki. Objawom tym towarzyszy silny świąd i ból. Skórę można uodpornić stosując na początku małe, stopniowo rosnące dawki naświetlań (zabieg może wykonać tylko lekarz).

Dawka promieniowania UVA podczas korzystania z **łóżek opalających** i **solariów** jest równa kilkugodzinnej kąpieli słonecznej nad Morzem Karaibskim. Dziś w solariach stosowane jest przeważnie promieniowanie UVA, które jednak nie daje tak silnej opalenizny jak promieniowanie UVB. W niektórych urządzeniach intensywność promieniowania UVA jest podwyższana. Silniejsze naświetlanie promieniami UVA ma późniejsze skutki podobne do naświetlania promieniami UVB. Przyjmuje się, że promieniowanie UVA-2 jest tak samo szkodliwe jak UVB. **Hartowanie skóry** w solariach przed urlopem promieniowaniem UVA nie ma większego sensu, ponieważ wytworzenie nowego barwnika oraz opalenizny ochronnej możliwe jest dopiero przy naświetlaniu promieniowaniem UVB.

4.10. Oparzenia i odmrożenia

Zarówno **oparzenia**, jak i **odmrożenia** skóry mogą mieć przebieg ostry lub przewlekły. Stany ostre raczej nie wchodzą w zakres codziennej pracy kosmetyczki, jednak poinstruowanie klientów o prawidłowej reakcji na oparzenia z pewnością ma sens. Klientki z przewlekłymi oparzeniami i odmrożeniami mogą się zwrócić o pomoc do kosmetyczki. Takie stany mogą także powstać w trakcie wykonywania zabiegów.

Oparzenie jest silnym uszkodzeniem skóry. Uszkodzenie oceniane jest według zajętej powierzchni, głębokości i występowania ogólnych objawów. Wynika z tego następujący podział: przy oparzeniu I stopnia widoczny jest rumień. Po wyleczeniu nie ma blizny. Przy oparzeniu II stopnia pojawia się rumień, tworzą się pęcherze. Nie pozostawia blizn. Oparzenie III stopnia wywołuje **martwicę koagulacyjną** naskórka i skóry właściwej. Oznacza to, że tkanka po flokulacji i skrzepnięciu obumiera. Oparzenie IV stopnia oznacza całkowite zwęglenie.

Przy lekkich oparzeniach należy trzymać oparzoną część ciała jak najdłużej pod strumieniem zimnej wody. Przy oparzeniach cięższych należy w pierwszej kolejności zdjąć ubranie i okryć rany jałowym opatrunkiem. Dalszym leczeniem powinien się zająć lekarz.

Częste przegrzewanie skóry u osób wrażliwych może doprowadzić do **przewlekłego przegrzania**. Może ono powstać na skutek częstego używania termoforów, ale również działania **ciepła głębokiego**, spowodowanego częstymi zabiegami z użyciem **prądu interferencyjnego**. Na skórze pojawiają się wówczas nieostro odgraniczone przebarwienia, powstałe na skutek przewlekłego rozszerzenia naczyń i hiperpigmentacji.

Odmrożenie to silne uszkodzenie skóry. Podobnie jak w przypadku oparzeń wyróżniamy różne stopnie odmrożeń, stopień I: zmiany rumieniowo-obrzękowe, po wyleczeniu nie pozostają blizny; stopień II: rumień i pęcherze, bez blizn; stopień III: martwica i owrzodzenia. Po rozmrożeniu następuje przejście w stan tzw. mumifikacji, czyli tworzą się skóropodobne, czarne, suche martwice. Po wyleczeniu widoczne są blizny, często jednak trzeba kończynę amputować.

Odmroziny to stan przewlekły. Rozpowszechnione szczególnie zimą. Są to uszkodzenia naczyń wywołane długotrwałym działaniem zimna, bez zamrożenia tkanki. Spowodowane są zaburzeniami naczyniowo-ruchowymi i porażeniem powierzchniowych naczyń skóry. W ten sposób powstają czerwono-niebieskawe, ciastowate, bolesne obrzęki i nacieki na częściach ciała wystawionych na działanie zimna. Są to z reguły palce u rąk, twarz, łydki i palce stóp.

2

4.11. Egzogenne uszkodzenia spowodowane działaniem kwasów i zasad

Stężone kwasy i zasady mogą niszczyć tkanki. Oparzenie kwasem powoduje rozluźnienie i krzepnięcie części składowych tkanki (koagulacja). Powstający strup tworzy barierę ochronną przed dalszym przenikaniem kwasu i nierozprzestrzenianiem się zmian. Oparzenie ługiem powoduje stopienie i upłynnienie tkanki, a więc dalsze przenikanie zasady (ługu) w głąb skóry.

4.12. Wyprysk i inne reakcje uczuleniowe

Wyprysk (*eczema*) jest najczęstszą chorobą skóry, dlatego wiedza na jego temat jest istotna przy wykonywaniu zawodu kosmetyczki. Z jednej strony, ponieważ wykonując zabiegi u klientek dotkniętych wypryskiem należy robić to bardzo ostrożnie, z drugiej zaś kosmetyczki stykają się w czasie wykonywania zawodu z różnymi substancjami i same także narażone są na powstawanie wyprysku. Można temu jednak zapobiec stosując odpowiednie **środki ochronne**.

Pojęcie wyprysk nie określa konkretnej choroby skóry o określonym przebiegu i przyczynach. Jest to raczej określenie ogólne dla chorób skóry o następujących cechach wspólnych: charakteryzuje się stanem zapalnym naskórka i górnej warstwy skóry właściwej, nie jest spowodowany zakażeniem.

Wyprysk może mieć różne przyczyny. Z grubsza można dokonać podziału na wyprysk uwarunkowany czynnikami wewnętrznymi i zewnętrznymi. Do wyprysków spowodowanych czynnikami zewnętrznymi **(wyprysk egzogenny)** zaliczamy wyprysk kontaktowy, w tym ostry toksyczny i ze zużycia. Do grupy tej zaliczamy ponadto alergiczny wyprysk kontaktowy, dzielony na ostry i przewlekły. Wyprysk uwarunkowany czynnikami wewnętrznymi **(wyprysk endogenny)** zwany jest wypryskiem atopowym. Występują też postaci mieszane, względnie wyprysk wywołany przez mikroorganizmy.

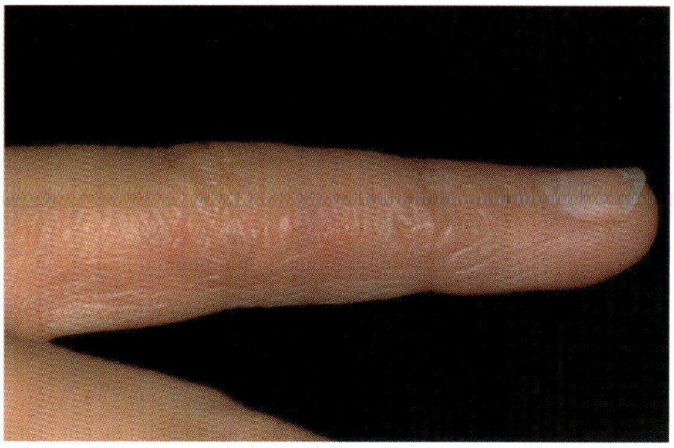

Wyprysk ze zużycia: przez nawarstwianie się wielu stale tłumionych czynników podrażniających funkcja bariery warstwy rogowej zostaje uszkodzona i nie jest w stanie rekompensować urazów.

Ostry toksyczny wyprysk kontaktowy pojawia się po kontakcie skóry z silnie toksyczną substancją. U każdego człowieka występuje wtedy ostra reakcja zapalna. Rozmiar tej reakcji zależy od indywidualnej wrażliwości skóry, stężenia i czasu działania danej substancji. Typowe dla tego rodzaju wyprysku jest występowanie zmian skórnych wyłącznie w miejscu zetknięcia z substancją. Jeśli kontakt z daną substancją był jednorazowy, wyprysk z reguły szybko ustępuje. Wiele środków chemicznych, kwasów, zasad i roztworów, a także rozmaite promieniowanie (cieplne, UV, rentgenowskie) działa toksycznie.

Wyprysk ze zużycia. Wśród różnych rodzajów wyprysku jest on spotykany najczęściej (około 40%). Spełnia ważną funkcję alarmową przy powstawaniu wyprysku alergicznego. Przyczyną wyprysku ze zużycia jest długotrwałe działanie jednej lub kilku substancji tylko w niewielkim stopniu uszkadzających skórę. Wszystkie te podrażnienia sumują się, a zmiany skórne uwidaczniają dopiero po jakimś czasie od rozpoczęcia szkodliwego działania. Jeśli na przykład pracujemy codziennie po kilka godzin w wilgotnym środowisku, a praca kosmetyczki do takich należy, zdrowa skóra nie jest w stanie rekompensować ciągłych podrażnień.

Substancje wywołujące wyprysk kontaktowy ze zużycia, przy sporadycznym kontakcie ze skórą, nie są szkodliwe, np. mydła, detergenty, środki dezynfekujące i kosmetyki. Nawet woda po przeniknięciu warstwy rogowej skóry może uszkadzać żywe warstwy naskórka.

Objawy wyprysku ze zużycia są rozmaite. W zależności od stężenia i czasu działania substancji drażniących jest to zazwyczaj lekkie zaczerwienienie, złuszczanie się oraz niewielkie szczeliny w skórze. Miejsce występowania często jest nieostro odgraniczone. Objawy te powinny być odczytane jako najwyższy stan alarmowy, ponieważ wyprysk ze zużycia łatwiej jest wyleczyć w jego początkowej fazie – po usunięciu

Alergia typu natychmiastowego
np. katar sienny lub powstanie pęcherzy na skórze

Antygen po wniknięciu w skórę

Antygen zostaje wchłonięty przez komórki prezentujące antygen (np. makrofagi) i przedstawiony limfocytom T i B. Z pomocą limfocytów T, limfocyty B zostają pobudzone do podziału i wytwarzania przeciwciał.

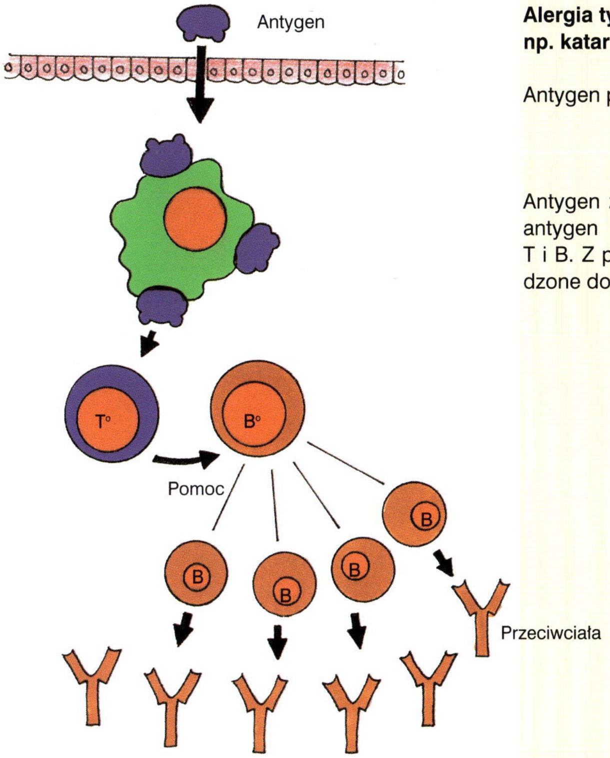

Przeciwciała za pomocą specjalnych receptorów łączą się z komórkami tucznymi. Przy kolejnym kontakcie z już wrażliwą komórką tuczną następuje skrzyżowanie przeciwciał i komórka uwalnia substancje zapalne, takie jak histamina, powodujące powstawanie bąbli pokrzywkowych, kataru siennego (łzawiące oczy, zapalenie spojówek, cieknący nos itd.) a nawet ciężkich ataków astmy i wstrząsu anafilaktycznego.

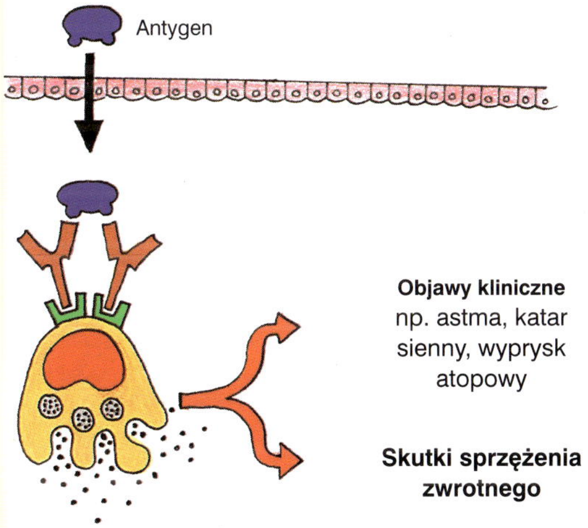

Reakcje alergiczne typu I mogą dotyczyć skóry, błon śluzowych i dróg oddechowych. W przypadku uczulenia, bezpośrednio po kontakcie, przeciwciała wywołują reakcje skóry, błony śluzowej lub dróg oddechowych.

przyczyn choroba szybko ustępuje. Jeżeli jednak czynnik chorobotwórczy działa nadal (np. kontakt z wilgocią), wyprysk przekształca się w alergiczny. Mówimy wówczas o **wyprysku dwufazowym**.

Alergie występują coraz częściej, jednak zdarza się również, że pewne zmiany skórne błędnie nazywane są alergiami. Kosmetyczka powinna właściwie rozpoznawać stany chorobowe skóry. W przypadku faktycznej alergii na składniki kosmetyków powinna dobrać odpowiednie preparaty nie zawierające drażniących składników oraz udzielić klientce fachowej porady odnośnie do pielęgnacji skóry, a także samej chronić się przed alergiami na kosmetyki.

Alergia jest **nabytą** zdolnością reakcji układu immunologicznego na określone ciała obce, które w normalnych warunkach nie są groźne dla organizmu. Pierwszy krok reakcji alergicznej to uwrażliwianie na określony czynnik **(alergen)**. W pierwszej fazie orga-

2

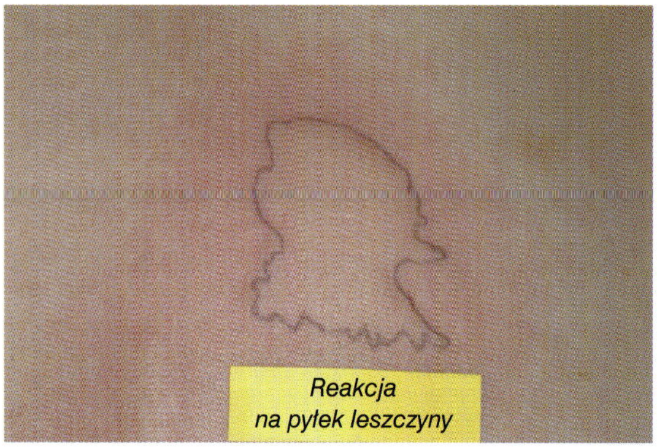

Powstawanie bąbli jest typową reakcją skóry na antygen typu I w przypadku istniejącej nadwrażliwości.

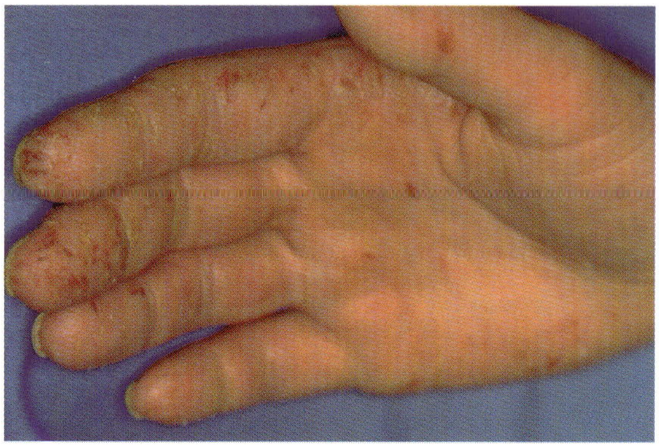

Alergiczny wyprysk kontaktowy: zmiany skórne spowodowane alergicznym wypryskiem kontaktowym zmieniają się w zależności od stadium i mogą objawiać się zaczerwienieniem, pęcherzykami, obrzękiem i powstawaniem strupów. Alergiczna reakcja nie ogranicza się wyraźnie do miejsca oddziaływania, ale jest rozproszona.

nizm zapoznaje się z alergenem. Krok ten **(faza uwrażliwiania)** przebiega bezobjawowo. Dopiero gdy układ immunologiczny jest uzbrojony przeciwko danej substancji, tzn. wytworzył określone komórki i(lub) **przeciwciała**, które przy następnym kontakcie rozpoznają alergen na zasadzie zapamiętania, może nastąpić reakcja alergiczna.

Obecnie rozróżnia się sześć typów alergii. Kryteriami klasyfikacji są rozmaite mechanizmy immunologiczne biorące udział w wywoływaniu reakcji. Opisano tu najczęstsze typy alergii: typ I i IV.

Alergie typu I dotyczą skóry, błon śluzowych oraz górnych dróg oddechowych. Reakcje skórne nie są wypryskiem, zostaną jednak omówione w tym miejscu w kontekście alergii. Alergie typu I określane są również mianem reakcji natychmiastowych. Przy istniejącej **wrażliwości**, bezpośrednio po kontakcie (minuty, godziny) z **antygenem** następuje reakcja, np. atak astmy, katar sienny (przy alergii na pyłki) lub tworzenie się bąbli (*urticaria*) na skórze. Reakcje te wywoływane są przez powstałe przeciwciała, wytwarzane przez **limfocyty B**. Przeciwciała wiążą się z antygenem, co powoduje szereg reakcji prowadzących do wykluczenia antygenu. Następuje aktywacja komórek żernych pochłaniających kompleks antygen/przeciwciało, bądź też uruchomione zostają inne komórki mające za zadanie wyeliminowanie określonych substancji zapalnych, co z kolei wywołuje następne reakcje. Udział w tych reakcjach biorą komórki tuczne wytwarzające m.in. histaminę. Histamina działa rozszerzająco na naczynia, co objawia się zaczerwienieniem i tworzeniem pęcherzy. Działanie na wrażliwe zakończenia nerwowe powoduje ból, a przede wszystkim świąd.

Alergiczny wyprysk kontaktowy to alergia **typu IV**, zwana również reakcją opóźnioną, ponieważ objawy zapalne widoczne są dopiero po upływie pewnego czasu (24 h) po kontakcie z antygenem. To późne występowanie wyprysku jest przyczyną trudności w wykrywaniu czynników wywołujących alergię. Osoby dotknięte alergią często nie pamiętają, z jaką substancją i w jakich okolicznościach się zetknęły.

Zmiany skórne w alergicznym wyprysku kontaktowym objawiają się głównie zaczerwienieniem, guzkami, pęcherzykami, obrzękiem, uszkodzeniem powierzchni skóry i tworzeniem się strupów. Jeżeli nie zaniechamy kontaktu z alergenem wywołującym wyprysk, przybiera on postać przewlekłą. Wówczas mogą się pojawić silne zgrubienia warstwy rogowej skóry i szczeliny. Typowym objawem wyprysku alergicznego jest jego rozproszenie na skórze, w odróżnieniu od ostrego toksycznego wyprysku, który jest wyraźnie odgraniczony.

Nabyta alergia kontaktowa IV typu jest trudna do leczenia. Szczególnie kłopotliwe są alergie na substancje, z którymi stykamy się w czasie pracy, gdyż trudno ich uniknąć. Dlatego ważne jest, aby w życiu prywatnym i zawodowym unikać kontaktów z alergenami. Najlepszą ochroną jest zdrowa skóra stanowiąca sprawną barierę ochronną. Taki stan osiągniemy dbając konsekwentnie o odpowiednią ochronę oraz przez delikatną i staranną **pielęgnację skóry**.

Wiele jest substancji, które potencjalnie mogą wywoływać alergie. Teoretycznie każda substancja spełniająca kilka podstawowych warunków co do wielkości, masy cząsteczkowej i struktury przestrzennej może działać uczulająco i w ten sposób zaliczać się do **substancji alergogennych** (wywołujących alergie). Z doświadczenia jednak wynika, że pewne substancje częściej są przyczyną alergii.

W przypadku **uczulenia na preparaty kosmetyczne** zazwyczaj czynnikiem sprawczym jest jeden lub kilka z jego składników. Nie wystarczy więc zamienić mleczko firmy X, które powoduje alergię, na mleczko

Alergie typu późnego (alergiczny wyprysk kontaktowy)

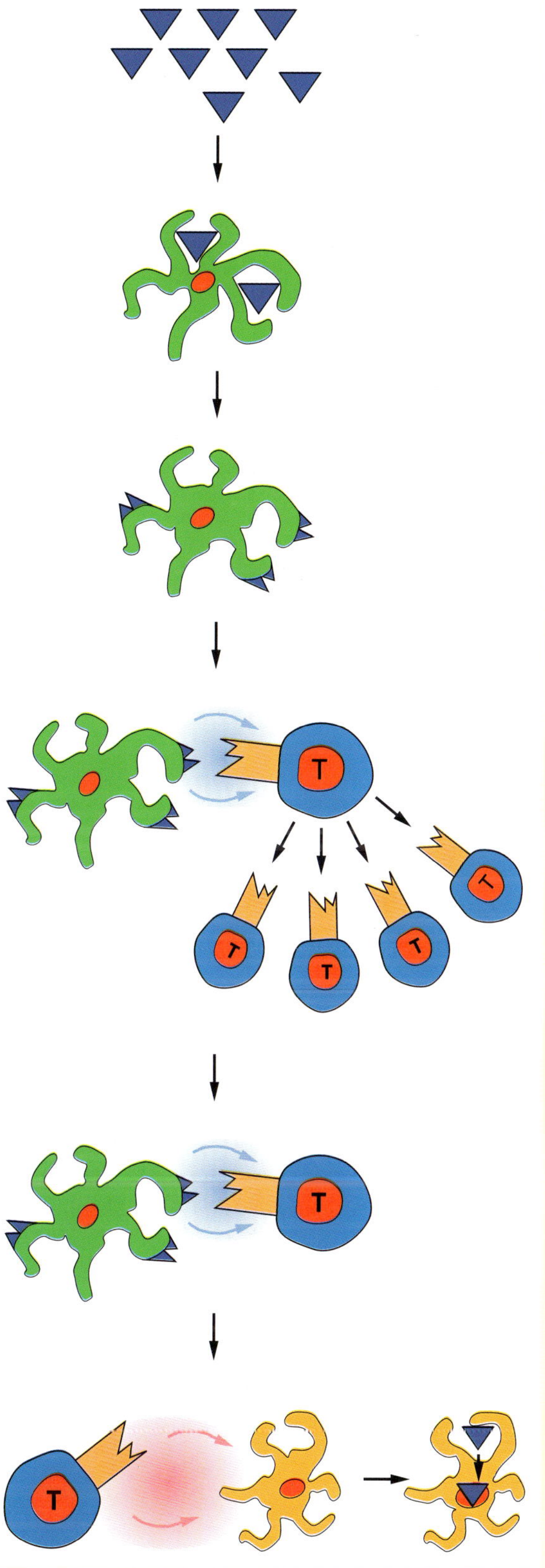

Antygen po wniknięciu w żywe warstwy naskórka

Antygen wchłonięty i przekształcony przez komórki Langerhansa

Przekształcony antygen pojawia się na powierzchni komórek Langerhansa, które wędrują naczyniami limfatycznymi do najbliższego węzła chłonnego

W węźle chłonnym szukają limfocytu T, który ma pasujący receptor antygenowy (zasada „klucz do zamka") i wiążą się z nim. Dodatkowo wysyłają mediatory. Te obydwa sygnały skłaniają limfocyt T do podziału. Powstaje wiele identycznych komórek, które mają pasujący dla antygenu receptor. Faza uwrażliwiania jest zakończona. Nowe limfocyty T są komórkami pamięci, czekającymi w węzłach chłonnych, krwi i limfie na antygen

Przy kolejnym kontakcie z antygenem komórki Langerhansa dużo szybciej odnajdują pasujące limfocyty T, które są aktywowane za pomocą receptorów i mediatorów i przemieszczają się do miejsca wtargnięcia antygenu (do skóry). Tam wysyłają mediatory zwabiające i uruchamiające komórki żerne. Wywołują też szereg reakcji zapalnych, objawiających się jako alergiczny wyprysk kontaktowy

Alergia typu późnego – alergiczny wyprysk kontaktowy: zmiany alergiczne wywołane przez wyspecjalizowane komórki układu immunologicznego, pojawiają się dopiero po wielu godzinach od kontaktu z antygenem.

2

Powstawanie wyprysku dwufazowego

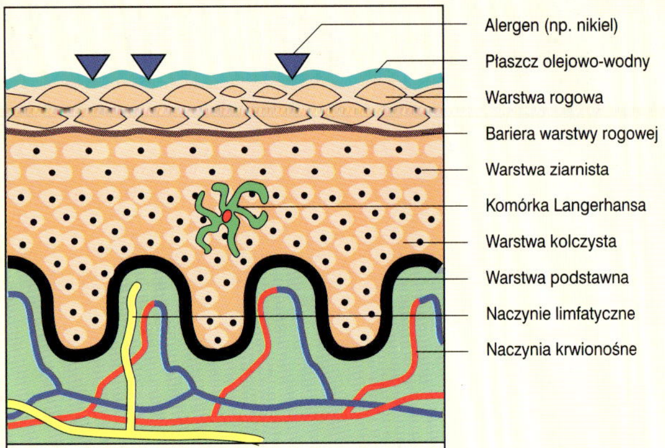

1. Sprawna funkcja bariery: alergeny i inne szkodliwe substancje nie mają szans na wniknięcie w skórę

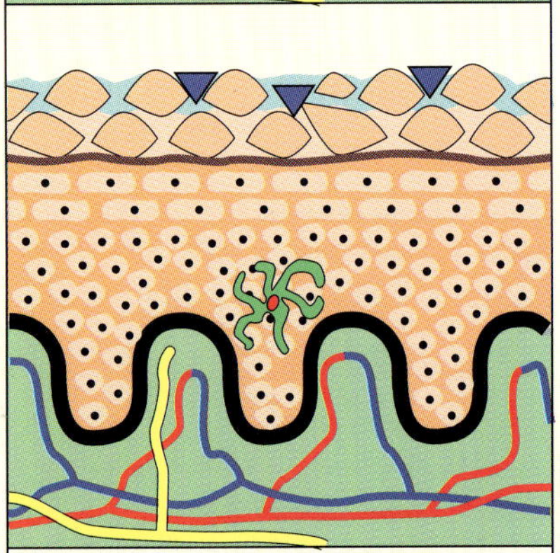

2. Zachwiana funkcja bariery: spowodowane pracą w wilgoci uszkodzenie płaszcza olejowo-wodnego. Woda rozmiękcza warstwę rogową i powiększają się odstępy między keratynocytami. Występują luki w barierze warstwy rogowej. Alergeny łatwiej wnikają w skórę. Jeżeli skóra jest pielęgnowana i nie obciążana dalszą pracą w wilgoci, szybko się regeneruje

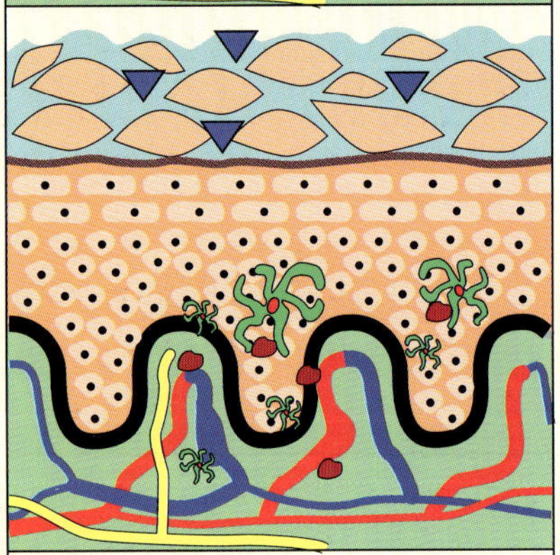

3. Wyprysk ze zużycia (faza 1): praca w wilgoci w dalszym ciągu uszkadza skórę. Bariera skórna nie może dłużej znieść obciążenia i powstaje stan zapalny wywołany przez czynniki zapalne. Skóra swędzi, jest zaczerwieniona, spuchnięta i się złuszcza. Alergeny mają wstęp wolny

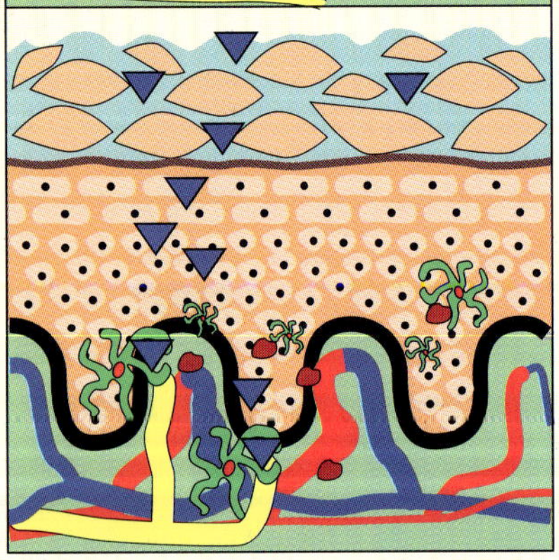

4. Powstawanie alergicznego wyprysku kontaktowego (faza 2): alergeny (np. nikiel) wniknęły aż do żywych warstw skóry. Tu napotykają na komórki Langerhansa, które je wchłaniają i transportują naczyniami limfatycznymi do węzłów chłonnych. Tam limfocyty T, zawiadujące układem immunologicznym, zapoznają się z alergenami. Przy następnym kontakcie z alergenami już je rozpoznają i wywołują reakcję zapalną. Tak powstaje trwała alergia

Powstawanie wyprysku dwufazowego: z początkowo niegroźnego uszkodzenia skóry może rozwinąć się wyprysk ze zużycia. Ponieważ bariera nie jest już sprawna, ułatwia to wnikanie alergenów do żywych warstw skóry. W drugiej fazie powstaje często alergiczny wyprysk kontaktowy.

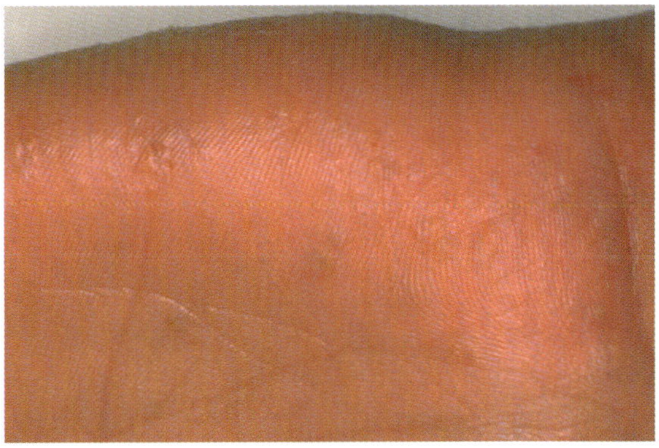

Wyprysk atopowy na dłoni: typowo występują małe pęcherzyki, które pękają po jakimś czasie i wywołują silny świąd.

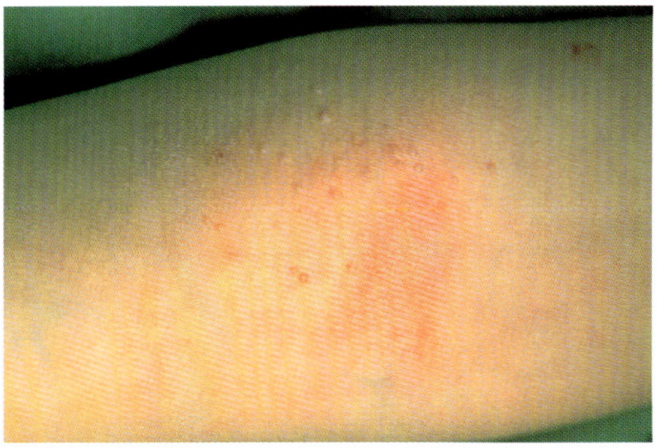

Wyprysk atopowy na zgięciu stawu: atakuje często zgięcia dużych stawów.

2

innej firmy, ale trzeba ustalić składnik, na który skóra reaguje alergicznie (test alergiczny u dermatologa, w żadnym wypadku na własną rękę). Jeżeli zostanie wykryty konkretny alergen, należy ustalić, w jakich produktach może się znajdować, gdyż wcale nie musi to być jeden rodzaj produktu (np. mleczko).

Emulgatory, **barwniki** i **substancje zapachowe** stosowane są w różnych produktach. Poza tym alergen może stykać się ze skórą w innych sytuacjach – niekoniecznie przy stosowaniu kosmetyków. Osoby z alergią na określone akryleny spowodowaną kontaktem z klejami lub lakierami, mogą reagować alergicznie na **lakier do paznokci**.

Jeżeli klientka informuje nas o reakcjach alergicznych na określone kosmetyki bez alergologicznego uzasadnienia, należy jej zalecić wizytę u dermatologa. Jeżeli to nastąpiło i alergia została rzeczywiście potwierdzona, kosmetyczka może udzielić porady odnośnie do stosowania odpowiednich kosmetyków nie zawierających danego składnika. Ma ona tę przewagę, że może odszyfrować **informacje** o **składnikach umieszczone na opakowaniu**. Jeżeli są one niewystarczające, istnieje możliwość zapytania producenta o dokładne dane, dotyczące zwłaszcza działań niepożądanych. Jest on bowiem zobowiązany do udostępniania **danych o produkcie**.

Preparaty określane jako **hipoalergiczne** nie dają gwarancji na to, że nie zawierają alergogennych składników. W najlepszym wypadku może to być tylko wskazówka, że nie zawierają składników silnie alergogennych. Także wskazówki typu: **testowane klinicznie** lub **testowane dermatologicznie** nie świadczą o szczególnej łagodności produktu. Takie testy są wymagane prawnie w stosunku do wszystkich kosmetyków. Kosmetyczka może uświadomić klientce możliwości kontaktu alergenu ze skórą. Na przykład wyprysk na twarzy i szyi może być spowodowany alergią na składniki lakieru do paznokci, jeżeli klientka nieświadomie dotyka tych okolic po lakierowaniu.

Kosmetyczka powinna dementować błędne przekonanie wielu osób z alergiami, które twierdzą, że sprawcą jest **chemia** i stosują rzekomo mniej szkodliwe produkty naturalne. Produkty te stanowią często jeszcze większe ryzyko wywołania alergii, gdyż zawierają alergeny w zmiennych stężeniach. Udział ilościowy określonych składników roślinnych w zależności od zbioru może być inny. Preparaty syntetyczne mają tę zaletę, że zawsze zawierają tę samą ilość i ten sam skład komponentów, co oznacza, że są **standaryzowane**, nie zawierają zanieczyszczeń, np. **pestycydów**. Często stosuje się produkty zbyt stężone, np. **olejki eteryczne** mogą powodować reakcje toksyczne i alergiczne. Także własna produkcja kosmetyków może wiązać się z zagrożeniem alergicznym. Często dochodzi do przedawkowania środków konserwujących („lepiej kilka kropelek więcej"). W produkcji przemysłowej to się nie zdarza. Organizm nie zna różnic między naturą a chemią, a jedynie między substancjami własnymi i obcymi.

Uczulenia na składniki kosmetyków występujące u kosmetyczek powinny być traktowane bardzo poważnie. W pewnych okolicznościach uchodzą one za **chorobę zawodową**. Oznacza to, że kosmetyczka jest bardziej zagrożona niż klientka. Z jednej strony, ze względu na wykonywanie zawodu, skóra jest bardziej narażona na ciągłe działanie szkodliwych czynników związanych z **wilgocią** (kontakt z wodą, środkami dezynfekującymi, a także z rozmaitymi preparatami), co może spowodować wyprysk ze zużycia, ułatwiający przenikanie alergenów do skóry. Stały kontakt z mleczkami, tonikami, kremami nawilżającymi, kompresami i maseczkami powoduje, że pielęgnujące działanie tych preparatów schodzi na drugi plan. Na pierwszym planie pojawia się czynnik „praca w wilgoci". Z drugiej strony kosmetyczka dużo częściej i z większą intensywnością styka się z substancjami potencjalnie alergogennymi niż przeciętna użytkowniczka, dlatego należy poważnie potraktować **ochronę skóry** i **profilaktykę** wyprysku ze zużycia oraz alergii. Konieczne jest zakładanie **rękawiczek ochronnych** (także prywatnie). Nie należy również za-

2

niedbywać pielęgnacji własnej skóry, gdyż najlepszą ochroną przed uczuleniami jest jej funkcja bariery.

Wyprysk atopowy (endogenny, atopowe zapalenie skóry) zwany **neurodermitem** (*neurodermitis*) jest chorobą atopową. Pojęcie **atopia** oznacza wrodzoną nadwrażliwość skóry i błon śluzowych na czynniki środowiska. Następuje zwiększona wrażliwość na określone alergeny. Skutkiem może być astma oskrzelowa, katar sienny, bąble i wyprysk. Osoby chore mają skłonność do alergii typu natychmiastowego, np. na pyłki (katar sienny).

Tą atopową skłonnością dotknięte jest 10–20% ludności. Nie oznacza to jednak, że wszyscy cierpią na świerzbiączkę ogniskową lub wyprysk atopowy. Z początku występuje jedynie skłonność genetyczna, co oznacza, że choroba pojawi się dopiero w późniejszym okresie lub nie.

Atopia skóry polega na osłabieniu poszczególnych funkcji skóry. Nieprawidłowy skład tłuszczów warstwy rogowej prowadzi do gorszego wiązania wody w głębszych warstwach skóry, przez co następuje jej utrata, a w rezultacie silne wysuszenie skóry **(xerosis)**. Zaburzenia składu **tłuszczów** sprzyjają lepszemu wnikaniu substancji z zewnątrz. Zmniejszona częstość podziału komórek warstwy podstawnej powoduje lekkie ścieńczenie skóry, a tym samym zachwianie funkcji ochronnej.

Objawy wyprysku atopowego rozciągają się od bardzo suchej skóry, przez zaczerwienienia i silne swędzenie po głębokie szczeliny. Mimowolne drapanie pogarsza stan zapalny.

Wyprysk może pojawić się na różnych częściach ciała. Początkowo dotyczy wyprostnej części stawów łokciowych, kolanowych i rąk oraz górnej części klatki piersiowej. Przy niewielkim nasileniu chory zauważa jedynie suche złuszczanie w miejscu pęcherzyków.

Wyprysk atopowy jest chorobą przewlekłą, nawrotową. Nie zawsze można też ustalić czynnik wywołujący, co wskazuje na własną dynamikę choroby. Czynniki zewnętrzne to praca w wilgoci i inne, np. stres, zakażenia, **odżywianie** i obciążenie psychiczne. Do dzisiaj nie wyjaśniono, w jakim stopniu który czynnik odpowiedzialny jest za nawrót choroby. Na tym polu istnieje wiele propozycji wpłynięcia na pojedyncze lub wszystkie czynniki, wykraczających poza ramy opieki medycznej. Ponieważ mamy tu do czynienia z chorobą przewlekłą, której ostatecznie nie można leczyć przyczynowo, próbują na tym zarobić różni szarlatani, dlatego konieczne jest dokładne sprawdzenie tych propozycji. Pomóc może dieta, ale tylko wówczas, gdy wiadomo, że organizm nie toleruje określonych produktów. Często pacjenci nie mając takiej pewności rezygnują ze spożywania wielu potraw i używek, co jest niezwykle trudne do zrealizowania i powoduje stres.

Często występują formy mieszane wyprysku i(lub) wyprysk wywołany przez mikroorganizmy. Bezpośrednie przyporządkowanie wyprysku do jednej z wymienionych grup często w praktyce nie jest możliwe. Czynniki wewnętrzne (endogenne) krzyżują się z czynnikami zewnętrznymi (egzogennymi), np. atopowy wyprysk na skórze dłoni spowodowany pracą w wilgoci. Wypryski ze zużycia, alergiczne wypryski kontaktowe i atopowe wypryski na skórze dłoni powodują osiedlanie się w ogniskach wypryskowych drobnoustrojów. Do grupy tej zaliczamy wyprysk spowodowany przez mikroorganizmy i łojotokowy.

Wyprysk spowodowany wyłącznie **przez mikroorganizmy** charakteryzuje się okrągłymi ogniskami wypryskowymi, stąd jego inna nazwa wyprysk pieniążkowaty. Może on być uwarunkowany endogennie. Na taki wyprysk narażona jest szczególnie sucha skóra u osób z chorobą atopową.

Wyprysk łojotokowy w postaci zmian rumieniowo-złuszczających i wysiękowych występuje w okolicach ciała obfitujących w gruczoły łojowe oraz zatrzymujących wilgoć, np. pod piersiami, między palcami stóp i w dużych fałdach skórnych. Czynnikiem sprzyjającym jest, przypuszczalnie, uwarunkowane endogennie, wzmożone wydzielanie łoju. Poza tym w ogniskach wypryskowych często występują mikroorganizmy (np. drożdżaki). Decydujące są tu dogodne dla mikroorganizmów warunki rozwoju spowodowane np. szczególnie dużą ilością, rozłożonych lub też nie, tłuszczów skórnych.

4.13. Łuszczyca (*psoriasis*)

Na **łuszczycę** choruje około 3% ludności. Kosmetyczka także styka się z klientami dotkniętymi tą chorobą. Obok właściwej pielęgnacji, ważne jest udzielanie klientom odpowiednich porad. Łuszczyca jest chorobą przewlekłą, nawrotową, niezakaźną. Pewną rolę mogą odgrywać czynniki genetyczne. Kosmetyczka znająca zagadnienie może zyskać dobrą opinię, a także wypełnić istniejącą niszę na rynku usług. Do tego jest jednak potrzebna wiedza na temat tej choroby.

Czynne zmiany łuszczycowe działają początkowo odpychająco. Jeżeli klientka wyczuwa niechęć z naszej strony, sukces terapeutyczny, osiągany między innymi dzięki odprężeniu, jest zagrożony. Chorzy na łuszczycę spotykają się na co dzień z niechęcią i odtrąceniem. Dużą rolę odgrywa w tym niesłuszna obawa przed zarażeniem.

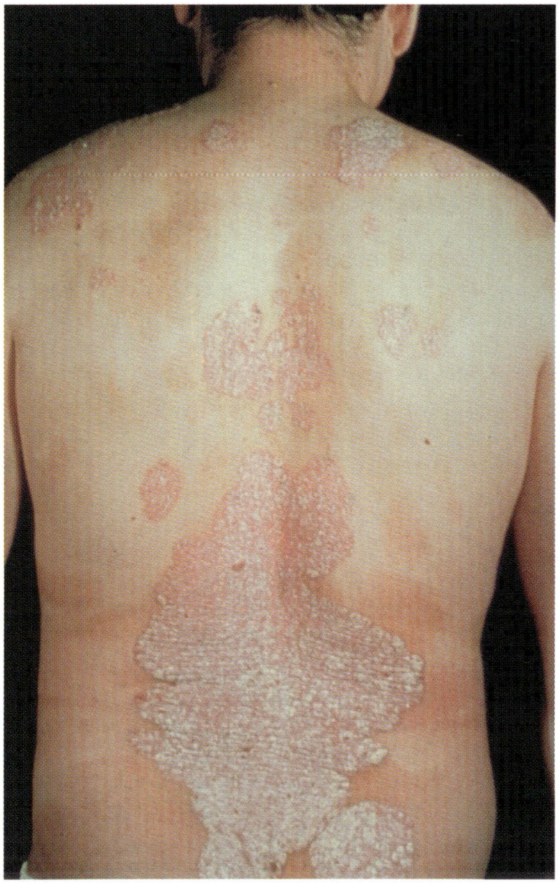

Zwiększona częstość podziałów komórkowych i gwałtowne przemieszczanie się komórek przez naskórek powoduje powstawanie ogniska łuszczycowego. Jest ono zaczerwienione, ostro odgraniczone, pokryte błyszczącymi, srebrnymi, suchymi i drobnymi łuskami.

W łuszczycy występuje zwiększona proliferacja keratynocytów. Cykl komórkowy jest skrócony z 20 do 1,5 dnia. Czas, w którym komórka przemieszcza się z warstwy podstawnej do rogowej i tam podlega złuszczeniu **(turn-over)**, jest skrócony z 28 do 3–4 dni. Rozróżniamy łuszczycę zwykłą i inne jej odmiany.

Łuszczycę zwykłą (*psoriasis vulgaris*) można rozpoznać po kilku charakterystycznych cechach. Podstawowym objawem są **grudki łuszczycowe**. Są one drobne, mocno czerwone, ze srebrzystobiałymi łuskami, otoczone słabo ukrwioną, białawą obwódką. Poszczególne ogniska mogą mieć kilka milimetrów lub zajmować całą skórę. Pojedyncze ogniska mogą się ze sobą zlewać.

Łuszczyca może występować w różnych okolicach ciała i mieć różny przebieg. Najczęściej zajmuje kolana i łokcie, a także wyprostne strony rąk i nóg oraz owłosioną skórę głowy. Często dotknięta jest także okolica lędźwiowa. Choroba może przebiegać z wysypką, to znaczy na kończynach i tułowiu pojawiają się małe ogniska łuszczycowe, które jednak dość

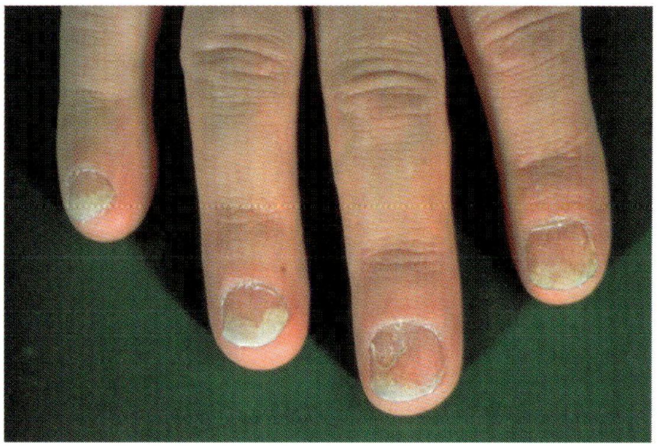

Zmiany w obrębie płytki paznokciowej typowe dla łuszczycy, są to tzw. paznokcie naparstkowe.

szybko się goją. Istnieje jeszcze przewlekła odmiana choroby. W tym przypadku pojawiają się nieliczne duże ogniska. Łuszczyca może pojawić się w każdym wieku, pierwsze objawy występują często między 15. a 30. rokiem życia. Choroba ma indywidualny przebieg, może się nie objawiać tygodniami, nawet latami, może nastąpić niepełne wyleczenie, albo pojedyncze ogniska łuszczycowe mogą się utrzymywać latami.

Wystąpienie łuszczycy powodują czynniki zewnątrzpochodne lub wewnątrzpochodne. Zewnętrzne to np. bodźce fizyczne lub chemiczne, takie jak drapanie się, tarcie, urazy, przyżeganie, podrażnienia. Typową reakcję na bodźce zewnętrzne nazwano, od nazwiska człowieka, który pierwszy ją opisał, **objawem Koebnera**, który polega na pojawieniu się zmian łuszczycowych po 6–12 dniach w miejscu zadrapania naskórka. Znajomość objawu Koebnera ma duże znaczenie dla kosmetyczki, gdyż mechanicznie podrażniając skórę klientki, może sprowokować pojawienie się zmian łuszczycowych. Bodźce wewnętrzne to zakażenia górnych dróg oddechowych, szczepienia ochronne, stresy oraz zażywanie niektórych leków.

Jeżeli łuszczyca występuje na owłosionej skórze głowy, między włosami widoczne są zaczerwienione i łuszczące się ogniska różnej wielkości poczynając od łebka szpilki. Łuszczyca owłosionej skóry głowy, mimo nieraz zlewnego charakteru, nie prowadzi do utraty włosów.

Łuszczyca często atakuje paznokcie. Często są to **paznokcie naparstkowe**, z punktowymi wgłębieniami w płytce paznokciowej wielkości główki szpilki. Łuszczyca umiejscowiona pod płytką paznokciową prześwituje przez nią przypominając wyglądem **olejową plamę**. Jeżeli zaatakowane są jednocześnie macierz i łożysko paznokcia, powoduje to jego niszczenie – paznokcie są pobrużdżone, zgrubiałe, matowe, kruche i żółtawe. Tworzy się tylko luźny, niepełny materiał paznokciowy, czego wynikiem są tzw. **paznokcie okruchowe**.

2

Łuszczyca zwykła występuje najczęściej na bocznych stronach kończyn i na owłosionej skórze głowy. Istnieją jednak jeszcze inne **odmiany łuszczycy**. Są to: *psoriasis inversa, psoriasis pustulosa* (łuszczyca krostkowa) i *psoriasis arthrophica*. *Psoriasis inversa* atakuje dokładnie odwrotne okolice skóry niż łuszczyca zwykła: zgięcia kończyn, zwłaszcza kolan i łokci, także wewnętrzne strony dłoni i podeszew. *Psoriasis pustulosa* (łuszczyca krostkowa) jest ciężką odmianą choroby i mogą w niej występować powikłania. *Psoriasis arthrophica* (łuszczyca stawowa) wiąże się z występowaniem ognisk łuszczycowych na powierzchni skóry oraz zmian stawowych, które mogą prowadzić do trwałego kalectwa.

W miejscowym leczeniu łuszczycy zazwyczaj stosuje się **preparaty** dziegciowe, cyngolinę, środki keratolityczne, kortykosteroidy, pochodne witaminy D_3 oraz naświetlanie promieniami UVB. **Fotochemioterapia,** będąca połączeniem długich promieni UVA i leków działających dopiero pod wpływem promieni spowalnia podział komórek naskórka. Popularne jest leczenie klimatyczne wykorzystujące działanie słonej wody i słońca.

Kosmetyczka ma różne możliwości złagodzenia choroby. Może pozytywnie wpłynąć na takie czynniki, jak stres, poczucie własnej wartości i jakość życia. Zbliżając się bez obawy do chorych i stwarzając uspokajającą atmosferę w czasie zabiegu, może pomóc im przełamać stres. Należy unikać nadmiernego podrażniania skóry. Czasami może pomóc **makijaż maskujący**.

Manicure i **pedicure** z ewentualnym naklejeniem sztucznych paznokci (tzw. tipsów) znakomicie tuszuje zmiany na płytce paznokciowej i może ułatwić choremu kontakt z innymi ludźmi. Aby osiągnąć jak najlepsze wyniki leczenia klientów chorych na łuszczycę wskazana jest współpraca z dermatologiem i stowarzyszeniami chorych na łuszczycę.

4.14. Twardzina (*sklerodermia*)

Twardzina jest chorobą, której przyczyn dokładnie nie wyjaśniono. Pod uwagę bierze się wiele czynników, m.in. podłoże genetyczne, immunologiczne, naczyniowe i szkodliwość środowiska zewnętrznego. W twardzinie wytwarzanie **kolagenu** przez fibroblasty jest nasilone. Początkowo występuje stwardniały obrzęk, a następnie stwardnienie i zaniki.

Twardzina układowa jest przewlekłą chorobą, prowadzącą do stwardnienia skóry i zmian w układach naczyniowym, kostnym, mięśniowym i narządach wewnętrznych. Twardzina układowa ma powolny przebieg. Wyróżnia się dwie postaci twardziny układowej: akrosklerodermię i twardzinę uogólnioną.

Akrosklerodermia (*acrosclerosis*) w pierwszym etapie zajmuje palce u rąk. Właściwą chorobę poprzedza często występujący latami tzw. **objaw Raynauda**. Polega on na tym, że w niskich temperaturach na skutek zmian w układzie naczyniowym palce stają się białe, potem sine i trudno jest nimi poruszać. Na opuszkach palców pojawiają się małe owrzodzenia, skóra ręki staje się obrzęknięta, napięta, błyszcząca lub zanikowa. Podobne zmiany mogą wystąpić na twarzy: skóra jest bardzo napięta, błyszcząca, mimika w znacznym stopniu ograniczona. Zmarszczki mimiczne i starcze są wygładzone, dlatego osoby chore na twardzinę wyglądają dużo młodziej.

Twardzina uogólniona przebiega bardziej gwałtownie. Najpierw zajmuje okolice ramion i klatki piersiowej, a następnie rozprzestrzenia się na całej skórze. Chorzy czują się tak, jak gdyby byli w pancerzu i często uskarżają się na duszności.

Twardzina ograniczona (*morphea*) prowadzi do stwardnienia tkanki łącznej, skóry i tkanki podskórnej oraz tkanek głębokich bez zajęcia narządów wewnętrznych. Częściej chorują kobiety niż mężczyźni. Są to stwardniałe ogniska, początkowo białe lub żółtawe, dobrze odgraniczone, początkowo otoczone sinofioletową obwódką. Twardzina występująca w tej postaci może samoistnie ustąpić.

4.15. Bielactwo nabyte (*vitiligo*)

Bielactwo nabyte jest częstą i stosunkowo niegroźną chorobą skóry, jednak dla chorych stwarza zazwyczaj duże obciążenie psychiczne.

Bielactwo objawia się plackowatymi odbarwieniami spowodowanymi zmniejszeniem się liczby lub zanikiem melanocytów. Im ciemniejsza karnacja, tym wyraźniejsze są zmiany chorobowe. Kosmetyczka stosując **makijaż maskujący**, może poprawić samopoczucie chorego.

Dokładne mechanizmy powstawania tej choroby nie są wyjaśnione. Chodzi tu jednak o **chorobę autoimmunologiczną**, tzn. określone mechanizmy obronne układu immunologicznego atakują struktury własne organizmu, w tym przypadku – melanocyty.

Bielactwo może mieć różny przebieg. Typowe są wyraźnie odgraniczone, białe plamy o różnych kształ-

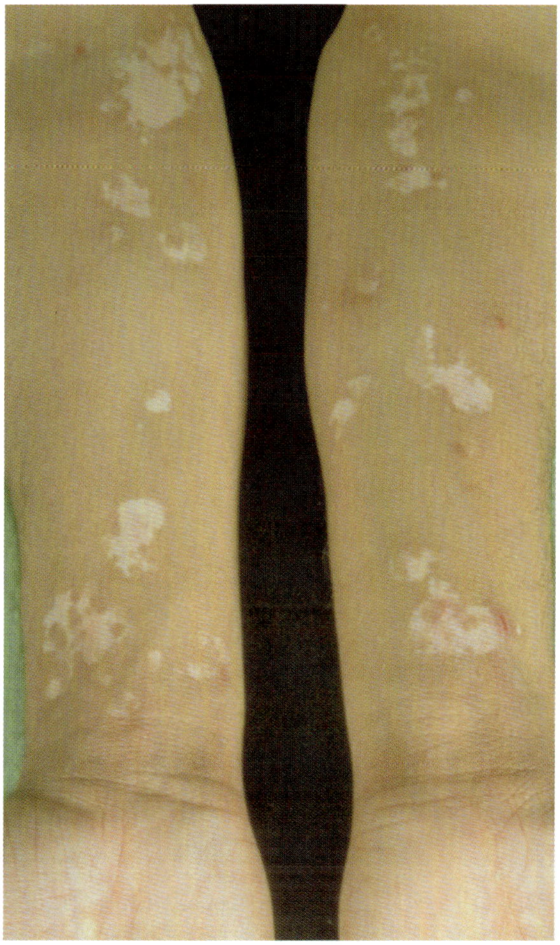

Bielactwo – obraz kliniczny.

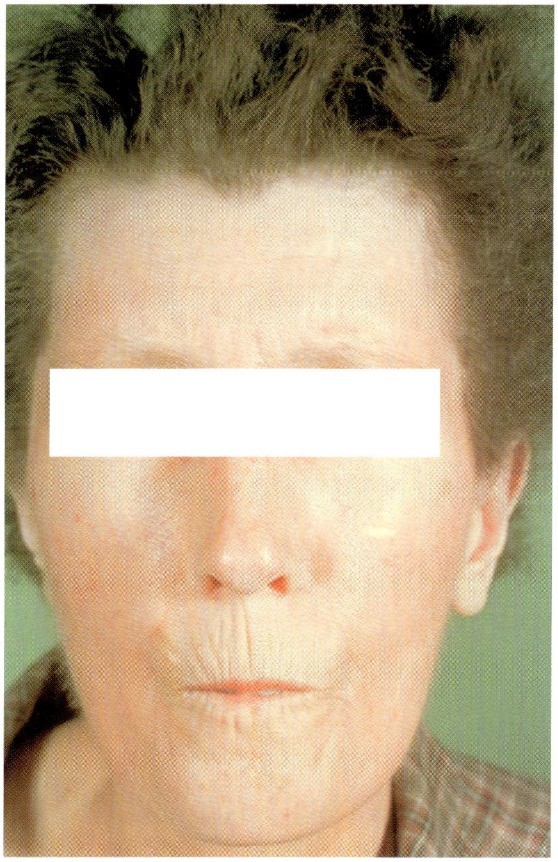

Klientka ma 50 lat, ale sprawia wrażenie dużo młodszej. Skóra jest mocno naciągnięta, a przez to zmarszczki mimiczne wygładzone. Często występują drobne zmarszczki wokół ust.

tach i wielkości, zwykle przebarwione na obwodzie. Choroba atakuje także włosy, które w obrębie odbarwień skóry również są odbarwione. Choroba może ograniczać się do kilku plam i zatrzymać w tym stadium. Najczęściej odbarwienia występują na twarzy, grzbietach rąk, klatce piersiowej, może także rozprzestrzeniać się, a nawet opanować całą skórę. Odbarwienia mogą:

1) ustąpić samoistnie,
2) pojawić się w postaci ognisk bez dalszego rozwoju,
3) rozprzestrzeniać się powodując całkowite odbarwienie.

Ponieważ w chorobowo zmienionych miejscach nie ma melanocytów, skóra jest wrażliwsza na światło i może dochodzić do **oparzeń słonecznych**. Chorzy są bardziej narażeni też na powstanie **stanów przedrakowych** i **raka skóry**.

Dzięki leczniczemu zastosowaniu naświetlania promieniami UVA lub fotochemioterapii można uzyskać ponowne zabarwienie ognisk bielaczych. Inne możliwości oferuje kosmetyka. Stosowanie **samoopalaczy** pozwala złagodzić ostre kontrasty na skórze, jednak odbarwień nie da się całkowicie wyeliminować. W przypadku dużych odbarwionych powierzchni wskazane jest stosowanie makijażu maskującego. Tuszowanie zmian może dodatnio wpłynąć na samopoczucie chorego. Filtry przeciwsłoneczne ochronią odbarwioną skórę.

4.16. Nowotwory łagodne i złośliwe

Trudno jest różnicować **nowotwory łagodne** i **złośliwe**. Właśnie w tej kwestii kosmetyczce przypada bardzo odpowiedzialne zadanie. Ogląda ona skórę wielu osób i jej wprawne oko może uratować komuś życie, jeżeli w razie podejrzanych zmian skieruje klienta do dermatologa, dlatego najpierw przedstawimy kilka ważnych reguł dotyczących rozpoznawania łagodnych i złośliwych nowotworów skóry. Reguły te zwane są też **regułami ABCD**, przy czym kolejne litery oznaczają angielskie słowa: **A**symetry (asymetria), **B**order (odgraniczenie), **C**olor (kolor) i **D**iameter (średnica).

2

Niegroźne znamiona barwnikowe mają następujące cechy charakterystyczne: z reguły są symetryczne, odgraniczone od skóry wyraźnym brzegiem, mają jednolite zabarwienie i są małe, tzn. ich średnica wynosi około 5–10 mm. Jeżeli znamię odbiega od tej charakterystyki, możemy mieć do czynienia ze zmianą złośliwą lub stanem poprzedzającym jej powstanie, który według reguł ABCD wyróżniają następujące cechy: A – asymetryczna budowa, B – nieostre odgraniczenie, C – niejednolite zabarwienie i D – nietypowa wielkość.

4.16.1. Znamiona naskórkowe

Brodawki łojotokowe (*verrucae seborrhoicae*) występują bardzo często, prawie u każdego, zwłaszcza w drugiej połowie życia. Ich liczba może wynosić od kilku do kilkunastu. Na początku rozwijają się lekko brązowe, matowe, ostro odgraniczone plamy, które szybko rosną i stają się wyczuwalne. Brodawki łojotokowe mogą osiągać wielkość kilku centymetrów i wysokość kilku milimetrów, występują w zabarwieniu od ciemnobrązowego do czarnego. Często jednocześnie występuje słoneczna elastoza (*elastosis actinica*). Są to nieregularne, brodawkowate powierzchnie, pokryte tłustymi nawarstwieniami zrogowaciałego naskórka, rozszerzone mieszki włosowe i częściowo czopy rogowe. Wyglądają jakby były doklejone, w dotyku są gładkie (tłustawe). Brodawki łojotokowe nie ulegają zezłośliwieniu, dlatego ich usunięcie z medycznego punktu widzenia nie jest konieczne, jednak są zmianami szpecącymi.

Określenie „naskórkowe barwnikowe zmiany skórne" wskazuje, iż są one umiejscowione prawie wyłącznie w naskórku i powoduje je barwnik (melanina), względnie komórki barwnikowe (melanocyty). Pojęcie to obejmuje wiele zmian skórnych: **piegi** (*ephelides*), plamy **koloru kawy z mlekiem** (*café au lait*), plamy **soczewicowate** (*lentigo simplex*), plamy **soczewicowate starcze** (*lentigo senilis*) i **brodawki łojotokowe** (*verrucae seborrhoicae*). Cechą wspólną tych zmian jest wzrost liczby **melanocytów** lub zaburzenia wytwarzania melaniny.

4.16.2. Znamiona barwnikowe naskórkowe

Piegi: jedni je lubią, inni nie znoszą. Mogą być powodem dumy lub zacięcie być zwalczane.

Piegi powstają lub ciemnieją szczególnie w wyniku działania promieni słonecznych. Piegi to drobne, ostro ograniczone **przebarwienia** na partiach skóry wystawionych na działanie promieni słonecznych. Szczególnie często spotykamy je u osób tzw. **typu celtyckiego** o rudych włosach, jasnej skórze i jasnych, przeważnie niebieskich oczach. Piegi nie są spowodowane namnażaniem się melanocytów, ale zaburzeniami ich czynności. Oznacza to, że melanocyty wytwarzają więcej **melaniny** i szybciej niż w zdrowej skórze.

Z dermatologicznego punktu widzenia przy piegach nie należy w żaden sposób manipulować, ale pozostawić je takimi jakie są. Subiektywnie rzecz ujmując, piegi mogą źle wpływać na właścicieli i dlatego sięgają oni po **środki wybielające**. Jeżeli klienci życzą sobie wykonania tego rodzaju zabiegów, kosmetyczka powinna najpierw spróbować przekonać ich, że piegi dodają **urody**. Dopiero po dokładnych wyjaśnieniach i udzieleniu porad możemy przystąpić do wykonywania zabiegu wybielania. Korzystniej byłoby jednak przekonać klientkę do stosowania technik **kosmetyki dekoracyjnej**.

Plamy soczewicowate (*lentigo simplex*) to silnie zabarwione, ostro odgraniczone, okrągłe lub owalne plamy wielkości najwyżej ziarna soczewicy. W warstwie podstawnej znajduje się więcej melanocytów, odkłada się tu także melanina przez nie wytwarzana. Pojawiają się zwłaszcza w dzieciństwie, przede wszystkim na tułowiu. Słońce nie wpływa na intensywność ich zabarwienia.

Plamy soczewicowate starcze (*lentigo senilis*) spowodowane są długotrwałym działaniem promieni słonecznych. Są częściowym objawem **skóry starczej**. Często występują na skórze wystawianej na działanie słońca. Plamy soczewicowate starcze są ostro odgraniczone i rozmaicie zabarwione. **Melanocyty** w warstwie podstawnej występują w nieco zwiększonej liczbie, a wytwarzana przez nie **melanina** odkłada się w warstwie podstawnej. Plamy te są defektem kosmetycznym i można je tuszować.

4.16.3. Znamiona barwnikowe komórkowe

Pojęcie **znamiona barwnikowe** obejmuje grupę łagodnych nowotworów wywoływanych przez melanocyty, należących do najczęstszych zmian skórnych. Są niezwykle istotne dlatego, że mogą pojawić się trudności w odróżnieniu ich od **czerniaka** (najbardziej złośliwego nowotworu skóry).

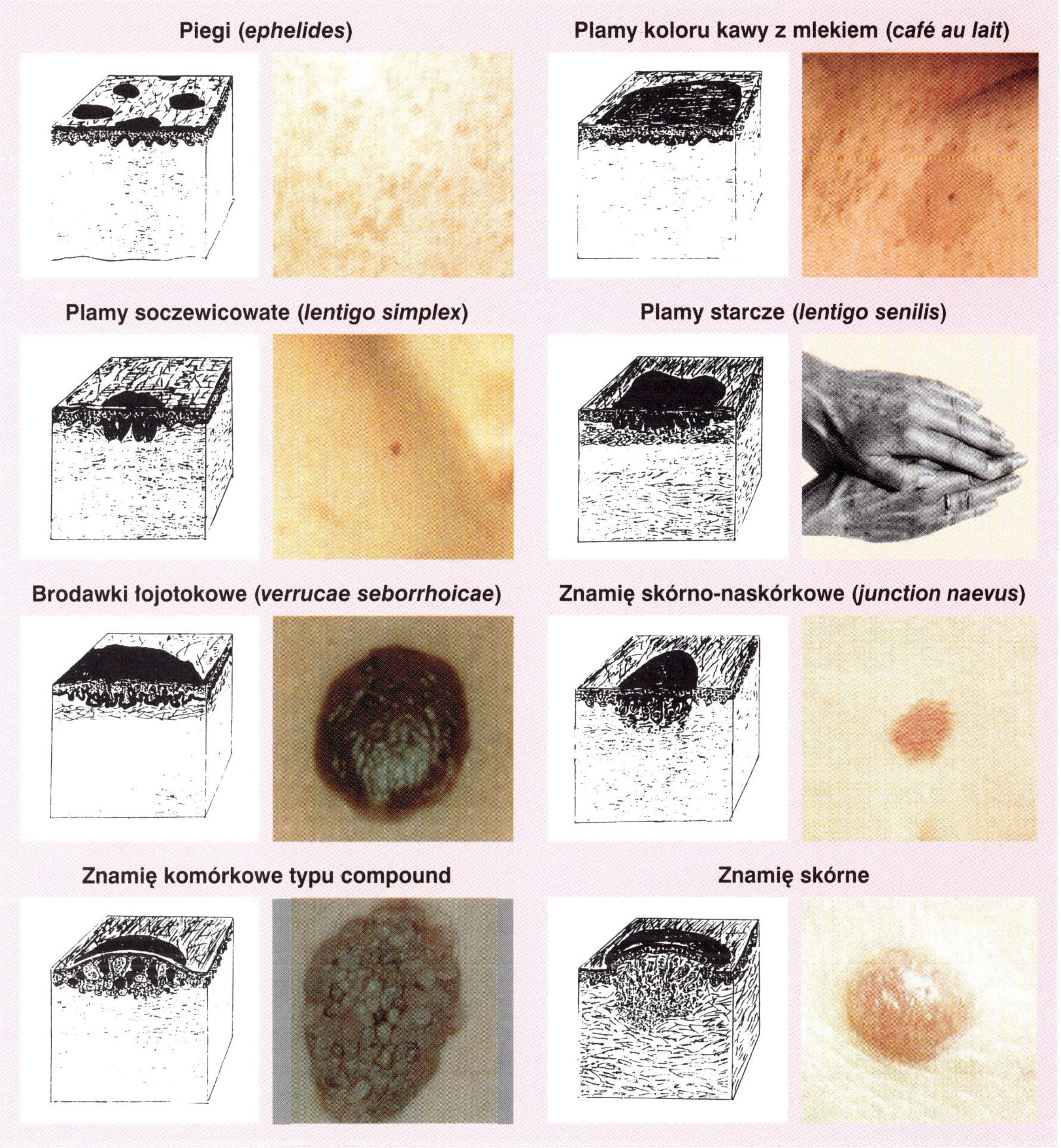

Skórne zmiany barwnikowe to nagromadzenie pigmentu w naskórku. Ich cechą wspólną jest odgraniczenie skupiska melanocytów w naskórku lub skórze właściwej.

Cechą wspólną wszystkich znamion barwnikowych jest odgraniczone namnożenie się melanocytów. Przeciętnie każdy człowiek ma od trzydziestu do pięćdziesięciu **znamion** (*naevi*). Po urodzeniu na ciele znajduje się przeważnie niewiele znamion, są płytkie i bardzo jasne. Rosną proporcjonalnie do wzrostu ciała. Inne znamiona pojawiają się w dzieciństwie, aby w okresie dojrzewania osiągnąć ostateczną liczbę i wielkość. Nowe znamiona mogą pojawić się również w wieku dojrzałym. Właśnie one z dużym prawdopodobieństwem mogą się przekształcić w czerniaki. Wszystkie znamiona sprawiają wrażenie jednolitych pod względem budowy i zabarwienia.

Znamię powstaje przez tworzenie się **gniazd komórek znamionowych**. Na granicy skórno-naskórkowej (*junction*) tworzą się kłębiaste zawiązki komórek powstałe z nagromadzenia melanocytów. Takie zgrupowania komórek szybko rosną i z biegiem lat naciekają do skóry właściwej. Komórki znamionowe (zmienione melanocyty) w momencie przemieszczenia się do skóry właściwej tracą zdolność wytwarzania melaniny, dlatego są one często bezbarwne.

Znamię skórno-naskórkowe (*junction naevus*) to małe (średnica kilku milimetrów), płaskie i ledwo wyczuwalne okrągłe lub owalne zmiany. Występują na całym

	Znamiona komórkowe w(na)	Nazwa	Wygląd
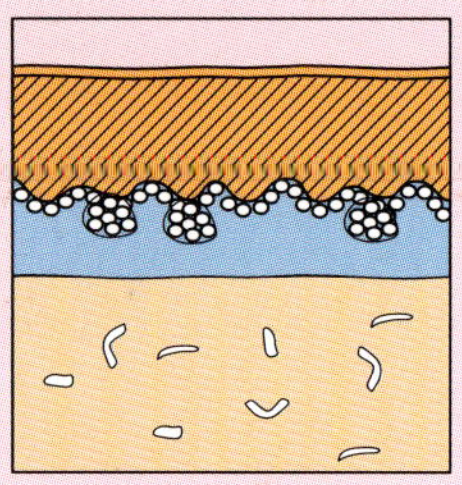	Granica (pogranicze skóry i naskórka) naskórka	Granica skórno-naskórkowa	Małe, okrągłe, lekko wyniosłe, jednolite zabarwienie powierzchni, jasny do ciemnego brązu
	Naciekanie do skóry właściwej, etap przejściowy		
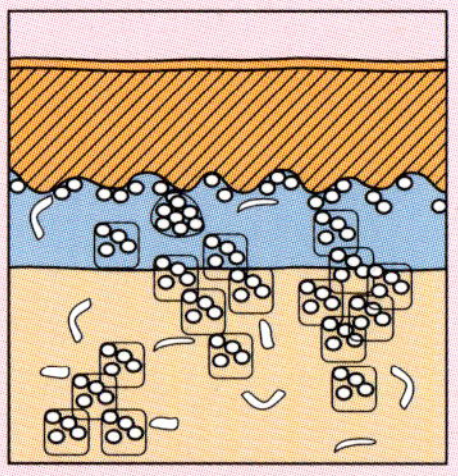	Granica skórno-naskórkowa i górna warstwa skóry właściwej w zawiązkach	Znamię typu compound	Złożona budowa, węzełkowaty, wyniosły nad powierzchnię skóry, zgrubiała powierzchnia, jednolite zabarwienie (jasny brąz do brunatnobrązowego), ewentualnie włosy
	Dalsze naciekanie, utrata zdolności wytwarzania melaniny przez komórki znamionowe		
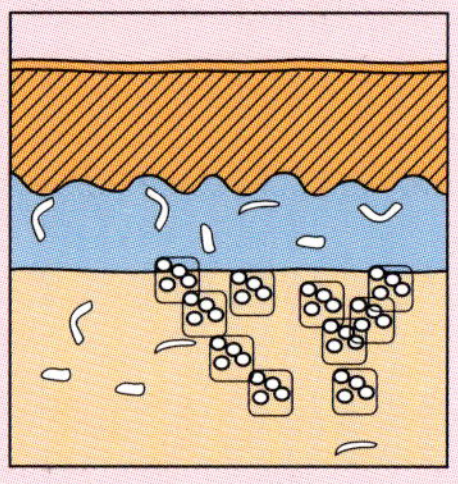	Komórki znamionowe w skórze właściwej	Znamię skórne	Półokrągłe, ewentualnie pojedyncze włosy, twarda grudka koloru skóry

Powstawanie znamienia komórkowego. Znamię komórkowe przechodzi przez trzy typowe stadia rozwoju.

ciele. Także na błonach śluzowych, **macierzy paznokcia** i **łożysku paznokcia**. Na wewnętrznych częściach rąk i podeszwach znamiona pozostają przeważnie w takiej postaci, na innych częściach ciała przekształcają się w znamiona typu compound, a później w znamiona skórne. Znamiona skórno-naskórkowe rzadko przekształcają się w **czerniaka złośliwego**.

Znamiona typu compound pojawiają się zwłaszcza u starszych dzieci i dorosłych. Występują na całym ciele, głównie na tułowiu. Mogą pojawiać się także na błonach śluzowych. Tworzą się ze znamion skórno-naskórkowych i mogą się przekształcać w znamiona skórne. Zwiększanie objętości powoduje, że stają się guzkowate i mają szorstką powierzchnię. Zabarwienie od jasnego do ciemnego brązu, także jednolite. W znamionach typu compound występują czasami guzki koloru skóry, odpowiadające znamionom skórnym. Ze znamion tego typu często wyrastają ciemno zabarwione, szczecinowate włosy.

Znamiona skórne pojawiają się przeważnie w drugiej połowie życia i wyglądem przypominają brodawki. Występują na całym ciele, zwłaszcza na tułowiu i na twarzy. Na błonach śluzowych, wewnętrznych częściach rąk i podeszwach pojawiają się niezwykle rzadko. Rozwijają się ze znamion typu compound i mogą całkowicie zanikać. Zawiązki i sploty komórek znamionowych umiejscowione są w skórze właściwej. Znamiona naskórkowe mają kolor skóry, są to półkuliście wyniosłe, mocne twory, z których niekiedy wyrastają pojedyncze, szczecinowate włosy.

Istnieje wiele odmian znamion, które w tym miejscu możemy jedynie wymienić. Wyróżniamy znamiona otoczone białą obwódką, tzw. znamię Suttona (*halo naevus*), o czerwonawym zabarwieniu (znamię Spitza) i **błękitne**. Także wrodzone **znamiona olbrzymie**, częściowo owłosione, lub **znamiona atypowe** dawniej nazywane **dysplastycznymi**, nieregularnie odgraniczone i zabarwione. W przypadku niektórych z tych form istnieje ryzyko zwyrodnienia.

4.16.4. Stany przedrakowe

Są to zmiany skórne, z których po różnie długim okresie mogą rozwinąć się złośliwe nowotwory skóry. W zależności od częstości występowania złośliwych nowotworów, stany te dzielimy na takie, w obrębie których nowotwory powstają bardzo często, i takie, które rzadko są podłożem procesu nowotworowego.

Stany przedrakowe, z których nowotwory rozwijają się rzadko to przerosłe blizny pooparzeniowe i przewlekłe stany zapalne skóry z bliznowaceniem (blizny po gruźlicy skóry i toczniu rumieniowatym).

Stany przedrakowe, z których często rozwijają się raki skóry to: 1) zmiany związane z działaniem promieniowania słonecznego lub innego promieniowania (rogowacenie słoneczne, róg skórny, uszkodzenia rentgenowskie skóry), 2) uszkodzenia chemiczne (rogowacenie arsenowe, dziegciowe, smołowcowe), 3) rogowacenie białe w obrębie błon śluzowych jamy ustnej i zewnętrznych narządów płciowych.

Do zadań kosmetyczki należy rozpoznawanie tych stanów, ponieważ skierowanie klientki ze stanem przedrakowym do lekarza może zapobiec rozwojowi raka.

Rogowacenie słoneczne (*keratosis actinica*), określane wcześniej jako **rogowacenie starcze** (*keratosis senilis*), jest to nadmierne rogowacenie występujące na częściach ciała szczególnie narażonych na działanie promieniowania słonecznego oraz w obrębie skóry starczej, umiejscowione głównie na twarzy oraz w innych odsłoniętych okolicach. Zmiany umiejscawiają się na czole, w okolicy skroniowej, w skórze głowy u osób łysych, na małżowinach usznych, grzbietach rąk, przedramionach i podudziach. Mają one postać żółto-brunatnych nawarstwień rogowych, o suchej, nierównej powierzchni, są płaskie lub nieznacznie wyniosłe. Po usunięciu mas rogowych zmiany lekko krwawią. Trwają przez wiele lat. Bardzo często są miejscem wyjścia raków skóry. Leczenie polega na krioterapii, stosowaniu retinoidów lub chirurgicznym usunięciu.

Róg skórny (*cornu cutaneum*). Jest to odmiana rogowacenia słonecznego (starczego), ale może występować u dzieci jako odczyn pozapalny skóry (nie jest to wtedy stan przedrakowy). U osób starszych podłożem jest skóra uszkodzona przez słońce lub starcza. Powstają nawarstwienia rogowe, które mogą przybierać rozmaite kształty, np. stożkowaty lub nieregularny,

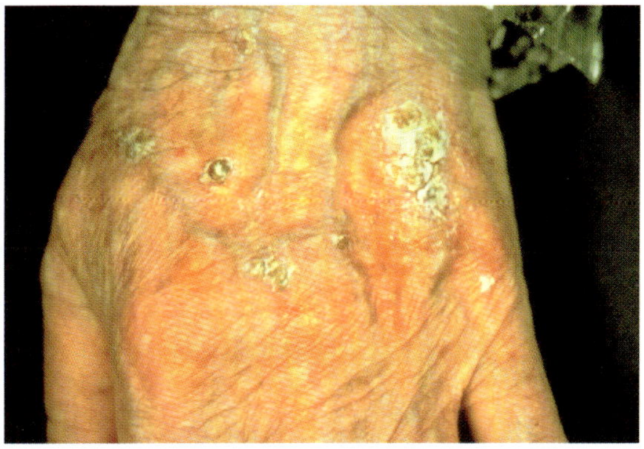

Rogowacenie słoneczne: z początkowo niegroźnych szorstkich hiperkeratotycznych miejsc na skórze poddawanym częstemu działaniu promieni słonecznych mogą rozwinąć się niebezpieczne zrogowacenia.

przypominający rogi zwierzęce. Są żółto-brunatne, o szorstkiej powierzchni. Jeśli podstawa ulegnie nacieczeniu, objaw zezłośliwieje. Objawy najczęściej występują na twarzy, owłosionej skórze głowy i odsłoniętych częściach kończyn. Zmiany usuwa się chirurgicznie, ale bywa stosowana laseroterapia i krioterapia.

Uszkodzenia porentgenowskie skóry (*radiodermitis*). Są to zmiany powstające u osób leczonych długotrwale promieniami rtg oraz narażonych na to promieniowanie w pracy zawodowej. W skórze powstają nieregularne stwardnienia z odbarwieniami, przebarwieniami i licznymi teleangiektazjami. Często też tworzą się ogniska nadmiernego rogowacenia i bliznowatego zaniku skóry. Zmiany usuwa się chirurgicznie lub stosuje krioterapię.

Rogowacenie białe (leukoplakia). Zmiany powstają w błonie śluzowej jamy ustnej i na zewnętrznych narządów płciowych. Przyczyną zmian w jamie ustnej są zaniedbania higieniczne, próchnica zębów, źle dopasowana proteza, palenie tytoniu, a także spożywanie gorących napojów, pikantnych pokarmów i picie alkoholu. Przyczyną zmian na błonach śluzowych zewnętrznych narządów płciowych są zaburzenia hormonalne, marskość sromu lub żołędzi, zaniedbania higieniczne. Zmiany najczęściej umiejscawiają się na błonach śluzowych policzków, w pobliżu kącików ust i w linii zgryzu zębów, na dziąsłach, języku, wargach górnej i dolnej. Przy zajęciu zewnętrznych narządów płciowych na wargach sromowych większych i mniejszych u kobiet, a na wewnętrznej powierzchni napletka i żołędzi prącia u mężczyzn. Schorzenie u mężczyzn częściej występuje w jamie ustnej, a u kobiet na błonach śluzowych sromu.

Zmiany przybierają postać zgrubiałych, białawych plam, smug o powierzchni gładkiej lub bruzdowatej o regularnej formie **(wg reguł ABCD)**. U podstawy stwierdza się niewielkie stwardnienie. Choroba jest przewlekła. Dolegliwości mogą polegać na uczuciu su-

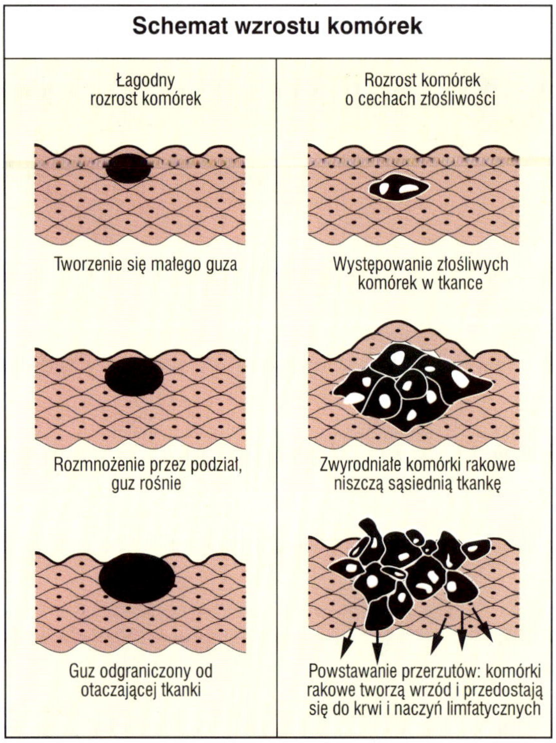

Guzy łagodne rosną, ale pozostają w granicach tkanki. Złośliwy rozrost komórek charakteryzuje się zwyrodnieniem i rozprzestrzenianiem bezgranicznym komórek do otaczającej tkanki.

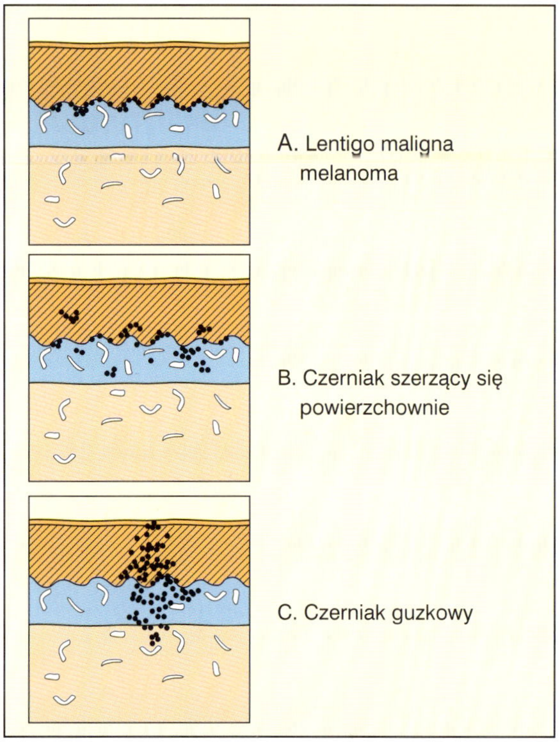

Trzy typy czerniaka rozróżniane według wyglądu zewnętrznego, a przede wszystkim według ich tendencji do opuszczania granicy skórno-naskórkowej. Im większa jest ta tendencja, tym mniejsze szanse na wyleczenie.

chości i ściąganiu błon śluzowych i pieczenia, jeśli występują głębsze pęknięcia. Objawem przejścia w nowotwór są brodawkowate, nieregularnie odgraniczone przerosty, nacieczenie podstawy, obwódka zapalna wokół zmiany i późniejszy rozpad (owrzodzenie). Leczenie polega na usunięciu czynników drażniących, starannej higienie jamy ustnej, zaniechaniu palenia tytoniu, leczeniu stomatologicznym i hormonalnym, częstej dezynfekcji jamy ustnej, właściwym dopasowaniu protezy zębowej. W razie braku poprawy zaleca się retinoidy, a w przypadku brodawkowatych rozrostów stosuje się krioterapię lub chirurgiczne usunięcie w całości.

4.16.5. Nowotwory złośliwe

Rak wywodzi się z poszczególnych komórek, **rak skóry** powstaje z komórek skórnych. Zazwyczaj komórki mają do spełnienia określone zadanie w swoim cyklu życiowym, później giną. Z reguły zastępują je nowe komórki powstające w wyniku podziału. Procesy te kontrolują skomplikowane mechanizmy sterujące. W przypadku błędnego sterowania, komórki mogą ulegać zwyrodnieniu, rozmnażać się ponad miarę i przemieszczać do tkanki. Ten nieograniczony wzrost może ostatecznie zagrażać funkcjom życiowym organizmu.

Jeżeli podejrzewamy u klientki raka skóry, należy skierować ją do dermatologa. Powinno się również obserwować własną skórę, a miejsca niewidoczne powinna regularnie sprawdzać druga osoba. Oznacza to, że należy kontrolować, czy w wieku dojrzałym nie pojawiły się nowe znamiona oraz czy już istniejące nie zmieniły zabarwienia, kształtu, wielkości i dotyku.

Kosmetyczka w żadnym wypadku nie powinna manipulować przy bliżej nieokreślonych zmianach skórnych. Próba usunięcia **stanu przedrakowego** może stanowić bodziec do zwyrodnienia. Najważniejszą rzeczą w przypadku wszystkich rodzajów nowotworów skóry jest ich wczesne rozpoznanie, które może zapobiec przejściu choroby w cięższe stadia. Zadaniem kosmetyczki jest znajomość zmian skórnych mogących przerodzić się w raka skóry.

Rak podstawnokomórkowy (*carcinoma basocellulare*). Stanowi 3/4 wszystkich raków skóry. Charakteryzuje się niewielką i miejscową złośliwością, powolnym wzrostem i na ogół brakiem przerzutów. Rozwija się przede wszystkim u osób w podeszłym wieku. Główną przyczyną powstania tego nowotworu są stany przedrakowe i działanie promieni UV, szczególnie na tzw. terasach słonecznych ciała. W 80–90% przypadków umiejscawia się na skórze twarzy, zwłaszcza w górnej części (czoło, okolice skroniowe, policzkowe, powieki). Nie zajmuje grzbietów rąk i stóp.

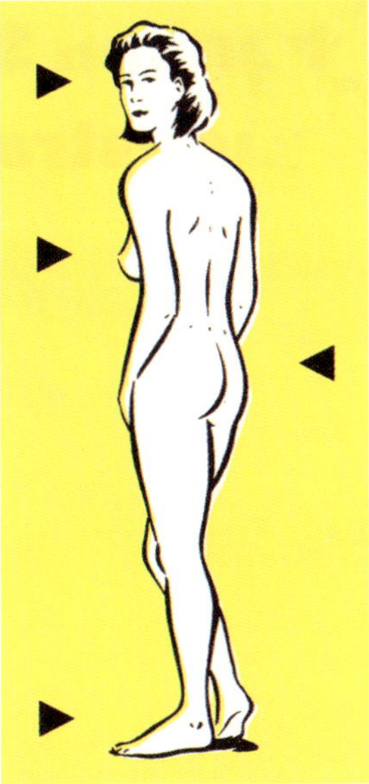

Terasy słoneczne na ciele. W zaznaczonych miejscach, szczególnie narażonych na działanie promieni słonecznych, często tworzy się rak podstawnokomórkowy, a także kolczystokomórkowy.

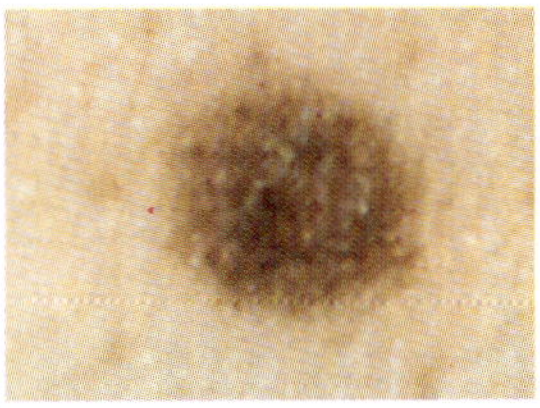

Wyróżnia się wiele zmian barwnikowych: plamy wątrobowe, znamiona, piegi. Jeżeli tak wyglądają są jeszcze niegroźne.

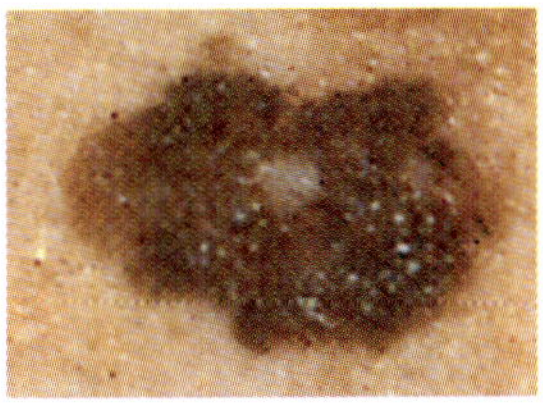

Jeżeli ich kształt i zabarwienie są nieregularne, może to być stan przedczerniakowy, który należy skonsultować z lekarzem.

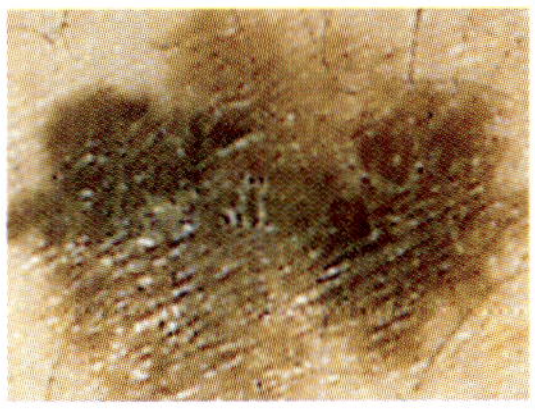

Taki stan stanowi zagrożenie życia.

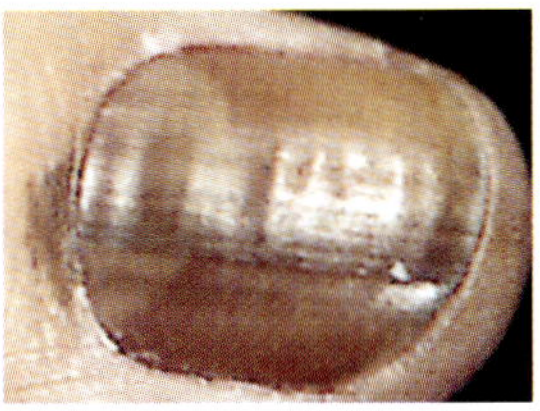

Czerniak pod paznokciem rozpoznawany jest często dopiero w zaawansowanym stadium.

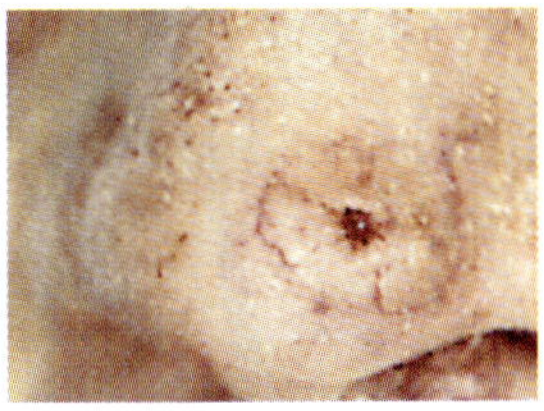

Groźny rak podstawnokomórkowy na nosie. Konieczne natychmiastowe leczenie.

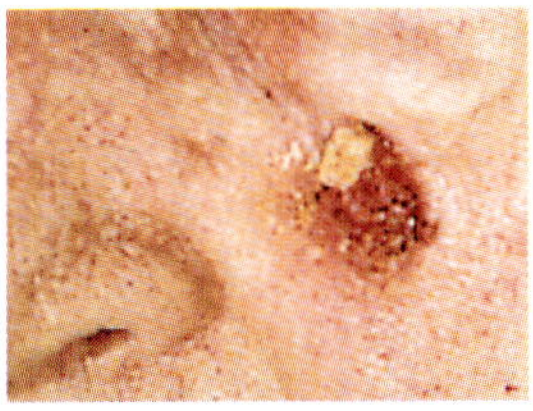

Rak kolczystokomórkowy. Zwiastują go zaczerwienienia i skóra szorstka w dotyku.

Niegroźne znamię barwnikowe w porównaniu z rakiem skóry. Trzy odmiany raka przybierają różne postaci.

	Czerniak złośliwy	**Rak podstawnokomórkowy**	**Rak kolczystokomórkowy**
Zachorowania rocznie na 100 000 mieszkańców	12	80	20
Czynniki ryzyka	Promieniowanie UV (częste oparzenia słoneczne), znamiona barwnikowe, przypadki w rodzinie	Promieniowanie UV	Promieniowanie UV, stany przedrakowe
Miejsca najbardziej narażone	Dowolne miejsca na skórze, także pod paznokciami	Terasy słoneczne (zwłaszcza na twarzy i uszach)	Terasy słoneczne (twarz, skóra głowy, grzbiety dłoni, rąk, przedramiona)
Wzrost/wygląd	Zróżnicowana szybkość wzrostu, z reguły nieregularne brązowo-brunatne zabarwienie i nieostre odgraniczenie, częściowo guzkowata powierzchnia	Guz rosnący powoli, niszczący okalającą tkankę, błyszczące guzki, częściowo zapadnięty środek, teleangiektazje	Względnie powolny wzrost, ale szybszy niż w przypadku raka podstawnokomórkowego, rozwój na podstawie rogowacenia słonecznego, silne zrogowacenie, szorstka, twarda powierzchnia
Przerzuty	Częste	Brak	Raczej późno, kiedy guz osiągnie określoną wielkość
Leczenie	Operacyjne, immunoterapia, chemioterapia	Operacyjne, naświetlanie rtg, krioterapia	Operacyjne, laseroterapia, chemioterapia

Trzy rodzaje raka występujące z różną częstotliwością. Różnią się tendencją wyrastania poza błonę podstawną i zdolnością tworzenia przerzutów. Najbardziej niebezpieczny jest czerniak złośliwy, najmniej – rak podstawnokomórkowy.

Ma postać guzka wyniosłego lub płaskiego. W części środkowej następuje bliznowacenie, natomiast na obwodzie widoczny jest charakterystyczny niezapalny, perełkowaty wał. Zmiana po pewnym czasie może ulec owrzodzeniu, ciemno się wybarwić, lub guzkowato przerastać. Postać wrzodziejąca może głęboko drążyć, niszcząc mięśnie i kości. Wzrost raka jest powolny, nawet wieloletni. W leczeniu stosuje się laseroterapię, krioterapię lub usunięcie chirurgiczne.

Rak kolczystokomórkowy (*carcinoma spinocellulare*). Jest to nowotwór złośliwy, wychodzący z naskórka lub pogranicza błony śluzowej jamy ustnej i zewnętrznych narządów płciowych. Punktem wyjścia są stany przedrakowe skóry lub błon śluzowych, uszkodzenia mechaniczne, chemiczne i posłoneczne, jak również zmiany przewlekłe, przerastające lub bliznowaciejące. Częściej występuje u mężczyzn i osób w starszym wieku, ale może się rozwinąć u osób w średnim wieku.

Przybiera postać zmian brodawkujących, przerosłych, o szorstkiej powierzchni, lub wrzodziejących, cechujących się naciekiem podstawy i często wałowatymi, wywiniętymi brzegami, ale bez perełkowatego wału. Umiejscawia się rozmaicie: wszędzie tam, gdzie występują stany przedrakowe oraz na pograniczu błon śluzowych i skóry, np. na wardze dolnej, w okolicy nosa, oczodołów i zewnętrznych narządów płciowych. Bardzo często daje przerzuty do okolicznych węzłów chłonnych. Rokowanie zależy od wielkości guza. Ten typ raka usuwany jest chirurgicznie, stosuje się też laseroterapię i krioterapię w zależności od stanu zmiany nowotworowej. Wyleczenia raków o średnicy 2–3 cm wynoszą 90%.

Czerniak złośliwy (*melanoma malignum*) jest złośliwym nowotworem skóry wywodzącym się z melanocytów. Na całym świecie odnotowuje się wzrost zachorowań na ten rodzaj nowotworu złośliwego. Występuje on szczególnie w regionach intensywnego promieniowania słonecznego. W średnich szerokościach co roku zapada na tę chorobę 12/100 000 osób.

Światło słoneczne jest ważnym czynnikiem w powstawaniu czerniaka. Rozmieszczenie czerniaków na ciele jest w miarę równomierne i nie dotyczy wyłącznie miejsc narażonych na działanie promieni słonecznych, tzw. **terasów słonecznych**: twarzy, zewnętrznych części dłoni i ramion. U mężczyzn czerniaki występują względnie często na tułowiu, u kobiet na kończynach dolnych. Pojawiają się także na palcach rąk i nóg, np. pod paznokciem. Także mogą się rozwijać na błonach śluzowych. Czerniaki występujące w tym miejscu są trudniejsze do wyleczenia niż skórne.

Czerniaki rozwijają się zazwyczaj ze znamion barwnikowych atypowych. Dlatego do oceny wszystkich znamion należy stosować **reguły ABCD**! Brane są także pod uwagę ewentualne skłonności genetyczne (przypadki występowania czerniaka w rodzinie), czynniki hormonalne (występowanie w czasie pokwitania i ciąży) i immunosupresyjne.

Na możliwość rozwoju czerniaka ze znamienia barwnikowego może wskazywać zmiana barwy znamienia, poszerzenie jego powierzchni, pojawienie się nierówności powierzchni, nadżerki. Wyróżnia się czerniaka wychodzącego z plamy soczewicowatej złośliwej, szerzącego się powierzchownie i guzkowego.

Czerniak wychodzący z plamy soczewicowatej złośliwej (*lentigo maligna melanoma*): melanocyty są tylko w niewielkim stopniu atypowe i rozrastają się płasko wzdłuż **strefy skórno-naskórkowej**. Błona podstawna nie jest jeszcze przerwana. Na tym etapie jest to jeszcze **stan przedczerniakowy**. Dalsza atypowość powoduje przerwanie **błony podstawnej** i od tego momentu mówimy o czerniaku wychodzącym z plamy soczewicowatej złośliwej. W obrębie plamy wyczuwalne są wówczas guzki i wypukłości. Najczęściej występuje na twarzy i odsłoniętej skórze u osób starszych. Przebieg jest wieloletni.

Czerniak szerzący się powierzchownie: tę odmianę czerniaka powodują atypowe melanocyty znamienia barwnikowego. Cechują się one słabą przyczepnością do strefy skórno-naskórkowej i w wyniku tego częściowo przyłączają się do przemieszczających się ku górze **keratynocytów** i przerastają przez naskórek. Z drugiej strony lekko przerywają błonę podstawną. Czerniak szerzący się powierzchownie najczęściej wychodzi ze zmian barwnikowych, zwłaszcza dysplastycznych, jest lekko wyniosły ponad powierzchnię skóry z obwódką zapalną, wykazuje skłonność do rozpadu. Przebieg jest powikłany.

Czerniak guzkowy występuje, gdy atypowe melanocyty znamienia barwnikowego nie wykazują tendencji do pozostania w strefie skórno-naskórkowej lecz wrastają pionowo w skórę właściwą. Widoczny i wyczuwalny jest guzkowaty czerniak z tendencją do owrzodzenia. Jest to najbardziej niebezpieczny typ czerniaka, szybko się szerzy i daje przerzuty. Częściej występuje u mężczyzn niż u kobiet.

Najważniejszym kryterium rokowania jest stadium, w którym stwierdzono czerniaka i rozpoczęto leczenie. Podstawą właściwej prognozy jest ocena, w jakim stopniu czerniak pionowo zajął skórę właściwą. Kolejnym ważnym punktem jest ogólna odporność organizmu. Jeżeli układ immunologiczny jest osłabiony, czerniaki rozwijają się w błyskawicznym tempie. Czerniaki złośliwe usuwane są operacyjnie. Stosowane jest też leczenie skojarzone lekami działającymi na układ immunologiczny, a także inne metody.

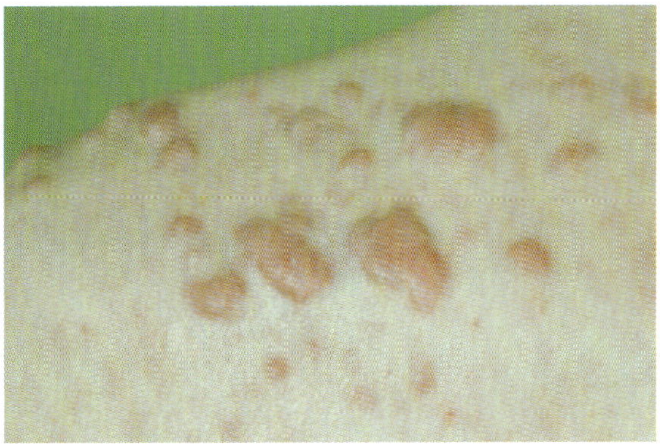

Bliznowce (keloidy) powstają w obrębie przerosłych blizn.

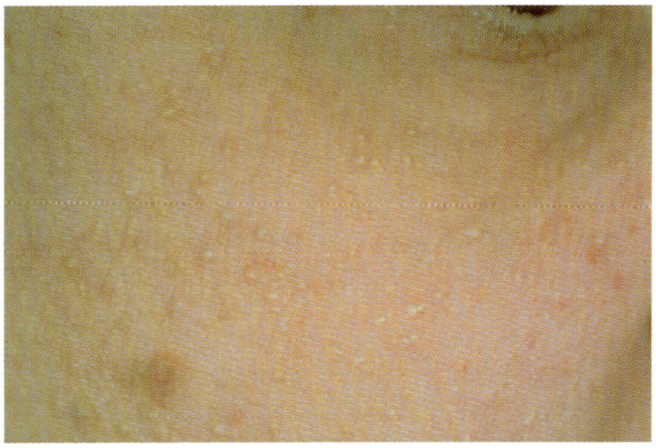

Prosaki to drobne torbiele naskórkowe. Wypełnione keratyną, można usuwać przez nacięcie pokrywy.

4.16.6. Torbiele (*cystes*) wychodzące z gruczołów potowych i łojowych

Torbiele powstają w wyniku zatrzymania wydzieliny gruczołów potowych i łojowych, należą więc do zmian zastoinowych. Nie są nowotworami łagodnymi.

Prosak (*milium*). Jest to zastoina gruczołu potowego lub łojowego. Występuje w postaci twardego białawego tworu, przeświecającego przez naskórek, wielkości łebka szpilki, wyraźnie odgraniczonego od otoczenia. Najczęściej występuje licznie na skórze twarzy (policzki, czoło), w okolicach zewnętrznych narządów płciowych, u kobiet na wargach sromowych większych i mniejszych, u mężczyzn na skórze trzonu i napletku prącia. Często spotykany w bliznach pooperacyjnych i w bliznach po przewlekłych chorobach skóry. Po odkażeniu skóry, pojedyncze prosaki przekłuwamy cienką igłą jednorazowego użytku, skaryfikatorem lub nożykiem do szczepienia ospy. Po wyciśnięciu zawartości prosaka skórę ponownie odkażamy. Zabieg ten wykonują kosmetyczki. Jeżeli mamy do czynienia z prosakami mnogimi, rozsianymi, np. na skórze twarzy, skutecznym zabiegiem będzie złuszczanie chemiczne lub mechaniczne naskórka.

Torbielak potowy (*hidrocystoma*). Powstaje na skutek torbielowatego rozszerzenia przewodu gruczołu potowego i utrudnionego odpływu potu. Częściej występuje u kobiet po 40. roku życia lub starszych. Przyczyną są zaburzenia układu dokrewnego i neurowegetatywnego związane z pracą w wysokiej temperaturze i znacznej wilgotności powietrza (kucharki, praczki, gospodynie domowe). Są to pęcherzyki silnie napięte, przeświecające, głęboko tkwiące w skórze twarzy, o średnicy kilku milimetrów. Treść pęcherzyków jest przezroczysta. W porze letniej są bardziej widoczne, zimą samoistnie zanikają. Profilaktyka polega na unikaniu pracy w gorącym i wilgotnym powietrzu oraz stosowaniu środków zmniejszających pocenie się. Zmiany usuwa się podobnie jak prosaki. Dodatkowo można je niszczyć za pomocą elektrokoagulacji.

Kaszak (*atheroma*). Jest to guz najczęściej pojedynczy, niekiedy mnogi, okrągły, twardy, wielkości od ziarna grochu do pięści. Jest to torbiel gruczołu łojowego lub mieszka włosowego. Umiejscawia się na owłosionej skórze głowy, skórze twarzy, karku, pleców i w okolicy zewnętrznych narządów płciowych. Guz pokryty jest niezmienioną skórą, niekiedy o delikatnym rumieniu, bez cech zapalnych. Skóra pozbawiona jest włosów z powodu uszkodzenia mieszków włosowych. Na szczycie kaszaka często tkwi czop rogowy, przypominający zaskórnik. Kaszak wypełnia gęsta, kaszkowata treść, złożona z mas rogowych i łoju. Utrzymują się bardzo długo nie sprawiając żadnych dolegliwości. Powikłaniem kaszaków jest ich wtórne zakażenie powodujące ropienie i przebicie na zewnątrz. Zmianę wraz z otaczającą ją torebką usuwa się doszczętnie chirurgicznie. Niekiedy przy zropieniu kaszaka i oddzieleniu się torebki dochodzi do samowyleczenia.

4.16.7. Nowotwory łagodne

Istnieje wiele guzów łagodnych, występujących we wszystkich warstwach skóry. Należą do nich **skórne zmiany barwnikowe**, takie jak **znamiona** lub **brodawki łojotokowe**.

Czasami kosmetyczka będzie miała trudności z odróżnieniem nowotworów łagodnych od złośliwych. W tym przypadku należy również posłużyć się **regułami ABCD**, a w razie wątpliwości skierować klientkę do dermatologa. Do kosmetyczki często zwracają się klientki z prośbą o usunięcie dokuczliwych nowotworów, np. wszelkiego rodzaju torbieli. Także tu kosmetyczka powinna znać granice swoich możliwości, aby nie spowodować szkód.

2

Do **nowotworów łącznotkankowych** zaliczamy **włókniaki** twarde i miękkie. Włókniaki to miękkie guzki skórne, często uszypułowane o ciastowatej spoistości. Powstają podobnie jak włókniaki twarde, w tkance łącznej skóry właściwej. Mają kolor skóry i nie są bolesne. Może je usunąć dermatolog, jeżeli przeszkadzają z kosmetycznego punktu widzenia. Włókniaki twarde to guzki bardziej mięsiste. Rozpoznajemy je po tym, że są przesuwalne w stosunku do podłoża.

2

Włókniaki twarde (*histiocytoma*) powstają z rozplemu histiocytów, mają często lekko czerwonawe zabarwienie lub czerwono-brązowawą obwódkę. Włókniaki twarde powstają w wyniku podrażnień, np. po ukąszeniu owadów. Można je usunąć ze względów kosmetycznych.

Bliznowce (*keloidy*) zaliczane są do nowotworów łagodnych skóry. Są guzami łącznotkankowymi. Pojawiają się w miejscu urazów, uszkodzeń skóry lub samoistnie jako guzkowate lub płaskie wypustki, początkowo zaczerwienione i swędzące. Po kilku miesiącach, nawet latach, przechodzą w zgrubiałe blizny. Jeżeli keloidy zajmują duże powierzchnie skóry, np. okolice stawów, mogą utrudniać poruszanie nimi. Mogą rozwijać się także z blizn potrądzikowych. Leczeniem zajmuje się dermatolog. Jeżeli bliznowce powodują silne ograniczenia ruchowe, usuwane są operacyjnie, z odpowiednim postępowaniem profilaktycznym, aby chronić przed nawrotem.

Tłuszczaki są łagodnymi nowotworami łącznotkankowymi. Mogą osiągać znaczne rozmiary lub pojawiać się jako kuleczkowate guzki. Są napięte i elastyczne. Ponieważ umiejscowione są głęboko w tłuszczowej tkance podskórnej, mogą uciskać nerwy i powodować ból, należy je wtedy usunąć chirurgicznie.

4.17. Choroby naczyń krwionośnych i limfatycznych

Choroby naczyń mogą dotyczyć **tętnic** i żył. Najczęstszymi **chorobami układu naczyniowego** są **żylaki** (*varices*). Ponieważ żylaki można określić mianem choroby społecznej, kosmetyczka często będzie miała do czynienia z klientami z tą chorobą. Należy uważać, aby przy wykonywaniu zabiegów nie popełnić błędów, które mogłyby pogorszyć stan naczyń. Ważne jest także działanie wspomagające, które może łagodzić dolegliwości. Istotna jest profilaktyka. Oznacza to, że kosmetyczka powinna umieć udzielić klientce porad odnośnie do możliwej **profilaktyki**.

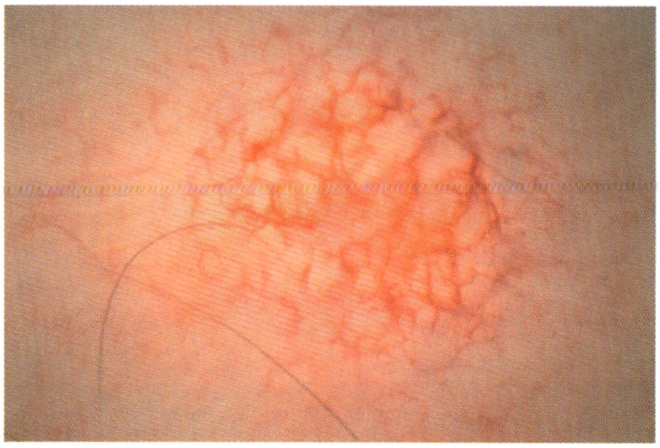

Teleangiektazje na twarzy: przez skórę prześwitują czerwone, popękane naczynka włosowate.

Teleangiektazje powstają z rozszerzonych naczyń włosowatych. Odznaczają się nieostro odgraniczonymi obszarami siateczki prześwitujących, delikatnych, czerwonych naczynek. Są objawem klinicznym trądziku **różowatego**. Czynniki zewnętrzne powodujące teleangiektazje to stałe działanie promieni słonecznych i określonych warunków pogodowych, naświetlanie promieniami rtg, długotrwałe stosowanie maści kortykosteroidowych i trwałe uszkodzenia spowodowane działaniem zimna.

Teleangiektazje są same w sobie niegroźne, ale przyczyny ich powstawania powinien wyjaśnić lekarz. Jeżeli przeszkadzają, można je ukryć pod **makijażem maskującym**. Należy zrezygnować ze środków i działań rozszerzających naczynia. Oznacza to, że nie należy stosować preparatów zawierających alkohol oraz innych środków nasilających ukrwienie. Należy też unikać leczenia ciepłem i prądem, wizyt w solarium i kąpieli słonecznych. Peelingi ziarniste oraz **maseczki**, pod którymi dochodzi do zastoju ciepła i wilgoci, również są wykluczone. Należy stosować manualne oczyszczanie twarzy delikatnymi środkami myjącymi. Pielęgnacja powinna opierać się na odblokowywaniu naczyń i ich wzmacnianiu. Polecane są również masaże tkanki łącznej i manualny masaż limfatyczny, oba jednak bez silnego ucisku. Ponadto konieczna jest ochrona skóry przed wiatrem i promieniowaniem słonecznym.

Żyły są naczyniami odprowadzającymi krew do serca. W nogach transport zwrotny odbywa się w szczególnie utrudnionych warunkach – wbrew grawitacji. Aby umożliwić przepompowanie krwi w kierunku przeciwnym do siły ciężkości, żyły zaopatrzone są w zastawki, które zapobiegają cofaniu się krwi. Ruchy mięśni, tzw. **pompa mięśniowa**, wyciskają krew z żył w podeszwach wraz z każdym krokiem. Także ogólne ruchy mięśni nóg są ważnymi czynnikami w żylnym przepływie krwi w kierunku serca. Poza tym następuje zasysanie krwi przez serce. Także powstają-

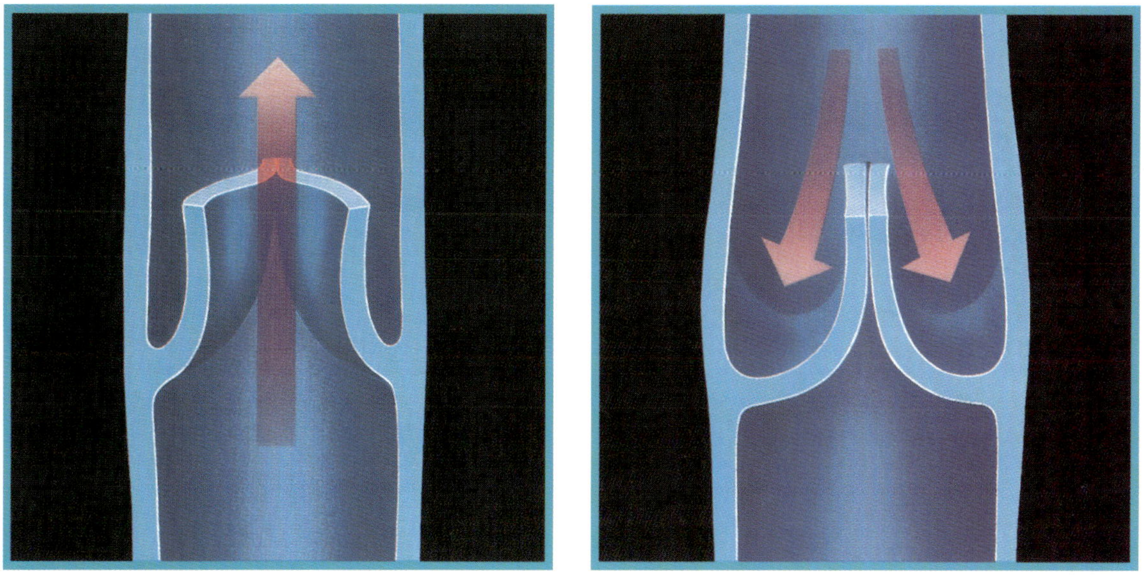

Zamknięta i otwarta zastawka żylna: jeżeli zastawka jest otwarta, krew może płynąć w kierunku serca. Zastawka zamknięta zapobiega cofaniu się krwi.

ce w trakcie oddychania zmiany ciśnienia powodują zasysanie krwi przez płuca.

Ważną rolę w przemianie płynów tkankowych odgrywa **układ limfatyczny**. Płyn tkankowy gromadzi się w przestrzeniach tkanki łącznej, skąd zostaje odtransportowany zakończonymi naczyniami limfatycznymi. W przypadku przeciążenia układu naczyń limfatycznych tworzy się obrzęk limfatyczny. Jeżeli dochodzi do zaburzeń w układzie transportu zwrotnego, powstają schorzenia żył.

Żylaki (*varices*) to nieregularnie skręcone żyły z rozszerzeniami w kształcie woreczków. Gdy stoimy lub siedzimy całkowicie nieruchomo, wówczas krew zalega w chorych żyłach powierzchniowego układu żylnego. Także w żyłach łączących układ powierzchniowy z głębokim brak jest jakiegokolwiek ruchu krwi, nie domykają się zastawki żylne chorych żył. Są one **niewydolne** lub całkiem przestały funkcjonować. Jeżeli dzięki ruchowi nóg zaczyna pracować pompa mięśniowa, z powodu **niewydolności zastawek** krew cofa się, zmieniając kierunek jej krążenia. Ten zwrotny napływ krwi powoduje nadciśnienie w chorobowo zmienionej okolicy powierzchniowego układu żylnego. Żyły łączące układ powierzchniowy z głębokim rozszerzają się z powodu nadmiernego napływu krwi i także ich zastawki stają się niewydolne. Krew z powierzchniowych żylaków przepływa wprawdzie jeszcze przez żyły łączące do żył głębokich, jednak przepływ od wewnątrz na zewnątrz nie jest możliwy przez niewydolność zastawek. Z czasem także zastawki żył głębokich stają się niewydolne.

Wyróżnia się różne typy żylaków: **żylaki „miotełkowate"** to drobne żylaki powierzchniowe leżące w skórze właściwej. Prześwitują przez skórę w postaci niebiesko-fioletowych splotów. Występują przede wszystkim na nogach. **Żylaki siateczkowate** położone są na granicy skóry właściwej i tkanki podskórnej. Żylaki

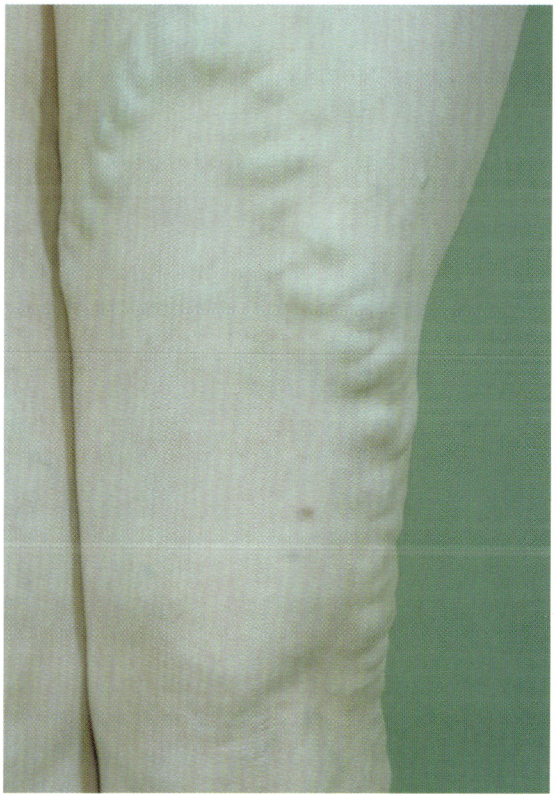

Żylaki na udzie spowodowane niewydolnością zastawek żyły głównej i jej bocznych gałęzi. Następuje cofanie się krwi, która zazwyczaj płynie tylko w kierunku serca.

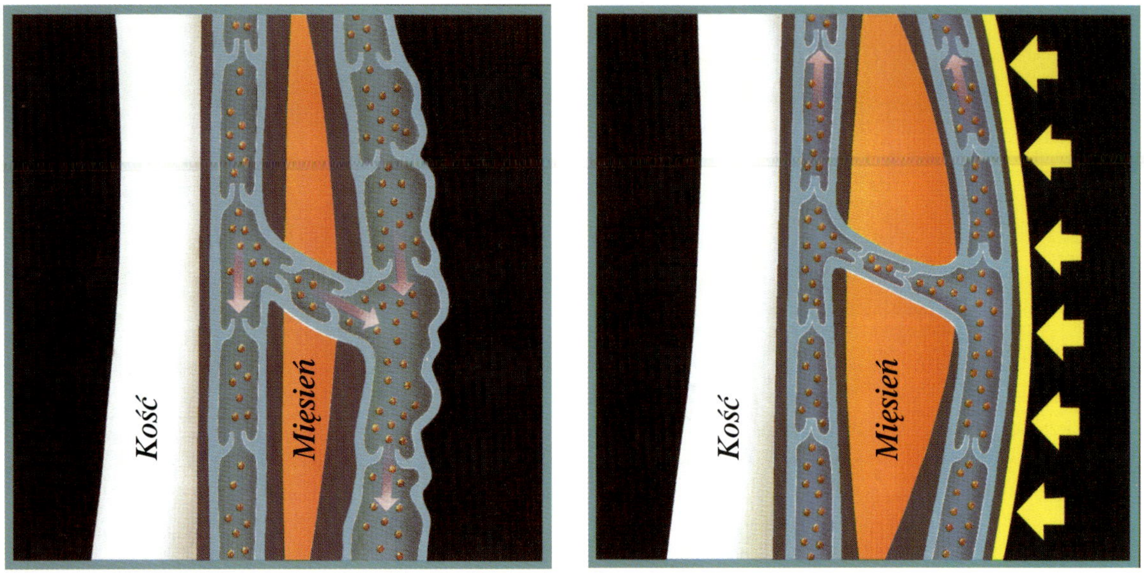

Noszenie rajstop przeciwżylakowych przywraca żyłom ich funkcje fizjologiczne. Ucisk z zewnątrz sprawia, że zastawki żylne zamykają się i krew się nie cofa.

pnia żylnego to żylaki powierzchniowych żył nóg. Biegną one od stopy po zewnętrznej i wewnętrznej stronie nogi. **Żylaki bocznych gałęzi pni żylnych** mogą pojawiać się na przedniej lub tylnej stronie uda.

Ze względu na występowanie żylaków i związane z tym zachwianie równowagi między napływem i odpływem płynów tworzą się **obrzęki.** Obrzęk pojawia się przede wszystkim w okolicy kostki. Jeżeli utrzymuje się on przez dłuższy czas, dochodzi do stwardnienia tkanki podskórnej i zapalenia żył. Stan zapalny może być także przyczyną pojawienia się wyprysku zastoinowego. Dalsze powikłania powodują powstanie wrzodu, często w okolicy podudzia. Wrzód ten to *ulcus cururis* – owrzodzenie podudzia.

Skłonność do powstawania żylaków jest dziedziczna. Dużą rolę odgrywają też wiek, gospodarka hormonalna i nawyki ruchowe. Osoby wykonujące zawody związane z pozycją stojącą częściej chorują na żylaki. Równie niekorzystny wpływ ma długotrwałe siedzenie, ponieważ nie działa wówczas pompa mięśniowa. Klientkom dotkniętym tym schorzeniem powinnyśmy najpierw zalecić wizytę u lekarza, aby ten mógł ustalić rozpoznanie. Służą temu różne metody: ultrasonografia, pomiar ciśnienia żylnego oraz badanie z użyciem środka cieniującego uwidaczniające chorobowo zmienione naczynia.

Żylaki można np. opróżnić z krwi. Wstrzykuje się w tym celu do żyły pewne substancje, które powodując zapalenie sklejają ściany żyły. W wyniku tego zabiegu chora żyła zostaje unieczynniona, a krew szuka innej drogi do serca. Można też przeprowadzić terapię laserową. W szczególnie ciężkich przypadkach żylaki leczy się operacyjnie. Kosmetyczka może podejmować się zabiegów profilaktycznych i wspomagających leczenie. Manualny drenaż limfatyczny może przyspieszyć proces zdrowienia w przypadku zoperowanych lub opróżnionych żył, a także zapobiec powstawaniu nowych żylaków.

Istotne są przede wszystkim działania, które klientka musi przeprowadzić sama. Kosmetyczka może służyć jej radą. Jeżeli nogi są zmęczone lub ciężkie, a także lekko spuchnięte, profilaktycznie działają rajstopy lub podkolanówki przeciwżylakowe, które pomagają także w przypadku już zaistniałych zmian chorobowych. Dzięki uciskowi z zewnątrz chora żyła może ponownie podjąć zwrotny transport krwi. Nogi należy, tak często jak to możliwe, kłaść wyżej. Także dobre działanie mają zimne prysznice. Należy zadbać o częsty ruch. W trakcie długiego siedzenia lub stania trzeba zrobić sobie przerwę i trochę pochodzić. Podczas siedzenia lub stania można wykonywać krążenie nogami, kołysać się na czubkach palców lub podciągać palce do góry. Negatywny wpływ mają zbyt wysokie obcasy lub zbyt ciasne buty, przegrzanie i nadwaga.

Powierzchowne zapalenie żył objawia się zaczerwienieniem i obrzękiem skóry. Chora żyła jest twardsza, przy ucisku jest bolesna i stwierdza się powrózkowate lub guzkowate stwardnienia, rzadko występuje gorączka. Powierzchowne zapalenie żył powstaje po ukłuciu owadów, długotrwałych wlewach kroplowych lub w przebiegu chorób zakaźnych. W leczeniu stosuje się terapię ruchową. Ważnym i skutecznym środkiem jest przykładanie kompresów i stosowanie maści przeciwzapalnych.

W przypadku **zakrzepu żył głębokich** (*phlebothrombosis, thrombophlebitis*) dochodzi do zamknięcia żył.

Teleangiektazje	Trwałe rozszerzenie naczyń włosowatych w warstwie brodawkowej skóry właściwej
Żylaki „miotełkowate"	Powierzchowne, drobne żylaki w skórze właściwej
Żylaki	Żylaki w żyłach nóg z niewydolnością zastawek i wężykowatym zniekształceniem żył
Przewlekła niewydolność żył	Żylaki z wypryskiem zastoinowym, obrzękiem i owrzodzeniami
Powierzchowne zapalenie żył	Zapalenie powierzchniowych pni żylnych spowodowane np. ukłuciami owadów lub chorobą zakaźną, zaczerwienienie, opuchlizna, ból przy ucisku
Zakrzep żył głębokich	Spowolnienie przepływu krwi, zmiany w ścianach żył i zaburzenia krzepliwości krwi powodują powstawanie zakrzepów i zagrażają zatorem płucnym

Przegląd schorzeń układu naczyniowego.

2

Zakrzepy żył głębokich powstają w wyniku spowolnienia krążenia krwi, zmian w ścianach żył i zaburzeń krzepliwości krwi. Przyczyną tych zmian są urazy, operacje i stany zapalne, także doustne środki antykoncepcyjne. Spowolnienie przepływu krwi związane jest często z długotrwałym unieruchomieniem w łóżku lub skrajnym brakiem aktywności ruchowej. Choroba objawia się bólami w okolicy pach, zgięć kolanowych i podeszew. Najniebezpieczniejszym z możliwych powikłań jest zator płuc powodujący śmierć. Leczenie polega na rozpuszczeniu zakrzepu za pomocą leków lub jego operacyjnym usunięciu.

5. Zabiegi kosmetyczne – korzyści i ryzyko

Oczywiste jest, że zabiegi kosmetyczne powinny przynosić klientkom korzyści. Wszelkie ryzyko należy wykluczyć. Oceniając zarówno korzyści, jak i ryzyko, należy mieć na uwadze dwa punkty widzenia. Po pierwsze należy rozważyć faktyczną skuteczność określonych preparatów, aparatów i stosowanych metod. Często nieuczciwe obietnice odnośnie do ich skutecznego działania nie mają pokrycia w praktyce, a nawet mogą nieść ryzyko z nieprawidłowego użycia. Po drugie należy uwzględnić aspekt subiektywny i psychologiczny zabiegów kosmetycznych. Oznacza to, że obok bezpośredniego działania preparatów, aparatów i stosowanych metod możemy mieć wpływ na subiektywne wrażenie klientki i jej samopoczucie. Chodzi przy tym o to, aby osiągnąć dobry wynik, nie czyniąc uprzednio niepoważnych obietnic.

Stosując zabiegi pielęgnacyjne kosmetyczka może polepszyć wygląd zdrowej skóry, a w przypadku chorej skóry poprawić jej stan (np. **trądzik młodzieńczy**, **neurodermit**, **łuszczyca**). Także **kosmetyka upiększająca** pozwala poprawić wygląd zewnętrzny podkreślając dzięki stylizacji określone elementy urody.

Odprężenie następujące w trakcie zabiegów kosmetycznych zmniejsza stres związany z problemami dnia codziennego, sprzyja wzrostowi poczucia własnej wartości klientek, zgłaszających się do gabinetu kosmetycznego z przeszkadzającymi lub widocznymi zmianami skórnymi. Może też w znacznym stopniu przyczynić się do ich psychicznej stabilizacji. Dzięki zastosowaniu **makijażu maskującego** klientki bez stresu odważą się wyjść między ludzi, a nawet pójść na basen. Pomaga to zapobiec izolacji społecznej związanej często z widocznymi chorobami skóry. Podsumowując, zabiegi kosmetyczne poprawiają ogólne samopoczucie, co korzystnie wpływa na polepszenie stanu zdrowia.

Dobrze wykształcona kosmetyczka może również wykazać się na polu profilaktyki, np. przy rozpoznaniu złośliwych zmian skórnych **(reguły ABCD)**. Wspomagając leczenie dermatologiczne, np. w **trądziku młodzieńczym**, **łuszczycy** lub **wyprysku**, kosmetyczka może przyspieszyć proces zdrowienia. Nie można także pominąć aspektów społecznych pracy kosmetyczki, które są niejako działaniem towarzyszącym. Często jest ona osobą zaufaną, której klientki powierzają swoje osobiste problemy. Pełne empatii obchodzenie się z tak poufnymi informacjami może pomóc klientce w przezwyciężeniu trosk i psychicznych problemów.

Ryzyko związane z zabiegami kosmetycznymi należy w pierwszej kolejności tłumaczyć niedostatecznym wykształceniem. Niewiedza może być przyczyną niewłaściwego doboru preparatów, aparatów oraz metod.

2

Na przykład, jeżeli kosmetyczka dokona błędnej diagnozy określonych zmian skórnych i zastosuje niewłaściwe leczenie, może boleśnie i niebezpiecznie uszkodzić skórę klientki. Pomylić można np. **odcisk**, który usuwamy podczas pielęgnacji stóp, z **brodawką**, którą usunąć może jedynie lekarz dermatolog. Także manipulowanie przy **krostach** może pogorszyć stan zapalny i spowodować zakażenie. Zabiegi, w czasie których naruszamy granicę skórno-naskórkową, mogą spowodować krwawienie, a nawet pozostawić blizny.

Dobrze wykształcona kosmetyczka odgraniczy swoje kompetencje od kompetencji **dermatologa**. Nie powinna, na przykład, proponować klientce wykonania **alergicznego testu** skórnego, nanosząc nierozcieńczony preparat w okolice zgięcia łokciowego. Zadaniem jej jest raczej opisanie klientkom możliwych reakcji nietolerancji na kosmetyki i zalecenie wizyty u lekarza.

Ryzyko związane ze stosowaniem preparatów kosmetycznych, w przypadku ich właściwego użycia, jest ograniczone. U klientki może jednak wystąpić reakcja uczuleniowa na określone składniki kosmetyków. Ryzyko związane z wystąpieniem **uczulenia** jest wyższe w przypadku kosmetyczki niż klientki, ponieważ ta ostatnia ma mniej intensywny kontakt z rozmaitymi preparatami. Dużo częściej niż **reakcje alergiczne** występują **podrażnienia** spowodowane używaniem produktów kosmetycznych, szczególnie u osób o wrażliwej skórze, które stosują lekko podrażniające preparaty (np. dezodoranty, wysuszające mydła, środki powierzchniowo czynne). Nadmierna pielęgnacja skóry może spowodować silne wysuszenie. **Przyustne zapalenie skóry** (*dermatitis perioralis*) może powstać w wyniku nadmiernego nawilżenia skóry spowodowanego stosowaniem nawilżających kremów pielęgnujących. W tego typu przypadkach rola kosmetyczki polega na dobraniu odpowiednich preparatów dla osób o wrażliwej skórze oraz wyjaśnieniu klientkom związku między niewłaściwymi nawykami pielęgnacyjnymi a występowaniem podrażnień.

Ogólne zalecanie **kosmetyki naturalnej** dla skóry wrażliwej świadczy o zbyt powierzchownej znajomości problemu. Preparaty te mogą tak samo jak syntetyczne powodować występowanie reakcji alergicznych lub podrażnień.

Dokładne rozpoznanie zmian skórnych kosmetyczka powinna zachowywać dla lekarza dermatologa. Powinna ona być wyczulona na wszelkiego rodzaju zmiany skórne czy złośliwe i w razie najmniejszego podejrzenia kierować klientkę do dermatologa.

Z ryzykiem powstawania raka skóry wiąże się korzystanie z lamp kwarcowych, łóżek opalających i solariów, oferowanych w licznych gabinetach kosmetycznych. W poważnym gabinecie kosmetycznym, poza staranną konserwacją urządzeń, kosmetyczka udziela klientkom obiektywnych porad i uprzedza o możliwych konsekwencjach korzystania z tego sprzętu. O kompetencji kosmetyczki świadczy umiejętność odradzenia wizyty w solarium osobom, które zbyt często z niego korzystają.

Kolejny aspekt ryzyka związanego z zabiegami kosmetycznymi stanowi podejście do **reklamy** i **oczekiwań klientów**. Po pierwsze, kompetentna kosmetyczka jest w stanie odróżnić niepoważne teksty reklamujące działanie np. rozmaitych preparatów od tych uczciwych i po drugie, przekaże swoją wiedzę na ten temat klientce.

Kosmetyczka powinna także krytycznie i delikatnie podchodzić do oczekiwań klientów. Niejednokrotnie bezkrytyczne wykonywanie zabiegów mających na celu usunięcie rzekomych defektów urody wzmaga u klientki istniejący brak samoakceptacji. W ten sposób zamiast wzmacniać osłabiamy poczucie własnej wartości klientki. W przypadku zbyt dużych oczekiwań oraz nieuzasadnionego niezadowolenia z własnego wyglądu, kosmetyczka podczas rozmowy z klientką powinna starać się jej wytłumaczyć, jak właściwie postępować.

3. Preparaty kosmetyczne i ich zastosowanie

1. Woda

Podobnie jak w starożytności, dzisiaj człowiek używa wody do pielęgnacji i oczyszczania swojego ciała. Dzięki kąpielom wodnym regeneruje też swoje siły. Nawet w naszym nowoczesnym świecie uważa się wodę za źródło życia. Ani życie człowieka ani procesy wzrostu zachodzące w naturze nie są możliwe bez wody.

Woda i jej dwie pozostałe formy występowania, para i lód, od dawna były wykorzystywane do pielęgnacji (zachowania zdrowia) i upiększania ciała. Na bazie wody produkowane są kremy, lotiony, fluidy, ampułki oraz wiele innych preparatów kosmetycznych. Zioła i wyciągi roślinne do użytku wewnętrznego i zewnętrznego rozpuszczane są w wodzie, aby w ogóle mogły działać na skórę lub ciało człowieka.

1.1. Woda – główny składnik ciała człowieka

Ciało człowieka składa się w przeważającej części z **wody**. Woda u dorosłych stanowi prawie 60% masy ciała. Udział wody w organizmie kobiet jest nieco mniejszy niż u mężczyzn ze względu na tkankę tłuszczową, która jest bardziej rozwinięta i prawie nie zawiera wody.

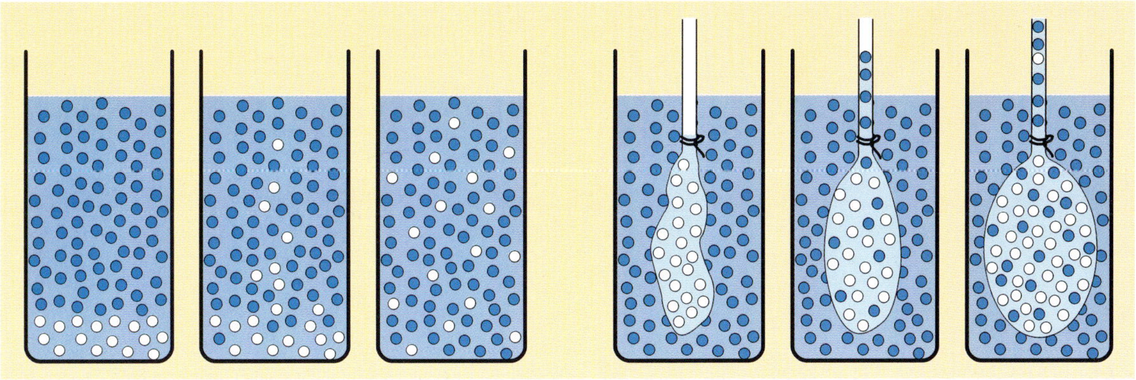

Dyfuzja i osmoza. Dyfuzja to dystrybucja substancji w środku rozpuszczającym. Proces jest zakończony wtedy, gdy substancja rozpuszczana, np. cukier, zostanie równomiernie rozmieszczona w środku rozpuszczającym. Osmoza to dyfuzja wody przez błony półprzepuszczalne do momentu wyrównania stężeń. Można ją zaobserwować w sytuacji, gdy mocno skoncentrowany roztwór wodny, np. cukru, zostanie oddzielony od wody błoną. Ta błona przepuszcza wodę, ale nie przepuszcza takich drobin, jak cukier. W ten sposób między dwiema stronami błony zachodzi jednokierunkowy przepływ. Woda wnika do roztworu o wysokim stężeniu i go rozcieńcza.

3

Woda jest podstawowym składnikiem wszystkich płynów ustrojowych, wewnątrzkomórkowych oraz przestrzeni zewnątrzkomórkowej. Płynny składnik krwi – surowica – stanowi około 4 litrów. Płyn zewnątrzkomórkowy wraz z **limfą (chłonką)** stanowi prawie 10 litrów płynu tkankowego. Pozostałe – to ponad litr płynów wypełniających jamy ciała, np. ciecz wodnista w oku czy maź stawowa.

W prawidłowych warunkach człowiek przyjmuje około 1,5 litrów wody w postaci napojów i około 0,6 litra w pokarmach stałych. Woda jest podstawowym czynnikiem umożliwiającym transport rozmaitych składników między naczyniami **włosowatymi** a płynem zewnątrz- i wewnątrzkomórkowym. Takie procesy jak **dyfuzja** czy **osmoza** nie zachodzą bez wody. Na tych przykładach wyraźnie widać, dlaczego człowiek jest w stanie wytrzymać kilka tygodni bez stałego pokarmu, natomiast bez wody tylko trzy dni. Zdrowy człowiek w ciągu doby wydala z moczem około 1,5 litra wody, ze stolcem około 0,2, przez skórę z potem około 0,3, ale w zależności od temperatury i wysiłku fizycznego może dochodzić do kilku litrów, oraz z wydychanym powietrzem około 0,5 litra.

U większości ludzi w wieku 40 lat **uczucie pragnienia** się zmniejsza. Osoba przyjmująca mało płynów uniemożliwia oczyszczanie się organizmu. Wraz z wiekiem wzrasta zapotrzebowanie **nerek** na wodę niezbędną do wypłukania produktów przemiany materii z **krwi**. Jeśli zabraknie wody jako substancji rozcieńczającej i transportującej, krew gęstnieje, co bardzo obciąża serce i niekorzystnie wpływa na czynność wydalniczą nerek i jelit, tkanki wysychają a skóra wiotczeje. Napoje ubogokaloryczne, takie jak wody mineralne, herbaty owocowe i ziołowe działają wtedy jak kosmetyk pokrywając zapotrzebowanie na

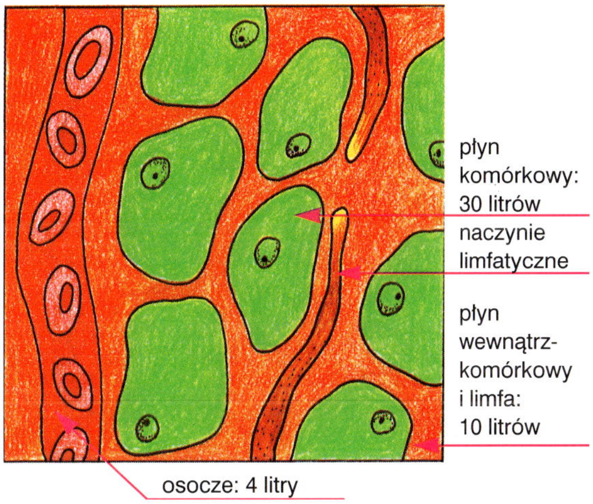

Płyny znajdujące się w organizmie człowieka. Do płynów ustrojowych zalicza się płyn komórkowy (wewnątrzkomórkowy), płyn tkankowy (zewnątrzkomórkowy), limfa oraz osocze (czyli część płynna krwi).

płyny i sole mineralne, sprzyjają normowaniu się procesów przemiany materii w organizmie, a komórki zaopatrywane są w odpowiednią ilość płynów.

Proszę odnieść się do następującej sytuacji: klientka jest niezadowolona. Od rana czuje się zmęczona i zniechęcona do jakiegokolwiek działania. Jej wygląd zdradza zmęczenie zimą: na przesuszonej skórze twarzy widoczne są zmarszczki, na udach dołki. Studio kosmetyczne w pobliżu jej domu reklamuje kurację wiosenną. Po rozmowie z kosmetyczką dowiaduje się, że powinna przede wszystkim oczyścić organizm, aby wspomóc działanie zaproponowanych preparatów kosmetycznych.

3

1.2. Woda w praktyce kosmetycznej

Woda w użytku wewnętrznym służy nie tylko całemu organizmowi do zachowania zdrowia, ale również do zachowania urody skóry. Picie co najmniej 2 litrów wody dziennie jest zdrowe i wskazane z punktu widzenia kosmetyki. Część kuracji kosmetycznych często opiera się na piciu wód mineralnych i leczniczych, herbat owocowych i ziołowych lub serwatki. Woda bierze udział praktycznie we wszystkich procesach fizjologicznych zachodzących w skórze. Jest składnikiem strukturalnym białek warunkującym ich właściwości fizyko-chemiczne. Woda zawarta w **keratynie** nadaje skórze gładkość. Jest też środowiskiem, w którym zachodzą reakcje enzymatyczne dostarczające energii, składników budulcowych i elementów niezbędnych do wzrostu i odnowy tkanek. Ważnym czynnikiem regulującym przepływ składników między poszczególnymi obszarami skóry oraz uruchamiającymi bodźce nerwowe sterujące różnymi procesami jest **ciśnienie osmotyczne**. Woda w organizmie odgrywa też zasadniczą rolę w **termoregulacji.** Podwyższenie temperatury ciała, np. w czasie wysiłku fizycznego, powoduje zwiększone wydalanie wody (pot), a jej odparowanie wymaga ciepła i w ten sposób następuje ochłodzenie skóry i całego organizmu.

Ciepła woda i **para wodna** zmiękczają warstwę rogową naskórka i dzięki temu zabieg oczyszczający jest łatwiejszy do wykonania dla kosmetyczki i mniej bolesny dla klienta. Po napęcznieniu skóra lepiej wchłania substancje czynne rozpuszczalne w wodzie. Woda działa na skórę podczas kąpieli, biczów wodnych, stosowana jest też do obmywania oraz kompresów i okładów, a także kąpieli parowych.

Kuracje wodne spełniają dwa zadania:

1. Nerwy skórne są najpierw pobudzane przez temperaturę i dotyk, a następnie przekazują te impulsy przez autonomiczny układ nerwowy organom wewnętrznym.

2. W czasie i po zabiegach wodnych naczynia krwionośne skóry mogą przejąć prawie jedną trzecią objętości krwi, co w znacznym stopniu odciąża serce i układ krążenia. Wyjątek stanowią długie kąpiele gorące. Prysznic i kąpiele o **zmiennej temperaturze** oraz sauna wzmacniają układ naczyniowy i odpornościowy, poprawiają samopoczucie, wspierają skórne procesy metaboliczne oraz wydalanie zbędnych produktów przemiany materii. Zmienna temperatura pobudza nadnercza do wydzielania hormonu stresu – **adrenaliny**. Dzięki temu organizm uczy się odpowiednio reagować w sytuacjach stresowych. Ludzie uodpornieni lepiej reagują np. na zmianę pogody.

Działanie **kąpieli wodnych** zależy od temperatury wody i dodatków. Zimne kąpiele poniżej 15°C działają pobudzająco na układ nerwowy i przemianę materii i dlatego są wskazane dla chorych na **cukrzycę** czy reumatyzm.

Ciepłe kąpiele 33–37°C rozluźniają mięśnie, rozszerzają naczynia krwionośne i działają uspokajająco na układ nerwowy. Łagodzą też zapalenia skóry, zaburzenia snu, przewlekłe dolegliwości nerkowe, zapalenia i zesztywnienie mięśni, ścięgien i stawów. Gorące kąpiele, powyżej 38°C, działają stymulująco na cały organizm, ale nie są zalecane.

Kąpiele o zmiennej temperaturze wzmacniają obwodowy przepływ krwi i pobudzają układ oddechowy. Przy zbyt wysokim lub zbyt niskim ciśnieniu tętniczym stopniowe podnoszenie bądź obniżanie temperatury wody wzmacnia układ krążenia oraz reguluje jego zaburzenia.

Kąpiele z różnymi dodatkami wpływają na skórę i cały organizm, np. z **mlekiem** i **olejkami** zmiękczają i wygładzają skórę. Do łuszczącej się skóry i skłonnej do zanieczyszczania zaleca się dodanie do kąpieli mąki owsianej lub pszennej ze względu na jej działanie adsorpcyjne. Do wanny napełnionej wodą wkłada się lniany worek napełniony mąką, a następnie kilka razy dokładnie go wyciska.

Kąpiele z dodatkiem soli mają działanie odwadniające i odtruwające, wpływają także na zmniejszenie masy ciała. W zależności od masy ciała należy w gorącej wodzie rozpuścić 1–2 kg soli kuchennej. Uwaga! Gwałtowne odwodnienie może prowadzić do znacznych zaburzeń krążenia. Kąpiele z dodatkiem soli zaleca się w **łuszczycy** i innych chorobach skóry. W tym celu rozpuszcza się 150 g soli morskiej lub kuchennej i dodaje do wody. Kąpiel powinna trwać do 20 min. Przy chorobach skóry wskazane są również **okłady z soli**, ponieważ łagodzą one swędzenie.

Kąpiele w pianie działają odprężająco. W zależności od dodanych środków działają wygładzająco, pobudzająco, odprężająco, ściągająco, gojąco, łagodząco itd. Do **kwaśnych kąpieli** dodaje się sok z cytryny lub ocet winny, które dzięki swoim właściwościom **ściągającym** nadają się szczególnie do skóry tłustej i zanieczyszczonej. Stymulują i regulują różne funkcje organizmu.

Kąpiele kwiatowe i **ziołowe**. Ich działanie zależy od sposobu przygotowania. Rozróżniamy m.in.: napar, wywar, macerat, wyciąg roślinny (ekstrakt). **Napar** otrzymuje się przez zalanie gorącą wodą różnych części roślin (kwiaty, liście, łodygi, korzenie lub nasiona), następnie pozostawia się do naciągnięcia i odcedza. Naparem jest herbata parzona np. w szklan-

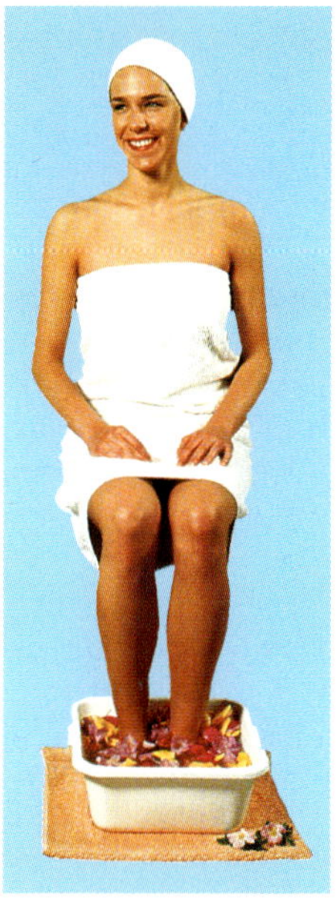

Kąpiel stóp oczyszcza i zmiękcza skórę lub ją odwadnia i hartuje.

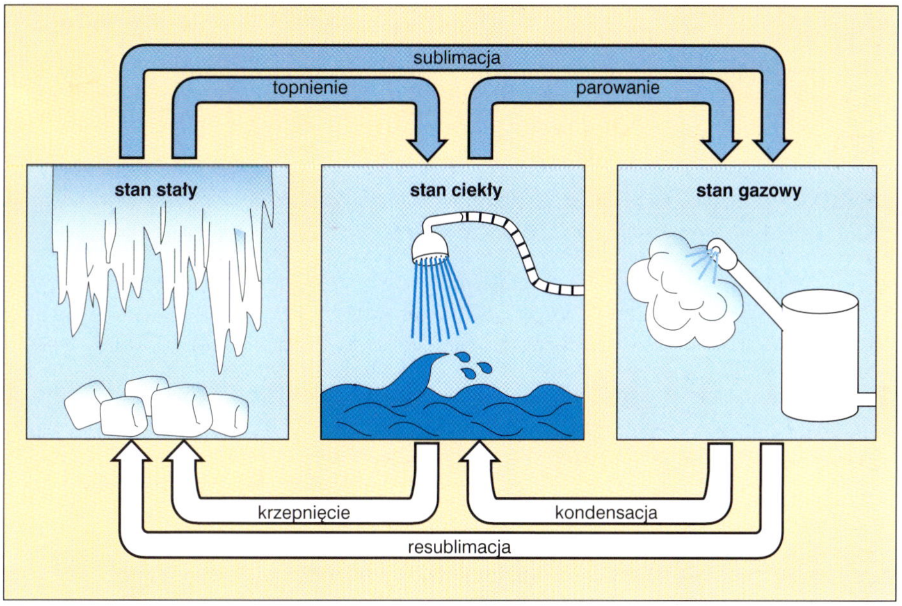

W kosmetyce woda stosowana jest w trzech stanach skupienia: jako ciepła para, w stanie ciekłym w różnych temperaturach i stanie stałym (lód).

3

ce. Do przygotowania **wywaru** należy rozdrobnić części roślin, zalać zimną wodą, a następnie gotować pół godziny i odcedzić. **Macerat** przygotowuje się zalewając części roślin zimnym płynem, np. olejem, alkoholem czy wodą, a następnie pozostawia na kilka godzin lub dni do naciągnięcia. **Wyciąg roślinny** jest zagęszczonym sokiem otrzymywanym na zimno, ale za pomocą rozpuszczalników, np. wody, alkoholu lub olejków eterycznych. Aromatyczna para wydzielana przez **olejki eteryczne** może w połączeniu z wodą działać pobudzająco lub rozluźniająco, ponieważ jest **resorbowana** przez błonę śluzową w trakcie oddychania.

Kąpiele stóp służą do oczyszczenia i zmiękczenia skóry, ogrzewania (kąpiele ciepłe, o zmiennej temperaturze) oraz hartowania (kąpiele zimne). Stosuje się je z reguły przed leczeniem. W zależności od dodanych ziół, zapobiegają zapaleniom, wzmacniają tkanki, rozluźniają skurcze, przyczyniają się do lepszego ukrwienia lub działają łagodząco.

W kosmetyce znajdują zastosowanie również zimne i ciepłe kompresy, maseczki i okłady, które ogrzewają lub schładzają skórę. Ciepłe **kompresy** i **okłady** stosowane są przy oczyszczaniu skóry, zimne stosuje się na zakończenie zabiegu oczyszczania ze względu na ich działanie ściągające i orzeźwiające.

Za pomocą kąpieli **parowych** skórę przygotowuje się do oczyszczania. Dzięki parze wodnej skóra się nagrzewa i pęcznieje. Ciepła para wodna w postaci mgły wzbogaconej olejkami eterycznymi wnika w skórę, działając przede wszystkim relaksująco. Wilgotne, ciepłe powietrze powoduje pęcznienie warstwy rogowej naskórka i otwiera pory, czyli ujścia mieszków włosowych.

W preparatach kosmetycznych woda jest rozpuszczalnikiem i rozcieńczalnikiem. Stosowana jest także do rozrabiania i rozcieńczania preparatów złuszczających, peelingów, maseczek i glinek, ale przede wszystkim służy do mycia.

Woda wraz z różnymi dodatkami jest **środkiem do oczyszczania**, czyli **usuwania zanieczyszczeń** ze skóry i włosów. Jest również rozcieńczalnikiem i rozpuszczalnikiem substancji czynnych, preparatów kosmetycznych i substancji pomocniczych przy zabiegach kosmetycznych, np. w postaci kompresów.

Proszę odnieść się do następującego problemu: młoda dziewczyna zauważa pryszcz na skórze. Natychmiast go wyciska i denerwuje się, że pozostał po nim czerwony, opuchnięty ślad. Próbuje go zatuszować. W ostatni czwartek była u swojej przyjaciółki, która uczy się zawodu kosmetyczki. Tego dnia przeprowadzano oczyszczanie skóry za pomocą pary wodnej. Dziewczyna poddała się zabiegowi. Tym razem jej skóra była gładka i aksamitna, bez jakichkolwiek zaczerwienień.

Wodę w kosmetyce stosuje się we wszystkich **stanach skupienia**, np. do wygładzania skóry stosuje się maseczkę lodową z kostek lodu, w postaci płynnej do mycia, kąpieli i pod prysznic, a w postaci pary do zmiękczania, ogrzewania i pęcznienia skóry.

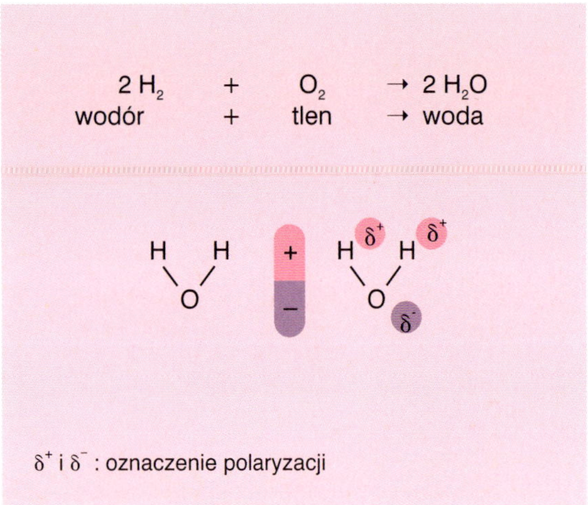

Biegunowa budowa cząsteczki H_2O. Atomy w cząsteczce wody ustawione są pod kątem. Atom tlenu przyciąga do siebie mocniej elektrony wodoru, dlatego wokół niego skupia się częściowo ładunek ujemny. Atomy wodoru uzyskują częściowo ładunek dodatni. W wyniku przesunięcia ładunku powstaje cząsteczka bipolarna (dwubiegunowa).

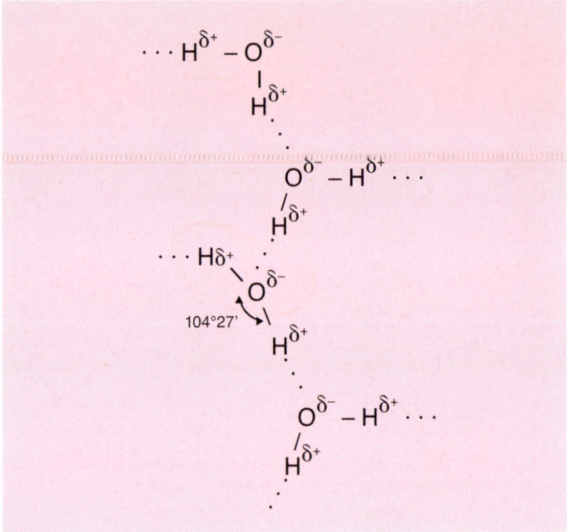

Wiązania wodorowe: cząsteczki wody przyciągają się ze względu na budowę dwubiegunową. Tworzą wiązania wodorowe między biegunami naładowanymi częściowo dodatnio i ujemnie.

1.3. Budowa wody i jej właściwości

Najmniejsze cząsteczki, z których zbudowane są substancje to **atomy**. Woda zbudowana jest z dwóch **pierwiastków**. Atomy wodoru mają symbol H (*hydrogenium*), tlenu O (*oxygenium*). Atomy łączą się ze sobą w cząsteczki za pomocą różnego typu wiązań chemicznych. **Cząsteczka wody** jest **związkiem chemicznym** składającym się z dwóch atomów wodoru i jednego atomu tlenu. Zgodnie z symbolami chemicznymi cząsteczkę wody opisuje się jako: H-O-H lub H_2O.

Obydwa atomy wodoru w cząsteczce wody połączone są z tlenem i ustawione wobec siebie pod kątem około 140 stopni. Atom tlenu silniej elektroujemny przyciąga **elektrony** i dlatego ma podwójny cząstkowy ładunek ujemny. Powstaje **cząsteczka** z dwoma różnie naładowanymi biegunami. Cząsteczki takie określa się mianem **dipoli**. Ładunki ujemne i dodatnie przyciągają się, dlatego cząsteczki wody dążą do połączenia ujemnie spolaryzowanych atomów tlenu z dodatnio spolaryzowanymi atomami wodoru innej cząsteczki wody. Tworzą się słabe wiązania zwane **wiązaniami wodorowymi**.

Wiązania wodorowe są słabsze od atomowych. Są one charakterystyczne dla wody i określają jej typowe właściwości. Cząsteczki wody łączą się między sobą wiązaniami wodorowymi, tworząc usieciowaną strukturę, która nie jest ciągła i można w niej wyróżnić oddzielne ugrupowania. Para składa się z pojedynczych cząsteczek wody, ponieważ wiązania wodorowe zostają rozerwane podczas odparowywania.

Do rozerwania wiązań wodorowych konieczna jest energia, dlatego woda ma wysoką temperaturę wrzenia.

W stanie stałym cząsteczki wody są ściśle połączone wiązaniami wodorowymi i tworzą silnie uporządkowaną sieć krystaliczną o szerokich okach. Część wiązań sieci krystalicznej rozpada się podczas topnienia. Ponieważ cząsteczki wody w lodzie nie są ułożone tak gęsto jak w stanie ciekłym, lód ma mniejszą gęstość niż woda. Substancje o mniejszej gęstości pływają na powierzchni substancji o większej gęstości, dlatego lód pływa po wodzie. Największą gęstość woda osiąga w temperaturze +4°C. Kiedy temperatura wzrasta, wzrasta też ruchliwość cząsteczek, które oddalają się od siebie, co powoduje wzrost objętości danej próbki wody i zmniejszenie jej gęstości.

Siły przyciągania między cząsteczkami powodują powstanie napięcia powierzchniowego między wodą a innymi powierzchniami, np. powietrzem, tekstyliami i skórą. Jeśli na powierzchni wody płasko położymy żyletkę albo spinacz to nie zatoną, ale będą się utrzymywać na powierzchni. Powstawanie kropel wody wynika z napięcia powierzchniowego.

Po dodaniu do wody **środków zmniejszających napięcie powierzchniowe** można nawilżyć i umyć skórę i włosy. Środki te określa się jako powierzchniowo czynne. Jeśli napełnimy szklankę aż po brzegi wodą i ostrożnie wrzucimy do niej kilka monet, to nad brzegiem szklanki utworzy się wypukła powierzchnia. Po dodaniu do wody kilku kropli jakiegokolwiek środka powierzchniowo czynnego, np. roztworu mydła, rozcieńczonego żelu do mycia czy płynu do my-

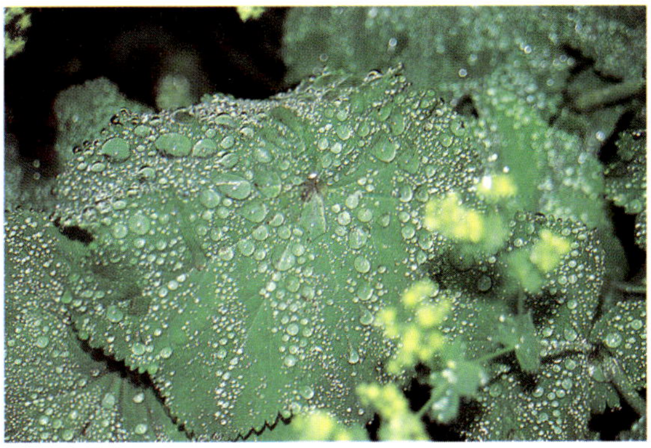

Krople wody na liściu: woda tworzy krople również na powierzchni pokrytej substancją hydrofobową (w tym przypadku woskiem) i dlatego trudno jest dokładnie zmoczyć skórę i włosy pokryte hydrofobowym płaszczem tłuszczowym, co utrudnia ich oczyszczanie.

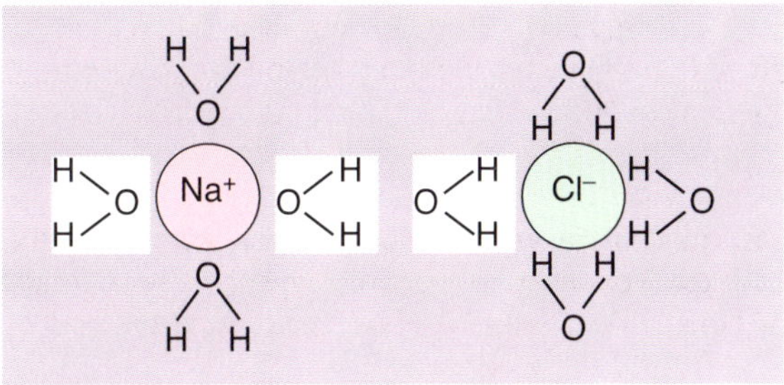

Woda jest dobrym rozpuszczalnikiem dla soli i innych substancji; uwodnione jony sodowe i chlorkowe.

cia naczyń, zobaczymy, że wypukła powierzchnia wody zniknie, a woda uleje się ze szklanki.

Bipolarna struktura wody przyczynia się do powstawania napięcia powierzchniowego. Dzięki niej woda jest dobrym rozpuszczalnikiem dla wielu soli oraz innych związków polarnych charakteryzujących się wiązaniami atomowymi spolaryzowanymi. Jeśli dodamy do wody np. szczyptę soli kuchennej (kryształy NaCl), **jony** (czyli cząstki obdarzone ładunkiem elektrycznym) przyciągną bipolarne cząsteczki H_2O. W wyniku tej reakcji zewnętrzne jony są odrywane i rozpuszczane przez cząsteczki wody. Cząsteczki H_2O przenikają coraz głębiej w sieć krystaliczną i rozpuszczają coraz więcej jonów w strukturze kryształu. Ten stopniowy proces nazywamy **dysocjacją** soli, co oznacza, że sól rozpada się w wodzie na jony. Oderwane jony otaczane są przez cząsteczki wody. Otoczka hydratacyjna uniemożliwia budowę nowej sieci krystalicznej i sprawia, że jony swobodnie poruszają się w roztworze. Substancje zjonizowane nie przenikają przez bariery naskórka, dlatego wprowadzenie w skórę składników czynnych w postaci jonów jest w normalnych warunkach trudne. Jedną z najlepszych metod wprowadzania tych substancji w głębsze warstwy skóry jest **jonoforeza.** W procesie jonoforezy powstaje różnica potencjałów między po-

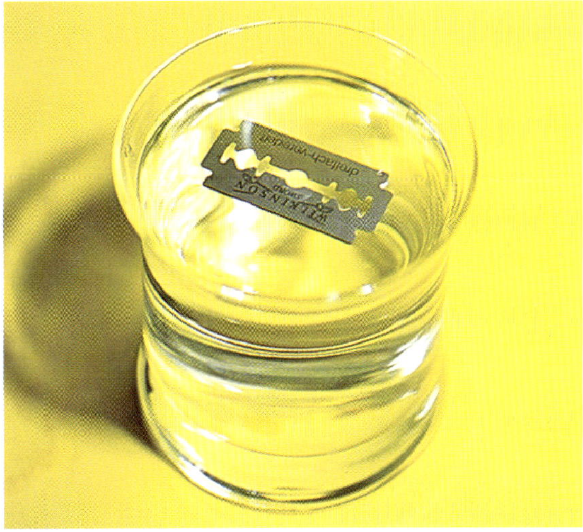

Żyletka pływa po powierzchni wody: napięcie powierzchniowe między wodą a powietrzem utrzymuje ją na powierzchni.

wierzchnią naskórka a głębszymi warstwami skóry. Jony znajdujące się w specjalnym żelu pokrywającym skórę, pod wpływem pola elektrycznego wnikają w głąb przez mieszki włosowe i ujścia gruczołów potowych, zgodnie z przyłożonym potencjałem.

1.4. Twardość wody

Woda nie występuje w przyrodzie w postaci czystej chemicznie. Oprócz rozpuszczonych gazów, tj. dwutlenku węgla (CO_2) i tlenu (O_2), zawiera też sole, np. wapnia i magnezu. Sole zawarte w wodzie wodociągowej (kranowej) powodują twardość wody. Woda została podzielona na sześć klas twardości w zależności od zawartych w niej soli. Twardość wody mierzy się między innymi w stopniach niemieckich (dH).

W zależności od rodzaju rozpuszczonych soli wyróżnia się dwa typy twardości wody: **węglanową** (wodorowęglany wapnia i magnezu) oraz **siarczanową** (siarczany wapnia i magnezu), które razem określane są jako twardość całkowita. Twardość węglanową można usunąć podczas gotowania i dlatego określana jest jako przemijająca. Natomiast twardość siarczanowa może zostać zlikwidowana tylko za pomocą środków chemicznych i określana jest jako trwała.

Sole zawarte w wodzie powodują **osadzanie się kamienia** w sieci wodociągowej, na grzałkach urządzeń do podgrzewania wody, zmywarek, ekspresów do kawy. Także aparaty wytwarzające parę wodną stosowane w praktyce kosmetycznej mogą się przegrzewać wskutek osadzania się kamienia, co powoduje niższą wydajność aparatu i zwiększone zużycie energii.

Twardość wody:

Bardzo miękka (poniżej 4 stopni niemieckich):

Miękka (4–8 stopni niemieckich):

Średniotwarda (8–12 stopni niemieckich)

Całkiem twarda (12–18 stopni niemieckich)

Twarda (18–30 stopni niemieckich)

Bardzo twarda (powyżej 30 stopni niemieckich)

Twardość wody podana w stopniach niemieckich, gdzie 1 stopień oznacza 1 g CaO (tlenku wapnia) rozpuszczony w 100 l wody. Do obliczania zawartości CaO w wodzie przelicza się zawarty w niej $CaSO_4$ i $Ca(HCO_3)_2$ na równoważną ilość CaO.

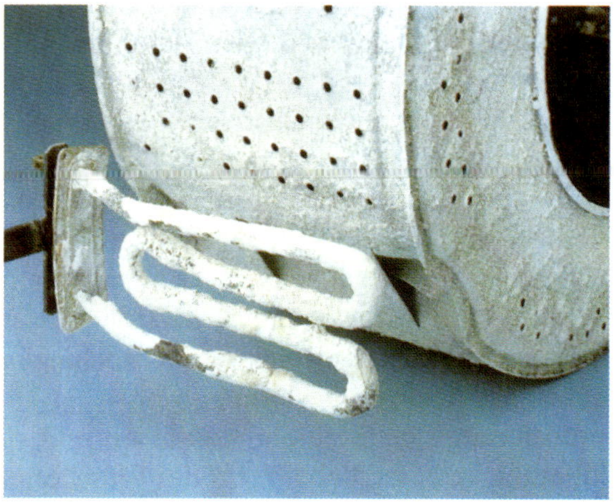

Osady kamienia na bębnie pralki i grzałce.

3

Mydło stosowane w twardej wodzie daje biało-szary nalot nierozpuszczalny w wodzie. Tak zwane **mydło wapniowe** nie usuwa zabrudzeń i między innymi dlatego do prania tekstyliów oraz mycia włosów i skóry obecnie coraz częściej zamiast mydła używa się syntetycznych detergentów, które nie tracą swoich właściwości nawet w twardej wodzie i nie tworzą mydła wapniowego.

Do zabiegów kosmetycznych używa się przede wszystkim wody zmiękczonej lub demineralizowanej (destylowanej), np. aparaty wytwarzające parę wodną napełniane są wodą demineralizowaną. Także w produkcji kosmetyków jako rozcieńczalnika używa się wody demineralizowanej. Znamy różne metody zmiękczania wody:

1. Przez **destylację:** wodę wodociągową odparowuje się, a pozostają węglany i siarczany. Para wodna po kondensacji przez schładzanie tworzy czystą wodę.

2. **Zmiękczanie chemiczne**: soda, boraks lub polifosforany, np. fosforan sodowy, są sekwestrantami, czyli związkami chemicznymi wiążącymi sole zawarte w wodzie. Fosforany sodowe zawarte w środkach piorących są szkodliwe dla środowiska naturalnego, gdyż przenikają wraz ze ściekami do rzek i jezior. Przyczyniają się do znacznego wzrostu glonów, co z kolei prowadzi do niedoboru tlenu w wodzie.

3. **Wymienniki jonowe** (żywice syntetyczne): jest to jedna z prostszych metod zmiękczania wody. Woda wodociągowa przepuszczana jest przez cylindryczne zbiorniki wypełnione ziarnami żywicy syntetycznej. Podczas tego procesu sole zawarte w wodzie wiążą się z ziarnami żywicy syntetycznej i zostają wymieniane na inne jony, np. Na^+. Jest to jeden z częściej stosowanych procesów oczyszczania wody, przede wszystkim ze względu na niższe koszty niż w przypadku destylacji czy wymiany jonowej. Proces przebiega odwrotnie niż osmoza, a składnikiem transportowym nie jest rozpuszczalnik, ale rozpuszczone w nim sole. Po procesie odwróconej osmozy otrzymuje się wodę pozbawioną soli nieorganicznych i zanieczyszczeń.

2. Środki oczyszczające

Aby skóra była optymalnie przygotowana do zabiegu kosmetycznego należy ją wcześniej oczyścić odpowiednio do jej typu i stanu. W trakcie oczyszczania usuwane są z powierzchni skóry resztki wydzielin gruczołów skórnych: pot i łój oraz zrogowaciałe części i tłuszcze naskórka, cząsteczki brudu i kurzu, mikroorganizmy, makijaż i inne preparaty kosmetyczne.

Cząsteczki, które mają być usunięte, mogą być **hydrofilowe** (wodolubne), np. pot, tusz do rzęs rozpuszczalny w wodzie lub lipofilowe (tłuszczolubne), np. łój, cienie do powiek, pomadki. Do usunięcia substancji hydrofilowych wystarczy ciepła woda, aby usunąć substancje lipofilowe z powierzchni skóry, należy je **zemulgować** z wodą i środkiem czyszczącym lub **zaadsorbować** (wchłonąć), np. za pomocą olejku i płatka czyszczącego lub chusteczki higienicznej.

Preparaty do demakijażu na bazie oleju lub parafiny łączą się wprawdzie z lipofilowymi cząsteczkami, np. **szminkami teatralnymi** czy pastami zawierającymi tłuszcz, ale nie usuwają preparatów hydrofilowych. Poza tym, warstwa tłuszczu pozostająca na skórze wywołuje nieprzyjemne uczucie, dlatego do oczyszczania skóry używa się **detergentów**. Woda

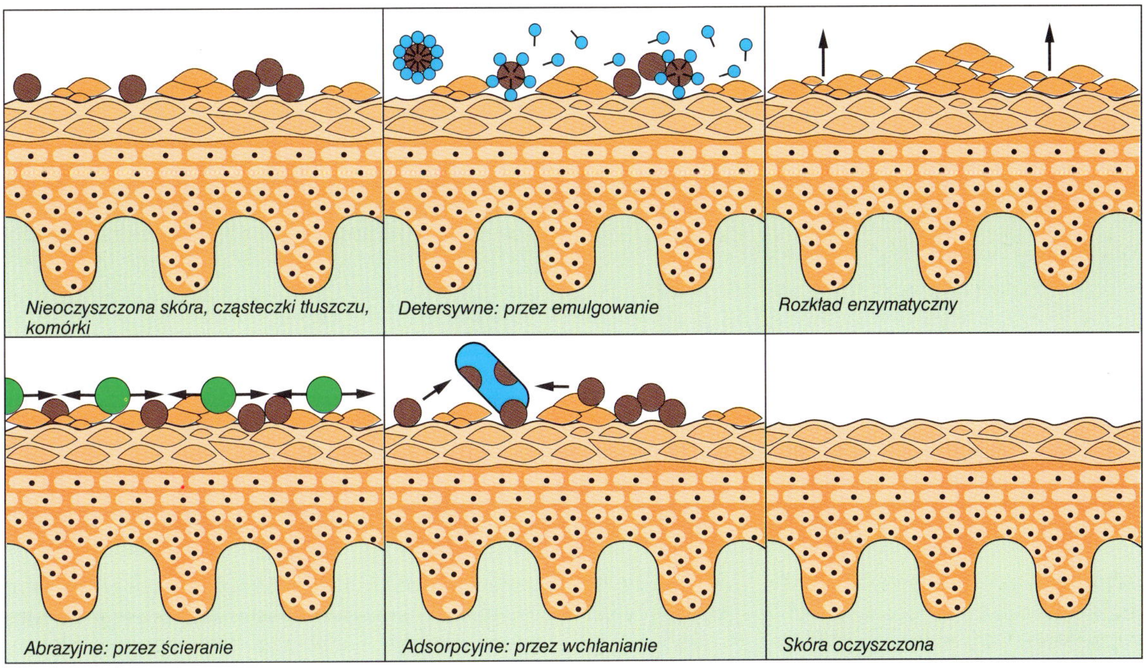

Różne rodzaje oczyszczania skóry: za pomocą emulgowania, wchłaniania, ścierania lub rozkładu enzymatycznego.

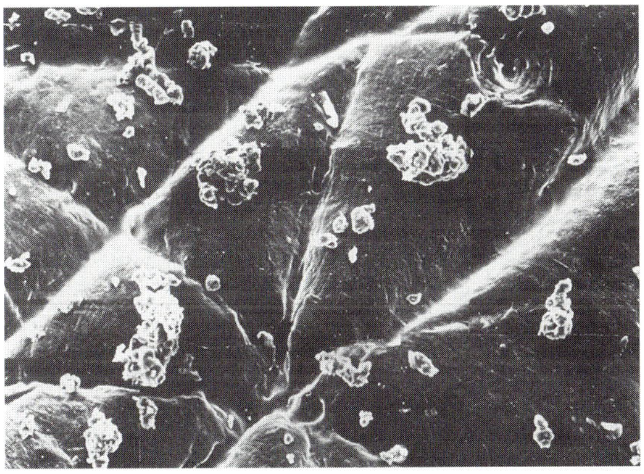

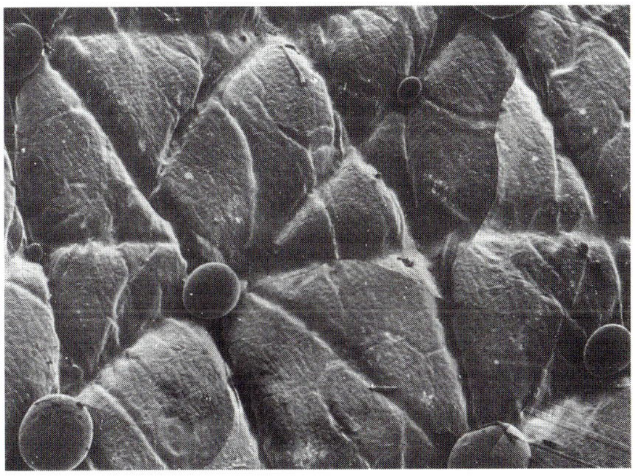

Zdjęcie powierzchni skóry przed i po oczyszczeniu wykonane w mikroskopie skaningowym: zdjęcie z lewej przedstawia skórę nieoczyszczoną z częściowo odrywającymi się łuskami, z prawej widoczna jest skóra oczyszczona, bez jakichkolwiek płytek.

i mydło są podstawowymi środkami czyszczącymi. Dzisiaj mydło coraz częściej zastępuje się **syndetami** (detergentami syntetycznymi). Do podstawowego oczyszczania skóry kosmetyczka używa przede wszystkim **mleczka czyszczącego** i **olejków hydrofilowych**.

Oprócz oczyszczania **detersywnego** detergentami wyróżnia się także oczyszczanie **adsorpcyjne**, podczas którego lipofilowe cząsteczki łączą się z lipofilowymi składnikami ekstraktu mąki owsianej, serwatki lub otrąb pszennych i zostają usunięte z powierzchni skóry. Adsorpcyjne preparaty do oczyszczania są związkami wielkocząsteczkowymi zawierającymi fragmenty hydrofilowe i lipofilowe. Stosuje się je w pierwszej kolejności na chorą skórę, na której znajduje się zasuszona wydzielina skórna, łuski lub strupy, a także resztki maści i past. Aby oczyszczanie było skuteczniejsze stosuje się niewielkie ilości detergentów nieszkodliwych dla skóry.

Do **głębokiego oczyszczanla** wykorzystuje się **enzymy hydrolizujące** (czyli rozbijające) tłuszcze i białka. Te enzymy rozpuszczają spoiwo międzykomórkowe spajające komórki warstwy rogowej. Dzięki temu możliwe jest usunięcie kilku warstw zrogowaciałych komórek. **Do usuwania zrogowaciałego naskórka** stosuje się także peelingi mechaniczne, kremy złuszczające, za pomocą których przez ścieranie usuwa się zrogowaciałe komórki.

3

2.1. Środki oczyszczające na bazie wody

2.1.1. Mydła – detergenty naturalne

Detergenty są substancjami usuwającymi cząsteczki brudu z powierzchni skóry. Pierwszym detergentem było mydło, które zostało wyprodukowane około 4500 lat temu. W wyniku ogrzewania naturalnych **tłuszczów** (oleju kokosowego, łoju wołowego) z roztworami **zasad [ługi]** (sodowej i potasowej) tłuszcze rozszczepiane są na glicerynę i **kwasy tłuszczowe**. Kwasy tłuszczowe wchodzą w reakcję z ługiem i tworzą mydło, które chemicznie jest solą.

Mydła są solami wyższych kwasów tłuszczowych. **Sole potasowe** są podstawą mydła płynnego i szarego. Mydła płynne stosuje się w dozownikach w toaletach i łaźniach publicznych. **Sole sodowe** tworzą mydła stałe (w kawałkach), dostępne jako **mydła rdzeniowe** lub stosowane do pielęgnacji ciała jako mydła toaletowe i luksusowe. Mydła te produkowane są z czystych tłuszczów lub mieszanin kwasów tłuszczowych, przy czym gotowy produkt musi zawierać możliwie jak najwięcej soli kwasów tłuszczowych, np. stearynianu sodowego. Mydła są związkami słabych kwasów tłuszczowych i mocnych zasad i dlatego w roztworze wodnym dają odczyn zasadowy. **Wskaźnik pH** ich roztworów wynosi około 9. Mydła przyczyniają się do pęcznienia keratyny oraz niszczą płaszcz tłuszczowy warstwy rogowej. W reakcji z twardą wodą tworzą nierozpuszczalne w wodzie mydła wapniowe i magnezowe, które jako szaro-biały osad pozostają na tekstyliach, skórze i włosach. Przyczynia się to do ograniczenia właściwości myjących. Mydło nadal pozostaje najczęściej używanym i najtańszym środkiem czystości. Do mydeł toaletowych i mydeł tzw. zwykłych dodawane są różne domieszki, dzięki którym otrzymuje się mydła różnego rodzaju i jakości. **Stabilizatory** i **przeciwutleniacze** zapobiegają jełczeniu i powstawaniu plam na kostkach mydła. Składniki sekwestrujące wiążą jony wapnia i magnezu w kompleksy i zapobiegają powstawaniu mydła wapniowego. Substancje natłuszczające mają zastąpić zniszczony podczas mycia tłuszcz skórny.

Mydła do golenia są mieszaniną soli sodowych i potasowych, dzięki czemu są miękkie. Mydła do golenia otrzymuje się z mieszaniny tłuszczu kokosowego i oliwy z oliwek. **Gliceryna** wiąże wodę, dzięki czemu mydło nie wysycha i w niewielkim stopniu wysusza skórę. Krem do golenia zawiera więcej wody, tłuszczu i olejów pielęgnujących skórę niż czyste mydło do golenia. **Pianki do golenia** mogą zawierać te same składniki i dodatkowo gaz wytłaczający (propelent), który wypycha płyn z pojemnika i spienia. Obecnie produkowane są również pianki do golenia nie zawierające mydła.

Mydła transparentne są przezroczystymi mydłami glicerynowymi, mniej wysuszającymi skórę niż tradycyjne mydła. **Wielowodorotlenowe alkohole**, np. gliceryna i roztwór cukru hamują krystalizację w procesie produkcji mydła, dzięki czemu pozostają one przezroczyste.

Do **mydeł dezodoryzujących** dodaje się substancje dezynfekujące (siarka, chlorokrezole) i dezodoryzujące (aldehyd cynamonowy, eugenol, trójchlorokarbanilid). Substancje dezodoryzujące zmniejszają liczbę bakterii rozkładających pot i zapobiegają przez kilka godzin nieprzyjemnemu zapachowi.

Mydła przeciwko trądzikowi są lecznicze, działają dezynfekująco i **keratolitycznie**. Zawierają m.in. siarkę i związki siarki, azulen, ekstrakt z oczaru wirginijskiego (hamamelis), kwas salicylowy.

Mydła dla dzieci są szczególnie łagodne i delikatne dla skóry. Zawierają domieszki pielęgnujące, takie jak azulen, olej z kiełków pszenicy, mleko i są nieznacznie perfumowane.

Mydła perfumowane zawierają olejki zapachowe i często sprzedawane są w seriach kosmetyków składających się z mleczka do ciała, żelu pod prysznic, **perfum**, **wody perfumowanej**, **wody toaletowej** i dezodorantu. Mydła te nadają się jednak bardziej na zapachy do szafy z odzieżą niż do mycia. Przyczyną wielu podrażnień skóry i uczuleń jest właśnie duże stężenie substancji zapachowych.

Mydła kremowe i **ochronne** zawierają do 10% substancji natłuszczających, np. lanolinę i jej pochodne, kwasy tłuszczowe i alkohole tłuszczowe, a także lecytynę, które działają wtórnie natłuszczająco, osłabiając jednak właściwości myjące. Mydła ochronne zawierają często substancje łagodzące działanie substancji drażniących dzięki tworzeniu ochronnych koloidów (pochodne celulozy i produkty kondensacji kwasów tłuszczowych z białkami). **Koloidy ochronne** tworzą na skórze warstwę ochronną zmniejszając w ten sposób pęcznienie keratyny. Te substancje powodują, że mydło jest błyszczące i lepiej się pieni. Dzięki tworzeniu się koloidów sole wapniowo i magnezowe kwasów tłuszczowych **(mydło wapienne)** nierozpuszczalne w wodzie pozostają częściowo w roztworze.

Dlaczego mydło „myje"? Mydło jest środkiem powierzchniowo czynnym. Wszystkie te środki mają podobną budowę chemiczną – są amfifilowe. Zbudowane są z fragmentów **hydrofobowych** (nieroz-

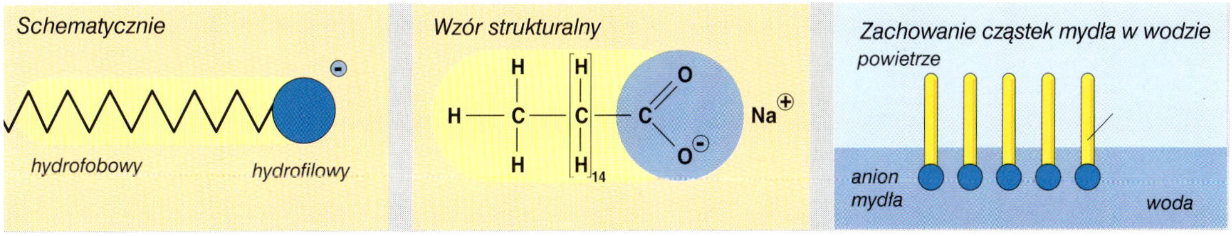

Budowa cząsteczki mydła: niepolarny łańcuch węglowodorowy (żółty) tworzy hydrofobową (która jest lipofilowa) część cząsteczki. Polarny fragment (niebieski) odpowiada hydrofilowej (która jest lipofobowa) części cząsteczki środka powierzchniowo czynnego. Ze względu na ujemny ładunek atomu tlenu mydło określane jest jako środek powierzchniowo czynny anionowy.

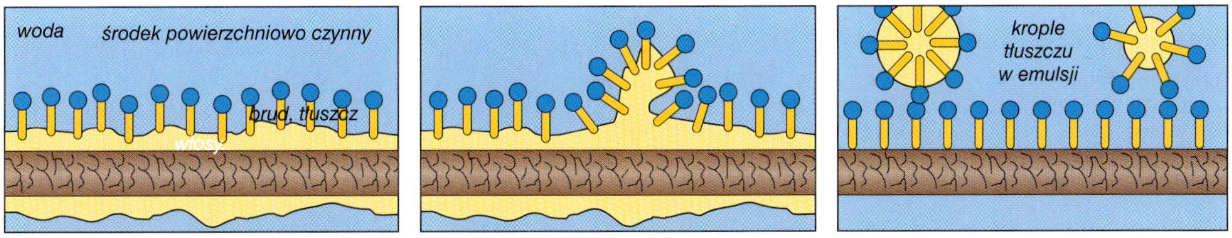

Cząsteczki środka powierzchniowo czynnego przyczepiają się do brudu hydrofobowym łańcuchem węglowodorowym a do wody wystają hydrofilowe fragmenty cząsteczek.

Cząsteczki środka powierzchniowo czynnego emulgują brud i usuwają go w ten sposób z powierzchni włosów i skóry.

Cząsteczki środka powierzchniowo czynnego otoczyły krople tłuszczu. Dzięki temu krople tłuszczu są zawieszone w roztworze, a ich ponowne osadzanie się na powierzchni skóry i włosów utrudniają pozostałe cząsteczki mydła.

Proces mycia: środki powierzchniowo czynne usuwają brud dzięki osadzaniu się na powierzchni tłuszczu.

puszczalnych w wodzie), które są jednocześnie **lipofilowe** (rozpuszczalne w tłuszczach) oraz z fragmentów **hydrofilowych** (rozpuszczalnych w wodzie), które są równocześnie **lipofobowe** (nierozpuszczalne w tłuszczach).

Zgodnie z zasadą „podobne rozpuszcza się w podobnym" fragment hydrofilowy rozpuszcza się w wodzie, a lipofilowy łączy się z cząsteczkami tłuszczu i brudu. Skóra zostaje dobrze zwilżona wodą, a dzięki energicznym ruchom cząsteczki brudu są rozdzielane i usuwane. Cząsteczki mydła otaczają cząsteczki tłuszczu i tworzą na ich powierzchni warstwę, w której fragmenty lipofilowe rozpuszczone są w tłuszczu, a hydrofilowe wystają nad powierzchnię. Na powierzchni tłuszczowej kuleczki powstaje rozpuszczalna w wodzie hydrofilowa otoczka. Jest ona dobrze zwilżana wodą i może powstać **emulsja typu olej w wodzie (emulsja O/W).** Cząsteczki oleju otoczone są przez cząsteczki wody, co zapobiega ponownemu osadzaniu się lipofilowych cząsteczek brudu na skórze. Podobnie dzieje się w przypadku zanieczyszczeń stałych. Następuje osadzanie się środka powierzchniowo czynnego na powierzchni, powodując zwiększenie hydrofilności, w wyniku czego duże cząsteczki brudu rozdzielane są na mniejsze i tworzą trwałą zawiesinę. Proces ten nazywa się **dyspergowaniem** (rozpraszaniem). Dodatkowo cząsteczki środków powierzchniowo czynnych układają się na skórze i uniemożliwiają osadzanie zemulgowanego i zdyspergowanego brudu. Środki powierzchniowo czynne i zemulgowany przez nie brud usuwane są z powierzchni skóry w trakcie spłukiwania jej dużą ilością wody. Hydrofilowe fragmenty cząstek mydła odpychają się, ponieważ mają ładunek ujemny.

Proszę odnieść się do następującej sytuacji: klientka była przyzwyczajona do oczyszczania skóry za pomocą łagodnego mydła. Od kiedy jednak regularnie odwiedza kosmetyczkę, maluje oczy cieniami do powiek i tuszem do rzęs. Do demakijażu nie wystarcza jej już mydło. Jeśli zmywa twarz tak jak dotychczas, na powiekach pozostają czarne obwódki. Jeśli pociera oczy dość długo, piana z mydła szczypie w oczy.

W gabinetach kosmetycznych nie używa się już mydła jako środka oczyszczającego. Także w gospodarstwach domowych mydło powoli zastępowane jest przez żele do mycia i pod prysznic. Przyczyn należy upatrywać w **zasadowym odczynie** mydła. Na namydlonej powierzchni skóry **wartość pH** może wzrosnąć z około 5,5 (słabe środowisko kwaśne) do 9–10 (środowisko zasadowe), co może uszkodzić **kwaśny płaszcz ochronny skóry** i zakłócić równowagę flory bakteryjnej właściwej dla skóry. Zwiększa to ryzyko wniknięcia w skórę drobnoustrojów chorobotwórczych i **alergenów**. Po spłukaniu mydła wartość pH skóry utrzymuje się na poziomie 7–8.

Rodzaj środka powierzchniowo czynnego	Właściwości	Zakres stosowania
1. Środki powierzchniowo czynne anionowe	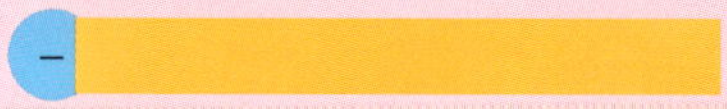	
Na przykład sulfobursztyniany, siarczany oksyetylenowanych alkoholi tłuszczowych, siarczany alkoholi tłuszczowych, kondensaty kwasów tłuszczowych z aminokwasami	Łatwy rozkład biologiczny, dobrze się pienią, dobre działanie myjące, odtłuszczanie słabe do mocnego	Żele pod prysznic i do mycia, szampony, proszki do prania, mydła i syndety bez zawartości mydła, płyny do kąpieli, płyny do kąpieli dla dzieci
2. Środki powierzchniowo czynne kationowe	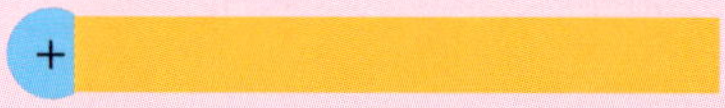	
Na przykład czwartorzędowe zasady amoniowe	Brak działania myjącego, osadzają się na włosach i skórze, dezynfekują, zmiękczają i wygładzają skórę i włosy, zapobiegają elektryzowaniu się włosów	Odżywki, preparaty do regeneracji włosów, preparaty tonizujące, szampony pielęgnujące, płyny do zmiękczania, środki do dezynfekcji powierzchni skóry, środki konserwujące, preparaty do modelowania i utrwalania fryzury, balsamy, dezodoranty
3. Środki powierzchniowo czynne amfoteryczne	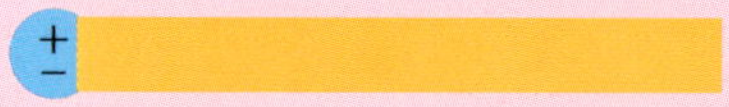	
Na przykład betainy Lecytyna	Słabo się pienią, łagodnie oczyszczają Emulgator rozpuszczalny w tłuszczach	Szampony dla dzieci, preparaty do pielęgnacji włosów, syndety bez zawartości mydła, środki do higieny intymnej i do pielęgnacji niemowląt, kremy do ciała, artykuły spożywcze
4. Środki powierzchniowo czynne niejonowe	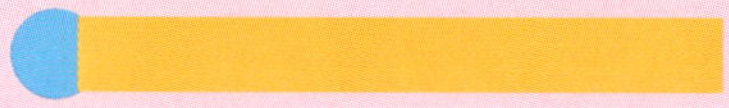	
Na przykład etery poliglikoli, alkohole tłuszczowe, oksyetylenowane alkohole tłuszczowe	Słabo się pienią, dobre działanie myjące, emulgatory rozpuszczalne w tłuszczach lub w wodzie	Szampony dla dzieci, preparaty do pielęgnacji włosów, preparaty do kąpieli i pod prysznic, kremy do ciała, olejki do ciała i do kąpieli, hydrofilowe olejki do oczyszczania, toniki

Właściwości i zakres stosowania czterech grup środków powierzchniowo czynnych.

Kwaśny płaszcz ochronny skóry zostaje odtworzony w ciągu 0,5–3 godzin w zależności od **zdolności skóry do neutralizowania zasad**, dlatego nie zaleca się mycia twarzy mydłem. Kolejną wadą mydła jest wytrącanie w twardej wodzie mydła wapniowego, powstającego z połączenia się jonów kwasów tłuszczowych z jonami wapnia z twardej wody. W odróżnieniu od mydeł sodowych i potasowych, mydło wapienne nie rozpuszcza się w wodzie. Powstawanie mydeł wapniowych w twardej wodzie zwiększa zużycie mydła.

2.1.2. Detergenty syntetyczne – syndety

Detergenty syntetyczne i naturalne usuwają brud na tej samej zasadzie co mydła. Napięcie powierzchniowe wody jest zmniejszane, brud nawilżany, emulgowany, rozpraszany i wreszcie spłukiwany. W odróżnieniu jednak od mydła, syndety pienią się i mają działanie myjące także w twardej wodzie oraz kwaśnym środowisku.

Syndety	Mydła
– pH może być kwaśne, neutralne lub zasadowe – brak lub niewielkie zmiany pH skóry po myciu – możliwe znaczne odtłuszczenie – 100% działanie oczyszczające – nie tworzy mydła wapniowego w twardej wodzie – rozpływanie się mydła w mydelniczce – droga produkcja – dobre i umiarkowane pienienie się – biodostępność – nadaje się do skóry normalnej i z problemami	– pH: 9–10 – zmiana pH skóry po myciu, zaburzenia warstwy ochronnej skóry – mniejsze odtłuszczenie – słabsze działanie myjące z powodu tworzenia się mydła wapniowego w twardej wodzie – słabsze rozpływanie się w mydelniczce – tanie w produkcji – dobrze się pieni – ulega rozkładowi biologicznemu – nadaje się do skóry normalnej Dobre mydła wytwarzają delikatną, kremową pianę, nie widać na nich rys i pęknięć, pachną do ostatniego kawałka.

Zestawienie wad i zalet mydeł i syndetów.

W skład syndetów mogą wchodzić różne środki powierzchniowo czynne. Detergenty syntetyczne w twardej wodzie nie tworzą nierozpuszczalnych mydeł wapniowych i magnezowych i dlatego nie pozostawiają zacieków na ściankach wanny i osadu na tekstyliach, skórze i włosach. Najczęściej stosowanymi składnikami syndetów są anionowe środki powierzchniowo czynne z grupy siarczanów oksyetylenowych alkoholi tłuszczowych. Związki te doskonale myją i tworzą pianę, a ich roztwory dają się zagęszczać. Ze względu na działania drażniące zawsze stosuje się je w mieszaninach z innymi środkami powierzchniowo czynnymi. Najlepsze są kondensaty kwasów tłuszczowych z peptydami i alkilopoliglukozydy. Doskonałą metodą łagodzenia działania siarczanów oksyetylenowych alkoholi tłuszczowych jest dodanie do preparatów myjących niewielkich ilości, rzędu kilku procent, hydrolizatów proteinowych.

Odrębnym problemem związanym ze stosowaniem środków powierzchniowo czynnych z tej grupy jest ich silne działanie odtłuszczające. Można je łagodzić dodając środki wtórnie natłuszczające, takie jak np. rozpuszczalne w wodzie pochodne lanoliny, oksyetylenowe niepełne gliceryny itp.

Zaletą syndetów, w porównaniu do mydła jest możliwość uzyskiwania produktów o odczynie kwaśnym. Niskie pH (4–6) uzyskuje się przez dodanie kwasu mlekowego lub cytrynowego.

Wyróżnia się syndety płynne i stałe, których roztwory wodne mają wartość pH od 4,5 do 7,0. Do pielęgnacji skóry suchej zalecane są syndety neutralne i lekko zasadowe. Przy łojotoku i trądziku korzystniejsze są **syndety kwaśne**, znacznie zmniejszające liczbę drobnoustrojów chorobotwórczych na powierzchni skóry.

Syndety mogą odtłuszczać skórę bardziej niż mydła. Sucha skóra dodatkowo odtłuszczona przez oczyszczanie syndetami pęcznieje, traci wodę, następnie pęka i staje się szorstka. Pęknięcia na skórze są doskonałymi wrotami dla bakterii i alergenów. Dodanie do syndetu na przykład lanoliny kosmetycznej czy lecytyny zapobiega nadmiernemu odtłuszczaniu skóry. Nowoczesne syndety produkowane na bazie przyjaznych skórze środków powierzchniowo czynnych oczyszczają skórę dokładnie i łagodnie.

W zależności od właściwości i zakresu stosowania wyróżnia się **cztery grupy** środków powierzchniowo czynnych: **anionowe**, **kationowe**, **amfoteryczne** i **niejonowe.**

W kosmetykach do mycia największe znaczenie mają anionowe substancje powierzchniowo czynne, na drugim miejscu plasują się niejonowe i amfoteryczne. Syndety stałe zawierają 30–70% tych środków, najczęściej w połączeniu z wypełniaczami. **Wypełniacze** i **środki wiążące**, np. siarczan baru, kaolin, stearynian cynku i polisacharydy, zapewniają stałą konsystencję i zmniejszają rozpływanie się stałego syndetu w mydelniczce.

Syndety ciekłe zawierają substancje aktywne i dodatki pielęgnujące skórę. Hydrolizaty protein łagodzą drażniące działanie syntetycznych substancji powierzchniowo czynnych. Substancje natłuszczające, np. lecytyna, lanolina kosmetyczna czy monoglicerydy kwasów tłuszczowych, zapobiegają wprawdzie odtłuszczaniu, ale zmniejszają działanie myjące. Nowym rozwiązaniem jest dodanie do płynów do kąpieli mikrokapsułek z lipidami, które otwierając się podczas mycia pielęgnują skórę.

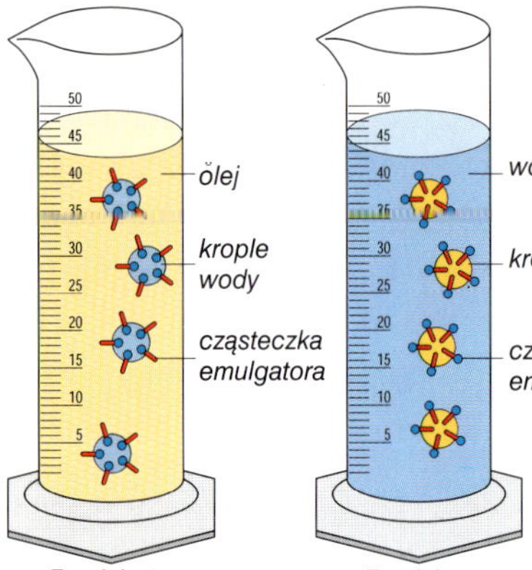

Emulsja typu „woda w oleju” Emulsja typu „olej w wodzie”.

Emulsja typu „woda w oleju”: krople wody są równomiernie rozprowadzone w oleju. Emulsja typu „olej w wodzie”: krople oleju są równomiernie rozprowadzone w wodzie.

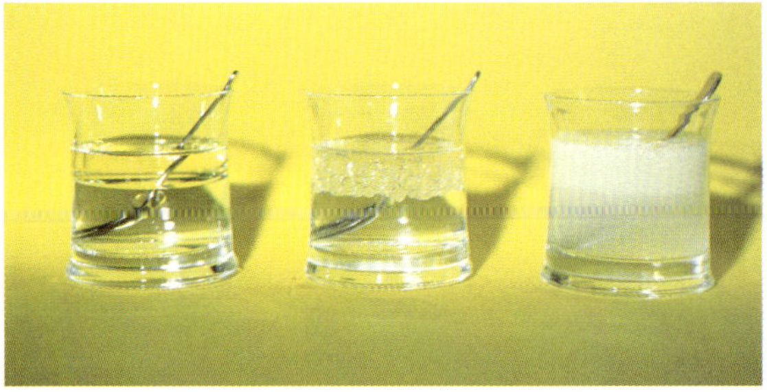

Powstawanie emulsji: po prawej z emulgatorem, po lewej bez emulgatora. Bez emulgatora emulsja jest nietrwała. Warstwa oleju szybko oddziela się od wody (naczynie pośrodku).

Do oczyszczania skóry szczególnie wrażliwej i chorej stosowane są przede wszystkim najmniej drażniące, amfoteryczne i niejonowe, substancje powierzchniowo czynne. Skóra lepiej znosi też te substancje z dodatkiem protein. O tolerowaniu syndetów przez skórę decydują nie tylko wyniki testów skórnych, zależy ono również od czasu działania, możliwości spłukania i częstotliwości stosowania.

2.1.3. Żele oczyszczające

Żele są trwałymi **układami rozproszonymi** (zdyspergowanymi) składającymi się co najmniej z dwóch składników. Substancje stałe o długich lub mocno rozgałęzionych łańcuchach cząsteczek, np. żelatyna, kwas krzemowy, polisacharydy, eter celulozowy, pektyny, są rozpuszczane w cieczy, najczęściej w wodzie. Substancje te tworzą w **ośrodku rozpraszającym** przestrzenną sieć (liożel), w której okach uwięzione są cząsteczki cieczy (ośrodka rozpraszającego – wody, oleju, alkoholu). Liożele zmniejszają lepkość pod wpływem podgrzewania i nacisku, np. przy rozprowadzaniu na skórze. Lepkość układów tego typu zmienia się wskutek działania sił mechanicznych, tj. mieszania, przyciskania, smarowania, nakładania, a następnie ponownie twardnieją. Wynika to z budowy chemicznej tych substancji i nazywa się **tiksotropią**. Jeśli ośrodkiem rozpraszającym jest woda, mamy do czynienia z **hydrożelami**, jeśli zaś olej – z **lipożelami**. W kosmetyce hydrożele stosowane są jako żele oczyszczające, przeciwsłoneczne, do oczu, do ciała itp. Lipożele są podstawą wielu maści, preparatów pielęgnacyjnych i niektórych kosmetyków do modelowania włosów.

Żele oczyszczające są beztłuszczowymi hydrożelami z dodatkiem roztworów syndetów, np. siarczanów oksyetylenowanych alkoholi tłuszczowych, betain, sulfobursztynianów oraz środka zagęszczającego, np. eteru celulozowego. Ze względu na ich konsystencję i skład stosowane są do oczyszczania skóry tłustej i silnie zanieczyszczonej. Dodatkową pielęgnację zapewnia dodanie substancji nawilżających.

2.2. Preparaty oczyszczające na bazie oleju

2.2.1. Emulsje oczyszczające

Emulsje to dwu- lub wielofazowe układy płynów, np. olej i woda. Jedna faza jest rozpraszana (dyspergowana) w drugiej w postaci małych kropli. Faza zewnętrzna, której zwykle jest więcej, to **faza rozpraszająca** (ciągła), np. woda, natomiast wewnętrzna to **faza rozproszona** (zdyspergowana), np. krople oleju. Woda i płyny dające się wymieszać z wodą określane są jako faza wodna – skrót **W**, oleje i płyny dające się wymieszać z olejem jako faza olejowa – skrót **O**. Emulsję otrzymuje się przez mechaniczne połączenie dwóch płynów, np. przez mieszanie lub potrząsanie. Środki powierzchniowo czynne stosowane jako **emulgatory** zapobiegają łączeniu się obu faz oraz rozpadowi emulsji. Zapewniają także jej trwałość.

W **emulsjach typu „olej w wodzie” (O/W)** krople oleju rozproszone są w fazie zewnętrznej. Część lipofilowa cząsteczki emulgatora łączy się z kroplą oleju, część hydrofilowa z fazą rozpraszającą, czyli wodą. W **emulsjach typu „woda w oleju” (W/O)** sytuacja jest odwrotna – hydrofilowe fragmenty cząsteczki emulgatora połączone są z fazą rozproszoną (wodną), a lipofilowe z fazą ciągłą (olejową). Wars-

Wartość HLB	Zachowanie w H_2O	Zastosowanie
1,5 – 3	Nie dający się rozproszyć	Środki przeciw tworzeniu piany
3 – 8	Dający się umiarkowanie rozproszyć	Emulgatory W/O
8 – 18	Roztwór dyspersyjno-koloidalny	Emulgatory O/W
13 – 18	Roztwór koloidalny	Środki do prania, emulgatory O/W
15 – 18	Roztwór koloidalny	Solubilizatory (rozpuszczalniki)

Równowaga hydrofilowo-lipofilowa (HLB): emulgatory rozpuszczalne w oleju mają wartość HLB od 3 do 8, rozpuszczalne w wodzie od 8 do 18. Dzięki tym wartościom można określić zakres stosowania emulgatora.

twa cząsteczek emulgatora na powierzchniach rozdziału faz wody i oleju uniemożliwia połączenie się kropli oraz rozpad emulsji.

W emulsjach prostych mamy do czynienia albo z rozproszeniem typu O/W albo typu W/O, zależy to od rodzaju emulgatora, właściwości chemicznych składników i w pewnym stopniu od stosunku objętościowego faz. Emulgatory rozpuszczalne w olejach tworzą emulsje typu W/O, emulgatory rozpuszczalne w wodzie emulsje typu O/W. Transparentne **mikroemulsje** o bardzo małych kroplach wytwarzane są za pomocą specjalnych emulgatorów. Niektóre z tych emulsji są żelopodobne. Trwałość mikroemulsji zapewnia dodanie większej ilości emulgatorów niż do zwykłych emulsji. Rozmiary cząsteczek fazy rozproszonej w zwykłych nieprzezroczystych mlecznych emulsjach wynoszą od 1 do 100 mikrometrów (0,001 do 0,1 mm). Mikrometr odpowiada jednej milionowej metra ($1 \mu m = 10^{-6} m$). **Emulsje wielokrotne** to układy, w których w cząsteczkach fazy rozproszonej jest zemulgowana jeszcze jedna faza wewnętrzna. W ten sposób powstają emulsje typu W/O/W i O/W/O.

W zwykłych emulsjach typu W/O woda jest fazą rozproszoną, a olej rozpraszającą. Emulsji typu W/O nie da się usunąć samą wodą, ponieważ olej się nie rozpuszcza w wodzie. Emulsje te najczęściej stosowane są w **kremach na noc**, odżywczych, regenerujących **ochronnych** i np. wodoodpornych lub w mleczkach przeciwsłonecznych oraz w kremach sportowych i jako preparaty do usuwania wodoodpornego makijażu. Emulgatorami mogą być lecytyna, alkohole tłuszczowe, lanolina kosmetyczna, alkohole lanolinowe oraz wiele innych.

Emulsje typu O/W można łatwo spłukać wodą. Z tego względu stosuje się je w preparatach oczyszczających, np. mleczkach, śmietankach, kremach oczyszczających, środkach do prania. Emulsje te znajdują szerokie zastosowanie w kosmetyce, m.in. w kremach na dzień i nawilżających, podkładach pod makijaż, lotionach do ciała i balsamach do włosów. Emulgatorami w emulsjach O/W najczęściej są oksyetylenowe alkohole tłuszczowe C_{16}–C_{18} zawierające 8–20 reszt oksyetylenowych. Dobrymi emulgatorami są również anionowe substancje powierzchniowo czynne o umiarkowanej hydrofilności, takie jak mydła. Emulgatory anionowe zwiększają stabilność emulsji przez tworzenie wokół cząstek oleju podwójnej warstwy elektrycznej utrudniającej łączenie się kropel.

Najlepsze wyniki uzyskuje się stosując mieszaniny **emulgatorów** o różnej polarności. Umożliwia to gęstsze upakowanie cząstek substancji powierzchniowo czynnej na granicy faz, co jest szczególnie istotne przy stosowaniu emulgatorów jonowych (anionowych), które ze względu na odpychanie elektryczne tworzą warstwy o małej gęstości. Dodatkowy emulgator niejonowy wypełnia luki między cząsteczkami podstawowego emulgatora, zwiększa stopień upakowania i stabilizuje emulsję. Stabilizujące działanie mieszanych emulgatorów może być również związane z tworzeniem między kroplami fazy rozproszonej uporządkowanych struktur micelarnych (również ciekłokrystalicznych).

Dla każdego układu rozproszonego (fazy olejowej) należy indywidualnie dobierać skład układu emulgującego. Decydującym czynnikiem jest sumaryczna polarność fazy olejowej i – w mniejszym stopniu – jej struktura. Do utrwalenia emulsji nadają się także **polimery** rozpuszczalne w wodzie, np. gumy roślinne, alginiany, alkilo- i hydroksyalkilocelulozy oraz poliakrylany, których cząsteczki rozkładają się na powierzchni rozdziału faz tworząc szczelne warstwy ochronne wokół cząsteczek oleju. Mają one działanie typowe dla koloidów ochronnych.

Wartość HLB (stała równowagi hydrofilowo-lipofilowej) określa polarność emulgatora, a więc jego powinowactwo do wody lub tłuszczu. Emulgatory uporządkowano wg ich polarności w skali od 1 do 20. System określania polarności emulgatorów (system HLB) ułatwia wybór odpowiedniego emulgatora do produkcji określonego preparatu.

Emulsje oczyszczające typu O/W są ciekłe i najczęściej są białe, nieprzezroczyste jak mleko i dlatego nazywane są mleczkami bądź śmietankami. W praktyce kosmetycznej można także spotkać transparentne, żelopodobne mikroemulsje, które łatwo pomylić z myjącymi żelami. Mleczko oczyszczające wyciska się bezpośrednio na dłoń i palcami rozprowa-

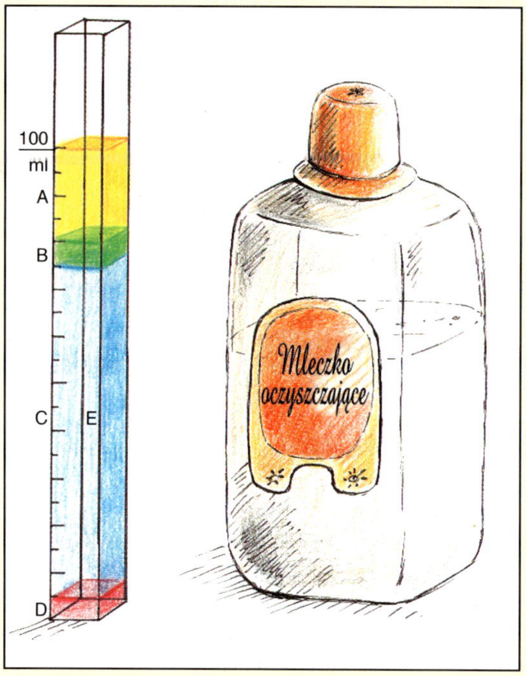

Mleczko oczyszczające

Mleczko oczyszczające, emulsja typu O/W może zawierać:

A: Woski syntetyczne, lanolinę, oleje mineralne i naturalne, np. z kiełków pszenicznych, migdałowy.
B: Stearynian trójetanoloaminy jako emulgator, który
C: Emulguje substancje określone literą **A** w wodzie destylowanej.
D: Zapach otrzymuje się przez dodanie niewielkiej ilości olejków eterycznych np. różanego i pomarańczowego.
E: Substancje nawilżające i łagodzące, np. pantenol, aloes, bisabolol i alantoina.

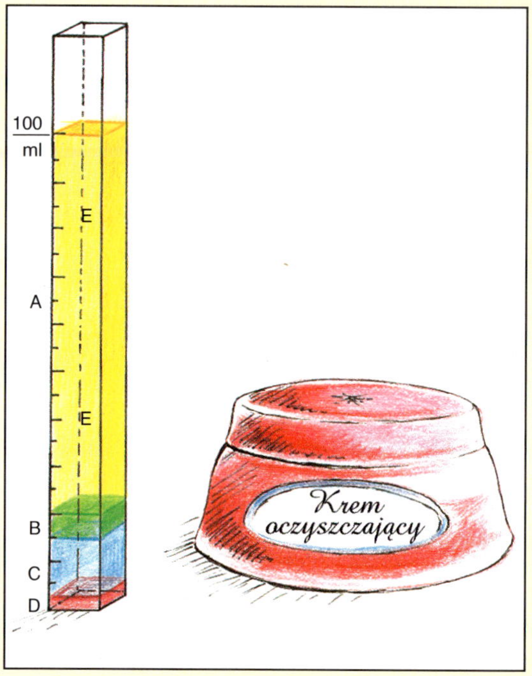

Krem oczyszczający

Emulsja typu W/O może zawierać:

A: Tłuszcze mineralne (parafiny), np. wazeliny, niewielkie ilości naturalnych tłuszczów pochodzenia zwierzęcego i roślinnego, np. olej z orzeszków ziemnych i awokado.
B: Stearynian trójetanoloaminy, który
C: Emulguje substancje określone literą **A** w wodzie destylowanej.
D: Olejki eteryczne.
E: Specjalne substancje czynne (por. mleczko oczyszczające).

Składniki mleczek i kremów oczyszczających.

dza na twarzy, szyi i dekolcie. Nakłada się je zgodnie z kierunkiem masażu i przebiegiem linii zmarszczek. Emulsje oczyszczające rozsmarowuje się od środka twarzy na zewnątrz. Ze względów higienicznych krem oczyszczający nakładamy na dłoń plastikową łopatką. Taki lekko ogrzany i płynny krem można nałożyć na twarz jak mleczko oczyszczające.

Krótki **masaż oczyszczający** (gładzenie, pocieranie) mechanicznie wspomaga emulgowanie i rozpraszanie cząsteczek tłuszczu i brudu na skórze. Pocieranie zaleca się szczególnie w okolicach nosa i brody, gdyż tam znajduje się większość gruczołów łojowych. Emulsję oczyszczającą usuwa się z twarzy kilkoma ciepłymi i wilgotnymi kompresami lub gąbką wiskozową. Mechaniczne działanie oczyszczające emulsji można zwiększyć za pomocą **aparatów do masażu** z odpowiednią końcówką, np. szczotką.

Po nałożeniu **kremu oczyszczającego** i po masażu oczyszczającym należy zebrać brud chusteczką higieniczną. Resztki emulsji można usunąć wacikiem nawilżonym tonikiem do twarzy. Następnie należy nałożyć żel/krem do mycia twarzy, rozcieńczyć go niewielką ilością wody i delikatnie wmasować aż powstanie piana. W porównaniu z mleczkami oczyszczającymi, żele/kremy do mycia twarzy zawierają środki powierzchniowo czynne o działaniu pianotwórczym. Taką rozcieńczoną emulsję można spłukać większą ilością wody.

Proszę odnieść się do następującej sytuacji: klientka pyta podczas następnej wizyty w gabinecie kosmetycznym o jakiś środek oczyszczający, który zmywałby makijaż i nie szczypał w oczy. Wprawdzie ostatnim razem kosmetyczka zaproponowała jej całą serię kosmetyków, ale było tego za dużo jak na jeden raz i przede wszystkim za drogo. Teraz chciałaby zamienić swoje mydło na jakiś odpowiedni preparat.

Emulsje oczyszczające mogą być stosowane do każdego rodzaju i stanu skóry, ze względu jednak na ich właściwości natłuszczające, wskazane są przy suchej skórze, z niedoborem wilgoci, wrażliwej i atroficznej. Im więcej wody zawiera mleczko oczyszczające, tym słabsze jest jego działanie oczyszczające. Żele myjące mają działanie odtłuszczające i dlatego zalecane są do skóry młodej, z łojotokiem i trądzikiem. Do żeli myjących dodaje się substancje nawilżające i natłuszczające i wtedy mogą być stosowane zamiast emulsji oczyszczających przy wszystkich rodzajach skóry. Dzięki substancjom łagodzącym podrażnienia, zapobiegającym rozwijaniu się bakterii i keratolitycznym zapewniają skórze trądzikowej, łojotokowej i młodej z problemami delikatne, ale intensywne oczyszczanie.

2.2.2. Oleje hydrofilowe

Oleje hydrofilowe to oleje „lubiące wodę". Woda i olej to pozornie dwa sprzeczne pojęcia i może się wydawać dziwne, że oleje „lubią wodę". Po zapoznaniu się z ich budową, wszystko staje się jasne i zrozumiałe. Oleje hydrofilowe są mieszaninami estrów kwasów tłuszczowych, alkoholi tłuszczowych lub oleju parafinowego z emulgatorami, np. produktami kondensacji kwasów tłuszczowych z aminokwasami. Olej hydrofilowy nakłada się i rozprowadza równomiernie na suchej skórze. Najpierw usuwane są zanieczyszczenia rozpuszczalne w tłuszczach i nadmiar wydzieliny gruczołów łojowych. Po oczyszczeniu olejem nakładamy na skórę wilgotnymi palcami chłodną wodę. Na skórze samoistnie powstaje emulsja typu **woda w oleju**, gdyż olej hydrofilowy ulega zemulgowaniu bez pomocy dodatkowych emulgatorów. Po dodaniu większej ilości wody następuje odwrócenie emulsji. Rozpoczyna się faza oczyszczania wodą. Zanieczyszczenia rozpuszczalne w wodzie oraz pot łączą się z roztworem tworząc emulsję typu **olej w wodzie**, którą można spłukać letnią wodą.

2.2.3. Kremy oczyszczające i preparaty do demakijażu bez dodatku wody

Kremy oczyszczające do usuwania makijażu teatralnego i karnawałowego są mieszaninami oleju parafinowego i wosku z niedużym dodatkiem emulgatorów, lanoliny i alkoholu cetylowego. Dzięki emulgatorom warstwa tłuszczu na skórze przepuszcza więcej wody, co jednak nie ułatwia usuwania zanieczyszczeń rozpuszczalnych w wodzie.

Biała **wazelina** jest mieszaniną oczyszczonych i wybielonych stałych i płynnych parafin. Wazelina jest typowym przykładem preparatu do demakijażu. Była ona podstawowym składnikiem kremów oczyszczających bez dodatku wody. Podczas nakładania zachowuje się **tiksotropowo**. Usuwa się ją z twarzy, razem z rozpuszczonym brudem, chusteczką higieniczną.

Cold-kremy na bazie wosku pszczelego i oleju parafinowego (emulsje typu olej w wodzie) miały do niedawna szerokie zastosowanie. Dają uczucie chłodu na skórze, są śnieżnobiałe, mają lekką konsystencję i łatwo się rozsmarowują. Cold-kremy często są zbyt drogie, aby stosować je do oczyszczania. Stosowane są jako kremy odżywcze i na noc. Po oczyszczaniu skóry wazeliną, kremem bez dodatku wody lub cold-kremem konieczne jest jeszcze zmycie skóry tonikiem.

Kremy oczyszczające na bazie emulsji typu W/O stosuje się tak, jak kremy oczyszczające, bez dodatku wody, ale ich działanie czyszczące jest silniejsze ze względu na większą zawartość emulgatorów.

Do środków oczyszczających bez dodatku wody zalicza się także **oleje do kąpieli**, które nie rozpuszczają się w wodzie, tworząc na powierzchni cienką warstwę, a po kąpieli pozostają na skórze. Niewielki dodatek substancji powierzchniowo czynnej sprawia, że oleje do kąpieli mają większe powinowactwo do skóry. Konsumenci cenią sobie tę cechę, dzięki której skóra staje się delikatna i elastyczna. Ich zdolność oczyszczania jest jednak minimalna, dlatego przede wszystkim służą do pielęgnacji skóry. Im lepiej olej do kąpieli rozprasza się w wodzie, tym więcej zawiera substancji powierzchniowo czynnych i silniej oczyszcza. Olejowe kąpiele kosmetyczne zawierają olejki eteryczne, które rozpuszczają się w wodzie dzięki specjalnym substancjom powierzchniowo czynnym zwanym solubilizatorami. Podczas kąpieli olejki eteryczne wchłaniane są przez skórę i błonę śluzową górnych dróg oddechowych.

2.3. Preparaty do peelingu

Po angielsku „to peel" znaczy złuszczać. Wyróżniamy kilka metod złuszczania naskórka: **mechaniczny (peeling-scrub)**, **enzymatyczny**, **ziołowy**, **eksfoliacja kwasami owocowymi**, ścieranie na sucho i **mikrodermabrazja**.

Peeling kosmetyczny ma na celu złuszczenie lub rozpuszczenie i częściowe usunięcie warstwy rogowej naskórka. Dzięki usunięciu wierzchnich warstw naskórka skóra jest gładsza i miękka. Równocześnie staje się wrażliwsza na działanie bodźców mechanicznych, termicznych i chemicznych. Dzięki peelingowi skóra lepiej wchłania substancje czynne. Usunięty zostaje nadmiar łoju. Wydzieliny skórne łatwiej przedostają się na zewnątrz. Otwierają się mieszki włosowe i pory umożliwiając wchłanianie substancji czynnych nakładanych i wmasowywanych w skórę podczas zabiegu kosmetycznego. Peeling zwiększa też przepływ krwi w naczyniach włosowatych. Warstwa podstawna naskórka zostaje pobudzona do wytwarzania nowych komórek, dzięki czemu skóra szybciej się regeneruje.

Mechanizmy samoregulacji organizmu dążą do równowagi. Tam, gdzie komórki zostały uszkodzone lub usunięte, organizm natychmiast wytwarza nową tkankę. W przypadku skaleczenia zwiększa się liczba dzielących się komórek. To samo odnosi się także do **podziałów mitotycznych** komórek podstawnych. Należy krytycznie podejść do głębokiego złuszczania stymulującego ciągłe odnawianie się naskórka, gdyż do dzisiaj nie udało się zaprzeczyć tezie mówiącej, iż każdy człowiek ma genetycznie ograniczoną zdolność mitozy (liczbę podziałów mitotycznych). Każda ingerencja w warstwę rogową alarmuje też **system immunologiczny** organizmu.

Komórki Langerhansa, położone nad warstwą podstawną naskórka, rozpoznają ciała obce szybciej, gdy częściowo lub całkowicie zostanie usunięta ochronna warstwa rogowa. Objawy podrażnienia, takie jak zaczerwienienie, pieczenie i swędzenie, świadczą o nadwrażliwości układu immunologicznego. Szczególnie intensywne metody złuszczania mogą spowodować stan zapalny skóry, a także zakażenie i uczulenie, gdyż do czasu całkowitej regeneracji komórek zostaje osłabiona funkcja ochronna skóry.

Każdy rodzaj i stan skóry: skóra o dużych porach, gruba **atroficzna**, **nadmiernie rogowaciejąca wskutek promieniowania**, **hiperkeratozy**, **łojotok** i **trądzik** (w stadium niezapalnym), blizny, nierówności w pigmentacji, skóra ze skłonnością do tworzenia się modzeli mogą być poddane jednej z metod peelingu. Należy jednak bardzo uważać przy skórze cienkiej i delikatnej, o **rozszerzonych naczyniach włosowatych** i z **trądzikiem różowatym**. W tych stanach skóra jest wyjątkowo wrażliwa i bardzo szybko reaguje na bodźce mechaniczne, termiczne i chemiczne. Jeśli ochronna warstwa rogowa zostanie usunięta, głębsze warstwy skóry stają się szczególnie podatne na działanie mikroorganizmów i alergenów.

Zabiegi złuszczające nie powinny być stosowane na skórze twarzy. Mogą być stosowane w pielęgnacji rąk i stóp, całego ciała oraz uzupełniająco w leczeniu cellulitu. Ostatnio spotyka się również **peelingi do paznokci**, wyrównujące płytkę paznokciową.

2.3.1. Peeling mechaniczny

Preparaty do peelingu z substancjami ścierającymi, tzw. **scrub**, nakłada się na skórę palcami lub pędzlem do masek i rozprowadza wilgotnymi opuszkami palców, nawilżoną gąbką lub szczotką podłączoną do aparatu złuszczającego (brushing), co powoduje mechaniczne ścieranie warstwy rogowej i odblokowanie ujść mieszków włosowych zatkanych mieszaniną łoju i keratynocytów.

Preparaty ścierające zawierają najczęściej granulaty polietylenu (gładkie kuleczki z tworzyw sztucznych), sproszkowane łupiny orzechów włoskich, pestek brzoskwiń i moreli, otręby migdałowe, morski piasek, ziemię okrzemkową, glinkę kaolinową lub sole mineralne. W handlu pod nazwą „otręby migdałowe" dostępne są preparaty do peelingu nie zawierające proszku migdałowego, ale tańszy, z pestek brzoskwiń i moreli.

Do **pielęgnacji rąk** stosowane są też samodzielnie przygotowywane peelingi na bazie olejów roślinnych, np. oliwa z oliwek, olej migdałowy, olej z jojoby i cukier. Kryształy cukru złuszczają naskórek i poprawiają ukrwienie, a poza tym cukier wiąże wodę. Naturalne oleje roślinne nadają skórze gładkość i elastyczność.

Peeling azjatycki to mieszanina naturalnej soli morskiej i olejku cytrynowego. Zawarte w soli morskiej minerały i pierwiastki śladowe pobudzają procesy metaboliczne skóry. Olejek cytrynowy wchłaniany przez drogi oddechowe pobudza organizm, a skórze nadaje elastyczność. Działanie oczyszczające preparatów do peelingu mechanicznego wyprodukowanych na bazie emulsji typu O/W wzmacnia dodanie saponin i mączki z kasztanowca zwyczajnego. Podobnie działają pochodne celulozy, które po dodaniu wody tworzą śluz otaczający cząsteczki brudu, dzięki czemu można je łatwo usunąć z powierzchni skóry. Inne dodatki to sproszkowane korzenie irysa i fiołka, mąka ziemniaczana, talk, a także proszek mydlany.

Pasty do mycia rąk lub specjalne mydła stosowane są przy silnym zabrudzeniu. Są to mieszanki mydeł i past detergentów syntetycznych z rozpuszczalnikami organicznymi usuwającymi resztki farby, lakieru, oleju czy smaru. Złuszczenie naskórka następuje po zastosowaniu środków do szorowania, np. mączki kwarcowej lub pyłu pumeksowego.

2.3.2. Peeling biologiczno-enzymatyczny

Złuszczanie naskórka na mokro i na sucho podrażnia skórę i dlatego przy skórze wrażliwej, skłonnej do podrażnień, łojotoku, stanach zapalnych oraz trądziku zaleca się **peeling enzymatyczno-biologiczny**. Ten rodzaj peelingu nie złuszcza naskórka przez pocieranie i dzięki temu można uniknąć zaczerwienień i zakażeń spowodowanych ścieraniem. Peelingi te składają się z gotowych preparatów w ampułkach lub sproszkowanej masy, którą rozrabia się letnią wodą lub tonikiem. Peelingi enzymatyczne zawierają enzymy rozkładające tłuszcze i białka, które usuwają mieszaninę tłuszczów i keratynocytów.

Enzymy, inaczej **fermenty,** to białka, które jako **biokatalizatory** kierują procesami przemiany materii w naszym organizmie, np. trawieniem, syntezą substancji wewnątrzpochodnych, oddychaniem, podziałem komórek. Enzymy biorą także udział w procesach powstawania barwników decydujących o kolorze włosów, skóry i oczu. Podczas złuszczania biologicznego działają na tłuszcze naskórka, substancję łączącą keratynocyty ze spoiwem międzykomórkowym, a także struktury łączące ze sobą keratynocyty.

Do peelingu stosowane są m.in. enzymy trawienne pochodzenia zwierzęcego, np. trypsyna, pepsyna, pankreatyna oraz pochodzenia roślinnego, np. papaina z papai i bromelaina z ananasa. Powodują one rozpad tłuszczów i protein scalających warstwę rogową. W ten sposób keratynocyty odrywają się od naskórka. W trakcie tego procesu nie powinna zostać naruszona żywa tkanka. Niestety, podczas spłukiwania nie można usunąć z powierzchni skóry wszystkich enzymów, szczególnie gdy wnikną do mieszków włosowych, gdzie nadal bez przeszkód mogą rozpuszczać keratynę.

Peelingi enzymatyczne czy **maski enzymatyczne** nie mogą być produkowane w postaci kremów, gdyż enzymy rozszczepiające tłuszcze **(lipazy)** niszczyłyby warstwę olejową emulsji. Tylko peelingi w postaci proszku gwarantują skuteczność enzymów. Masa złuszczająca zawiera oprócz enzymów także mąkę z ziaren zbóż lub siemienia lnianego, ekstrakty roślinne i glinkę kaolinową.

Enzymy jako białka są wrażliwe na wysoką temperaturę i zmiany pH. W temperaturze powyżej 40°C i w środowisku kwaśnym mogą ulegać **denaturacji**, dlatego woda do rozrabiania proszku nie może być zbyt ciepła i zbyt kwaśna. Peeling biologiczny nakładany jest na skórę pędzlem do masek lub łopatką na grubość ostrza noża, a następnie utrzymuje się odpowiednią wilgotność.

2.3.3. Chemiczne złuszczanie naskórka

W praktyce kosmetycznej można stosować **peelingi chemiczne** tylko w ich „nieszkodliwej" postaci i wyjątkowych przypadkach. Peelingi zawierające związki o silnym działaniu, takie jak fenole, kwas salicylowy, trójchlorooctowy, retinowy (tretinoina), ze względu na silne działanie na struktury skóry mogą być stosowane tylko przez lekarzy. W wyniku tego procesu obumierają komórki naskórka, w tym także podstawne. Skóra jest wprawdzie celowo uszkadzana, ale proces ten przyspiesza odbudowę nowej tkanki. Po peelingu chemicznym skóra jest zaczerwieniona i opuchnięta, a na powierzchni tworzą się pęcherze i strupy. Nie można całkowicie wykluczyć pojawienia się blizn i zaburzeń pigmentacji. Po chemicznym złuszczeniu naskórka „nowa" tkanka jest wyjątkowo wrażliwa na działanie bodźców chemicznych, fizycznych i termicznych, a szczególnie na promieniowanie UV. Kąpiele słoneczne są surowo wzbronione.

Fenol można nakładać tylko pod narkozą, gdyż bez znieczulenia byłoby to zbyt bolesne. Ze względu na działania niepożądane, takie jak zaburzenia czynności wątroby, nerek, układu krążenia, powstawanie blizn i zaburzenia pigmentacji, fenol stosowany jest tylko na małych powierzchniach, np. przy zmarszczkach nad górną wargą. Również kwas trójchlorooctowy stosowany jest w klinikach i niektórych poradniach dermatologicznych. W pierwszych tygodniach po zabiegu złuszczającym lekarze przepisują steroidy, aby zmniejszyć skutki działania związków chemicznych.

W leczeniu trądziku skuteczna okazała się tretinoina, **kwas witaminy A** (w kosmetykach ogólnie dostępnych nie wolno stosować kwasu witaminy A). **Kwasy AHA (alfa-hydroksykwasy),** występujące w owocach i nazywane kwasami owocowymi, nie są jeszcze lekarstwami. W kosmetyce kwasy owocowe, np. jabłkowy czy glikolowy, mogą być stosowane w roztworach w stężeniu do 15% (w Polsce dopuszczane stężenie 10%). Ze względu na ładnie brzmiące nazwy kwasów AHA, np. winowy, mlekowy czy jabłkowy, mogłoby się wydawać, że są całkowicie bezpieczne, przecież jemy jabłka i pijemy mleko! Kwasy stosowane do złuszczania i odnawiania naskórka mają jednak bardzo wysokie stężenia i działają na skórę drażniąco.

Peeling kwasem glikolowym należy obecnie do najskuteczniejszych zabiegów złuszczania wykonywanych pod kontrolą lekarza. Używa się do niego preparatów kwasu glikolowego w stężeniu od 20 do 70%. Dzięki temu zabiegowi można uzyskać poprawę wyglądu skóry, spłaszczenie blizn potrądziko-

3

wych, zmniejszenie szerokości i głębokości porów, zapobieganie niewielkim zmarszczkom i rozjaśnienie przebarwień (nadmiernej pigmentacji) skóry. Kuracja złuszczania kwasem glikolowym trwa około sześciu miesięcy w trakcie ośmiu lub dziewięciu zabiegów. W tym okresie należy skórę chronić przed promieniowaniem UV.

Na początku kuracji klient otrzymuje zestaw pielęgnacyjny do stosowania w domu i dokładne wskazówki. Podczas kuracji domowej, trwającej od dwóch do sześciu tygodni, skóra powinna się przyzwyczaić do 5–10% stężeń kwasów owocowych. Po kuracji domowej następuje właściwe złuszczanie naskórka w gabinecie kosmetycznym. Skórę złuszcza się przez sześć tygodni, raz w tygodniu, < 30% preparatami kwasów owocowych lub o wzrastającym stężeniu od 20 do 30%. Kwasy owocowe pozostają na skórze 1–2 min. Lekarz może stosować nawet 70% kwasy owocowe. Alternatywą do stosowania wolnych AHA jest użycie ich estrów, które działają łagodniej i pozwalają uniknąć działań niepożądanych peelingu.

Skuteczność **preparatów zawierających kwasy AHA** w pierwszym rzędzie zależy od ilości czystego, niezneutralizowanego kwasu. Im wyższe stężenie kwasu, tym niższe pH oraz tym wyższe ryzyko podrażnienia skóry! Aby uniknąć podrażnień, stosuje się kwasy zneutralizowane o pH przyjaznym dla skóry, od 4,5 do 5,5 lub przekształcone w estry. Po zastosowaniu cytrynianu glikolu skóra robi się czerwona dopiero po jakimś czasie i nie jest tak podrażniona, jak po użyciu czystego kwasu w takim samym stężeniu. Po kuracji należy odpowiednimi preparatami wspomagać regenerację skóry.

2.3.4. Peeling ziołowy

Mieszanki ziołowe stosowane w **peelingach ziołowych** składają się m.in. z soli mineralnych, żelaza, fosforu, potasu, kwasu krzemowego, protein, garbników, substancji śluzowych, fitohormonów, enzymów i witamin. Ważnymi **surowcami farmaceutycznymi**, zawierającymi też **fitohormony**, są np. arnika, skrzyp polny, pokrzywa, nagietek, dziurawiec pospolity, rumianek, lawenda, kwiat lipy, melisa. Podczas peelingu ziołowego dochodzi do silnego **przekrwienia** skóry. Po kilku dniach górne warstwy naskórka stopniowo się odrywają, powodując zwiększoną mitozę w warstwie komórek podstawnych. Podczas masażu mieszanką ziołową warstwa rogowa ścierana jest delikatnie i w zależności od siły nacisku i czasu masażu kosmetyczka może zmienić nasilenie złuszczania.

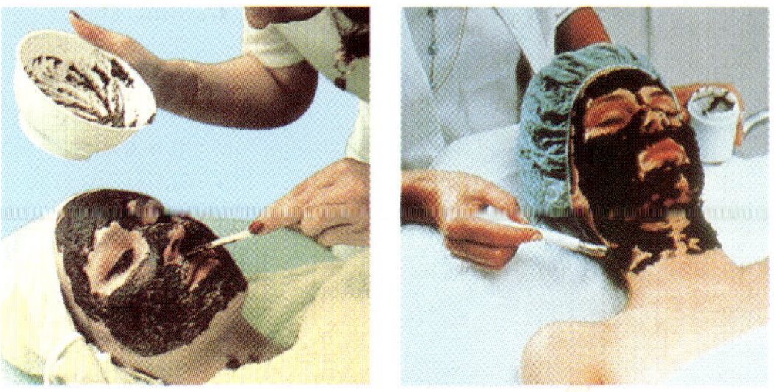

1. Peeling ziołowy nakładany jest pędzlem do masek.

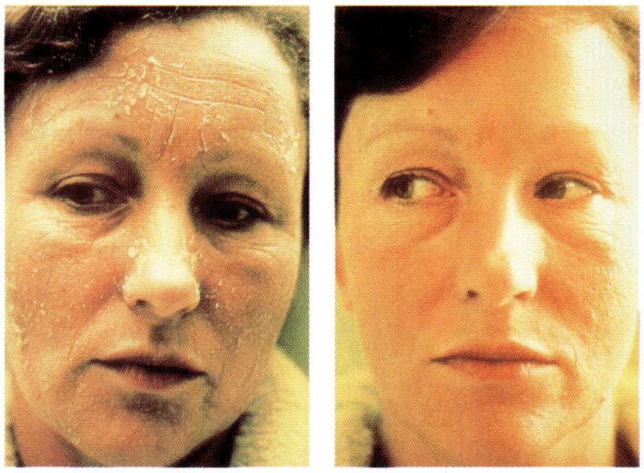

2. Górne warstwy naskórka odrywają się po kilku dniach. Zwiększa to mitozę w warstwie komórek podstawnych. W ten sposób naskórek odnawia się zdecydowanie szybciej.

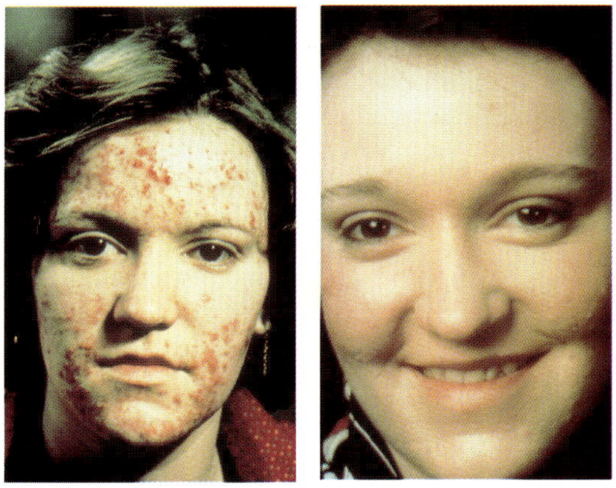

3. Wygląd początkowy i po piątym złuszczaniu: poprawa wyglądu skóry przy trądziku.

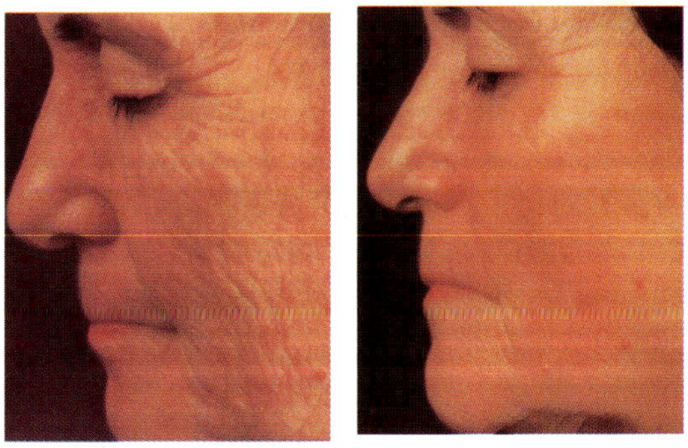

4. Wygląd początkowy i po trzecim złuszczaniu: poprawa wyglądu skóry przy elastozie i atrofii.

Peeling ziołowy: zastosowanie i działanie.

Głębokość wnikania	Substancja	Aparat	Działanie	Skutki	Ryzyko	Kto może wykonać
Peeling powierzchniowy, sięga górnych warstw naskórka	Enzym		Enzym rozszczepiający, białko rozpuszcza wiązania między komórkami rogowymi	Oczyszczanie skóry i usuwanie nadmiernego zrogowacenia	Brak	Lekarz, kosmetyczka
	Wyciągi ziołowe		Usuwa komórki naskórka	W zależności od pacjenta	Otwarte pory dzięki głębokiemu wnikaniu	Kosmetyczka
	Kwasy owocowe (AHA) (stężenie do 25%, pH ok. 3		Rozpuszcza wiązania między komórkami warstwy rogowej. Delikatnie usuwa nadmierne zrogowacenia	Dobre i bardzo dobre, wymaga więcej czasu	Konieczne przeszkolenie, lekkie pieczenie i zaczerwienienie	Lekarz, kosmetyczka
		Mikrodermabrazja proszkiem ściernym	„Odrywanie" naskórka cząstkami ściernymi	Słabe, utrudniona rekonstrukcja warstwy ochronnej przez pozostałe mostki skórne	Kryształy mogą zostać w tkance, głębsze rany	Lekarz
		Mikrodermabrazja kryształami	Ślizganie się cząstek ściernych równolegle do skóry	Kontrolowane usuwanie nadmiernego zrogowacenia, dobre wnikanie substancji czynnych	Brak, gdyż usuwa się tylko warstwę rogową naskórka	Lekarz
	TCA (stężenie 10–35%);		Wytrawianie tkanki przez koagulację białka	Rozjaśnienie przebarwień, zmniejszenie porów	Niewielkie ryzyko, zabieg powierzchniowy, bez narkozy	Lekarz
Peeling średni, sięga głębokich warstw naskórka	Wyciąg Jessnera		Odwarstwienie się naskórka przez koagulację białka. Wpływ na syntezę kolagenu	Poprawa skóry po oparzeniach i o dużych porach	Silne łuszczenie	Lekarz
	Peeling rezorcynowy		Wytrącanie białka i usuwanie przebarwień	Rozjaśnienie przebarwień	Zaczerwienienie, silne łuszczenie	Lekarz
			Kontrolowane usuwanie naskórka przez odparowanie	Usunięcie zmarszczek i rozjaśnienie przebarwień, odbudowa włókien kolagenowych, poprawa napięcia skóry	Dłuższe zaczerwienienie tkanki (2–3 miesiące), bez blizn i depigmentacji	Lekarz
	Kwas glikolowy 70%		„Usuwanie" naskórka	Poprawa syntezy kolagenu, rozjaśnienie skóry twarzy	Powstawanie pęcherzy, stan zapalny	Lekarz
Peeling głęboki dociera do skóry właściwej	Fenol		Rozkład białek, tzn. rozpuszczanie komórek. Niekontrolowane wnikanie w skórę	Bardzo dobra regeneracja tkanki, tylko częściowa poprawa elastyczności skóry	Wysokie ryzyko, ponieważ fenol jest trucizną, ryzyko narkozy, częste blizny	Lekarz
	50% TCA plus wyciąg Jessnera		Rozjaśnianie i stymulacja syntezy kolagenu	Wygładzenie zmarszczek, poprawa struktury skóry	Blizny, duże ryzyko	Lekarz
		Dermabrazja wirującymi diamentami i laserowa	Chirurgiczne usuwanie naskórka i części skóry właściwej. Głębokość usuwania komórek trudna do kontrolowania	Podczas gojenia ran dochodzi do znacznej odbudowy kolagenu i usunięcia zmarszczek	Konieczna narkoza, ryzyko zakażenia, depigmentacja, blizny	Lekarz

Zestawienie metod złuszczania naskórka (TCA = kwas trójchlorooctowy).

Bezpośrednio po zabiegu klient może odczuwać pieczenie, a skóra jest zaczerwieniona. W ciągu następnych trzech, czterech tygodni rozpoczyna się proces odrywania naskórka, po którym następuje kolejny zabieg. Podczas drugiego zabiegu dokładnie usuwane są resztki starego naskórka. Preparaty zawierające substancje czynne mają wspomagać procesy regeneracyjne. W ten sposób można wygładzić blizny, zmniejszyć pory, ograniczyć powstawanie hiperkeratoz pęcherzykowych i zaskórników oraz rozjaśnić plamy barwnikowe. Dzięki tym zabiegom skóra staje się delikatniejsza i bardziej elastyczna. Regeneracja i regulacja włókien kolagenowych i elastynowych wpływa także na skórę właściwą i wygładza niewielkie zmarszczki. Przeciwwskazaniami do peelingu ziołowego są choroby skóry: skłonność do uczuleń i podrażnień, **rozszerzone naczynia włosowate**, **trądzik różowaty** oraz wszelkiego rodzaju **znamiona**.

Poza tymi przypadkami, peeling ziołowy może być stosowany przy cellulicie, rozstępach oraz zwiotczałej skórze obwisłej po odchudzaniu i ciąży. Przeprowadza się go także w celu napięcia tkanki łącznej ramion, ud i brzucha. Liczbę koniecznych zabiegów ustala się indywidualnie, w zależności od wieku, predyspozycji dziedzicznych, stanu zdrowia, trybu życia i stopnia zmian.

2.3.5. Dermabrazja kosmetyczna

Dermabrazja polega na usunięciu warstwy rogowej za pomocą sproszkowanego materiału ściernego. Celem tego zabiegu jest nie tyle złuszczenie naskórka, ile zwiększenie zdolności skóry do przyswajania substancji pielęgnujących i regenerujących. Dermabrazję stosuje się przy trądziku, bliznach, **rozstępach** i starczej skórze. Rączka aparatu do dermabrazji musi być ułożona równolegle do powierzchni skóry, dzięki temu uniknie się uszkodzeń głębszych warstw naskórka. Zaletą dermabrazji jest właśnie mechaniczne złuszczanie, któremu nie towarzyszą żadne reakcje biochemiczne, jak przy zabiegu złuszczania enzymatycznego, ziołami, kwasami AHA i innymi związkami chemicznymi.

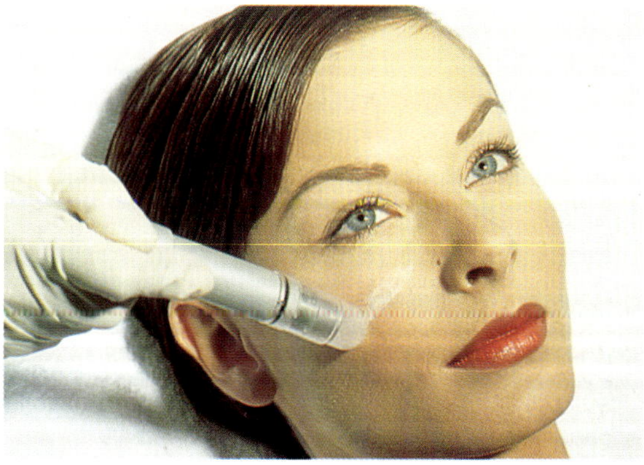

Dermabrazja: warstwa rogowa naskórka ścierana jest za pomocą rączki aparatu skin abrader, *którego końcówka wyrzuca drobne kryształki.*

Zabieg nie jest bolesny. Nie należy się też obawiać reakcji zapalnych. Klient może po zabiegu wrócić do swoich normalnych zajęć i nie musi martwić się o odrywający się naskórek. Tak jak wszystkie opisane do tej pory rodzaje peelingu, metodę tę należy stosować tylko wtedy, kiedy rzeczywiście zachodzi taka potrzeba.

2.4. Toniki i wody po goleniu

Toniki działają oczyszczająco, odświeżająco (w zależności od stężenia alkoholu i obecności innych składników), tonizująco i ściągająco. Toniki są najczęściej roztworami wodnymi lub wodno-alkoholowymi. Barwi się je na kolor jasnoniebieski, jasnozielony, różowy lub pomarańczowy. Różne zabarwienie toników ma zachęcać klientów do kupna i psychologicznie wspomagać działanie tonizujące. Głównym składnikiem toników jest woda demineralizowana (destylowana), która ma usuwać rozpuszczalne w wodzie resztki brudu i potu.

W celu poprawienia działania oczyszczającego dodaje się do nich niewielką ilość roztworów środków powierzchniowo czynnych. Alkohol wspomaga również nawilżenie cząsteczek brudu i rozpuszcza tłuszcz skórny, pozostałości makijażu i kremów.

Toniki mające odtłuszczać i dezynfekować skórę, zawierają od 20 do 50% **alkoholi jednowodorotlenowych etanolu** lub **izopropanolu**. Preparaty zawierające izopropanol z powodu charakterystycznego „szpitalnego" zapachu są trudne do perfumowania. Stosuje się je jednak w leczeniu trądziku i pielęgnacji tłustej „skóry z problemami", ponieważ działają odtłuszczająco i odkażająco. Ze względu na złożoną procedurę administracyjną związaną ze stosowaniem etanolu (odrębna księgowość, gospodarka magazynowa, zezwolenia) producenci często stosują izopropanol, który jest tani i nie podlega restrykcjom administracyjnym.

Etanol i izopropanol jako alkohole jednowodorotlenowe mają niską temperaturę wrzenia i szybko wyparowują. W ten sposób odbierają skórze ciepło, pozostawiając odświeżające uczucie chłodu. Alkohole jednowodorotlenowe poprawiają ukrwienie skóry, działają odtłuszczająco i dezynfekująco, dlatego dodawane są do płukanek do włosów i skóry głowy, wody kolońskiej i wód po goleniu. Etanol rozpuszcza substancje zapachowe i dlatego odgrywa ważną rolę w produkcji **wód toaletowych**, **perfumowanych** i **perfum.**

Do produkcji toników używa się także **alkoholi wielowodorotlenowych**, tj. **gliceryny** i **sorbitolu**, które mają właściwości **higroskopijne** (wiążące wodę). Dzięki temu nawilżają i wygładzają górne warstwy naskórka.

Środki ściągające, takie jak sole glinu, stearynian cynku, wyciągi z oczaru wirgilijskiego (hamamelis) i **kwasy** organiczne (winowy, mlekowy i cytrynowy) powodują obkurczanie się keratyny, ściągają pory. Toniki z reguły mają odczyn kwaśny, ich pH wynosi 4,0–5,5, i po myciu mydłem mają przywrócić typowe dla skóry pH.

Substancje chłodzące, np. mentol i kamfora, wspomagają działanie odświeżające i poprawiają ukrwienie skóry. Substancje czynne przeciwdziałające podrażnieniom, np. bisabolol i **azulen** (wyciągi z rumianku) i alantoina łagodzą podrażnienia skóry i zwalczają niewielkie ogniska zapalne. Substancje działające antyseptycznie (np. triklosan i chlorheksydyna) zapobiegają zakażeniom niedużych ran, które mogą się pojawić np. po leczeniu trądziku. Dezynfekują też zaognione konglomeraty rogowo-łojowe w porach skórnych i zapobiegają powstawaniu grudek i krostek. Do toników do cery trądzikowej dodawane są kwas salicylowy i związki siarki, działające odkażająco i keratolitycznie. Do produkcji toników bezalkoholowych lub zawierających niewielką ilość alkoholu stosuje się solubilizatory (substancje powierzchniowo czynne o wysokim HLB), które umożliwiają wprowadzenie kompozycji zapachowej i niektórych barwników.

Wybór odpowiedniego toniku zależy od rodzaju i stanu skóry. Przy skórze suchej zawartość alkoholu nie powinna przekraczać 5%.

Zmycie **tonikiem** kończy zabieg kosmetyczny. Podczas zabiegu tonik służy przede wszystkim do ostatniego oczyszczania i dezynfekowania skóry. Ponieważ tonik działa ściągająco, nie należy go stosować,

3

Grupy preparatów	**Skład**	**Zastosowanie**
Kremy na dzień, kremy matujące na dzień, kremy nawilżające	Emulsja typu O/W, żel, emulsja typu W/O/W, rzadziej emulsja typu W/O	Pielęgnacja, podkład pod makijaż, matowanie, nawilżanie, ochrona
Kremy i żele pod oczy	Emulsje W/O i O/W, żel	Regeneracja, pielęgnacja
Kremy na noc, kremy odżywcze, kremy do masażu	Emulsja W/O i O/W/O, rzadziej emulsja O/W, żel	Pielęgnacja, regeneracja, masaż
Kremy ochronne	Emulsje W/O i O/W, sztyfty, maści, żele, oleje parafinowe	Ochrona przed słońcem, chłodem, ochrona warg
Preparaty ochronne do rąk	Oleje silikonowe, substancje filmotwórcze	Hydrofobowa warstwa ochronna na skórze
Balsamy do ciała	Emulsje W/O i O/W, oleje parafinowy i naturalne, żel	Pielęgnacja, regeneracja, wygładzanie, odświeżanie
Maski termiczno-modelujące	Mieszanki oleju parafinowego i wosku, gips, glinka kaolinowa, alginiany, włóknina kolagenowa	Intensywne oczyszczanie, regeneracja, wzbogacenie w substancje czynne, nawilżanie
Okłady	Ziemia lecznicza, glinka kaolinowa, glinki morskie, emulsje O/W i W/O	Odtłuszczanie, nawilżanie, wzbogacenie w substancje czynne
Ampułki	Rozpuszczone koncentraty substancji czynnych	Wzbogacenie w substancje czynne, regeneracja, nawilżanie

Zestawienie: skład i zastosowanie preparatów do pielęgnacji skóry.

jeśli chcemy wykonać zabieg preparatami zawierającymi substancje czynne. W codziennej pielęgnacji skóry twarzy, tonik stosowany jest najczęściej po oczyszczeniu, a przed nałożeniem odpowiednich kremów.

Proszę odnieść się do następującej sytuacji: młoda klientka poddała się leczeniu dermatologicznemu z powodu trądziku. Korzysta z zabiegów kosmetycznych przepisanych przez lekarza. Kosmetyczka poleca jej tonik. Klientka jest niezdecydowana: „Dostałam już przecież od lekarza tę żółtą maść."

Wody do golenia dzieli się na przed i po goleniu. Te pierwsze stosuje się przed goleniem maszynką elektryczną. Zawarte w preparacie alkohol (40–80%) i substancje ściągające sprawiają, że włoski na brodzie się wyprostowują i usztywniają, co bardzo ułatwia golenie. Gliceryna i sorbitol działają wygładzająco ze względu na swoje właściwości higroskopijne.

Preparaty po goleniu zawierają mniej alkoholu, od 20 do 40%. Są one stosowane przede wszystkim po goleniu tradycyjną maszynką do golenia. Mydła do golenia mają odczyn zasadowy i taki właśnie pozostawiają na skórze. Środki ściągające zawarte w preparatach po goleniu **neutralizują** ten odczyn na powierzchni skóry oraz dezynfekują i ściągają drobne skaleczenia. Preparaty po goleniu mają przyjemny zapach i działają odświeżająco, dlatego stosowane są także po goleniu na sucho lub jako wody zapachowe. Bardziej intensywny zapach mają wody toaletowe. Niektóre firmy kosmetyczne oferują preparaty po goleniu także bez alkoholu. Takie preparaty zawierają przede wszystkim substancje pielęgnujące i ochronne.

3. Preparaty do pielęgnacji skóry

Nasza skóra powinna być piękna, gładka i miękka. Staramy się poprawić wygląd naszej skóry za pomocą różnych preparatów pielęgnacyjnych, takich jak kremy na dzień i na noc, maseczki i maski, balsamy do ciała i oleje do masażu. Często zapominamy jednak o tym, że wszystkie te środki mają przede wszystkim zapewnić skórze zdrowie. Niewłaściwa pielęgnacja może skórę podrażnić lub nawet uszkodzić.

Głównym celem pielęgnacji skóry jest utrzymanie odpowiedniego jej nawilżenia i ochrona przed czynnikami przyspieszającymi zewnątrzpochodne starzenie się skóry. O zawartości wilgoci w wierzchnich warstwach skóry decyduje przede wszystkim stan bariery tłuszczowo-białkowej, którą stanowi warstwa rogowa. Większość zabiegów pielęgnacyjnych ma wzmocnić barierę hamującą utratę wody. Osiąga się to wieloma sposobami, przez działanie na powierzchnię naskórka i tworzenie warstw okluzyjnych lub uzupełnianie tłuszczów (lipidów) i substancji higroskopijnych w warstwie rogowej.

Ochronę przed starzeniem skóry, a więc przede wszystkim przed promieniowaniem UV zapewniają substancje przeciw wolnym rodnikom i składniki chroniące przed promieniowaniem, tzw. **filtry słoneczne**.

Preparaty do pielęgnacji skóry to, obok oczyszczających, najczęściej stosowane środki kosmetyczne. Ich podział zależy z jednej strony od zastosowania, np. pielęgnacja, ochrona i regeneracja, z drugiej zaś od składu, np. emulsja, olej, żel.

3.1. Kremy na dzień i na noc

Kremy na dzień i na noc powinny spełniać wiele wymagań, np.:

- dobrze nawilżać warstwę rogową,
- poprawiać elastyczność skóry,
- zmniejszać głębokość zmarszczek,
- chronić skórę przed wpływem słońca i środowiska,
- chronić barierę ochronną skóry przed utratą wody,
- wygładzać i natłuszczać, zmniejszać uczucie napięcia przy skórze suchej,
- ograniczać powstawanie hiperkeratoz,
- wygładzać nierówności i rozjaśniać nadmierne przebarwienia skóry,
- ograniczać nadmierny połysk skóry i powstawanie zaskórników,
- pobudzać skórne procesy metaboliczne,
- łagodzić podrażnienia skóry,
- zapobiegać przedwczesnemu procesowi starzenia się skóry.

Z tych wymagań wynikają połączenia i receptura preparatów. Dowody potwierdzające ich działanie, testy konsumenckie i wyniki badań laboratoryjnych decydują o dopuszczeniu nowych kremów na rynek.

Kremy na dzień to emulsje pielęgnacyjne pozostające na skórze przez cały dzień lub stosowane jako podkład pod makijaż. Z reguły są to **emulsje typu O/W**, szybko wchłaniane przez górną warstwę rogową i nie pozostawiające na powierzchni skóry tłustej warstwy. Kremy matujące zawierają dodatkowo pigmenty (np. biały dwutlenek tytanu oraz różne czerwone, żółte i brązowe tlenki żelaza) lub polimery absorpcyjne łoju. Na rynku dostępne są również kremy

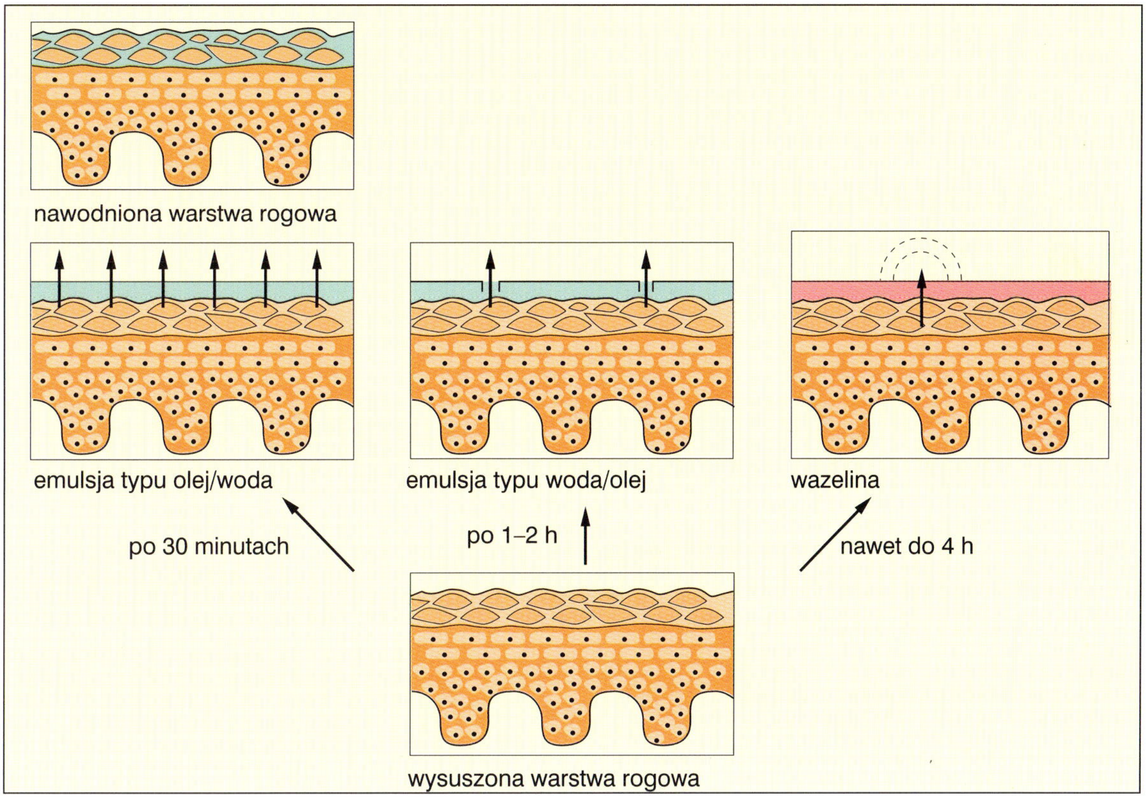

Wyparowywanie wody przez warstwę rogową po nałożeniu różnych emulsji.

na dzień i 24-godzinne produkowane na bazie emulsji typu W/O i O/W/O, które nadają się do pielęgnacji suchej skóry.

Zadaniem kremów na dzień jest ochrona skóry przed wpływami środowiska i warunków atmosferycznych. Najczęstszym problemem zależnym od środowiska jest utrata wilgoci, czyli wysychanie skóry. Procesowi temu mają zapobiegać specjalne kremy nawilżające, które zwykle zmniejszają utratę wilgoci przez kilka godzin. Niektóre nowoczesne kremy wykazują działanie nawilżające nawet do 24 h.

Kremy na dzień, nawilżające i **24-godzinne** mogą zawierać w fazie olejowej oleje, tłuszcze roślinne, np. masło kakaowe, olej z orzeszków ziemnych, z awokado i jojoby i zwierzęce oraz **estry** wyższych kwasów tłuszczowych, np. mirystynian izopropylu. Faza wodna zawiera hydrofilowe substancje nawilżające, takie jak gliceryna, glikole, pantenol, aminokwasy, cukry, hydrolizaty protein, kwas hialuronowy, chitozan i inne. Emulgatorami mogą być niejonowe (najczęściej), aminowe lub amfoteryczne substancje powierzchniowo czynne. Należą do nich np. **witaminy**: A, beta-karoten, C, E, biotyna (H), niezbędne nienasycone kwasy tłuszczowe, pantenol, ekstrakty roślinne, flawonoidy i inne. Substancje czynne wprowadzane zarówno do fazy wodnej, jak i olejowej, mają regulować rogowacenie i stymulować procesy odnowy naskórka i skóry właściwej, a także chronić przed działaniem wolnych rodników.

Kremy na noc z reguły są **emulsjami typu W/O**. Nie wchłaniają się tak szybko i przez jakiś czas pozostawiają na skórze tłusty połysk. Z tego powodu znajdują również zastosowanie jako kremy do masażu. Faza olejowa kremu na noc zawiera, oprócz tłuszczów i olejów organicznych, także oleje i tłuszcze mineralne utrudniające wyparowanie wody ze skóry. Do kremów dodawane są witaminy rozpuszczalne w oleju, zwłaszcza witaminy A i E, fitohormony oraz **wyciągi z łożyska** bez hormonów, a także **oleje** z wiesiołka, nasion winogron i ogórecznika i inne, **ceramidy** roślinne i różne substancje rozpuszczalne w oleju. Faza wodna może zawierać takie same składniki jak kremy na dzień.

Ponieważ kremy na noc są bogate w substancje czynne, określono je mianem **kremów odżywczych**. Żaden krem nie jest jednak w stanie odżywić skóry od zewnątrz. Zdrowe, pełnowartościowe odżywianie znaczy dla skóry o wiele więcej niż niektóre kremy!

Im bardziej krem odpowiada naturalnej emulsji powierzchniowej skóry, tym lepiej skóra go znosi. Płaszcz wodnolipidowy na powierzchni skóry może być w zależności od stanu skóry albo emulsją typu W/O albo O/W. Oprócz dodatków wygładzających skórę, np. mirystynianu izopropylu i glikolu propylenowego, najważniejszymi składnikami preparatów pielęgnacyjnych są substancje nawilżające.

Naturalna **wilgotność skóry** zmniejsza się wskutek wpływu środowiska (centralne ogrzewanie, urządzenia klimatyzacyjne). Wilgoć wyparowuje, naskórek wysycha. Przyczyną wysychania skóry są nie tylko niedobór i zaburzenia składu lipidów spoiwa międzykomórkowego, ale także niedobór substancji higroskopijnych. Zarówno kremy W/O, jak i O/W nawilżają skórę dzięki hydrofilowym składnikom nawilżającym oraz lipidom o słabszym lub silniejszym działaniu okluzyjnym. W zależności od ilości i rodzaju składników nawilżających kremy mogą utrzymywać wilgoć nawet przez 24 h. Kremy typu W/O z reguły mają silniejsze działanie okluzyjne. Stosując jako bazę kremu emulsję typu W/O wprowadzając nośniki (np. liposomy lub nonoparty) można zwolnić uwalnianie substancji nawilżających i wydłużyć ich działanie. Emulsje pielęgnacyjne zawierające zbyt dużo wody mogą powodować gwałtowne uczucie napięcia skóry. Preparaty o zbyt dużej zawartości tłuszczów mogą sprzyjać powstawaniu zaskórników i uczulać, ale o tym decyduje nie tylko zawartość lipidów, ale także ich rodzaj. Niektóre substancje tłuszczowe silniej niż inne sprzyjają tworzeniu się zaskórników.

Dla zapewnienia warstwie rogowej jak najdłuższego nawilżania i złagodzenia zmarszczek substancje nawilżające dodaje się nie tylko do kremów nawilżających, ale także do kremów na dzień, na noc i do 24-godzinnych. Dobre nawilżenie warstwy rogowej obserwowano po zastosowaniu związków wielkocząsteczkowych (hydrolizatów protein, kwasu hialuronowego, chitozanu i innych). Hydrolizaty protein są dużymi cząsteczkami i nie przenikają przez warstwę rogową naskórka i nie mogą dotrzeć do skóry właściwej. Skóra człowieka jest „białkoodporna". Slogany reklamowe zapewniające, że włókna kolagenowe można odnowić za pomocą kolagenu, a tym samym odmłodzić skórę, są nieprawdziwe.

3.2. Kremy ochronne i do masażu

Kremy ochronne, zabezpieczające skórę przed wpływem mrozu, skutkami częstego moczenia w wodzie, chemikaliami i zanieczyszczeniami przemysłowymi (smoła, oleje silnikowe, lakiery), tworzą na skórze powłokę z oleju parafinowego. Mają chronić skórę przed utratą wilgoci i ciepła. Dobrą ochronę zapewniają również oleje i woski silikonowe, ponieważ są bardzo wytrzymałe, odporne na działanie substancji żrących, hydrofobowe i dobrze tolerowane przez skórę. W przypadku warstw silikonowych działanie okluzyjne jest słabsze niż dla parafin. Aby kremy ochronne lepiej się rozsmarowywały dodaje się do nich mirystynian i palmitynian izopropylu. Wosk pszczeli i alkohol cetylowy przedłużają trwałość kremu. Lanolina i pochodne lanoliny sprawiają, że kremy parafinowe i silikonowe są lepiej tolerowane przez skórę, ale jednocześnie warstwa ochronna przepuszcza więcej wody.

Kremy ochronne dostępne są w różnych postaciach, jako specjalne kremy do rąk, tzw. **„niewidzialne rękawiczki"**, kremy sportowe, przeciwsłoneczne i bezwodne ochronne do ust, emulsje typu W/O, O/W i mieszane, sztyfty, maści, żele i roztwory alkoholowe. Nie zawsze jednak te preparaty zapewniają wystarczającą ochronę skóry przed działaniem szkodliwych środków. Jeśli pojawią się wątpliwości co do działania preparatów, zaleca się użycie rękawiczek ochronnych.

Większość preparatów ochronnych można zmyć wodą i detergentami. Substancje filmotwórcze nie przepuszczające wody znajdujące się w preparatach ochronnych to np. żywica benzoesowa, wosk pszczeli, mastyks (żywica pistacjowa) i pochodne celulozy. Barierą dla rozpuszczalników organicznych są np. alginian sodowy, etery celulozy i żelatyna. Preparaty ochronne przeciw pyłom przemysłowym, smołom i smarom pokrywają skórę np. glinką kaolinową, talkiem i stearynianem cynku.

Wazelina jest środkiem ochronnym znanym od dawna. Po dodaniu tlenku cynku i innych wypełniaczy łatwiej się rozsmarowuje i mniej klei. Wazelina często jest podstawowym składnikiem kremów uniwersalnych i maści leczniczych.

Kremy do popękanej skóry chronią skórę rąk i stóp przed pęknięciami i zadrapaniami. Oprócz wazeliny i olejów parafinowych zawierają substancje czynne, np. d-pantenol i witaminę E, zwiększające odporność naskórka i przyspieszające gojenie się ran.

Sztyfty natłuszczające do ust i skóry twarzy składają się z mieszanek parafiny i wosku, naturalnych tłuszczów i olejów, estrów wyższych kwasów tłuszczowych i alkoholi tłuszczowych. Pigmenty, np. dwutlenek tytanu i chemiczne filtry UV, chronią skórę przed działaniem światła.

W zależności od zastosowania, **emulsje ochronne** określane są różnie, np. jako kremy uniwersalne, dla niemowląt, sportowe, ochronne itd. Kremy o dużej zawartości oleju zawdzięczają swoje działanie ochronne olejom mineralnym i woskom. Kremy zawierające dużo wody i roztworów alkoholowych chronią skórę dzięki substancjom filmotwórczym rozpuszczalnym w wodzie lub etanolu.

Podobnie jak ochronne, także **kremy** i **oleje do masażu** powinny pozostawiać na skórze cienki film. Nadają skórze poślizg. Kremy i oleje do masażu zapobiegają powstawaniu ran podczas masażu i zmniejszają nieprzyjemne uczucie naciągania owłosienia skóry. Odpowiednie środki do masażu wspomagają działanie relaksujące i uspokajające lub pobudzające skórę twarzy i całego ciała.

Jeśli preparaty zawierają więcej olejów roślinnych, górne warstwy naskórka wchłaniają je, co z czasem zmniejsza ich właściwości poślizgowe. Lanolina nadaje preparatom do masażu ciężki charakter, dzięki czemu mają one dobrą przyczepność. Szklisty wygląd kremu do masażu świadczy o dużej zawartości parafin. Skórę atroficzną i wrażliwą na tarcie należy delikatnie masować stosując śliskie oleje. Skóra odporna na tarcie, dobrze napięta i elastyczna znosi nawet ciężkie kremy i zdecydowany masaż uciskowy.

Kremy i oleje do masażu najczęściej składają się z następujących surowców i substancji czynnych:

- tłuszcze i oleje roślinne, np. masło kakaowe, oliwa z oliwek, olej migdałowy, olej z kiełków pszenicznych, olej z awokado;
- tłuszcze, woski, oleje zwierzęce i syntetyczne, np. lanolinę, wosk pszczeli, alkohol cetylowy (zamiast olbrotu);
- oleje i tłuszcze mineralne, np. wazelinę, olej parafinowy;
- emulgatory, np. lanolinę, alkohol cetylowy i inne alkohole tłuszczowe, cholesterol i jego estry, lecytynę, oksyetylenowane alkohole tłuszczowe i inne;
- alkohole, np. alkohol cetylowy, glicerynę;
- wodę demineralizowaną (destylowaną);
- środki konserwujące i przeciwutleniacze, np. benzoesan sodu, octan witaminy E;
- substancje czynne, np. witaminy A i E, lecytynę, cholesterol i inne;
- olejki eteryczne, np. pomarańczowy, rozmarynowy, lawendowy, cytrynowy, cedrowy czy eukaliptusowy.

3.3. Balsamy i olejki do ciała

Już w starożytnej Grecji stałym elementem rytuału oczyszczania było nacieranie ciała różnymi maściami. Woda, mydło lub syndety usuwają część składników bariery ochronnej skóry, dlatego po myciu, kąpieli, pływaniu i saunie należy uzupełnić te braki za pomocą odpowiednich kremów. Zdrowa skóra wprawdzie regeneruje się sama, ale odbudowa warstwy hydrolipidowej trwa po kąpieli od pół do nawet czterech godzin. Po nałożeniu na skórę **balsamu**, kremu czy mleczka **do ciała** zostają uzupełnione lipidy powierzchniowe i cementu międzykomórkowego, skóra jest nawilżona i odzyskuje prawidłowe pH.

Balsamy i rzadkie mleczka najczęściej są emulsjami typu O/W. Łatwo się rozsmarowują, wchłaniają i nie pozostawiają żadnej tłustej warstwy na powierzchni skóry i dlatego cenione są przez konsumentów. Emulsje typu O/W nadają się bardziej do skóry tłustej i normalnej. Dla skóry suchej i dojrzałej korzystniejsza jest po dłuższym kontakcie z wodą emulsja typu W/O, silniej natłuszczająca skórę i silniej ograniczająca przezskórną utratę wody. Jeśli komuś zależy na optymalnym nawilżeniu i gładkiej skórze, powinien sięgnąć po emulsje typu W/O w postaci kremu do ciała lub gęstego mleczka. Zapotrzebowanie na lipidy i hydrofilowe substancje nawilżające jest większe w miesiącach zimowych. Emulsje bogatolipidowe muszą być wcierane zdecydowanie i niekoniecznie musi być to nieprzyjemne. Delikatny masaż ciała po kąpieli poprawia samopoczucie.

Balsamy do ciała, które mają przeciwdziałać wiotczeniu i stanom zapalnym podskórnej tkanki łącznej, zawierają dodatki poprawiające krążenie, np. ester metylowy kwasu nikotynowego, wyciągi z papryki, imbiru i podobne. Balsamy rozgrzewające poprawiają przepływ krwi w naczyniach włosowatych i przygotowują skórę do wchłonięcia specjalnych preparatów.

Preparaty przeciw cellulitowi produkowane są w postaci balsamów, żeli i olejków. Podstawę do masażu tworzą oleje o dobrych właściwościach poślizgowych, np. z ostropestu, jojoby, makadamia, migdałowy, z kiełków kukurydzy i inne. Olejki eteryczne, takie jak cedrowy, piołunowy, cyprysowy, z mirty, grejpfrutowy, rozmarynowy, sosnowy poprawiają ukrwienie i przepływ limfy, a także przemianę materii. Olejki eteryczne zwiększają też elastyczność tkanek. Balsamy i żele przeciw cellulitowi zawierają przede wszystkim kofeinę przyspieszającą rozkład tłuszczów. Istnieją jednak wątpliwości, czy kofeina może wnikać z zewnątrz aż do tkanki podskórnej. Escyna (substancje czynne kasztanowca), ekstrakty z bluszczu i z alg mają działanie ujędrniające, poprawiające krążenie, mogą też silnie nawilżać skórę. Silne **nawilżenie** warstwy rogowej przyczynia się do widocznego wygładzenia skóry, dlatego preparaty przeciw cellulitowi zawierają także kompleksy nawilżające, np. z kwasu mlekowego, gliceryny, sorbitolu, mocznik i alantoinę, hydrolizaty protein, mukopolisacharydy i wiele innych.

Przy cellulicie nie pomaga jednak tylko samo nakładanie kremu, mimo że istnieją dowody na działanie wymienionych substancji. Specjalistyczne leczenie **cellulitu** może, dzięki zabiegom kosmetycznym, zwiększać napięcie skóry i wzmocnić tkankę łączną.

3.4. Preparaty do pielęgnacji rąk

Preparaty te mają zapobiegać pękaniu naskórka na dłoniach i wzmacniać keratynę paznokci. Podstawowymi składnikami emulsji są tłuszcze, oleje oraz woski naturalne i mineralne. Te preparaty zawierają substancje higroskopijne, takie jak glikol propylenowy i glicerynę. Zadaniem kremów pielęgnacyjnych do rąk jest zatrzymanie wilgoci w skórze i odbudowanie prawidłowego składu lipidów naskórka. Powinny przy tym szybko się wchłaniać i nie pozostawiać tłustej warstwy na powierzchni.

Zawarte w kremach do rąk filtry przeciwsłoneczne i substancje rozjaśniające, np. wyciągi z cytryny i ogórka z dużą zawartością witaminy C, zapobiegają zaburzeniom pigmentacji i innym procesom starzenia się skóry, natomiast d-pantenol, lecytyna oraz witaminy A i E mają zwiększać odporność, natłuszczać, wspomagać funkcje ochronne skóry i regenerację płytki paznokciowej. Wyciągi ze skrzypu polnego i kwas krzemowy także wzmacniają płytkę paznokciową. Azulen i bisabolol, jak również odpowiednie wyciągi ziołowe, działają przeciwzapalnie i łagodząco na skórę rąk zniszczoną częstym kontaktem z wodą, zimnem i suchym powietrzem. Kremy do rąk zawierające niekiedy kwas salicylowy lub AHA zapobiegają nadmiernemu rogowaceniu naskórka i powstawaniu modzeli.

Dzięki dużej zawartości olejów i wosków mineralnych **kremy ochronne do rąk** utrudniają zwilżanie rąk wodą. Kremy z dużą zawartością wody oraz roztwory alkoholowe i żele ochronne chronią skórę za

Skład preparatu	Maski	Maski miękkie	Wygląd	Działanie
● **Filmy**: poliakrylany, alginiany, modyfikowany polistyren, siemię lniane	X		Żel/stała powłoka	Nawilżające, adsorbujące wygładzające
● **Włóknina impregnowana**	X		Włóknina–żel–powłoka	Nawilżające
● **Proszki**: obrąbki migdałowe, mąka owsiana	X		Papka–twarda pasta	Adsorbujące wysuszające
● **Maski termiczno-modelujące**: glinka kaolinowa, gips, bentonit	X		Papka–skorupa gipsowa	Poprawiające ukrwienie, ogrzewające, rozpulchniające
● **Woski parafinowe**: oleje i woski	X		Twarda skorupa woskowa	Ogrzewające, rozpulchniające, poprawiające ukrwienie
● **Proszek, puder, papka**: ziemia lecznicza, glinka kaolinowa, glinki morskie, żel krzemionkowy, skrobia		X	Wilgotna, miękka papka	Adsorbujące, odtłuszczające, schładzające, ściągające
● **Kremy**: emulsje typu O/W, W/O, częściowo pudry		X	Miękki krem	Nawilżające, schładzające, łagodzące, częściowo adsorbujące
● **Produkty mleczne**: twaróg, śmietana, jogurt		X	Miękka masa	Nawilżające, schładzające, odświeżające

Skład i działanie masek kosmetycznych.

pomocą substancji filmotwórczych rozpuszczalnych w wodzie i etanolu. Żele do rąk wysychają na skórze tworząc warstwę higroskopijną, która zatrzymuje wodę w górnych partiach naskórka. Specjalistyczne kremy ochronne przeznaczone dla osób mających w pracy często do czynienia z wodą, środkami powierzchniowo czynnymi lub rozpuszczalnikami zawierają perfluoropolietery. Tworzą one na skórze warstwę ochronną ponieważ nie rozpuszczają się ani w wodzie ani w żadnych rozpuszczalnikach organicznych. W przeciwieństwie do tłuszczów i olejów mineralnych, warstwa ta nie utrudnia wymiany wody i ciepła przez skórę.

Oprócz preparatów do pielęgnacji rąk dostępne są również liczne produkty specjalistyczne, takie jak peeling do rąk i paznokci, **maski do rąk**, **kremy do paznokci**, **olejki do paznokci** oraz **lakiery** utwardzające keratynę. Działanie i skład nowoczesnych produktów do pielęgnacji rąk i paznokci są podobne do klasycznych produktów kosmetycznych.

3.5. Maski kosmetyczne

Proszę odnieść się do następującej sytuacji: klientka szybko się poci. Jeśli się zdenerwuje, skóra na twarzy i szyi gwałtownie pokrywa się czerwonymi plamami. Po powrocie z pracy do domu o godzinie 17, najpierw odpoczywa przez 20 minut. Aby zrobić w tym czasie coś dla swojej skóry, nakłada maseczkę w piance dla skóry wrażliwej.

Maski stosowane są dodatkowo w trakcie intensywnej pielęgnacji skóry twarzy i całego ciała. Wiele masek tworzy na powierzchni skóry warstwę nie przepuszczającą potu i powietrza. Dzięki temu zostaje zatrzymane ciepło. Maski służą do intensywnego oczyszczania, ponieważ nasilają wydalanie potu, rozpulchniają warstwę rogową i poprawiają ukrwienie, dzięki czemu przygotowują skórę na działanie substancji czynnych, a ze względu na działanie **okluzyjne** poprawiają ich wnikanie w skórę. Większość masek poprawia funkcje skóry. Do produkcji masek stosowane są prawie wszystkie znane w kosmetyce surowce, takie jak siemię lniane, kleik z pigwy, alginiany i żelatyna do masek żelowych, obrąbki migdałowe, mąka owsiana, glinka kaolinowa, bentonit, siarczany magnezu i wapnia (gips) do masek pudrowych, proszkowych i **termiczno-modelujących**; syntetyczne tworzywa, takie jak polistyreny do masek ściągających oraz oleje, tłuszcze i woski mineralne do parafinowych.

Do masek mogą być też dodawane **wyciągi roślinne** o działaniu przeciwzapalnym, ściągającym i odświeżającym.
Maski do skóry zanieczyszczonej, tłustej i trądzikowej zawierają kwas salicylowy, siarkę, związki siarki oraz tlenek cynku i mąkę owsianą.
Maski mogą zawierać takie same składniki nawilżające i substancje czynne jak kremy pielęgnacyjne.

Barwniki i substancje zapachowe nadają maskom przyjemny zapach i wygląd. Olejki eteryczne mogą powodować gromadzenie się limfy, dlatego po zdjęciu lub ściągnięciu maski skóra na krótko staje się sprężysta i jędrna. Istnieje jednak niebezpieczeństwo, że wywołają reakcję alergiczną, ponieważ dzięki okluzji lepiej wnikają w głąb skóry.

Maski włókninowe (kolagenowe) produkowane są na bazie liofilizowanych włókien kolagenowych ze skóry wołowej lub na bazie pochodnych alg. Dzięki liofilizacji, procesowi stosowanemu w przemyśle spożywczym, można wyprodukować z rozpuszczalnego kolagenu lub ekstraktów z alg mikroporowatą, gąbczastą siatkę, z której, po dodaniu wody, powstaje żel. Ta siatka wykazuje wiele swoistych właściwości, np. silnie nawilża i łagodzi podrażnienia, właściwości te można wzmocnić przez zastosowanie specjalnych lotionów zawierających substancje czynne. Te lotiony mogą też być nośnikami substancji czynnych w innych maskach.

Maski stałe są pastami łatwo się rozsmarowującymi lub proszkami rozrabianymi z wodą na papki. Po odparowaniu wody lub alkoholu pasta zastyga na skórze i można ją zdjąć po nawilżeniu letnimi kompresami lub gąbkami wiskozowymi. Maski proszkowe i woskowe zastygają na skórze w postaci skorupy i należy je zdjąć w całości.

Maski termiczno-modelujące składają się z proszkowych mieszanek substancji mineralnych na bazie gipsu (siarczanu wapnia) lub glinki kaolinowej. Rozrabia się je na gęstą papkę i grubo nakłada na skórę. Podczas wysychania maska termiczno-modelująca powoli oddaje ciepło.

Temperatura pod maską termiczno-modelującą może wynosić nawet do 45°C, w zależności od ilości związków utrzymujących ciepło. Taka temperatura sprzyja przenikaniu do skóry substancji czynnych z nałożonego wcześniej kremu lub płynu z ampułki. Warstwa rogowa zostaje rozpulchniona, pory skórne i naczynia włosowate się rozszerzają, **limfa** i płyn zewnątrzkomórkowy gromadzą, tworząc **obrzęk**, który sprawia, że skóra wydaje się jędrniejsza i gładsza. Ze względów fizjologicznych sensowny byłby manualny drenaż limfatyczny, aby pobudzić przepływ limfy i zaopatrzyć komórki w substancje odżywcze. Dre-

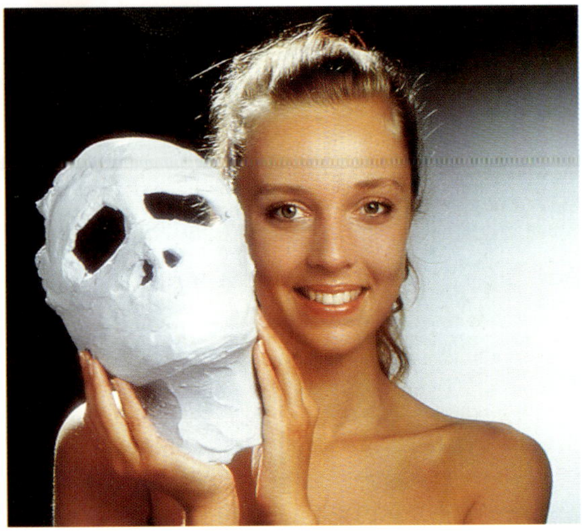

Maskę termiczno-modelującą ściąga się z twarzy klientki po zastygnięciu. W wyniku zatrzymania wilgoci w górnych warstwach naskórka skóra wydaje się jędrniejsza i gładsza.

naż limfatyczny usuwa obrzęk. Maski termiczno-modelujące z następującym po nich manualnym drenażem limfatycznym przyczyniają się do poprawy wyglądu skóry. Ze względu na działanie pobudzające krążenie krwi odradza się stosowanie zabiegów termicznych przy **rozszerzonych naczyniach włosowatych** i **nadwrażliwej tkance**. Nie można również lekceważyć niebezpieczeństwa pojawienia się rozszerzonych naczyń włosowatych po tego rodzaju zabiegu. Podczas zabiegu maska termiczno-modelująca kurczy się i dlatego powstaje na skórze uczucie napięcia. Większa część kremu znajdującego się pod maską termiczną wnika nie w skórę, lecz w skorupę gipsową.

Niektóre firmy kosmetyczne oferują ogrzewane elektrycznie **maski termiczne** z tworzywa piankowego i folii lateksowej. Ogrzewają one skórę tak jak poduszka elektryczna i utrzymują stałą temperaturę. Ich działanie podobne jest do maski termiczno-modelującej i dlatego mówi się również o liftingu termicznym. Głębokie zabiegi ogrzewające całego ciała określane są jako stylizacja termiczna, podczas której dzięki wysokiemu zużyciu energii pobudzana jest przemiana materii i ukrwienie. Po tym zabiegu powstaje obrzęk, który można usunąć manualnym **drenażem limfatycznym**. Liftingu termicznego i stylizacji termicznej nie można stosować przy rozszerzonych naczyniach włosowatych, zapaleniu tkanki łącznej, żylakach, zapaleniu żył i skłonności do zakrzepicy.

Parafina w temperaturze pokojowej jest stałym woskiem mineralnym, który topi się pod wpływem temperatury. Najpierw przygotowuje się skórę smarując ją płynem z ampułki, kremem i nałożeniem włókniny, następnie można nałożyć pędzlem lub szpatułką rozgrzaną parafinę. Maski parafinowe zawierają przede wszystkim parafiny twarde. Ich temperatura topnienia wynosi 50–62°C. Podczas gdy rozgrzana płynna parafina twardnieje na warstwie włókniny, pod maską wzrasta temperatura o 1–2°C, gdyż skóra nie może oddać ciepła do otoczenia. Ze względu na działanie okluzyjne zamknięta warstwa parafinowa ma działanie podobne do maski termiczno-modelującej, jednak jest delikatniejsza, gdyż wzrost temperatury jest niższy. Kąpiele i maski parafinowe sprawdziły się także jako zabiegi uzupełniające **pielęgnację rąk**.

Maski żelowe są to łatwo się rozsmarowujące hydrofilowe żele na bazie pochodnych celulozy, agaru, pektyn, gum roślinnych, alginianów lub syntetycznych polimerów. Nakłada się je na skórę pędzlem i po odpowiednim czasie ściąga lub ściera. Dzięki ścieraniu lub ściąganiu dochodzi do usunięcia wierzchniej warstwy rogowej i dlatego maski te oferowane są często jako oczyszczające. Zawarte w maskach żelowych dekstryna i skrobia przyczyniają się do utwardzenia i kurczenia maski, dając uczucie napięcia skóry. Maska wysychając na skórze daje uczucie chłodu. Maski żelowe oraz twardniejące są idealne dla skóry łojotokowej (przetłuszczonej).

Maski liftingujące to preparaty kremowe, alginiany lub mieszanki papek powoli wysychające na skórze. Dzięki temu uzyskuje się krótkotrwałe napięcie skóry twarzy.

Maski na bazie poliakrylanów zawierają duże ilości substancji wiążących wilgoć. Mocno nawilżają i sprawiają, że powierzchnia skóry wygląda jędrniej. Maski te nie tworzą żadnych błon i nie są ściągane.

Maski żelowe i twardniejące nie wytwarzają ciepła i nie wspomagają za pomocą okluzji przenikania substancji czynnych w głąb skóry. Nie są więc typowymi maskami. Nie można ich jednak jednoznacznie zaliczyć do masek miękkich, gdyż zasychają na skórze. Ze względu na swój skład, zastosowanie i działanie maski żelowe mieszczą się między maskami okluzyjnymi a miękkimi, niezasychającymi. Właściwie tylko w języku niemieckim funkcjonuje odrębne określenie dla masek miękkich. W innych językach (angielskim, francuskim) maski miękkie nie mają odrębnej nazwy i określane są po prostu jako maski.

Oznakowanie masek i masek miękkich na rynku kosmetycznym nie jest jednolite. Na rynku niemieckim funkcjonują różne pojęcia określające maski kosmetyczne w zależności od zastosowania do pielęgnacji włosów czy skóry i ciała. Na międzynarodowym rynku kosmetycznym tego rozróżnienia nie ma. Używane są natomiast określenia „cure" (twardniejąca) i „mask" (maska). Na przykład **maska piankowa** jest płynną emulsją typu O/W z dodatkiem gazu pędnego (propelentu), która dobrze nawilża, prawie całko-

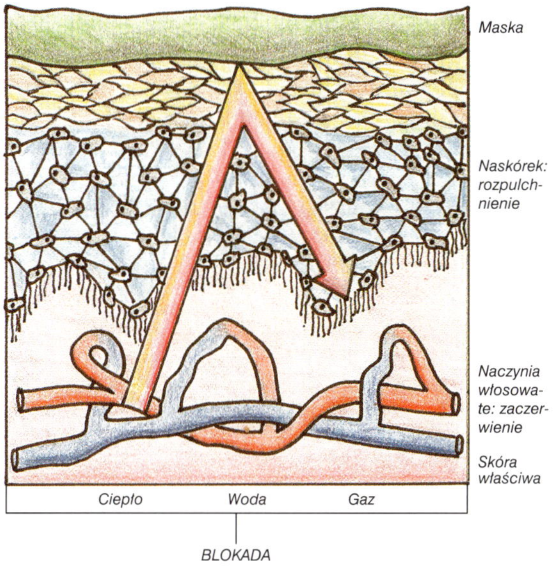

Maski poprawiają funkcje skóry przez okluzję. Zatrzymują ciepło i wilgoć. Rozpulchniają warstwę rogową naskórka.

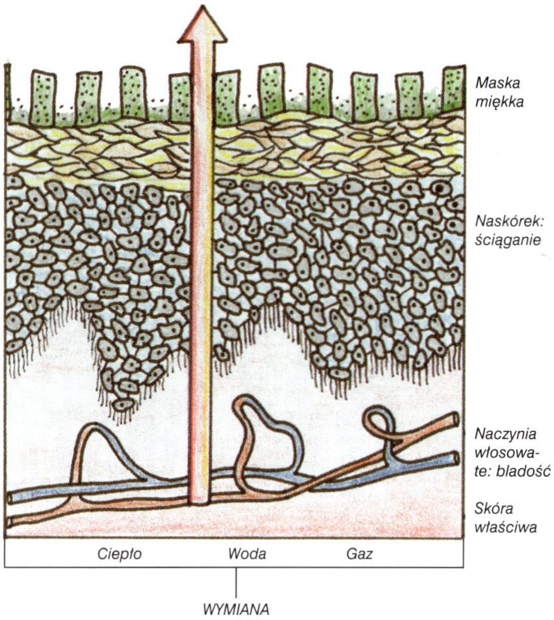

Maski miękkie osłabiają funkcje ochronne skóry. Pozostają miękkie i działają ochładzająco i uśmierzająco. Ściągają keratynę.

wicie się wchłania oraz regeneruje i odświeża skórę, pozostawiając uczucie chłodu. Maskę piankową, podobnie jak schładzające maski żelowe, należy zaliczyć do tzw. masek miękkich. Maska piankowa to właściwie miękka maska kremowa.

Maski miękkie dobrze pielęgnują skórę. Stosowane są na zakończenie zabiegu kosmetycznego, aby ochłodzić skórę i złagodzić podrażnienia, poprawiają wygląd skóry, zwężają pory i naczynia włosowate. Dzięki schładzaniu bledną również powstałe podczas zabiegu zaczerwienienia. Maski miękkie, jak sama nazwa wskazuje, nie twardnieją i nie zasychają. Przepuszczają także ciepło i wodę.

Proszkowe maski miękkie mają **konsystencję papki**, np. maski z ziemi leczniczej, glinki kaolinowej lub o konsystencji błota albo z iłu morskiego do cery przetłuszczonej. Dzięki dodaniu 20% mąki owsianej, 2–10% sproszkowanych wyciągów torfowych i ziołowych, tlenku cynku i środków ściągających, np. szałwii, oczaru wirgilijskiego, kwasów owocowych, maski te rozpulchniają skórę. Substancje pudrowe powiększają swoją powierzchnię i mają właściwości adsorpcyjne i dobrze pochłaniają nadmiar łoju z powierzchni skóry. Do produkcji masek używane są oprócz **ziemi leczniczej (bolus)**, **glinki kaolinowej (bolus alba)** i **iłu morskiego** także organiczne i nieorganiczne substancje pudrowe, takie jak skrobia kukurydziana, pszenna i ryżowa, sproszkowany jedwab naturalny, mleko w proszku, żel krzemionkowy, kwas krzemowy, węglan wapnia, dwutlenek cynku lub tytanu oraz inne. Przy rozrabianiu nieorganicznych substancji pudrowych należy zwrócić uwagę na pH. Żel krzemionkowy w roztworze wodnym ma odczyn kwaśny, ziemia lecznicza obojętny, a węglan wapnia zasadowy. Maski proszkowe mogą zawierać specjalne substancje czynne: przeciwzapalne, ściągające, zatrzymujące wilgoć, odświeżające, poprawiające ukrwienie i łagodzące. Mogą również być wzbogacone sokami z niektórych owoców i warzyw, np. ogórków, jabłek, truskawek, moreli, bananów.

Maski kremowe są łatwo się rozsmarowującymi emulsjami typu O/W lub W/O, które nakłada się na grubość noża na partie skóry poddawane zabiegowi. Warstwa rogowa jest mocno nawilżana, co sprawia, że powierzchnia skóry staje się gładsza i delikatniejsza. Dodaje się do nich substancje pudrowe, takie jak skrobia kukurydziana, pszenna i ryżowa, glinka kaolinowa, dwutlenek cynku i tytanu, które zwiększają zdolność adsorpcyjną masek w stosunku do lipidów i zrogowaciałych komórek naskórka. W zależności od stanu skóry do masek kremowych dodaje się specjalne substancje czynne, np. witaminy, lecytynę, mleczko pszczele, żel z aloesu, alantoinę, wyciągi z awokado, arniki, dziurawca, mięty, rumianku, olej z jojoby, migdałowy, olej makadamia, pantenol, masło z masłosza, a także substancje higroskopijne, np. sorbitol, kwas hialuronowy, mukopolisacharydy, kolagen oraz olejki eteryczne.

Maski kremowe pozostają miękkie. Ich nadmiar usuwa się ze skóry wilgotnymi kompresami. Maski kremowe nadają się do wszystkich rodzajów skóry, z wyjątkiem cery tłustej i trądzikowej. Maski kremowe można przygotować również z produktów spożywczych. Podstawę takich masek stanowią: twaróg, jogurt lub śmietana, które miksuje się na jednolitą masę np. z miodem, sokiem z cytryny, żółtkiem jaja, płatkami owsianymi, owocami lub warzywami. Tak przygotowaną masę nakłada się na twarz, szyję i dekolt. Tego rodzaju naturalne maski kosmetyczne mają przede wszystkim działanie schładzające, odświeżające i nawilżające.

3.6. Preparaty w ampułkach

Ampułki to szklane pojemniki zamykane próżniowo. Zawierają koncentraty wrażliwe na działanie tlenu i stosowane są jako preparaty uzupełniające w kosmetyce ogólnej. Konkretne problemy skórne, np. utratę elastyczności, suchość, niedobór wilgoci w wyniku kąpieli słonecznych, przetłuszczenie średnie i znaczne, nadwrażliwość na bodźce zewnętrzne, przebarwienia i trądzik, mogą być zwalczane za pomocą koncentratów substancji czynnych. Substancje czynne często zamyka się w **liposomach** lub **nanocząsteczkach**.

W ampułkach do skóry wrażliwej znajdują się często substancje łagodzące, takie jak alantoina, bisabolol czy azulen i pantenol. Do skóry przetłuszczającej się stosowane są m.in. chlorofil, ściągające wyciągi roślinne np. z ratanii, pięciornika, oczaru wirgilijskiego, kory chinowej i dębowej, a także witaminy z grupy B. Skórę atroficzną leczy się preparatami z dodatkiem np. lecytyny, wyciągów z kiełków pszenicy czy żeń-szenia, witamin A i E, oleju z wiesiołka, koncentratów żelowych z jaja lub naturalnego kolagenu, żelu z aloesu, kwasu hialuronowego, wyciągów z grasicy lub preparatami biotechnologicznymi bogatymi w aktywne peptydy.

Kwasy AHA i witamina C rozjaśniają przebarwienia skórne.

Preparaty do pielęgnacji całego ciała składają się z koncentratów substancji czynnych oczyszczających i ujędrniających tkankę. Stosowane są w leczeniu cellulitu, zapobieganiu **rozstępom**, wzmacnianiu zwiotczałej skóry piersi, brzucha, pośladków i ud.

Szklane ampułki, w których zamykane są próżniowo koncentraty substancji czynnych, używane są przede wszystkim w kabinach kosmetycznych, gdyż przed otwarciem należy je nadpiłować. W przypadku szklanych ampułek można zrezygnować ze środków konserwujących, gdyż proces produkcji jest jałowy, a preparat przeznaczony jest do jednorazowego użytku. Jedna ampułka przeznaczona jest tylko do jednego zabiegu i powinna zostać całkowicie zużyta. Zawartość ampułek może być stosowana w szerokim zakresie, np. jako dodatkowy preparat podczas zabiegu oczyszczania twarzy lub składnik kilkudniowej lub kilkutygodniowej kuracji przeciw cellulitowi czy nadmiernej pigmentacji. W gabinecie kosmetycznym koncentraty substancji czynnych można dostarczyć skórze za pomocą **jonoforezy**. Preparaty do tego zabiegu muszą jednak spełniać określone warunki: być rozpuszczalne w wodzie, mieć niedużą masę cząsteczkową i zdolności do dysocjacji.

Koncentraty substancji czynnych oferowane są od kilku lat także w postaci kapsułek z tworzyw sztucznych i żelatyny oraz buteleczek z tworzyw sztucznych. Do tych koncentratów dodaje się czasami środki konserwujące zapobiegające zepsuciu i rozwijaniu się drobnoustrojów, gdyż nie zawsze możliwe jest sterylne napełnianie kapsułek czy buteleczek. U osób wrażliwych środki konserwujące mogą wywołać uczulenie. To samo dotyczy zabiegów domowych, w których często stosowane są kapsułki żelatynowe lub malutkie buteleczki podobne do pipetek, zawierające mniej lub bardziej konserwowaną mieszaninę substancji czynnych. Generalnie należy pamiętać, aby po otwarciu tych preparatów nie przechowywać ich.

3.7. Preparaty do pielęgnacji oczu

Skóra wokół **oczu** ma tylko pół milimetra grubości, czyli jest aż 4-krotnie cieńsza od pozostałej skóry twarzy. Zmarszczki mimiczne i powstałe w wyniku przesuszenia można zauważyć już w młodym wieku. W obrębie powiek dolnych prawie nie ma podściółki tłuszczowej. Nie ma tu też tylu gruczołów łojowych i potowych jak w innych częściach twarzy. Niewiele jest też włókien kolagenowych i elastynowych. Wokół delikatnej tkanki łącznej zbiera się limfa. Dziennie mięsień oczny kurczy się ponad 10 000 razy.

Wszystko to przyczyniło się do stworzenia specjalnych preparatów do pielęgnacji skóry wokół oczu. Mają zapobiegać powstawaniu zmarszczek, wygładzać już istniejące i nawilżać skórę. **Żele do okolic oczu** i **balsamy do powiek** schładzają skórę i przeciwdziałają obrzękom. Hydrożele stosowane są przy opuchniętych powiekach i workach pod oczami, natomiast emulsje zawierające lipidy mają pomagać przy zmarszczkach spowodowanych przesuszeniem skóry.

Kremy i żele do pielęgnacji oczu różnią się od innych produktów pielęgnacyjnych do skóry twarzy przede wszystkim tym, że nie powinny zawierać składników mogących uszkodzić lub podrażnić spojówkę lub rogówkę.

Preparaty do pielęgnacji okolic oczu zapobiegające powstawaniu zmarszczek są bogate w substancje czynne. Oprócz naturalnego kolagenu i innych substancji nawilżających, zawierają środki pobudzające przemianę materii w tkankach, np. mleczko pszczele, niektóre aminokwasy, wyciągi tkankowe z grasicy, witaminy i bogate w witaminy oleje, wyciągi z żeń-szenia i innych roślin. Często dodawane są do nich także filtry przeciwsłoneczne. Jak każdy kosmetyk nie przeznaczony do natychmiastowego zużycia muszą zawierać także środki konserwujące.

Korzyści i szkody wynikające ze stosowania tych preparatów powinny być dokładnie przemyślane i rozważone. Liczne testy, w których silikonowe odciski skóry wokół oczu były dokładnie przebadane, wykazały, że kremy i żele pod oczy mogą zmniejszyć jedynie zmarszczki powstające w wyniku przesuszenia skóry. **Zmarszczki mimiczne**, nieładnie określane w kosmetyce **kurzymi łapkami**, powstają przede wszystkim w trakcie ruchów oczu i podczas śmiechu. W miarę upływu lat elastynowe włókna skóry właściwej ulegają degeneracji. Ich sprężystość podczas ruchów mimicznych twarzy maleje już od dwudziestego roku życia. Przebieg i wygląd zmarszczek mimicznych jest dziedziczny. Zdrowy tryb życia, rozsądne korzystanie ze słońca i noszenie okularów przeciwsłonecznych opóźniają tworzenie się zmarszczek mimicznych, a jeśli się pojawią, najrozsądniej jest je polubić.

Do oczyszczania skóry wokół oczu oferowane są **preparaty do demakijażu oczu**. Są one produkowane na bazie oleju mineralnego, olejów hydrofilowych, wodnych roztworów środków powierzchniowo czynnych lub w postaci gotowych nasączonych płatków kosmetycznych.

3.8. Preparaty do pielęgnacji ust

Usta muszą być dobrze chronione ponieważ pokryte są bardzo cienką warstwą rogową, zawierającą mało melaniny, nie mają też gruczołów łojowych. Zwilżanie śliną może sprzyjać wysuszeniu i zakażeniu przez różne drobnoustroje. Na wysuszonych ustach łatwo powstają pęknięcia, przez które mogą wnikać bakterie i wirusy.

Pomadki do pielęgnacji ust składają się z naturalnych wosków, np. pszczelego, karnauba, kandelilla, lanoliny, wosku ziemnego i cerezyny, z wosków syntetycznych i wazeliny, jak również z masła kakaowego i olejów roślinnych. Jakość preparatów podnoszą emulgatory, substancje ułatwiające rozsmarowanie, zapachowe i konserwujące. Pomadki do pielęgnacji ust przywracają naturalny płaszcz wodno-lipidowy.

Usta są bardzo narażone na poparzenia słoneczne, ponieważ ich powierzchnia nie grubieje pod wpływem światła, ani nie wytwarzają melaniny. Dolna warga tworzy „terasę słoneczną", na którą latem promienie słoneczne padają niemal prostopadle. Zimą natomiast na działanie promieni słonecznych bardziej narażona jest górna warga, ponieważ światło odbija się od śniegu. Z tego względu należy stosować chemiczne i fizyczne filtry przeciwsłoneczne. Kolorowe pomadki do ust nie tylko je upiększają, ale także chronią przed promieniowaniem UV dzięki barwnikom i pigmentom. Zawarte w pomadkach tłuszcze, oleje i woski chronią cienki naskórek ust przed utratą wilgoci. Pomadki kolorowe: im więcej zawierają lipodów, tym lepsze jest ich działanie pielęgnujące. Niestety, kolor tych pomadek nie utrzymuje się na ustach zbyt długo.

Błyszczyki do ust pozostawiają na ustach wodny lub tłusty, a czasami nawet srebrzysty połysk. Nie utrzymują się też zbyt długo na ustach i często są klejące. Im większa zawartość lipidów, tym lepsza pielęgnacja ust.

3.9. Preparaty do pielęgnacji stóp

Wśród **preparatów do pielęgnacji stóp** wyróżnia się koncentraty do kąpieli, pudry i spraye, toniki, kremy i balsamy oraz peelingi ścierające i specjalne nalewki przeciwko zrogowaciałemu naskórkowi, odciskom, grzybicy stóp i paznokci.

Dodatki do kąpieli stóp mają skład podobny do pozostałych środków do oczyszczania skóry. Mają działać dezodoryzująco, dezynfekująco, keratolitycznie i ściągająco. **Garbniki** z liści i kory oczaru wirgilijskiego (hamamelisu), wyciągi z kory dębu i chinowca oraz **hydroksychlorek glinowy** zwężają ujścia gruczołów potowych i zmniejszają potliwość stóp. **Dezodoranty** hamują rozkład składników potu. **Antyperspiranty** hamują w pierwszej kolejności wydzielanie potu.

Przyczynami szeroko rozpowszechnionych **grzybic stóp** i **paznokci** jest noszenie niewłaściwego obuwie, np. tenisówek, butów z materiałów syntetycznych, a także nylonowych rajstop oraz dieta bogata w cukier i produkty z białej mąki. Moda na sztuczne paznokcie także może się przyczynić do zakażenia bakteryjnego lub grzybiczego. Grzyby i bakterie dostają się między własne i sztuczne paznokcie.

Substancje stosowane w **pielęgnacji** stóp często są farmaceutykami. Substancje przeciwgrzybicze i przeciwbakteryjne, takie jak klotrimazol i kwas undecyle-

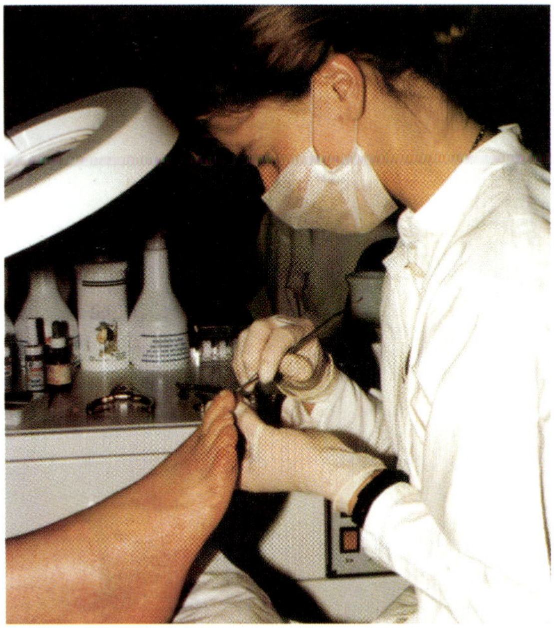

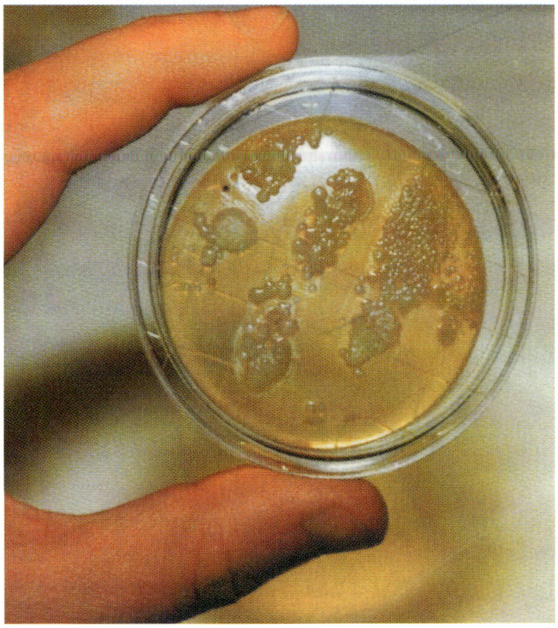

Jednym z istotnych zadań pielęgnacji stóp jest usuwanie drobnoustrojów chorobotwórczych.

nowy, zapobiegają **grzybicom** i zakażeniom bakteryjnym. Są one dostępne na rynku w postaci roztworów, nalewek, kremów i sprayów. Zaletami sprayów jest to, że pozostawiają na skórze niewidoczną warstwę, dzięki której substancje dezynfekujące mogą długo działać na skórę i płytkę paznokciową. Spraye nadają się do szybkiej **dezynfekcji** stóp przed zabiegiem i do bezpiecznej dezynfekcji rąk, ponieważ zawierają dużo izopropanolu. Kremy bez dodatku wody, na bazie wazeliny i wosków, mogą również być stosowane w leczeniu grzybic stóp i paznokci.

Podczas zabiegu pielęgnacji stóp może dojść do kontaktu z zarazkami chorobotwórczymi, dlatego tak ważne są wszelkie środki zapobiegające zakażeniom. Oprócz dezynfekujących sprayów i środków do mycia rąk, należy stosować nalewki przeciwgrzybicze i przeciwbakteryjne, a także profilaktycznie rękawiczki i maseczki na twarz.

Inne środki przeciwbakteryjne do pielęgnacji stóp to farnezol, triklosan lub pochodne chloroheksydyny. Farnezol, występujący w olejku z kwiatów lipy alkohol terpenowy, niszczy przede wszystkim bakterie rozkładające pot. Niektóre oleje perfumowane mają właściwości przeciwbakteryjne i coraz częściej próbuje się wykorzystać w kosmetyce ich działanie **bakteriostatyczne**. Olejki z krzewu herbacianego, goździków, tymianku oraz aldehyd cynamonowy są znanymi składnikami dezodorantów i preparatów do pielęgnacji stóp. Substancje te mają jednak charakterystyczny zapach, co może utrudniać perfumowanie zawierających je preparatów. Czwartorzędowe sole amoniowe **(Quaty)** wykazują duże powinowactwo do keratyny, hamują bakteryjny rozkład potu.

Oprócz substancji dezodoryzujących, dezynfekujących i ściągających, **pudry do stóp** zawierają także związki absorbujące zapach i pot, np. dwutlenek krzemu. Pudry produkowane są na bazie talku, tlenku cynku, kaolinu i kwasu krzemowego. **Pudry do stóp w sprayu** zawierają absorbenty zapachu, dezodoranty i olejki perfumowane. Ich podstawę stanowią skrobia ryżowa i gazy pędne. W kilka minut po spryskaniu powstaje na skórze delikatna pudrowa warstwa, która wchłania pot.

Kremy, balsamy i toniki do stóp zawierają różne rodzaje wyciągów roślinnych: przeciwzapalne (bisabolol, azulen, alantoinę, pantenol), pobudzające krążenie (kamforę, mentol, paprykę, rozmaryn), wzmacniające tkankę (z kasztanowca zwyczajnego, arniki, goryczki, myszopłochu – *ruscus aculeatus*). Kremy mają postać emulsji. Ich działanie zależy od składu i może być schładzające, odświeżające, rozgrzewające, poprawiające ukrwienie, wzmacniające tkankę i zmniejszające obrzęki. Dzięki kremom przeciwko pękaniu naskórka skóra stóp jest gładka i miękka. Produkowane są one z wazeliny i wosków jako bezwodne maści. Najczęściej zawierają kwas benzoesowy i salicylowy, aby zapobiegać łuszczeniu się skóry i powstawaniu strupów.

Wśród preparatów do pielęgnacji stóp zapobiegających powstawaniu odcisków i modzeli wyróżnia się ścierające substancje do peelingu oraz działające keratolitycznie nalewki na bazie kwasów salicylowego, benzoesowego, mlekowego i glikolowego. Kwas salicylowy ma też szerokie działanie grzybobójcze. Jeśli warstwa rogowa rozrasta się do modzeli ze stożkowatym odrostkiem, nazywa się ją odciskiem bądź nagniotkiem. Można je zwalczyć za pomocą specjalnych nalewek, plastrów nasączonych roztworami alkoholowymi i eterowymi nitrocelulozy oraz substancji keratolitycznych.

4. Podstawowe surowce i substancje czynne w preparatach kosmetycznych

Z czego składają się kremy, maski, oleje i żele? Preparaty do pielęgnacji składają się z surowców podstawowych i substancji czynnych. Działanie surowców podstawowych, tj. tłuszczów, olejów i wosków, stawiane jest na równi ze związkami specjalnymi, takimi jak substancje nawilżające, proteiny, witaminy i wyciągi roślinne. Preparaty nie zawierające substancji czynnych stanowią nie tylko podstawę do produkcji kosmetyków, ale także chronią czy wygładzają skórę.

Działanie niektórych składników preparatów kosmetycznych wysuwa się na pierwszy plan. Tak zwane **kosmeceutyki** można, ze względu na ich działanie, umieścić między tradycyjnymi preparatami kosmetycznymi do pielęgnacji i ochrony skóry a farmaceutykami. Kosmeceutyki mają zapobiegać procesom starzenia się skóry stymulując endogenne funkcje przemiany materii. Zawierają one np. kwas glikolowy, witaminy, nośniki tlenu, mocznik, MPC (kompleks peptydów mlekowych), kwas hialuronowy oraz czynniki wzrostowe i nawilżające.

Jeśli dokładnie przyjrzeć się większości nowoczesnych substancji czynnych, można zauważyć, że są to przede wszystkim proteiny roślinne, drobnocząsteczkowe peptydy, także z mleka, kwasy, witaminy, alkohole wielowodorotlenowe, **lizaty** z kultur bakterii i enzymy. Należy jednak zwrócić uwagę na to, że skóra ma ograniczone możliwości regeneracyjne. Jeśli warstwa rogowa ciągle będzie ścierana, np. za pomocą kwasu glikolowego, zdolność skóry do regeneracji zacznie się zmniejszać. Nowe komórki nie będą już równie szybko wytwarzane, a skóra zamiast wyglądać młodziej i świeżo, stanie się coraz cieńsza i coraz wrażliwsza. W odniesieniu do wysoko stężonych koncentratów kosmetycznych istnieje niebezpieczeństwo nadmiernej pielęgnacji, która może prowadzić do tworzenia się zaskórników, podrażnień, a nawet uczuleń.

Klientka przeczytała w czasopiśmie dla kobiet, że kremy zawierające mleko zapobiegają zmarszczkom. Idzie więc do gabinetu kosmetycznego, aby dowiedzieć się, czy to prawda...

Substancje czynne stosowane są w kosmetyce do oczyszczania, pielęgnacji i ochrony skóry zdrowej lub z zaburzeniami. Nie stosuje się ich w leczeniu skóry chorej.

Ze względu na obszar działania można wyróżnić następujące grupy substancji czynnych:

1. Działające na powierzchni skóry: oczyszczające, nawilżające okluzyjnie, dezynfekujące, ochronne i upiększające, np. środki powierzchniowo czynne do mycia, hydrolizaty proteinowe i lipidy tworzące warstwy okluzyjne, filtry słoneczne, pigmenty stosowane w kolorowej kosmetyce.
2. Przenikające do warstwy rogowej i poprawiające jej właściwości barierowe lub działające bezpośrednio nawilżająco, np. ceramidy, sterole, lipidy zawierające kwas linolowy, gliceryna, mocznik, alfa-hydroksykwasy.
3. Działające w obszarze warstwy rogowej, ale wpływające na funkcjonowanie głębszych warstw skóry, np. alfa-hydroksykwasy.
4. Wnikające zarówno do naskórka, jak i skóry właściwej, działające ochronnie, przede wszystkim przeciw wolnym rodnikom, np. witamina E, pochodne witaminy C, beta-karoten.
5. Wnikające w skórę, wykazujące określone działanie biologiczne (np. wpływające bezpośrednio na przebieg procesów metabolicznych), np. pochodne nienasyconych kwasów tłuszczowych (alantoina, retinol, hydroksyprolina, karnityna, flawonoidy).

Na granicy kosmetyki pielęgnacyjnej i dekoracyjnej leżą preparaty upiększające, zawierające dodatkowo substancje czynne, np. make-up, pomadki do ust z witaminą E oraz działające nawilżająco przez wytworzenie warstwy okluzyjnej, np. barwne kremy podkładowe i make-up, kremy samoopalające itp.

Surowce kosmetyczne, zarówno bazowe, jak i czynne, możemy podzielić w zależności od pochodzenia, na trzy grupy:

1) mineralne
2) roślinne, zwierzęce i otrzymywane biotechnologicznie
3) syntetyczne.

Niekiedy surowce dzieli się na pochodzące ze źródeł nieodnawialnych (kopaliny, ropa naftowa, gaz itp.) oraz odnawialnych (rośliny, mikroorganizmy, zwierzęta). Podział ten dotyczy również pochodzenia surowców stosowanych do syntezy końcowych produktów, np. wiele środków powierzchniowo czynnych otrzymywanych jest w drodze syntezy chemicznej z olejów roślinnych, dlatego zalicza się je do opartych na surowcach odnawialnych. Większość substancji stosowanych w kosmetyce to związki organiczne, zawierające w swojej strukturze szkielet zbudowany z atomów węgla.

3

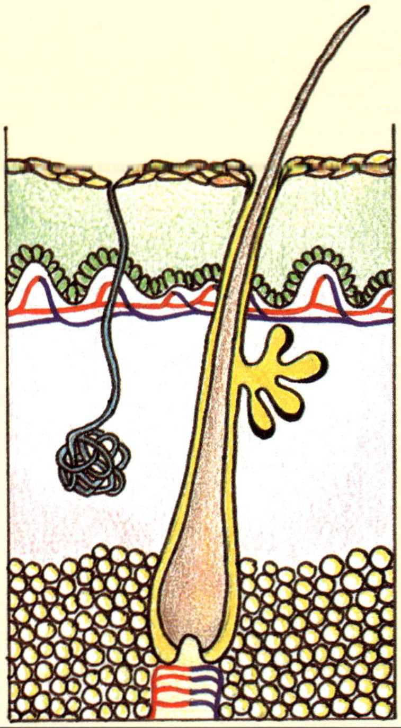

Działanie substancji czynnych w kosmetyce.

	Kosmetyki	Kosmeceutyki
AHA (alfa-hydro-ksykwasy)	Kwas glikolowy 1–4%, pH 4,5 i więcej Kwas mlekowy Kwas winowy Kwas jabłkowy, itd.	Kwas glikolowy 5–10%, pH 3,5 i mniej Estry kwasów cytryno-wego i glikolowego Chelaty zawierające kwas glikolowy
Witaminy	Retinol Tokoferol Kwas askorbinowy	Retinol (witamina A) Tokoferol (witamina E) Kwas askorbinowy (witamina C)
Substancje nawilżające	Kolagen, elastyna	Wielkocząsteczkowy kwas hialuronowy
Substancje pobudzające przemianę materii	DNA RNA	Czynniki wzrostowe Tlen 2–4% Betaglukan
Substancje wybielające	Kwas askorbinowy	Hydrochinon Kwas kojowy Kwas askorbinowy
Podłoża nadające postać preparatom	AHA 1–4%, częściowo zneutralizowane	Kwas salicylowy Kwas glikolowy 5–10%.
Inne związki	Flawonoidy	Koenzym Q10

Kosmetyk – kosmeceutyk: nowe substancje czynne typu „anti-age" stosowane są w kosmetyce ze względu na swoje działanie podobne do farmaceutyków, ale nimi nie są. Określa się je dlatego jako „kosmeceutyki".

Gazy

Metan CH_4

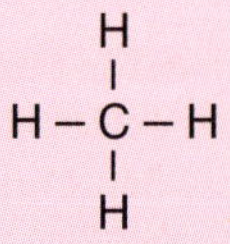

Etan C_2H_6

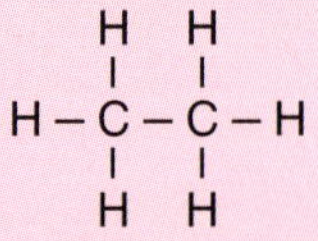

Propan C_3H_8

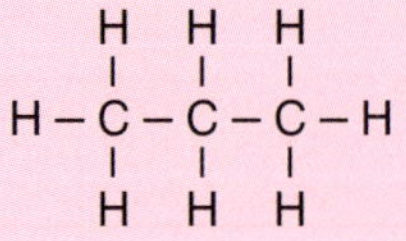

Butan C_4H_{10}

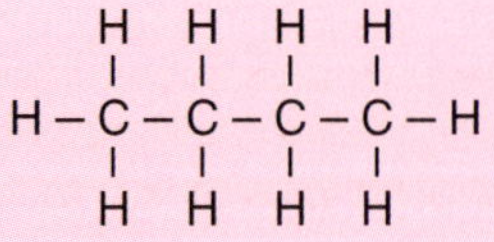

Płyny

Pentan	C_5H_{12}
Heksan	C_6H_{14}
Heptan	C_7H_{16}
Oktan	C_8H_{18}
Nonan	C_9H_{20}
Dekan	$C_{10}H_{22}$

Ciała stałe

Parafiny od 17 atomów węgla.

Szereg homologiczny alkanów (węglowodorów nasyconych): długość łańcucha węglowodorowego określa, czy związek jest gazem, płynem czy ciałem stałym. Węglowodory wcho-dzące w skład parafin ze względu na szczególnie długie łań-cuchy węglowodorowe są ciałami stałymi.

Nazwa	Preparat
Oleje mineralne (biały, wazelinowy)	Pomadki do ust ochronne, pomadki do ust, kremy ochronne, kremy do masażu, oleje do masażu, mleczka oczyszczające, oleje oczyszczające, oleje hydrofilowe
Tłuszcze mineralne (wazelina)	Preparaty do demakijażu, kremy: do skóry, ochronne, do masażu, pomadki, kremy oczyszczające
Woski mineralne (cerezyna, ozokeryt)	Dezodoranty w sztyfcie, wosk do depilacji, pomadki do ust ochronne, pomadki do ust, maski parafinowe

Zastosowanie parafiny w kosmetyce.

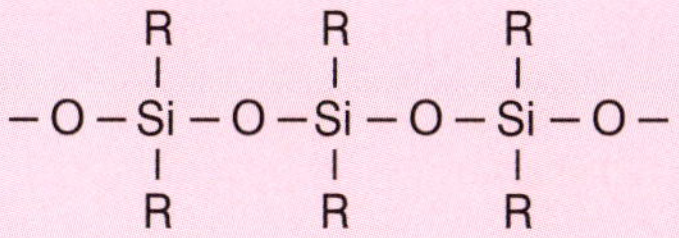

Wzór strukturalny silikonów: oleje silikonowe zapobiegają wysychaniu skóry. Wygładzają i chronią osłonkę włosa. Poprawiają konsystencję preparatów upiększających. Między atomami krzemu znajduje się atom tlenu. R oznacza dowolny organiczny rodnik, O – symbol tlenu, a Si – krzemu.

Wzór strukturalny

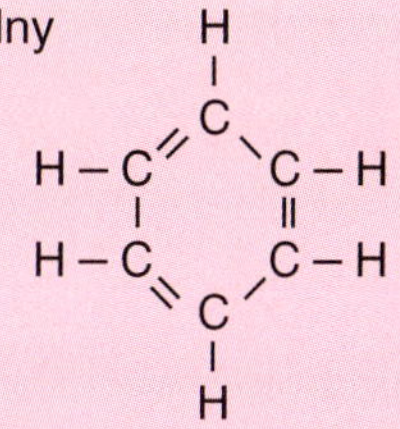

– wiązanie pojedyncze = wiązanie podwójne

Wzór sumaryczny C_6H_6

Schemat cząsteczki

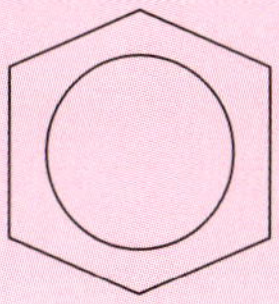

albo:

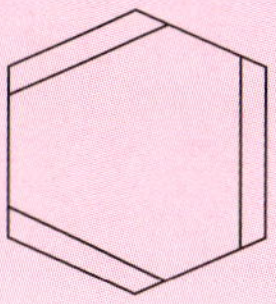

Wzór strukturalny pierścienia benzenowego: atomy węgla ułożone są w formie pierścienia i połączone na przemian wiązaniami pojedynczymi i podwójnymi. Ze względu na ciągłe przemieszczanie się elektronów tworzących te wiązania oznaczające je kreski często zastępuje się kółkiem. Pochodne benzenu zalicza się do grupy związków aromatycznych. Wiele substancji zapachowych to właśnie związki z tej grupy. Strukturę benzenu spotyka się także w wielu innych surowcach kosmetycznych, np. w kwasie para-hydroksybenzoesowym (konserwant) lub w kwasie para-aminobenzoesowym (filtr słoneczny).*

Sposób ułożenia atomów w szkielecie węglowym i obecność innych pierwiastków niż węgiel oraz wodór określają właściwości fizykochemiczne związku, takie jak stan skupienia, rozpuszczalność w wodzie lub olejach itp. oraz jego przydatność jako surowca kosmetycznego.

4.1. Parafiny (oleje, tłuszcze i woski mineralne)

Parafiny są prostymi związkami węgla i wodoru o długich łańcuchach. Uzyskiwane są w procesie destylacji ropy naftowej, następnie są oczyszczane i przetwarzane do celów kosmetycznych. Nazywa się je olejami, wazelinami i woskami mineralnymi. **Oleje mineralne** stanowią dobrą podstawę olejów do masażu i kremów wodoodpornych. **Wazeliny** stosowane są w preparatach do demakijażu i ochronnych. **Woski mineralne** potrzebne są do produkcji pomadek do ust, dezodorantów w sztyfcie, masek parafinowych i wosków do depilacji.

Ponieważ parafiny zbudowane są z węgla i wodoru nazywane są węglowodorami. **Węglowodory** o krótkich łańcuchach (do butanu) to gazy. Węglowodory o średnich i dłuższych łańcuchach są płynne. Im dłuższe są łańcuchy węglowodorowe, tym wyższa jest temperatura topnienia i lepkość związku.

Oleje mineralne, zawierające węglowodory o łańcuchach składających się z kilkunastu i więcej atomów węgla, nazywają się olejami parafinowymi. Mają właściwości natłuszczające, ale nie wnikają w warstwę rogową skóry. Tworzą na skórze zamkniętą warstwę ochronną i nie wchodzą w żadne reakcje chemiczne ze składnikami skóry. Nie wchodzą łatwo w reakcje, nawet pod wpływem światła, ciepła i tlenu, dlatego nie jełczeją. Odznaczają się także właściwościami hydrofobowymi, dzięki którym zapobiegają utracie wilgoci. Węglowodory można mieszać z tłuszczami i olejami. Środki oczyszczające, usuwające zanieczyszczenia rozpuszczalne w oleju oraz resztki makijażu, zawierają mniej lub więcej olejów parafinowych i wazelin.

Dzięki stałym parafinom preparaty kosmetyczne uzyskują wymaganą konsystencję. W zależności od tego, czy produkt ma być stały czy płynny, dodawana jest odpowiednia ilość olejów, wazelin i wosków parafinowych.

Niektóre sztyfty kosmetyczne, np. pomadki do ust i dezodoranty w sztyfcie, upłynniają się pod wpływem nacisku. Ta zdolność określana jest jako **tiksotropia**. Takie właściwości sztyftów są uzyskiwane przez zmieszanie odpowiednich ciekłych i stałych węglowodorów o długich łańcuchach.

Proszę odnieść się do następującej sytuacji: kosmetyczka pokazuje klientce niektóre preparaty zawierające peptydy mlekowe. Klientka jest bardzo zainteresowana i czyta ulotkę: „...z czynnikiem wzrostu MPC..., ...zawiera olej parafinowy... Zastanawia się przez chwilę. – Czy olej parafinowy nie jest produkowany z ropy naftowej? Czy to na pewno jest dobre dla skóry?"

Najprostsze węglowodory to metan (CH_4) i etan (C_2H_6). Jeśli łańcuch węglowodorowy będzie stopniowo przedłużany o kolejną grupę CH_2, powstanie szereg homologiczny. Opisane tutaj węglowodory łańcuchowe nazywane są **alkanami.**

Istnieje wiele obaw dotyczących stosowania parafin wynikających z faktu, iż wcześniej produkty zawierające parafiny często były bardzo zanieczyszczone. Ponieważ parafiny występują w produktach ropy naftowej, uważane są za nieodpowiednie dla skóry. Nie mają one jednak regenerować zniszczonej warstwy tłuszczowej skóry, ale przede wszystkim chronić skórę, zwiększać jej gładkość i decydować o konsystencji preparatów. Nie powodują one podrażnień skóry, gdyż parafiny nie wchodzą łatwo w reakcje. Przy zbyt grubej warstwie parafin (wazeliny) na skórze może dochodzić do nadmiernego gromadzenia się ciepła, co u **chorych na świerzbiączkę ogniskową** może prowadzić do uciążliwego świądu, dlatego osoby cierpiące na tę dolegliwość powinny unikać preparatów zawierających parafiny.

Węglowodory **aromatyczne** nie są stosowane w kosmetyce ze względu na potencjalne działanie mutagenne i rakotwórcze. Szeroko stosowane są ich podstawione pochodne.

Kwas benzoesowy jest **pochodną** benzenu stosowaną w preparatach kosmetycznych jako **środek konserwujący**. Chemiczne **filtry przeciwsłoneczne**, **barwniki** i **substancje zapachowe** olejków eterycznych również zawierają w swojej strukturze pierścień benzenowy.

Oprócz alkanów o budowie łańcuchowej i węglowodorów aromatycznych o budowie pierścieniowej, można spotkać węglowodory o łańcuchu rozgałęzionym. Związki te mają duże powinowactwo do skóry.

Silikony są syntetycznymi związkami, w których atomy krzemu połączone są przez mostki tlenowe. Atomy krzemu łączą się z rodnikami organicznymi. Oleje silikonowe zbudowane są z wielkocząsteczkowych nieusieciowanych łańcuchów. Ich lepkość wzrasta wraz z długością łańcucha. Oleje silikonowe mają dobre powinowactwo do skóry i tworzą na jej powierzchni cienką hydrofobową warstwę chroniącą ją przed działaniem czynników zewnętrznych. Silikony są szeroko stosowane w kosmetykach pielęgnacyjnych do włosów i skóry. Są także dodawane do produktów stosowanych do makijażu, takich jak **puder**, **tusz do rzęs**, **pomadki do ust** oraz lakiery do paznokci. Silikony ułatwiają nakładanie preparatów, tworzą na skórze, paznokciach czy włosach delikatny film. W **lakierach do paznokci** zwiększają elastyczność warstwy lakieru i zapobiegają przedwczesnemu jego odpryskiwaniu.

4.2. Alkohole

Oprócz **etanolu**, alkoholu spożywczego, istnieją różne rodzaje alkoholi, stosowanych do produkcji preparatów kosmetycznych jako rozpuszczalniki, środki odtłuszczające, dezynfekujące, emulgatory lub substancje nawilżające. W zależności od liczby grup wodorotlenowych (grupy OH), alkohole dzielą się na jedno- i wielowodorotlenowe.

4.2.1. Alkohole jednowodorotlenowe

Alkohole jednowodorotlenowe są rozpuszczalnikami dla substancji czynnych, barwników i substancji zapachowych. Wymienione substancje trudno lub wcale nie rozpuszczają się w wodzie. Alkohole jednowodorotlenowe rozpuszczają tłuszcze i działają dezynfekująco, dlatego dodawane są do toników do cery przetłuszczonej i trądzikowej oraz do toników do włosów przy skórze przetłuszczonej, ze skłonnością do tłustego łupieżu. Alkohole jednowodorotlenowe zawarte w wodach po goleniu zapobiegają zakażeniom skóry podrażnionej goleniem.

Alkohole jednowodorotlenowe poprawiają też przepływ krwi w naczyniach włosowatych skóry. Ponieważ szybko odparowują, co wymaga poboru ciepła, pozostawiają na skórze przyjemne uczucie chłodu i świeżości. Właściwość ta wykorzystywana jest w wodach po goleniu, tonikach do włosów i skóry głowy, wodzie kolońskiej i dezodorantach w sprayu.

Mimo że sprzedaż **etanolu** obłożona jest wysokimi podatkami, stosuje się go często do produkcji preparatów kosmetycznych. Zawierają go toniki, wody po goleniu, toniki do włosów i skóry głowy, lakiery i pianki do włosów, niektóre preparaty przeciwsłoneczne i po opalaniu, niektóre do makijażu oraz perfumy i wody zapachowe. Jako środek dezynfekujący najlepsze działanie ma 70% roztwór etanolu, tzn. 70% etanolu i 30% wody. Preparat, który zawiera więcej

3

	Alkan:	Alkohol:
Trujący, brak zastosowania w preparatach kosmetycznych	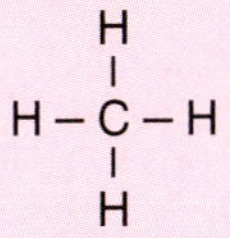 Metan CH_4	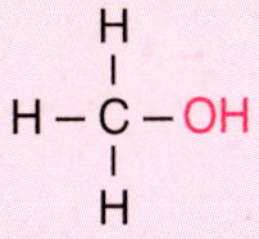 Metanol CH_3OH
Toniki i wody po goleniu, toniki odświeżające do ciała, wody perfumowane i zapachowe, pianki i lakiery do włosów		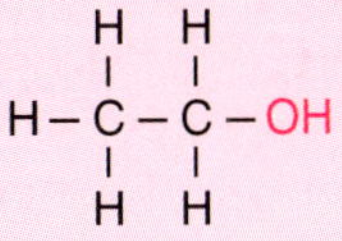 Etanol C_2H_5OH
Pianki do włosów, lakiery do paznokci		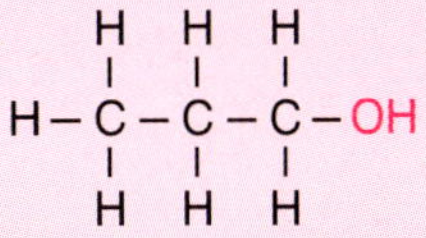 Propanol = Propanol pierwszorzędowy C_3H_7OH
Toniki lecznicze, środki dezynfekujące, pianki i lakiery do włosów		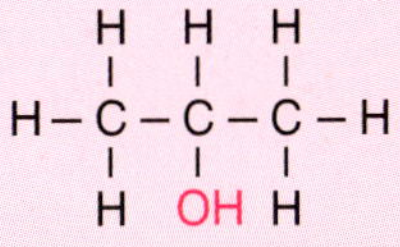 Izopropanol = Propanol drugorzędowy C_3H_7OH
Lakiery do paznokci, zmywacze do paznokci		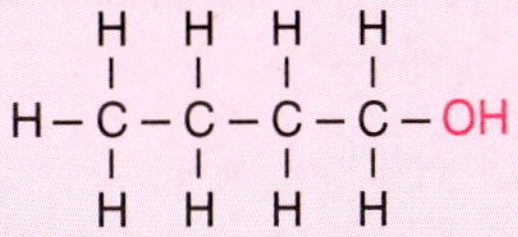 Butanol C_4H_9OH

Wzory strukturalne i zastosowanie alkoholi jednowodorotlenowych w preparatach kosmetycznych. Alkohole są pochodnymi alkanów.

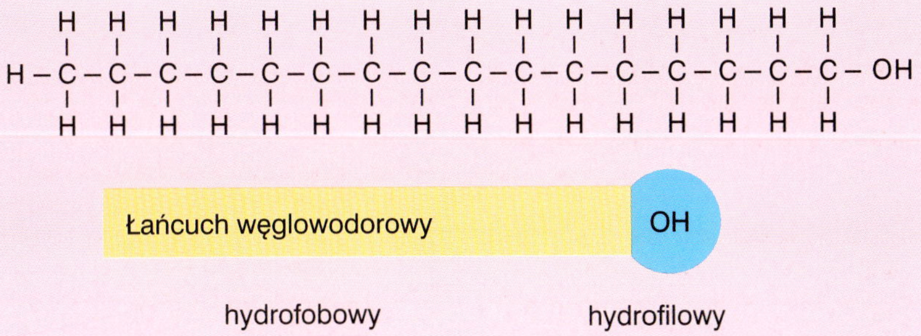

Budowa chemiczna alkoholu tłuszczowego (cetylowego). Ze względu na hydrofilową grupę wodorotlenową i długi hydroforowy łańcuch węglowodorowy, alkohol cetylowy jest emulgatorem uzupełniającym, koemulgatorem w kremach, olejach hydrofilowych i produktach do makijażu.

niż 15% etanolu jest zabezpieczony przed drobnoustrojami chorobotwórczymi i nie musi być konserwowany innymi substancjami. Do produkcji preparatów kosmetycznych stosuje się etanol skażony. Lista dopuszczalnych składników jest określona ustawowo. Skażony etanol nie nadaje się do spożycia.

Podczas gdy czysty etanol ma przyjemny owocowy zapach, **izopropanol,** kolejny alkohol jednowodorotlenowy i rozpuszczalnik kosmetycznych substancji czynnych, ma nieprzyjemny „szpitalny" zapach. Z tego powodu izopropanol nie nadaje się do rozpuszczania olejków zapachowych. Już w roztworze 50%

Zakres zastosowania w preparatach kosmetycznych	Wzory strukturalne i sumaryczne niektórych wielowodorotlenowych alkoholi	
	Wzór strukturalny	**Wzór sumaryczny**
Kremy do ciała, balsamy, mleczka oczyszczające	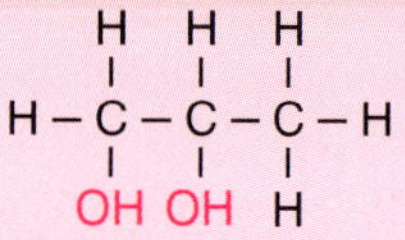 Glikol propylenowy	$C_3H_6(OH)_2$
Mydła, toniki, wody do golenia, żele pod prysznic, pasty do zębów, kremy do golenia, kremy do rąk	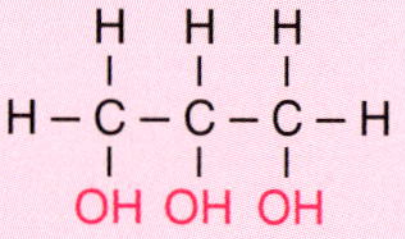 Propantriol (gliceryna)	$C_3H_5(OH)_3$
Kremy do ciała, żele, pasty do zębów, gumy do żucia bez cukru	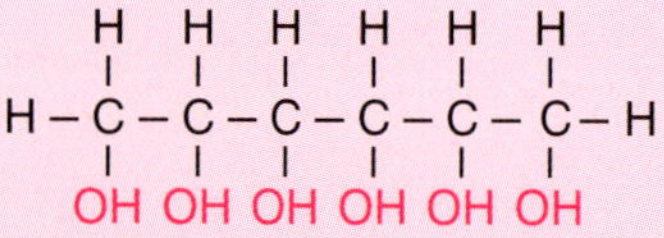 Sorbitol	$C_6H_8(OH)_6$

Wzory strukturalne i zastosowanie alkoholi wielowodorotlenowych w preparatach kosmetycznych: Alkohole wielowodorotlenowe są higroskopijne. Przyciągają wilgoć z powietrza i skóry i wiążą ją dzięki grupom wodorotlenowym. W preparatach kosmetycznych stosowane są przede wszystkim jako substancje nawilżające.

działa dezynfekująco i lepiej od etanolu rozpuszcza tłuszcze. Izopropanol stosowany jest miejscowo jako środek dezynfekujący oraz w produktach przeciwtrądzikowych. Preparaty do masażu i lecznicze toniki do włosów i skóry głowy produkowane są na bazie wodnego roztworu izopropanolu. Stosuje się go również jako rozpuszczalnik żywic syntetycznych w piankach i lakierach do włosów.

Kolejnym ważnym alkoholem stosowanym w preparatach kosmetycznych jest **butanol**. Służy do rozpuszczania barwników w **lakierach** i zmywaczach do paznokci.

Etanol, izopropanol i butanol są pochodnymi alkanów etanu, propanu i butanu. Alkohole jednowodorotlenowe różnią się od alkanów tym, że jeden atom wodoru wymieniony jest na grupę OH **(grupę wodorotlenową)**. Końcówka -ol w nazwie wskazuje, że mamy do czynienia z alkoholem. **Grupa hydroksylowa** to **grupa czynnościowa**. Od niej zależą właściwości alkoholu jako rozpuszczalnika, środka dezynfekującego i wiążącego wilgoć. Grupa hydroksylowa jest hydrofilowa. Ze względu na polaryzację cząsteczki wody, między dipolem H_2O a grupą hydroksylową mogą powstać wiązania wodorowe. Zjawisko to wyjaśnia rozpuszczanie się alkoholi jednowodorotlenowych w wodzie. Im dłuższy jest łańcuch węglowodorowy w cząsteczce alkoholu, tym silniejsze są jego właściwości lipofilowe. Łańcuch węglowodorowy jest hydrofobowy.

Butanol zawierający 4 atomy węgla trudniej rozpuszcza się w wodzie, ale miesza się z olejami roślinnymi. Wpływ lipofilowego łańcucha węglowodorowego jest w przypadku butanolu silniejszy niż w etanolu czy izopropanolu.

Izopropanol jest **izomerem** propanolu. Obydwa alkohole mają ten sam wzór sumaryczny: C_3H_7OH. Izopropanol ma grupę wodorotlenową przyłączoną do środkowego atomu węgla, dlatego ma inne właściwości niż propanol: silniej dezynfekuje i lepiej rozpuszcza tłuszcze. Lekko lotny propanol stosowany jest czasami jako rozpuszczalnik w piankach do włosów, ponieważ szybko wyparowuje. Nie jest stosowany w kosmetykach do pielęgnacji skóry (ma szkodliwe działanie).

Alkohole jednowodorotlenowe, których cząsteczki zawierają łańcuchy węglowodorowe od dziesięciu do dwudziestu atomów węgla, są lipofilowe. Uzyskuje się je z naturalnych tłuszczów i olejów i określa je jako **alkohole tłuszczowe**. Lepkość alkoholi zależy, tak jak w przypadku alkanów, od długości łańcucha. Alkohole o łańcuchach 12-węglowych są ciekłe. Wydłużanie łańcucha podwyższa temperaturę topnienia alkoholi. Alkohole zawierające ponad 14 atomów węgla są ciałami stałymi. Ze względu na dużą grupę lipofilową i małą hydrofilową (grupę hydroksylową) alkohole tłuszczowe mogą tworzyć wiązania między cieczami, które się ze sobą nie mieszają (woda i olej). Lipofilowa część cząsteczki przyczepia się do kropli oleju, a część hydrofilowa do kropli wody.

Minerały	chlor, potas, magnez, wapń, chlorek, fosforan, siarczan
Glikole	glikol propylenowy-1,2; glikol butylenowy-1,3, gliceryna, sorbitol
Kwasy	mlekowy, cytrynowy
Aminokwasy i analogi	kwas glutaminowy, kwas asparaginowy, glicyna, alanina, seryna, kwas piroglutaminowy (PCA), mocznik
Węglowodory (cukry)	glukoza, laktoza, sacharoza, miód, mleczko pszczele
Polisacharydy	kwas hialuronowy, siarczan chondroityny, pochodne chitozanu
Proteiny	kolagen, jedwab naturalny
Produkty hydrolizy protein	hydrolizaty kolagenu, elastyny, jedwabiu, protein soi i pszenicy
Wyciągi roślinne rozpuszczalne w wodzie	aloes, algi, prawoślaz lekarski
Wyciągi roślinne rozpuszczalne w oleju	fitosterole z oleju awokado i sojowego, kwas γ-linolenowy z ogórecznika, wiesiołka i czarnej porzeczki
Lipidy	fosfolipidy (np. lecytyna), sfingolipidy, ceramidy
Triglicerydy	olej awokado, olej sezamowy, olej sojowy, olej migdałowy
Woski	olej z jojoby, wosk pszczeli, wosk carnauba
Węglowodory	olej parafinowy, wazelina
Alkohole tłuszczowe	cetylowy, stearylowy, oktylododekanol
Polimery syntetyczne	polimetakrylan

Substancje poprawiające nawilżenie skóry.

Dzięki tej właściwości alkohole tłuszczowe stosowane są jako **emulgatory** stabilizujące emulsję. Alkohole tłuszczowe wzmacniają poza tym działanie emulgatorów w emulsjach kosmetycznych. Produkowane są z nich także substancje powierzchniowo czynne do preparatów oczyszczających do skóry i włosów.

Alkohol cetylowy i **stearylowy** także są znanymi emulgatorami i substancjami poprawiającymi konsystencję kosmetyków. Sprawiają, że krem i skóra stają się miękkie i delikatne.

4.2.2. Alkohole wielowodorotlenowe

W **alkoholach wielowodorotlenowych** dwa lub więcej atomów wodoru jest zastąpionych grupami hydroksylowymi (grupy OH). **Glikol**, środek rozmrażający, jest alkoholem dwuwodorotlenowym. Jego cząsteczka zawiera dwie grupy OH i dlatego dodaje się w nazwie sylabę di-. W kosmetyce stosowana jest często pochodna propanu – propandiol (glikol propylenowy) i pochodna butanu – butandiol (glikol butylenowy). Glikole propylenowy i butylenowy są przezroczystymi, higroskopijnymi cieczami. Ponieważ w stężeniu większym niż 5% mocno przyciągają wodę, stosowane są w kremach i preparatach oczyszczających jako związki zatrzymujące wodę i jako zmiękczacze. Jednym z nowych związków jest hydrolit-5, pentan**diol** (glikol pentylenowy). Dodany do kremów ma poprawiać zdolność skóry do zatrzymywania wilgoci i tym samym zwiększać stopień nawilżenia naskórka.

Najbardziej znanym alkoholem jest **gliceryna** (glicerol lub propantriol), która ma trzy grupy wodorotlenowe. Gliceryna jest przezroczystą cieczą o konsystencji syropu i słodkawym smaku. Trzy grupy wodorotlenowe w cząsteczce gliceryny sprawiają, że jest bardzo higroskopijna. Gliceryna jako dodatek do kremów, toników do twarzy i wód po goleniu może zatrzymywać wilgoć w skórze. Jeśli jednak preparat zawiera jej zbyt dużo, pozostawia na skórze lepki ślad.

Wszystkie preparaty, które należy chronić przed wyschnięciem, np. żele pod prysznic, pasty do zębów, kremy do golenia i do rąk, toniki do twarzy, balsamy do ciała i hydrożele, zawierają glicerynę i(lub) inne alkohole wielowodorotlenowe. Mówimy wtedy, że alkohol wielowodorotlenowy pełni funkcję humektanta. Gliceryna poprawia właściwości powlekające emulsji typu O/W i mydeł. Na rynku dostępny jest 85% roztwór gliceryny (15% to woda). W stęże-

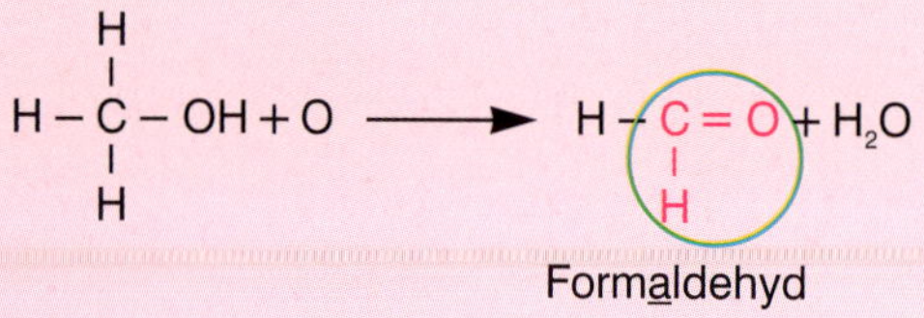

W wyniku utleniania metanolu powstaje formaldehyd i woda. -CHO jest grupą funkcyjną aldehydów

Schemat reakcji powstawania formaldehydu.

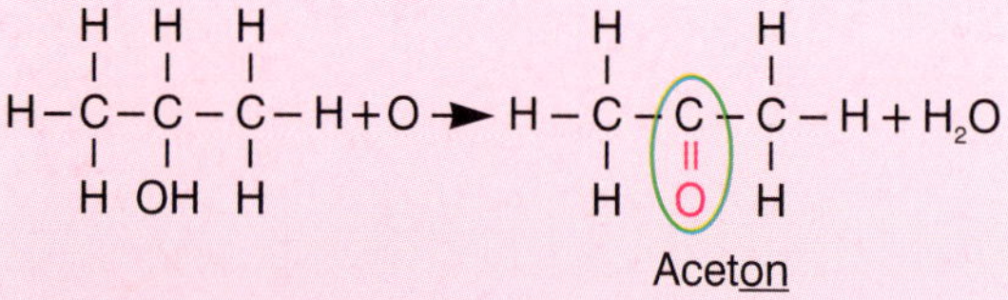

W wyniku utleniania izopropanolu powstaje aceton i woda. -CO- jest grupą funkcyjną ketonów

Schemat reakcji powstawania acetonu.

Dihydroksyaceton
$HOCH_2COCH_2OH$

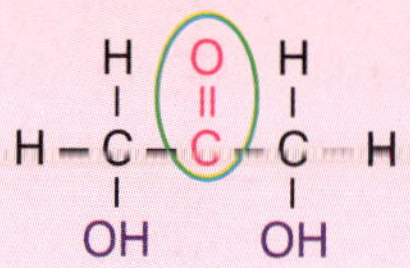

Dihydroksyaceton w stężeniu 2 lub 5% dodawany jest do preparatów samoopalających.

niach wyższych niż 30% gliceryna może podrażniać skórę w wyniku odciągania wody.

Sorbitol (heksanoheksaol) jest alkoholem wielowodorotlenowym. Zawiera sześć grup wodorotlenowych. Jego higroskopijność jest nieco słabsza od gliceryny. Handlową postacią sorbitolu jest wodny roztwór o stężeniu około 70%. Używany jest jako środek nawilżający i humektant. Roztwory sorbitolu są słodkie. Cukierki z mięty pieprzowej i gumy do żucia bez cukru słodzi się właśnie sorbitolem.

Alkoholem, spełniającym ważną rolę w kosmetyce jest d-**pantenol**. Jest on prekursorem kwasu pantotenowego i jako prowitamina B_5 zaliczany jest do witamin. Pantenol wnika w naskórek i skórę właściwą, a także w łodygę i korzeń włosa. Łagodzi podrażnienia słoneczne, zmniejsza zaczerwienienie skóry. Z tego powodu dodawany jest do wielu preparatów po opalaniu. Stosowany jest również w preparatach do pielęgnacji skóry i włosów, gdyż poprawia zdolność zatrzymywania wody przez keratynę skóry i włosa. Pantenol pobudza procesy podziału komórek warstwy podstawnej, co przyczynia się do szybszej regeneracji naskórka.

Oprócz alkoholi wielowodorotlenowych, nawilżenie naskórka poprawiają także substancje okluzyjne, wytwarzające powłokę zatrzymującą ciepło i wilgoć, np. parafiny. Substancje zbliżone budową do składników naturalnej warstwy hydrolipidowej skóry, np. alkohole tłuszczowe, poprawiają zdolność skóry do zatrzymywania wilgoci.

4.3. Formaldehyd, aceton oraz inne ketony i aldehydy

Aldehydy i **ketony** są produktami **utleniania** alkoholi. Jeśli utleni się alkohole drugorzędową grupą wodorotlenową, powstaną związki chemiczne zwane ketonami lub alkanonami. Jeśli zostanie utleniona skrajna (pierwszorzędowa) grupa wodorotlenowa powstaną aldehydy. Znanym aldehydem, stosowanym w gospodarstwie domowym, jest **formaldehyd**. Używano go jako środka dezynfekującego i konserwującego do środków czyszczących, dezynfekujących, płynów do zmiękczania, kremów, płynów do płukania ust, szamponów, mydeł i dezodorantów. Formaldehyd stosowany jest także do produkcji żywic syntetycznych. Kolorowe ubrania z bawełny również zawierają śladowe ilości formaldehydu w stanie lotnym, gdyż jest używany do produkcji barwników i garbników. Utwardzacze lakierów do paznokci zawierają do 5% formaldehydu, ponieważ jego roztwory utwardzają proteiny. W dezodorantach i pudrach do stóp formaldehyd zapobiega bakteryjnemu rozkładowi potu. (W Polsce stosowanie formaldehydu w kosmetykach jest ograniczone ze względu na działania toksyczne i podejrzenie o działania rakotwórcze).

Formaldehyd znajduje się także w dymie papierosowym. Dym z trzech papierosów wypalonych w zamkniętym pomieszczeniu przekracza dopuszczalną normę stężenia formaldehydu w powietrzu. W 1977 r. zostały określone maksymalne dopuszczalne wartości stężenia formaldehydu w kosmetykach, gdyż prawdopodobnie może on działać rakotwórczo i uszkadzać materiał genetyczny. Dopuszczalne stężenia w preparatach kosmetycznych wynoszą. 0,1% w płynach do ust, 0,2% w środkach konserwujących, 5% w utwardzaczach lakierów do paznokci. Preparaty zawierające stężenie powyżej 0,05% muszą być oznaczone specjalną etykietką: „Kosmetyk zawiera formaldehyd".

Formaldehyd w stanie lotnym łatwo rozpuszcza się w wodzie, w tej postaci dostępny jest na rynku pod nazwą formalina. Formalina jest to 35–40% roztwór przeznaczony do dezynfekcji instrumentów kosmetycznych nieodpornych na wysoką temperaturę, np. szpatułek, pędzli i wacików wiskozowych.

Formaldehyd to przykład organicznego związku z grupy **aldehydów** (alkanali). Aldehydy pełnią bardzo ważną rolę w produkcji perfum. Wytwarza się je syntetycznie lub izoluje z naturalnych substancji zapachowych, np. cytral otrzymuje się z liści lemonki. Aldehydy podkreślają **nuty zapachowe perfum**.

Podczas utleniania izopropanolu powstaje **aceton (propanon)**. Jest on dobrym rozpuszczalnikiem lakierów i dlatego dodawany jest do nich i do zmywaczy do paznokci. Działa również silnie odtłuszczająco i dlatego może niekorzystnie wpływać na skórę i płytkę paznokciową.

Pochodną acetonu jest **dihydroksyaceton** (DHA). Jeśli przy pierwszym i trzecim atomie węgla zastąpimy atomy wodoru grupą wodorotlenową otrzymamy wzór strukturalny dihydroksyacetonu. Tworzy on z keratyną skóry żółto-brązowy związek i dlatego dodawany jest do **samoopalaczy**. (DHA niekiedy zaliczany jest do cukrów prostych).

Ketony to składniki niektórych olejków eterycznych, np. olejku kamforowego. Stosowane są również jako filtry UV.

Gramojonów/litr		Wartości pH-
$\frac{1}{1}$	$= 10^{0} \approx$	0
$\frac{1}{10}$	$= 10^{-1} \approx$	1
$\frac{1}{100}$	$= 10^{-2} \approx$	2
$\frac{1}{1\,000}$	$= 10^{-3} \approx$	3
$\frac{1}{10\,000}$	$= 10^{-4} \approx$	4
$\frac{1}{100\,000}$	$= 10^{-5} \approx$	5
$\frac{1}{1000\,000}$	$= 10^{-6} \approx$	6
$\frac{1}{10\,000\,000}$	$= 10^{-7} \approx$	7
$\frac{1}{100\,000\,000}$	$= 10^{-8} \approx$	8
$\frac{1}{1\,000\,000\,000}$	$= 10^{-9} \approx$	9
$\frac{1}{10\,000\,000\,000}$	$= 10^{-10} \approx$	10
$\frac{1}{100\,000\,000\,000}$	$= 10^{-11} \approx$	11
$\frac{1}{1\,000\,000\,000\,000}$	$= 10^{-12} \approx$	12
$\frac{1}{10\,000\,000\,000\,000}$	$= 10^{-13} \approx$	13
$\frac{1}{100\,000\,000\,000\,000}$	$= 10^{-14} \approx$	14

Skala pH: od obojętnego pH (7) moc kwasu wzrasta do 0. Od 7 do 14 wzrasta moc zasad.

4.4. Kwasy

4.4.1. Kwasy organiczne

Wiele kwasów organicznych znanych jest i stosowanych na co dzień w gospodarstwie domowym. Kwas octowy, cytrynowy czy winowy używane są do usuwania kamienia z ekspresów do kawy i żelazek. Każdy zna zapach kwasu masłowego, który powstaje podczas procesu jełczenia masła.

Kwasy organiczne w niedużym stężeniu nie są tak żrące jak kwasy nieorganiczne. Zobojętniają skórę po działaniu **zasad**, np. mydła, kremu do golenia czy kremu do depilacji. Kwasy te przywracają skórze kwaśną warstwę ochronną i pH typowe dla skóry, wynoszące około 5,5. Na powierzchnię skóry działają ściągająco i uodporniają ją na wpływ czynników zewnętrznych, dlatego są składnikami preparatów kończących zabiegi kosmetyczne, np. toników do twarzy i wód po goleniu. Większość kremów ma pH 5,5 dzięki dodaniu kwasów organicznych, np. mlekowego, cytrynowego czy winowego. Takie kremy wspomagają funkcje skóry. Kwasy mlekowy i cytrynowy są też naturalnymi czynnikami nawilżającymi.

Charakterystyczną cechą kwasów organicznych jest grupa karboksylowa (COOH). W roztworach wodnych atom wodoru grupy karboksylowej odrywa się jako jon H^+. Im więcej jonów H^+ zostanie oderwanych, tym kwas jest mocniejszy. Kwasy organiczne tylko w niewielkim stopniu ulegają dysocjacji. Wydzielają stosunkowo niewiele jonów H^+. Kwasy nieorganiczne bardzo silnie dysocjują w wodzie.

Tak jak kilogram jest miarą masy, tak wartość pH jest miarą mocy kwasów i zasad. Moc kwasów i zasad w preparatach kosmetycznych jest bardzo zróżnicowana. Wartość pH umożliwia dokładny pomiar kwasowości i zasadowości. Moc kwasu wyznacza stężenie w jego roztworze jonów H^+. Jony OH^- są przyczyną reakcji zasadowej (alkalicznej) w roztworze. Nawet w wodzie destylowanej o odczynie obojętnym (pH 7) niektóre cząsteczki wody dysocjują na jony H^+ i OH^-. Przy pH 7 liczba jonów H^+ i OH^- jest zrównoważona. Im niższe pH, tym większe stężenie jo-

Kwasów nieorganicznych prawie nie stosuje się w preparatach kosmetycznych.
Są żrące i ścinają białko.

Przykłady:
HCl (kwas solny)
H_2SO_4 (kwas siarkowy)
HNO_3 (kwas azotowy)
H_3PO_4 (kwas fosforowy)
H_2SO_3 (kwas siarkawy)
H_2CO_3 (kwas węglowy)

Kwasy organiczne stosowane są jako środki ściągające, neutralizujące, surowce podstawowe, substancje natłuszczające, ścierające i reduktory.

Przykłady:
HCOOH (kwas mrówkowy)
CH_3COOH (kwas octowy)
C_2H_5COOH (kwas propionowy)
kwasy tłuszczowe:
$C_{17}H_{35}COOH$ (kwas stearynowy) (FA*)
$C_{17}H_{29}COOH$ (kwas linolowy) (EFA*)

Kwasy owocowe:
mlekowy, winowy, cytrynowy, kwas glikolowy
jabłkowy i migdałowy (AHA*), kwas salicylowy (BHA*)
kwas tioglikolowy

*FA: *fatty acid* = kwasy tłuszczowe; *EFA: *essential fatty acid* = niezbędne nienasycone kwasy tłuszczowe, NNKT; *AHA: *alpha-hydroxy-acid* = alfa-hydroksykwasy; *BHA: *beta-hydroxy-acid* = beta-hydroksykwasy

Porównanie kwasów nieorganicznych i organicznych.

nów H^+ i bardziej kwaśny odczyn roztworu. Im wyższe pH, tym większa jest liczba jonów OH^- i tym samym odczyn roztworu bardziej zasadowy.

Wartość pH preparatów kosmetycznych można sprawdzić za pomocą specjalnych wskaźników. Takie wskaźniki to np. papierki lakmusowe lub tzw. uniwersalne, które można kupić w sklepach. Papierek zanurza się w roztworze, który ma być zbadany, następnie należy sprawdzić, na jaki kolor się zabarwił, porównać z podaną skalą i odczytać odpowiednią wartość. Kremy i farby nakłada się na papierek i sprawdza zabarwienie na odwrotnej stronie. Do dokładnych pomiarów stosuje się elektryczne mierniki pH (pehametry).

Najwyższe wartości pH wśród preparatów kosmetycznych mają środki intensywnie działające na keratynę włosów, skóry i paznokci. Te środki zmiękczają ją lub niszczą. **Preparaty do zmiękczania** lub **usuwania skórek** wokół paznokci i **depilatory chemiczne** mają pH od 10 do 12, czyli odczyn silnie zasadowy. Mydła toaletowe i kremy do golenia są nieco mniej zasadowe, ich pH wynosi 8–9.

Wartość pH skóry wynosi od 4,5 do 6,5 i zależy od składu **warstwy hydrolipidowej**. Większość preparatów do pielęgnacji skóry ma odczyn lekko kwaśny, tak jak pH skóry. Odczyn kwaśny w preparatach kosmetycznych można uzyskać dzięki kwasom organicznym np. cytrynowemu. **Toniki do twarzy**, **wody po goleniu**, preparaty regenerujące do włosów, płukanki i inne kwaśne środki stosowane na zakończenie zabiegów kosmetycznych mają pH 3–5. Mocne kwasy o pH 1–2 mogą poparzyć skórę.

Wartość pH ma dla organizmu człowieka bardzo duże znaczenie. Tkanki, naczynia krwionośne i limfatyczne znoszą tylko niewielkie wahania pH. Wszystkie procesy przemiany materii przebiegają w ograniczonym zakresie pH. Dwa istotne dla człowieka układy buforowe znajdują się we **krwi** i naskórku. Układy buforowe to kombinacje słabego kwasu i jego soli, np. kwasu octowego (CH_3COOH) i octanu sodu ($CH_3COO^-Na^+$) lub kwasu węglowego (H_2CO_3) i węglanu sodu ($Na_2^+CO_3^{2-}$). Układ buforowy może się składać także ze słabej zasady i jej soli. Związki buforowe sprawiają, że pH jakiegoś roztworu, w tym przypadku krwi lub warstwy hydrolipidowej, nawet po dodaniu niewielkich ilości kwasu czy zasady pozostanie stabilne. Wartość pH krwi wynosi około 7,3. We krwi człowieka działają trzy układy buforowe, które utrzymują tą wartość na stałym poziomie, nawet jeśli pijemy napoje o odczynie kwaśnym, np. kawę, colę czy sok cytrynowy.

Warstwa hydrolipidowa skóry dzięki swojej **pojemności buforowej** tworzy specjalną ochronę przed wpływem czynników chemicznych. Ponieważ ma odczyn lekko kwaśny, może neutralizować słabe zasady w niedużych ilościach. W odniesieniu do tego mówi się o zdolności skóry do neutralizacji zasad. Dzięki lekko kwaśnemu pH związki buforowe hamują również rozwój drobnoustrojów chorobotwórczych. pH warstwy hydrolipidowej wynosi u mężczyzn około 4,85, u kobiet 5,58.

Kwasy nieorganiczne nie są stosowane w kosmetyce ze względu na silną kwasowość. Pojemność buforowa skóry nie jest w stanie zneutralizować stężonych kwasów nieorganicznych, które

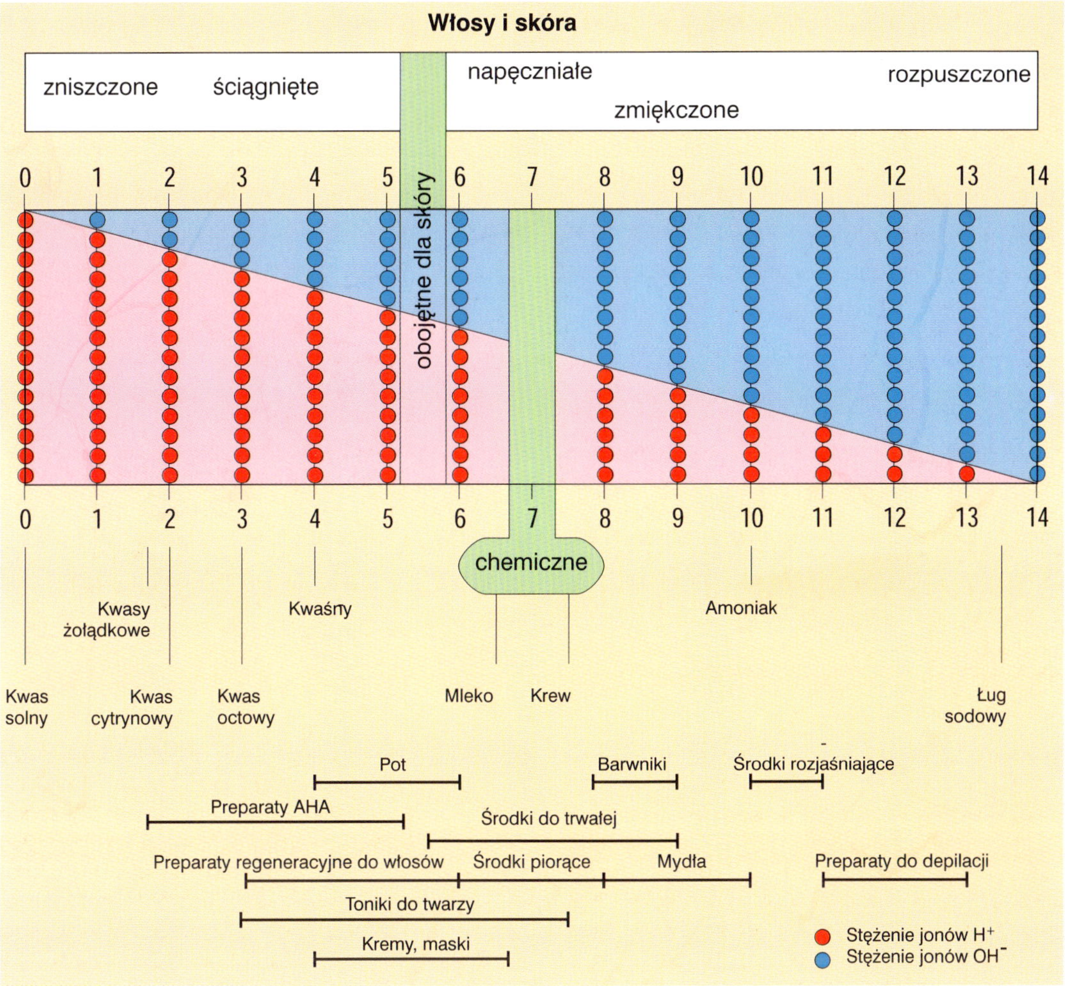

Wartości pH preparatów kosmetycznych i innych substancji.

palą i niszczą skórę. (W kosmetykach stosowany jest kwas borny, słaby kwas nieorganiczny. Przyp. konsult).

Kwasy organiczne stosowane są jako kwaśne środki na zakończenie zabiegów kosmetycznych, jako substancje keratolityczne (usuwające zrogowaciały naskórek) oraz surowce podstawowe do produkcji emulsji pielęgnacyjnych do skóry i włosów. Kwasy organiczne przywracają skórze typowe dla niej pH, szczególnie po zabiegach zasadowych. Dzięki temu pomagają także zachować funkcje ochronne skóry.

4.4.2. Kwasy tłuszczowe

W wyniku dodania kolejnej grupy CH_2 do cząsteczki kwasu octowego powstaje szereg homologiczny alifatycznych kwasów karboksylowych, które mogą być traktowane jako pochodne węglowodorów łańcuchowych (parafin). Kwasy o większej liczbie atomów węgla (ponad 8) są składnikami **tłuszczów** naturalnych i nazywa się je **kwasami tłuszczowymi**. W przyrodzie występują wyłącznie kwasy zawierające parzystą liczbę atomów węgla. Do najczęściej spotykanych należą kwasy zawierające 16 atomów węgla (np. **kwas palmitynowy**) i 18 atomów węgla (np. **kwas stearynowy**). Wydzielenie czystych kwasów tłuszczowych jest trudne, dlatego w praktyce stosuje się ich mieszaniny. Techniczną mieszaninę kwasów stearynowego i palmitynowego nazywa się **stearyną**.

Kwasy tłuszczowe mają bardzo szerokie zastosowanie w kosmetyce, przede wszystkim do produkcji mydeł, syntetycznych wosków i środków powierzchniowo czynnych. Wolne kwasy tłuszczowe w niewielkim zakresie znajdują zastosowanie w kosmetykach, jako składniki niektórych kremów, emulsyjnych preparatów nietłuszczących i jako substancje zmniejszające odtłuszczające działanie środków myjących.

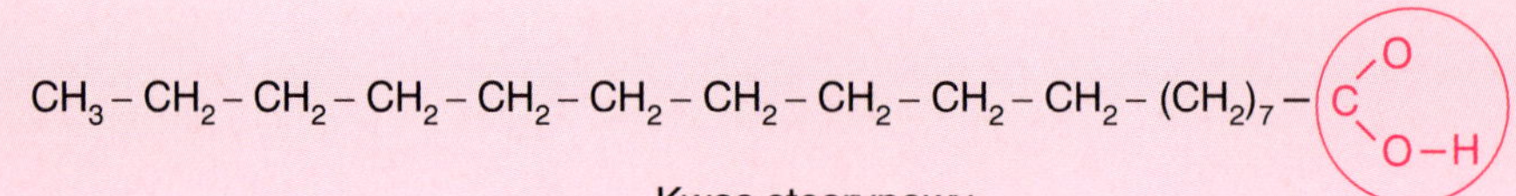

Kwas stearynowy

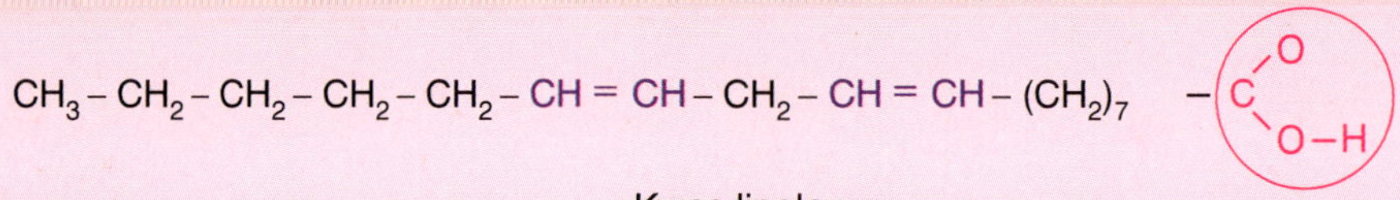

Kwas linolowy

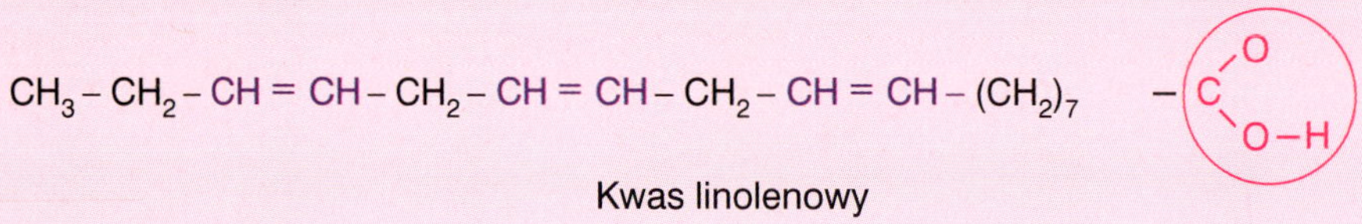

Kwas linolenowy

Kwas stearynowy należy do nasyconych kwasów tłuszczowych. Do nienasyconych kwasów tłuszczowych należą kwasy olejowy, linolowy i linolenowy. Występują w olejach roślinnych, np. oliwie z oliwek, oleju z kiełków pszenicy i z wiesiołka. Wzory strukturalne pokazują, że w cząsteczce nienasyconych kwasów tłuszczowych znajdują się jedno, dwa lub trzy podwójne wiązania.

Nazwa	Właściwości i działanie	Zastosowanie w preparatach kosmetycznych
Kwas mlekowy Kwas winowy Kwas cytrynowy Alfa-hydroksykwasy (kwasy owocowe)	Neutralizujące, nawilżające, ściągające, rozjaśniające, keratolityczne	Kremy, maseczki miękkie do twarzy, toniki do twarzy, wody po goleniu, preparaty AHA (preparaty kwasów owocowych)
Kwas salicylowy	Keratolityczne, bakteriostatyczne, grzybobójcze, konserwujące, dezodoryzujące	Preparaty AHA, preparaty przeciwtrądzikowe (kremy, toniki do twarzy, maseczki miękkie do twarzy), preparaty do pielęgnacji stóp (kremy, nalewki, plastry)
Kwas palmitynowy Kwas stearynowy	Matujące, powlekające, emulgujące, obojętne dla skóry	Podstawy emulsji, surowce podstawowe do produkcji emulgatorów i mydeł
Kwas linolowy Kwas linolenowy	Pielęgnujące, regenerujące, wrażliwe na działanie tlenu	Kremy, maseczki miękkie do twarzy, oleje do masażu, olejki do kąpieli, olejki do paznokci
Kwas tioglikolowy	Redukujące (rozrywa mostki dwusiarczkowe keratyny włosa i umożliwia proces trwałej ondulacji), w wysokim stężeniu niszczy keratynę	Trwała do rzęs, kremy depilacyjne, pianki depilacyjne

Właściwości, działanie i zastosowanie kwasów organicznych w preparatach kosmetycznych.

Kwas, w którego cząsteczce znajdują się jeszcze wolne miejsca do przyłączenia atomów wodoru, określamy jako **kwas nienasycony**. W takim przypadku atomy węgla, każdy z przyłączonym tylko jednym atomem wodoru, tworzą między sobą podwójne wiązania. Jeśli cząsteczka zawiera tylko jedno wiązanie podwójne między atomami węgla, mówimy o prostych kwasach jednonienasyconych. Jeśli występują dwa lub więcej wiązań podwójnych, mówimy odpowiednio o kwasach dwu- lub wielonienasyconych.

Kwasy nienasycone występują w olejach roślinnych. Jednonienasycony **kwas olejowy** występuje w stężeniu 75–85% w oliwie z oliwek, a w ponad 80% w oleju makadamia, a także jako wolny kwas w **łoju skórnym**. Stosowany jest do produkcji mydeł i środków powierzchniowo czynnych.

Dwunienasycony **kwas linolowy** wchodzi w skład wielu olejów roślinnych, między innymi słonecznikowego, z pestek winogron, sojowego i innych. Pochodne kwasu linolowego dodane do kremów hamują utratę wody z naskórka i regulują czynność gruczołów łojowych. Ze względu na właściwości pielęgnujące dodawany jest do kremów dla skóry szorstkiej i popękanej.

W zależności od miejsca, w którym znajdują się podwójne wiązania, wyróżniamy dwa trójnienasycone **kwasy linolenowe**: α-linolenowy, występujący np. w oleju lnianym i kukui, oraz znacznie cenniejszy γ-linolenowy występujący w oleju z ogórecznika, wiesiołka i czarnej porzeczki.

Im więcej cząsteczka kwasu zawiera wiązań podwójnych, tym szybciej olej się utlenia. Oznacza to, że oleje o takich właściwościach jełczeją pod wpływem tlenu z powietrza. Dlatego preparaty kosmetyczne o dużej zawartości nienasyconych kwasów tłuszczowych muszą być dobrze konserwowane, aby się nie psuły.

Niektóre spośród nienasyconych kwasów tłuszczowych są niezbędne do prawidłowego funkcjonowania organizmu, dlatego nazywa się je **niezbędnymi nienasyconymi kwasami tłuszczowymi** (NNKT). Podobnie jak witaminy, nie są wytwarzane przez organizm i muszą być dostarczane z pożywieniem, dlatego określa się je często mianem **witaminy F** (potocznie). Niezbędne nienasycone kwasy tłuszczowe są składnikiem wszystkich błon komórkowych. Zapewniają im przepuszczalność i elastyczność. Jako prekursory biorą udział w wielu procesach przemiany materii komórki.

4.4.3. Kwasy owocowe (AHA)

Kwasy owocowe stały się w ostatnich latach coraz bardziej popularne jako mniej lub bardziej delikatne środki złuszczające. Ich działanie kosmetyczne nie jest jednak takie nowe. Kwas mlekowy był od dawna stosowany w kremach i lotionach do ciała jako naturalny czynnik nawilżający, a razem z **kwasem cytrynowym** nadawał preparatom do pielęgnacji włosów i skóry delikatnie kwaśne pH.

Większość kwasów owocowych to tzw. **kwasy AHA (alfa-hydroksykwasy)**. Mają one podobną budowę chemiczną: do atomu węgla sąsiadującego z grupą karboksylową (grupą –COOH) przyłączona jest jedna grupa hydroksylowa (grupa –OH). Najważniejszymi spośród nich są **kwas glikolowy** (kwas 2-hydroksyetanowy) oraz kwas mlekowy (kwas 2-hydroksypropanowy). Pozostałe kwasy owocowe, np. cytrynowy, **jabłkowy** i **winowy** mają bardziej złożoną budowę. Kwas **salicylowy** również zawiera grupę hydroksylową, jednak jest ona bardziej oddalona od grupy karboksylowej. Jego działanie jest zbliżone do AHA.

Kwas mlekowy występuje w warstwie hydrolipidowej skóry. Wraz z innymi substancjami endogennymi stabilizuje kwaśną warstwę ochronną skóry, nawilża i kieruje normalnymi procesami rogowacenia naskórka. Do preparatów kosmetycznych często dodaje się odpowiednie mieszaniny kwasów owocowych. Działanie mieszanin kwasów AHA często jest intensywniejsze niż suma działania pojedynczych hydroksykwasów.

Działanie hydroksykwasów polega na stopniowym rozluźnianiu i rozrywaniu wiązań chemicznych między komórkami warstwy rogowej a cementem międzykomórkowym, w wyniku czego dochodzi do odrywania zarówno pojedynczych komórek, jak i całych agregatów. Jednocześnie następuje pewne rozluźnienie całej struktury cementu, dzięki czemu może on wchłonąć więcej wody, a tym samym zostaje nawilżona warstwa rogowa naskórka. Sole niektórych hydroksykwasów, przede wszystkim mlekowego, są silnie higroskopijne i działają nawilżająco. Ten bardzo złożony i wielokierunkowy sposób działania różni peelingi z zastosowaniem AHA od mechanicznych.

Falisty układ warstwy komórek podstawnych staje się z wiekiem coraz bardziej płaski. Dzięki regularnemu **stosowaniu preparatów zawierających** słabo stężone (3–5%) **kwasy owocowe** o pH przyjaznym dla skóry (4–5,5) można w ograniczonym stopniu odbudować strukturę papilarną. Znacznie silniej od kremów czy żelów z AHA działają kapsułki zawierające stężone kwasy owocowe. Preparaty zawierające kwasy owocowe nadają się do skóry z **hiperkeratozami** wywołanymi częstymi i długimi kąpielami słonecznymi, do skóry suchej i nierównomiernie zrogowaciałej. Stosuje się je również w leczeniu **trądziku** i **nadmiernych przebarwień**.

Zależnie od budowy kwasu karboksylowego, ma on większą lub mniejszą zdolność odszczepiania jonów H^+. Mówimy tu o słabych i mocnych kwasach, dlatego różne kwasy, nawet w takim samym stężeniu, nadają roztworom różne **pH**. Przed kilku laty sądzono, że skuteczność preparatów AHA zależy tylko od stężenia kwasu. Wiadomo już, że czynnikiem decydującym o działaniu jest wartość pH roztworu kwasu. Wartość pH roztworu zawierającego 10% kwasu glikolowego można na przykład zmienić z 1,7 na 5,5 przez **zobojętnienie** kwasu glikolowego słabą zasadą. W wyniku tej reakcji otrzymuje się sól kwasu glikolowego i danej zasady. W zależności od ilości dodanej zasady można uzyskać żądaną wartość pH. Nawet 20% stężenia kwasów AHA, których wartość pH wynosi 5,5, są przyjazne dla skóry. Preparaty kosmetyczne oferowane obecnie na rynku zawierają zbufo-

3

Najważniejsze kwasy owocowe

Kwas glikolowy
(kwas hydroksyoctowy)

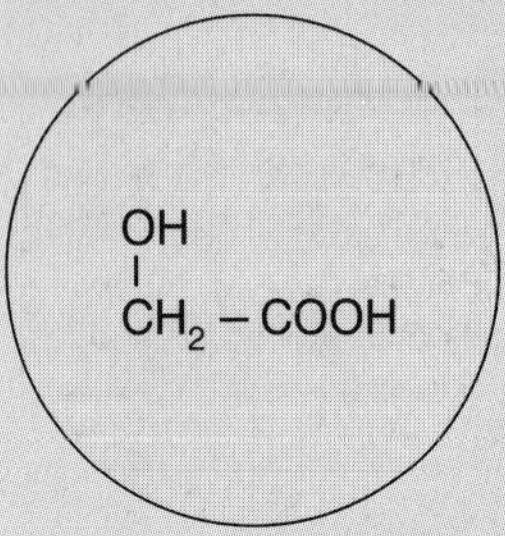

Występowanie: agrest, winogrona, jabłka, trzcina cukrowa
Działanie: typowe dla AHA – keratolityczny, zmiękcza skórę i zapobiega rogowaceniu naskórka

Kwas mlekowy

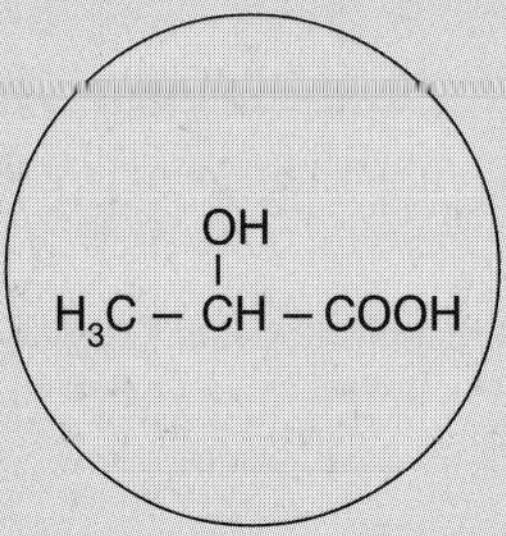

Występowanie: mleko, jabłka, pomidory, piwo
Działanie: typowe dla AHA. Nawilża skórę i stabilizuje NMF, poprawia wygląd skóry przesuszonej i łuszczącej się. Stosowany jest w połączeniu z solami kwasu mlekowego (mleczanami)

Kwas jabłkowy

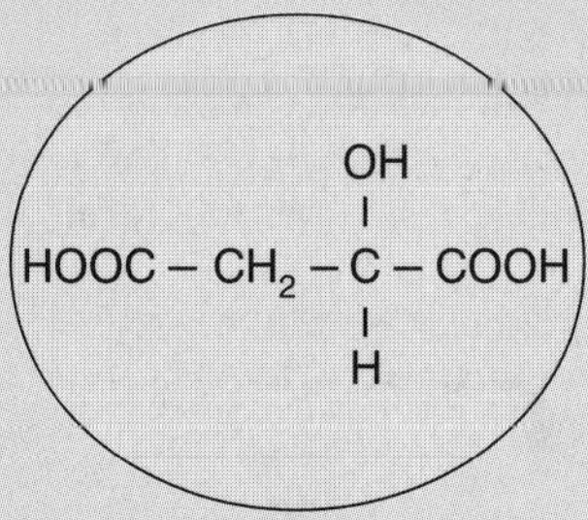

Występowanie: jabłka, pigwa, agrest
Działanie: typowe dla AHA

Kwas winowy

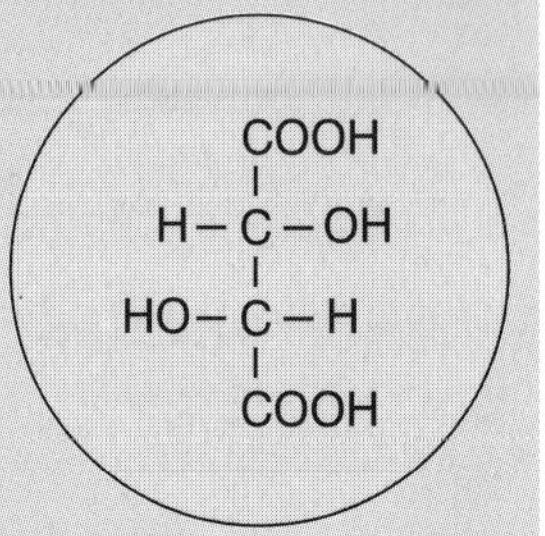

Występowanie: winogrona, wiele roślin i owoców
Działanie: typowe dla AHA

Kwas cytrynowy

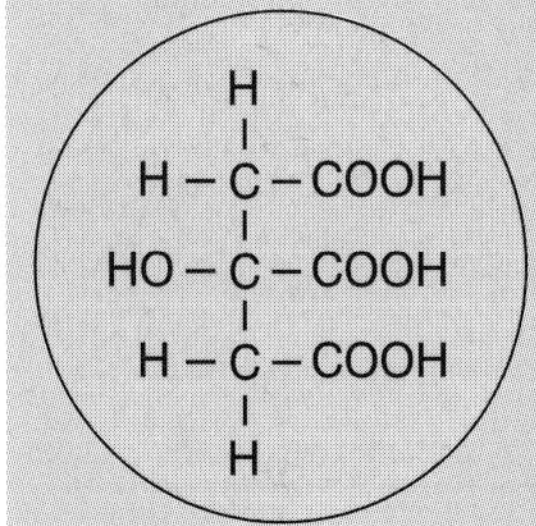

Występowanie: cytryny (5–7%), mleko, sok buraczany, grzyby, drzewa iglaste, orchidee, liście tytoniu, wino
Działanie: typowe dla AHA, rozjaśnia skórę

Kwas pirogronowy
(kwas 2-ketopropanowy)

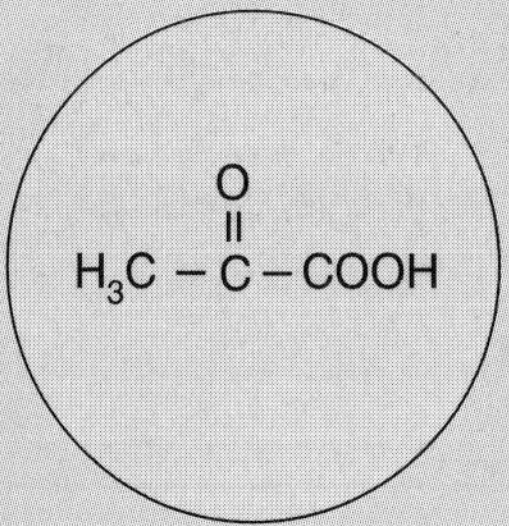

Występowanie: papaja, winogrona
Działanie: w postaci soli przeciwdziała zaburzeniom rogowacenia naskórka, wygładza i zmiękcza skórę

Kwas migdałowy

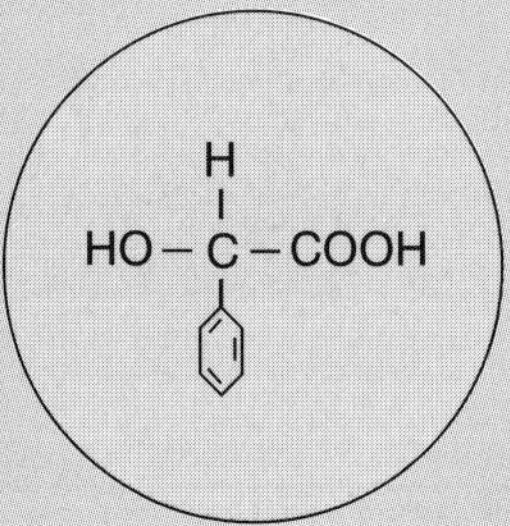

Występowanie: gorzkie migdały
Działanie: wspomaga działanie AHA

Kwas salicylowy

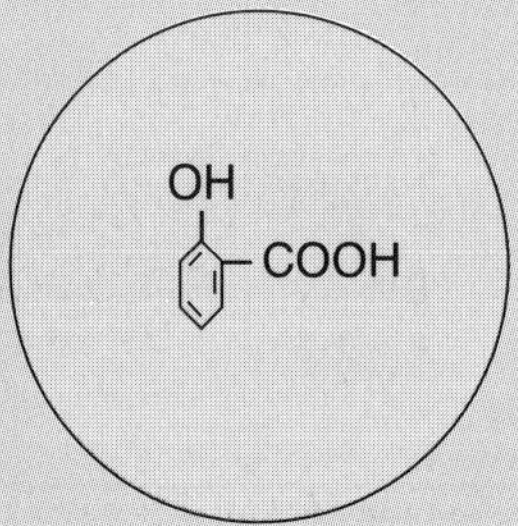

Występowanie: drzewo różane, liście senesu, kwiaty rumianku, kory drzewne (topoli i wierzby), olejki eteryczne
Działanie: keratolityczne na warstwę rogową naskórka. Kwas salicylowy ma działanie bakteriostatyczne, grzybobójcze, antyseptyczne i lekko dezodoryzujące. Maksymalne dopuszczalne stężenie do 0,5%

Pochodzenie i działanie najważniejszych kwasów owocowych. Kwasy owocowe występują w owocach, warzywach, korze drzew, liściach, płatkach, mleku, winie i piwie. Kwasy te usuwają zrogowaciały naskórek (działanie keratolityczne), rozjaśniają i nawilżają skórę. To różnorodne działanie określa się jako „efekt AHA".

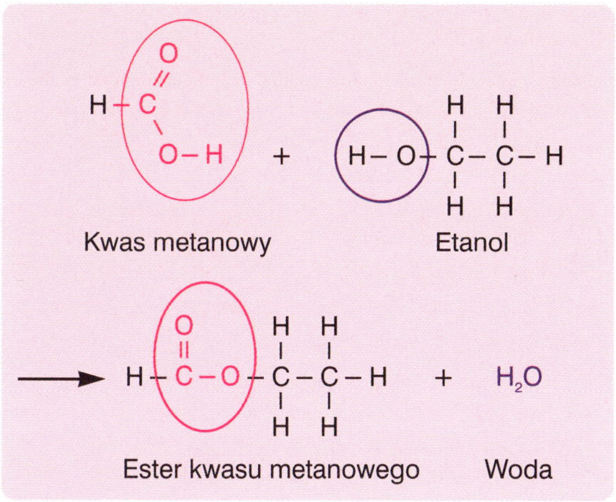

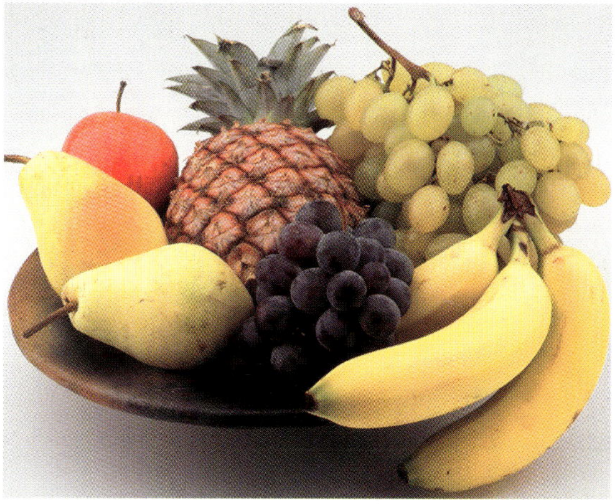

Schemat reakcji syntezy estrów. Z kwasu metanowego (mrówkowego) i alkoholu jednowodorotlenowego – etanolu – powstaje ester etylowy kwasu metanowego (mrówczan etylu). Nazwy estrów tworzy się od nazwy kwasu przez dodanie nazwy rodnika, którym kwas został zestryfikowany. Estry stosowane są w kosmetyce jako substancje zapachowe, rozpuszczalniki lakierów i żywic oraz jako emulgatory. Tłuszcze naturalne również są estrami pochodnymi kwasów i alkoholi.

rowane kwasy owocowe, ponieważ w takiej postaci są lepiej tolerowane przez skórę. Działanie buforowe jest możliwe dzięki **solom** kwasów owocowych. Im wyższe pH roztworu AHA, tym słabsze jest jego działanie drażniące, maleje też zdolność eksfoliacyjna.

Również preparaty zawierające estry kwasów owocowych są lepiej tolerowane przez skórę niż zawierające wolne kwasy owocowe. **Estry** są pochodnymi kwasów i alkoholi.

4.5. Estry – pochodne kwasów i alkoholi

Związki chemiczne z grupy **estrów** są szeroko rozpowszechnione w przyrodzie, między innymi jako aromaty nadające smak i zapach owocom, występują w jabłkach, gruszkach, malinach, ananasach i innych owocach. Estry, jako aromaty owocowe, mogą być również wytwarzane syntetycznie. Do perfumowania preparatów kosmetycznych używa się mieszanek estrów.

Estry to przede wszystkim **substancje zapachowe**. **Ester metylowy kwasu butanowego** (maślan metylu) jest pochodną kwasu butanowego (masłowego) i metanolu. Ma zapach jabłek. Ester etylowy kwasu butanowego (maślan etylu) jest pochodną kwasu butanowego i etanolu o zapachu ananasa.

Estry są także rozpuszczalnikami lakierów i żywic syntetycznych w lakierach i zmywaczach do paznokci. W tych preparatach stosowana jest **pochodna** kwasu etanowego i butanolu, ester butylowy kwasu etanowego (octan butylu).

Estrami są również naturalne **tłuszcze** i niektóre **woski** dodawane do preparatów do pielęgnacji skóry. Szeroko stosuje się estry izopropanolu i kwasu mirystynowego lub palmitynowego (mirystynian lub palmitynian izopropylu). Związki te stosowane są jako czynniki ułatwiające rozpuszczanie innych surowców i ułatwiające rozsmarowywanie preparatów na skórze.

W trakcie syntezy estrów z kwasu i alkoholu powstaje produkt uboczny – woda. Proces ten nazywamy **estryfikacją**. W roztworze wodnym po dodaniu mocnej zasady, np. sodowej, estry rozpadają się ponownie na kwas i alkohol. Ten proces to hydroliza estrów, zwana też **zmydlaniem**.

4.6. Tłuszcze, oleje i woski

W preparatach kosmetycznych oprócz parafin stosowane są przede wszystkim tłuszcze i oleje pochodzenia roślinnego, a także substancje tłuszczopodobne. Tłuszcze naturalne (lipidy) i niektóre substancje tłuszczopodobne (lipoidy), np. woski, należą do związków chemicznych z grupy estrów.

4.6.1. Lipidy (tłuszcze i oleje naturalne)

Tłuszcze są estrami gliceryny i kwasów tłuszczowych. W skład jednej cząsteczki tłuszczu wchodzą trzy cząsteczki kwasów tłuszczowych. Z jedną cząsteczką gli-

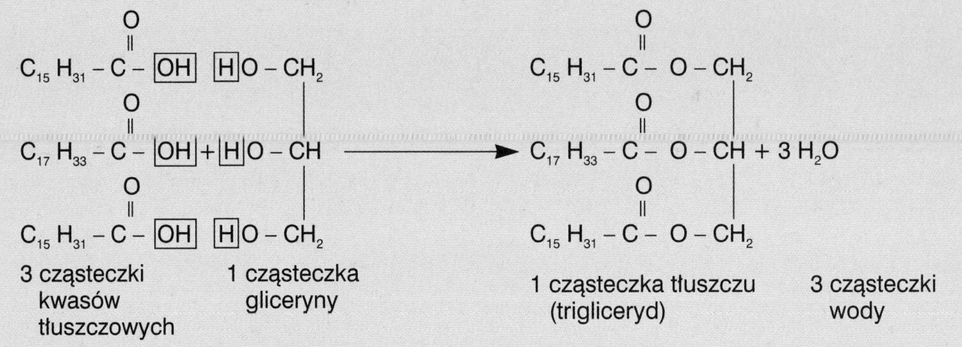

3 cząsteczki kwasów tłuszczowych + 1 cząsteczka gliceryny ⟶ 1 cząsteczka tłuszczu + 3 cząsteczki wody

Budowa chemiczna cząsteczki tłuszczu. Gliceryna, alkohol trójwodorotlenowy, ulega estryfikacji trzema cząsteczkami kwasów tłuszczowych. Tłuszcze i oleje stanowią podstawę emulsji kosmetycznych. Pielęgnują i chronią skórę.

Tłuszcze i oleje roślinne	**Pochodzenie**	**Zastosowanie**
Masło kakaowe	Ziarna kakaowe	Pomadki do ust, sztyfty pielęgnujące
Oleje roślinne		
Olej babassu	Nasiona palmy babassu (Brazylia)	Kremy, preparaty do makijażu
Olej rycynowy	Nasiona rycynusa	Olejki do paznokci, tusze do rzęs
Olej róży muszkatułowej	Nasiona owocu dzikiej róży (Andy)	Preparaty przeciw starzeniu się skóry
Olej makadamia	Orzechy drzewa makadamia (Australia, Hawaje, Kenia)	Preparaty oczyszczające, olejki do ciała, kremy, preparaty do pielęgnacji włosów
Olej z orzecha kukui	Orzechy drzewa kukui	Preparaty do pielęgnacji skóry i włosów
Olej sezamowy	Nasiona	Olejki do ciała, preparaty przeciwsłoneczne, metoda enfleurage'u kwiatów
Olej z kiełków pszenicy	Kiełki pszenicy	Kremy, maski miękkie, preparaty przeciwsłoneczne, ampułki
Olej awokado	Miąższ awokado	Kremy, balsamy do ciała
Oliwa z oliwek	Miąższ oliwek	Kremy, balsamy do ciała
Olej arachidowy	Orzechy ziemne	Olejki do masażu
Olej ze słodkich migdałów	Migdały	Preparaty do pielęgnacji skóry i włosów, olejki do paznokci, kremy przeciw cellulitowi, preparaty do makijażu i przeciwsłoneczne
Olej z wiesiołka	Nasiona wiesiołka	Kremy i balsamy do ciała
Olej z pestek winogron	Pestki winogron	Kremy i balsamy do ciała

Zestawienie: tłuszcze i oleje roślinne w kosmetyce.

ceryny łączą się różne kwasy. Właściwości tłuszczów naturalnych i ich przydatność kosmetyczna zależą od rodzaju wchodzących w ich skład kwasów tłuszczowych. Zawartość nienasyconych kwasów tłuszczowych obniża temperaturę topnienia tłuszczu. Tłuszcze będące w temperaturze pokojowej w stanie ciekłym nazywamy olejami. Tłuszcze stałe są najczęściej pochodzenia zwierzęcego. Tylko nieliczne tłuszcze roślinne mają stałą konsystencję, np. masło kakaowe. Tłuszcze otrzymywane ze zwierząt morskich i większość otrzymywanych z roślin są olejami.

Obecnie coraz częściej w kosmetyce stosuje się tłuszcze otrzymywane biotechnologicznie. Taki sposób wytwarzania tłuszczów pozwala na uzyskanie produktów zawierających unikalne, rzadko spotykane w przyrodzie, kwasy tłuszczowe, np. γ-linolenowy.

Podobnie jak **oleje mineralne**, naturalne tłuszcze są hydrofobowe. W odróżnieniu od **parafin** mogą wnikać w warstwę rogową naskórka. Są używane jako podstawa emulsji w preparatach oczyszczających i pielęgnujących. Tłuszcze i oleje naturalne, w odróżnieniu od parafin, określane są jako przyjazne dla skóry, ponieważ ich właściwości są zbliżone do **lipidów** skórnych. Lipidy warstwy rogowej zbudowane są przede wszystkim z ceramidów, wolnych kwasów tłuszczowych, węglowodorów i steroli.

Głównym składnikiem tłuszczów są zestryfikowane **kwasy tłuszczowe** o łańcuchach z 12, 14, 16 lub 18 atomami węgla. **Gliceryna** może łączyć się zarówno z nasyconymi, jak i nienasyconymi, kwasami tłuszczowymi. Do nasyconych należą np. **kwasy palmitynowy** i **stearynowy**, do nienasyconych zaliczają się np. **kwasy oleinowy**, **linolowy** i **linolenowy**. Oleje powstałe w wyniku estryfikacji gliceryny z wielonienasyconymi kwasami tłuszczowymi dość szybko jełczeją. Im więcej nienasyconych kwasów tłuszczowych, tym szybciej olej jełczeje. Wiązania podwójne są bardzo wrażliwe na działanie tlenu. Do olejów z kwasami nienasyconymi należy dodać **przeciwutleniacze**, np. **tokoferol**, aby uchronić je przed jełczeniem i rozpadem. Ze względu na swoje właściwości właśnie te oleje biorą udział w procesach biochemicznych w skórze, m.in. procesach regeneracji naskórka. Oleje z wiesiołka, pestek winogron, makadamia, kukui i inne zawierają dużo niezbędnych nienasyconych kwasów tłuszczowych. **Niezbędne nienasycone kwasy tłuszczowe** okazały się skuteczne w pielęgnacji skóry suchej i spękanej.

Oleje roślinne zawierające wielonienasycone **kwasy tłuszczowe** wpływają na czynność skóry. Pierwszy zakres działania jest czysto fizykochemiczny – kwasy wielonienasycone utrzymują prawidłową płynność błon komórkowych i lipidów cementu międzykomórkowego. Kwasy wielonienasycone z grupy niezbędnych nienasyconych kwasów tłuszczowych (lonolowy, γ-linolenowy, arachidonowy i inne) biorą udział w procesach biochemicznych przebiegających w skórze – powstają z nich tzw. eikozanoidy, hormony tkankowe, biorące udział w podziale komórkowym, przebiegu stanów zapalnych i innych. Kwas linolowy zapewnia prawidłową budowę cementu międzykomórkowego. Kosmetyczne działanie preparatów z olejami roślinnymi to przede wszystkim zmiękczenie i nawilżenie skóry. Oleje roślinne tłoczone na zimno i nierafinowane, oprócz triglicerydów z wysokonienasyconymi kwasami tłuszczowymi, zawierają także inne, cenne składniki kosmetyczne, tzw. frakcję niezmydlaną, w skład której wchodzą przede wszystkim fitosterole (o działaniu regenerującym lipidy cementu międzykomórkowego) i przeciwutleniacze (np. witamina E).

Tłuszcze pochodzenia zwierzęcego, takie jak **tłuszcz wieprzowy** czy **wołowy**, praktycznie obecnie nie są stosowane w kosmetyce pielęgnacyjnej. Są one znacznie mniej przydatne niż oleje roślinne (tłuszcze zwierzęce zawierają głównie nasycone i mononienasycone kwasy tłuszczowe). W kosmetyce stosowano także inne tłuszcze pochodzenia zwierzęcego, takie jak olbrot, skwalen czy spermacet. Obecnie, ze względu na ochronę zwierząt, z których je pozyskiwano, zostały zastąpione syntetycznymi lub pochodzenia roślinnego.

Ze względu na budowę chemiczną **olej z jojoby** nie jest, mimo swojej nazwy (olej), prawdziwym tłuszczem, ale płynnym woskiem. Nasiona meksykańskiego krzewu jojoby zawierają około 50% płynnego bezzapachowego wosku. Z chemicznego punktu widzenia olej z jojoby jest mieszaniną estrów nienasyconych kwasów tłuszczowych i nienasyconych alkoholi. Dobrze rozprowadza się na skórze i włosach i szybko wchłania. Nie pozostawia tłustej warstwy, zmiękcza i nawilża skórę.

Z powodu swoich właściwości pielęgnacyjnych olej z jojoby stanowi, zamiast **olbrotu,** podstawę wielu preparatów do pielęgnacji skóry i włosów. Od kilku lat stosowanie olbrotu (wosku pochodzenia zwierzęcego), jest zabronione ustawą o ochronie gatunków. Olej z jojoby jest popularny również z powodu zawartości naturalnych przeciwutleniaczy, dzięki którym nie jełczeje i jest bardzo trwały. Olbrot zastępowany jest też syntetycznymi ciekłymi woskami.

Masło z masłosza (masło Shea) uzyskiwane jest z miąższu orzechów drzewa masłoszowego. Składa się w 50% z triglicerydów, resztę stanowią wolne kwasy tłuszczowe i estry. Ten tłuszcz, konsystencją podobny do smalcu, jest dobrze tolerowany przez skórę, dobrze się rozsmarowuje, poprawia też właściwość zawierających go emulsji, nie pozostawia na skórze lepkiej, tłustej warstwy.

Tłuszcze zwierzęce	Pochodzenie	Zastosowanie
Smalec wieprzowy	Tkanka tłuszczowa wieprzowa	Produkcja mydła
Łój wołowy	Tkanka tłuszczowa wołowa	Produkcja mydła
Oleje zwierzęce	**Pochodzenie**	**Zastosowanie**
Tran	Wątroba dorsza, halibuta, łupacza	Maści przyspieszające gojenie ran – dawniej preparaty do pielęgnacji włosów i skóry – obecnie nie stosowany
Tłuszcz z norki	Norka	Tusze do rzęs – obecnie nie stosowany
Olej z żółwia	Żółw	Kremy do ciała, obecnie rzadko stosowany
Tłuszcz z jaj	Jaja	Szampony

Zestawienie: tłuszcze i oleje pochodzenia zwierzęcego w kosmetyce.

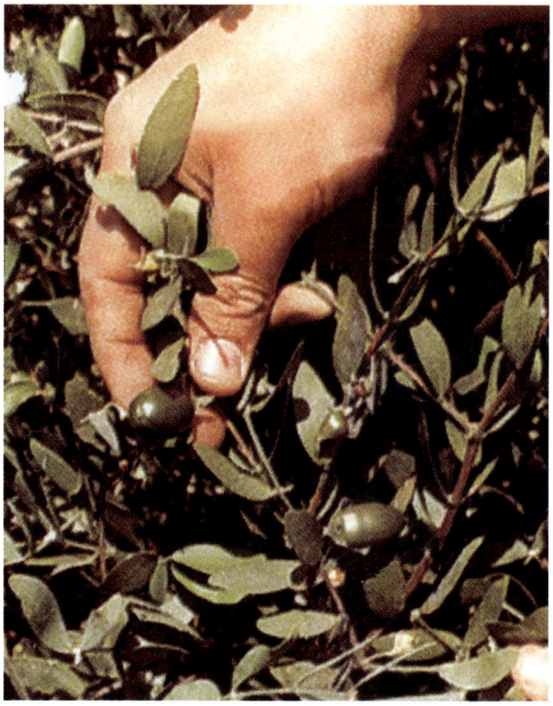

Krzew jojoby: zielone torebki nasienne zawierają podstawowy surowiec kosmetyczny – olej.

Ze względu na zawartość nienasyconych kwasów tłuszczowych oleje roślinne dość szybko jełczeją, chyba że w ich skład wchodzą naturalne przeciwutleniacze. W przemyśle spożywczym często stosuje się proces utwardzania (uwodornienia) olejów polegający na zastępowaniu wiązań podwójnych pojedynczymi. Uwodorniony olej zmienia swoją konsystencję na bardziej stałą (w zależności od stopnia utwardzenia uzyskuje się tłuszcze półpłynne lub twarde), staje się również odporniejszy na jełczenie. Utwardzenie powoduje zmianę właściwości fizykochemicznych (m.in. wpływ na cement międzykomórkowy i błony komórkowe) oraz zanik aktywności biologicznej tłuszczów wysokonienasyconych, zmniejsza znacznie ich przydatność kosmetyczną. W kosmetyce utwardzone oleje roślinne są stosowane jako zamiennik wosków w recepturach sztyftów oraz jako składnik niektórych typów peelingów.

4.6.2. Lipidy

Istotnymi surowcami do produkcji preparatów kosmetycznych są, oprócz triglicerydów, inne lipidy. Należą do nich płynne i stałe woski, alkohole tłuszczowe, lanolina i jej **pochodne**, cholesterol i inne sterole, lecytyna, ceramidy i inne.

Woski są produktami naturalnymi pochodzenia roślinnego, zwierzęcego lub mineralnego. Wosk oznacza zarówno mieszaninę węglowodorów i lipidów o stałej konsystencji (wosk pszczeli, ozokeryt, wosk karnauba i inne), jak i ester kwasu tłuszczowego i alkoholu tłuszczowego. W kosmetyce terminem wosk określa się obie wymienione wyżej grupy surowców.

Woski poprawiają konsystencję emulsji, stanowią bazę kosmetyków w sztyfcie. Są również składnikami kremów do ciała, preparatów do makijażu, pomadek do ust oraz mieszanek woskowo-żywicowych w preparatach depilacyjnych. W preparatach kosmetycznych stosowane są dwa rodzaje **wosków pszczelich**: wybielony nadtlenkami **(cera alba)** lub żółty, oczyszczony **(cera flava)**. Wosk pszczeli dodawano do klasycznych cold-kremów, mimo że jest raczej słabym emulgatorem. Stałe woski są przede wszystkim dodatkiem konsystencjotwórczym. Znaczenie wosku pszczelego jako surowca kosmetycznego obecnie znacznie zmalało.

Wosk karnauba otrzymywany jest z liści brazylijskiej palmy woskowej (woskownicy brazylijskiej). Jest to bardzo twardy wosk w kolorze od żółtego do szarozielonego. Dzięki swojej stałej konsystencji może zwiększać temperaturę krzepnięcia pozostałych składników preparatu. Doskonale nadaje się do produkcji kosmetyków w sztyfcie.

Wiele naturalnych wosków jest obecnie zastępowanych przez surowce syntetyczne. Przykładem może być olbrot, który całkowicie został zastąpiony syntetycznymi estrami alkoholu cetylowego (palmitynian cetylu i inne). Te estry zmiękczają, natłuszczają i nawilżają skórę (czyli mają działanie emoliencyjne), poprawiają także konsystencję emulsji.

Lanolinę uzyskuje się podczas obróbki wstępnej i oczyszczania wełny owczej. Ta żółta masa o konsystencji maści jest wydzieliną gruczołów łojowych owiec. Lanolina może absorbować dwa razy tyle wody, ile wynosi jej objętość. Ze względu na te właściwości lanolina, alkohole lanolinowe należą do najstarszych emulgatorów emulsji W/O. Skład lanoliny może się zmieniać, zależnie od pochodzenia i sposobu otrzymywania. Głównymi jej składnikami są estry kwasów tłuszczowych z tzw. alkoholami lanolinowymi. W składzie tych ostatnich dominują sterole. Lanolina zawiera również pewne ilości wolnych alkoholi lanolinowych oraz węglowodorów. Jest mieszaniną niezwykle skomplikowaną i – jak dotąd – zidentyfikowano w lanolinie 68 alkoholi i 138 kwasów tłuszczowych. Praktycznie nie występują w niej triglicerydy. Pod względem składu chemicznego lanolina jest podobna do naturalnej wydzieliny ludzkich gruczołów łojowych. W produkcji kosmetyków stosuje się tzw. bazy absorpcyjne oparte na alkoholach lanolinowych. Mogą mieć one właściwości samoemulgujące i są stosowane jako podstawa kosmetyków emulsyjnych i maści, a także w kosmetyce dekoracyjnej.

Obecnie do wytwarzania kosmetyków emulsyjnych, zawierających alkohole tłuszczowe i typowe składniki pielęgnacyjne, stosowane są bazy gotowe, syntetyczne, samoemulgujące, którymi zastąpiono bazy absorpcyjne. Surowcami kosmetycznymi są też produkty otrzymywane z lanoliny: kwasy lanolinowe, alkohole lanolinowe, oksyetylenowane lub acetylowane alkohole lanolinowe, estry kwasów lanolinowych, a także oksyetylenowana lub acetylowana lanolina. W kosmetykach mogą być wykorzystywane rozmaicie: jako emolienty, emulgatory aż po składniki konsystencjotwórcze.

Przez długi czas lanolina uważana była za składnik zwiększający ryzyko uczuleń. Najnowsze badania wykazały jej niewielką szkodliwość, a ponieważ pozbawiona jest wolnych alkoholi lanolinowych, może być stosowana nawet w kosmetykach hipoalergicznych (nieuczulających).

Oprócz twardych, stałych wosków w kosmetyce wykorzystuje się także tzw. płynne woski, do których zaliczamy estry tłuszczowe o płynnej konsystencji (w temperaturze pokojowej). Mogą to być estry kwasów i alkoholi tłuszczowych zawierające wiązania podwójne lub rozgałęzienia struktury, a także np. estry kwasów tłuszczowych z krótkołańcuchowymi alkoholami (np. izopropanolem lub etanolem).

Są one często stosowanym składnikiem preparatów do pielęgnacji skóry, ponieważ ułatwiają rozsmarowywanie kosmetyków na skórze, mają bardzo dobre właściwości emoliencyjne, zmniejszają przezskórną utratę wody nie wykazując przy tym cech ciągłej okluzji, nie pozostawiają na skórze tłustego połysku. Ciekłe woski są też stosowane jako rozpuszczalnik dla innych lipofilowych składników kosmetyków.

3

Alkohole tłuszczowe sprawiają, że skóra jest miękka i gładka. W kosmetykach stosuje się przede wszystkim **alkohole cetylowy**, **stearynowy**, **laurynowy** oraz **mirystynowy**. Nie mają one tak intensywnego zapachu jak pochodne lanoliny i nie pozostawiają na skórze lepkiej warstwy. Alkohole tłuszczowe są, obok olejów parafinowych, podstawą wielu olejów oczyszczających i hydrofilowych.

Cholesterol i jego estry (siarczan cholesterolu) występują w cemencie międzykomórkowym oraz ludzkim łoju, dlatego chętnie stosowane są w emulsjach kosmetycznych. Cholesterol stosowany w kosmetykach łatwo wnika w warstwę rogową naskórka, uzupełnia lipidy cementu, normalizuje przezskórną utratę wody i uelastycznia naskórek. Sterole roślinne (fitosterole) występują we frakcjach niezmydlanych olejów roślinnych, ich działanie kosmetyczne jest takie samo jak działanie cholesterolu. Cholesterol i fitosterole są doskonałymi emulgatorami W/O.

Lecytyna jest fosfolipidem, z którego zbudowane są m.in. błony komórkowe człowieka, zwierząt i roślin. Cząsteczka lecytyny powstaje w wyniku estryfikacji gliceryny, alkoholu trójwodorotlenowego, dwoma kwasami tłuszczowymi oraz pochodną kwasu fosforowego. Ze względu na swoje właściwości powierzchniowo czynne stosowana jest w tłustych emulsjach jako koemulgator i naturalny czynnik nawilżający. Ponieważ lecytyna zawiera niezbędne nienasycone kwasy tłuszczowe, tj. linolowy i linolenowy, okazała się skuteczna w pielęgnacji skóry suchej i popękanej. Dzięki niej skóra robi się miękka i gładka. Emulsja z dodatkiem lecytyny wydaje się delikatniejsza. Jako składnik **mydeł** osłabia ich działanie odtłuszczające. Lecytyna jest ponadto materiałem wyjściowym do produkcji **liposomów** i innych cząsteczek transportujących.

Jedną z najważniejszych grup lipidów stosowanych w kosmetyce są ceramidy. Są to lipidy o swoistej bu-

Woski roślinne	Woski zwierzęce	Woski syntetyczne
Wosk pszczeli Wosk karnauba Olej z jojoby	Olbrot Lanolina Lanolina kosmetyczna	Palmitynian cetylu Stearynian cetylu, stearynian izopropylu Mirystynian izopropylu
Alkohole tłuszczowe i woskowe Alkohol cetylowy Alkohol stearylowy Alkohol laurylowy Alkohol mirystynowy	Steroidy Cholesterol	Fosfolipidy Lecytyna

Lipoidy w preparatach kosmetycznych.

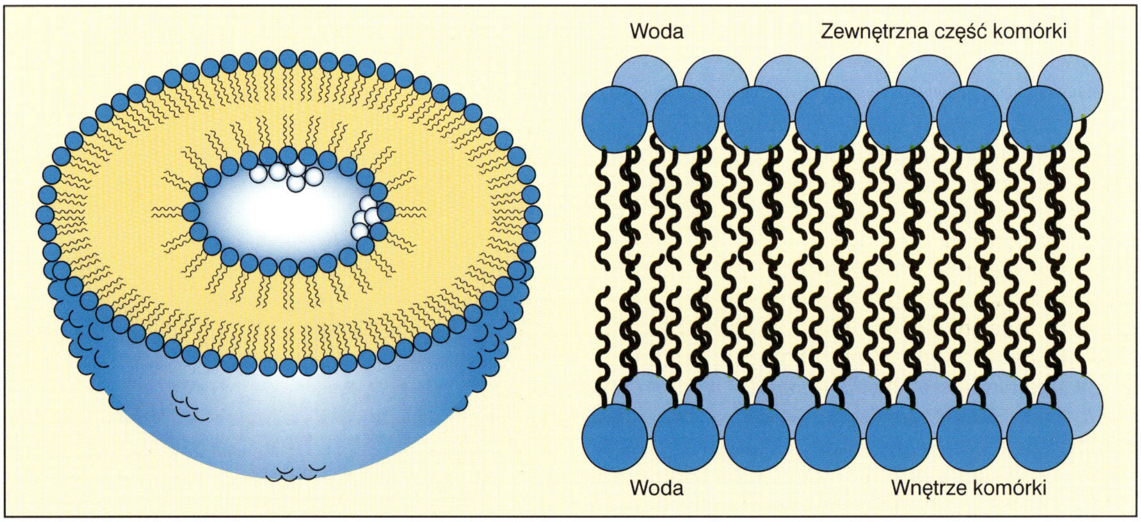

Schemat budowy liposomu. Liposom zbudowany jest z jednej lub kilku dwuwarstwowych błon. Hydrofilowe fragmenty cząsteczek skierowane są zarówno na zewnątrz, jak i do wewnątrz.

dowie, różnej od zwykłych tłuszczów, należą do klasy tzw. sfingolipidów – połączeń aminoalkoholu sfingozyny z kwasami tłuszczowymi. Ceramidy występują w różnych tkankach, m.in. w skórze. Pełnią zasadniczą rolę w budowie naskórka, są głównymi składnikami cementu międzykomórkowego, bariery lipidowej regulującej wchłanianie i częściowo wydzielanie skórne. Ceramidy stanowią około 40% lipidów cementu, są odpowiedzialne za ciekłokrystaliczną, warstwową budowę i spoistość lipidów warstwy rogowej. Zasadniczy szkielet ceramidów powstaje w czasie obumierania keratynocytów. W ich budowie, obok zwykłych kwasów tłuszczowych, występują również kwasy wielonienasycone, przede wszystkim linolowy, którego obecność w ceramidach warunkuje m.in. miękkość naskórka. Ceramidy są cennymi składnikami kosmetyków pielęgnacyjnych, doskonale wnikają w naskórek i wbudowują się w warstwowe struktury cementu międzykomórkowego. W praktyce stosuje się mieszaniny ceramidów ze sterolami i lecytynami.

W handlu znajdują się trzy główne rodzaje ceramidów: prawdziwe ceramidy, nie różniące się budową od zawartych w cemencie międzykomórkowym, glikoceramidy, połączenia ceramidów z cukrami, stanowiące odpowiednik proceramidów wydzielanych przez keranocyty i tzw. pseudoceramidy, syntetyczne substancje zbliżone pod względem budowy chemicznej i właściwości do ceramidów, ale nie identyczne z produktem naturalnym.

4.7. Liposomy

Cząsteczki substancji powierzchniowo czynnych układają się w wodzie w swoiste struktury zwane **micelami**. W odpowiednio dobranych mieszaninach niepolarnych substancji powierzchniowo czynnych mogą powstawać micele tworzące bardzo złożone układy przestrzenne, zamykające się samoistnie w formę kuleczek, które nazywamy liposomami. Ich powłoka zbudowana jest z co najmniej dwu warstw cząsteczek środka powierzchniowo czynnego, których części hydrofilowe skierowane są na zewnątrz i do wnętrza liposomu. Wewnątrz pozostaje woda (lub roztwór, w których następowało zamykanie liposomu). **Liposomy** zbudowane z wielu warstw środka powierzchniowo czynnego nazywane są multilamelarnymi.

Peptydy	Wyciągi roślinne	Inne	Liposomy specjalne
Wyciąg z grasicy	Aloes	Witaminy (A, B, C, E)	Fibronektyna
Wyciąg ze śledziony	Kiełki pszenicy	Pantenol	Dysmutaza nadtlenkowa
Kolagen	Skrzyp polny	Alantoina	Karnityna
Elastyna	Ginkgo biloba (miłorząb japoński)	Kofeina	Heparyna
Wyciągi tkankowe	Chmiel	Filtry UV	Glutation
		Kwas hialuronowy	Aminokwasy
		Tyrozyna	
		Farnezol	

Przykłady substancji czynnych umieszczanych w liposomach.

W kosmetyce stosowane są liposomy o wielkości od 100 do 300 nm (1 nm, czyli nanometr, to jedna miliardowa część metra).

Konstrukcja liposomów jest analogiczna do płaskich warstwowych układów lipidowych, stanowiących uniwersalny składnik żywej materii. Układy zbliżone do liposomów występują m.in. w błonach komórkowych żywych organizmów i w cemencie międzykomórkowym warstwy rogowej naskórka. Najczęstszym materiałem używanym do produkcji liposomów używanych w kosmetyce są fosfolipidy i sterole. Stwierdzono, że substancje te po zemulgowaniu w wodzie z natury mają tendencję do tworzenia liposomów, po prostu postać kuleczki jest dla nich najlepsza i powstaje samoistnie, tak jak kropla jest najlepsza dla rozpryskiwanej wody. Do wnętrza liposomów można wprowadzać rozmaite substancje rozpuszczalne w wodzie. Składniki rozpuszczalne w tłuszczach umieszczają się w liposomach multilamelarnych między warstwami fosfolipidów.

Ze względu na podobieństwo budowy do lipidowych barier naskórka liposomy mają zdolność penetracji do warstwy rogowej naskórka. Po wniknięciu liposomy są rozkładane i uwalniają swoją zawartość. Modyfikując warunki tworzenia oraz substancje wyjściowe można otrzymać liposomy o różnych właściwościach. Kosmetyczne właściwości liposomów:

- mogą wnikać do warstwy rogowej naskórka, nie mogą jednak przez nią przejść, są rozkładane pod wpływem enzymów i innych czynników;
- w wyniku rozkładu zawarta w nich woda i substancje czynne powoli są wydzielane i pozostaje w warstwie rogowej, a w przypadku substancji leczniczych możliwa jest migracja w głąb skóry (co zostało wykorzystane w przemyśle farmaceutycznym);
- materiał lipidowy liposomów fosfolipidowych jest biozgodny, tzn. zostaje przetworzony enzymatycznie i wbudowany w naturalne struktury warstwy rogowej, a więc liposomy mogą stanowić swoistą „odżywkę" dla skórnej bariery ochronnej i wzmacniając ją hamują wysychanie skóry i przywracają naturalną równowagę wodno-tłuszczową;

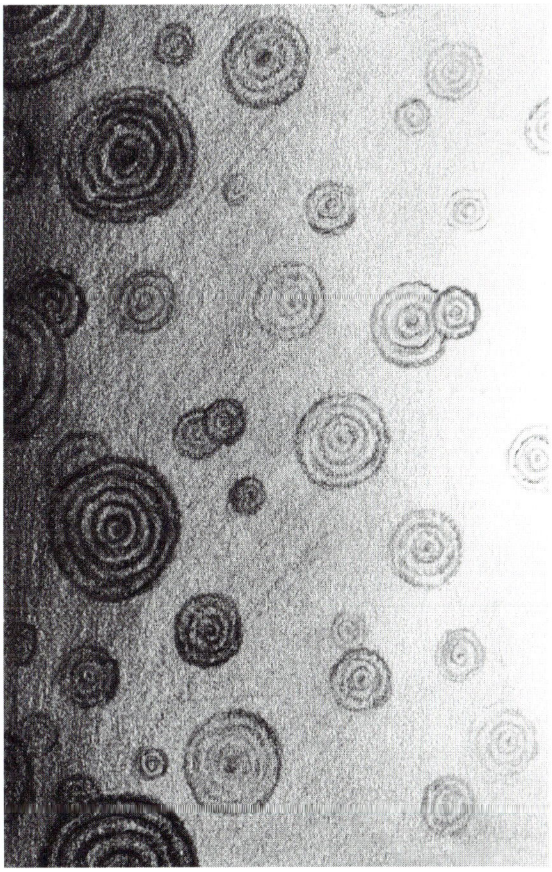

Liposomy wielopowłokowe pod mikroskopem: mniejsze liposomy są umieszczone warstwami wewnątrz większych. Dzięki temu wnikają w naskórek na różne głębokości i uwalniają tam substancje czynne.

- można otrzymać w pełni kompatybilne z większością stosowanych surowców, co umożliwia produkcję całkowicie stabilnych kosmetyków liposomowych, takich jak żele i emulsje (kremy), ale wymaga to zastosowania wysokiej jakości materiału wyjściowego i zaawansowanej technologii wytwarzania;
- do ich wnętrza można wprowadzić niemal dowolne substancje czynne, ale ze względu na możliwość ich migracji w głąb naskórka należy w każdym przypadku dokładnie ocenić toksyczność.

Witaminy	Substancje czynne	Oleje	Wyciągi roślinne, olejowe
Witamina A Witamina E Estry witaminy C Niezbędne nienasycone kwasy tłuszczowe (witamina F)	Filtry UV Bisabolol Azulen Mleczko pszczele Pochodne hydrochinonu Estry kwasu nikotynowego Kwas salicylowy Antybiotyki Substancje blokujące reduktazę (porost włosów)	Kwas linolenowy Z wiesiołka Z ogórecznika Z kiełków pszenicy Perfumowane	Nagietek Rozmaryn Rumianek Korzenie łopianu

Przykłady substancji umieszczanych w nanocząsteczkach.

3

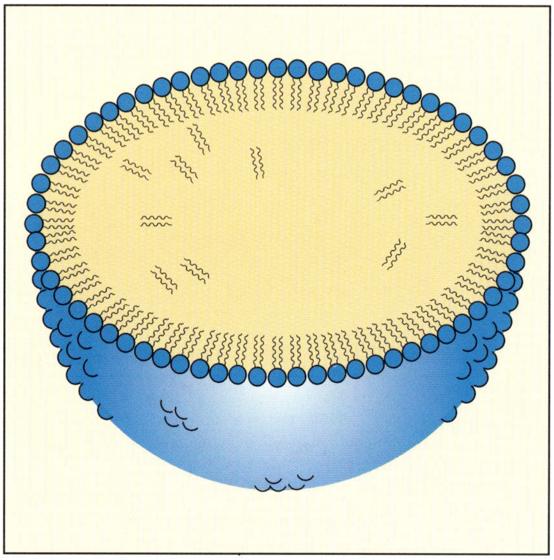

Schemat budowy nanocząsteczki. Lipofilowe substancje czynne znajdują się w jej wnętrzu.

Wprowadzenie liposomów do kosmetyki stało się punktem zwrotnym w kosmetologii. Pozwoliło na bezpośrednie wprowadzenie wody i substancji tłuszczowych do przestrzeni międzykomórkowych warstwy rogowej i precyzyjne regulowanie równowagi wodno-tłuszczowej naskórka. Za pomocą liposomów można też do naskórka wprowadzać różne substancje czynne, takie jak witaminy, proteiny itp.

Nazwy liposomów mogą pochodzić od rodzaju środków powierzchniowo czynnych użytych do ich produkcji, np. **niosomy** – liposomy wytworzone z udziałem specjalnych niejonowych składników syntetycznych. Często nazwę określa składnik zamknięty wewnątrz liposomu, np. witasomy zawierają witaminy.

W odróżnieniu od liposomów, które mogą przenosić hydrofilowe substancje czynne, **nanocząsteczki** transportują lipofilowe substancje czynne (np. witaminy A i E). Nanocząsteczki (wchodzące w skład nanoemulsji) są mikroskopijnymi cząsteczkami, których wielkość określana jest w nanometrach. Stąd też ich nazwa. Średnica nanocząsteczki, podobnie jak liposomu, wynosi od 25 do 300 nm.

Oprócz liposomów i nanocząsteczek, które wnikają w głębokie warstwy naskórka, stosowane są tzw. systemy powierzchniowe – **granulosomy** i **mikrokapsułki**. Granulosomy i mikrokapsułki są nieco większe i osiągają maksymalną wielkość 100 μm (1 mikrometr jest jedną milionową metra). Granulosomy i mikrokapsułki nie są zbudowane z fosfolipidów, ale z **polimerów** naturalnych i syntetycznych. Polimery są związkami wielkocząsteczkowymi, które powstają w wyniku połączenia wielu mniejszych cząsteczek. Naturalnym polimerem jest np. skrobia występująca w wielu roślinach. Jest ona najważniejszym węglowodanem w diecie człowieka. Skrobia to polisacharyd (wielocukier) zbudowany z wielu cząsteczek glukozy (cukru prostego).

Granulosomy mają strukturę sieciową z dużymi przerwami, które mogą być wypełnione substancjami czynnymi. Mikrokapsułki zbudowane są z powłok, które muszą być napełnione przed zamknięciem odpowiednimi substancjami. Granulosomy mogą być wypełnione dużą ilością substancji czynnych. Umożliwiają stopniowe wnikanie substancji w naskórek i przedłużają tym samym działanie substancji czynnych w warstwie rogowej. Nadają się do preparatów, które mają przedłużone działanie nawilżające, ochładzające, dezodoryzujące itp. Substancje, które powinny pozostać na powierzchni skóry, np. filtry słoneczne, mogą być podane w maksymalnym stężeniu. Nie należy obawiać się przenikania tych substancji w głąb naskórka. **Olej krzewu herbacianego** zamknięty w granulosomie traci swój typowy zapach bez utraty skuteczności działania. Ciekawe jest zastosowanie granulosomów w maseczkach miękkich i preparatach filmotwórczych, gdyż dzięki dużej objętości granulosomu można stosować większe ilości substancji czynnych.

Obecnie coraz większą popularnością cieszą się kosmetyki zawierające układy ciekłokrystaliczne. Te sto-

	Systemy przenikania		Systemy powierzchniowe	
Wielkość	Liposomy <300 nm	Nanocząsteczki <300 nm	Granulosomy <100 μm	Mikrocząsteczki <100 μm
Skład	Lipidy amfifilowe	Lipidy amfifilowe	Polimery	Polimery
Struktura	Powłoki koncentryczne	Powłoki koncentryczne	Układ sieciowy	Jedno- i wielopowłokowe
Rodzaj przenoszonych substancji	Hydrofilowe substancje czynne	Lipofilowe substancje czynne	Substancje płynne i rozpuszczalne	Nieograniczony
Zastosowanie, cel	Przenikanie w głąb skóry	Przenikanie w głąb skóry	Pozostają na powierzchni skóry	Uwalniane na powierzchni skóry

Porównanie liposomów, nanocząsteczek, granulosomów i mikrokapsułek. Liposomy i nanocząsteczki są mniejsze niż 300 nm (nanometr). Nanometr odpowiada 10^{-9} metra = 0, 000 000 001 metra. Liposomy i nanocząsteczki przenikają przez warstwy naskórka. Granulosomy i mikrocząsteczki są mniejsze niż 100 µm (mikrometr). Mikrometr odpowiada 10^{-6} metra = 0,000 001 metra. Granulosomy i mikrocząsteczki pozostają na powierzchni skóry.

sowane w kosmetykach są, podobnie jak liposomy, złożonymi układami micelarnymi o wysokim stopniu uporządkowania, zbliżonym do ułożenia cząsteczek w niektórych kryształach, a mimo to są ciekłe. Układy ciekłokrystaliczne bardzo powszechne w przyrodzie, występują m.in. w błonach komórkowych. Cement międzykomórkowy warstwy rogowej naskórka zawdzięcza swoje unikalne właściwości subtelnym, laminarnym układom ciekłokrystalicznym zbudowanym z wody, ceramidów, steroli, fosfolipidów, wolnych kwasów tłuszczowych i innych związków.

W kosmetyce układy ciekłokrystaliczne stosuje się w preparatach pielęgnacyjnych. Takie systemy wytworzone na bazie steroli i lecytyny mają szczególne powinowactwo do cementu międzykomórkowego. Kosmetyki zawierające tego rodzaju ciekłe kryształy regenerują i wzmacniają barierę lipidową naskórka i zmniejszają przezskórną utratę wody. Działają nawilżająco i zmiękczają naskórek. Ciekłe kryształy poprawiają wchłanianie wielu substancji czynnych. Układy ciekłokrystaliczne stosowane w kosmetyce wytwarza się z typowych składników tłuszczowych, emulgując je w wodzie w obecności specjalnych emulgatorów. Ten proces często wymaga zachowania specjalnych warunków. Powstające w takich procesach wielokrotne emulsje ciekłokrystaliczne mają dużą trwałość.

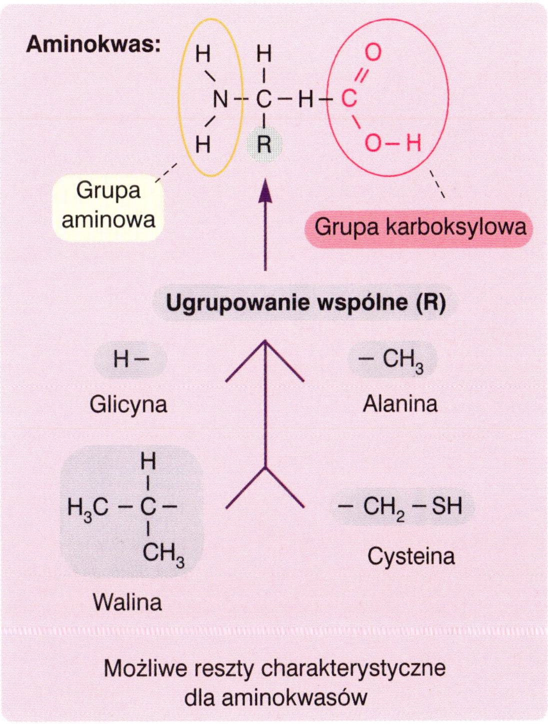

Wzór strukturalny aminokwasów – składników protein. Cząsteczka aminokwasu zawiera grupy: NH_2 (aminową), COOH (karboksylową) oraz charakterystyczne dla każdego aminokwasu ugrupowanie (R).

4.8. Białka (proteiny)

Białka są ważnymi dla człowieka składnikami odżywczymi. Są one również składnikiem naszego ciała. Naskórek, włosy i płytka paznokciowa zbudowane są z białka **keratyny**. Włosy i paznokcie mają skład **podobny do składu warstwy rogowej naskórka**. W skórze właściwej występują dwa białka: **kolagen** i **elastyna**.

Białka, **peptydy** i **aminokwasy** stosowane w kosmetyce są albo pochodzenia zwierzęcego, np. kolagen, elastyna, keratyna i białka jedwabiu naturalnego, albo roślinnego, np. sojowe, z kiełków pszenicy, migdałów itp.

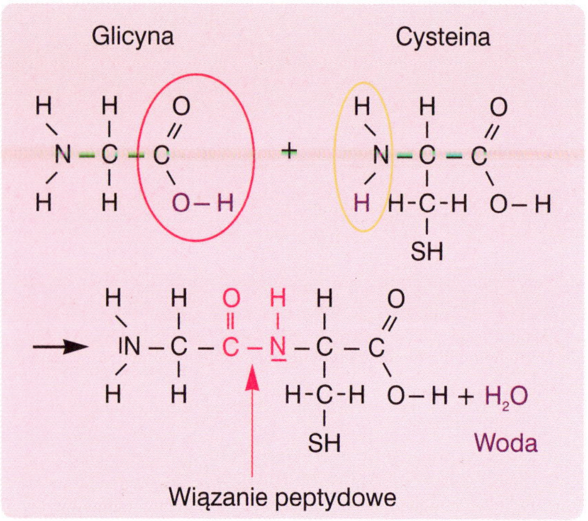

Wiązanie peptydowe między aminokwasami, glicyną i cysteiną. Grupa karboksylowa (grupa COOH) glicyny łączy się z grupą aminową cysteiny (grupa NH_2) i powstaje dipeptyd. Podczas tej reakcji wydziela się woda.

Białka zbudowane są z wielu aminokwasów połączonych ze sobą wiązaniem peptydowym. Grupa karboksylowa (COOH) jednego aminokwasu łączy się z grupą aminową (NH_2) drugiego wydzielając wodę. W ten sposób z dwóch aminokwasów powstaje **dipeptyd**. Dziesięć aminokwasów połączonych wiązaniem peptydowym to **oligopeptyd**, wiele połączonych aminokwasów to **polipeptyd**. Polipeptydy składające się ze stu i więcej aminokwasów to białka **(proteiny)**. W organizmie człowieka występuje 25 aminokwasów.

Proteiny stosowane w preparatach kosmetycznych powinny być w **stanie naturalnym**. Stan naturalny to taki, w którym białko znajduje się w organizmie żywym. Białka zdenaturowane pod wpływem temperatury (ponad 35°C), środków konserwujących, formaldehydu czy innych czynników chemicznych tracą swoją skuteczność, a tym samym znaczenie dla kosmetyki.

Naturalny, rozpuszczalny kolagen **(tropokolagen)** ekstrahuje się ze skóry cieląt. Zwiększa on zdolność naskórka do zatrzymywania wilgoci, nawet przy bardzo suchym powietrzu, ponieważ może wiązać dużo wody. Kolagen jest związkiem wielkocząsteczkowym, który nie jest w stanie przenikać do skóry właściwej i dlatego nie może wyrównać niedoboru rozpuszczalnego kolagenu narastającego wraz z wiekiem. Naukowcy próbują pobudzić wytwarzanie kolagenu w skórze właściwej za pomocą aminokwasów z ziaren grochu, soi, planktonu i witaminy C. Związki te mają stymulować syntezę kolagenu przez system immunologiczny, podobnie jak podczas gojenia się ran. **MPC** to **kompleks peptydów mlekowych**, którego zadaniem jest rozpoznawanie i usuwanie niedoborów skóry. Fitodermina zawiera aminokwasy i białka soi, które mają zapobiegać procesom starzenia się kolagenu w skórze właściwej, wywołanym działaniem promieni UV. MPC i fitodermina należą do nowej generacji preparatów opóźniających proces starzenia, do tzw. **kosmeceutyków**.

W kosmetyce stosuje się przede wszystkim preparaty proteinowe rozpuszczalne w wodzie. Prawie wszystkie białka, mimo że mają większą lub mniejszą zdolność zatrzymywania wody, są nierozpuszczalne, a pod wpływem wilgoci jedynie pęcznieją. To sprawia, że konieczne jest przekształcenie ich w postaci rozpuszczalne, którymi są hydrolizaty, produkty otrzymywane z naturalnych białek w wyniku procesu hydrolizy. Polega ona na pocięciu dużych molekuł białka na mniejsze cząsteczki. Hydroliza nie może być prowadzona dowolnie, gdyż działanie kosmetyczne produktu zależy przede wszystkim od wielkości powstających cząsteczek. Hydrolizaty białek różnią się zdolnością wchłaniania i zatrzymywania wody, właściwościami filmotwórczymi i powinowactwem do keratyny naskórka, warunkującym trwałość tworzonego filmu. **Hydrolizaty** chronią skórę, dlatego do poprawy tolerancji skóry i błon śluzowych na działanie środków myjących dodaje się je do mydeł, stałych i płynnych syndetów, płynów do kąpieli i szamponów. Produkty konsensacji kwasów tłuszczowych i białek (np. hydrolizowanego kolagenu) są łagodnymi środkami powierzchniowo czynnymi dodawanymi do żeli myjących. Hydrolizaty keratyny stosowane są przede wszystkim w preparatach do pielęgnacji włosów. Poprawiają strukturę włosa (regenerują uszkodzenia), wygładzają i nawilżają zewnętrzne warstwy łodygi.

Elastyna uzyskiwana jest z więzadeł karkowych krów. **Hydrolizaty elastyny**, podobnie jak kolagen, zatrzymują wodę w naskórku i w ten sposób chronią skórę przed wysuszeniem. Dzięki niej włosy lepiej się rozczesują. W ostatnich latach hydrolizaty protein pochodzenia zwierzęcego (kolageny i elastyny) zastępowane są hydrolizatami protein roślinnych (pszenicy, owsa, soi itp.). Przyczyną tego są zarówno trendy proekologiczne skierowane na minimalizację wykorzystywania w kosmetyce produktów pochodzenia zwierzęcego, jak i obawa przed BSE (chorobą wściekłych krów). Pewną popularność zyskały, łatwe do wykorzystania marketingowego, hydrolizaty protein jedwabiu naturalnego i pochodzących z organizmów morskich.

4.9. Węglowodany

Najważniejszymi składnikami odżywczymi są **węglowodany**. Zawiera je ogromna większość pożywienia człowieka. Węglowodany powstają w procesie foto-

Węglowodany	Cukry proste (monosacharydy)	Dwucukry (disacharydy	Cukry złożone (polisacharydy)
Wzór sumaryczny	$C_6H_{12}O_6$	$C_{12}H_{22}O_{11}$	$(C_6H_{10}O_5)_n$
Przykłady	Cukier gronowy (glukoza) Cukier owocowy (fruktoza) Cukier śluzowy (galaktoza)	Cukier słodowy (maltoza) Cukier buraczany, trzcinowy (sacharoza) Cukier mlekowy (laktoza)	Dekstryna, skrobia Glikogen, celuloza Hemiceluloza, pektyna Agar-agar

Podział węglowodanów. Węglowodany to organiczne związki chemiczne zbudowane z węgla, wodoru i tlenu.

syntezy zielonych roślin. Fotosynteza jest to wytwarzanie węglowodanów z dwutlenku węgla i wody w roślinach zielonych. Energia świetlna przy udziale chlorofilu – zielonego barwnika roślin – zamieniana jest na energię chemiczną i magazynowana w węglowodanach. Do węglowodanów należy duża liczba związków organicznych zbudowanych z węgla, wodoru i tlenu. Węglowodany dzieli się na cukry proste (**monosacharydy** – $C_6H_{12}O_6$), dwucukry (**disacharydy** – $C_{12}H_{22}O_{11}$) oraz cukry złożone (**polisacharydy** – $(C_6H_{10}O_5)_n$). Pojęcie **sacharyd** oznacza cukier.

Najbardziej interesujące z punktu widzenia kosmetyki są polisacharydy. Mogą się one składać z kilkuset lub kilku tysięcy monosacharydów. Skrobia, celuloza, pektyna, agar-agar i jego pochodne to najważniejsze polisacharydy stosowane w preparatach kosmetycznych.

Celuloza jest głównym budulcem ścian komórkowych roślin. Mikrokrystaliczna celuloza dobrze stabilizuje emulsje O/W. Celulozy modyfikowane (metyloceluloza, etyloceluloza, hydroksypropyloceluloza) używane są jako emulgatory pomocnicze i środki zagęszczające w produkcji emulsji i lotionów. Pochodne celulozy są dosyć trwałe, ponieważ nie ulegają zbyt szybko mikrobiologicznemu rozkładowi.

Pektyny występują w skórkach i pestkach, np. jabłek, pigwy i porzeczek. W wodzie bardzo mocno pęcznieją i dlatego stosowane są jako zagęszczacze. Śluz z nasion pigwy poprawia konsystencję tuszów do rzęs i pianek do modelowania włosów. Śluzy roślinne są wprawdzie dobrze tolerowane przez skórę, ale muszą być starannie konserwowane, ponieważ są podatne na działanie pleśni.

Agar-agar jest polisacharydem zbudowanym z galaktozy (cukru śluzowego) i innych cukrów. Uzyskuje się go z czerwonych alg (krasnorostów). Agar-agar używany jest w kosmetyce do otrzymywania żeli, a także jako zagęszczacz i stabilizator kremów, kosmetyków w sztyfcie i past. Także w przemyśle spożywczym jest bardzo ważnym środkiem zagęszczającym.

Guma guarowa to gumopodobny polisacharyd, który po rozpuszczeniu w wodzie tworzy gęstą ciecz. Jest on stosowany między innymi do zagęszczania dezodorantów w sztyfcie, ponieważ uniemożliwia rozpływanie się sztyftu. **Guma tragakantowa** również jest polisacharydem gumopodobnym. Stosowana jest jako środek zagęszczający w pastach do zębów i wiążący w pudrach kompaktowych.

Skrobia odkładana jest w postaci tzw. ziaren skrobiowych w nasionach zbóż, ziemniakach i roślinach strączkowych. Skrobia i **jej pochodne** są polisacharydami roślinnymi zbudowanymi z cząsteczek glukozy. Skrobie są miałkim białym proszkiem, trzeszczą między palcami podczas rozcierania. Wyróżnia się różne rodzaje skrobi: ryżową, kukurydzianą, pszenną i ziemniaczaną. O zastosowaniu poszczególnych gatunków skrobi w preparatach kosmetycznych decyduje wielkość ziaren**. Skrobia ryżowa** ma najmniejsze ziarna a **ziemniaczana** największe. Skrobie ryżową i **kukurydzianą** dodaje się jeszcze czasami do kremów depilacyjnych i pudrów do ciała. Tego typu pudry mają dużą zdolność absorpcji potu i łoju. Dobrze trzymają się na skórze. Skrobia ryżowa poza tym bardzo dobrze matuje. Ponieważ skrobie w wilgotnym środowisku stanowią doskonałą pożywkę dla mikroorganizmów, preparaty na ich bazie muszą być konserwowane odpowiednimi środkami.

Dekstrany wytwarzane są przez mikroorganizmy (sinice) z sacharozy. W dużych stężeniach tworzą z wodą roztwory o znacznej lepkości. Dekstrany poprawiają konsystencję pomadek do ust i ochronnych, kremów i past do zębów.

Kwas hialuronowy to **mukopolisacharyd** łączący ze sobą włókna kolagenowe i elastynowe w skórze właściwej. Przedrostek muko- oznacza śluz. Kwas hialuronowy tworzy z wodą gęsty śluz lub żel. Jest w stanie związać od tysiąca do czterech tysięcy razy więcej wody niż wynosi jego masa. Już 1% roztwór wodny kwasu hialuronowego ma właściwości żelujące. Kwas hialuronowy uzyskiwany jest z kogucich grzebieni i pępowiny człowieka lub wytwarzany biotechnologicznie z błon komórkowych paciorkowców (streptokoków). Kwas hialuronowy to jeden z najważniejszych naturalnych składników nawilżających. Stosowany jest w preparatach kosmetycznych jako regulator stopnia nawilżenia skóry i czynnik żelujący, nie wchłania się w naskórek, ma działanie wyłącznie powierzchowne.

4.10. Kompleksy regeneracyjne do skóry

3

Są to tak zwane **skin-repair-complex**, pozyskiwane z nieaktywnych kultur bakterii z grupy dwudzielnych. Bakterie te wytwarzają **enzymy**, które mają przenikać do naskórka i wspomagać skórne mechanizmy regeneracyjne.

Jeśli w podwójnym łańcuchu **DNA** w jądrze komórkowym nastąpią jakieś uszkodzenia, określone enzymy wprawiają w ruch skórne mechanizmy regeneracyjne, aby poprawić błędy w kodzie genetycznym i zapobiec obumarciu lub degeneracji komórki. Uszkodzenia DNA może powodować np. promieniowanie ultrafioletowe. Nieusunięte błędy DNA mogą prowadzić do przewlekłych uszkodzeń świetlnych. Zdolność do regeneracji kompleksu enzymowego jest w starszej skórze zdecydowanie mniejsza niż w młodszej. Z tego powodu wraz z wiekiem pojawia się coraz więcej uszkodzeń skóry spowodowanych promieniowaniem UV. Dlatego do preparatów przeciwsłonecznych, po opalaniu i kosmetyków opóźniających procesy starzenia dodawane są kompleksy regenerujące. Należy jednak pamiętać, że kompleksy enzymów zaaplikowane od zewnątrz nie dotrą do uszkodzonych żywych komórek, aby wspomagać lub przejąć ich naprawę.

4.11. Przeciwutleniacze i środki konserwujące

Tłuszcze i oleje naturalne są z czasem utleniane przez tlen zawarty w powietrzu i jełczeją. Są też rozkładane przez mikroorganizmy. Z kwasów tłuszczowych o długich łańcuchach powstają kwasy organiczne o krótkich łańcuchach, np. kwas masłowy oraz inne produkty rozkładu, takie jak aldehydy i ketony. Tłuszcze i oleje jełczeją. Produkty rozszczepiania tłuszczów i olejów nieprzyjemnie pachną i wywołują podrażnienia skóry, co uniemożliwia ich stosowanie w preparatach kosmetycznych. **Przeciwutleniacze** mają chronić kosmetyki przed **utlenianiem**. Światło, ciepło, śladowe ilości metali, wilgoć, wolne kwasy tłuszczowe i zjełczały tłuszcz są czynnikami przyspieszającymi utlenianie i rozkład chemiczny. Aby zapobiec tym procesom, należy przestrzegać następujących **przepisów przechowywania kosmetyków**:

- przechowywanie bez dostępu powietrza w szczelnie zamkniętych pojemnikach;
- używanie nieprzezroczystych tub, butelek, pojemników i dozowników;
- przechowywanie w chłodnych i suchych miejscach, zastosowanie przeciwutleniaczy.

Przeciwutleniacze działają jak **akceptory wolnych rodników**, wiążą wolne rodniki tlenowe i przerywają reakcję łańcuchową podczas jełczenia tłuszczu.

Oleje i tłuszcze roślinne są trwalsze od zwierzęcych ze względu na zawartość α-tokoferolu (witaminy E). Optymalnym przeciwutleniaczem w preparatach kosmetycznych jest mieszanina witaminy E, **palmitynianu askorbinylu** (kwas askorbinowy = witamina C) i lecytyny. Witamina E i C są naturalnymi przeciwutleniaczami, które jako zmiatacze wolnych rodników uniemożliwiają utlenianie podwójnych wiązań kwasów tłuszczowych. Oprócz witaminy E i C jako substancje ochronne stosowany jest także β-karoten (prowitamina A).

Enzymy, tj. dysmutaza nadtlenkowa (SOD) i ubichinony zapobiegają utlenianiu i powstawaniu nadtlenków tłuszczów. Nazywane są dlatego aktywatorami mechanizmów ochronnych komórki.

Środki konserwujące hamują rozwój mikroorganizmów (bakterii, pleśni) w kosmetykach. Działanie **przeciwbakteryjne** środka konserwującego jest tym lepsze, im większe jest jego stężenie. Jednocześnie wzrasta w tym samym stopniu niebezpieczeństwo wywołania **uczulenia** przez ten środek. Stosowanie środków konserwujących w kosmetyce regulują odpowiednie **zarządzenia**.

Do najczęściej używanych środków konserwujących należą pochodne kwasu p-hydroksybenzoesowego, m.in. **parabeny** (nazywane także nipaginami), **imidazololilomocznik** (Germall 115), **złożone sole czwartorzędowe** (Quaternium), **pochodne izotiazolu** (Kathon CG), **formaldehyd**, **fenoksyetanol**, **kwas sorbowy** oraz **benzoesan sodu**. Środki konserwujące często są przyczyną uczuleń, z tego powodu wielu lekarzy dermatologów domaga się umieszczania na opakowaniu informacji o wszystkich użytych środkach konserwujących. Konsument dzięki temu może uniknąć używania środków, które mu mogą zaszkodzić, a lekarze łatwiej ustalić rozpoznanie.

Ze względu na budowę chemiczną środki **konserwujące** dopuszczone do użytku w kosmetykach można podzielić na osiem grup:

1. Czwartorzędowe zasady amoniowe **(Quaty)** reagują w słabym środowisku zasadowym i nadają

się do konserwowania środków do pielęgnacji włosów i dezynfekcji skóry.
2. **Alkohole**, np. benzylowy, fenoksyetanol, glikol propylenowy, β-fenyloetylowy konserwują wodne preparaty i kosmetyki do makijażu oczu.
3. Chloroheksydyna jest dobrze tolerowana przez skórę i dlatego dodaje się ją do kosmetyków dla niemowląt, preparatów do higieny intymnej i jamy ustnej. Jest niekompatybilna z wieloma surowcami kosmetycznymi.
4. Organiczne sole rtęci (w Polsce unika się dodawania soli metali ciężkich) przewidziane są do tuszu do rzęs, kredek do oczu i powiek, cieni do powiek i preparatów do demakijażu oczu.
5. Estry kwasu hydroksybenzoesowego (nipaginy) nie stanowią zagrożenia dla zdrowia. Są najczęściej stosowanymi środkami konserwującymi w kosmetykach o lekko kwaśnym lub obojętnym pH. Z reguły kilka estrów miesza się dodatkowo z innymi środkami konserwującymi.
6. **Kwasy**, np. benzoesowy i sorbowy, dodawane są do preparatów o odczynie kwaśnym lub obojętnym.
7. **Formaldehyd** i związki go uwalniające, np. imidazolilomoczniki mają szeroki zakres działania przeciwbakteryjnego w środowisku o pH 3–8. Ze względu na przypuszczalne działanie rakotwórcze określone są maksymalne dopuszczalne stężenia: 0,1% w preparatach do pielęgnacji jamy ustnej, 0,2% do pielęgnacji ciała, 0,5% w utwardzaczach do paznokci. Stężenia poniżej 0,05% nie muszą być podawane na opakowaniu. Środki uwalniające formaldehyd znajdują się np. w szamponach, żelach pod prysznic i dodatkach do kąpieli.
8. Wyciągi z propolisu (kitu pszczelego), tymol z olejku tymiankowego, aldehyd cynamonowy z olejku cynamonowego, eugenol i izo-eugenol z olejku goździkowego, alkohol fenyloetylowy z olejku różanego, salicylan metylu z kory wierzbowej, terpineol-4 i cineol z olejku krzewu herbacianego, jak również farnezol z kwiatów lipy to także naturalne produkty o działaniu przeciwbakteryjnym. Zastosowanie tych produktów naturalnych ma niestety wady: nieprzyjemny zapach olejków eterycznych, który trudno zlikwidować nawet przez perfumowanie preparatu, relatywnie wysoka cena, niezadowalające działanie jako jedynego środka konserwującego oraz ryzyko uczulenia.

Siarka i związki siarki stosowane są w preparatach przeciwtrądzikowych jako substancje dezynfekujące i zmiękczające keratynę. Ich znaczenie jako środków konserwujących jest jednak niewielkie.

Aby uniknąć zakażenia drobnoustrojami chorobotwórczymi w procesie produkcji, należy zapewnić czystość surowców, z których wytwarzane są kosmetyki. Ponieważ drobnoustroje najlepiej rozwijają się w środowisku wodnym, należy przede wszystkim kontrolować czystość wody, która jest podstawowym rozpuszczalnikiem i rozcieńczalnikiem. Preparaty powinny być oferowane najlepiej w tubach lub pojemnikach z dozownikami, a nie w słoiczkach. Dzięki temu zmniejsza się niebezpieczeństwo **zakażenia** konsumenta. Kosmetyczka musi nakładać kremy produkowane w gabinecie specjalną szpatułką, a szpatułkę regularnie dezynfekować.

5. Naturalne substancje czynne w kosmetyce

Substancje czynne w kosmetyce są wysuszonymi produktami pochodzenia roślinnego i zwierzęcego. Stosowane zewnętrznie mają działanie przeciwzapalne, ochładzające, ogrzewające, zmiękczające lub ściągające. Surowce te spełniają ważną rolę jako dodatki do kąpieli, naparów i kompresów, inhalacji, jako domieszki lub podstawy masek do twarzy, a także jako wyciągi. Surowce kosmetyczne można podzielić nie tylko ze względu na ich właściwości, ale także ze względu na ich pochodzenie, np. wyciągi z korzeni roślinnych, kory, liści i kwiatów.

Ekstrakty nie poddane obróbce nie mogą być stosowane w kosmetyce. Substancje czynne uzyskuje się przez ekstrakcję lub w postaci olejków eterycznych. Trudno jest przy tym ocenić, jaka dawka preparatu będzie miała odpowiednie działanie. Obecnie wiele roślin pojawia się w różnych postaciach w preparatach kosmetycznych, począwszy od ananasa, przez bławatek po cytrynę. Wymienienie wszystkich stosowanych roślin, ich składników i działania zajęłoby całą następną książkę. Celem tego rozdziału jest przedstawienie tylko niektórych surowców ważnych dla kosmetyki, które zostały podzielone w zależności od ich właściwości i pochodzenia na śluzy, saponiny, flawonoidy, garbniki, fitohormony, surowce pochodzenia zwierzęcego oraz produkty zawierające olejki eteryczne.

5.1. Śluzy

Śluzy są substancjami pochodzenia roślinnego. Zawarte w nich substancje śluzowe i gumopodobne **(pektyny)** tworzą z wodą galaretę, która chroni skórę przed podrażnieniami. Śluzy są dobrymi emulgatorami emulsji O/W.

Czarny korzeń żywokostu lekarskiego, rosnącego na łąkach i przy brzegach stawów, obok śluzów zawiera

3

Surowce	Pochodzenie	Właściwości	Przykłady zastosowania	Substancje czynne
Śluzy	Śluzy roślinne			
	Alantoina	Zmniejsza podrażnienia	Emulgator	Pektyny
	Aloes	Pobudza ziarninowanie	Preparaty po opalaniu	Alantoina
	Algi irlandzkie	Wiąże wilgoć	Kremy nawilżające	Polisacharydy
		Wiąże wilgoć	Środki zagęszczające	Karagen (mech irlandzki)
Inne przykłady	kwiaty lipy i malwy, liście podbiału, korzeń prawoślazu lekarskiego, pektyna z jabłek			
Saponiny	Części roślin			
	Korzeń mydlnicy lekarskiej	Pieni się	Środki oczyszczające	Mydlnica lekarska
	Nasiona kasztanowca zwyczajnego	Uszczelnia naczynia krwionośne, działa przeciwwysiękowo,	Preparaty do pielęgnacji stóp i nóg	Escyna Eskulina
	Brzoza	Poprawia ukrwienie	Kosmetyki do pielęgnacji skóry głowy	Sok z brzozy
Inne przykłady	liście bluszczu, liście brzozy, goździk, korzeń myszopłochu (*Ruscus aculeatus*)			
Flawonoidy	Kwiaty, owoce			
	Kwiaty arniki	Rozszerza naczynia krwionośne	Olejki do masażu	Tymol
	Kwiaty rumianku	Działa przeciwzapalnie uspokaja	Preparaty do pielęgnacji skóry	Azulen, bisabolol
	Kwiaty nagietka	Działa przeciwzapalnie	Kremy do ciała	Flawonoidy
Inne przykłady	kwiaty bzu czarnego, krwawnik pospolity, karotka, grejpfrut, malina			
Garbniki	Kora, liście			
	Hamamelis	Działa ściągająco	Toniki do twarzy	Tanina
	Szałwia	Działa ściągająco i bakteriostatycznie	Szampony Pielęgnacja stóp	Garbniki Olejek eteryczny
	Orzech włoski	Barwi keratynę	Ochrona przeciwsłoneczna	Juglon
Inne przykłady	liście malin, wiciokrzew, liście jeżyn, wrzos, liście henny;			
Fitohormony	Soki roślinne			
	Chmiel, drożdże	Regeneruje	Kremy na noc	Witaminy
	Kiełki pszenicy	Pobudza metabolizm	Kremy odżywcze	Hormony
	Ekstrakty z owsa	Regenerują	Kremy na noc	Enzymy
Łożysko	Krowy, świnie	Pobudza krążenie krwi	Kremy na noc	Witaminy
Grasica	Cielęta, owce	Poprawia metabolizm	Kremy na noc	Witaminy
Proteiny tkankowe	Cielęta, krowy	Poprawia strukturę	Kremy do ciała	Proteiny
Pielęgnacja włosów	Proteiny			
Wydzieliny gruczołowe	Młode pszczoły	Pobudza metabolizm	Ampułki	Mleczko pszczele
	Jeleń piżmowy, Wiwera Kaszalot Bóbr	Substancje zapachowe	Utrwalacze w produkcji perfum	Piżmo, cywet, ambra, kastoreum (strój bobrowy, wydzielina gruczołów bobra)
Kit pszczeli	Pszczoły	Działa dezynfekująco	Kosmetyki przeciwtrądzikowe	Propolis
Rozmaryn	Liście rozmarynu	Poprawia krążenie krwi,	Olejki do masażu	Olejek eteryczny, olejki zapachowe
Róża	Liście róży	Działa tonizująco i stymulująco	Kremy na dzień, toniki do twarzy	Woda różana, olejek eteryczny
Wanilia	Strąki wanilii	Działa łagodząco	Perfumy	Olejek eteryczny

Wyciągi z olejkami eterycznymi: liście krzewu herbacianego, kwiaty pomarańczy, lawendy, magnolii, hibiskusa, brzoskwini, liście mięty pieprzowej, tymianek, cynamon, korzeń goryczki i łopianu, drzewo sandałowe, kosodrzewina, palczatka cytrynowa, liść laurowy, melisa i inne

Surowce kosmetyczne można podzielić ze względu na ich właściwości i pochodzenie. Surowce z olejkami eterycznymi ze względu na różnorodne właściwości stosowane są w preparatach kosmetycznych zarówno jako substancje czynne, jak i zapachowe.

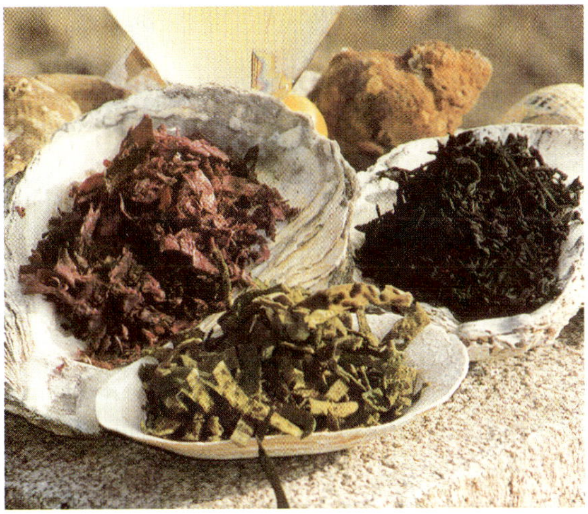
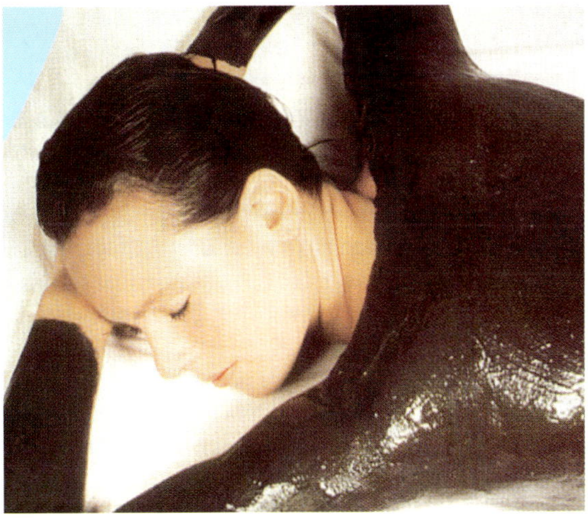

Od kilku lat bardzo ważną rolę jako maski oraz składniki uzupełniające pożywienie człowieka spełniają algi. Ich zadaniem jest oczyszczanie ciała, wypłukiwanie toksyn pozostałych z przemiany materii, pobudzanie trawienia i odciążanie naczyń krwionośnych. Algi zawierają znaczne ilości witamin, substancji mineralnych, pierwiastków śladowych i aminokwasów. Mogą pomóc rozwiązać problemy ze skórą, włosami i figurą.

substancję czynną: **alantoinę**. Alantoina jest produktem przemiany materii o delikatnym działaniu keratolitycznym, pobudza ziarninowanie, czyli gojenie uszkodzeń naskórka przez przyspieszenie podziału komórkowego. W kosmetyce alantoina stosowana jest w preparatach po opalaniu, przeciwtrądzikowych, kremach przeciwko zaczerwienieniom i podrażnieniom skóry. Stosuje się ją również w leczeniu trudno gojących się ran oraz zapaleniu żylaków. Wyciąg ma brązowy kolor i dlatego trudno jest go przetworzyć dla potrzeb kosmetycznych.

Żele z **aloesu** stosowały już Kleopatra i Nefretete. Sok aloesowy otrzymywany jest z liści aloesu. Jest **gęsty** i odbarwia się pod wpływem światła. Aby można go było zastosować w kosmetyce musi być specjalnie oczyszczony. Aloes zawiera liczne **węglowodany** i dzięki temu wygładza i nawilża skórę. Żel z aloesu oprócz fruktozy, glukozy i polisacharydów zawiera także aminokwasy, sole mineralne, witaminy, enzymy i **fitohormony**, substancje chroniące skórę przed działaniem promieni słonecznych. Wyciągi z aloesu jako substancje pielęgnujące i ochronne dodawane są do wielu kosmetyków do pielęgnacji skóry i włosów.

Chrzęścica (mech irlandzki) rośnie na wybrzeżach Oceanu Atlantyckiego w Irlandii, północnej Francji i Ameryce Północnej. Wyciąg uzyskuje się z wyrzuconych na brzeg **czerwonych alg (krasnorostów)**. **Algi** suszy się i wybiela na słońcu, a po oczyszczeniu otrzymuje karagen (chrzęsło). Głównymi ich składnikami są substancje śluzowe o dużej zawartości cukrów, **protein**, jodu i bromu. Karagen stosowany jest jako emulgator, czynnik nawilżający i substancja zagęszczająca w środkach spożywczych oraz żelach i emulsjach kosmetycznych. Pozyskany z krasnorostów polisacharyd **agar-agar** służy jako środek zagęstniający w beztłuszczowych preparatach kosmetycznych o konsystencji żelu oraz jako emulgator. Jest też składnikiem tabletek odchudzających, ponieważ dzięki pęcznieniu daje uczucie sytości.

W preparatach kosmetycznych stosowane są krasnorosty, **sinice** (cyanophyta), **brunatnice** (np. *Ascophyllum nodosum*), **zielenice** (np. aosa, czyli **bulwa sałatowa**) i inne. Zapewniają one odpowiedni poziom nawilżenia skóry, poprawiają elastyczność, pobudzają metabolizm komórkowy oraz napięcie tkanek. *Ascophyllum nodosum* przypisywane jest działanie **bakteriostatyczne**. Niektóre krasnorosty okazały się skuteczne przeciwko **wirusom opryszczki**. Substancje śluzowe brunatnic stabilizują konsystencję preparatów kosmetycznych i zwiększają ich **gęstość**. Dzięki temu na rynku pojawiła się ogromna ilość preparatów z algami do pielęgnacji twarzy i całego ciała. Do masek, masek miękkich, herbat, kapsułek i kąpieli dodawane są wysuszone, sproszkowane algi. Do kremów, olejów i żeli dodaje się wyciągi alkoholowe ze świeżych alg lub z proszku. Algi znalazły bardzo szerokie zastosowanie w kosmetyce – od A, jak preparaty przeciw cellulitowi – do Z, jak pasta do zębów.

5.2. Saponiny

Saponiny są glikozydami trójterpenów. Tworzą z wodą trwałą pianę delikatnie oczyszczającą skórę. Ze względu na to działanie jedna z roślin, z której uzyskuje się saponiny, otrzymała nazwę **mydlnica**. Była ona kiedyś używana jako środek piorący (sapo = mydło). Bardzo dużo saponin zawierają agawy i palmy jukka. Saponiny usuwają śluz, mają też działanie resorbujące oraz odwadniające. Substan-

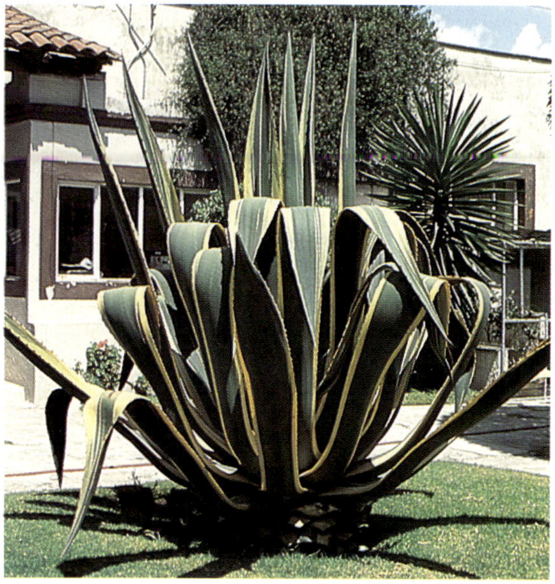

W Meksyku występuje około 170 gatunków agaw. Oprócz saponin, dostarczają one włókien, z których wytwarzane są szczotki sizalowe. Te szczotki są jednym z popularniejszych środków pomocniczych w masażu częściowym i całego ciała.

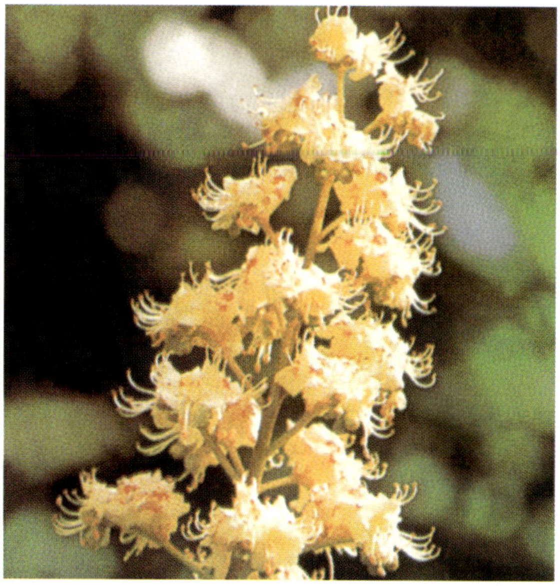

Wyciągi z kasztanowca zwyczajnego zawierają wiele saponin. Zwiększają odporność ścian naczyń krwionośnych i zapobiegają powstawaniu obrzęków. W kosmetyce stosowane są jako dodatki do kąpieli, kremów, toników oraz lotionów przeciwko osłabieniu żył i żylakom.

cje należące to tej grupy związków wykazują również właściwości **antybiotykowe** i **przeciwgrzybicze**, co jest szczególnie istotne w pielęgnacji stóp. Saponiny występują także w wyciągach z kasztanowca zwyczajnego, brzozy i kory mydłoki, tzw. wiórków panamskich (*Quillaja saponaria*). Niektóre saponiny są silnie toksyczne.

Kasztanowiec zwyczajny rośnie na terenie Persji, Himalajów, Kaukazu i Europy. Wysuszone nasiona zawierają escynę i eskulinę zapobiegające gromadzeniu się wody w tkankach i działające tonizująco na ściany żył. Wzmacniają też ścianki naczyń krwionośnych, pobudzają krążenie krwi, a tym samym powrót krwi do serca. Dzięki stabilizowaniu ścianek naczyń włosowatych do tkanek przenika mniej wody. Działanie to określane jest jako **przeciwwysiękowe**. Im większa jest zawartość wody w osoczu, tym lepiej odprowadzane są toksyny pozostałe z przemiany materii. Wyciągi z kasztanowca zwyczajnego dodane do preparatów do kąpieli stóp, kremów do stóp i lotionów do nóg chronią przed powstawaniem żylaków i zastojów żylnych. Zapobiegają też powstawaniu obrzęków i dlatego dodawane są do różnego rodzaju kąpieli.

Proszę odnieść się do następującej sytuacji: jedna z pacjentek pracuje jako sprzedawczyni i cały dzień musi stać. Wieczorem często ma zmęczone, „ciężkie" nogi. Przyjaciółka radzi jej, aby zastosowała wilgotne, chłodne okłady z kasztanowca zwyczajnego. Ona jednak nie jest do tego przekonana.

Do przygotowania preparatów kosmetycznych używane są także liście, kora, pąki i sok z **brzozy**. Uzyskiwany wiosną sok jest bogaty we fruktozę, fosforan wapnia i kwas jabłkowy. Sok brzozowy pobudza krążenie krwi w brodawkach włosa i dlatego przypisuje się mu działanie przyspieszające porost włosów. Stosowany jest także jako substancja zapachowa.

Kora mydłoki (wiórki panamskie, *Quillaja saponaria*) pozyskiwana jest z wiecznie zielonego drzewa o wysokości 10–18 metrów i występującego w Ameryce Południowej. Jego kora zawiera do 10% saponin i kiedyś używano jej jako środka piorącego. Obecnie wyciągi z niej stosowane są jako dodatek do płynów do płukania jamy ustnej, past i proszków do czyszczenia zębów i płynów do włosów.

5.3. Flawonoidy

Nazwa **flawonoid** wywodzi się od koloru wielu roślin zawierających te związki (flavus = żółty). Flawonoidy były kiedyś stosowane do farbowania wełny. Kosmetyka interesuje się flawonoidami ze względu na ich działanie uszczelniające naczynia krwionośne i przeciwzapalne. Flawonoidy także silnie działają przeciwrodnikowo i są od pewnego czasu szeroko stosowane w kosmetykach anty-age. Do surowców dostarczających flawonoidów zalicza się arnikę, nagietek, rumianek, karotkę oraz malinę.

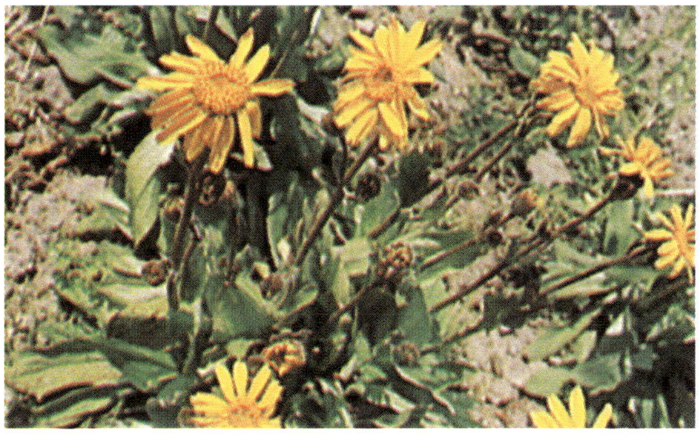

Arnika dostarcza substancji zaliczanych do flawonoidów. Dziko rosnąca arnika jest znanym środkiem leczniczym stosowanym do okładów przeciwko krwawym wybroczynom (sińcom) i opuchliznom. Działanie rozszerzające naczynia krwionośne przyczynia się do szybszego usuwania biernych przekrwień.

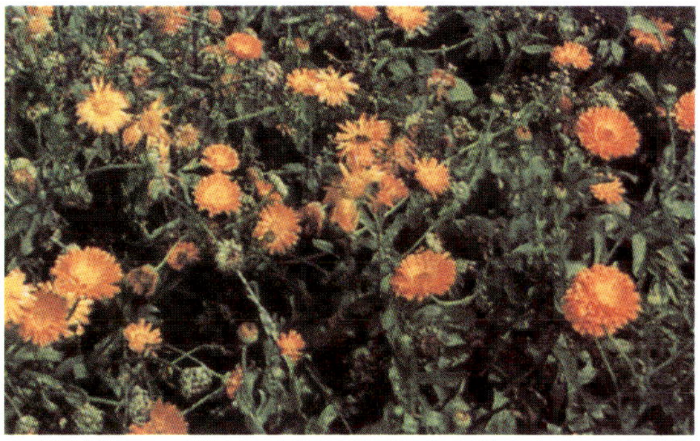

Wyciąg z nagietka zawiera flawonoidy. Ze względu na właściwości gojące stosowany jest do okładów i kąpieli przy trudno gojących się ranach. W kosmetyce dodawany jest do odświeżających toników do twarzy, masek ziołowych, preparatów przeciwsłonecznych i kremów do popękanej i szorstkiej skóry.

Kwiatostany **arniki górskiej**, rosnącej w Europie i Azji Środkowej, zawierają oprócz flawonów także czerwono-żółty olejek eteryczny z azulenem i tymolem, parafiny, żywice, kwasy tłuszczowe oraz garbniki. Wyciągi z arniki zapobiegają zapaleniom, poszerzają naczynia krwionośne i pobudzają krążenie krwi. Stosowane są jako dodatki do środków pielęgnacyjnych do stóp, preparatów przeciw cellulitis, olejków do ciała i kąpieli, toników do twarzy i jako składnik past do zębów i toników do włosów. Nalewki z arniki do okładów oraz do płynów do płukania gardła są od dawna znanym środkiem leczniczym. Olejek eteryczny arniki jest także używany w produkcji perfum.

Ojczyzną **nagietka** jest południowa Europa. Nagietek znany jest także jako roślina ozdobna, z kwiatami od jasnożółtych po pomarańczowe. Wysuszone żółto-czerwone płatki zawierają saponiny, flawony, olejek eteryczny, gorycze, żywice i kwasy. Najczęściej stosowany w kosmetyce olejek z nagietka przyspiesza gojenie ran i działa przeciwzapalnie, szczególnie przy skórze suchej, szorstkiej i wrażliwej. Używany jest w produkcji olejków do ciała, kremów na noc i na dzień, kremów do ciała, toników do twarzy, masek ziołowych i preparatów przeciwsłonecznych.

Rumianek rośnie przy polnych drogach, na ugorach, w ogrodach oraz na polach i łąkach. Rumianek hodowlany z terenów uprawnych jest znacznie bogatszy w substancje czynne od dziko rosnącego. Wyciąg otrzymuje się z wysuszonych kwiatostanów, które zawierają, w zależności od pochodzenia, 0,3–1,5% olejku eterycznego z substancjami czynnymi, azulenem i bisabololem. W preparatach kosmetycznych wykorzystywane są wyciągi alkoholowe lub olejowe. Działają na skórę i błonę śluzową łagodząco i przeciwzapalnie. Ze względu na te właściwości wyciągi z rumianku znajdują się w lotionach po opalaniu, preparatach do pielęgnacji niemowląt, kosmetykach do kąpieli, w preparatach oczyszczających,

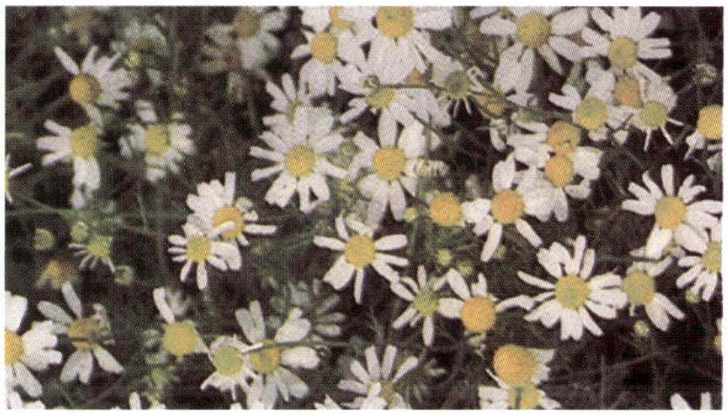

Rumianek także zawiera flawonoid. Jego działanie przeciwzapalne należy wiązać z zawartością azulenu rumiankowego i bisabololu, należących do terpenów. Wyciągi z rumianku do szamponów koloryzujących i płukanek do jasnych włosów zawierają apigeninę, delikatnie barwiącą substancję czynną.

kremach do rąk, kremach na dzień i na noc, maskach miękkich i ampułkach. Są one dodawane również do wielu preparatów do skóry podrażnionej, szorstkiej, zaczerwienionej i zmienionej zapalnie. Preparaty zawierające azulen mają niebieski kolor. Zależy to od barwy azulenu, który występuje w kolorach od niebiesko-fioletowego do granatowego.

Omówione tu rośliny należą do rodziny złożonych. U osób podatnych na uczulenia niektóre złożone, takie jak arnika, nagietek i rumianek, mogą wywołać **uczulenie kontaktowe**. Ostatnio panuje moda na tzw. kosmetykę naturalną i biokosmetykę, w której coraz częściej stosowane są preparaty z dużą zawartością wyciągów z roślin z rodziny złożonych. Preparaty takie mogą jednak zwiększać ryzyko uczulenia. Wyciągi z arniki, które mają właściwości rozszerzające naczynia krwionośne, przyczyniają się często do **toksycznych** podrażnień skóry. Problemem jest to, że uczulenie na arnikę może wywołać ogólną alergię na rośliny z rodziny złożonych, np. rumianek, krwawnik pospolity, nagietek, lwie paszcze oraz stokrotkę.

5.4. Garbniki

Początkowo **garbniki** były używane do wyprawiania skór zwierzęcych. Podczas wyprawiania skóry komórki wierzchnich warstw naskórka są sprasowywane. Dzięki temu powierzchnia skóry jest bardziej odporna na działanie mikroorganizmów, wody i szkodliwych związków chemicznych. Egipcjanie stosowali korę, owoce i liście zawierające garbniki do mumifikowania zmarłych.

Garbniki od dawna są znane także w kosmetyce jako **środki ściągające**. Pod ich wpływem wygląd skóry znacznie się poprawia, pory skórne i naczynia włosowate się zwężają, dzięki czemu zmniejsza się również wytwarzanie potu. Powierzchnia skóry jest przez ten czas odporniejsza na działanie czynników zewnętrznych. Proces ten jest jednak, w odróżnieniu od garbowania, odwracalny. Garbniki mają działanie przeciwzapalne, przeciwbakteryjne, hamujące wydzielanie oraz wysuszające. Działają też **tonizująco** na ścianki naczyń krwionośnych i pomagają zlikwidować **obrzęki.** W terapii dermatologicznej (kąpielach) garbniki wykorzystywane są w leczeniu wyprysków, chorób skóry, oparzeń, grzybicy stóp, hemoroidów oraz owrzodzenia podudzia. Do surowców dostarczających garbników zalicza się np. **oczar wirgilijski** (hamamelis), szałwię, orzech włoski, liście malin, **wiciokrzew**.

Wysuszone liście i kora krzewu hamamelisowego (oczaru wirgilijskiego) zawierają **taninę**, substancje czynne o działaniu garbującym. Wyciąg wodny z liści oczaru wirgilijskiego jest brązowy i zawiera flawonoidy, saponiny oraz olejki eteryczne. Wyciąg ten dodawany jest do toników do twarzy, kremów, ampułek i miękkich masek. Stosuje się go w leczeniu przetłuszczającej się skóry o dużych porach, a także przy zapaleniach i **trądziku**. W **pielęgnacji stóp** i **nóg** kremy i lotiony z dodatkiem tego wyciągu stosuje się przy obrzękach, żylakach i zastojach żylnych.

Szałwia ogrodowa jest znaną przyprawą do potraw rybnych, mięsnych i warzywnych. Liście, kwiaty i łodygi **szałwii** dostarczają surowca, który w preparatach kosmetycznych działa ściągająco i bakteriostatycznie. Surowiec ten zawiera olejek eteryczny, garbniki, kamforę, węglowodany i białka. Zielono-żółty olejek szałwiowy pozyskiwany jest z liści w procesie destylacji z parą wodną. Dodawany jest do preparatów przeciw trądzikowi, **łojotokowi** oraz stosowanych przy zapalnych zmianach skórnych. Szałwia hiszpańska, odmiana szałwii ogrodowej, hodowana jest jako środek zapachowy do kosmetyków.

Orzech włoski jest kolejną rośliną dostarczającą garbników. Orzech włoski pochodzi ze Wschodu, ale dzisiaj uprawiany jest również w środkowej i południowej Europie. Jego wysuszone liście zawierają **garbniki**, kwas galusowy, olejek eteryczny oraz **juglon**, zielono-brązowy barwnik. Oprócz liści wykorzystywane są także zielone skorupki orzecha, które również zawierają juglon. Juglon zabarwia skórę i włosy na brązowo, dlatego dodawany jest do preparatów przeciwsłonecznych, samoopalaczy, toników do włosów oraz do roślinnych farb do włosów jako bezpośredni barwnik. Wyciągi z orzecha włoskiego wykazują właściwości ściągające, zabarwiają keratynę i odstraszają owady. Chronią też skórę przed działaniem światła. Wodne wyciągi z niedojrzałych skorupek orzecha wykorzystywane są ze względu na swoje działanie ściągające jako dodatki do kąpieli oraz do płukanek do ust i oczu. Przez ekstrakcję liści i zielonych łusek nasiennych orzecha otrzymywany jest olej do olejków i emulsji przeciwsłonecznych.

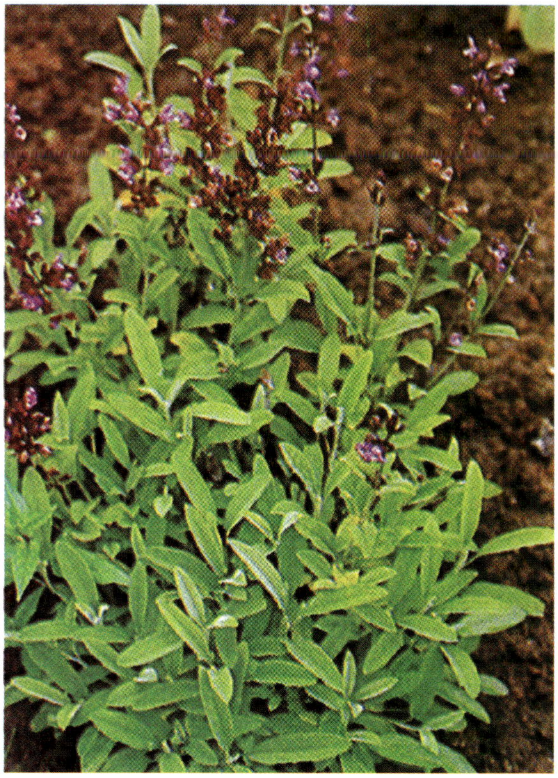

Wyciągi z szałwii są bogate w garbniki, dlatego mają działanie ściągające i bakteriostatyczne. Z tego względu dodawane są do past do zębów i płynów do płukania jamy ustnej. Preparaty przeciwtrądzikowe i przeciwłojotokowe także zawierają wyciągi z szałwii.

5.5. Fitohormony

Proces odnowy tkanki silnie stymulują żeńskie hormony – estrogeny – dlatego dawniej stosowano je do „odmładzania” skóry. Ze względu na silne działania niepożądane stosowanie ich w preparatach kosmetycznych jest od wielu lat zabronione. Niektóre ro-

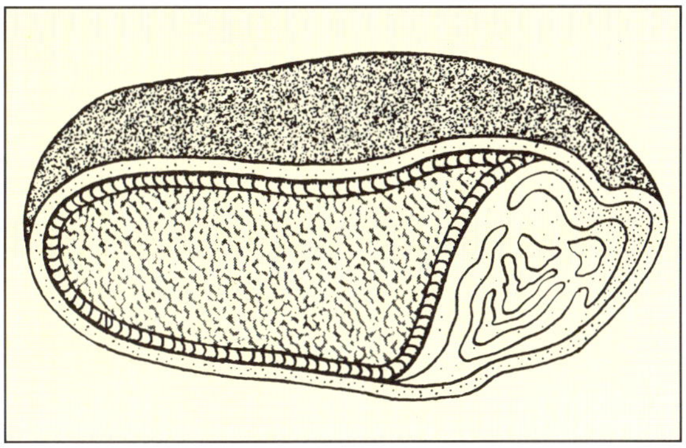

Przekrój kiełka pszenicy. Fitohormony są roślinnymi substancjami czynnymi o działaniu podobnym do hormonów. W kosmetyce znajdują zastosowanie np. wyciągi z owsa i kiełków pszenicy, które pobudzają procesy metaboliczne skóry.

śliny, a przede wszystkim soja, zawierają substancje czynne o działaniu zbliżonym do estrogenów, ale nieco słabszym, dlatego określane są jako **fitohormony**. Pod względem chemicznym należą one do flawonoidów. Stosowane są w kremach kosmetycznych, nie mają działań niepożądanych typowych dla hormonów, ale ich działanie kosmetyczne jest słabo udokumentowane.

Wokół fitoestrogenów narosło wiele nieporozumień, ponieważ często są mylone z roślinnymi hormonami wzrostowymi, nie wykazującymi aktywności w stosunku do organizmów innych niż roślinne. Drugim źródłem nieporozumień są fitosterole, cenne surowce kosmetyczne występujące w niektórych olejach roślinnych. Mają one strukturę podobną do estrogenów, nie wykazują jednak działań proestrogenowych, a ich aktywność kosmetyczna związana jest z działaniem fizykochemicznym z lipidami warstwy rogowej.

5.6. Surowce kosmetyczne pochodzenia zwierzęcego

Wśród **surowców pochodzenia zwierzęcego** wyróżniamy wyciągi z łożyska i grasicy, hydrolizaty białek ze skóry wołowej, mleczko pszczele oraz kit pszczeli (propolis). Niektóre surowce pochodzenia zwierzęcego spełniają rolę **utrwalaczy zapachów** w produkcji perfum. Należą do nich piżmo, cybet (cywet), ambra oraz kastoreum.

Wyciągi z **łożyska** i **grasicy** pozyskiwane są z organów krów, cieląt, świń i owiec. Łożysko jest narządem rozwijającym się w czasie ciąży i zapewnia embrionowi pożywienie i tlen. W kosmetyce wykorzystuje się pozbawione hormonów wyciągi z łożysk krów i świń z 3–4 miesiąca ciąży. Zawierają one aminokwasy, węglowodany, lipidy i fosfolipidy, kwasy nukleinowe, enzymy, witaminy, sole mineralne oraz pierwiastki śladowe. Wyciągi rozpuszczalne w wodzie są szczególnie bogate w enzymy, a rozpuszczalne w tłuszczach zawierają lipidy i witaminy rozpuszczalne w tłuszczach.

Wyciągi z łożysk pobudzają krążenie krwi i dzięki temu przyspieszają procesy metaboliczne w skórze. Ich zadaniem jest także zwiększenie elastyczności włókien tkanki łącznej. Surowce te wykorzystywane są przede wszystkim do produkcji kremów, ampułek i miękkich masek do skóry atroficznej i źle ukrwionej.

Dzięki pobudzaniu procesów metabolicznych oraz nawilżaniu naskórka wyciągi z grasicy cieląt, owiec i świń mają opóźniać procesy starzenia się skóry. W medycynie wyciąg z komórek grasicy wykorzystywany do leczenia osób podatnych na zakażenia, reumatyzmu oraz niektórych nowotworów, a także chorób wieku podeszłego. Działaniem dodatkowym tego zastosowania okazał się świeży wygląd skóry, przyspieszone gojenie ran i lepszy wzrost włosów. Dzięki tym właściwościom wyciągi z grasicy zaczęto wykorzystywać również w produkcji kosmetyków, ale ich działanie kosmetyczne jest słabo udokumentowane.

Hormony żeńskie (estrogeny) z łożyska zdecydowanie poprawiają ciśnienie płynów komórkowych oraz liczbę podziałów komórkowych w warstwie komórek podstawnych. Działają regenerująco na włókna elastynowe tkanki łącznej, hamują wydzielanie łoju i wspomagają porost włosów. **Kortykosteroidy**, hormony nadnercza, zapobiegają wszelkiego rodzaju zapaleniom. Ponieważ hormony mogą przez skórę **przenikać** do naczyń krwionośnych, nie można wykluczyć działań niepożądanych na układ hormonalny organizmu. Z tego względu od 1 sierpnia 1979 roku nie wolno stosować hormonów jako substancji czynnych w kosmetyce. Maści oraz toniki do włosów zawierające hormony mogą być przepisane jedynie przez lekarza. (W Polsce zabronione jest wykorzystanie hormonów do produkcji kosmetyków. Przyp. konsult.).

Ponieważ wyciągi z łożyska i śledziony oraz **hydrolizaty białkowe** nie zawierające hormonów pochodzą z organów zwierzęcych, zniechęciło to konsumentów do ich stosowania. Od czasu kontrowersji wokół **BSE** (Bovine Spongiforme Enzephalopathie, encefalopatii gąbczastej, występującego u krów gąbczastego rozpadu mózgu, czyli choroby szalonych krów) coraz rzadziej w kosmetyce korzysta się z organów zwierzęcych. Choroba ta przenosi się ze zwierząt na człowieka, a okres jej inkubacji trwa wiele lat, niekiedy przekracza długość ludzkiego życia. Nie ma dowodów potwierdzających przenoszenie prionów BSE

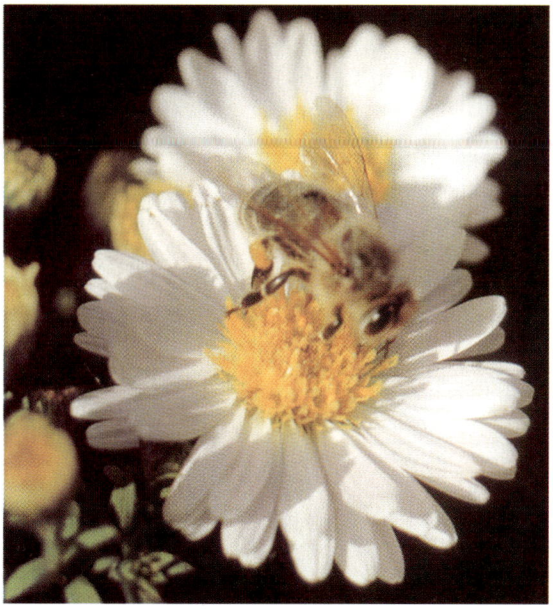

Pszczoła jako dostarczyciel surowca. Pszczoła miodna dostarcza miodu, wosku pszczelego, mleczka dla larw pszczół i królowej matki oraz kitu pszczelego – propolisu. Wszystkie znajdują zastosowanie w preparatach kosmetycznych jako surowce i substancje czynne.

przez zewnętrznie stosowane preparaty kosmetyczne czy farmaceutyki. Dotychczas nie ma również danych w pełni wykluczających taką możliwość. Ponadto wyciągi pochodzenia zwierzęcego, z których produkowane są surowce kosmetyczne, poddawane są procesom chemicznym zmniejszającym znacznie ryzyko zakażenia. Mimo to konsumenci odnoszą się sceptycznie do kosmetyków zawierających wyciągi pochodzenia zwierzęcego.

W kosmetyce białka składające się z **aminokwasów** połączonych wiązaniami **peptydowymi** stosowane są najczęściej ze względu na działanie regenerujące strukturę włosów i paznokci. Hydrolizaty białkowe otrzymuje się w wyniku reakcji rozszczepiania wielkich cząsteczek, tj. kolagenu, elastyny i keratyny za pomocą enzymów hydrolitycznych w środowisku wodnym.

Hydrolizaty białkowe pochodzą z białek tkankowych krów, owiec i świń. Wykorzystywane są jako substancje pielęgnujące w szamponach, kremach, płukankach i piankach do włosów, płynach do trwałej oraz koloryzujących. W balsamach po opalaniu oraz w innych kosmetykach pielęgnujących działają nawilżająco. Służą także do produkcji delikatnych, przyjaznych dla skóry **środków powierzchniowo czynnych**. Są również składnikami lakierów do paznokci i do włosów.

Mleczko pszczele jest wydzieliną gruczołów szczękowych młodych pszczół. Przez pierwsze trzy dni życia, mleczkiem tym żywione są wszystkie larwy pszczół. Później dostaje je tylko przyszła królowa. Dzięki temu królowa jest większa, silniejsza, żyje dłużej niż pozostałe pszczoły jednego roju i jako jedyna znosi jajeczka. Mleczko pszczele zawiera niezbędne aminokwasy, lipidy, węglowodany, witaminy, substancje mineralne, pierwiastki śladowe, enzymy oraz substancje o działaniu podobnym do antybiotyków.

Mleczko pszczele używane w kosmetyce lub medycynie konserwowane jest miodem i(lub) alkoholem. Przyjmowane **doustnie** wzmacnia mechanizmy obronne organizmu. Zalecane jest również w dolegliwościach serca i układu krążenia, problemach z koncentracją, zmęczeniu, zaburzeniach trawienia i dolegliwościach okresu menopauzy. Mleczko pszczele chroni skórę przed zapaleniami, poprawia krążenie krwi, regeneruje komórki i nawilża. Z tego powodu dodawane jest do kremów i żelów, ampułek, preparatów do pielęgnacji oczu, miękkich masek i lotionów do zniszczonej skóry.

Kit pszczeli **(propolis)**, składa się z różnego rodzaju żywic drzewnych, soków kwiatowych i pyłków wymieszanych z wydzieliną gruczołów pszczół. Zawiera żywice, balsamy, woski, olejki eteryczne, pyłki, flawonoidy, garbniki, witaminy, lipidy, aminokwasy, pierwiastki śladowe, fitohormony, enzymy oraz substancje o działaniu antybiotykopodobnym. Cechą szczególną kitu pszczelego jest jego działanie bakteriobójcze, przeciwwirusowe i grzybobójcze. Dzięki tym właściwościom chroni pszczoły przed chorobami i konserwuje plastry miodu. Składniki propolisu wzmacniają układ immunologiczny człowieka, wspomagają mechanizmy obronne skóry a także przyspieszają proces gojenia się ran. Propolis wykazuje działanie przeciwzapalne, dezynfekujące oraz poprawia ukrwienie skóry i błon śluzowych. Preparaty z propolisem zalecane są w leczeniu trądziku, zapalnych wykwitów skórnych, ran oparzeniowych, stłuczeń, zapaleń dziąseł, przeziębień, a także w leczeniu chorób żołądka i jelit. Na rynku dostępne są toniki, miękkie maski, kremy, ampułki, kremy do rąk oraz pomadki do ust zawierające propolis. Ze względu na obecność składników pochodzących z pyłków kwiatowych, mleczko pszczele i propolis mogą wywoływać reakcje alergiczne o ciężkim przebiegu, co ogranicza ich zastosowanie w kosmetyce.

Większość **substancji zapachowych** pochodzi ze świata roślinnego. Uzyskiwane są w postaci olejków eterycznych, balsamów lub żywic. Mogą być również wytwarzane syntetycznie. **Substancje zapachowe** pochodzenia zwierzęcego to piżmo, cybet (cywet), kastoreum i ambra. Wszystkie te substancje mają bardzo mocny zapach własny. W produkcji perfum wykorzystywane są jako **utrwalacze** zapobiegające zbyt szybkiemu ulatnianiu się zapachów. Substancje te są bardzo rzadkie i odpowiednio drogie, gdyż bardzo trudno się je pozyskuje.

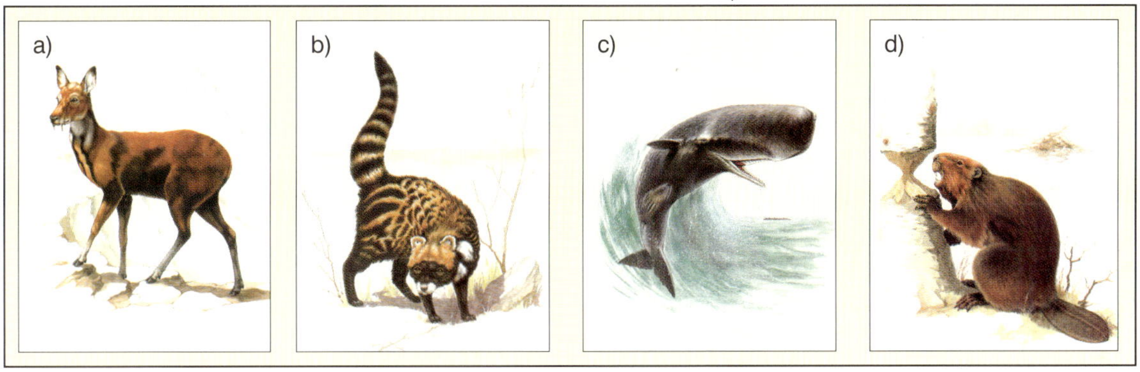

Substancje zapachowe pochodzące z organów zwierząt mają w stanie surowym mocny zapach własny. W produkcji perfum służą jako utrwalacze zapachu:
a) piżmo – wydzielina gruczołowa piżmowca
b) cybet – wydzielina gruczołowa wiwery żyjącej w Afryce i Azji
c) ambra – patologiczne wydaliny kaszalota
d) kastoreum – wydzielina gruczołowa bobra żyjącego w Kanadzie i na Syberii.

Piżmo jest wydzieliną gruczołów piżmowca, azjatyckiego ssaka z rodziny jeleniowatych. Piżmo należy do najintensywniejszych i najtrwalszych substancji zapachowych. Zapach piżma można jeszcze dzisiaj poczuć w meczetach, ponieważ było dodawane do zaprawy murarskiej.

Cybet (cywet) w stanie surowym ma ostry zapach kocich odchodów. Jest to brązowa wydzielina gruczołowa wiwery żyjącej w Afryce i Azji. Niewielkie ilości piżma i cybetu używane są do ciężkich pudrowych oraz słodkich nut zapachowych. Mają nasilać erotyczne działanie zapachu.

Ambra jest patologiczną wydzieliną gruczołów żołądkowych i jelitowych kaszalota. Od czasu, kiedy kaszalot zagrożony jest wymarciem, naturalna ambra stała się prawie nieosiągalna.

Kastoreum jest wydzieliną gruczołową bobrów kanadyjskiego i syberyjskiego. Worki zawierające wydzielinę mają gruszkowaty kształt i są połączone z organami płciowymi. Zawierają żółto-brązową wydzielinę z intensywnie pachnącymi lotnymi olejami, woskami i żywicami. Worki z wydzieliną są suszone i wędzone. Alkoholowe wyciągi z kastoreum mają nadawać perfumom cierpki erotyczny zapach.

5.7. Surowce kosmetyczne z olejkami eterycznymi

Olejki eteryczne to charakterystycznie pachnące płyny, otrzymywane z różnych roślin. Aby pozyskać te olejki, stosuje się różne metody: wyciąg olejowy (enfleurage), tłoczenie na zimno oraz destylację z parą wodną.

Podczas **otrzymywania wyciągu olejowego** części roślin układane są na posmarowane olejem szklane i metalowe płyty. Tłuszcz absorbuje substancje zapachowe. Następnie za pomocą ekstrakcji alkoholem odciąga się z tłuszczu olejki eteryczne. Ta metoda wymaga bardzo dużo czasu i rozwinięto ją do uzyskiwania olejków eterycznych z kwiatów, które nie dają się przetworzyć podczas destylacji, np. jaśminu i tuberozy. Dzisiaj prawie nie stosuje się tej metody.

Podczas **ekstrakcji rozpuszczalnikami** olej zawarty w roślinach ekstrahuje się z liści za pomocą lotnego rozpuszczalnika, np. eteru naftowego, chlorowanego węglowodoru lub alkoholu. Najpierw otrzymuje się **konkret** o konsystencji maści. Za pomocą **alkoholu** od konkretu oddzielane są woski roślinne. W ten sposób otrzymuje się **absolut**. Z tony kwiatów róży otrzymuje się np. trzy kilogramy konkretu.

Rozpuszczalniki stosowane w ekstrakcji, z wyjątkiem alkoholu, są trujące. W niewielkich ilościach mogą wywoływać **uczulenie** i osłabiać układ immunologiczny.

Kolejną metodą uzyskiwania olejków eterycznych jest **tłoczenie na zimno**. Olejki w **owocach cytrusowych**, takich jak cytryna, **bergamotka**, pomarańcza, grejpfrut zawarte są w skórce. Skórki rozdrabnia się, miesza z niedużą ilością wody i wyciska. Z powstałej emulsji W/O w **wirówce** oddziela się olejek eteryczny. Wirówka jest urządzeniem do oddzielania składników mieszanek. Niestety do olejków eterycznych mogą przedostać się również wszystkie środki konserwujące, nawozy sztuczne i pestycydy znajdujące się na owocach.

Destylacja z parą wodną polega na podgrzewaniu rozdrobnionych roślin w wielkiej kadzi z wodą. Powstająca para wodna uwalnia olejki eteryczne z roślin. Metoda jest skuteczniejsza, jeśli części roślin ułoży

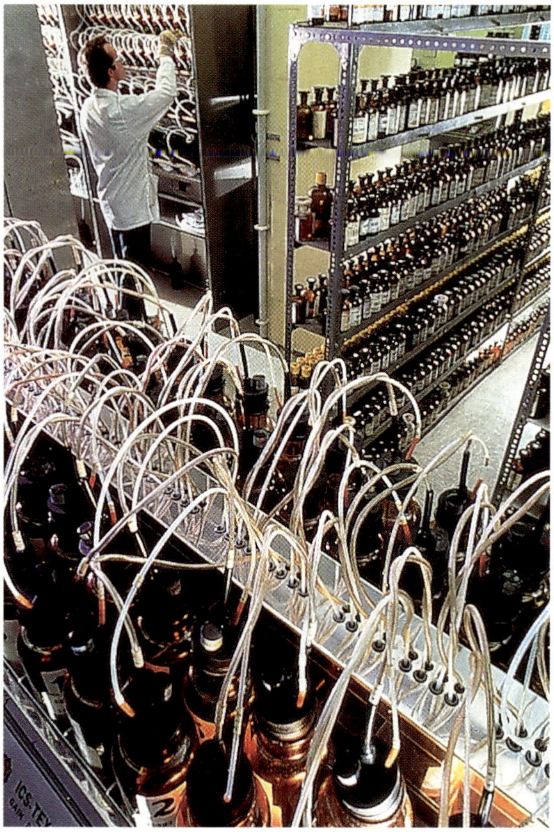

Otrzymywanie olejków eterycznych z roślin: urządzenie do ekstrakcji i destylacji.

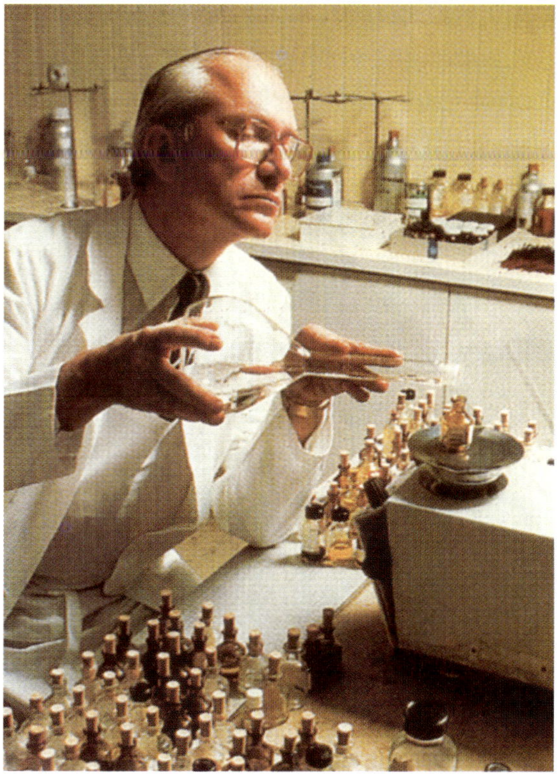

Metodą head space zanalizowano już substancje zapachowe ponad 800 roślin. W laboratoriach te związki są odtwarzane i wykorzystywane do kreowania nowych zapachów.

3

się na ruszcie, przez który przechodzi para wodna. Para wodna razem z **esencją** po schłodzeniu zostaje skondensowana (skroplona). Destylat kierowany jest do odbieralnika, w którym znajduje się woda. Większość olejków eterycznych wypływa na powierzchnię wody i może być od niej oddzielona.

Oprócz rozpuszczalników do ekstrakcji stosuje się ciekły dwutlenek węgla lub butan. Obydwa gazy przy odpowiednio wysokim ciśnieniu są ciekłe. Uzyskane w ten sposób esencje różnią się częściowo składem od uzyskanych w wyniku destylacji z parą wodną.

Do **aromaterapii** potrzebne są czyste i pełnowartościowe olejki. Nie mogą zawierać żadnych resztek pestycydów ani rozpuszczalników. **Olejki eteryczne** są złożonymi mieszaninami. W olejku lawendowym wykryto 160 różnych substancji, w różanym nawet 400. Olejki eteryczne, tak jak wina, muszą pochodzić z optymalnych obszarów uprawy. Skład esencji zależy od klimatu, jakości i składu podłoża oraz położenia geograficznego. Olejki eteryczne mogą mieć, podobnie jak wina, lepszy lub gorszy rocznik. Przemysł perfumeryjny potrzebuje do produkcji masowej identycznych i tanich surowców zapachowych. Z tego względu od lat trzydziestych rozwija się produkcja syntetycznych substancji zapachowych.

Metodą **head space** (Living Flower Technology, Enfleurage 2000) można wychwycić zapach żywych kwiatów bez ekstrakcji olejków eterycznych. Płatki kwiatów, trawy, zioła lub owoce układa się pod szklanym kloszem i pochłania ich zapachy, poddawane następnie bardzo dokładnej analizie chemicznej. W laboratoriach próbuje się uzyskać częściowo naturalne, częściowo syntetyczne substancje podobne do pochłoniętych składników zapachowych. Dzięki tej metodzie można tanio wytworzyć syntetyczne aromaty kwiatowe i owocowe nie różniące się jakością.

Moda na aromaterapię przyczynia się do zwiększonego zapotrzebowania na czyste olejki eteryczne. Obecnie w preparatach kosmetycznych zastosowanie znajduje ponad sto różnych olejków eterycznych. Dodaje się je do olejków do ciała i do masażu, olejków i kremów do twarzy, a także do perfumowania kosmetyków, miękkich masek, kąpieli i inhalacji. Cztery najczęściej występujące olejki to rozmarynowy, waniliowy, różany oraz z drzewa herbacianego.

Rozmaryn, podobnie jak mięta, **paczulka wonna** i **lawenda**, zaliczany jest do rodziny roślin wargowych. Rozmaryn pochodzi z basenu Morza Śródziemnego. Olejek eteryczny pozyskiwany jest z kwit-

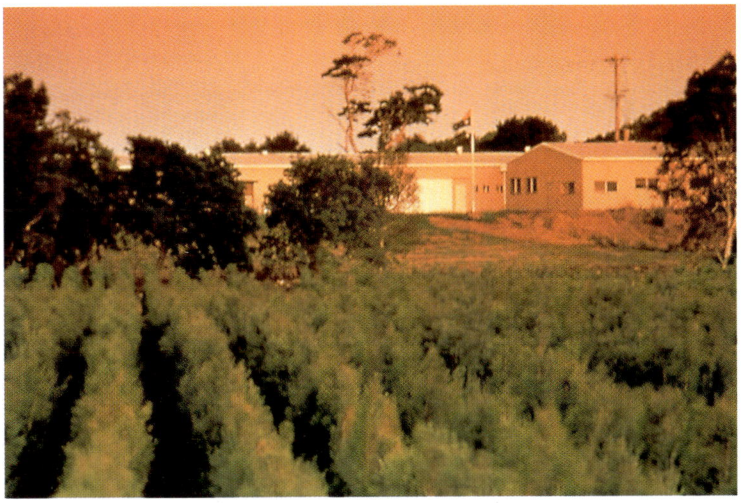

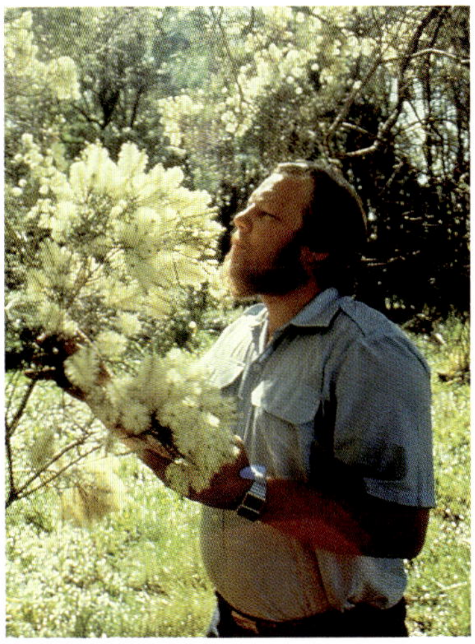

Plantacja drzew herbacianych w Australii. Rosną one do wysokości siedmiu metrów a ich kwiaty mają kremowy kolor. Esencja z liści drzewa herbacianego ma właściwości antyseptyczne i dzięki nim znajduje szerokie zastosowanie w kosmetyce, aromaterapii oraz dermatologii.

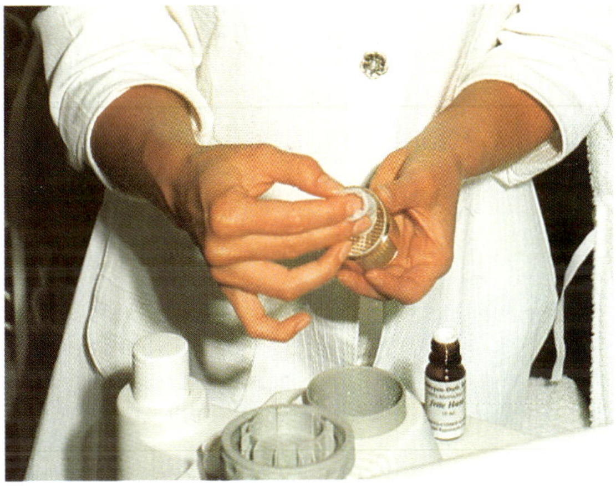

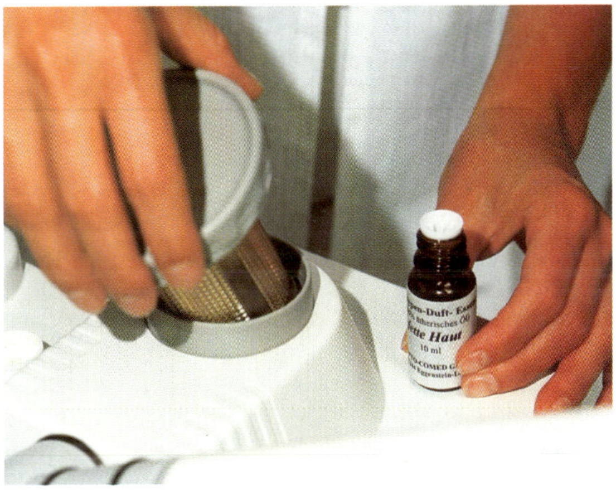

Oprócz olejków rozmarynowego, waniliowego, różanego oraz z drzewa herbacianego w aromaterapii stosuje się około 100 innych. Używa się ich samych lub w mieszance z jakimś neutralnym olejem, np. migdałowym lub z jojoby. Do skóry tłustej kosmetyczka zaleci mieszankę olejków z tymianku i lawendy. Podczas parówki olejki eteryczne działają na skórę a przez drogi oddechowe również na stan psychiczny.

nącej roślinie podczas destylacji parą wodną. Uzyskana esencja ma mocny, leśny zapach podobny do kamfory. Olejek rozmarynowy wpływa stymulująco na ośrodkowy układ nerwowy. Stosowany przy zmiennych nastrojach rozjaśnia umysł. Rozmaryn poprawia koncentrację i samopoczucie. Olejek zawiera: borneol, eukaliptol, cineol (alkohole), octan bornylu (ester), kamfen, pinen, dipenten (terpeny) i kamforę. Esencja rozmarynowa wykorzystywana jest w kosmetyce do kąpieli i kompresów, w olejkach do masażu, kremach do pielęgnacji stóp, wodach do skóry głowy oraz jako dodatek do **nalewki francuskiej.** Działa ona rozgrzewająco i poprawia krążenie krwi, szczególnie jeśli skóra jest źle ukrwiona. Działanie dezynfekujące rozmarynu wykorzystywane jest w wodach po goleniu i tonikach do twarzy dla skóry tłustej i trądzikowej.

Wanilia należy do rodziny storczykowatych. Olejek eteryczny pozyskiwany jest za pomocą rozpuszczalników lub podczas ekstrakcji alkoholem. Zapach wanilii jest słodki, ciepły, balsamiczny. Wpływa uspokajająco i łagodząco. Strąki wanilii są źródłem aldehydu waniliny, która nadaje się do perfumowania kremów do twarzy i ciała, do kąpieli i lamp zapachowych. Wykorzystywana jest również jako substancja zapachowa w produkcji perfum. Wanilinę bez trudu można wyprodukować syntetycznie. Wanilią aromatyzuje się słodkie potrawy (desery), lody, czekoladę oraz napoje. Kilogram absolutu waniliowego kosztuje około 14 000 złotych, natomiast syntetycznej waniliny około 60 zł.

Różę zalicza się do rodziny różowatych pochodzących ze Wschodu. Gatunki róż, z których uzyskuje się olejki eteryczne, są krzaczaste i mają drobne, ró-

3

żowe kwiaty. **Olejek różany** otrzymuje się metodą destylacji z parą wodną ze świeżych kwiatów, które zbiera się o świcie. Olejek różany należy do najdroższych i najcenniejszych substancji zapachowych. Za pomocą metody head space odtworzono czysty kwiatowy zapach różany. Zapach ten pobudza zmysły i łagodzi objawy depresji. W jego skład wchodzą m.in. cytroneol, rodinol, alkohol fenyloetylowy, geraniol, linalool, nerol, eugenol, farnezol, terpeny, różne kwasy i aldehydy. Olejek różany ma działanie przeciwzapalne i tonizujące. W preparatach kosmetycznych wykorzystywane są zarówno woda różana, jak i olejek. Woda różana dodana do toników do twarzy, kremów lub kompresów ochładza skórę, ma delikatne działanie tonizujące, dezynfekujące i ściągające. Olejek różany przetwarzany jest w olejkach do masażu i do aromaterapii.

Drzewo herbaciane należy do rodziny mirtowatych. Pochodzi z bagnistych terenów Australii. Olejek eteryczny nie ma nic wspólnego z krzewem herbacianym, którego liście wykorzystuje się do produkcji czarnej herbaty. Kiedy w 1770 roku kapitan Cook dotarł do Australii, jego załoga przygotowała aromatyczną herbatę ziołową z liści tego egzotycznego drzewa. Od tego czasu nazywane jest ono po prostu drzewem herbacianym. Już rdzenni mieszkańcy Australii wykorzystywali lecznicze właściwości drzewa herbacianego. Przygotowywali oni z rozdrobnionych liści ciepłą papkę, którą okładali zakażone rany i stany zapalne na skórze.

Esencja otrzymywana jest z liści drzewa w procesie destylacji z parą wodną. Ma ona mocny, aromatyczny zapach. Na skórę działa dezynfekująco. Drobnoustroje chorobotwórcze nie są jednak bezpośrednio niszczone, tak jak w przypadku tradycyjnych **antybiotyków**, ale ich liczba zmniejsza się do poziomu bezpiecznego dla skóry. Układ immunologiczny zostaje pobudzony do walki z patogenami. Zgodnie ze standardami australijskimi, zawartość cineolu nie może przekraczać 15%, ponieważ może on podrażniać skórę. Preparaty kosmetyczne nie powinny zawierać więcej cineolu niż 7%. Olejek powinien zawierać ponad 30% terpin-4-olu, który zabija drobnoustroje chorobotwórcze i zapewnia mu oczekiwaną skuteczność.

Od kilku lat **olejek z drzewa herbacianego**, w skład którego wchodzi ponad 40 różnych związków, z dobrymi skutkami stosowany jest w aromaterapii oraz w produktach kosmetycznych, przeciwko grzybicy, opryszczce, zakażeniom bakteryjnym, a także jako **środek antyseptyczny**. W sprzedaży można spotkać mydła, kremy, lotiony, preparaty przeciwsłoneczne, dezodoranty, szampony i pasty do zębów z dodatkiem olejku z drzewa herbacianego lub jego hydrolizatów. W aromaterapii olejek ten stosowany jest do inhalacji, płukania gardła oraz w połączeniu z olejkiem migdałowym i olejem z jojoby do nacierania w przeziębieniach. Dzięki kąpielom z dodatkiem tego olejku można wyleczyć zakażenie łożyska paznokcia, grzybice skóry, czyraki, ropnie, zadraśnięcia oraz grzybice narządów rodnych. W pielęgnacji rąk i stóp stosuje się go profilaktycznie, aby zapobiec grzybicom stóp i paznokci. Po zabiegach depilacyjnych nacieranie roztworami rozcieńczonego olejku ma chronić mieszki włosowe przed stanem zapalnym i zakażeniami. Dziesięć kropli olejku wystarcza do kąpieli, która ma działanie odświeżające i ożywiające. Olejek drzewa herbacianego pobudza również procesy regeneracyjne komórek. Szampony z dodatkiem tego olejku zapobiegają przetłuszczaniu się skóry głowy, łupieżowi i świądowi.

W aromaterapii do olejków z drzewa herbacianego dodaje się inne olejki eteryczne, ponieważ ma on bardzo silną, ostrą woń. Dodanie innych olejków poprawia zapach i właściwości pielęgnujące.

5.8. Perfumy i wody zapachowe

Na sklepieniu jamy nosowej, mniej więcej na wysokości oczu, znajduje się **węchowa błona śluzowa** z około 10 milionami komórek węchowych. Każda komórka ma od 6 do 8 rzęsek, na powierzchni których znajdują się receptory. Konkretne **receptory** mają taką budowę chemiczną, że wybrane **cząsteczki zapachowe** dokładnie do nich pasują. Przy każdym wdechu pobieramy z otaczającego nas środowiska ogromną ilość informacji. Wanilinę można rozpoznać nawet przy stężeniu 0,000 000 002 g/cm^3 powietrza. W obwodowym układzie nerwowym zapachy mogą regulować wydzielanie hormonów i w ten sposób wpływać uspokajająco, zmniejszać ból, poprawiać nastrój i pobudzać.

Zapachy mogą wpływać w różny sposób na życie człowieka. Mogą decydować o sympatiach i antypatiach, motywacji i nastrojach, wspomnieniach i zdolności do zapamiętywania faktów, a także decydować o kreatywności człowieka. Mają również wpływ na autonomiczny układ nerwowy; przyjemne zapachy z kuchni pobudzają apetyt i procesy trawienne. Perfumy mogą wprawić w ruch „nieznane struny" charakteru człowieka, co sprawia, że otacza go swoista aura, a jego osobowość wydaje się silniejsza. Perfumy składają się z wielu nut zapachowych, które się uzupełniają i roztaczają wokół człowieka swoistą aurę zapachową. Perfumiarze (specjaliści od zapachów), tzw. „nosy", są w stanie rozróżnić do 2000 substancji zapachowych.

Substancje zapachowe rozpuszczane są w **etanolu** lub **oleju z jojoby** i pozostawiane na dwa do trzech

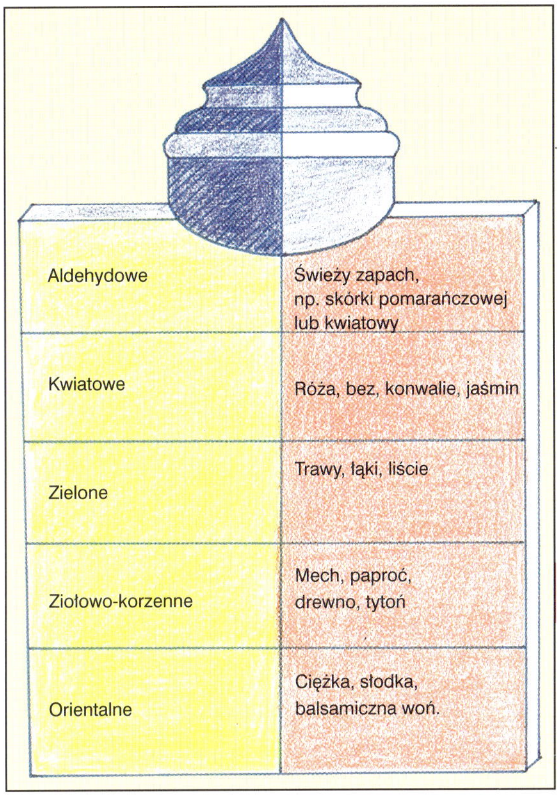

Aldehydowe	Świeży zapach, np. skórki pomarańczowej lub kwiatowy
Kwiatowe	Róża, bez, konwalie, jaśmin
Zielone	Trawy, łąki, liście
Ziołowo-korzenne	Mech, paproć, drewno, tytoń
Orientalne	Ciężka, słodka, balsamiczna woń.

Podział substancji zapachowych w zależności od nuty zapachowej.

tygodni do „dojrzewania". W zależności od ilości esencji otrzymuje się wody kolońską, toaletową, perfumowaną lub perfumy.

Woda kolońska zawiera najmniej esencji: w 70% **etanolu** rozpuszcza się 2–3% esencji. Woda kolońska o delikatnym zapachu służy przede wszystkim do odświeżania. Chusteczki odświeżające nasączane są roztworem etanolu z olejkiem cytrusowym lub lawendowym, mentolem i środkiem nawilżającym. Pakuje się je w torebki zapobiegające ulatnianiu się olejków.

Woda toaletowa zawiera do 8% esencji rozpuszczonej w **etanolu**. Wody toaletowe dla panów mają nieco mniejsze stężenie. Zawierają około 5% esencji.

W wodach perfumowanych stężenie esencji wynosi 8–10%. Do **wód perfumowanych** używa się etanolu w stężeniu 80–90%. Wody toaletowe i perfumowane nadają się na dzień, przy czym woda toaletowa pachnie delikatniej.

Perfumy zawierają 15–20% olejków zapachowych. Esencję rozpuszcza się w etanolu o stężeniu 90–96%. Zapach perfum wzmacnia się dzięki temperaturze ciała. Perfumy nadają się na wieczór lub na specjalne okazje. Niewielką ilość perfum nakłada się za uszy, na wewnętrzną stronę łokci i nadgarstków.

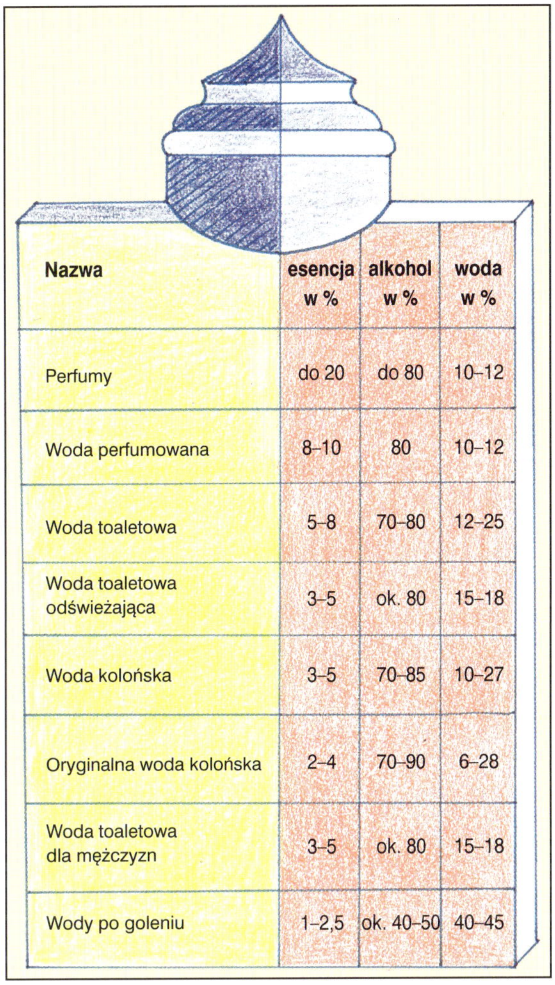

Nazwa	esencja w %	alkohol w %	woda w %
Perfumy	do 20	do 80	10–12
Woda perfumowana	8–10	80	10–12
Woda toaletowa	5–8	70–80	12–25
Woda toaletowa odświeżająca	3–5	ok. 80	15–18
Woda kolońska	3–5	70–85	10–27
Oryginalna woda kolońska	2–4	70–90	6–28
Woda toaletowa dla mężczyzn	3–5	ok. 80	15–18
Wody po goleniu	1–2,5	ok. 40–50	40–45

Skład preparatów zapachowych: perfumy mogą zawierać do 20% esencji zapachowej. Dzięki temu ich zapach może utrzymywać się na skórze nawet do piętnastu godzin.

Zapach perfum utrzymuje się nawet przez 15 godzin. Pod wpływem promieniowania UV niektóre perfumy mogą powodować zmiany pigmentacji lub podrażnienia skóry. Z tego względu przed opalaniem lub przed udaniem się do **solarium** należy zmyć ze skóry resztki perfum.

Wody po goleniu służą do odświeżania i dezynfekcji. Zawierają tylko niedużą ilość esencji zapachowych.

W zależności od rodzaju zapachu substancje zapachowe, które go tworzą, podzielone są na nuty: korzenne, skórzane, tytoniowe, drzewne, aldehydowe, kwiatowe, owocowe, orientalne, zielone, cytrusowe, lawendowe, nuta Fougère oraz szyprowe (franc. chypre).

Oprócz specjalnie skomponowanej bazy korzennej oraz syntetycznych substancji zapachowych, **nuty korzenne** zawierają wyciągi z przypraw, np. gałki muszkatołowej, cynamonu, goździków, imbiru, ko-

3

lendry, kardamonu. **Nuty orientalne** otrzymuje się po dodaniu do nut korzennych ciężkich, słodkich balsamicznych zapachów, takich jak wanilia, mirra, gorzka pomarańcza (Neroli), kadzidło, ylang ylang, drzewo sandałowe, ambra i piżmo.

Nuty skórzane przypominają zapach wyrobów skórzanych. Aby powstały zapachy odświeżające, dodaje się do nich olejki cytrusowe. Po dodaniu nut korzennych otrzymuje się cierpkie, korzenne zapachy, natomiast po dodaniu ambry – ciężkie i słodkie.

Nuty tytoniowe pachną częściowo tak jak kwiaty tytoniu, częściowo tak jak sfermentowany tytoń. W zależności od kombinacji z innymi nutami zapachowymi można uzyskać różne kompozycje zapachowe: ciężkie, słodkie, miodowe, korzenne, zielone lub cierpkie.

Nuty drzewne przypominają zapach egzotycznego drewna: cierpko-świeży, gorzki lub ciepły. Oprócz zapachów drewna dodaje się olejki: cedrowy, drzewa sandałowego, wetiwerowy, paczulki wonnej, kumaryny (olejek z marzanki wonnej) oraz cytrusowy.

Nuty aldehydowe sprawiają, że perfumy mają świeży, owocowy zapach. Wykorzystuje się zarówno olejki eteryczne ze skórek owoców cytrusowych, jak i wyizolowane aldehydy, np. cytral z olejku lemongrasowego oraz aldehydy syntetyczne. Nuty aldehydowo-kwiatowe pachną jak róże, jaśmin, konwalie, ylang ylang. Nuty aldehydowo-pudrowe mają mocniejszą, cięższą woń, ponieważ oprócz nut kwiatowych dodaje się do nich nuty balsamiczne i drzewne.

Nuty kwiatowe pachną jak poszczególne kwiaty, nie muszą jednak wcale zawierać naturalnej substancji zapachowej. Otrzymuje się je najczęściej z mieszanki kilku podobnie pachnących substancji. Przykładami nut kwiatowych są jaśmin, bez, kwiaty pomarańczy, narcyz, fiołek, mimoza i lawenda.

Nuty owocowe otrzymywane są syntetycznie lub za pomocą metody head space. Mają zapach danego owocu. Obecnie najpopularniejsze nuty owocowe używane do komponowania perfum to np. arbuzowa, brzoskwiniowa, z czarnej porzeczki, jabłkowa i grejpfrutowa.

Olejki zapachowe składają się najczęściej z kilku rodzajów **nut kwiatowych**. W zależności od dodania innych nut zapachowych otrzymuje się różne zapachy, np. świeże, owocowe, chłodne, sportowe lub pudrowo- bądź słodko-kwiatowe.

Nuty zielone są chłodne, odświeżające i delikatne. Mają zapach liści, traw, łąk i ściółki leśnej.

Nuty cytrusowe składają się z olejków eterycznych owoców cytrusowych. Klasyczne nuty cytrusowe nie zawierają utrwalaczy zapachu i dlatego łatwo się ulatniają. Nuty cytrusowe są podstawowymi składnikami wód kolońskich, które służą przede wszystkim do odświeżania. Utrwalone nuty cytrusowe zawierają nuty drzewne lub korzenne, które nadają zapachowi cierpko-gorzki odcień.

Nuty lawendowe można znaleźć w wielu kompozycjach kwiatowych. W wodach lawendowych są głównym składnikiem esencji zapachowych. Nuty lawendowe utrwalane są przez dodanie balsamicznego piżma i ambry oraz nut drzewnych i korzennych. Dzięki temu powstają słodkie i korzenne zapachy.

Nuty Fougère uzyskuje się z ekstraktów mchu dębowego, kumaryny, nut lawendowych i oleju bergamotowego. Klasyczne nuty Fougère mają jednocześnie cierpki i świeży zapach. Dzięki dodaniu nut balsamicznych i kwiatowych mogą dać zapachy słodkie i kwiatowe.

Nuty szyprowe to zapachy mchu uzyskane z wyciągów mchu dębowego w połączeniu z olejem **bergamotowym**. Klasyczne nuty szyprowe mają jednocześnie cierpki i świeży zapach. Nowoczesne zapachy szyprowe komponowane są z nutami zielonymi, skórzanymi, tytoniowymi, Fougère oraz orientalnymi. Piżmo i ambra nadają perfumom ciężki, zmysłowy odcień. Po dodaniu goździków lub ambry, gama zapachowa nut szyprowych rozciąga się od korzennej do słodkiej. Są one bardzo eleganckie i długotrwałe.

Proszę odnieść się do następującej sytuacji: dwie koleżanki sprawdzają w perfumerii na pasku papieru zapach wody perfumowanej. Świeży, kwiatowy zapach od razu przypada do gustu obu przyjaciółkom. Próbują go na przedramieniu i za uchem. Podczas gdy jednej z przyjaciółek zapach bardzo się podoba, druga nie może już znieść tego słodkiego, pudrowego zapachu na swojej skórze.

Zapach perfum na skórze rozwija się w trzech fazach: zapachy, które czuje się bezpośrednio po nałożeniu na skórę tworzą tzw. **nutę głowy**. Do stworzenia góry zapachowej wykorzystywane są cytryna, bergamota, pomarańcza, limona, olejek lemongrasowy, grejpfrut oraz inne nuty cytrusowe, a także eukaliptus, mięta, werbena i inne nuty zielone. Około dziesięć minut później wyczuwalna jest **nuta serca**. Tworzą go przede wszystkim nuty kwiatowe i owocowe, takie jak róża, ylang ylang, jaśmin, lawenda, tuberoza, mirt. **Nuta głębi (bazy)** lub inaczej **dół zapachowy** można wyczuć po dwudziestu minutach do godziny po spryskaniu skóry. Zapach nuty głębi perfum zależy od składu warstwy hydrolipidowej

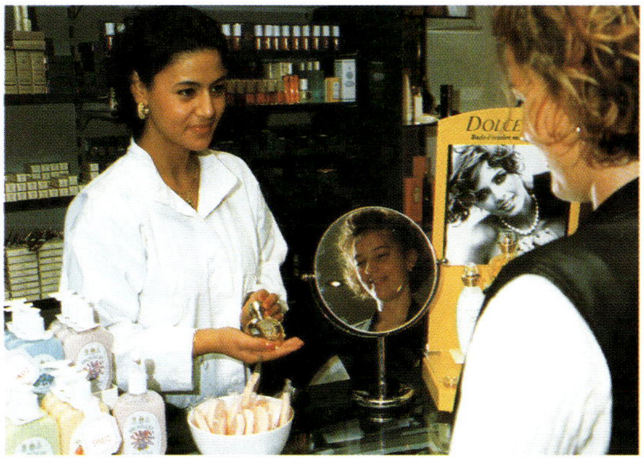

Wybór perfum zależy od naszego gustu. Decyzję może ułatwić sprzedawca.

skóry danej osoby. Na nutę bazy perfum wpływają różne czynniki, m.in. samopoczucie, stan zdrowia, sposób odżywiania się, nadmiar używek oraz zażywane leki. Nuta głębi składa się w głównej mierze z trwałych nut drzewnych i korzennych oraz z utrwalaczy zapachu. Podstawę nuty głębi danego zapachu często tworzą substancje, takie jak olejki drzewa sandałowego i cedrowego, cyprys, cynamon, kolendra, gałka muszkatołowa, goździki, paczulka wonna, wanilia, piżmo i ambra.

Przemysł perfumeryjny wytwarza olejki perfumowane do perfum i wód, preparatów kosmetycznych do skóry i włosów, do środków piorących i czyszczących, odświeżaczy powietrza oraz do innych produktów. Przy tym w zależności od zastosowania, zapachy różnią się intensywnością, trwałością i nutami zapachowymi. Preparaty kosmetyczne perfumuje się bardzo dyskretnie. Używa się do tego olejków zapachowych w niewielkich stężeniach, które są przyjazne dla skóry, ale niezbyt trwałe. Ponieważ wiele substancji zapachowych może u niektórych osób wywoływać **uczulenie**, coraz częściej rezygnuje się z perfumowania kremów, balsamów do ciała, mleczek kosmetycznych, żeli, preparatów do pielęgnacji oczu oraz toników do twarzy.

Zapachy przychodzą i odchodzą razem z modą. Na rynku można obecnie kupić około 450 różnych zapachów dla kobiet oraz 250 dla mężczyzn i ciągle dochodzą nowe. Ciężkie, zmysłowe zapachy, które pojawiły się na rynku na początku lat osiemdziesiątych, zostały wyparte w ostatnich latach przez świeże, lekkie perfumy. Perfumy, znane od kilku lat, doczekały się dzisiaj nowych, świeższych i delikatniejszych wersji. Moda na poszczególne zapachy zmienia się co sześć, osiem lat. Zmiany społeczne odzwierciedlają się nie tylko w sposobie ubierania, ale także w modzie na zapachy. Podczas gdy lata osiemdziesiąte były czasem stabilności i symboli luksusu, kierunki rozwoju w latach dziewięćdziesiątych można uznać za powrót do prostoty i naturalności. Współczesne zapachy mają być wyraźne, transparentne i lekkie. Flakony mają proste, skromne, a nawet **purystyczne** kształty. Współczesne kompozycje zapachowe zawierają przede wszystkim wodę, korę i rosę. Coraz częściej rezygnuje się z dodatku alkoholu do wód toaletowych. Zawarte w wodach zapachowych czynniki nawilżające i substancje pielęgnujące sprawiają, że są one idealne do ciała na ciepłą porę roku. Oferta obejmująca lekkie, świeże zapachy kierowana jest przede wszystkim do dziewcząt w wieku 10–14 lat.

Następna grupa zapachów to perfumy typu **uniseks**, stworzone z myślą zarówno o kobietach, jak i mężczyznach. Uniwersalny charakter tego rodzaju perfum widoczny jest również w prostych kształtach flakonów i opakowań.

6. Preparaty kosmetyczne do makijażu (kosmetyki kolorowe)

W charakterze człowieka leży chęć podobania się drugiemu człowiekowi. Może to osiągnąć podkreślając naturalną urodę lub dbając o swój wygląd, aby wydawać się piękniejszym, młodszym i bardziej atrakcyjnym. Dzięki makijażowi może również zaakcentować bądź ukryć pewne cechy swojej osobowości. Właśnie ta chęć podobania się nie zmieniła się od lat. Już w starożytności stosowano różne metody, aby poprawić swój wizerunek zewnętrzny. Tak jest i dzisiaj, i prawdopodobnie pozostanie również w przyszłości. Zmieniają się tylko mody, ideały piękności, wymagania i receptury kosmetyków kolorowych. Mężczyźni i kobiety czasów rokoka chowali twarz pod maską z bieli ołowianej, cynobru i ochry. Dzisiejsze trendy w makijażu ukrywają wszelkie niedostatki twarzy i zapewniają jej naturalny, zdrowy wygląd.

Nowa generacja kolorowych kosmetyków zawiera pigmenty przyjazne dla skóry, maskujące przebarwienia na powiekach, policzkach, wargach, a także rzęsach i paznokciach. Nowoczesne preparaty umożliwiają także skorygowanie koloru cery. Pigmenty korygujące kolor skóry wyrównują niedobory tonów czerwonych, żółtych i brązowych. Cera wydaje się dzięki temu gładsza i nie traci swego naturalnego wyglądu. Pigmenty zawarte w kosmetykach mogą działać jak pryzmat, odbijając światło dzienne, dzięki czemu można optycznie zatuszować nierówności skóry, np. linie, zmarszczki, zbyt duże pory czy wypryski.

3

6.1. Podkłady

Podkłady są różne, płynne, kremowe i w kamieniu. Różnią się konsystencją i zdolnością do pokrywania barwy skóry. Podkład jest warstwą makijażu nakładaną na skórę po oczyszczeniu, nakremowaniu i ewentualnym **naniesieniu korektora**. Podkład tworzy na skórze warstwę chroniącą przed chłodem, upałem, promieniami UV, wiatrem oraz innymi czynnikami zewnętrznymi. W zależności od receptury, podkład może dostarczać skórze mniej lub więcej składników tłuszczowych. Niektóre podkłady, oparte na silikonach, są określane jako „oil-free" i poleca się głównie do cer trądzikowych, tłustych i mieszanych. Oba rodzaje podkładów nawilżają skórę. Zmiany skórne, np. wypryski, mogą być zdezynfekowane, wysuszone i ukryte, jeśli podkład zawiera składniki przeciwbakteryjne.

Siła krycia podkładu zależy od zawartości białych i **kolorowych pigmentów**. Białymi pigmentami są **talk**, **glinka kaolinowa**, **tlenek cynku**, **dwutlenek tytanu**, **związki miki** i **tytanu**, **mika pokryta dwutlenkiem węgla**, mikrocząsteczki poliamidu, **stearyniany** wapnia, magnezu i **cynku**, **krzemian magnezu**. Struktura tych związków decyduje o konsystencji podkładu oraz łatwość nakładania go na skórę. Wpływa również na sposób odbijania światła i możliwości korekty nierówności cery. Jako barwniki i pigmenty kolorowe zmieniające odcień skóry na czerwonawy, pomarańczowy i brązowy stosuje się różne tlenki żelaza. W zależności od receptury, kolorowe kosmetyki mogą zawierać 5–10% kolorowych barwników. Aby podkład dobrze się trzymał, pigmenty muszą być dobrze zwilżane przez składniki kosmetyku.

Humektanty (środki nawilżające) i zagęstniki utrudniają sedymentację (osadzanie się) **barwników** i gwarantują jednolitą konsystencję podkładu. Aby ograniczyć pochłanianie wilgoci przez pigmenty i związane z tym wysychanie podkładu, dodaje się do nich substancje higroskopijne (zatrzymujące wodę), takie jak gliceryna, glikole, proteiny czy kwas hialuronowy. Pełnią one dwie funkcje – są humektantami, czyli zapobiegają wysychaniu podkładu i jednocześnie nawilżają skórę. Oleje roślinne i inne składniki tłuszczowe nadają podkładom kremową konsystencję, działając też zmiękczająco (emoliencyjnie) na skórę. Podkład oparty na bazie emulsyjnej musi zawierać także emulgatory, które stabilizują i zapewniają uzyskanie jednolitej, nierozwarstwiającej się zawiesiny pigmentów.

Oprócz podkładów w postaci emulsji, dostępne są również nie zawierające wody sztyfty i fluidy. Preparaty bezwodne zawierają mieszanki tłuszczów, wosków i węglowodorów lub mieszanki silikonowe.

Podkłady kompaktowe, nie wymagające stosowania pudru po nałożeniu na skórę, zawierają więcej pigmentów i wypełniaczy niż tradycyjne. Mogą zawierać też składniki lotne (np. lotne silikony), odparowujące po nałożeniu preparatu na skórę. Dzięki temu uzyskuje się wygląd matowej, przypudrowanej cery.

Podkłady utrwala się za pomocą **środków konserwujących** i **przeciwutleniaczy**, które chronią je przed wtórnym zakażeniem i działaniem tlenu. Jeśli produkt przechowywany jest w chłodnym i ciemnym miejscu, nadaje się do użytku przez około dwa lata. Fluidu nie należy używać, jeśli zmienił się jego zapach, barwa lub konsystencja.

6.2. Puder

Puder jest miałkim proszkiem o drobinkach mniejszych od 100 nm. W sprzedaży są pudry do twarzy, stóp i do ciała. Pudry do stóp i ciała mają przede wszystkim wchłaniać pot, działać dezodoryzująco, ochładzająco i pielęgnująco. Pudry do twarzy służą głównie upiększaniu i pielęgnacji cery.

Nowoczesne receptury pudru, oprócz podstawowych składników, zawierają również substancje wygładzające i pielęgnujące skórę. Ich zadaniem jest zatrzymywanie wilgoci w skórze i ochrona przed działaniem promieni ultrafioletowych, bodźców temperaturowych oraz czynników zewnętrznych. Obecnie popularne są pudry zawierające pigmenty korygujące kolor skóry, wygładzające nierówności i nadające cerze opalizujący połysk. Puder utrwala nałożony wcześniej podkład.

> Proszę się odnieść do następującej sytuacji: jedna z klientek ma tłustą cerę o dużych porach. Cały czas stosuje serię kosmetyków odpowiednią dla danego typu skóry. Niedawno kosmetyczka poleciła jej transparentny puder, który zmniejsza tłusty połysk na twarzy. Klientka dziwi się – „Zawsze sądziłam, że puder nie jest odpowiedni dla mojej skóry. Nieraz słyszałam, że zapycha pory i wywołuje pryszcze."

Podstawowe składniki pudru pochodzą ze świata minerałów i roślin. Można je również otrzymać syntetycznie. W zależności od wielkości drobinek i proporcji składników pudry mogą cerę pokrywać, matować, zabarwiać lub rozjaśniać. Wyróżnia się kilka kryteriów charakteryzujących zastosowanie pudrów kosmetycznych:

- gładkość i przyczepność do skóry;
- struktura i wielkość drobinek, względnie masa materiału i łatwość rozprowadzania;

Podstawowe składniki	Właściwości	Zastosowanie
Dwutlenek tytanu, tlenek cynku	Dobrze pokrywa skórę	Puder do twarzy
Stearyniany cynku, glinu i magnezu	Wygładza skórę	Do ciała, dla niemowląt
Skrobia, tlenek glinu	Dobrze się utrzymuje na skórze	Do twarzy, dla niemowląt
Sproszkowany jedwab, glinka kaolinowa, talk	Delikatne drobinki	Wszystkie rodzaje
Glinka kaolinowa, węglan wapnia	Wysoka chłonność	Do stóp i do ciała, dla niemowląt

Właściwości i zastosowanie niektórych podstawowych składników pudrów.

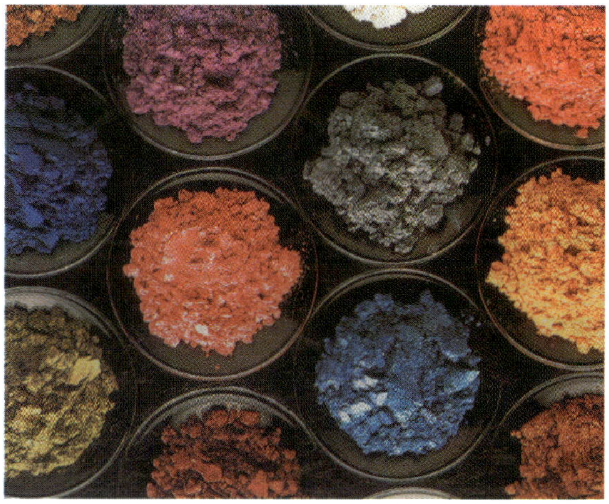

Pigmenty w preparatach do makijażu. Pigmenty są podstawowymi składnikami kolorowych kosmetyków. Są to barwne proszki nierozpuszczalne w wodzie i w tłuszczach, które podczas mieszania rozprowadza się w podłożu, np. emulsji lub mieszance tłuszczu i wosku. Ponieważ pigmenty nie rozpuszczają się w podłożu, preparaty do makijażu dobrze pokrywają barwę skóry.

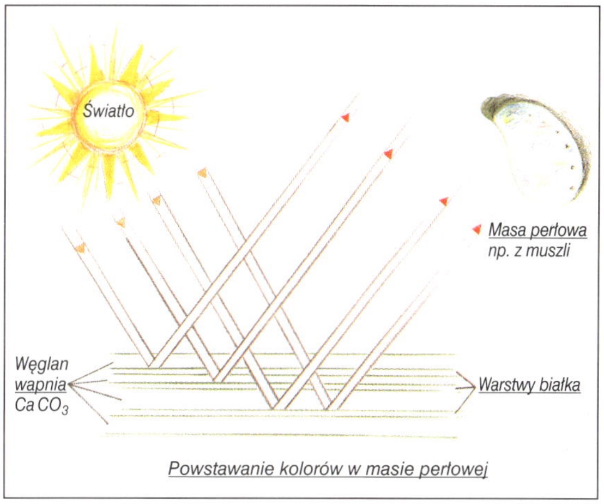

Pigmenty perłowe i powstawanie ich koloru. Pigmenty perłowe nadają skórze metaliczny odcień. Zbudowane są z grubych warstw nierównomiernych i dzięki temu, inaczej niż pigmenty białe i kolorowe, odbijają padające na skórę światło. Mieniące się kolory powstają przez nakładanie się fal świetlnych. Mimo metalicznego wyglądu te pigmenty nie są szkodliwe dla skóry.

- zdolność do wchłaniania łoju i potu;
- siła krycia;
- działanie pielęgnujące;
- działanie ochładzające.

Właściwości wygładzające pudru można zwiększyć przez dodanie stearynianów cynku, glinu i magnezu lub talku. Przyczepność do skóry można poprawić za pomocą skrobi kukurydzianej i ryżowej, stearynianów, alkoholu cetylowego, lanoliny kosmetycznej czy wazeliny. Puder dobrze się rozprowadza, jeśli zawiera kwas krzemowy lub talk. Zdolność do absorpcji łoju i potu zwiększa się wraz z dodatkiem węglanu magnezu lub wapnia, skrobi albo glinki kaolinowej.

Domieszki białych pigmentów, np. **dwutlenku tytanu**, **tlenku cynku** czy węglanu wapnia decydują o sile krycia pudru. Wyjątek stanowi mikronizowany dwutlenek tytanu, który nie ma właściwości kryjących i jest stosowany jako składnik pudrów przezroczystych (transparentnych) i półprzezroczystych (typu translucent). Związki miki i tytanu oraz mikrocząsteczki poliamidu zapewniają opalizację i optycznie wyrównują nierówności skóry. Ochładzające działanie pudru polega na zwiększeniu powierzchni oddającej ciepło. Uczucie chłodu zwiększają m.in. skrobia i stearyniany.

Puder dostępny jest w tzw. **kamieniu** w postaci sprasowanej lub jako sypki proszek w puszkach z dziurkowanym zamknięciem. Składniki **pudru w kompakcie** (sprasowanego) łączone są za pomocą środków wiążących, np. **tragakantu,** tylozy (pochodnej celulozy), **gumy arabskiej**, oleju parafinowego, alkoholi lanolinowych i cetylowych. Sypki puder lekko się rozprowadza i może być używany w większej ilości. Po nałożeniu sypkiego pudru dużym, miękkim pędzlem, na skórze widoczna jest tylko delikatna, równomierna warstwa.

Wszystkie składniki i barwniki pudrów powinny łatwo się rozpuszczać lub zawieszać w wodzie i mieszankach tłuszczów. Muszą być przetestowane dermatologicznie, aby nie było żadnych wątpliwości co

Pigment	Pochodzenie i odcień	Zastosowanie
Ochra	Tlenki żelaza i manganu: ochra,	Podkłady, puder, róż, cienie do powiek,
Terra die sienna	Uwodniony tlenek żelaza: brązowy do ciemnoczerwonego	Puder, róż, cienie do powiek, pomadki do ust, konturówki do ust, lakier do paznokci
Glinka czerwona	Tlenek żelaza: ceglastoczerwony	Róż, cienie do powiek, pomadki do ust, lakier do paznokci
Umbra	Ochra żelazowa z węglem brunatnym: brązowy	Puder, cienie do powiek, róż, pomadki do ust, konturówki do ust, lakier do paznokci
Sadza	Sadza lampowa: czarny	Kredka do oczu, tusz do rzęs
Pigmenty syntetyczne	Tlenki żelaza i uwodnione tlenki żelaza żółty, czerwony, brązowy i czarny	Puder, cienie do powiek, róż, pomadki do ust, konturówki do ust, lakier do paznokci
Ultramaryna	Krzemiany potasowo-glinowe z zawartością siarki: zielony, czerwony, fioletowy, niebieski	Róż, puder, cienie do powiek, konturówki do ust, lakier do paznokci
Tlenek chromu	Zielony	Cienie do powiek, konturówki do ust, lakier do paznokci
Masa perłowa	Mika pokryta warstwą tlenku tytanu, tlenochlorek bizmutu	Róż, cienie do powiek, puder, lakier do paznokci
Srebro z łusek rybich	Esencja z łusek rybich: srebrny	Cienie do powiek, pomadki do ust, lakier do paznokci.

Pochodzenie, odcienie i zastosowanie różnych pigmentów.

do ich użycia. Drobinki pudru nie mogą mieć żadnych ostrych kantów. Talk i glinka kaolinowa są składnikami prawie wszystkich pudrów, ponieważ są miękkie i łatwo się rozprowadzają. Duże ilości dwutlenku tytanu, tlenku cynku i węglanu wapnia powodują, że pudry mogą być szorstkie, chropowate. Węglan wapnia jest bardzo chłonny, puszysty, dobrze pokrywa skórę i sprawia, że puder jest lekki i delikatny. Aby zwiększyć właściwości pielęgnujące pudru, wzbogaca się go naturalnymi olejami i czynnikami nawilżającymi. Barwniki w pudrze stanowią 5–10%. Wszystkie pudry zawierają ponadto około 0,6% perfum.

Róż występuje w postaci kremu lub pudru. Nadaje policzkom, czołu i brodzie odcienie od brązowego do różowego, dzięki czemu można podkreślić zalety bądź ukryć niedostatki kształtu twarzy. Róż pudrowy do twarzy barwiony jest pigmentami lub **lakami**. Może występować w kamieniu lub jako sypki puder. Róż w postaci kremu zawiera pigmenty i laki w bazie tłuszczowo-woskowej. Z reguły baza różu przypomina stosowaną w tradycyjnych pomadkach do ust. W zależności od temperatury topnienia bazy tłuszczowo-woskowej róż może mieć postać miękkiej pasty lub twardego sztyftu. Pigmenty stanowią w różach w kremie 5–15%.

Ponieważ w kosmetyce kolorowej preferuje się odcienie pastelowe, najważniejszymi składnikami są białe pigmenty. Aby uzyskać tony brązowe, pomarańczowe, różowe i czerwone, z białymi pigmentami miesza się tlenki żelaza. **Tlenek** żelaza trójwartościowego daje kolory od ochry do czerwono-brązowego. Pigmenty nieorganiczne często uzyskuje się syntetycznie. Spotyka się też modyfikowane pigmenty naturalne, np. mikę pokrywaną tlenkami żelaza.

Żywe, jaskrawe kolory uzyskuje się dzięki wprowadzeniu związków organicznych do mieszaniny nieorganicznych pigmentów i barwników. Przykładem takiego dodatku mogą być organiczne sole baru. Sprawiają, że odcienie czerwieni w różach są bardziej świetliste. Nie nadają się jednak do **pomadek do ust**, ponieważ są rozpuszczalne i po oblizaniu i połknięciu mogą uwolnić toksyczne jony baru. Im mniej rozpuszczalne są pigmenty, tym mniej jest wątpliwości do stosowania ich zewnętrznie. Dotyczy to również związków metali ciężkich np. siarczanu baru (biały) czy tlenku chromu (zielony).

6.3. Kosmetyki maskujące

Kosmetyki maskujące, czyli **kamuflaż**, mają maskować, ukrywać. Z ich pomocą można trwale ukryć niedoskonałości skóry, np. znamiona naczyniowe, przebarwienia, stany zapalne, żylaki, tatuaże. Niedoskonałości pokrywa się najpierw białym korektorem, a następnie nakłada podkład o ton jaśniejszy od koloru skóry. Na koniec modeluje się partie skóry różnymi odcieniami beżu, brązu i czerwieni. W makijażu twarzy szczególnie istotne jest, aby jasny podkład nie sprawiał wrażenia maski. Specjalny puder utrwalający zapobiega rozmazywaniu i rozmywaniu się makijażu maskującego. Najpierw nakłada się go w dość dużej ilości specjalnym puszkiem do pudru. Po dziesięciu minutach działania na podkład zbiera się nadmiar pudru miękką szczoteczką.

Kosmetyk maskujący w kremie jest mieszanką tłuszczu i wosku. Ze względu na wysoką zawartość pigmentów używany jest do makijażu teatralnego i karnawałowego. Preparat w kremie po nałożeniu jest utrwalany specjalnym pudrem, dzięki któremu utrzymuje się na skórze przez wiele godzin, nawet w ciepłym świetle reflektorów. Wieczorem makijaż maskujący musi być dokładnie usunięty za pomocą olejku lub kremu oczyszczającego, ponieważ może mieć działanie sprzyjające powstawaniu zaskórników.

6.4. Preparaty do makijażu oczu

Preparaty te obejmują szeroką paletę kosmetyków: cienie do powiek, konturówki i kredki do oczu, kredki do brwi, tusze do rzęs. Zastosowanie tych preparatów ma sprawić, że oczy będą się wydawać większe, świetliste i bardziej wyraziste. Z ich pomocą można podkreślić, poprawić, ale również zmienić kształt oczu. Oprócz podstawowych reguł malowania oczu istnieją sezonowe propozycje, propagujące mocne, zdecydowane bądź prawie przezroczyste kolory i sposoby malowania.

6.4.1. Preparaty do czasowego makijażu oczu

Cienie do powiek dostępne są w postaci kremów na bazie emulsji, mieszanek wosku i oleju parafinowego, oleju rycynowego, lanoliny, wosków i estrów kwasów tłuszczowych. Najczęściej oferuje się jednak cienie w postaci prasowanego pudru na bazie talku, glinki kaolinowej i tlenku cynku. Pudrowe cienie nakłada się na powieki aplikatorem lub pędzelkiem.

Największą popularnością cieszą się nalewane do form cienie do powiek w postaci sprasowanego pudru. Składają się z bazy pudrowej, syntetycznych tlenków żelaza w kolorach żółtym, czerwonym, brązowym i czarnym, niebieskiej, zielonej i fioletowej ultramaryny, substancji wiążących oraz większej lub mniejszej ilości pigmentów perłowych. Dzisiaj nie należy się już obawiać resztek ciężkich metali, które mogłyby się znajdować w nieoczyszczonych lakierach lub pudrze. Mimo to, tak jak inne preparaty kosmetyczne, również cienie do powiek mogą wywołać podrażnienia skóry i **uczulenie**. Ponieważ preparaty stosowane są wokół oka, muszą być dobrze konserwowane. Bardzo ważna jest etykietka zawierająca skład produktu ze szczególnym uwzględnieniem **środków konserwujących**. Aby do cieni do powiek nie dostały się bakterie, kosmetyczka powinna pamiętać, aby nie były zbyt długo otwarte, gdyż może się to przyczynić do zanieczyszczenia preparatu. Po każdym zastosowaniu aplikator i pędzel należy oczyścić szamponem i zdezynfekować.

Dobre cienie do powiek powinny się łatwo wyjmować z pojemnika i nie kruszyć. Powinny być miękkie i przyjemne w dotyku oraz dobrze pokrywać powierzchnię powiek. Istotne jest, aby po nałożeniu cienie nie odkładały się w kącikach oczu i zagięciach powieki. Powinny być też odporne na deszcz i łzy. Trwałość cieni do powiek nie zależy jednak tylko od receptury, ale także od kształtu powieki i stopnia natłuszczenia skóry.

Kredki do brwi, **konturówki do ust** i **kredki do oczu** zawierają mieszanki tłuszczu i wosku, w których rozproszone są odpowiednie pigmenty. Konturówki do oczu są mieszanką sadzy, czarnego tlenku żelaza, żywic i olejów. Czarne i kolorowe kredki podkreślają kontury powiek i ust. Początkowo czarna farba do oczu (mieszanka pigmentów i kamfory na bazie żywic lub olejów) pochodząca z Indii służyła do drażnienia gruczołów łzowych. Ponieważ nakładano ją na wewnętrzną stronę dolnej powieki, łzy chroniły oko przed zakażeniami, wiatrem i ostrym słońcem. Sprawiały też, że oko nabierało blasku. Wyraźne kontury oka można uzyskać za pomocą **eye-linera** w płynie, produkowanego w kolorach czarnym, szarym, brązowym, niebieskim, fioletowym i oliwkowym.

Preparat	Skład	Zastosowanie
Cienie do powiek w pudrze	Talk, glinka kaolinowa, tlenek cynku, kolorowe pigmenty, pigmenty perłowe	Podkreślenie oczu, do cery normalnej
Cienie do powiek w kremie	Emulsja lub mieszanka wosku i oleju z dodatkiem pigmentów	Do cery suchej, malowanie powiek
Kredki do brwi, konturówki do oczu i ust, kredki kolorowe	Mieszanki tłuszczu i wosku z dodatkiem pigmentów kolorowych i perłowych	Korekta kształtu brwi i ust, obrysowanie powiek
Konturówki do oczu	Mieszanki żywic, oleju i sadzy	Obrysowanie powiek, ochrona oka
Eye-liner (tusz do powiek)	Rzadkie emulsje O/W z ciemnymi pigmentami kolorowymi	Obrysowanie powiek, optyczne powiększenie oka
Tusze do rzęs rozpuszczalne w wodzie	Rozpuszczalne w wodzie śluzy tragakantowe, emulsje O/W, tabletki koloryzujące z ciemnymi pigmentami	Przedłużenie i wzmocnienie rzęs
Wodoodporne tusze do rzęs	Preparaty olejowe, roztwór żywicy syntetycznej w alkoholu z ciemnymi pigmentami	Przedłużenie i wzmocnienie rzęs

Skład i zastosowanie preparatów do makijażu oczu.

Niezależnie od panującej mody, długie i grube rzęsy są marzeniem wielu kobiet, a także coraz częściej i mężczyzn. Rzęsy dodają oczom wyrazu i sprawiają, że nasze spojrzenie jest bardziej interesujące. **Tusze** lub **farby do rzęs** ułatwiają osiągnięcie tego. Nowoczesne tusze do rzęs łatwo i czysto się nakładają specjalnymi szczoteczkami. Zapewniają rzęsom nie tylko intensywny kolor, ale je równocześnie pielęgnują.

W zależności od rodzaju i grubości rzęs dostępne są różne tusze i kształty szczoteczek. Krótkie, cienkie rzęsy są wydłużane, pogrubiane i korygowane tuszem zwiększającym optycznie ich objętość. Rzęsy bardzo długie wymagają tuszu o dobrej przyczepności.

Dla kobiet noszących **szkła kontaktowe** ważne jest, aby nie podrażniać okolic oczu. Maskara (tusz) nie powinna zawierać przedłużających włosków, ponieważ jej drobiny mogą się odczepić od rzęsy i wpaść do oka. Przy tuszach wodoodpornych nie ma ryzyka, że będą się zbierać pod soczewką. Kobiety używające soczewek kontaktowych powinny sięgnąć po preparaty wodoodporne. Niestety, preparaty te trudniej się usuwa. Preparaty do makijażu oczu zawierające oleje często mają w swoim składzie „oleje pełzające", które mogą się dostać do oka i tworzyć na soczewce warstwę smaru. Makijaż do oczu powinno się wykonywać po wyjęciu soczewek kontaktowych.

Maskary (tusze) rozpuszczalne w wodzie oparte są na śluzach tragakantowych (substancje zagęszczające dające konsystencję żelu) lub emulsjach O/W z niewielkim dodatkiem wosku pszczelego i karnauba, oleju rycynowego, pochodnych lanoliny, stearynianu butylu poprawiającego pokrywanie rzęs. Zawierają około 10% czarnych, brązowych, fioletowych, zielonych lub niebieskich pigmentów. Pigmenty otrzymuje się z sadzy lampowej, umbry, ochry i syntetycznych tlenków żelaza. Oleje silikonowe pielęgnują, nadają połysk i są wodoodporne. Tusze do rzęs dobrej jakości zawierają, oprócz wymienionych substancji pielęgnujących, białka z jedwabiu i wełny kaszmirowej, witaminy i filtry UV. Preparaty wydłużające rzęsy zawierają syntetyczne włókna lub sproszkowane sztuczne tworzywo, które przyczepiając się do rzęs pogrubia je. Podstawą produktów wodoodpornych jest roztwór alkoholu i żywicy syntetycznej lub oleju. Woski i oleje hydrofobowe podnoszą odporność preparatu na wodę. W trakcie nakładania alkohol odparowuje, a syntetyczne żywice tworzą na rzęsach wodoodporną powłokę.

Niektóre firmy kosmetyczne oferują jeszcze tzw. **tusze w kamieniu** w postaci tabletek. Te sprasowane tusze zawierają bardzo mało wody, dlatego przed nałożeniem muszą być nawilżone lub nakładane zwilżoną szczoteczką lub aplikatorem.

Wszystkie tusze do rzęs muszą być konserwowane, aby zapobiec bakteryjnemu rozkładowi składników i **zakażeniu** oka. Tusze testowane są pod kontrolą okulisty. Na ogół nie stosuje się w nich kompozycji zapachowych, aby uniknąć podrażnienia oczu. Bardzo rzadko w tuszach można znaleźć śladowe ilości niklu lub chromu pochodzące z mieszalników, które mogą być przyczyną alergii. Do niektórych wodoodpornych tuszów do rzęs dodawane są nadal środki konserwujące uwalniające formaldehyd, który może powodować **uczulenia** i są czynnikiem rakotwórczym. Ponieważ szkodliwe substancje znacznie szybciej wchłaniają się przez błony śluzowe oka, należy uważać, aby tusz nie dostał się do oka. Jeśli delikatnie przypudrujemy rzęsy, tusz i włoski ze sztucznego tworzywa będą się na nich lepiej trzymały niż na rzęsach tłustych.

Rzęsy uważane są za szczególnie ładne, jeśli są delikatnie wywinięte na zewnątrz. Wywinięte rzęsy „otwierają" oko i sprawiają, że wydaje się ono większe. Aby rzęsy były delikatnie podkręcone, kosmetyczka może użyć specjalnej **zalotki** lub zrobić **trwałą rzęs**. Trwała powoduje długotrwałą zmianę kształtu włosa. Wystarcza na około sześć do ośmiu tygodni. Po tym czasie rzęsy odrastają. Rzęs z tuszem nie należy podkręcać zalotką, gdyż mogą się złamać lub wyrwać. To samo dotyczy pocierania oczu i spania w makijażu.

Dokładne usunięcie makijażu z oczu, łącznie z tuszem do rzęs, gwarantuje rzęsom i oczom piękny, zadbany i wyrazisty wygląd. Wodoodporne tusze do rzęs można usunąć za pomocą **preparatów do demakijażu oczu** zawierających olej lub nawilżonych płatków kosmetycznych. Mogą być zastosowane także **hydrofilowe olejki oczyszczające**, ponieważ usuwają rozpuszczalne w oleju resztki tuszu. Jeśli dodamy ciepłej wody, powstanie **emulsja W/O**. Następnie po dodaniu kolejnej porcji wody **emulsja O/W**. W ten sposób można ostrożnie usunąć zarówno resztki makijażu rozpuszczalne w oleju, jak i w wodzie. Wiele preparatów do demakijażu oczu to właśnie oleje hydrofilowe. Tusze do rzęs rozpuszczalne w wodzie mogą być usunięte także preparatami na bazie emulsji lub żelu oraz nawilżonymi płatkami kosmetycznymi. Preparaty te zawierają łagodne środki powierzchniowo czynne, które **rozpraszają** resztki farby i **emulgują** składniki zawierające tłuszcz. Jeśli zabiegi te wydają się zbyt męczące, należy zdecydować się na trwały (permanentny) makijaż wykonany w gabinecie kosmetycznym.

Proszę odnieść się do następującej sytuacji: klientka ma długie rzęsy z jasnymi końcówkami. Aby nadać rzęsom wyrazu, już od lat używa czarnego tuszu do rzęs. Latem często jeździ na rowerze. Stwierdza, że często wpadają jej do oczu drobne muszki. Zastanawia się: w wyniku tuszowania odstępy między pojedynczymi rzęsami stają się coraz większe...

6.4.2. Trwały makijaż rzęs i brwi

Jeśli twarz kobiety czy mężczyzny jest mało wyrazista ze względu na zbyt jasne rzęsy i brwi, można to zmienić trwale je farbując. **Trwała koloryzacja** rzęs i brwi ma wiele zalet:
- naturalny wygląd;
- farba dociera aż do nasady włosków;
- wyraźne kontury również podczas kąpieli, w saunie i podczas uprawiania sportu;
- żywy wyraz twarzy.

Farba do rzęs i **brwi** nie może być usunięta wodą czy środkami oczyszczającymi, ale trzyma się do czasu, aż włoski odrosną. Do rzęs i brwi używa się specjalnych **farb oksydacyjnych** z dodatkiem substancji zasadowych, takich jak **etanolamina** lub **trietanolamina**. Substancje te rozluźniają strukturę keratyny rzęs i brwi. Farbę w kremie miesza się z **roztworem nadtlenku wodoru** na jednolitą masę.

W warstwie korowej rzęs najpierw utleniają się bezbarwne prekursory barwnika do czarnych, granatowych, niebieskich lub brązowych cząsteczek farby. Ponieważ cząsteczki te są większe niż bezbarwne prekursory, zatrzymywane są w warstwie korowej i łuskach osłonki włosa jak w klatce. Taki trwały makijaż utrzymuje się przez 4–6 tygodni lub do czasu wypadnięcia rzęs lub brwi.

Jeśli brwi nie mają być ufarbowane, ale tylko podkreślone, można użyć **kredki do brwi**. Kredką można narysować między włoskami delikatne, krótkie kreski w odcieniu brwi. Dzięki temu wydają się one gęstsze, a ich kontury wyraźniejsze. Kredki do brwi dostępne są w wielu odcieniach, od czarnego po złoty blond. Konturów brwi nie koryguje się jedną ciągłą linią, gdyż wygląda to nienaturalnie i może zmienić na niekorzyść wyraz twarzy.

6.5. Preparaty do makijażu ust

Pierwsze szminki znane były już w **starożytności**. Były to mieszaniny tłuszczów i barwników. **Pomadka do ust** wykształciła się jednak dopiero pod koniec XIX wieku w Paryżu. W jej skład wchodziły olej rycynowy, wosk pszczeli, łój jelenia i czerwone barwniki. Masa miała kształt sztyftu i była zawinięta w jedwabny papier. Pierwszą pomadkę do ust zaprezentował paryski perfumiarz w 1883 roku na światowej wystawie w Amsterdamie. Nazywała się „Magiczna różdżka Erosa" i kosztowała 100 złotych marek. Była więc towarem luksusowym. Dzisiaj pomadki do ust należą

3

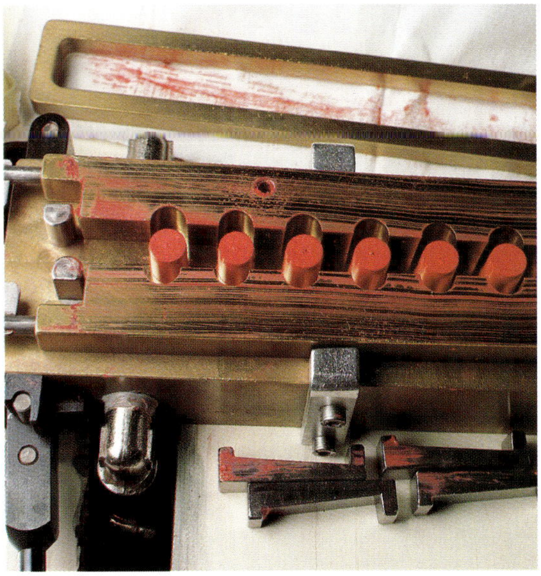

Drewniana forma do wyrobu pomadek do ust.

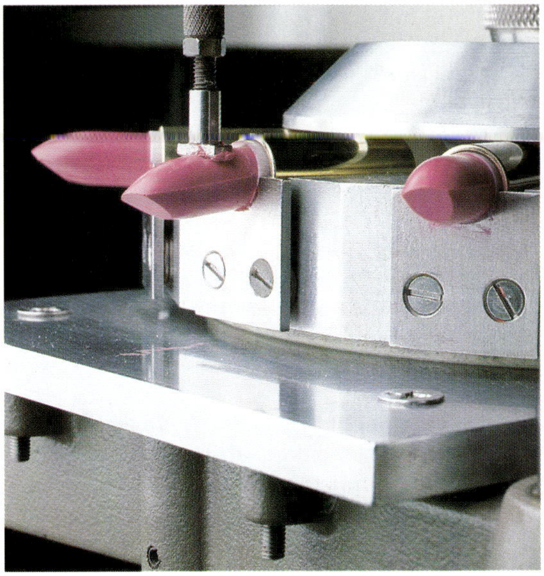

Próba na wytrzymałość.

Pomadki do ust dostępne są we wszystkich kolorach, od bladoróżowego do czarno-fioletowego. Woski pszczeli i karnauba są podstawowymi składnikami pomadek. Stanowią bazę dla pigmentów. Duże różnice w cenie nie wynikają raczej ze składu chemicznego pomadek, ale ich wyglądu i oprawki.

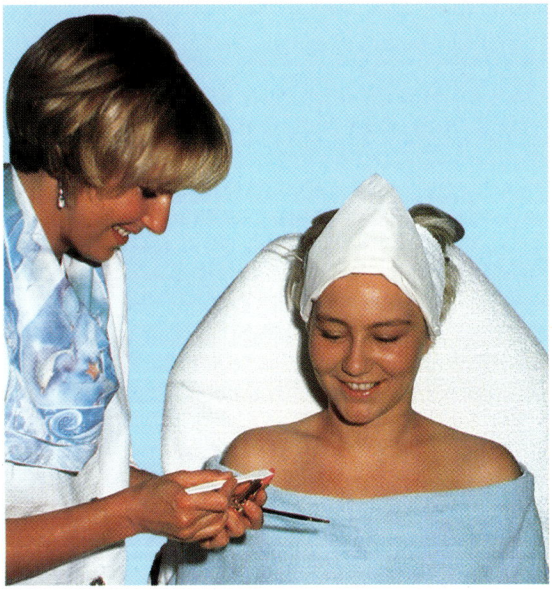

Użycie pomadki do ust. Aby zachować wszelkie zasady higieny, kosmetyczka nabiera szpatułką niewielką ilość pomadki.

do najczęściej sprzedawanych artykułów kosmetycznych. Prawie połowa kobiet od 14 do 70 roku życia regularnie ich używa.

Pomadki dostępne są we wszystkich kolorach, od jasnoróżowego po czarno-fioletowy. Odpowiedni odcień szminki można uzyskać przez dodanie różnych związków chemicznych, np. **tlenków żelaza** od czerwonego do czerwono-brązowego, **fioletu manganowego** od różowego do lila oraz białych pigmentów **dwutlenku tytanu** i łyszczyku (miki). Dwutlenek tytanu służy do rozjaśniania odcieni i produkcji pomadek w kolorach pastelowych. Łyszczyk nabłyszcza je i nadaje perłowy odcień.

Zdecydowane mocne kolory można uzyskać stosując barwniki organiczne. Ponieważ rozpuszczają się one w oleju i w wodzie, poddaje się je specjalnej obróbce, tzw. lakowaniu, dzięki któremu stają się nierozpuszczalne. Obecnie produkuje się głównie nierozpuszczalne laki glinowe. Do stosowania w kosmetyce dopuszczono na świecie tylko dziesięć organicznych laków. Razem z pigmentami nieorganicznymi zapewniają szeroką gamę odcieni. Barwniki stosowane w kosmetyce w Unii Europejskiej podlegają surowym przepisom.

Pozostałości metali ciężkich, takich jak arsen, antymon, ołów, kadm, rtęć i nikiel, a także produkty niepożądane reakcji lakowania nie mogą przekraczać określonych wartości dopuszczalnych, ponieważ szminka może być spożyta podczas jedzenia i picia. Jeśli szminka używana jest codziennie, przez cały rok „zjada się" ilość odpowiadającą jednej pomadce! (Polskie normy określają dopuszczalną zawartość metali ciężkich w kosmetykach. *Przyp. konsult.*).

Jakość pomadki oceniana jest przede wszystkim na podstawie czasu utrzymywania się jej na ustach. Pomadki o mocnych kolorach trzymają się na ustach dłużej niż transparentne i delikatnie barwione. Im więcej jest pigmentu w pomadce, tym lepiej pokrywa ona usta. Do pomadek szczególnie trwa-

Składniki	Działanie
1. Oleje i woski	
Wosk pszczeli	– poprawia konsystencję szminki, poprawia przyczepność pigmentów
Woski karnauba i kandelilla, Octan cetylu	– poprawia konsystencję i temperaturę topnienia, zwiększa trwałość, ułatwia nakładanie, poprawia tiksotropię masy woskowej
Olej parafinowy	– zwiększa odporność na temperaturę
Olej rycynowy	– nadaje połysk i ułatwia nakładanie
Alkohol cetylowy	– zwiększa właściwości pielęgnacyjne i ułatwia nakładanie
Olej silikonowy	– zwiększa trwałość pigmentów i nadaje połysk
Lanolina kosmetyczna	– zwiększa trwałość masy woskowej i właściwości pielęgnacyjne
2. Barwniki	
Laki i barwniki zawierające eozynę	– nadają ustom mocną i trwałą barwę, nie pozostawiają śladów
Pigmenty białe i kolorowe, Perłowe i srebrne	– pokrywają usta jednolitą barwą, nadają mieniący się połysk
3. Substancje pielęgnujące	
Wyciągi z rumianku, pantenol	– chroni skórę ust
Liposomy, ceramidy	– zapobiegają wysuszeniu
Systemy transportujące tlen	– zwiększają nawilżenie ust i trwałość pigmentów, pobudzają metabolizm komórki
Czynniki nawilżające	– zwiększają nawilżenie ust
Filtry UV, dwutlenek tytanu	– chronią przed uszkodzeniami pod wpływem światła słonecznego
Wyciągi z aloesu i jedwabiu	– nawilżają usta
Witamina E	– chroni skórę ust, uniemożliwia utlenianie się masy tłuszczowej, zapobiega jełczeniu
4. Olejki zapachowe i aromaty spożywcze	– likwidują zapach własny oraz smak surowców
5. Środki konserwujące i przeciwutleniacze	– zapobiegają rozkładowi bakteryjnemu i jełczeniu olejów i wosków

Składniki pomadek do ust i ich działanie.

łych dodaje się związki silikonowe, które tworzą na ustach cienką warstewkę przedłużającą ich trwałość. Silikony dodawane do szminek nie mieszają się z wodą i tylko w nieznacznym stopniu z olejem. Nawet wyjątkowo trwałe i pokrywające usta pomadki nie zawierają więcej niż 10% pigmentów, na ogół jednak jest to 1–3%.

Oprócz trwałości pomadki istotne są jej właściwości pielęgnacyjne i ochronne. Pomadka powinna być odporna na działanie wody i nietrująca, nabłyszczać usta, łatwo się nakładać i usuwać. Powinna też łatwo się wyjmować i chować, błyszczeć, nie może się „pocić" i rozmazywać. Pomadka musi zachować swoją formę i być odporna na temperaturę nawet do 50°C. Niektóre pomadki perfumowane są aromatami spożywczymi, których zapach i smak może się podobać konsumentom.

Wosk pszczeli, **wosk karnauba** i **kandelilla** zapewniają pomadkom trwałość i są nośnikiem dla pigmentów. **Olej rycynowy** i **oleje parafinowe** nadają jej połysk i konsystencję, dzięki której łatwo się nakłada. Podczas nakładania pod wpływem nacisku i ciepła pomadka się upłynnia. Ta właściwość nazywa się **tiksotropią**. Witamina E jest naturalnym **przeciwutleniaczem**, zapobiega jełczeniu szminki. Czynniki nawilżające, pantenol, wyciągi z aloesu, jedwabiu i rumianku, **liposomy**, ceramidy oraz systemy transportu tlenu zwiększają właściwości pielęgnujące pomadki. Systemy transportu tlenu wiążą aktywny tlen i mają go dostarczać do warstwy podstawnej naskórka, aby pobudzić metabolizm i zdolność komórki do podziału. Chemiczne **filtry przeciwsłoneczne** oraz biały pigment – **dwutlenek tytanu** – chronią usta przed promieniowaniem ultrafioletowym i zapobiegają oparzeniom.

Trwałość szminki zależy nie tylko od jej składu, ale również od sposobu nałożenia na usta. Można ją zwiększyć za pomocą specjalnego **preparatu utrwalającego**. Jeśli zastosuje się krem utrwalający do ust, szminka nakłada się równomierniej i nie rozmazuje szybko w delikatnych konturach ust. Preparatami utrwalającymi są najczęściej kremy z dodatkiem pudru, które są jednocześnie podkładem pod szminkę i preparatem pielęgnacyjnym. Nadają się do ust przesuszonych i spierzchniętych, a także pomarszczonych konturów i kącików ust. Kremem utrwalającym wyrównuje się także nierówności powierzchni warg.

Po nałożeniu kremu utrwalającego, usta się obrysowuje i koryguje kontury za pomocą konturówki. Konturówka powinna być o ton ciemniejsza od szminki.

Pomadkę do ust nakłada się specjalnym pędzlem do ust. Ze względów higienicznych kosmetyczka nabiera czystą szpatułką niewielką ilość pomadki i nakłada pędzlem na usta klientki. Szpatułka i pędzel mogą być oczyszczone i zdezynfekowane, pomadka niestety nie. Po odciśnięciu ust na specjalnym papierze lub chusteczce higienicznej dla lepszej trwałości nakłada się drugą warstwę szminki.

Błyszczące usta można uzyskać smarując je **błyszczykiem do ust**. Ponieważ błyszczyki zawierają dużo oleju rycynowego, szminka szybciej się ściera. Im większa jest zawartość oleju, tym lepsze są właściwości pielęgnujące, ale mniejsza trwałość pigmentów na ustach. Błyszczyk można nałożyć również bezpośrednio na usta, dzięki czemu delikatnie się błyszczą.

Jeśli kolor ma się długo utrzymać, można użyć tzw. **lakieru do ust**. Są to płynne pomadki zawierające, oprócz wymienionych składników, także substancje filmotwórcze i rozpuszczalniki. Przy częstym używaniu lakier do ust wysusza skórę. Jeśli lakiery do ust zawierają więcej niż 3% barwników eozynowych, mogą być niebezpieczne dla skóry, ponieważ te substancje wnikają w delikatny naskórek ust i mogą działać garbująco.

Pomadki zmieniające barwę podczas nakładania zawierają związki bromu, które wchodzą w reakcję z keratyną warg. Ich używanie wzbudza jednak kontrowersje, ponieważ mogą wywoływać **uczulenie**.

Kolorowe kosmetyki z reguły są przyjazne dla środowiska, ponieważ ich składniki podlegają rozkładowi biologicznemu. Niestety, ich opakowania są jeszcze często wykonywane z materiałów szkodliwych dla środowiska. Opakowania cieni do powiek, pudrów, różów i tuszów do rzęs są bardzo wymyślne i często dodatkowo owinięte w folię **PCW**, która bardzo trudno się spala, a produkty spalania są szkodliwe dla środowiska.

7. Kosmetyki do pielęgnacji paznokci

Od kiedy studia manicure wyrastają prawie jak grzyby po deszczu, manicure w gabinecie kosmetycznym wydaje się niepotrzebny. Tak nie musi być, ponieważ manicure jest korzystną ofertą dodatkową dla klientów, którzy często mają problemy z paznokciami i oczekują od kosmetyczki fachowej porady i pomocy. Zadbane, polakierowane lub wypolerowane paznokcie upiększają dłonie i stopy, zapewniając im ładny wygląd. Zadaniem preparatów do pielęgnacji paznokci jest pielęgnacja i ochrona płytki paznokciowej. Mają one wzmacniać keratynę paznokcia i nadawać płytce ładny kształt i kolor. Do klasycznych kosmetyków do paznokci należą lakiery, zmywacze, pudry do polerowania, utwardzacze, olejki, kremy, żele oraz płyny do zmiękczania skórek.

7.1. Lakiery do paznokci

Lakiery do paznokci mają chronić i upiększać paznokcie, jak również korygować ich kształt. Lakiery tworzą na płytce paznokciowej ochronną warstwę elastyczną, która nie przepuszcza wody. Warstwa ta powstaje dzięki **nitrocelulozie** oraz dzięki naturalnym i syntetycznym żywicom, np. **poliakrylanom**, polioctanowi winylu oraz żywicom glicerynowo-ftalowym. Aby warstwy żywicowe nie odpryskiwały, dodaje się do lakierów zmiękczacze (plastyfikatory), np. stearynian butylu lub kamforę, a jako rozpuszczalniki i rozcieńczacze stosowane są **alkohole** (butanol i propanol) lub octan etylu, toluen i **aceton**. Kolor lakierom nadają nieorganiczne barwniki i pigmenty, np. tlenki żelaza i dwutlenek tytanu, organiczne laki oraz barwniki rozpuszczalne w alkoholu lub ekstrakt. Aby lakier nie osadzał się na buteleczce i upłynniał po wstrząśnięciu, dodaje się do niego środki zwiększające tiksotropię oraz rozpraszacze, takie jak metalowe płytki lub kuleczki. Dodatki tiksotropowe pozwalają na upłynnienie lakieru podczas wstrząsania i nakładania, ułatwiając tym samym równomierne nakładanie lakieru na paznokcie.

Dobry lakier do paznokci powinien mocno i równomiernie pokrywać paznokieć, szybko wysychać oraz długo się trzymać bez odpryskiwania. Nie powinien trwale zabarwiać płytki paznokciowej. Musi być również odporny na zadrapania, które mogą powstać podczas prac domowych. Należałoby ponadto oczekiwać, że będzie także odporny na chemiczne działanie środków do prania i zmywania. Lakiery do paznokci nie powinny się osadzać na ściankach butelki.

Składniki	Działanie
Pigmenty i barwniki, substancje filmotwórcze, np. azotan celulozy, żywice naturalne i syntetyczne	Nadają kolor, połysk i mieniący się blask, tworzą na płytce paznokciowej powłokę lakierową, przedłużają trwałość i zwiększają połysk
Zmiękczacze, np. stearynian butylu, kamfora, olej rycynowy	Poprawiają elastyczność powłoki lakierowej
Rozpuszczalniki, np. butanol, propanol, toluen, octan etylu, aceton	Rozpuszczają składniki, określają czas wysychania i twardnienia
Dodatki tiksotropowe np. bentonit, koloidalny kwas krzemowy	Ułatwiają nakładanie, zmniejszają osadzanie się pigmentów, upłynniają lakier po wstrząśnięciu
Metalowe płytki	Upłynniają lakier po wstrząśnięciu

Składniki lakierów do paznokci i ich działanie.

Dodatkiem tiksotropowym jest np. krzemianka koloidowa, która zapobiega także osiadaniu pigmentów na ściankach buteleczki. Lakier do paznokci powinien się również łatwo nakładać. Musi więc być odpowiednio płynny, aby się łatwo rozprowadzał. Nie może być jednak zbyt płynny, aby po nałożeniu nie spłynął do **łożyska paznokcia**. Wprawdzie powinien szybko wysychać, ale niezbyt szybko, aby podczas nakładania i wysychania nie powstały paski.

Lakier do paznokci jest najtrwalszy, gdy zostanie nałożony na czyste, odtłuszczone paznokcie. Aby zapewnić płytce paznokciowej pielęgnację i chronić ją przed zabarwieniami, zaleca się nakładanie bezbarwnego **podkładu.** Oprócz lakierów podkładowych, wyróżnia się też wypełniające oraz wyrównujące powierzchnię płytki paznokciowej. Stanowią one gładki podkład dla następnych warstw lakieru. Lakiery te zawierają np. pantenol, witaminy, hydrolizaty keratyny i kolagen. Dzięki temu pielęgnują płytkę paznokciową, a nałożone samodzielnie tworzą matową warstwę i chronią paznokieć.

Lakiery pokrywające zawierają poliakrylany, które mają przedłużyć trwałość lakieru kolorowego i nadać paznokciom lepszy połysk. Tworzą wierzchnią warstwę ochronną i uniemożliwiają przedwczesne odpryskiwanie lakieru, zwiększając jego odporność na uderzenia.

Lakiery podkładowe i pokrywające należą do produktów **transparentnych**. Są przezroczyste i bezbarwne. Lakiery podkładowe o szczególnych właściwościach pielęgnujących często barwione są na pastelowe kolory, co jednak nie zawsze jest widoczne na paznokciu. Używa się do tego barwników syntetycznych, które nadają różowy, beżowy bądź zielonkawy odcień. Na lakier podkładowy nakłada się dwie cienkie warstwy lakieru kolorowego, a na to jeszcze jedną lakieru pokrywającego. Przed nałożeniem kolejnej warstwy poprzednia powinna przeschnąć. Im warstwy lakieru są cieńsze, tym trwalszy będzie manicure. Wyjątek stanowią **lakiery jednowarstwowe** (typu **One Coat**), zawierające więcej pigmentów i dlatego nawet jedna warstwa dobrze pokrywa paznokieć. **Lakiery szybko wysychające** powinny być nakładane tylko w jednej warstwie, aby mogły w ciągu minuty wyschnąć i stwardnieć. Przeciętny lakier wysycha w ciągu 3–5 minut. Olejki lub spraye do wysuszania lakierów mają przyspieszyć wysychanie i utwardzanie lakieru. Nowym osiągnięciem są lakiery do paznokci rozpuszczalne w wodzie oraz dające się ściągać.

Wśród **lakierów kolorowych** wyróżnia się kremowe i perłowe. **Lakiery kremowe** zawierają 3–5% pigmentów i rozpuszczalnych barwników. **Lakiery perłowe** mają połysk uzyskany dzięki pigmentom perłowym (mika pokrywana tlenkiem tytanu), srebrnemu z białych łusek rybich oraz syntetycznym pigmentom nabłyszczającym.

Paznokcie można polakierować szybciej i prościej **lakierami do paznokci w sztyfcie**. Działają one na tej samej zasadzie co mazaki (pisaki). Lakier w sztyfcie jest bardziej płynny i szybciej wysycha niż tradycyjny. Wadą lakierów w sztyfcie jest zabarwianie płytki paznokciowej, szczególnie przy ciemnych kolorach.

7.2. Zmywacze do paznokci

Zmywacze do paznokci dostępne są w różnych postaciach: jako ciecze, żele, nasączone płatki i chusteczki oraz nasączone sztyfty korygujące. Dobry zmywacz do paznokci powinien usunąć warstwę lakieru szybko i delikatnie tak, aby nie uszkodzić płytki paznokciowej i skórek. Zmywacze do paznokci zawierają takie same rozpuszczalniki, co lakiery do paznokci: **propanol**, **butanol**, octan etylu, toluen i czasami **aceton**. Zmywacze do paznokci są łatwo palne ze względu na wysoką zawartość rozpuszczalników. Istotne są również składniki natłuszczające, zapobiegające odtłuszczaniu płytki paznokciowej. Coraz częściej rezygnuje się z acetonu jako rozpuszczalnika, ponieważ przy częstym używaniu bardzo wysusza płytkę paznokciową. Łagodniejsze zmywacze do paznokci odznaczają się większą zawartością octanu etylu. Zmywacze do paznokci bardzo często zawierają substancje natłuszczające, np. oleje roślinne, lanolinę lub alkohole tłuszczowe.

3

Do zmywania paznokci używa się wacików nasączonych zmywaczem. Lakier zmywa się okrężnymi ruchami od obłączka naskórkowego paznokcia do jego czubka. Kosmetyczka owija sobie wokół palca wskazującego nasączony wacik, aby nie uszkodzić lakieru na swoich paznokciach. Aby nie rozmazać resztek lakieru na skórze, należy użyć większej liczby wacików. W handlu dostępne są nasączone zmywaczem waciki i chusteczki, szczególnie przydatne w podróży. Po usunięciu lakieru należy oczyścić paznokcie łagodnym **środkiem myjącym** i wmasować **olejek do paznokci**, aby zachować elastyczność płytki paznokciowej. Jeśli zaraz po usunięciu starego lakieru ma być nałożony nowy, należy dokładnie zetrzeć ślady olejku, np. za pomocą toniku do twarzy.

7.3. Utwardzacze do paznokci

Miękkie i łamliwe **paznokcie** można chronić przed działaniem czynników chemicznych i mechanicznych za pomocą **utwardzaczy do paznokci**. Utwardzacze do paznokci są bezbarwnymi lakierami zawierającymi nitrocelulozę oraz poliamidy, poliestry i poliakrylany. Wygładzają paznokcie, wypełniają rowki i dzięki zmniejszeniu wchłaniania i oddawania wody nadają nietrwałej keratynie paznokcia lepszą strukturę.

Utwardzacze do paznokci zawierają do 5% **formaldehydu**, który dość mocno utwardza keratynę, może być jednak niebezpieczny, jeśli skóra wokół paznokcia jest podrażniona lub podatna na uczulenia. Do utwardzania paznokcia stosowane są także chlorki, siarczany i octany glinu, cyrkonu i cynku.

Utwardzacze do paznokci na bazie olejowej zawierają różne substancje pielęgnujące, np. nienasycone kwasy tłuszczowe, witaminy, hydrolizaty kolagenu i keratyny.

7.4. Olejki, kremy i beztłuszczowe fluidy do paznokci

Olejki, **kremy** oraz beztłuszczowe **fluidy** do paznokci mają pielęgnować popękane, cienkie i wysuszone paznokcie oraz spękane skórki wokół. Podstawę tych preparatów stanowią oliwa z oliwek, olej migdałowy i rycynowy, mirystynian izopropylu oraz lanolina kosmetyczna. Regenerujące kompleksy substancji czynnych zawierają witaminę E, biotynę (witaminę H), niezbędne nienasycone kwasy tłuszczowe, hydrolizaty keratyny i kolagenu, pantenol, związki wapnia i potasu. Podczas manicure oleje, kremy i **fluidy** do paznokci nakładane i wmasowywane są w płytkę paznokciową przed masażem dłoni i przedramion. Podczas pielęgnacji domowej można je nałożyć na noc, a na ręce założyć bawełniane rękawiczki. Przed lakierowaniem resztki olejków muszą zostać dokładnie usunięte, np. tonikiem zawierającym alkohol. W przeciwnym wypadku lakier nie będzie równomiernie pokrywał płytki paznokciowej.

Proszę odnieść się do następującej sytuacji: klientce podobają się długie zadbane paznokcie. Wykonuje zabieg manicure dwa razy w tygodniu. Podczas tego zabiegu często wycina skórki za pomocą cążek do skórek. Po trzech miesiącach stwierdza, że skórki wokół paznokci stały się twardsze i grubsze. Zwraca się o radę do studia manicure.

7.5. Płyny do zmiękczania skórek

Jeśli skórki są mocno rozrośnięte i przeszkadzają w lakierowaniu paznokci, można je zmiękczyć **płynami do zmiękczania** i odsunąć specjalnym podważaczem bez konieczności ich wycinania. Preparaty do usuwania skórek zawierają wodne i emulsyjne roztwory wodorotlenków sodu lub potasu, węglanu potasu oraz innych związków o odczynie zasadowym. Wartość pH tych preparatów wynosi około 11. Jako substancje nawilżające dodawane są gliceryna i sorbitol. Wodorotlenki sodu i potasu nie mogą przekraczać 5% masy preparatu. Łagodniejsze działanie ma trójsodowy fosforan, który ze względu na słabe właściwości zasadowe może być stosowany w stężeniu 10%. Przed zabiegiem manicure, oprócz preparatów do zmiękczania skórek, można również zastosować kąpiel paznokci z dodatkiem kilku kropli trójchloroaminy.

Po zabiegach z zastosowaniem płynów do zmiękczania skórek lub po usunięciu skórek należy wmasować olejek do paznokci, aby przywrócić skórze odpowiednie pH i wzmocnić keratynę paznokcia i skóry.

7.6. Preparaty do polerowania paznokci

Preparaty do polerowania paznokci cieszą się szczególnym zainteresowaniem wśród mężczyzn. Dzięki zastosowaniu delikatnych środków ścierających i polerujących nadają paznokciom połysk, zapewniają zadbany wygląd i ochronę, bez konieczności stosowania transparentnego lakieru. Środkami ścierającymi mogą być np. kreda, talk, glinka kaolinowa, tlenek cynku oraz stearynian cynku. Substancjami wiążącymi oraz nadającymi połysk są stałe i płynne parafiny, wosk pszczeli i karnauba, stearyna oraz mydła.

Aby podkreślić końcówki błyszczących paznokci, można zastosować **białe kredki do paznokci**. Ich skład chemiczny jest podobny do **kredek do brwi**. Stosowane pigmenty to tlenek cynku i dwutlenek tytanu. Masę tłuszczowo-woskową umieszcza się wewnątrz drewnianego ołówka. Wybielające kredki do paznokci nakłada się na delikatnie nawilżoną spodnią warstwę paznokcia, po oczyszczeniu jego brzegów. Możliwe jest również nawilżenie kredki i bielenie czubków paznokci.

Manicure francuski jest techniką lakierowania paznokci. Przed nałożeniem jasnego lakieru kremowego bądź lekko zabarwionego transparentnego, czubki paznokci rozjaśnia się wybielającą kredką do paznokci, białym lakierem, a nawet białymi **tipsami**. Dzięki temu zabiegowi paznokcie stają się ładniejsze, sprawiają wrażenie naturalnych, czystych i zadbanych. Mody na manicure zmieniają się bardzo szybko, a mimo to manicure francuski jest jedną z ponadczasowych technik lakierowania paznokci.

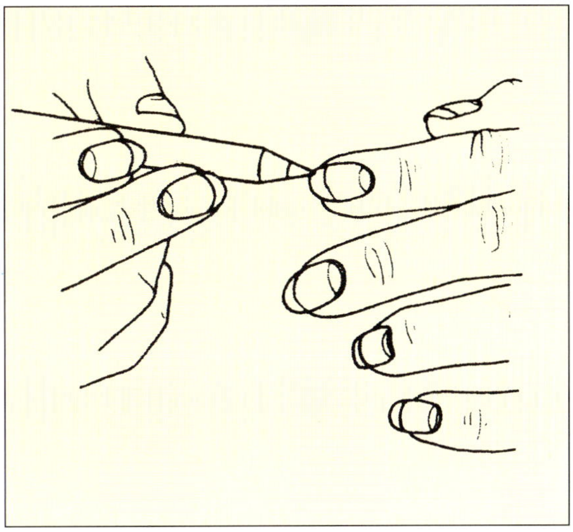

Biała kredka do paznokci rozjaśnia brzegi paznokcia, dzięki czemu kontrastują z pozostałą częścią płytki paznokciowej. Paznokcie pomalowane tą kredką wyglądają naturalnie, czysto i zadbanie.

8. Preparaty ochronne, do opalania i rozjaśniające

Jak obiecują reklamy, aby rozkoszować się słońcem bez obawy oparzeń i uszkodzeń skóry, wystarczy tylko dobrać do swojej karnacji preparat przeciwsłoneczny z odpowiednim filtrem UV. Krytycy ostrzegają przed zbyt długimi kąpielami słonecznymi, a mimo to opalenizna nadal jest modna. Dzięki niej niewidoczne stają się drobne niedostatki skóry, jednocześnie uzyskuje się zdrowy wygląd. Przemysł kosmetyczny oferuje rozwiązanie tych problemów. Na rynku dostępna jest szeroka gama produktów umożliwiających bezpieczne opalanie, przyspieszających bądź zastępujących kąpiele słoneczne.

8.1. Preparaty przeciwsłoneczne

Preparaty przeciwsłoneczne mają zapobiegać uszkodzeniom skóry pod wpływem słońca. Filtry chemiczne i fizyczne chronią skórę przed słońcem częściowo **pochłaniając** lub **odbijając** promienie słoneczne.

Nowoczesne preparaty przeciwsłoneczne zawierają oprócz filtrów UVB również **filtry UVA** lub o **szerokim paśmie** pochłaniające promieniowanie UVB i UVA. Ponieważ promienie UVA docierają do głębszych warstw skóry właściwej i zmieniają strukturę włókien kolagenowych i elastyny, przyspieszają procesy starzenia się skóry. Z tego powodu należy stosować również filtry przeciwko UVA. W zależności od **współczynnika ochrony**, preparat przeciwsłoneczny może przedłużyć typowy dla skóry czas ochrony przed słońcem. W tym czasie skóra może się sama chronić przed **rumieniem**. Czas ten zależy od zdolności skóry do wytwarzania **melaniny** i powierzchniowego rogowacenia pod wpływem UV (tworzenie **modzeli świetlnych**).

Proszę odnieść się do następującej sytuacji: dwie koleżanki zarezerwowały w lutym pobyt na Wyspach Karaibskich. W dziale kosmetycznym domu towarowego dyskutują o wysokości odpowiedniego współczynnika ochrony. Jednego są pewne: „Chcemy się opalić!" Jedna z nich ma długie rudoblond włosy i nawet zimą kilka piegów na nosie, druga ma raczej ciemną karnację, brązowe włosy i oczy. Podczas kiedy oglądają różne preparaty podchodzi do nich kosmetyczka i pyta: „W czym mogę pomóc?"

3

3

8.1.1. Podstawowe składniki preparatów przeciwsłonecznych

Preparaty przeciwsłoneczne składają się z tzw. bazy, filtrów oraz domieszek. Dostępne są w postaci emulsji, żeli, olejów, beztłuszczowych fluidów, roztworów alkoholowych, sztyftów, aerozoli i **past**.

Emulsje dobrze chronią skórę, ponieważ zawarte w nich filtry rozpuszczane są zarówno w fazie wodnej, jak i olejowej emulsji. Lotiony i mleczka nadają się do skóry ciała, kremy raczej do twarzy. Emulsje typu W/O oraz **lipożele** zapewniają skórze trwalszą ochronę niż emulsje typu O/W czy **hydrożele**. Lipożele są mieszankami naturalnych olejów roślinnych, wosku pszczelego i parafin, mogą być także mikroemulsjami. Hydrożele zawierają związki celulozy i poliakrylany, które mogą wiązać do 95% wody. Ponieważ nie zawierają tłuszczów, zaleca się je najczęściej osobom ze skórą **łojotokową**. Ze względu na wysoką zawartość wody, hydrożele mają przede wszystkim działanie schładzające.

Olejki przeciwsłoneczne to mieszanki olejów roślinnych, np. sezamowego, oliwy z oliwek, migdałowego oraz kokosowego. Współczynnik ochrony olejków przeciwsłonecznych nie może być tak wysoki, jak w przypadku emulsji, gdyż nie mogą mieć dużego stężenia filtru. W emulsji, zarówno faza olejowa, jak i wodna, mogą zawierać filtry przeciwsłoneczne. Współczynnik ochrony olejków przeciwsłonecznych wynosi maksymalnie 4, dlatego olejki przeciwsłoneczne używane są chętniej przez osoby już opalone i przyzwyczajone do słońca, którym nie przeszkadza natłuszczona skóra.

Roztwory alkoholowe trudno równomiernie rozprowadzić na skórze, ponieważ alkohol bardzo szybko wyparowuje. Podczas odparowania skóra oddaje ciepło do otoczenia. Ten proces zapewnia skórze przyjemne uczucie chłodu. Alkohol ma poza tym delikatne działanie odtłuszczające. Ochronne środki przeciwsłoneczne na bazie alkoholu zaleca się więc osobom ze skórą łojotokową.

Ochronne sztyfty przeciwsłoneczne zawierają wosk pszczeli lub inne woski stałe, stałą parafinę, cerezynę oraz filtry przeciwsłoneczne. Przeznaczone są w pierwszej kolejności do ochrony ust i policzków. Usta muszą być chronione przede wszystkim podczas uprawiania sportów zimowych i wodnych.

Ochronne pasty przeciwsłoneczne to **zawiesiny (suspensje)** z dodatkiem glinki kaolinowej, **pigmentów** i innych substancji pokrywających. Zapewniają całkowitą ochronę i nadają się do szczególnie zagrożonych części ciała, tj. nosa, policzków, górnej części małżowin usznych, ramion oraz brodawek sutkowych. Ze względu na zawartość substancji pokrywających, pasty nie są transparentne i dlatego oferowane są w odcieniach brązu i kolorach neonowych.

Makijaż ochronny zawierający chemiczne filtry przeciwsłoneczne zapewnia skórze ochronę chemiczną i fizyczną.

8.1.2. Filtry w preparatach przeciwsłonecznych oraz współczynnik ochrony

Przeciwsłonecznymi filtrami chemicznymi są często takie substancje, jak pochodne **kwasu para-aminobenzoesowego**, czy **pochodne benzofenonu**. Absorbują promieniowanie UV pochłaniając energię i ulegając przemianom chemicznym. Jeśli preparat przeciwsłoneczny zostanie odpowiednio zastosowany, a czas ochrony skóry nie zostanie przekroczony, promieniowanie ultrafioletowe nie dotrze do żywych warstw komórek naskórka. **Dyrektywa kosmetyczna** obowiązująca w Unii Europejskiej oraz polska ustawa o kosmetykach określają, jakie filtry chemiczne mogą być użyte w preparatach przeciwsłonecznych.

Oprócz filtrów na działanie ochronne preparatu oraz na wysokość **współczynnika ochrony** wpływają następujące czynniki:

1. Baza preparatu: ponieważ emulsje składają się z faz olejowej i wodnej, można do nich dodać zarówno filtry rozpuszczalne w oleju, jak i rozpuszczalne w wodzie. Dzięki wyższemu stężeniu filtrów wysokość współczynnika ochrony może być zwiększona nawet do około 30.
2. **Wchłanianie** i rozkład filtrów w warstwie rogowej.
3. Trwałość emulsji, filtrów podczas oddziaływania promieniowania słonecznego.
4. Zawarte w preparacie nośniki z filtrami, które powoli uwalniają filtr.
5. Dodatek olejów naturalnych (sezamowego, oliwy z oliwek) i barwników **(juglon, beta-karoten)**, które pochłaniają promieniowanie.

Substancje ekranujące o działaniu fizycznym, np. **tlenek cynku**, **dwutlenek tytanu**, **tlenek żelaza**, **glinka kaolinowa** czy węglan wapnia, odbijają i rozpraszają promieniowanie z pasma UVB, UVA, podczerwieni oraz z pasma widzialnego. **Pigmenty**, czyli dwutlenek tytanu i tlenek cynku o większych drobinach, znane są już od dawna w kosmetyce dekoracyjnej. Aby konsument był zadowolony z preparatów

Typy skóry i ich reakcja na dłuższe kąpiele słoneczne

Typ skóry	Opis	Nazwa, rozkład ilościowy	Karnacja	Reakcja na kąpiel słoneczną: Oparzenie słoneczne	Reakcja na kąpiel słoneczną: Opalenizna
I	Skóra: czerwonawo-biała; piegi: bardzo dużo; włosy: jasne, rudoblond; oczy: niebieskie, jasnoszare, jasnozielone;	Typ celtycki, 2%	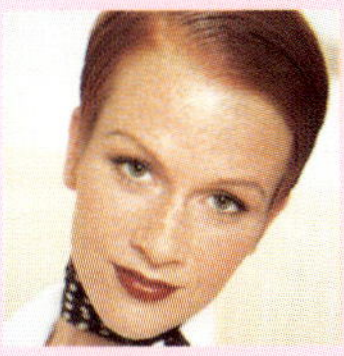	Zawsze	Brak
II	Skóra: białawo-beżowa,; piegi: niewiele; włosy: blond, jasnobrązowe; oczy: niebieskie, zielone, szare	Typ europejski o jasnej karnacji, 12%	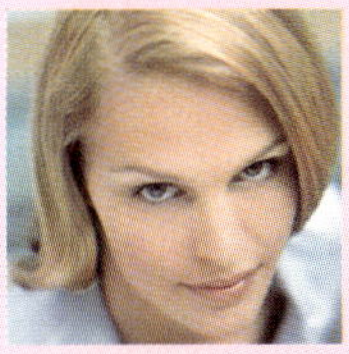	Przeważnie	Prawie wcale
III	Skóra: beżowo-brązowawa; piegi: brak; włosy: ciemnobrązowe, czarne; oczy: szare, brązowe	Typ europejski o ciemnej karnacji, 78%	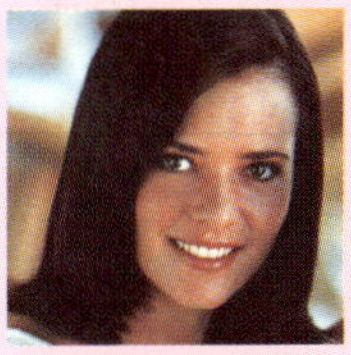	Częściej	Przeważnie
IV	Skóra: brązowawa; piegi: brak; włosy: ciemnobrązowe, czarne; oczy: ciemne	Typ śródziemnomorski, 8%	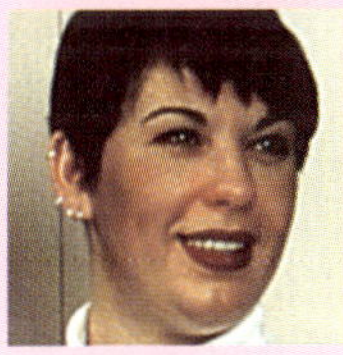	Prawie wcale	Prawie zawsze

Kryteria podziału na różne typy skóry. Promieniowanie słoneczne jest intensywniejsze w zależności od wysokości nad poziomem morza oraz oddalenia od równika. Powierzchnie odbijające światło, np. biały piasek, śnieg czy woda również wzmacniają promieniowanie słoneczne. W takich warunkach kąpiel słoneczna musi zostać skrócona.

przeciwsłonecznych stosowane są pigmenty mikronizowane aby nie nastąpiło barwienie (bielenie) skóry. Ochrona skóry zależy przede wszystkim od szczelności warstwy odbijającej. Im bardziej równomiernie rozmieszczone są mikropigmenty w emulsji, tym lepiej daje się ona rozprowadzić na skórze. Współczynnik ochrony zależy nie tylko od łatwości rozprowadzania, ale również stężenia mikropigmentów. Wraz z filtrami chemicznymi czynniki te umożliwiają uzyskanie najwyższych czynników ochrony.

Preparaty o wysokich współczynnikach ochrony (SPF), np. 30, 50, to tzw. **blokery** lub **ekrany** (ang. sunblocker). Ekrany polecane są osobom o jasnej karnacji oraz urlopowiczom, którzy wystawiają się na działanie słońca podczas surfowania, jazdy na nartach i wędrówek górskich. Preparaty te zapobiegają oparzeniom słonecznym i trwałym uszkodzeniom pod wpływem światła.

Współczynnik ochrony (SPF) jest miarą działania ochronnego preparatu. Podaje on czas, po jakim wystąpi na skórze widoczny **rumień**. Współczynnik ochrony preparatu kosmetycznego badany jest na skórze człowieka najpierw bez użycia kosmetyku przeciwsłonecznego, a następnie po jego zastosowaniu. Jest to jednak wartość względna, która może obejmować czas naświetlania o różnej długości, zależnie od wrażliwości skóry i intensywności promieniowania słonecznego. Współczynnik ochrony preparatu przeciwsłonecznego ustala się na podstawie średnich wartości uzyskanych podczas testów. Klient o bardzo jasnej karnacji przebywający na Wyspach Karaibskich może zostać poparzony po 15 minutach przebywania na słońcu. Preparat przeciwsłoneczny ze współczynnikiem ochrony 10 przedłuża czas opalania do 150 minut.

Czynnik ochrony (SPF):

$$\frac{\text{Czas, po jakim występuje rumień po użyciu preparatu przeciwsłonecznego}}{\text{Czas, po jakim występuje rumień bez użycia preparatu przeciwsłonecznego}}$$

Aby zapobiec przedwczesnym procesom **starzenia się skóry**, klient nie powinien wykorzystywać całego czasu naświetlania. Bez ryzyka może przebywać na słońcu 99 minut. W wyniku przeprowadzonych eksperymentów można wysnuć przypuszczenie, że **ochronie skóry przed starzeniem** odpowiada około 66% współczynnika ochrony.

Określenie wysokości współczynnika ochrony zależy od:
- dodatku jednego lub więcej filtrów chemicznych,
- dodatku mikropigmentów,
- sposobu aplikacji i rodzaju substancji bazowej preparatu.

8.1.3. Substancje ułatwiające i przyspieszające opalanie

W preparatach ochronnych wyróżnia się cztery rodzaje **substancji ułatwiających** i **przyspieszających** opalanie: barwniki, substancje samoopalające, aktywatory tyrozynazy, 5-metoksypsoralen. Dodane do preparatów ochronnych pomarańczowo-brązowe barwniki (juglon, beta-karoten) rozpraszają i odbijają promienie świetlne. Zwiększa to działanie ochronne preparatu. Brązowy odcień skóry ma poza tym oddziaływać na psychikę człowieka i może skrócić zbyt długi czas przebywania na słońcu.

Substancje samoopalające, np. **dihydroksyaceton,** wchodzą w reakcję z aminokwasami keratyny skóry. Powstałe w wyniku tej reakcji związki nadają warstwie rogowej żółto-brązowawy odcień. W przeciwieństwie do naturalnej opalenizny, słabo chronią skórę przed promieniowaniem ultrafioletowym. Preparaty samoopalające mają oddziaływać na psychikę i tym samym skrócić czas przebywania na słońcu.

Preparaty pre-tan należy zastosować kilka dni przed urlopem względnie przed wystawieniem się na słońce. Naturalna opalenizna ma zostać przyspieszona za pomocą aktywatorów enzymu tyrozynazy. Aminokwas **tyrozyna** jest jedną z substancji przyspieszających opalanie.

Do substancji rzeczywiście przyspieszających opalanie można zaliczyć **5-metoksypsoralen**. **Psoraleny** stosowane zewnętrznie pod wpływem promieniowania ultrafioletowego prowadzą do znacznych przebarwień skóry. Mogą nawet wywoływać mocne zaczerwienienia i przyczyniać się do powstania pęcherzy. Istnieje dość duże ryzyko trwałych uszkodzeń skóry pod wpływem światła, nawet ze zmianą w DNA. 5-metoksypsoralen występuje w wyciskanym na zimno olejku bergamotowym. Olejek bergamotowy zawarty w **wodzie kolońskiej** wywołuje pod wpływem promieniowania UV świetlne **zapalenie skóry**. Poza 5-metoksypsoralenu zawartym w wyciągach naturalnych, zgodnie z ustawodawstwem Unii Europejskiej i polskim, stosowanie innych psoralenów w kosmetykach jest zabronione.

Do preparatów ochronnych dodaje się ponadto:
- wyciągi roślinne o działaniu przeciwzapalnym zawierające, np. azulen, bisabolol,
- prowitaminę B_5 (pantenol),
- witaminę E i beta-karoten jako naturalne przeciwutleniacze,
- **repelenty** przeciwko ugryzieniom i ukąszeniom owadów,
- **składniki nawilżające** (kwas hialuronowy, mocznik, glikol propylenowy, gliceryna, alantoina i inne),
- **substancje zapachowe** i **konserwujące**.

Oprócz podstawowych filtrów chemicznych i fizycznych, stosuje się także substancje mające przerywać reakcje fotochemiczne zachodzące w skórze pod wpływem promieniowania UV. Chodzi tu o przeciwutleniacze, czyli **witaminy E** i **C**, jak również prekursor witaminy A, beta-karoten oraz flawonoidy. W wyniku działania promieniowania ultrafioletowego w skórze i na jej powierzchni powstają łatwo wchodzące w reakcje związki tlenu, tzw. **wolne rodniki,** które biorą udział m.in. w powstawaniu rumienia i w stanach zapalnych. Są one również odpowiedzialne za procesy starzenia się skóry oraz prawdopodobnie za choroby nowotworowe. Doustne przyjmowanie preparatów z witaminami o działaniu przeciwutleniającym zapewnia dodatkową ochronę przed działaniem wolnych rodników.

8.1.4. Porady dotyczące zastosowania preparatów ochronnych i po opalaniu

Przed urlopem:
1. Należy wybrać współczynnik ochrony odpowiedni do stopnia promieniowania i indywidualnej wrażliwości skóry.

W trakcie urlopu
1. Powoli przyzwyczajać się do słońca i zażywać raczej kąpieli słonecznych w cieniu. W cieniu skóra również się opala, choć nieco wolniej, ale jest to zdrowsze.
2. Zachować przedłużony dzięki kosmetykom chroniącym przed słońcem bezpieczny czas opalania.
3. 45 minut przed opalaniem równomiernie nałożyć na oczyszczoną skórę preparat ochronny.
4. Wrażliwe części ciała chronić za pomocą kosmetyków o wysokim SPF lub odzieży.
5. Chronić skórę przed wolnymi rodnikami zażywając preparaty z witaminami o działaniu przeciwutleniającym z beta-karotenem oraz witaminy E i C, stosować kosmetyki zawierające substancje przeciwrodnikowe.
6. Podczas częstych kąpieli i pocenia się wybierać preparaty wodoodporne.
7. Unikać słońca w godzinach południowych. Promieniowanie jest wtedy znacznie intensywniejsze niż rano.
8. Podczas spacerów po plaży należy nosić kapelusz, okulary przeciwsłoneczne i podkoszulek.
9. Podczas nurkowania, jazdy na nartach wodnych i surfowania należy mieć podkoszulek.
10. Podczas uprawiania sportów zimowych stosować kremy o wysokim SPF.
11. Przy skórze wrażliwej stosować preparaty bezzapachowe.
12. Przy skłonnościach do uczuleń zamiast kremów i olejków używać preparatów z mikropigmentami i beztłuszczowe żele przeciwsłoneczne.
13. Po opalaniu dokładnie oczyścić skórę z piasku, słonej wody itp. oraz wyrównać utratę wilgoci za pomocą preparatów po opalaniu.

Po urlopie
1. Stosować kosmetyki natłuszczające i nawilżające skórę.
2. Nie korzystać z solarium, ponieważ skóra potrzebuje teraz odpoczynku.
3. Zarezerwować w gabinecie kosmetycznym program regeneracyjny dla skóry.

Proszę odnieść się do następującej sytuacji: młoda kobieta oraz jej przyjaciel przebyli 60-kilometrowy rajd rowerowy wzdłuż wydm. Nie docenili jednak majowego promieniowania słonecznego, ponieważ wiał orzeźwiający wiatr od morza. Wieczorem „palą" ich policzki.

Bezpośrednio po opalaniu skóra jest spieczona i stosowanie zwyczajnych **balsamów do ciała** może być nieprzyjemne, mimo że odznaczają się one dobrymi właściwościami pielęgnującymi. Ze względu na wysoką zawartość tłuszczu balsamy te trudniej się rozprowadzają i nie pozostawiają na skórze uczucia chłodu, tak jak **balsamy po opalaniu**.

Skład chemiczny **preparatów po opalaniu** jest podobny do normalnych balsamów do ciała. Preparaty po opalaniu zawierają jednak więcej wody. Mają krótkotrwałe działanie schładzające i odprężające. Ponieważ mają one płynną konsystencję, dają się łatwo nakładać na skórę. Preparaty po opalaniu dostępne są także w postaci **żeli** i **aerozolu**. Specjalne dodatki, takie jak pantenol, alantoina, aloes, hydrolizaty kolagenu, kompleksy regeneracyjne i substancje łagodzące, np. azulen i bisabolol z rumianku, mają działanie uśmierzające, schładzające oraz wyrównują utratę wilgoci. Dodatki mają poza tym wspomagać mechanizmy regeneracyjne komórek.

Przy **oparzeniach słonecznych** nie należy stosować emulsji i olejów po opalaniu, ponieważ prowadzą do zatrzymywania ciepła w i tak gorącej już skórze. Zamiast nich zaleca się stosowanie zimnych **kompresów** z herbaty rumiankowej lub nalewki z arniki. Korzystne są również bezalkoholowe balsamy oraz żele schładzające z wyciągami z mięty lub z innymi substancjami łagodzącymi. Działanie łagodzące mają także **miękkie maski** z twarożku lub jogurtu, które wzbogaca się dodając pół łyżeczki soku z cytryny. Pozostawia się je na 30 minut na skórze, a następnie delikatnie zdejmuje za pomocą wilgotnych chusteczek. Aby zwiększyć uczucie chłodu na skórze, na maskę nakłada się dodatkową chłodną warstwę. Okłady z maślanki schładzają rozgrzaną skórę oraz natłuszczają i nawilżają. Maści z tlenkiem cynku mają działanie przeciwzapalne.

Jeśli oparzenie słoneczne jest tak poważne, że opalone miejsca są mocno zaczerwienione i bolesne, należy zastosować odpowiednie **żele gojące** oraz **żele na oparzenia**. Skuteczne okazały się substancje czynne, które mają działanie przeciwzapalne np. pantenol. Żele z aloesem, wyciągami z oczaru wirgilijskiego (hammamelis), nagietka lub jeżówki łagodzą podrażnioną skórę i uodporniają ją na działanie bodźców chemicznych i mechanicznych. W aptekach dostępne są gotowe **okłady z gazy** z dodatkiem wspomnianych wyciągów. Ich zaletą jest niewielka zawartość tłuszczu, dlatego nie powodują nadmiernego gromadzenia się ciepła w skórze.

Jeśli opalone miejsca są mocno zaczerwienione, bardzo bolesne oraz tworzą się pęcherze, należy niezwłocznie zwrócić się do lekarza. Ranę trzeba opatrzyć odpowiednimi środkami aseptycznymi, aby uniknąć **wtórnych zakażeń**. Kosmetyczka może jedynie udzielić kilku rad dotyczących pielęgnacji skóry w domu, której celem jest zapobieganie zakażeniom.

Jeśli skóra przestanie być podrażniona, można ją poddać regeneracyjnej kuracji pielęgnującej. Na kurację mogą składać się takie zabiegi, jak **złuszczanie**, **peelingi**, **maski termiczno-modelujące**, **okła-**

dy z włókniny lub **jonoforeza**. Skuteczne okazały się czynne wyciągi z alg, aloesu i żeń-szenia, oleje z wiesiołka, ogórecznika i inne. Dodatkowo można doustnie przyjmować preparaty z witaminami A, E, C oraz selenem. Preparaty z solami wapnia łagodzą objawy uczulenia, preparaty z żeń-szeniem wzmacniają cały organizm. Głównym zadaniem kosmetyczki nie jest jednak pielęgnacja skóry po opalaniu, ale przekazanie klientom informacji, jak chronić skórę podczas opalania.

Po urlopie należy unikać modnych ostatnio produktów z dużą zawartością wody. Opalenizna utrzyma się najdłużej, jeśli będą stosowane tłuste **balsamy** do ciała, które zapobiegają wysychaniu zmęczonej opalaniem skóry i sprawią, że przez kilka godzin łuszcząca się skóra nie będzie widoczna. Ze względów kosmetycznych należałoby raczej zrezygnować z intensywnej opalenizny i nawet podczas urlopu dbać o nią, aby pozostała miękka i elastyczna.

3

8.2. Samoopalacze

Kto zdaje sobie sprawę z niebezpieczeństw wynikających z opalania, a mimo to nie chce zrezygnować z opalenizny, może użyć **preparatów samoopalających**. Najważniejszą ich substancją czynną jest **dihydroksyaceton (DHA)** w stężeniu 2–5%. DHA jest pod względem chemicznym węglowodanem, wchodzi w reakcję z keratyną warstwy rogowej naskórka. W ciągu dwóch do sześciu godzin od nałożenia preparatu powstają brązowe związki.

Proszę odnieść się do następującej sytuacji: zaczyna się sezon letni. Wiele osób korzysta z otwartych basenów. Młoda kobieta nie chce wyglądać jak „córka młynarza" i codziennie od stóp do głów smaruje się samoopalaczem. Po czterech dniach zauważa nieładne brązowo-żółte plamy na nadgarstkach, łokciach i kolanach. Skóra na twarzy jest już wprawdzie ładnie opalona, ale opalenizna nie jest tak równomierna jak kiedyś. Dziewczyna jest rozczarowana.

W zależności od składu chemicznego i grubości warstwy rogowej skóra może przybierać po nałożeniu samoopalacza odcienie od żółtego do brązowego. Aby uniknąć niepożądanych żółtych odcieni dodaje się **juglon** i **lawson** (hennę). Juglon jest barwnikiem uzyskiwanym z zielonych łupin orzecha włoskiego, który pokrywa i zabarwia skórę na brązowawo. Juglon jest częściowo wchłaniany przez skórę i może wywoływać **uczulenie**. Lawson to żółtawoczerwony barwnik zawarty w liściach henny.

Przy stosowaniu preparatów samoopalających należy zwrócić uwagę na następujące czynniki:

1. Kremy i balsamy samoopalające należy równomiernie rozprowadzić na oczyszczonej skórze. Jeśli skóra się łuszczy, należy wykonać peeling. Ujścia mieszków włosowych, zwłaszcza na obszarach łojotokowych, mogą zabarwić się na ciemniejszy kolor. W przypadkach silnego rogowacenia ujść mieszków pojawiają się ciemne punkty na powierzchni skóry. Również w tych przypadkach dobre wyniki daje peeling wykonany bezpośrednio przed nałożeniem samoopalacza.
2. Dwadzieścia minut po pierwszym nałożeniu kremu należy go nałożyć ponownie.
3. Korzystne są kremy samoopalające już zabarwione, ponieważ widać, gdzie krem został nałożony.
4. Na miejsca o zrogowaciałym naskórku i mocno owłosione nie należy nakładać zbyt dużo kremu.
5. Po rozprowadzeniu kremu należy dokładnie umyć ręce. W przeciwnym razie wewnętrzne strony dłoni mogą się również zabarwić na brązowo.
6. Nie można dopuścić do kontaktu świeżo nasmarowanej skóry z odzieżą. Skóra, wełna, jedwab, nylon czy perlon mogą się trwale zabarwić. Podczas nakładania kremu oraz do dwunastu godzin po nałożeniu należy nosić odzież z bawełny.
7. Powstająca barwa skóry staje się wodoodporna po około 4 godzinach. Niezbyt ładne kontrasty można usunąć podczas peelingu ciała lub pumeksem.
8. Zabarwienie utrzymuje się na skórze od trzech do pięciu dni, w zależności od tego, jak szybko odnawia się warstwa rogowa naskórka. Po tym czasie zabieg należy powtórzyć.
9. Warstwa rogowa zabarwiona samoopalaczem nie stanowi dodatkowej ochrony przed promieniowaniem ultrafioletowym.

Generalnie zabarwienie skóry jest delikatniejsze przy jasnej niż przy ciemnej karnacji. W zależności od występowania w keratynie skóry grup aminowych wchodzących w reakcję z dihydroksyacetonem, otrzymuje się mniej lub bardziej intensywne i równomierne zabarwienie warstwy rogowej naskórka. Alternatywę stanowi przyjmowanie kapsułek z beta-karotenem. Żółto-pomarańczowy barwnik beta-karoten oraz pomarańczowoczerwona **ksantyna** to naturalne **karotenoidy** zawarte w marchwi i grzybach jadalnych. Wykorzystuje się je również jako barwniki spożywcze. Jeśli ich stężenie we krwi jest wysokie, odkładają się w skórze i zabarwiają ją na żółtobrązowy odcień.

Ksantyna okazała się niebezpieczna, ponieważ może spowodować osadzanie się kryształków na siatkówce oka i niekorzystnie wpływać na wzrok.

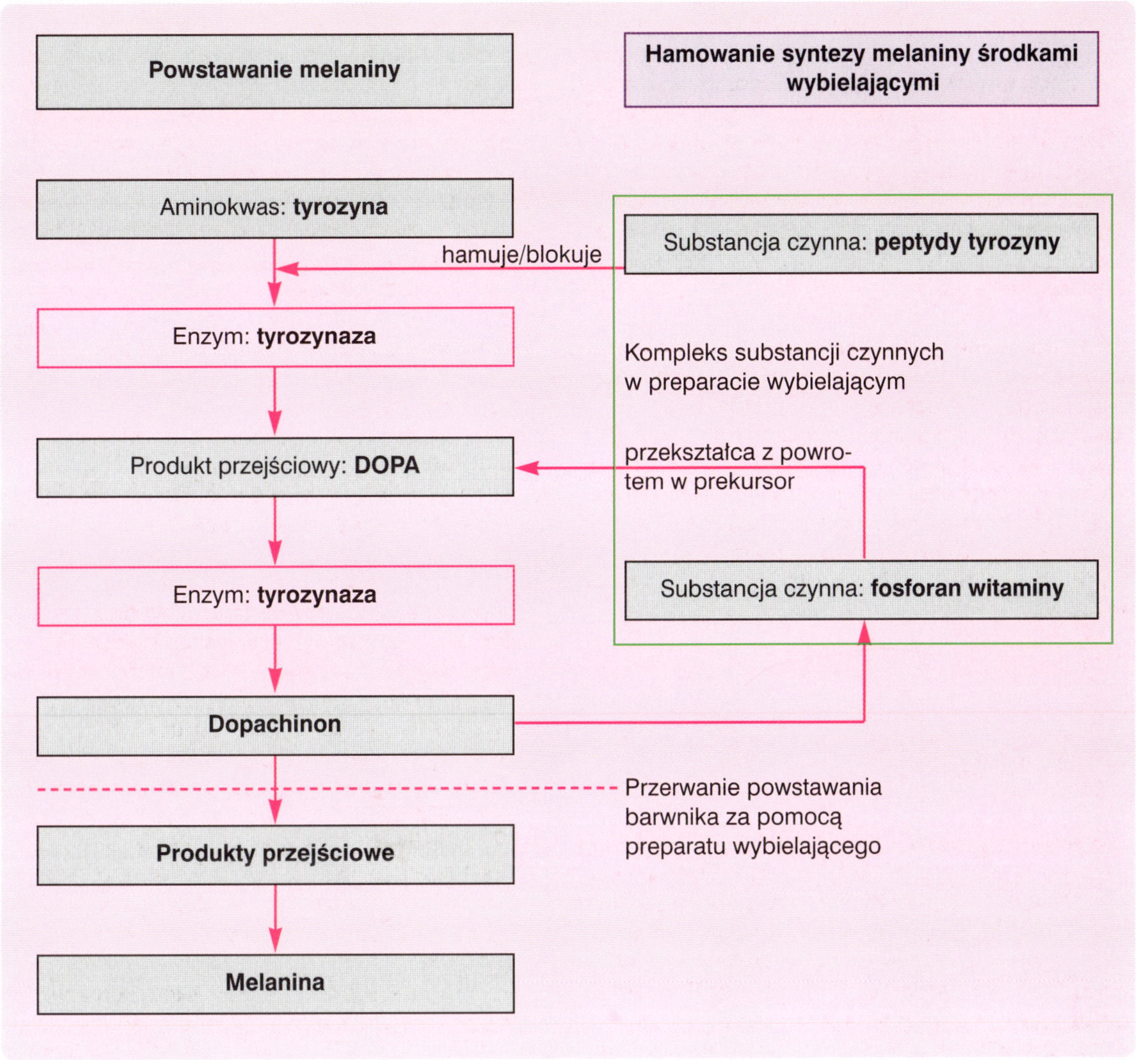

Mechanizm hamowania syntezy melaniny za pomocą peptydów tyrozyny i witaminy C: peptydy tyrozyny hamują utlenianie aminokwasu tyrozyny blokując enzym tyrozynazę. Witamina C przekształca zawarty w melanocytach dopachinon. W ten sposób synteza melaniny zostaje przerwana.

8.3. Preparaty rozjaśniające

Do najczęstszych problemów ze skórą należą **zaburzenia odkładania barwnika**. Przyczyny należy upatrywać w zaburzonym funkcjonowaniu melanocytów. Prawidłowa **synteza melaniny** i jej równomierne rozprowadzanie zakłócane jest przez hormony i czynniki zewnętrzne. Na zaburzenia odkładania barwnika pewien wpływ mogą mieć różne wyciągi roślinne, np. z pokrzywy, łopianu, lwiej paszczy, **brzozy**, a także **propolis**. Właściwości wybielające przypisuje się także preparatom z silniej stężonymi **kwasami owocowymi**.

Nowy kompleks substancji czynnych na nadmierne przebarwienia zawiera mieszankę peptydów tyrozyny z fosforanem witaminy C. **Peptydy tyrozyny** wypierają **aminokwas tyrozynę**, która jest utleniana za pomocą promieniowania UV. Jest to pierwszy etap syntezy melaniny. Powstały produkt przejściowy tej reakcji **DOPA (dihydroksyfenyloalanina)** ulega reakcji łańcuchowej dając produkt końcowy. Witamina C jest w stanie zamienić produkt końcowy na powrót w dihydroksyfenyloalaninę. Za pomocą peptydów tyrozyny i witaminy C skomplikowana reakcja łańcuchowa podczas syntezy melaniny może zostać przerwana. Środki wybielające na bazie peptydów tyrozyny i fosforanu witaminy C skutecznie hamują powstawanie barwnika w skórze. Podobno nawet przy dłuższym stosowaniu są dobrze tolerowane przez skórę.

Przy ciemniejszym zabarwieniu skóry oraz przy miejscowych skupieniach barwnika, np. przy znamionach barwnikowych, rozjaśnienie skóry widoczne jest dopiero po kilku tygodniach codziennego stosowania **preparatów wybielających**. Zanim w wyniku normalnych procesów rogowacenia naskórka melanina zostanie przetransportowana z dolnych do górnych warstw skóry i tam rozłożona przez enzymy, muszą minąć 3–4 tygodnie. Po zastosowaniu preparatu wybielającego normalny kolor skóry powraca po trzech, czterech tygodniach. Zaleca się preparaty wybielające na bazie peptydów tyrozyny i fosforanu witaminy C z filtrami UV, ponieważ skóra jest wrażliwsza na działanie światła ze względu na mniejszą zawartość melaniny.

Dotychczas najskuteczniejszym środkiem przeciwko przebarwieniom okazał się **hydrochinon** w stężeniu ponad 5%. Ponieważ może on powodować uszkodzenia nerek i **uczulenia**, stężenie dozwolone w preparatach kosmetycznych wynosi mniej niż 4%. Hydrochinon hamuje działanie **enzymu tyrozynazy**, która spełnia ważną rolę w syntezie melaniny. Niestety, hydrochinon odbarwia często nie tylko przebarwienia, ale również skórę wokół nich, tworząc drobne kropeczki. Preparaty zawierające hydrochinon dostępne są w postaci emulsji O/W oraz roztworów wodno-alkoholowych, które należy regularnie stosować przez dłuższy czas. Duża liczba ludności ciemnoskórej używa tych preparatów, aby rozjaśnić **karnację**.

Mieszanka 5% hydrochinonu, 0,1% **kwasu retinowego** i 1% **hydrokortyzonu** stosowana jest pod kontrolą lekarza w kompleksowym rozjaśnianiu karnacji. Ze względu na ryzyko uczulenia odradza się w kosmetyce stosowanie preparatów zawierających hydrochinon.

4. Kosmetyka całościowa

1. Warunki przystąpienia do zabiegu kosmetycznego

Podstawą **kompleksowej kosmetyki** jest rozpoznawanie związków między różnymi zjawiskami życia i ich wzajemnych korelacji. Ważnym zagadnieniem jest tu problem zdrowia i choroby, gdyż kosmetyczka może wykonywać zabiegi tylko u osób zdrowych. **Zdrowie** to harmonia psychiki i fizjologii oraz zdolność przystosowania się do stale zmieniających się warunków środowiska. Organizm jest chory wówczas, gdy funkcje jego poszczególnych organów na tyle odbiegają od normy, że zdolność przystosowawcza organizmu zostaje zachwiana. Granica między zdrowiem a **chorobą** jest płynna.

Okres przedchorobowy to faza zaburzeń zdrowotnych, w czasie której nie pojawiają się żadne wyraźne objawy. Duże znaczenie ma wówczas kompleksowa ocena kosmetyczna. Kompleksowe zabiegi kosmetyczne regenerują organizm i wspomagają jego mechanizmy samoregulujące. Odprężenie i dobre samopoczucie zarówno pod względem fizycznym, jak i psychicznym, biorą górę nad czynnikami ujemnymi. Dzięki temu zabiegi kosmetyczne utrzymują lub przywracają stan harmonii całego organizmu.

4

1.1. Wygląd kosmetyczki

Wygląd kosmetyczki jest odzwierciedleniem jej sposobu pracy i decyduje między innymi o dobrym samopoczuciu klientki. Podstawą jest staranna higiena osobista. Nieprzyjemny zapach, przetłuszczone włosy, nieświeży oddech, spocone stopy i brudne paznokcie działają odpychająco w kontaktach z innymi osobami. Kosmetyczka pracuje w bardzo bliskim kontakcie z klientką, dlatego nie może być mowy o żadnym zaniedbaniu. Regularna higiena osobista jest bardzo ważna i oznacza codzienne mycie całego ciała, regularne mycie włosów i higienę jamy ustnej. Wskazane jest stosowanie delikatnego dezodorantu. W czasie pracy należy unikać ostrych lub duszących zapachów, np. nikotyny na dłoniach i ubraniu, czosnku i typowych zapachów kuchennych, które przenikają włosy i ubranie.

Włosy półdługie i długie należy tak upiąć, aby nie przeszkadzały w czasie wykonywania zabiegu i nie spadały klientce na twarz. Paznokcie ze względu na higienę należy obcinać tak krótko, aby kończyły się wraz z opuszką palca. Jeżeli lakierujemy paznokcie,

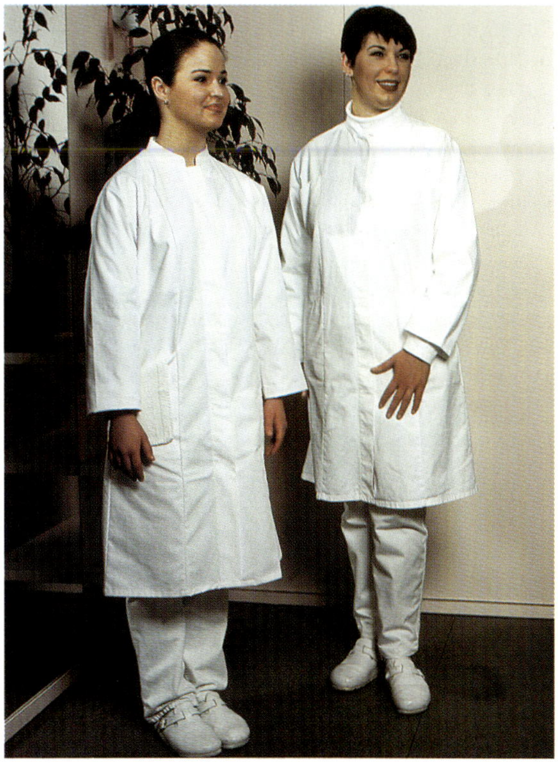

Wygląd kosmetyczki spełnia funkcję przykładu. Decyduje o dobrym samopoczuciu klientki i jej zaufaniu do nas.

lakier powinien być położony nienagannie. Podczas wykonywania zabiegów nie nosimy ozdób na palcach i rękach, kolczyki tylko wówczas, gdy nie są zbyt długie.

Makijaż kosmetyczki spełnia **funkcję przykładu**. To, czy klientka na koniec zabiegu poprosi o wykonanie makijażu może zależeć od tego, czy i jak kosmetyczka jest umalowana. Jeżeli makijaż jest zbyt mocny, klientka będzie się obawiała, że również u niej będzie wyglądał podobnie i z góry odmawia. Jeżeli kosmetyczka nie ma makijażu, nasuwa się pytanie, czy sama jest przekonana do tego, co oferuje.

Odzież ochronna to więcej niż sama **higiena**. Wiele kosmetyczek odrzuca odzież ochronną i uważa za bardziej nowoczesne noszenie zwykłych ubrań. Klientki widzą to inaczej. Za odzieżą ochronną z pewnością przemawia higiena. Ubrania z bawełny są przyjemne w noszeniu, można je gotować, a także chronią ubranie. Mieszanka bawełny (65%) z poliestrem (35%) jest łatwiejsza w prasowaniu i można ją prać także w wysokich temperaturach.

Odzież ochronna jest także środkiem komunikacji. Jeżeli jest właściwie dobrana, wyraża podejście danego gabinetu. Na przykład, jeśli chcemy pokazać na zewnątrz luksus, możemy to wyrazić za pomocą odpowiedniego ubioru.

Odzież ochronna motywuje także pracowników. Elegancka moda zawodowa sprawia, że czujemy się dobrze, nie musimy się martwić o to, co włożyć do pracy. Także **symbol graficzny firmy** (logo) ma pozytywny wpływ na motywację pracowników. Czują się oni wówczas bardziej związani z firmą i godnie ją reprezentują. Im większy jest prestiż firmy, tym lepsze samopoczucie pracowników.

Odzież ochronna nie jest dziś uniformem i nie musi to być osławiony biały fartuch. Połączenia fartucha lub luźnych bluz ze spodniami w różnych fasonach i kolorach stwarzają wiele możliwości i każdy znajdzie coś odpowiedniego dla siebie. Ubranie musi być jednak skrojone tak, aby nie odsłaniało intymnych części ciała.

1.2. Podejście do klienta

Pierwszy zabieg kosmetyczny jest dla klientki szczególnym przeżyciem. Ponieważ nie wie ona dokładnie, co ją czeka, zachowuje się raczej nieśmiało, z dystansem, albo jest raczej pewna siebie i odważna. W każdym razie będzie dobrze się czuła w przyjaznej i swobodnej atmosferze.

Wszystko zależy od **powitania**. Klientka, która przekroczy próg gabinetu kosmetycznego, powinna zostać powitana. Nie ma nic bardziej bezosobowego, niż błądzenie w nieznanych pomieszczeniach. Kosmetyczka jako pierwsza powinna nawiązać kontakt, podejść do klientki i powitać ją z uśmiechem, podać rękę i przedstawić się. Uścisk dłoni powinien być zdecydowany, ale niezbyt mocny. W tym momencie powinnyśmy się przedstawić. Następnie pomagamy klientce zdjąć i powiesić wierzchnie okrycie.

Dalszy przebieg wizyty może kształtować się różnie. Często klienci od razu proszeni są do kabiny, ale dużo przyjemniejsze wrażenie sprawia krótka, wstępna rozmowa, lekkie odświeżenie i trochę czasu dla klientki na zapoznanie się z otoczeniem. Możemy zapytać klientkę, w jaki sposób trafiła do naszego gabinetu, czego oczekuje od zabiegu i czy ma specjalne życzenia. Dzięki temu klientka może zapoznać się z atmosferą panującą w gabinecie i z samą kosmetyczką.

W dużych gabinetach lub studiach piękności klientów wita kierowniczka gabinetu lub recepcjonistka, a następnie prowadzi ich do właściwej kosmetyczki. W tym przypadku to ona przedstawia klientkę kosmetyczce i przekazuje jej ewentualne życzenia klientki. Zadaniem kosmetyczki jest wówczas zapoznanie klientki z przebiegiem zabiegu.

Sympatia decyduje o sukcesie, pozytywnie oddziałuje na innych. Jest podstawowym warunkiem podtrzymywania kontaktów. Sympatia gwarantuje dobry kontakt z klientem.

Klientów o spokojnym usposobieniu powinnyśmy traktować również ze spokojem. Zbyt duży entuzjazm raczej odstrasza takie osoby. Ważna jest **umiejętność słuchania**. Co sygnalizuje nam klientka swoją wypowiedzią? Co mówią jej gesty? Im lepiej kosmetyczka potrafi wyczuć klientkę, tym lepsza jest atmosfera.

Czasami, mimo starań, nie zostaje nawiązana komunikacja między klientką a kosmetyczką. W takim przypadku kolejne zabiegi powinna przejąć koleżanka. Klienci oceniają pracę kosmetyczki przede wszystkim według swoich odczuć. Napięta atmosfera ma wpływ na zabieg. Tylko ci klienci, którzy darzą kosmetyczkę sympatią i są zadowoleni z zabiegu, przyjdą ponownie.

Bardzo ważne są **uprzejmość** i takt. Dobre maniery nie należą już dzisiaj do rzeczy oczywistych. Młodzi ludzie często mylą takie zachowanie z uległością, lizusostwem i sztucznością. Mimo to istnieje trend przeciwny. Młodzi dorośli stwierdzają, że dzięki uprzejmości szybciej można osiągnąć sukces zawodowy. W gabinecie kosmetycznym pewne reguły i zasady ułatwiają współpracę z koleżankami i zyskują szacunek przełożonych. Atmosferę, która dzięki temu powstaje, odczuwa także klientka.

Do złych obyczajów w gabinecie kosmetycznym należą np. niemiłe powitanie klientki, niezajęcie się jej garderobą i długie oczekiwanie w kabinie. Prywatne rozmowy telefoniczne i rozmowy z koleżankami są równie nieprzyjemne, jak ciągłe mówienie podczas zabiegu. Poruszanie spraw prywatnych, przesada w zachowaniu, zalewanie klientki potokiem słów są ze strony kosmetyczki całkowicie nie na miejscu i jest to źle odbierane. Kontakt z klientem wymaga **taktu** i umiejętności wyczucia sytuacji.

W gabinecie kosmetycznym należy przestrzegać kilku reguł. Wchodzących do pomieszczenia witamy zdecydowanie i wyraźnie. Nigdy nie odtrącamy wyciągniętej ręki. Zuchwałe zachowanie prowadzi do powstania nieporozumień. Dokonując oceny skóry i ciała nie możemy nikogo zranić. Podczas rozmowy z klientką patrzymy jej w oczy. Pozwólmy rozmówcy zawsze wypowiedzieć się do końca. Klientów zawsze należy przepuszczać w drzwiach, nie wolno krytykować współpracowników w obecności klientów. Nie należy przerywać zabiegu z powodu spraw służbowych; w telefonie trzeba włączyć automatyczną sekretarkę i w wolnej chwili oddzwonić.

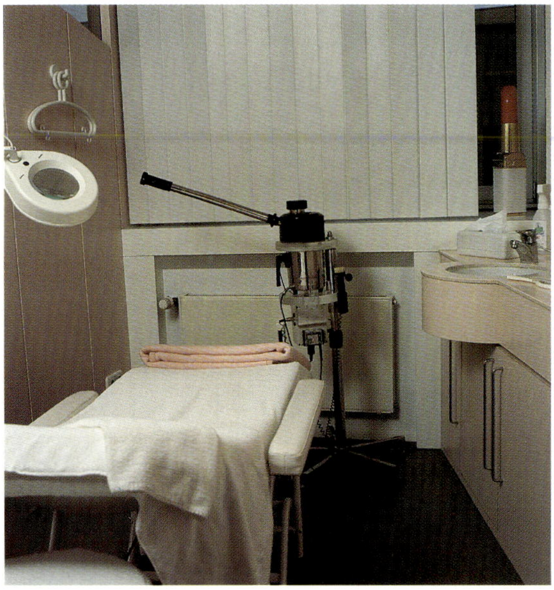

Wygląd kabiny kosmetycznej decyduje o dobrym samopoczuciu klientki.

4

Każda klientka przychodzi na zabieg z określonym **nastawieniem**, chce przeżyć coś, co nie ma nic wspólnego z jej codziennymi obowiązkami. Chce być pielęgnowana, rozpieszczana i chce odpocząć. Naszym klientom powinnyśmy stworzyć atmosferę spokoju i ciepła, aby poczuli się swobodnie i mogli się odprężyć.

Kabina kosmetyczna jest miejscem, w którym klientka przebywa od półtorej do dwóch godzin, dlatego powinna być wywietrzona i czysta. Świeże ręczniki i kompresy oraz czyste przybory są rzeczą oczywistą. Dla płynności zabiegu można wiele rzeczy przygotować wcześniej, np. włączyć podgrzewacz wosku i przygotować płatki waty na oczy do farbowania rzęs. Możemy włączyć muzykę. Świeże kwiaty wnoszą radość i dają klientce poczucie, że jest tu naprawdę mile widziana. Na to przeznaczyła swój czas i na to chce wydać swoje pieniądze.

2. Pielęgnacja twarzy

Pielęgnacja twarzy jest standardowym zabiegiem w gabinecie kosmetycznym. Obejmuje masaż karku, pielęgnację twarzy, szyi i dekoltu.

Pielęgnacja twarzy nie powinna odbywać się według sztywnego planu, należy ją dostosować do indywidualnych potrzeb klientki. Poszczególne kroki muszą następować po sobie w takiej kolejności, aby z fizjologicznego punktu widzenia tworzyły sensowną całość. Zasadnicza kolejność, którą niekiedy można zmienić, jest następująca: masaż karku, wstępne oczyszczanie twarzy, ocena skóry, farbowanie brwi i rzęs, regulowanie brwi, intensywne oczyszczanie skóry, usuwanie nieczystości ze skóry, masaż twarzy, nałożenie maski na twarz, a następnie kremu na dzień i makijażu lub kremu na noc, jeśli zabieg wykonywany jest wieczorem. Ten wzór podajemy jedynie dla ogólnej orientacji. Do proponowanego zestawu zabiegów można dodać inne specjalne lub też jedne zastąpić innymi.

O przebiegu wizyty, rodzajach i liczbie zabiegów decyduje ocena skóry oraz czas i możliwości finansowe klientki. Do nieprzyjemnej sytuacji dochodzi wtedy, gdy w trakcie zabiegu proponujemy klientce wykonanie czegoś, za co musi dodatkowo zapłacić. Klientka praktycznie nie może sprzeciwić się takiej propozycji, ponieważ znajduje się w pozycji leżącej, z psychologicznego punktu widzenia podlega woli kosmetyczki i przyznanie się, że nie chce zapłacić więcej stawia ją w niezręcznej sytuacji. Nie wolno traktować klientów w ten sposób. Przebieg całej wizyty należy omówić przed przystąpieniem do wykonywania zabiegów.

Pierwszy kontakt z **kabiną kosmetyczną** jest dla klientki czymś szczególnym. Kosmetyczka powinna towarzyszyć klientce i zamknąć za sobą drzwi. Należy poprosić klientkę o zdjęcie obuwia, ozdób z szyi i uszu i wyjaśnić, jakie części garderoby powinna zdjąć. Wiele klientek ma opory przed rozebraniem się do pasa włącznie ze zdjęciem biustonosza. Pomóc może przytrzymanie ręcznika, za którym klientka się rozbierze i który natychmiast wykorzystamy do jej przykrycia. Inną możliwością jest wskazanie klientce miejsca, w którym może odłożyć ubranie i opuszczenie na chwilę kabiny. Starsze klientki lub panie po amputacji piersi preferują to drugie rozwiązanie. W takich sytuacjach należy wykazać się taktem. Nawet gdy klientka nie ma oporów przed rozebraniem się, w żadnym wypadku nie należy jej się intensywnie przyglądać. Zawsze należy chronić intymną sferę klientki.

Przygotowanie klientki wymaga staranności. Klientka powinna czuć się dobrze w czasie zabiegu, wygodnie leżeć i nie marznąć. Po zabiegu na ubraniu i fryzurze nie powinny pozostać żadne ślady. Długie włosy należy upiąć klamrą wysoko na głowie i nałożyć klientce opaskę frotté lub czepek kosmetyczny. Dla krótkich włosów, które często wystają, praktyczniejsza jest opaska, szczególnie gdy zamyka się ją z przodu. Aby po skończeniu zabiegu na twarzy nie pozostał odcisk, można podłożyć gazę. Ważne jest dokładne schowanie włosów, aby w czasie zabiegu się nie natłuściły. Dla fryzury korzystniejsze są czepki kosmetyczne, gdyż nie przygniatają włosów. Aby nie zmarzły stopy, podkładamy pod nie ręcznik lub przygotowujemy kąpiel.

Po masażu karku klientka przechodzi na **łóżko kosmetyczne**. Ustawiamy je tak, aby czuła się ona na nim wygodnie. Nigdy głowa nie powinna leżeć niżej niż nogi. Głowa i stopy powinny tworzyć jedną linię. Większość łóżek można ustawić tak, że ciało zgina się w środku. Taka pozycja jest dla klientów bardzo wygodna, ale limfa i krew mogą przez to gromadzić się w brzuchu. Jeśli klientka leży wygodnie, wygładzamy jej ubranie: wygladzamy spodnie czy spódnicę.

Klientkę przykrywamy najpierw ręcznikiem kąpielowym. W lecie przeważnie to wystarcza. W chłodniejsze dni na ręcznik kładziemy koc, ale nie powinien on bezpośrednio dotykać klientki. Dokładnie opatulamy ją ręcznikiem lub prześcieradłem i kocem, a na końcu okrywamy nogi. Na górze koc zaginamy, aby w razie potrzeby można było przykryć nim ramiona.

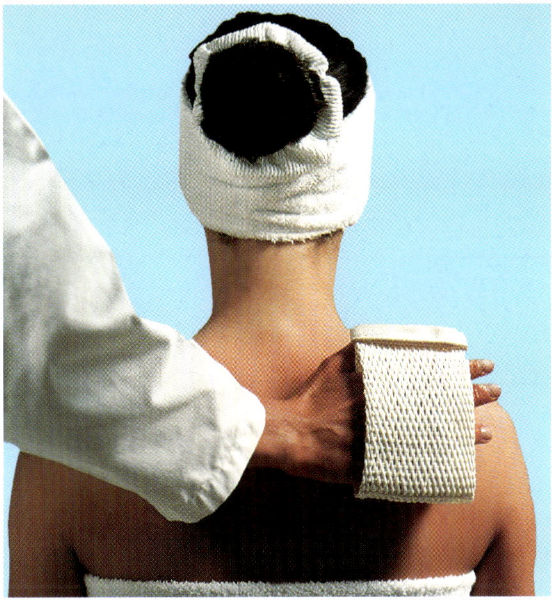

Przed masażem karku skórę można wymasować na sucho szczotką.

2.1. Masaż ręczny karku

Klienci najbardziej doceniają pracę kosmetyczki, gdy daje ona widoczne i odczuwalne wyniki połączone z uczuciem odprężenia. Aby to osiągnąć, w czasie zabiegów należy umiejętnie wykorzystać posiadaną wiedzę fachową i uruchomić własną fantazję. Ważnym elementem pielęgnacji jest masaż karku. Niewytłumaczalne jest, dlaczego tak wiele kosmetyczek rezygnuje z masażu, mimo że daje on to wszystko, czego oczekują klientki.

Słowo **masaż** ma kilka źródeł: z jednej strony w języku greckim oznacza „posługiwać się", z drugiej zaś w arabskim oznacza „lekko ugniatać". Zawsze jednak chodziło o to, aby uczynić coś przyjemnego dla ciała. **Masaż karku** poprzedzający pielęgnację twarzy stanowi idealne przygotowanie klientki. Jak każdy masaż, także ten działa na różne rejony: na skórę, mięśnie i układ nerwowy.

Naskórek dzięki bodźcom mechanicznym zostaje złuszczony i skóra się wygładza. Dzięki receptorom czuciowym sięgającym naskórka, masaż wpływa relaksująco na głębsze warstwy skóry. Pobudzone zostają gruczoły łojowe i potowe. Naczynia krwionośne się rozszerzają powodując zaczerwienienie skóry. Tkanka podskórna najintensywniej odbiera działanie masażu. Zmniejszają się obrzęki zastoinowe, a ucisk mechaniczny działa bezpośrednio na zgrubienia tkanki łącznej. Masaż dodatnio wpływa na tkankę łączną i poprawia krążenie.

W zależności od techniki masażu, w trakcie masowania następuje oczyszczenie dzięki wyciskaniu i przesuwaniu końcowych produktów przemiany materii i mięśniowego kwasu mlekowego. Następuje pobudzenie zakończeń nerwowych i rozszerzenie naczyń krwionośnych. To powoduje przejście płynów do przestrzeni zewnątrzkomórkowych i dostarczenie składników odżywczych. Masaż działa uspokajająco i relaksująco na **układ nerwowy**, jeżeli wykonujemy ruchy łagodne i powolne, działa też stymulująco jeżeli zastosujemy energiczne ugniatanie, oklepywanie i wibrację.

Naczynia, mięśnie, tkanka łączna i tłuszczowa bezpośrednio odczuwają mechaniczne działanie, a także pośrednie pobudzenie. Masaż karku dodatnio wpływa na naczynia krwionośne i limfatyczne twarzy, odpręża też mięśnie i poprawia ogólne samopoczucie klientki.

Wszystkie ruchy masażu polegają w zasadzie na ucisku. Uciskiem wewnętrzną stroną dłoni, modelowanym przez odpowiednie ustawienie dłoni i palców, osiągamy ruchy podstawowe i ich odmiany, w zależności od tego, jakie działanie na mięśnie, nerwy, tkanki i naczynia chcemy osiągnąć. Istnieje sześć ruchów masażu, określanych jako podstawowe, i ich odmiany.

1. Ruchem podstawowym jest **ucisk**, czyli statyczne i tłoczące działanie w kierunku pionowym na skórę klienta.

2. **Głaskanie** to ruch z uciskiem o różnej intensywności.

3. **Rozcierania**, ze względu na charakterystyczny sposób jego wykonywania, nie można pomylić. Wykonywany jest jednym lub kilkoma palcami, albo pięścią. Możemy też zastosować nałożone

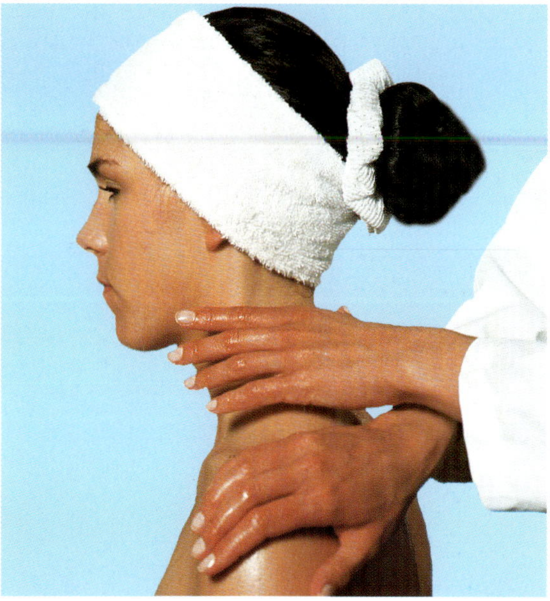

Głaskanie rozpoczyna kontakt ze skórą i wprowadza kolejne ruchy.

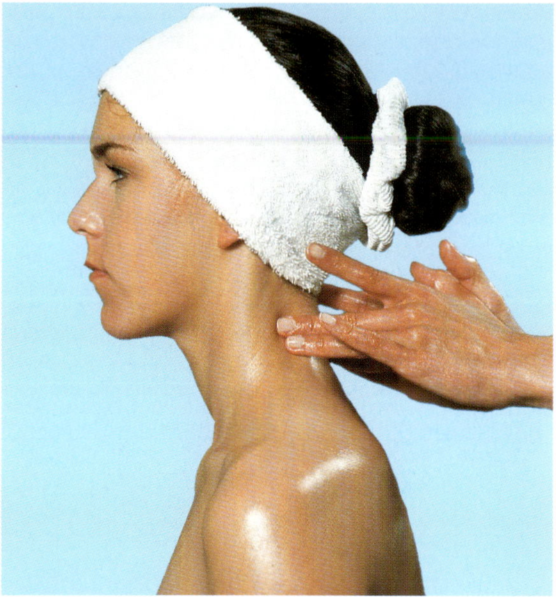

Rozcieranie to ruch o działaniu głębokim.

4

na siebie dłonie, brzeg dłoni lub kostki palców. Ruchy „mielące" charakteryzuje pionowy ucisk na tkankę podskórną, łączną, mięśniową i żylną. Rozcieranie ma działanie głębokie.

4. **Ugniatanie** to ruch rozluźniający, wspomagający usuwanie złogów. Ręka masująca mocno uciska skórę. Do ruchu pionowego dochodzi ściskanie mięśnia między palcami wzdłuż włókien mięśniowych. Wyróżniamy dwa warianty ugniatania: **powierzchniowe** i **głębokie**. Ruchy pochodne powstają dzięki różnemu ułożeniu palców, kciuka lub całej ręki.

5. **Oklepywanie** polega na szybko następujących po sobie uderzeniach skóry palcami lub otwartą dłonią. Ten ruch ma kilka wariantów. Działa stymulująco na włókna nerwowe i powoduje szybkie i częste skurcze mięśni. Pobudzające działanie na tętnice poprawia ukrwienie.

6. **Wstrząsanie (wibracja)** to bardzo szybkie ruchy przenoszone na określoną część ciała. Polega na wywoływaniu drgań. Manualne wstrząsanie nie jest łatwe, dlatego osoby masujące wolą do tego celu używać odpowiednich przyrządów. Wibrację wykonuje się opuszkami palców, między kciukiem a zgiętymi palcami obu rąk, całą powierzchnią dłoni lub jej brzegiem.

Klientkę prosimy o zajęcie miejsca na taborecie. Powinien on być ustawiony tak, aby jego wysokość była równa długości podudzi klientki, tylko wtedy ma ona dobry kontakt z podłogą. Klientkę z przodu okrywamy ręcznikiem. Zmywamy skórę na ramionach i karku myjką i nacieramy ciepłymi okładami.

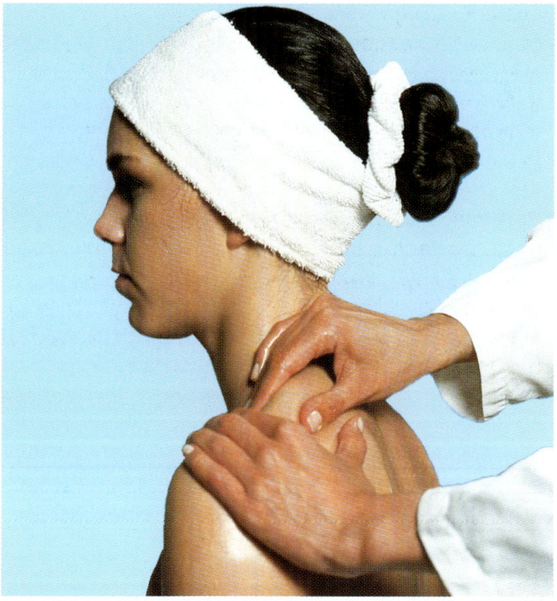

W czasie ugniatania ręka silnie uciska skórę.

Możemy wykonać lekki masaż szczotką. Jako środków poślizgowych do masażu używamy **olejku do skóry**, specjalnego **kremu do ciała** lub dobranych dla klientki **aromatów** w neutralnej substancji nośnej, ale nie może być ich zbyt wiele, aby nie podrażniły skóry.

Masaż karku trwa 5–7 minut. Podczas masażu klientka powinna być wyprostowana, aby mięśnie nie były napięte. Często należy przypominać o prawidłowej postawie, gdyż klienci z przyzwyczajenia przeważnie o tym nie myślą. Masaż karku obejmuje okolicę od zakończenia **kości potylicznej** do dwu-

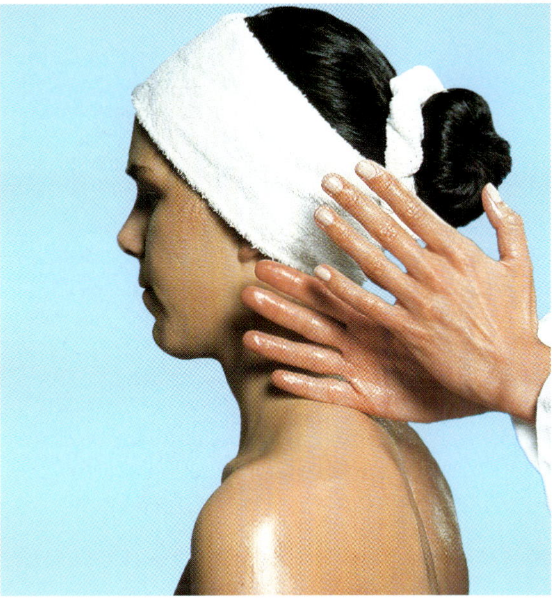

Oklepywanie pobudza układ nerwowy.

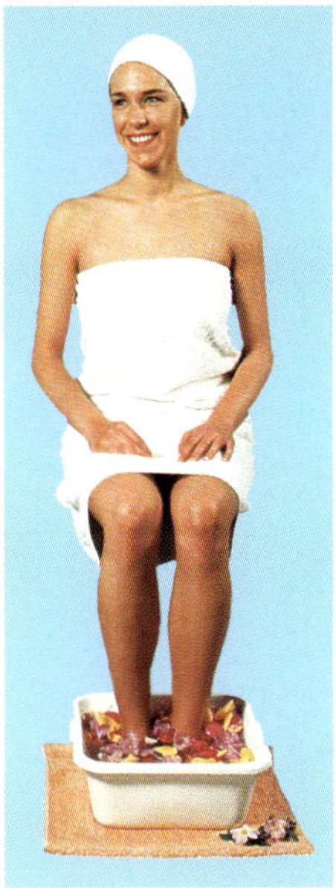

W czasie masażu karku klientka powinna siedzieć na taborecie z regulowaną wysokością. Wysokość taboretu powinna odpowiadać długości jej podudzi.

nastego **kręgu odcinka piersiowego** kręgosłupa oraz część ramion. Masujemy następujące mięśnie: **mięsień czworoboczny** (*musculus trapesius*), **mięsień naramienny** (*m. deltoideus*), **mięsień obły mniejszy** (*m. ters minor*), **mięsień obły większy** (*m. ters major*).

Podczas masażu zestresowanej i spiętej klientce możemy zaproponować ciepłą kąpiel stóp z dodatkiem olejków: lawendowego, rozmarynowego czy świerkowego. To uzupełnienie odpręży i uspokoi klientkę oraz przygotuje ją do zabiegów pielęgnacyjnych twarzy.

2.2. Pielęgnacja twarzy

Zabiegi pielęgnacyjne twarzy są podstawą systematycznej pielęgnacji skóry. Do **pielęgnacji twarzy** należy wstępne intensywne oczyszczanie skóry. Celem tego zabiegu jest usunięcie ze skóry obcych substancji, takich jak kurz, resztki kremu, makijaż i wydzieliny oraz przygotowanie jej do kolejnych zabiegów.

Wstępne oczyszczanie twarzy polega na usunięciu makijażu oraz przemyciu twarzy, szyi i dekoltu. Makijaż oczu usuwamy preparatem do **demakijażu oczu.** Niewielką ilość preparatu nanosimy na wilgotny płatek higieniczny i oczyszczamy nim okolice oczu (klientka ma przy tym oczy zamknięte) ruchami od góry do dołu i od wewnątrz na zewnątrz. Czynność tę powtarzamy aż do całkowitego usunięcia makijażu.

Szminkę usuwamy **mleczkiem oczyszczającym** lub oczyszczającym **olejkiem**. Najpierw ściągamy szminkę suchym gazikiem, a następnie nanosimy mleczko na wilgotny wacik i zmywamy usta aby usunąć resztki szminki. Na koniec wycieramy resztki mleczka gazikiem, aby na ustach nic nie pozostało.

Do **wstępnego oczyszczania skóry** używamy środka oczyszczającego odpowiedniego do rodzaju cery. Nanosimy go na powierzchnię dłoni i rozcieramy, aby się ogrzał. Oczyszczanie rozpoczynamy jednocześnie obiema dłońmi rozprowadzając preparat oczyszczający na twarzy, szyi i dekolcie spokojnymi, ale zdecydowanymi, okrężnymi i gładzącymi ruchami.

Inną możliwością wstępnego oczyszczenia skóry jest użycie specjalnej **szczoteczki do twarzy** (np. z koziej sierści). Na twarz nanosimy mleczko oczyszczające i okrężnymi ruchami prowadzimy szczoteczkę po skórze, nie naciskając zbyt mocno. Czynność tę można wykonać ręcznie lub odpowiednim aparatem. Jeżeli używamy aparatu, szczoteczkę prowadzimy od środkowej linii twarzy na zewnątrz, nie wykonując ruchów okrężnych. Ta forma oczyszczania ma tę przewagę, że usuwamy ze skóry złuszczone komórki rogowe i poprawiamy ukrwienie. W zależności od stanu skóry oczyszczanie intensywne nie jest już wtedy konieczne.

Mleczko oczyszczające usuwamy ze skóry ciepłą, wilgotną gąbką lub myjką. **Myjką** może być mały ręcznik lub pielucha. **Gąbki** wykonane są z wiskozy i jeśli decydujemy się na ich użycie, powinnyśmy pracować dwiema jednocześnie i równolegle. Myjki składamy w ten sposób, aby tworzyły podłużny szal, przykładamy do brody i rozkładamy na całą twarz.

4

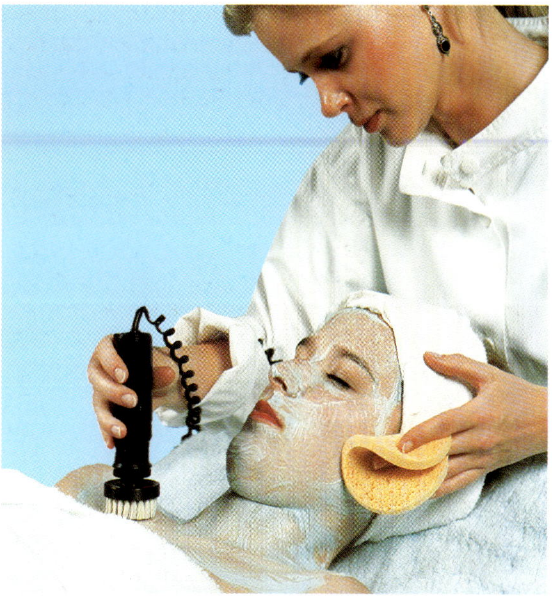

Podczas zmywania za pomocą szczoteczki do twarzy usuwamy także złuszczone komórki rogowe.

Zmywanie rozpoczynamy od góry, wywijając wykorzystaną część myjki na zewnątrz. W ten sposób mamy pewność, że wykorzystamy całą myjkę, a nie tylko małą część jej powierzchni. Na brodzie myjkę odwracamy i zmywamy szyję i dekolt, a następnie starannie ją płuczemy. Czynność powtarzamy kilkakrotnie, do całkowitego usunięcia mleczka.

Do **wody do płukania** możemy dodać kilka kropli wyciągu z ziół, które ładnie pachną i wprowadzą klientkę w miły nastrój, np. **aromat** płatków róży, lawendy lub cytrusów. Po zmyciu twarzy można na nią położyć jeden lub dwa ciepłe kompresy zanurzone uprzednio w naparze z ziół.

Poza oczyszczeniem, skóra powinna być przygotowana do wchłaniania preparatów kosmetycznych. W tym celu konieczny jest wpływ na naturalną barierę skóry. Bariera ta stanowi jednak w pierwszej kolejności ochronę dla skóry. Jeżeli działamy na naturalną barierę skóry, ograniczamy jej funkcję ochronną. Powinnyśmy być tego świadome przy doborze preparatu oczyszczającego i zawsze mieć na uwadze cel całego zabiegu.

Do **wstępnego oczyszczania** używamy płynnych **środków powierzchniowo czynnych**, **emulsji** lub **żeli oczyszczających**. Kremy oczyszczające i myjące są produktami starszej generacji. Zadaniem produktów oczyszczających jest rozpuszczenie tłustych zanieczyszczeń na powierzchni skóry, aby można było mechanicznie je usunąć.

Emulsje oczyszczające są najłagodniejszymi środkami oczyszczającymi. Emulsje typu olej w wodzie

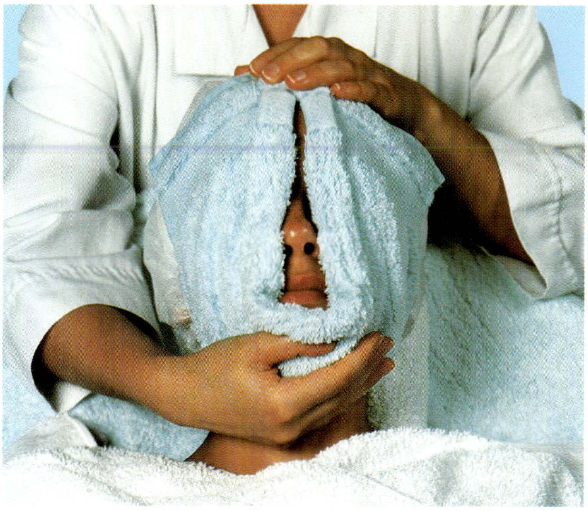

Środek użyty do zmywania usuwamy, np. myjką frotté.

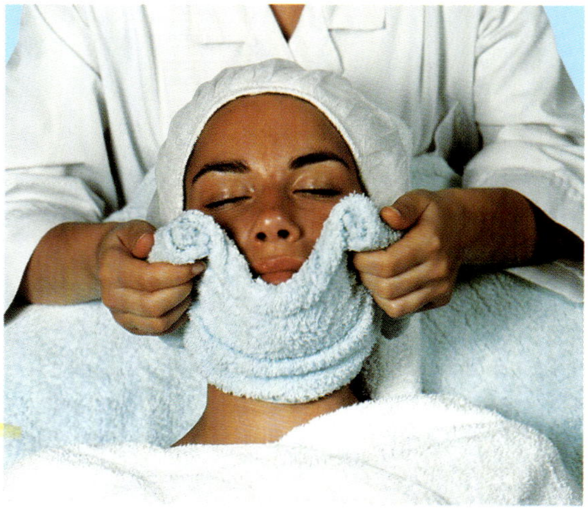

Dzięki zwijaniu myjka będzie równomiernie wykorzystana.

są chętniej używane, gdyż można je zmyć wodą i klientka odnosi wrażenie nienagannej czystości. Emulsje oczyszczające nadają się do wszystkich rodzajów cery w jednakowym stopniu. Przy użyciu produktu należy pamiętać, że musi on pozostawać na powierzchni skóry przez pewien czas. Następnie należy go usunąć myjkami lub gazą, w przeciwnym razie wynik oczyszczania nie będzie zadowalający.

Żele oczyszczające są gęściejsze niż płyny do oczyszczania. Dla klientów są one przez to przyjemniejsze w użyciu, mimo iż mogą być oparte na tych samych środkach powierzchniowo czynnych. Ponadto w mniejszym stopniu wysuszają skórę, dlatego nie powinno się ich stosować do cery tłustej.

Preparaty oczyszczające przygotowują skórę do dalszych zabiegów i dlatego powinny być możliwie łagodne. Chociaż ich kontakt ze skórą jest krótki, mogą zawierać substancje łagodzące podrażnienia, takie jak pantenol czy hydrolizaty protein (kolagen, elastyny i inne).

Określenie **oczyszczanie intensywne** używane jest dziś zamiast starszego **oczyszczanie głębokie**, ponieważ to drugie nasuwało błędne skojarzenia co do intensywności zabiegu i oczekiwanych wyników. Intensywne oczyszczanie skóry ma na celu spulchnienie warstwy rogowej, rozluźnienie jej oraz mechaniczne oczyszczenie i odtłuszczenie. Czasami wszystkie występują jednocześnie. Intensywne oczyszczanie skóry wiąże się z naruszeniem jej funkcji i można je przeprowadzać tylko po uprzedniej, starannej ocenie. W żadnym wypadku nie wolno wykonywać intensywnego oczyszczania twarzy tylko dlatego, że taka jest kolejność zabiegów. Trzeba zapytać klientkę, czy życzy sobie ten zabieg. Do zabiegu intensywnego oczyszczania stosujemy ciepłą **parę** i **złuszczanie naskórka**.

2.3. Kosmetyczna ocena skóry

Skóra jest narządem regulującym wzajemny wpływ wszystkich czynności organizmu i środowiska. Wszelkie zakłócenia tego wzajemnego oddziaływania pojawiają się na skórze. Jej ocena jest bardzo ważna, jeżeli chcemy, aby nasza praca miała sens i przynosiła dobre wyniki.

W praktyce kosmetycznej ocena oznacza rozpoznawanie zaburzeń i ustalanie **objawów**. Dobra ocena skóry jest częścią zabiegu wymagającą najwyższych kwalifikacji i doświadczenia. Wyróżnia się jej dwa rodzaje: objawową i przyczynową.

Ocena objawowa opiera się na widocznych i wyczuwalnych zjawiskach na skórze. Są to typowe cechy, które określają np. **rodzaj cery** lub wiek skóry. Do tego dochodzą zjawiska przejściowe, np. określone **wykwity skórne**, **przebarwienia** związane z **zażywaniem leków hormonalnych** i zwiotczenie skóry spowodowane szybką utratą masy ciała. Te przejściowe zmiany można leczyć w gabinetach kosmetycznych, często jednak duże korzyści przynosi **współpraca z lekarzem**.

Kolejną grupę cech skóry stanowią zmiany powstałe w wyniku ciężkich chorób lub długotrwałego leczenia farmakologicznego. Należą do nich zaburzenia pigmentacyjne, rozszerzenie naczyń krwionośnych po leczeniu kortykosteroidami, kępki żółte powiek oznaczające zaburzenia przemiany materii i uszkodzenia skóry w wyniku naświetlań. W tym przypadku **współpraca z lekarzem prowadzącym** jest nieodzowna. Ostatnia grupa to objawy wskazujące na istnienie poważnych chorób. Należą do nich przebarwienia skóry spowodowane chorobami wątroby lub nerek oraz określone zmiany skórne wskazujące na **raka skóry**. W tych przypadkach kosmetyczka powinna skierować klientkę do lekarza.

Ocena przyczynowa dotyczy zależności przyczynowo-skutkowej. Prawo przyczynowe kieruje się regułą, że każde zdarzenie ma przyczynę. Zarówno dla lekarzy, jak i kosmetyczek, ta zasada ma daleko idące znaczenie. Wszystkie objawy mają swoją przyczynę. Znalezienie tej przyczyny oznacza zaakceptowanie jej jako niezmiennej i wewnętrzne pogodzenie się z nią lub znalezienie jej i usunięcie, co pozwoli odzyskać harmonię całości. Wyłączne leczenie objawów nigdy nie przyniesie sukcesu.

Oceny objawowej i przyczynowej nie możemy rozdzielać, jeżeli poważnie podchodzimy do kosmetyki jako całości. Do postawienia rozpoznania konieczne jest spełnienie niżej podanych warunków:

1. Kwalifikacje kosmetyczki: powinna ona mieć podstawową wiedzę z zakresu anatomii, dermatologii, psychologii i stanów chorobowych.
2. Zdolność analitycznego myślenia: każdy objaw ma głębiej leżącą przyczynę. Może ona mieć podłoże zarówno fizyczne, jak i psychiczne. Szukając przyczyn objawów skórnych najpierw bierzemy pod uwagę funkcjonowanie organizmu.
3. Atmosfera w czasie oceny: potrzebujemy wielu informacji od naszej klientki, także bardzo osobistych, czasami nawet intymnych. Im lepiej chcemy kogoś poznać, tym więcej musimy o nim wiedzieć. Jeżeli chcemy rozpatrywać objawy skórne w kontekście całego organizmu, musimy uzyskać dane o teraźniejszym i dotychczasowym życiu, jeżeli mogą one mieć związek ze stanem skóry. Dane te otrzymamy tylko wtedy, jeżeli zdobędziemy zaufanie klientki i stworzymy odpowiednią atmosferę w czasie rozmowy. Informacje te należy traktować jako poufne.

Wszystkie dane uzyskane z wywiadu i oceny zapisujemy w **karcie klientki**. Należy je traktować bardzo poufnie. Dostęp do danych klientki może mieć tylko osoba odpowiedzialna za wykonanie zabiegu.

2.3.1. Wywiad

Ważnym elementem oceny skóry jest **wywiad**. Dzięki niemu uzyskamy informacje na temat dotychczasowego i teraźniejszego trybu życia klientki. Ważne, aby wywiad przebiegał w atmosferze wzajemnego zrozumienia. Ocena skóry w takim wymiarze prze-

4

prowadzana jest przed pierwszym zabiegiem. Trwa dwadzieścia do trzydziestu minut. W trakcie rozmowy klientka dowiaduje się wielu rzeczy o sobie i o możliwościach zabiegów kosmetycznych.

W czasie ustalania terminu trzeba poprosić klientkę, aby na zabieg przyszła bez makijażu i, jeśli to możliwe, wstępnie oczyściła twarz. Dzięki temu możemy szybko stwierdzić jak skóra się natłuszcza i jakie ma właściwości, gdy przez godzinę lub dwie nie była poddawana żadnym zabiegom. Jeżeli nie jest to możliwe, oczyszczamy wstępnie skórę klientki w gabinecie, a następnie prosimy klientkę, aby położyła się na łóżku kosmetycznym i ewentualnie przykrywamy, aby nie było jej zimno. Kosmetyczka siada z boku i zadaje odpowiednie pytania, obserwując reakcje klientki.

Przeprowadzenie wywiadu ułatwi nam zestaw pytań:

- Z jakim problemem klientka przychodzi do gabinetu kosmetycznego.
- Jak długo ten problem istnieje i czy wcześniej były podejmowane jakieś działania w celu jego usunięcia.
- Czym tłumaczy ten problem i w jakich okolicznościach on nastąpił.
- Czy miewa uczulenia, jeżeli tak, to na co? Czy występują przypadki uczuleń w rodzinie.
- Jakie choroby występują w rodzinie (np. wysokie ciśnienie, cukrzyca, zawał serca, choroby skóry).
- Czy leczy się u lekarza.
- Czy przyjmuje środki przeczyszczające, na zahamowanie apetytu, uspokajające i nasenne, leki hormonalne (np. pigułki antykoncepcyjne lub hormony tarczycowe), środki pobudzające.
- Czy pali papierosy i pije alkohol.
- Jakie ma przyzwyczajenia odnośnie do snu i jaka jest jego jakość.
- Jak się odżywia (czas przyjmowania posiłków, jakość jedzenia, ulubione potrawy itd.).
- Czy nie ma kłopotów z trawieniem i z wypróżnieniem.
- Jakie ma ciśnienie krwi.
- Czy ma wolny czas, który może poświęcić wyłącznie sobie. Co robi w tym czasie. Czy preferuje aktywny wypoczynek. Jeżeli tak, w jakiej formie.
- Co zmieniło się w ostatnim czasie (np. w życiu zawodowym, w rodzinie, podróże, odżywianie, ciąża).
- Co powinno być uzgodnione z lekarzem (internistą, ginekologiem, dermatologiem).

Zaburzenia ukrwienia najwcześniej występują w kończynach dolnych. **Wzrost paznokci** na palcach stóp jest spowolniony, przybierają one żółtawo-brązowe zabarwienie i łatwo zakażają się grzybicą. Stopy stale są zimne i utrudniają wieczorem zasypianie. Mrowienie w nogach wskazuje na zaawansowany stan chorobowy, podobnie jak przebarwienia na skórze i powolne gojenie się ran. Wyraźne **rozszerzone naczynia włosowate** na policzkach, z towarzyszącym zaczerwienieniem skóry, wskazują na zaburzenia krążenia. Kosmetyczka powinna w takim wypadku skierować klientkę do lekarza. Takie objawy znacznie utrudniają przeprowadzenie zabiegu kosmetycznego. Nie należy wówczas usuwać owłosienia z nóg, przeprowadzać zabiegów likwidujących cellulit i stosować zabiegów z użyciem prądu.

Zaburzenia przemiany materii spowodowane **cukrzycą** wcześnie widoczne są na skórze. Typowe objawy to: świąd bez wyraźnych zmian skórnych, stany zapalne błon śluzowych, stale pojawiające się wypryski, szczególnie w fałdach skórnych. Skłonność do zakażeń spowodowana jest obniżoną odpornością organizmu.

Hormony mają wpływ na stan skóry, włosów i gruczołów. Niedoczynność nadnerczy jest przyczyną brązowego zabarwienia skóry, a ich nadczynność powoduje nadmierny porost włosów i zmiany trądzikowe.

Zażywanie **doustnych środków antykoncepcyjnych** również może spowodować zmiany skórne, takie jak plamy barwnikowe na twarzy, a także reakcje fototoksyczne. W takich przypadkach należy zalecić używanie preparatu chroniącego przed promieniowaniem UV. Plamy, które raz się pojawią, trudno jest potem usunąć. **Makijaż maskujący** i inne metody kosmetyki upiększającej są wówczas jedyną pomocą. Podawanie hormonów i niektórych leków nasercowych powoduje przejściowe osłabienie włosów, po którym mogą stać się ładniejsze i bujniejsze. Żylaki należą do niebezpiecznych stanów chorobowych. Nikotyna i brak ruchu nasilają ryzyko powstawania zakrzepów krwi. Wspomagające zabiegi kosmetyczne są w tym przypadku niedozwolone. Stany zapalne i grzybice pochwy mogą być objawami towarzyszącymi antykoncepcji hormonalnej. Należy zwracać uwagę zarówno na klientki w okresie dojrzewania, **klimakterium**, jak i stosujące pigułki antykoncepcyjne.

4

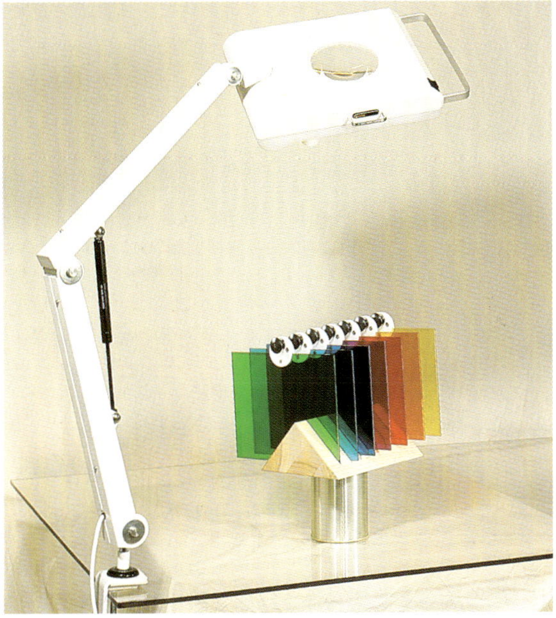

Lampa bezcieniowa z lupą dobrze oświetla i powiększa skórę umożliwiając jej ocenę. To urządzenie można wykorzystać także do terapii światłem kolorowym, zakładając odpowiednie filtry.

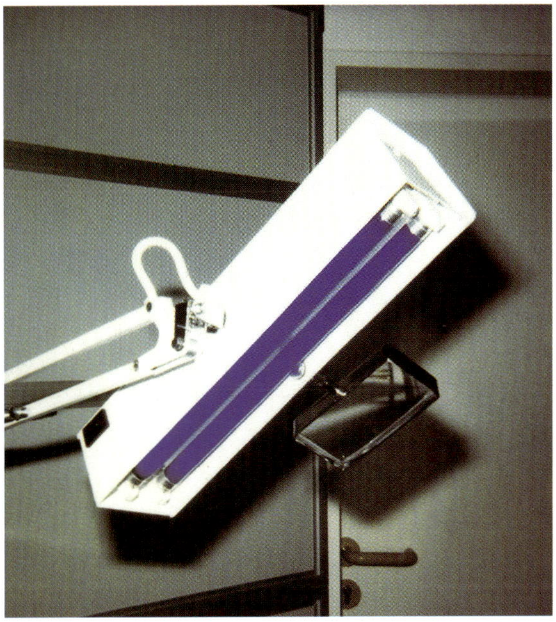

Lampa Wooda ukazuje stan skóry we fluorescencji.

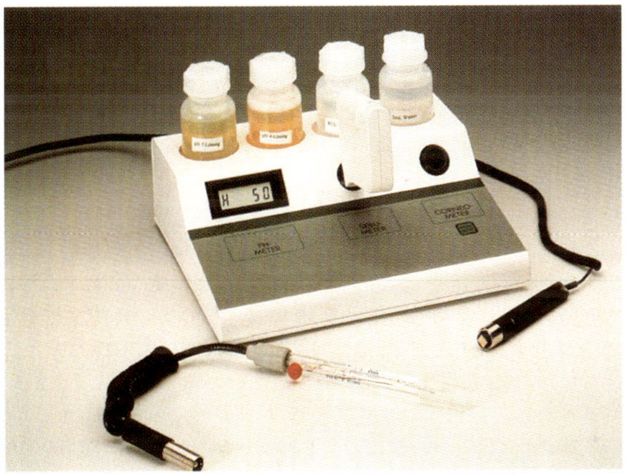

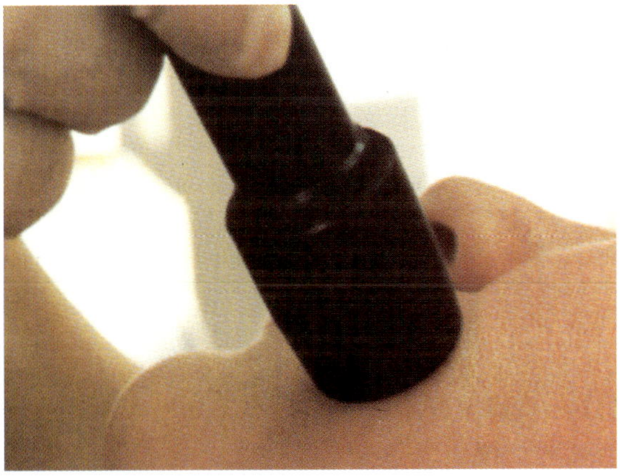

Aparaty do analizy skóry mogą dokonywać pomiaru zawartości wody, tłuszczów i odczynu pH.

2.3.2. Ocena

Kosmetyczna **ocena skóry** najpierw dotyczy jej wyglądu zewnętrznego. Na podstawie oceny wzrokowej, dotyku i zapachu uzyskujemy dane, które zadecydują o doborze odpowiednich zabiegów.

Ponieważ stan skóry jest silnie związany ze stanem psychicznym i ogólnym samopoczuciem, także często się zmienia. Kosmetyczka powinna o tym pamiętać i obejrzeć skórę przed rozpoczęciem każdego zabiegu. Niezbędna przy tym jest **lampa bezcieniowa z lupą** o powiększeniu 3,5 dioptrii. Pomocne są także: lampa Wooda, szkiełka przedmiotowe, szpatułki i przyrządy do analizy skóry.

Lampa Wooda ukazuje obraz skóry w odbiciu fluorescencyjnym. Odbicie skóry ukazuje się w zależności od jej stanu w różnych kolorach. **Szkiełka przedmiotowe** to małe szklane płytki o zaokrąglonych brzegach, których używamy do oceny stanu natłuszczenia i nawilżenia skóry. Klientka powinna zmyć skórę w domu i nie nakładać na nią żadnych preparatów. W gabinecie szkiełko kładzie się na skórę i lekko przyciska. Mniej lub bardziej wyraźne zmatowienie szkiełka i ewentualne powstawanie kropelek świadczą o stopniu wydzielania wody i tłuszczów przez skórę. Ta metoda nie jest jednak zbyt dokładna.

Nowsze metody oceny stopnia natłuszczenia skóry oparte są na podobnej zasadzie – do skóry przyci-

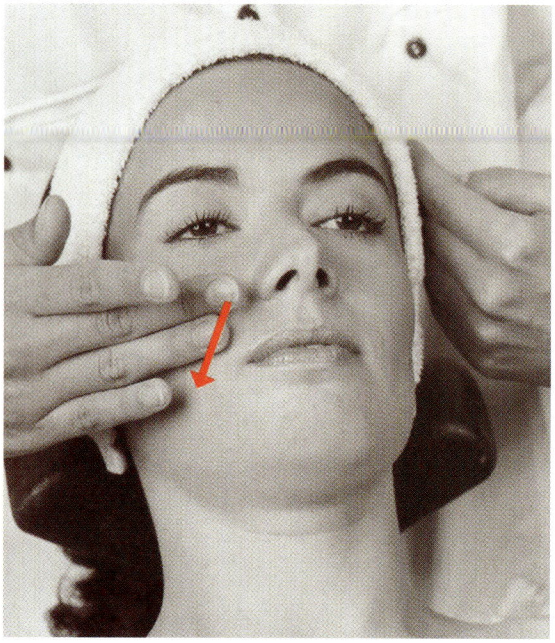

Określanie przez dotyk budowy skóry w różnych miejscach twarzy.

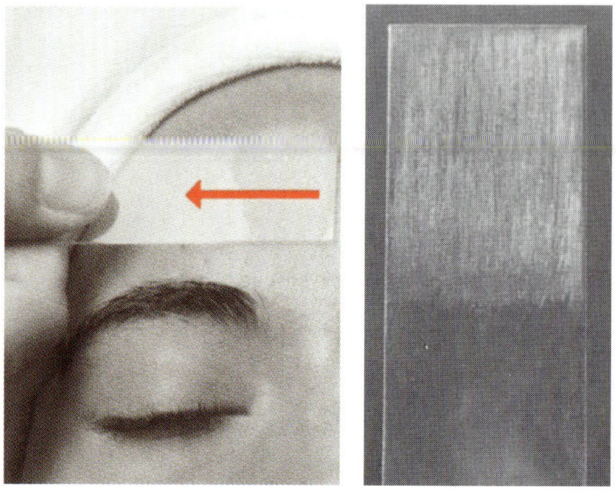

Zawartość tłuszczów i wody można ocenić za pomocą szkiełek przedmiotowych.

4

ska się folię ze specjalnego tworzywa – im silniej natłuszczona jest skóra, tym bardziej przezroczysta staje się folia.

Szpatułek używamy do sprawdzania wrażliwości skóry i jest to rodzaj **dermografizmu**. Zaokrągloną krawędzią szpatułki rysujemy wzór na skórze dekoltu. Najpierw tworzy się biała linia. W zależności od szybkości, z jaką znów się zaczerwieni uzyskujemy informację o reakcji skóry.

Przyrządy do analizy skóry mogą szybko i w nieskomplikowany sposób wskazać stopień nawilżenia i natłuszczenia skóry, odczyn pH oraz sprężystość. Przydatność tych aparatów określa możliwość kontrolowania wyników zabiegów, ukazywanie niedoborów skóry i poprawy po zabiegach kosmetycznych. Warunkiem dokładnej analizy jest dobrze przygotowana skóra. Od dokładnego jej zmycia musi upłynąć trochę czasu, aby odtworzył się naturalny stan. Należy wziąć również pod uwagę to, że przyrządy te wymagają stosunkowo wysokich nakładów finansowych.

Mówi się o rodzaju cery i stanie skóry. Podstawowe **rodzaje cery** to: normalna, sucha lub tłusta. Jeżeli partia środkowa twarzy jest bardziej tłusta niż jej boki, mamy do czynienia z **cerą mieszaną**. W przypadku skóry łojotokowej cera mieszana jest bardziej zaznaczona niż w przypadku suchej.

Na obraz wynikający z podstawowego rodzaju cery nakładają się zmiany spowodowane niezależnymi czynnikami. Jest to wygląd skóry, czyli jej **stan**. Dzięki zabiegom kosmetycznym możemy wpłynąć na stan skóry, ale nie możemy zmienić jej rodzaju. Stan skóry kształtują: rzeźba, tkanka łączna, napięcie mięśniowe, nawilżenie warstwy rogowej, ukrwienie, zmarszczki i wady.

Karnację skóry kształtują dwa czynniki: barwnik – **melanina** i **ukrwienie**. Różnice w odcieniach skóry spowodowane są zmienną zawartością barwnika, ilości i wielkości ziaren melaniny, różnego rozmieszczenia barwnika w skórze.

Stwierdzenie stopnia ukrwienia skóry nie jest łatwe ze względu na kolorystykę. Równomierne ukrwienie nadaje jasnej skórze różowy odcień. W przypadku **wysokiego ciśnienia krwi** jest ona często zaczerwieniona. Niedokrwienie powoduje bladość, uszkodzone naczynia krwionośne nadają skórze niebiesko-czerwoną kolorystykę. Choroby nerek lub wątroby nadają skórze odcień brązowy lub żółtawy. Przebarwienia występują zazwyczaj w określonych partiach skóry, ale mogą także obejmować całą jej powierzchnię. Często związane są z **zaburzeniami przemiany materii** nasilającymi się wraz z zaawansowaniem procesu starzenia. Produkty przemiany materii odkładają się w skórze tworząc **starcze plamy**. Zabarwienie skóry po użyciu **preparatów samoopalających** i **tatuaże** to przykłady zamierzonych przebarwień skóry.

Rzeźba skóry. Zależy od rodzaju cery, działających na nią czynników mechanicznych i fizycznych oraz stanu głębiej położonych warstw. Na stały uraz mechaniczny skóra reaguje zrogowaceniem lub tworzy **modzele**. Zrogowacenie może być spowodowane promieniowaniem słonecznym lub peelingiem. Cera tłusta jest gruba, ma duże pory i zrogowacenia. Częste stany zapalne, np. w trądziku, pozostawiają blizny. **Starzeniu się** skóry towarzyszy utrata gładko-

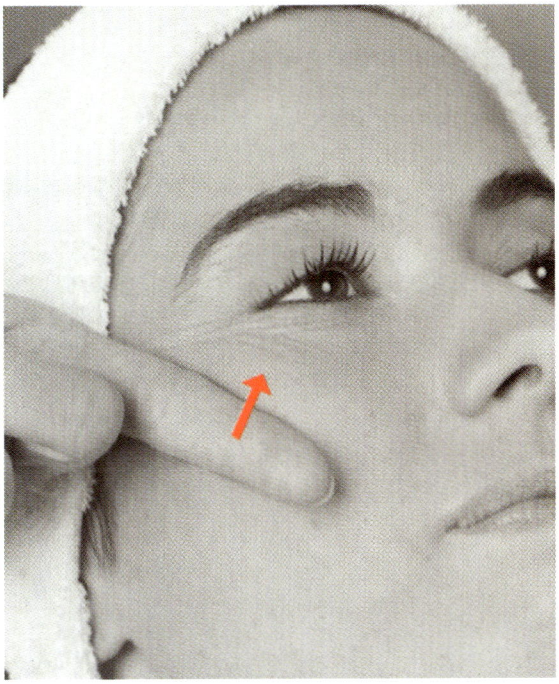

Sprawdzenie elastyczności: w zależności od tego, jak szybko skóra powraca do pierwotnej pozycji, jest mniej lub bardziej elastyczna.

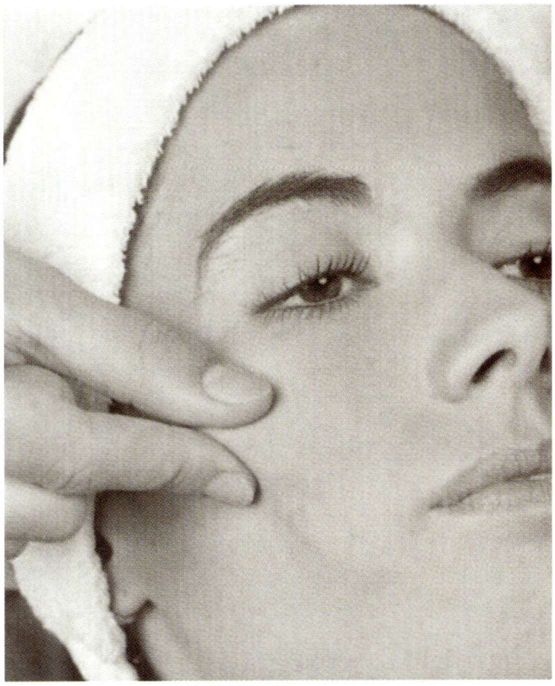

Sprawdzenie napięcia tkanek przez lekkie uniesienie skóry.

ści. Na rzeźbę skóry wpływa zawartość wody w tkance łącznej i podściółce tłuszczowej.

Stan tkanki łącznej rozpoznajemy po sprężystości i napięciu, które możemy rozpoznać po reakcji skóry na ucisk z zewnątrz. Z wiekiem napięcie maleje. Sprężystość skóry zależy od wielu czynników, np. blizny i choroby skóry, takie jak **łuszczyca** i **wyprysk**, powodują jej osłabienie. Podobnie leki, przede wszystkim hormonalne, wpływają na sprężystość. Napięcie skóry możemy sprawdzić zsuwając skórę między palcem wskazującym a środkowym. Wyróżniamy dwa rodzaje napięcia: **tkankowe**, zależne od sprężystości tkanki łącznej i **mięśniowe**, świadczące o aktywności układu mięśniowego. Żaden **mięsień** nie znajduje się w całkowitym spoczynku, jego elementy zawsze są lekko ściągnięte, co ma wpływ na ułożenie i postawę ciała.

Turgor związany jest z ciśnieniem panującym w skórze. Na jego wartość wpływa ciśnienie osmotyczne i onkotyczne oraz stan naczyń. Ciśnienie osmotyczne związane jest z zawartością soli rozpuszczonych w płynach tkankowych. Przez ścianę komórkową do wnętrza komórki przenika jedynie woda, natomiast cząsteczki rozpuszczonej soli pozostają na zewnątrz. Przechodzenie wody powoduje zmniejszenie różnicy ciśnienia osmotycznego między komórkami a przestrzenią zewnątrzkomórkową. Ciśnienie onkotyczne wiąże się z przenikaniem koloidów do płynów tkankowych.

Mięśnie twarzy charakteryzuje kilka szczególnych cech. Tylko jeden koniec przyczepiony jest do kości, drugi znajduje się w tkance łącznej. Są one unerwione przez nerwy twarzowe. Krótkie pasma więzadłowe mięśni przyczepione z jednej strony do skóry tworzą dołki guzicze lub linie. Ruch mięśni twarzy działa jak pompa na naczynia krwionośne i limfatyczne, dlatego ich aktywność spełnia ważną rolę w ukrwieniu i przemianie materii. Dzięki aktywnemu i pasywnemu pobudzaniu **układu mięśniowego twarzy** poprawiają się jej kontury i stan skóry.

Warstwa rogowa skóry zawiera około 10% wody. Przy wilgotności powietrza wynoszącej 60%, nie pobiera wilgoci z zewnątrz, ale też jej nie traci. Mała wilgotność powoduje odparowywanie wody ze skóry i jej wysuszanie. Także takie preparaty jak mydła, nieliczne toniki (np. zawierające ponad 10% alkoholu, ałun, garbniki) oraz promieniowanie słoneczne, wiatr, leki i zaburzenia rogowacenia decydują o zawartości wody w górnej warstwie skóry. Mówimy, że skóra jest niedostatecznie nawilżona lub wysuszona, ale nie sucha. Skóra sucha występuje przy zaburzeniu czynności gruczołów łojowych.

Na stan naczyń krwionośnych kosmetyczka może zwrócić uwagę, gdy wyraźnie widoczne są takie objawy, jak **teleangiektazje**, **żylaki** i **żylaki „miotełkowate"**. Na podstawie widocznych zmian kosmetyczka może określić **przeciwwskazania** do wykonania zabiegów kosmetycznych.

Wady skóry to określenie zbiorowe obejmujące wykwity skórne, np. wady zabarwienia, brodawki, zmiany zapalne, prosaki, objawy związane z przemianą materii oraz inne nietypowe dla danego rodzaju cery.

Wrażliwość skóry to jej podatność na podrażnienia objawiające się zaczerwienieniem, bąblami, pieczeniem i swędem.
Rzekomo nic tak nie przeszkadza na twarzy jak **zmarszczki**. Wielu producentów produktów do pielęgnacji ciała stara się opóźniać pojawianie się zmarszczek lub je zwalczać. Kosmetyczka stoi między opiniami na temat skuteczności tych starań a oczekiwaniami klientki. W takiej sytuacji musi wyrazić swój pogląd na ten temat. Możliwe jest to tylko wtedy, gdy wie, jakie rodzaje zmarszczek istnieją i jak powstają.

Zmarszczki płodowe (genetyczne) występują przeważnie na szyi i przebiegają w poprzek. Występują od urodzenia i nie ma na nie wpływu.

Bruzdy ruchome występują na dłoniach i stopach, nadają ciału plastyczność i kształtują jego ogólny wygląd. Bruzdy ruchome nie zależą od stanu skóry, ale od podłoża. Powstają przez zapadanie się skóry w zagłębienia uwarunkowane anatomią ciała i w dużym stopniu zależą od wytrzymałości podskórnej tkanki tłuszczowej. W szczególny sposób wpływają na charakterystyczny wygląd każdego człowieka i nie można ich zmienić. U osób otyłych te zmarszczki, ze względu na przyrost tłuszczu, tworzą się na nowo.

Zmarszczki mimiczne powstają pod wpływem ruchu mięśni twarzy. Mimika wpływa na wyraz twarzy i zależy od ruchów mimicznych dominujących we wcześniejszym okresie życia. Stałe zmarszczki mimiczne występują na czole, okolicy nosowo-ustnej i wokół oczu. Na zmarszczki mimiczne mamy ograniczony wpływ. Dzięki odwrotnym ruchom wykonywanym za pomocą **przyrządów** można je trochę złagodzić.

Zmarszczki suche powstają w wyniku wysuszenia warstwy rogowej naskórka. Jako jedyne można je usuwać za pomocą preparatów kosmetycznych i metod dających długotrwałe rezultaty.

Zmarszczki starcze powstają z biegiem lat na skutek zmian w obrębie włókien łącznotkankowych. Włókna sprężyste tracą swoją podstawową cechę, a nieelastycznego **kolagenu** jest coraz więcej. Podskórna tkanka tłuszczowa ulega przeważnie degeneracji, a mimika pozostawia trwałe ślady. Do tego dochodzi zanikanie kości szczękowej, często brak zębów, a także torebki tłuszczowej wokół gałki ocznej, co powoduje zapadanie się skóry wokół ust i oczu. Na powstawanie starczych zmarszczek duży wpływ mają czynniki dziedziczne.

2.4. Pielęgnacja oczu i ich oprawy

2.4.1. Farbowanie rzęs i brwi

Krótkotrwałe farbowanie rzęs i brwi należy do oczywistych zadań kosmetyczki. Te rutynowe czynności także mogą się nie udać gdy nieco przedobrzymy. W tym przypadku obowiązuje zasada: mniej daje niejednokrotnie więcej.

Farbowanie rzęs i **brwi** ma pomóc kształtować rysy twarzy. Do farbowania konieczne jest dobre oświetlenie i pierwszorzędny materiał: dobrej jakości farby, szkiełko zegarkowe, płatki waty, patyczki do nakładania farby, nożyczki, woda utleniona (3 lub 6%), miseczka, chusteczki higieniczne, wazelina. Staranne przygotowanie i ułożenie na tacy wszystkich materiałów świadczy o profesjonalnym podejściu do pracy. Wykonanie tej czynności bez regulacji brwi zajmie nam około dwudziestu minut. Najpierw farbujemy rzęsy, a następnie brwi. Nie powinno się farbować wykonując jednocześnie peeling lub parówkę. W czasie wykonywania peelingu do oka może wpaść jakiś okruch, a po wykonaniu parówki należałoby natychmiast przystąpić do zabiegu. Po zmyciu farby i uregulowaniu brwi działanie pary na skórze nie jest już tak wyraźne.

Farby do brwi można ze sobą mieszać. Większość klientów życzy sobie uczernienie brwi. Eleganckim rozwiązaniem jest granat, który optycznie nie jest tak surowy. Dla blondynek i osób z bardzo jasnymi włosami zaleca się brązy lub szarości, aby rysy nie były zbyt wyostrzone. Oba kolory można przyciemnić dodając kropelkę czarnej farby i w ten sposób z szarego uzyskamy grafit, a z brązu ciemny brąz. Ciemny brąz korzystnie prezentuje się u rudowłosych.

Klientka w czasie **farbowania** powinna wygodnie leżeć, ubranie należy okryć ręcznikiem.

- Najpierw usuwamy z oczu makijaż. Używamy do tego beztłuszczowego preparatu do demakijażu.
- Do farbowania potrzebny będzie płatek waty, który przycinamy tak, aby jego kształt odpowiadał dolnej powiece. Potem płatek rozdzielamy aby uzyskać dwa.
- Na brzeg wyciętego płatka nanosimy pasek kremu ochronnego (wazeliny). Ma on zapobiec przenikaniu farby przez wacik na skórę.

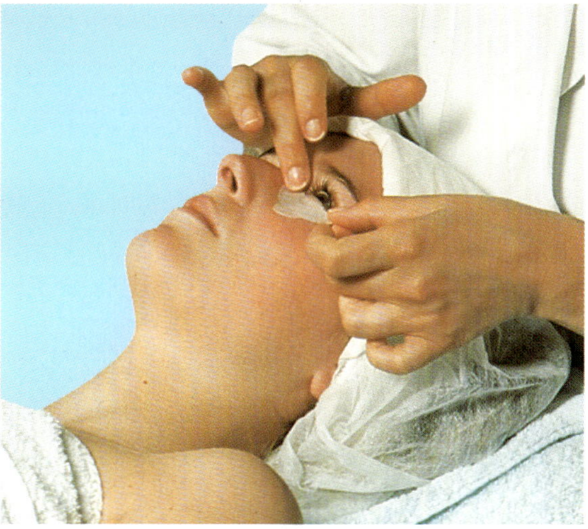

Przed farbowaniem rzęs na dolną powiekę kładziemy odpowiednio wycięty płatek waty.

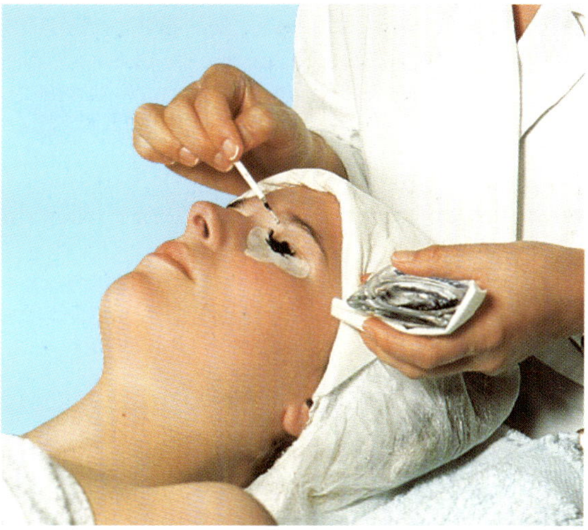

Klientka zamyka oczy. Farbę nakładamy jednocześnie na rzęsy górne i dolne.

- Prosimy klientkę, aby spojrzała do góry, dzięki czemu dolne rzęsy dobrze się ustawią.
- Następnie przykładamy płatek waty posmarowaną stroną na skórę pod rzęsami dolnymi, możliwie jak najbliżej oka. Włoski, które nie leżą na wacie umieszczamy na niej za pomocą patyczka.
- Klientka zamyka oczy.
- Na górną powiekę nad brwiami, tuż u nasady rzęs, kładziemy cienką warstwę ochronnego kremu. Jeżeli mamy także namalować kreskę nad brwiami, zostawiamy wolny wąski paseczek.
- Teraz mieszamy farbę do rzęs z kilkoma kroplami 6% wody utlenionej, a w przypadku rzęs delikatnych 3%.
- Równomiernie nakładamy patyczkiem farbę na rzęsy.
- Po nałożeniu farby zaginamy płatek waty tak, aby zachodził na górną powiekę. Ułatwi to klientce trzymanie zamkniętych oczu. Jeżeli skóra na powiekach jest zwiotczała, ułożenie ułatwia przesunięcie skóry w kierunku brwi.
- Farba pozostaje na rzęsach przez 10 minut.
- Po upływie tego czasu do miseczki wlewamy trochę ciepłej wody, przytrzymujemy ją z boku do policzka, w ten sposób, aby dotykała skóry. Klientka skręca lekko głowę.
- Zdejmujemy płatek waty z jednego oka.
- Wacikiem i wodą zmywamy resztki farby.

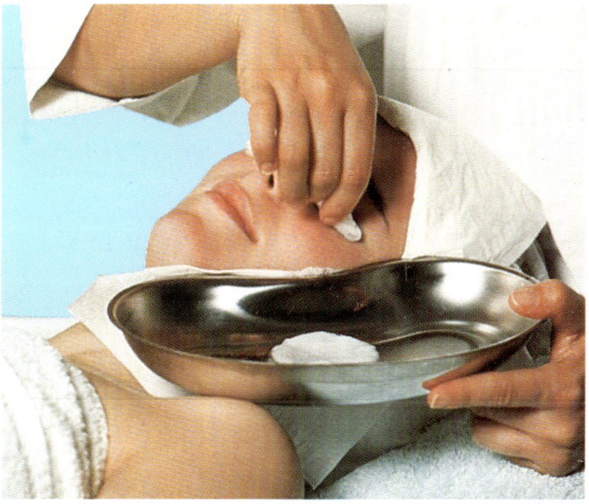

Po dziesięciu minutach farbę dokładnie zmywamy.

- Na koniec skórę osuszamy gazikiem.
- W ten sam sposób postępujemy z drugim okiem.

Przed **farbowaniem brwi** skórę pod i nad włoskami smarujemy wazeliną. Dobre ufarbowanie brwi jest sztuką. Istotne jest dobranie koloru farby, gdyż powinna pasować do koloru włosów i być tylko o dwa lub trzy tony ciemniejsza od koloru naturalnego. Jeżeli zewnętrzna strona brwi jest jaśniejsza niż wewnętrzna, najpierw tam nanosimy farbę i chwilę czekamy, a następnie nanosimy farbę na pozostałą część. Często na jasnych włosach farba źle „chwyta". W takim przypadku należy rozmieszać czarną farbę z 9% wodą utlenioną i nanieść patyczkiem na pojedyncze białe włosy. Jeżeli „chwyciły" one kolor, należy **farbę usunąć** i nanieść ją na całe brwi. Po farbowaniu dokładnie usuwamy resztki farby. Jeżeli nie

4

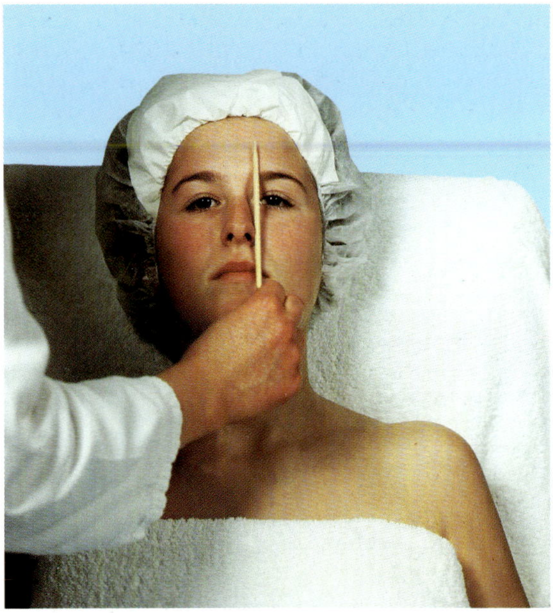

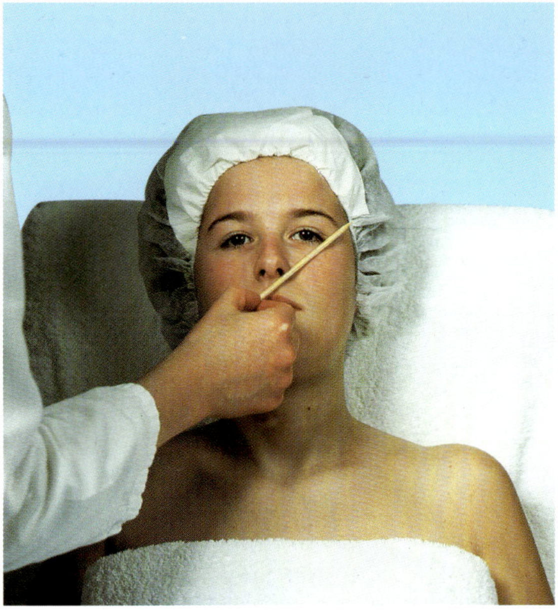

Początek i koniec brwi ustalamy za pomocą patyczka.

4

zrobimy tego dokładnie, farba będzie działała dłużej i brwi będą zbyt ciemne. Dopiero po farbowaniu regulujemy brwi.

Przy farbowaniu rzęs i brwi należy zwrócić uwagę, aby:

- do farbowania rzęs i brwi nigdy nie używać farb do włosów!
- farbę rozrabiać tuż przed jej nałożeniem, gdyż po 15–20 minutach traci moc,
- jeżeli farbowanie dotyczy rzęs i brwi, należy wykonywać je jednocześnie,
- klientka trzymała oczy zamknięte, a jeśli przychodzi jej to z trudem, należy założyć wacik na górną powiekę,
- niektóre klientki boją się farbowania z obawy, że oczy mogą szczypać i łzawić. W takim wypadku należy je uspokoić i dobrze wykonać zabieg.

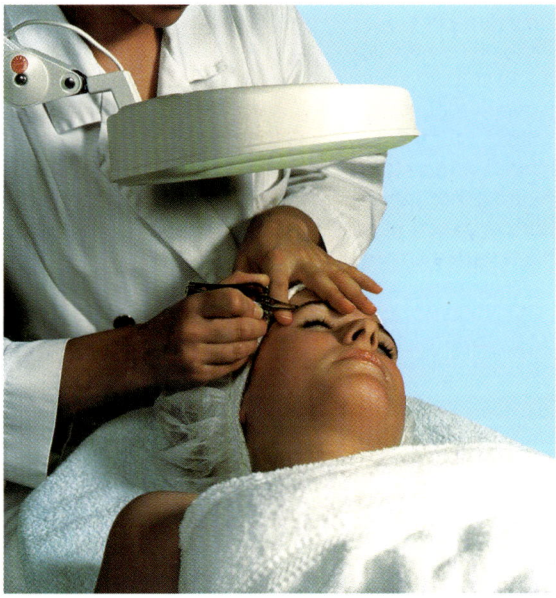

Regulacja brwi pęsetą.

2.4.2. Regulacja brwi

Większość klientek wymaga regulacji brwi, której celem jest uzyskanie pasującego do typu urody i korzystnego **kształtu brwi**. Kształt brwi powinnyśmy omówić z klientką: czy brew ma własny kształt, w którym miejscu jest jej najwyższy punkt, czy po wewnętrznej stronie jest szersza niż po zewnętrznej, czy też jest to tylko cienka kreska? Nie zawsze można kierować się sztywnymi regułami.

Klasyczna brew po wewnętrznej stronie jest szersza niż na zewnątrz, najwyżej położone miejsce znajduje się w trzeciej, końcowej części i zwęża się ku końcowi. Początek brwi ustalamy przykładając pionowo do nozdrza patyczek do manicure. W miejscu, w którym patyczek styka się ze skórą, powinien znajdować się początek brwi. Koniec brwi ustalamy przykładając patyczek do nozdrza, a jego drugi koniec bezpośrednio pod dolną powiekę. Sposób ten sprawdza się w większości przypadków. Wyrywanie zbędnych włosków nadaje oku optycznej głębi.

Przybory to: **pęseta do regulacji** i **szczoteczka do brwi**. Lampa z lupą dobrze oświetla i powiększa okolicę oka, co ułatwia pracę. Między palcem wskazującym a środkowym należy naciągnąć skórę łuku brwiowego. Włoski wyrywamy zgodnie z kierunkiem ich wzrostu. Jeśli klientka jest bardzo wrażliwa, może mieć zaczerwienioną skórę. Ulgę przynosi przetarcie kostką lodu.

U starszych osób włosy brwi mogą być grube i bardzo długie. Jeśli je usuniemy, powstanie wyraźna luka. W takim przypadku włosy przycinamy. Jeżeli w obrębie brwi znajdują się przebarwienia, włosy w tym miejscu należy obcinać a nie wyrywać.

2.5. Para – mgiełka na twarz

Większość kosmetyczek wykonuje w swoich gabinetach standardowy zestaw zabiegów. Jednym z nich jest stosowanie pary w ramach zabiegu intensywnego oczyszczania skóry. Jakie mamy możliwości zastosowania pary wodnej i kiedy ten zabieg jest wskazany, a kiedy raczej nie?

Istnieje kilka rodzajów **pary** wytwarzanej przez odpowiedni aparat: sama para wodna, z dodatkiem ziół i mgiełka ozonowa. Parówki wyszły już praktycznie z użycia. W języku fachowym **aparat do wytwarzania pary** nazywany jest często **wapozonem** (zastrzeżona nazwa firmowa – Vaposon).

Aparat do wytwarzania pary może być pojedynczym urządzeniem lub w zestawie z innymi. Woda jest podgrzewana, a powstała para przechodzi obok **lampy kwarcowej**. Z **tlenu** powstaje wówczas trójwartościowy **ozon** w nietoksycznym stężeniu. Ozon jest bardzo nietrwały, ulega rozpadowi natychmiast po wydostaniu się z aparatu. Po przebyciu około pięciu centymetrów para traci przypisywane jej właściwości dezynfekujące. Działa rozpulchniająco na skórę i rozszerza naczynia włosowate, przyspieszając przemianę materii. Ozon nie odgrywa przy tym szczególnej roli, ale para wzbogacona ozonem działa hamująco na aktywność **enzymów**. Oznacza to, że nie należy jej stosować do nawilżania peelingów enzymatycznych.

Aparat do wytwarzania **pary ziołowej** nie jest wyposażony w lampę kwarcową, ale ma pojemnik na zioła. Ważne jest dobranie odpowiednich ziół do stanu skóry, a także do samego parowania. Dla klientki w dobrym nastroju, ze skórą bez teleangiektazji zalecane są zioła wzmacniające naskórek, wspomagające ukrwienie, działające regenerująco i rozkurczowo, takie jak tymianek, rozmaryn, koper, cząber i mięta. Zioła te można stosować pojedynczo lub jako mieszankę. Dla klientki w średnim wieku, o niedostatecznie nawilżonej i wrażliwej cerze, zalecane są: lawenda, róża, malwa, koper, cząber, rumianek i inne, ale nie w połączeniu z parą, gdyż wówczas dominuje ciepło pary. Korzystniejsze są okłady.

Odmianą ziołowego parowania jest dodanie **olejków eterycznych**. Filcowy krążek zwilżamy kilkoma

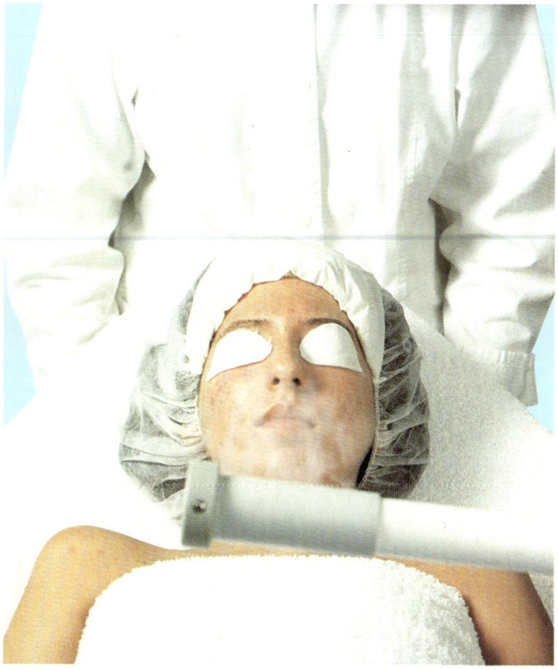

Jeżeli na skórze nie ma żadnych stanów zapalnych, możemy zastosować parę do rozpulchnienia warstwy rogowej.

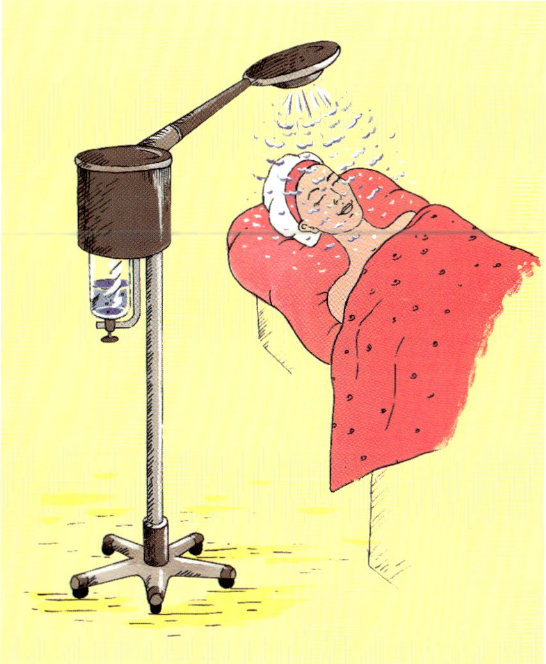

W specjalnych aparatach do wytwarzania pary, woda zostaje podgrzana i para przechodzi obok lampy kwarcowej, gdzie powstaje ozon.

kropelkami olejku i nakładamy go na otwór, z którego wydobywa się para. Należy pamiętać o wymianie krążka, gdy stosujemy inny olejek. Ponieważ mamy tu do czynienia z **aromaterapią**, mieszanie olejków jest mało przyjemne i może razić brakiem harmonii.

Zanim zdecydujemy się na użycie pary, powinnyśmy ocenić skórę. Parowanie należy wykluczyć w przypadku zaburzeń ukrwienia i układu limfatycznego. Do **przeciwwskazań** należy: uszkodzona skóra **(teleangiektazje)**, stan zapalny, **wyprysk**, **przyustne zapalenie**, **trądzik różowaty**, rany, blizny, **opryszczka**, **oparzenie słoneczne**, zastój limfy, wysokie ciśnienie tętnicze, objawy ostrych **reakcji alergicznych** i nadwrażliwość (stwierdzona np. podczas regulowania brwi).

2.6. Metody złuszczania naskórka

Kosmetyczka znajduje się w kłopotliwym położeniu: z jednej strony ma zadowolić wymagania klientki i spowodować natychmiastowy wynik po zabiegu, z drugiej zaś jej zadaniem jest utrzymanie skóry w zdrowiu i niepodrażnianie. Podrażnienie może nastąpić na skutek zbyt częstego **złuszczania**, dlatego należy na nie spojrzeć krytycznie.

Wszystkie formy **złuszczania naskórka** obiecują wygładzenie jej powierzchni, spłycenie zmarszczek, opóźnienie powstawania nowych, usunięcie blizn i przebarwień. Są to więc bardzo skuteczne metody, jakimi dysponuje kosmetyczka, ale nie ma działania bez skutków niepożądanych.

Skóra ma własne, naturalne mechanizmy ochronne, które zapobiegają wnikaniu do niej obcych substancji. Najważniejszą ochroną jest **warstwa rogowa**. Nadmierne opalanie powoduje jej zgrubienie, wyprysk, łuszczyca i neurodermit niszczą ją, a wszelkie stany zapalne atakują jej naturalne struktury i przyczyniają się do nieszczelności. Należy więc robić wszystko, aby utrzymać ją w jak najlepszym stanie. Także dlatego, że skóra jest jednym z elementów **układu immunologicznego**. W warstwie podnaskórkowej znajdują się **komórki Langerhansa**. Sprawdzają one każdą substancję, która przedostała się do skóry, zarówno produkty kosmetyczne jak i drobnoustroje. Ciała obce zostają rozpoznane, wyeliminowane i usunięte przez układ limfatyczny; to także naturalna ochrona organizmu.

Nie należy stosować kosmetycznego złuszczania naskórka, jeżeli nie ma ku temu szczególnych powodów. Z pewnością w pojedynczych przypadkach wspomaga ono naturalne funkcje skóry. Wyróżniamy złuszczanie i peelingi mechaniczne oraz biologiczne, z zastosowaniem kwasów owocowych oraz głębokie – ziołami.

Do **złuszczania mechanicznego** stosujemy preparaty z otrąb oraz drobiny ścierające. **Otrąbki migdałowe** to jeden z najstarszych środków ścierających. Rozdrobniona skorupka migdała wymieszana z kremem ściera powierzchniowe płytki rogowe i dzięki temu powierzchnia skóry staje się gładsza. **Ziarna brzoskwini**, **piasek morski** i **drobiny syntetyczne** dają ten sam rezultat, przy czym należy wiedzieć, że im grubsze drobiny (np. rozdrobnione ziarna owoców) tym większe ryzyko zranienia warstwy rogowej. Drobiny zaokrąglone są nieco łagodniejsze, ale także mogą podrażniać skórę, szczególnie zagrożone są policzki i broda. Ważne są również długość i intensywność zabiegu. Papkowata **masa z płatków owsianych** jest nieco łagodniejsza i jednocześnie działa uspokajająco na skórę.

Do **biologicznych metod złuszczania** zaliczamy wszystkie **peelingi enzymatyczne**. **Enzymy** rozpuszczające białko, powierzchniową warstwę keranocytów warstwy rogowej naskórka. Złuszczanie enzymatyczne jest bardzo skuteczne, dzięki niemu można usunąć rogowaciejący nabłonek i nie tylko. Do dziś nie wiadomo jednak, jak głęboko enzymy wnikają w skórę i w jakim stopniu działają na jej głębsze warstwy, nawet po zmyciu peelingu. Enzymy zaczynają działać już po dziesięciu minutach w ciepłym i wilgotnym środowisku. Parowanie ozonowe nie jest wskazane, gdyż **ozon** hamuje aktywność enzymów. Ponieważ zrogowacenie na twarzy nigdy nie jest równomierne, peeling nakładamy najpierw na bardziej zrogowaciałe partie, a po upływie kilku minut na pozostałe części twarzy. Peelingi enzymatyczne nigdy nie mogą dostać się do oczu, gdyż mogą uszkodzić rogówkę. Należy je stosować tylko wtedy, gdy warstwa rogowa skóry jest bardzo zgrubiała, np. po częstych nasłonecznieniach i w przypadku silnego łojotoku.

Kwasy owocowe (AHA) pozyskiwane są z owoców, mogą też być otrzymywane metodą syntezy chemicznej lub metodami biotechnologicznymi. Jeżeli ich pH jest zbliżone do 3, mamy do czynienia z produktem bardzo intensywnym. Kwasy owocowe zmniejszają siły działające między keratynocytami warstwy rogowej i dzięki temu złuszczanie naskórka jest ułatwione. Im niższe jest pH preparatu z AHA, tym działanie złuszczające jest silniejsze. Preparaty o odczynie obojętnym nie działają złuszczająco, a jedynie silnie nawilżają. Każde złuszczanie, także to za pomocą AHA, stymuluje podział komórkowy

Metody złuszczania mechaniczne	Inne metody złuszczania
Otrąbki migdałowe	Peelingi enzymatyczne – biologiczne
Kremy z ziarnami brzoskwiń, piasek morski lub drobiny syntetyczne	Kwasy owocowe (AHA) – chemiczne
Papka z płatków owsianych	Głęboka ziołowa kuracja – chemiczno-mechaniczne

Metody złuszczania. Kosmetyczne złuszczanie skóry powinno być stosowane tylko w przypadku szczególnych wskazań.

w warstwie podstawnej naskórka. Dzięki temu uzyskuje się poprawę wyglądu skóry, jej wygładzenie i spłycenie drobnych zmarszczek. W przypadku trądziku młodzieńczego kwasy te są alternatywą dla **kwasu witaminy A**, który może stosować tylko lekarz. W praktyce wygląda to tak, że silnie podrażniona skóra reaguje zaczerwienieniem i po zakończeniu zabiegu wynik nie jest jeszcze widoczny. Duża utrata wilgoci i świąd sprawiają, że zabieg ten jest nieprzyjemny.

W produktach przeznaczonych do **pielęgnacji w domu** stężenie kwasów owocowych z reguły jest niższe, a wartość pH wyższa. Podstawowym działaniem, jakie w tym przypadku się uzyskuje, jest silne nawilżenie przy słabym działaniu złuszczającym. Nie ma danych dotyczących skutków złuszczania metodami biologicznymi, dlatego też nikt nie wie, jak skóra odreaguje w przyszłości ciągłe zakwaszanie i złuszczanie.

Proszę odnieść się do następującej sytuacji: wiele metod kosmetycznych ma tak intensywne działanie, że natychmiast po zabiegu widoczny jest skutek i klientka jest przekonana o dobrych kwalifikacjach kosmetyczki. Napięta, wygładzona skóra wygląda przecież znacznie lepiej. Ale jak skóra reaguje na dłuższą metę? Jaki skutek będzie miało w przyszłości jej stałe zakwaszanie, przegrzewanie i częste złuszczanie?

Głęboka ziołowa kuracja złuszczająca (green peel, peeling azjatycki) stosowana jest w medycynie i kosmetyce od przeszło trzydziestu lat. Wykorzystuje się przy tym składniki roślin i minerałów, a zasada działania różni się nieco od metody wyżej opisanej. Wprawdzie warstwa rogowa naskórka zostaje zniszczona w czasie złuszczania, a po nim następuje krótkotrwały stan zapalny, ale skład produktu wpływa na szybszą regenerację i ustabilizowanie czynności skóry. Ta forma złuszczania jest terapią stosowaną w przypadku szczególnych wskazań, nie jako stały zabieg.

2.7. Usuwanie zanieczyszczeń skórnych

Zaskórniki, **prosaki** i **torbiele łojowe** należą do zanieczyszczeń skórnych usuwanych przez kosmetyczkę. Zabieg ten wspomaga funkcje skóry i poprawia jej wygląd.

Otwarte **zaskórniki** rozpoznajemy po czarnych kropeczkach w skórze. Rozróżniamy zaskórniki głębokie, znajdujące się głównie na nosie, brodzie i(lub) w uszach. Przy wyciskaniu pojawia się miękka i duża pałeczka łoju. Inaczej wyglądają zaskórniki na policzkach i kościach policzkowych. Są bardziej płaskie, a ich ujście w stosunku do głębokości jest bar-

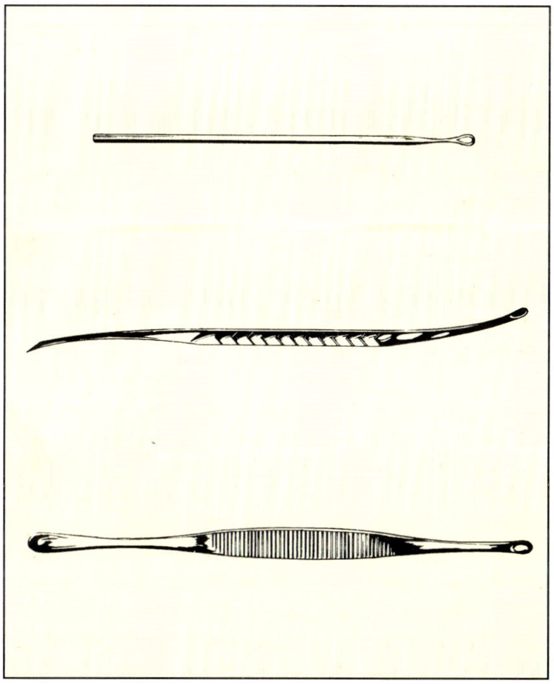

Nożyki do nacinania prosaków i łyżeczka Unny. Po każdym zabiegu należy je wysterylizować.

4

dzo duże. Wydzielina płaskich zaskórników jest przeważnie twarda i trudno ją usunąć. W tym przypadku ważne jest odpowiednie przygotowanie skóry. Wszelkie zabiegi rozpulchniające skórę, takie jak para, gorące okłady, ciepła maska z płatków owsianych i maska parafinowa, ułatwiają usuwanie zaskórników.

Istnieje kilka metod usuwania zaskórników, można to zrobić palcami, łyżeczką Unny, za pomocą skaryfikatora, igieł jednorazowych lub elektrycznym aparatem ssącym. Praca opuszkami lub czubkami palców jest najlepiej sprawdzona, natomiast usuwanie zaskórników aparatem ssącym raczej nie przynosi dobrych wyników. Oczywiste jest przestrzeganie higieny, tak jak podczas leczenia **trądziku**.

Zasadniczo do usuwania zaskórników nie używamy siły. **Łyżeczka Unny** jest przydatna przy zaskórnikach znajdujących się w trudno dostępnych miejscach, np. w uchu. Jeżeli ujście mieszka zwężone jest z powodu nadmiernego zrogowacenia, możemy posłużyć się skaryfikatorem lub nożykiem do prosaków. Nieprawidłowe usuwanie i praca w niehigienicznych warunkach może powodować rany, krwawienie i wtórne zakażenia, stany zapalne, blizny i miejscowe przebarwienia.

4

Pielęgnację po zabiegu należy dostosować do reakcji skóry. W każdym przypadku po usunięciu zanieczyszczeń skórę należy delikatnie zmyć specjalnym preparatem lub **tonikiem** z niewielką ilością alkoholu. Ręczny **drenaż limfatyczny** jest najlepszą metodą, aby przywrócić harmonię zmęczonej skórze i pobudzić jej krążenie. Maski i substancje czynne w ampułkach oraz odpowiednie produkty pielęgnacyjne uspokajają skórę.

Proszę odnieść się do następującej sytuacji: usuwanie zaskórników nie jest rzeczą przyjemną. Klientka będąca w złym nastroju jest wrażliwsza na ból niż osoba spokojna. Należałoby w trakcie wykonywania intensywnego oczyszczania twarzy ograniczyć usuwanie zanieczyszczeń do minimum, bądź też całkiem je pominąć, aby nie spowodować długotrwałych podrażnień i stanów zapalnych skóry.

Prosaki są małymi torbielkami rogowymi i występują przeważnie w okolicy oczu jako białe guzki wielkości drobnych ziarenek. Prawie zawsze występują grupowo. Do ich usunięcia nacinamy ostrożnie przykrywającą je skórkę specjalnym nożykiem lub jednorazowym lancetem i wyciskamy zawartość. Torbiele łojowe nie są prawdziwymi torbielami, ponieważ mają ujście, które jednak nie jest dobrze widoczne, i nie tworzą stanów zapalnych. Ujście rozszerzamy jednorazową igłą i usuwamy wydzielinę.

2.8. Masaż twarzy

Ręczny (manualny) **masaż twarzy** w praktyce kosmetycznej jest sztuką i nie można go niczym innym zastąpić. Wymaga dużego wyczucia, koncentracji, opanowania techniki i umiejętności wyczuwania drugiej osoby.

Z biegiem czasu rozwinęły się różne rodzaje masażu. Masaż pierwotny, tzw. klasyczny, składa się z pięciu podstawowych ruchów. Stosując różne kombinacje masaż klasyczny można wykonać na wiele indywidualnych sposobów i dlatego często odnosi się wrażenie, że każda placówka nauki zawodu uczy innego rodzaju masażu.

Prawie wszyscy klienci wolą masaże relaksujące i uspokajające. Chcą odpocząć i dobrze się poczuć. Często także skóra jest w stanie wymagającym ustabilizowania przemiany materii i krążenia, lub pobudzenia krążenia limfatycznego. Nie zawsze w takim wypadku można zastosować masaż klasyczny, ponieważ stosując wszystkie jego ruchy działamy pobudzająco na tkankę. Wskazane jest unikanie pobudzania. Dobrze jest, gdy znamy kilka technik masażu, ponieważ możemy dostosować je do indywidualnych potrzeb. **Masaż punktowy**, manualny **drenaż limfatyczny**, czy **shiatsu** to masaże specjalistyczne, które dobrze jest poznać jako techniki dodatkowe. Jedna technika masażu nie wystarcza w praktyce kosmetycznej.

Warunkiem wykonywania każdego masażu jest znajomość anatomii i fizjologii i umiejętne ich wykorzystanie. Trzeba znać położenie poszczególnych mięśni, ciągów tkankowych, naczyń krwionośnych i limfatycznych oraz umieć ocenić stan skóry. Bardzo ważny jest też nastrój klientki. Trzeba ocenić, czy klientka potrzebuje ruchów uspokajających ją czy raczej pobudzających krążenie? W takich przypadkach konieczna jest indywidualna decyzja.

Masaż twarzy nie powinien trwać mniej niż 15–20 minut. Bardzo rzadko występują sytuacje uniemożliwiające wykonanie masażu. Nawet skóra w stanie zapalnym (trądzik) go nie wyklucza. Nie powinno się rezygnować z masażu z braku czasu, dlatego że klientka się spóźniła lub kosmetyczka źle zaplanowała przebieg wizyty.

Jako substancji poślizgowych możemy użyć emulsji typu woda w oleju, środków oleistych i mieszanek z dodatkiem olejków eterycznych. Dodatkowo podczas masażu możemy naświetlać skórę barwnym światłem (ale wtedy bez olejków eterycznych). Odpowiednia muzyka w tle działa wspomagająco. Masaż powinien przebiegać bez przerw i zakłóceń. Zawsze masujemy twarz, przednią i boczne partie szyi, dekolt i ewentualnie okolice karku.

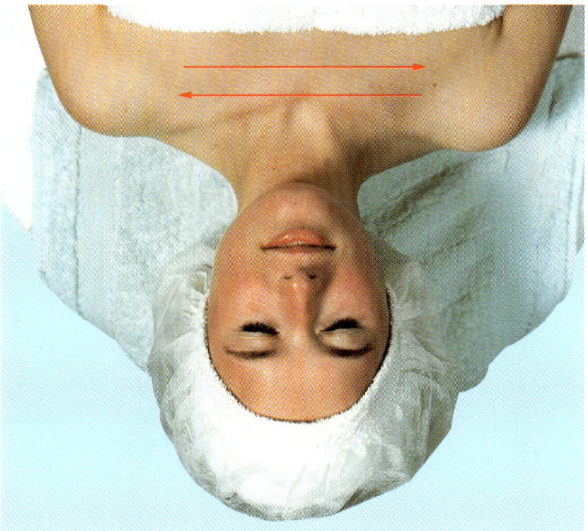

1. Naprzemienne głaskanie powierzchni dekoltu.

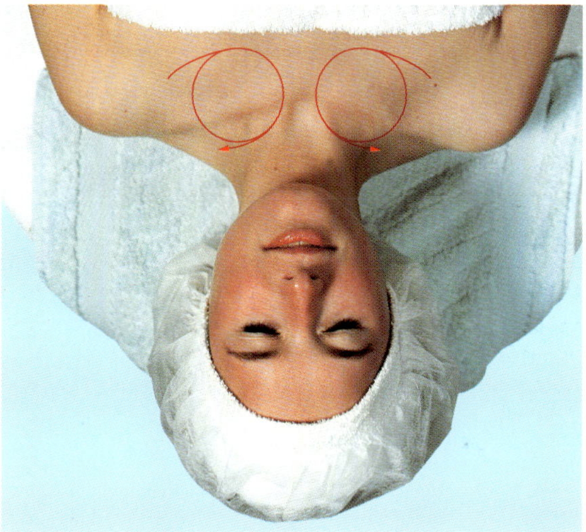

2. Obie ręce zataczają kręgi na mięśniu piersiowym większym.

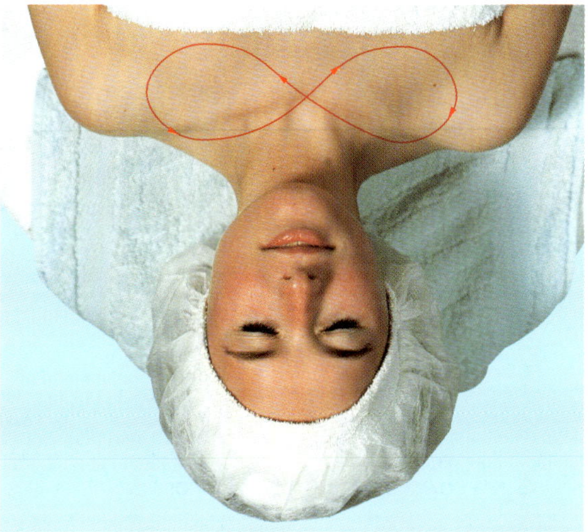

3. Głaskanie jedną ręką mięśnia piersiowego większego zataczając na nim ósemki.

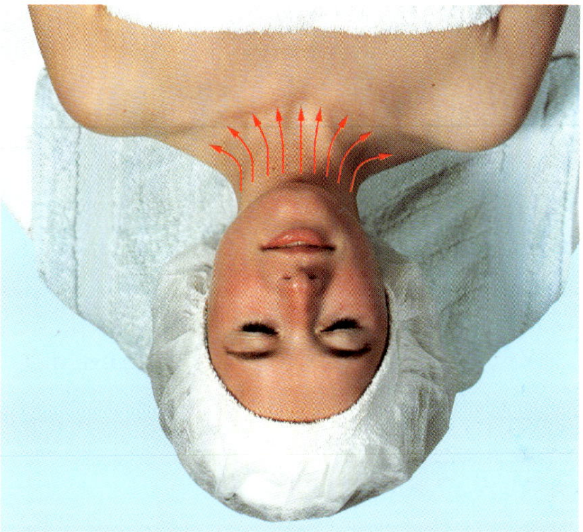

4. Wewnętrzną powierzchnią obu dłoni głaszczemy skórę szyi z góry na dół.

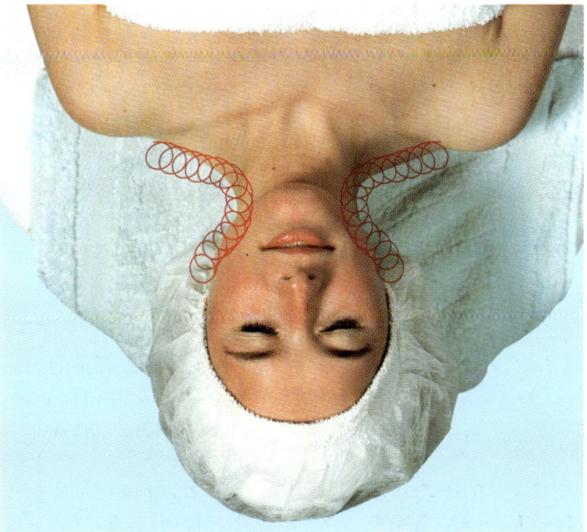

5. Ruchy krążące (rozcieranie) opuszkami palców od uszu bokiem wzdłuż szyi.

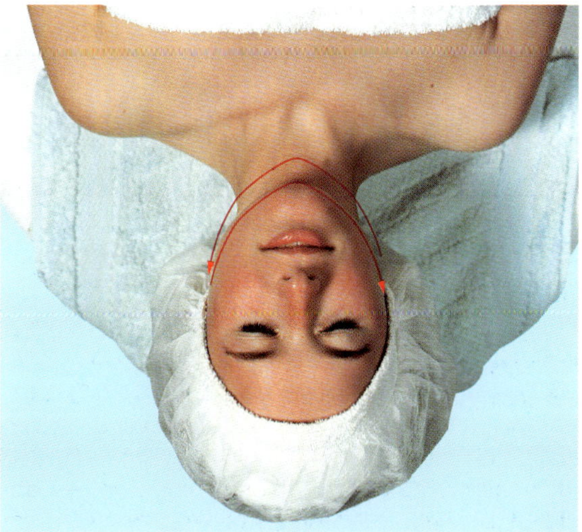

6. Głaskanie skóry obiema dłońmi na przemian od jednego do drugiego ucha wzdłuż szczęki.

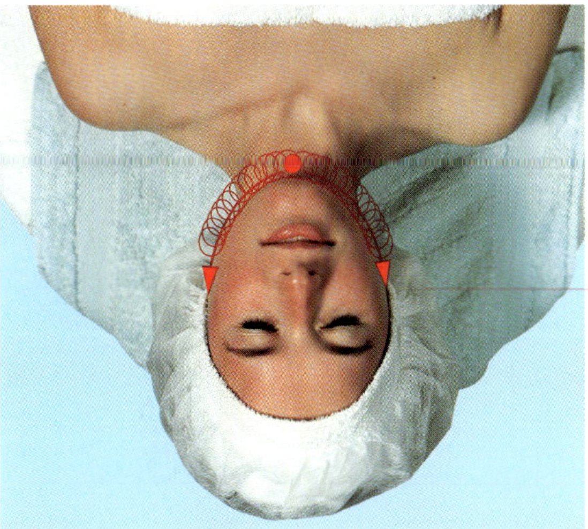

7. Rozcieranie opuszkami palców wzdłuż brzegu szczęki, począwszy od środka brody do końca szczęki.

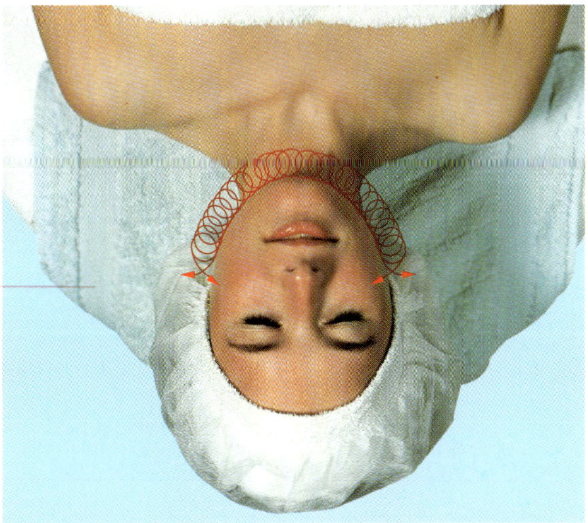

8. Ugniatanie wzdłuż brzegu szczęki dolnej kciukiem i opuszkami palca środkowego i serdecznego od jednego końca do drugiego.

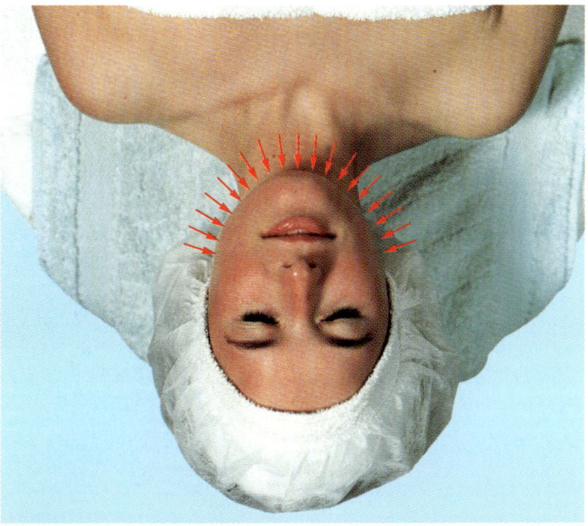

9. Lekkie oklepywanie opuszkami palca środkowego i serdecznego wzdłuż brzegu szczęki od jednego końca do drugiego.

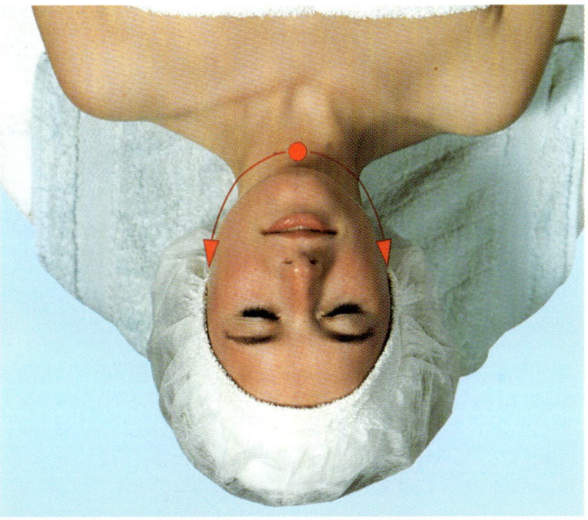

10. Wstrząsanie wzdłuż brzegu szczęki od środka brody do końców szczęki. Kciuk leży nad brzegiem szczęki a pozostałe palce pod nim.

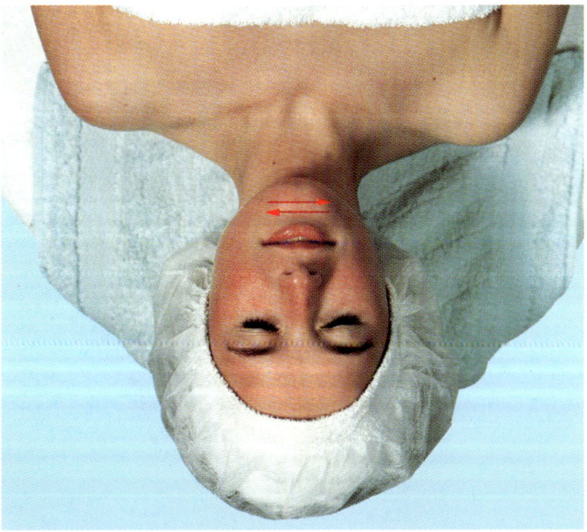

11. Poziome głaskanie brody między palcem wskazującym i środkowym obu rąk na przemian.

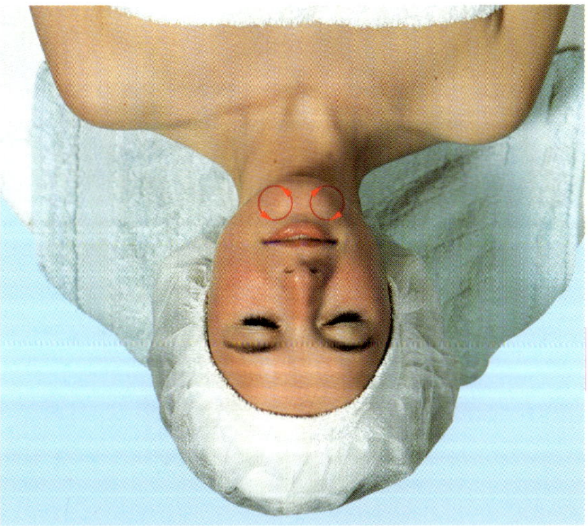

12. Oburęczne krążenie palcem środkowym i serdecznym po bokach brody.

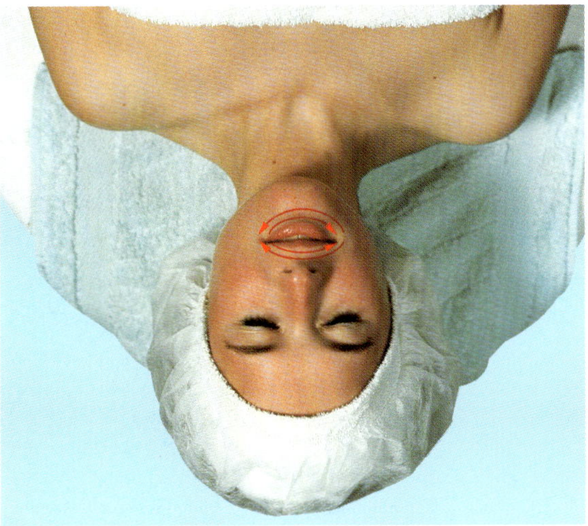

13. Głaskanie okolicy ust – mięśnia okrężnego ust. Palec środkowy jednej ręki głaszcze skórę nad wargą górną od jednego kącika ust do drugiego, a palec środkowy drugiej ręki wzdłuż wargi dolnej od jednego kącika do drugiego.

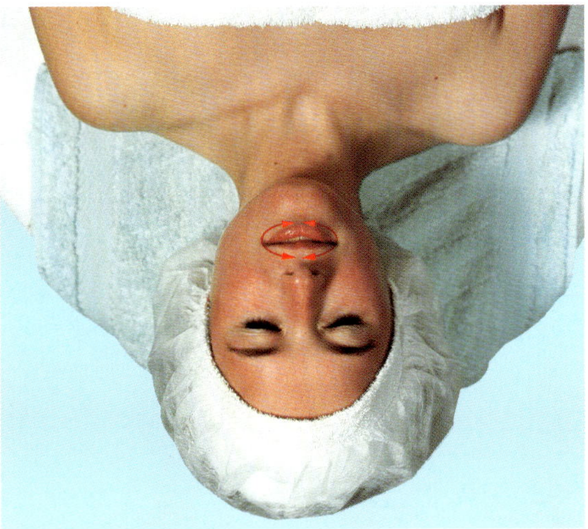

14. Głaskanie kciukami obu rąk od środka wargi górnej do środka wargi dolnej i z powrotem.

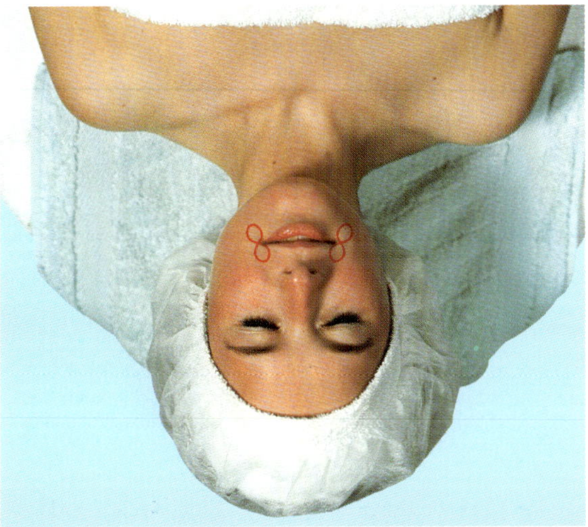

15. Rysowanie kilku ósemek w kącikach ust opuszkami środkowych palców obu rąk.

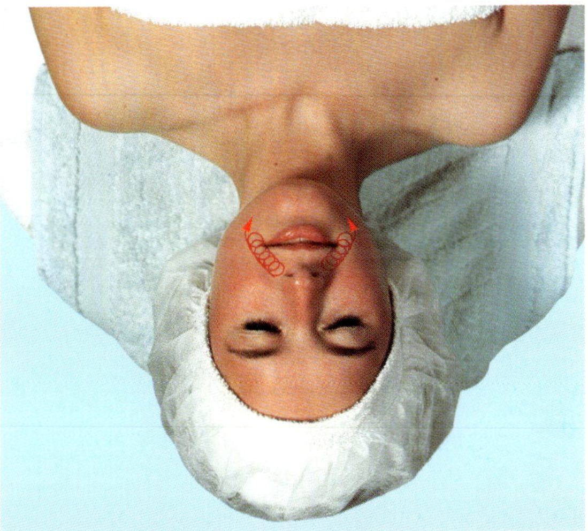

16. Rozcieranie opuszkami palców środkowych obu rąk bruzd nosowo-ustnych w kierunku kącików ust.

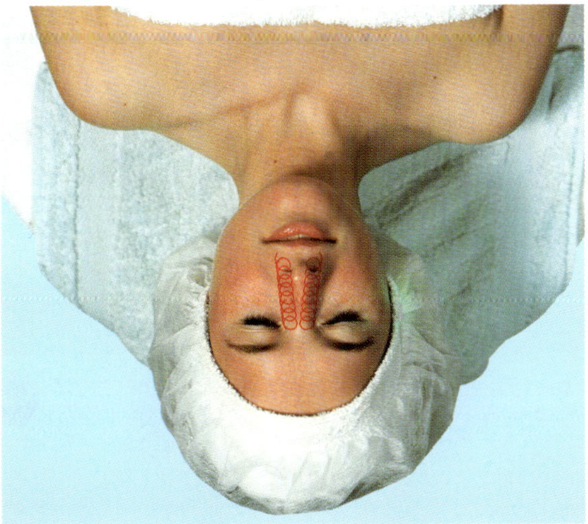

17. Rozcieranie opuszkami palców środkowych od nasady nosa w kierunku nozdrzy.

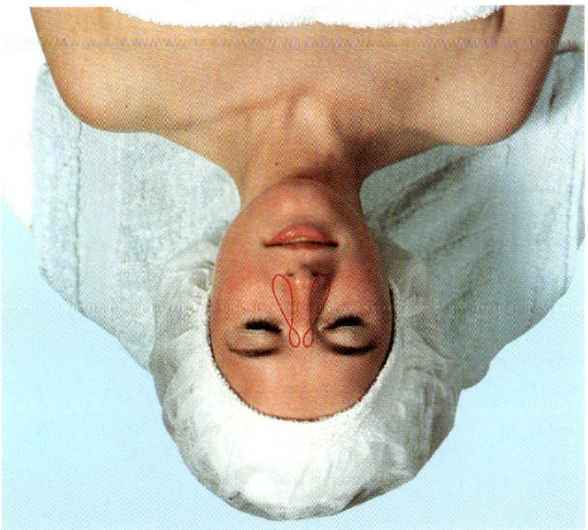

18. Głaskanie połówek nosa palcami środkowymi rysując ósemki.

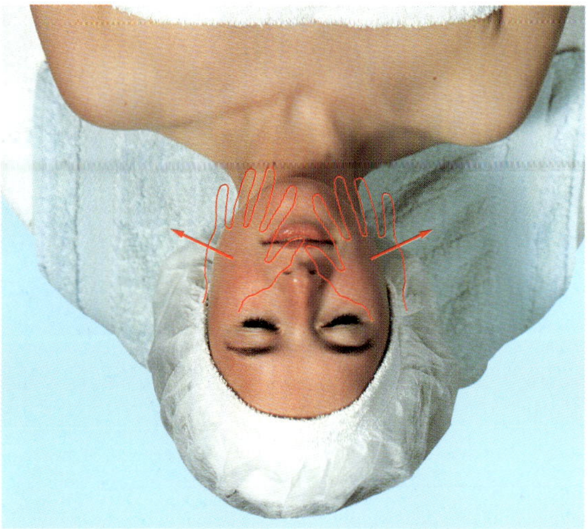

19. Ruch ssący na policzkach całymi powierzchniami dłoni.

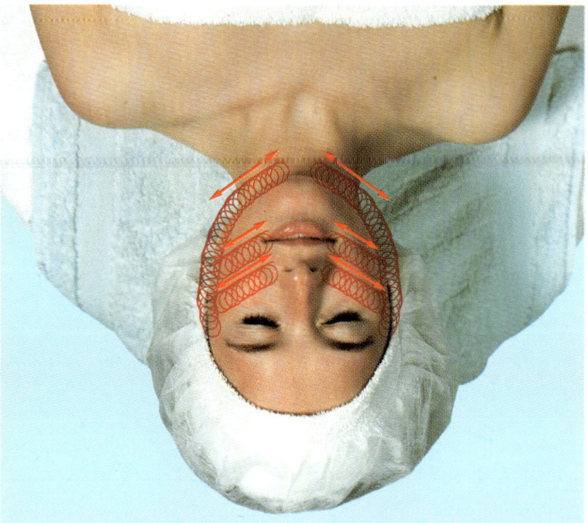

20. Rozcieranie ruchami okrężnymi opuszkami palców środkowego i serdecznego obu policzków wzdłuż trzech torów: od brody do ucha, od kącika ust do ucha i od nozdrza do ucha.

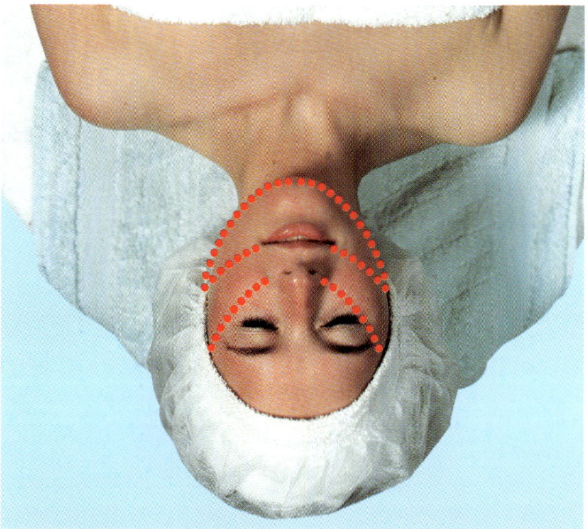

21. Lekkie oklepywanie opuszkami palców po trzech torach: od brody do ucha, od kącika ust do ucha i od nozdrza do ucha.

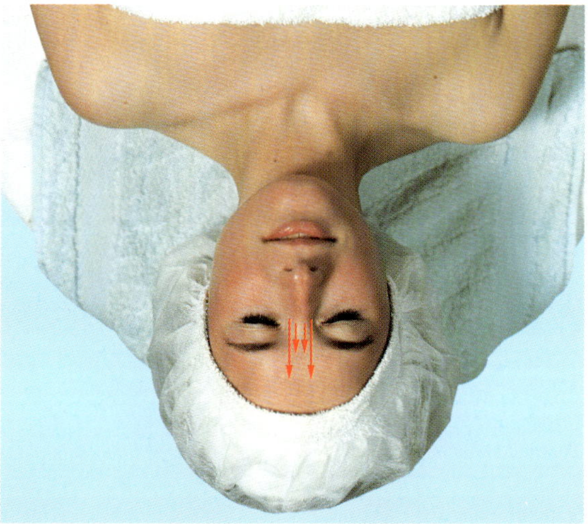

22. Głaskanie w okolicy mięśnia obniżającego brwi.

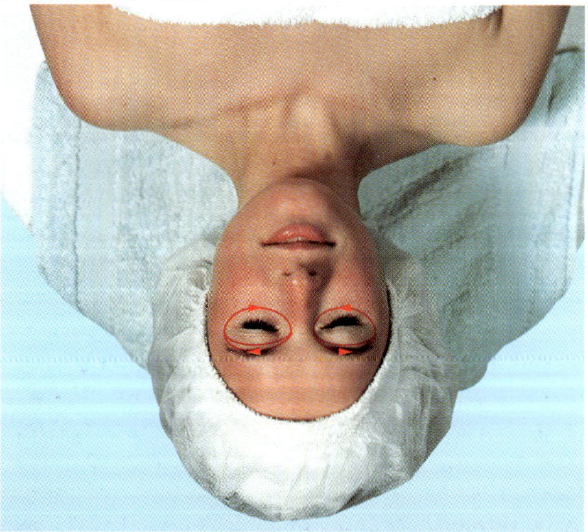

23. Krążenie wokół oczu palcem środkowym i serdecznym. Nad oczami z uciskiem na zewnątrz i pod oczami bez ucisku z powrotem.

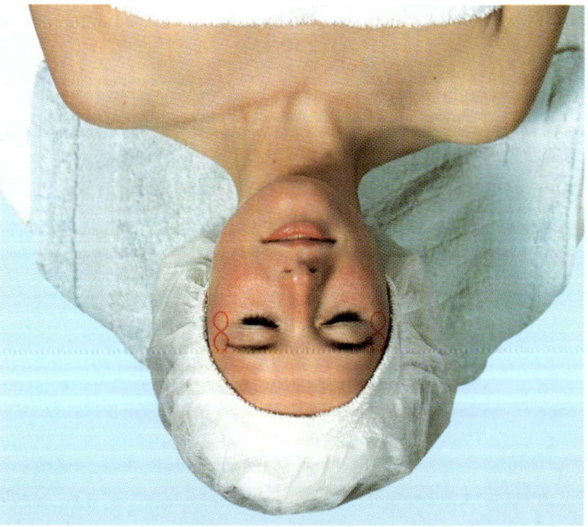

24. Rysowanie ósemki opuszkami palca środkowego i serdecznego na skroniach.

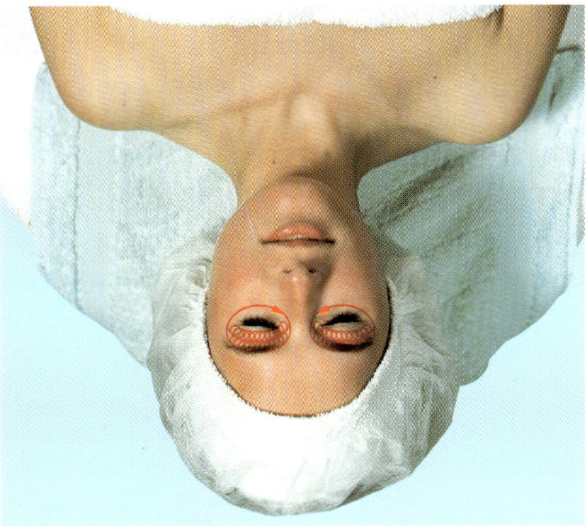

25. Rozcieranie brwi opuszkami palców od wewnątrz na zewnątrz i pod okiem bez ucisku, głaszcząc z powrotem.

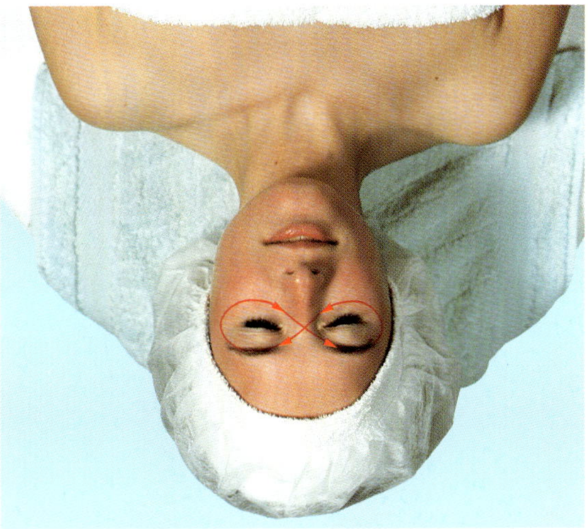

26. Rysowanie ósemki opuszkami palca środkowego i serdecznego jednej ręki, zaczynając u nasady nosa wokół obu oczu. Potem to samo drugą ręką.

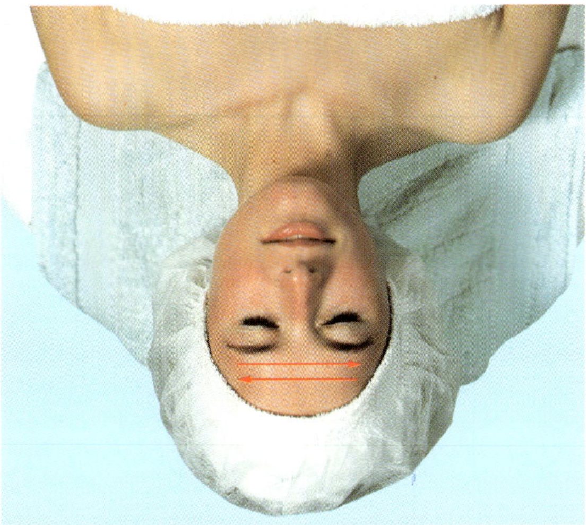

27. Płaskie głaskanie czoła powierzchniami wewnętrznymi obu dłoni na przemian.

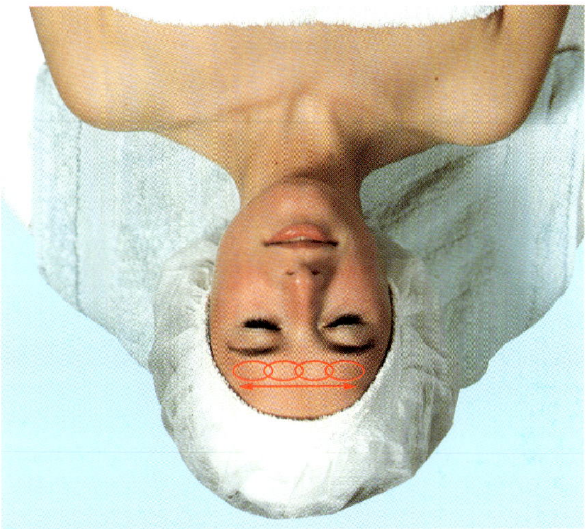

28. Zataczanie dużych kół opuszkami palca środkowego i serdecznego obu rąk na przemian, od jednej skroni do drugiej.

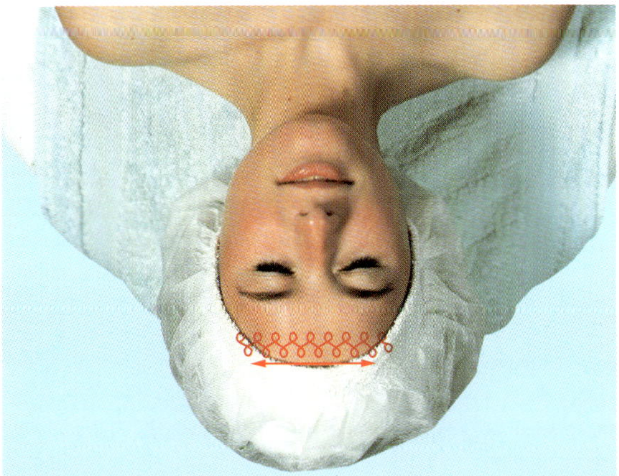

29. Rysowanie nakładających się na siebie ósemek opuszkami palca środkowego i serdecznego obu rąk na przemian między brwiami a granicą włosów, od jednej skroni do drugiej i z powrotem.

2.9. Maski

Maski miękkie usuwają obrzęk, zwężają pory i naczynia włosowate, rozjaśniają i wygładzają skórę, dlatego należy je stosować na koniec zabiegów. Wyjątek stanowią maski piankowe i wyłącznie nawilżające, które stosujemy przed masażem.

Maski w kremie poprawiają napięcie naskórka i powierzchniową zawartość tłuszczów. Są dobrym uzupełnieniem w pielęgnacji domowej. W gabinecie kosmetycznym należy dokładnie przemyśleć ich zastosowanie, po zabiegach różnymi preparatami i po masażu skóry. Warstwa tych preparatów pozostająca na powierzchni skóry może utrudniać wchłanianie substancji czynnych. Wyjątkiem są szczególne problemy skórne, w przypadku których nie możemy za-

4

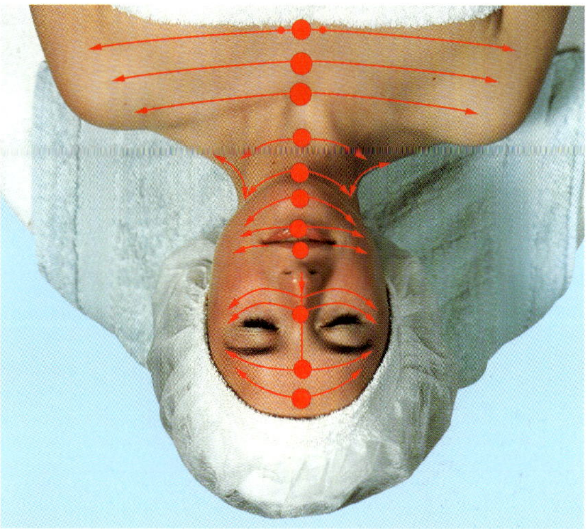

Kierunek rozprowadzania masek.

stosować masażu z określonym produktem, a tylko drenaż limfatyczny. W tym przypadku można zastosować maski chroniące skórę przed wysuszeniem.

Maski żelowe zawierają szczególnie dużo wilgoci. Jeżeli stosujemy maskę żelową w trakcie zabiegów, powinno to nastąpić przed masażem, w przeciwnym razie powłoka tłuszczowa kremu do masażu stanie się barierą.

Maski pudrowe (sproszkowane) mają dobre właściwości absorpcyjne, przy czym mogą wchłaniać zarówno wodę, jak i substancje tłuszczowe. Szczególnie nadają się dla cery tłustej. Po zmyciu maski nakładamy preparat nawilżający. **Glinka lecznicza** i **borowina** działają przeciwzapalnie. Podłoża maseczek dzięki różnym dodatkom mają swoiste działanie. **Gliceryna**, **miód**, **sorbit** czy **kolagen** regulują nawilżenie naskórka. **Zioła**, **pantenol**, **rumianek**, **nagietek**, **lawenda** czy **róża** działają stabilizująco i przeciwzapalnie.

W zależności od pomysłowości i fachowego przygotowania można stosować w gabinecie także maski własnej produkcji. Stanowią one indywidualną ofertę dla klientki i nie zawierają środków konserwujących, co klientka z pewnością doceni. Podłoża takie jak serek, papka z płatków owsianych, biała glinka lub glinka lecznicza mieszają się idealnie z wywarem z ziół. Dodatkami mogą być np. żółtko, witaminy, preparaty z ampułek, olejki eteryczne odpowiednie dla stanu skóry. Podłoże maski i jej składniki muszą działać podobnie. Według tej zasady, np. składnik oleisty nie może być łączony z podłożem pudrowym.

Maska z płatków owsianych zalecana jest dla cery z dużą liczbą zaskórników, całkowicie wysuszonej, gdyż wtedy ich usuwanie jest trudne a podrażnienie skóry znaczne. Do przygotowania maski dwie łyżki stołowe płatków owsianych zalewamy gorącą wodą i tak długo rozbijamy pędzelkiem, aż powstanie papkowata masa. Oczy klientki przykrywamy kompresami, a papkę nanosimy obficie na skórę. Ligninę rozdzielamy na pojedyncze warstwy i przykrywamy nimi maskę. Wywarem z ziół, np. rumianku, dobrze nawilżamy maskę, a po około 20 minutach zdejmujemy ją. Skóra jest rozpulchniona i mocno nawilżona, teraz bez trudu możemy usunąć zaskórniki unikając podrażnienia skóry.

Maskę z kiełków pszenicy stosuje się dla skóry lekko atopowej bez teleangiektazji. Po przygotowaniu skóry dwie łyżki stołowe kiełków pszenicy zalewamy niewielką ilością oleju z kiełków. Maskę nanosimy na twarz, szyję i dekolt i przykrywamy cienko ligniną. Maskę przykrywamy siedmiokrotnie ciepłym kompresem, który zmieniamy jak tylko ostygnie. Po upływie około 15 minut maskę zdejmujemy. Teraz na skórę kładziemy dwa, trzy zimne kompresy, a następnie wykonujemy drenaż limfatyczny, ponieważ nie podrażnia on skóry i idealnie wspomaga przemianę materii.

Maski twarde zaliczamy do zabiegów okluzyjnych. Przyspieszają one czynności skóry, rozpulchniają warstwę rogową, rozszerzają pory i naczynia włosowate, powodują zaczerwienienie skóry i powstanie **obrzęku**, tzn. nagromadzenia wody w tkance. Jest to wynik pożądany w kosmetyce, gdyż dzięki temu skóra staje się bardziej napięta i różowa, a drobne zmarszczki zostają spłycone. Dla zdrowej tkanki nie stwarza to problemu, ale skórę z problemami należy po takiej maseczce odblokować stosując **drenaż limfatyczny**. Materiał stosowany na maski nie może przepuszczać powietrza. Tego typu maski stosuje się na początku zabiegów pielęgnacyjnych twarzy.

Zabiegi okluzyjne polegają na pokryciu powierzchni skóry szczelnym materiałem, aby uaktywnić określone procesy. Materiały te nie mogą więc przepuszczać powietrza. Należą do nich: **wosk**, **parafina** i **folie**.

Zabiegi okluzyjne wykonuje się na całym ciele. Nakładanie tych masek tylko na szyję i dekolt czy klatkę piersiową u osób chorych na tarczycę lub serce wymaga zachowania szczególnej ostrożności, ponieważ źle znoszą takie okłady. We wszystkich przypadkach można osiągnąć wyraźną poprawę struktury skóry. Zabiegów okluzyjnych nie wolno wykonywać w domu.

Najpierw oczyszczamy twarz właściwym dla skóry preparatem. Potem uzupełniająco możemy położyć kompresy ziołowe. Peeling i parę stosujemy tylko wtedy, gdy jest to konieczne. Następnie nanosimy na skórę odpowiednie środki do pielęgnacji. Może to być zawartość ampułek, krem pielęgnacyjny lub

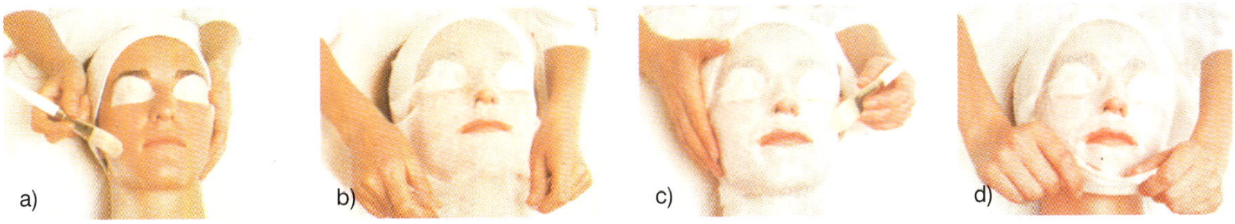

a) *Po zmyciu skóry nałożyć produkt pielęgnacyjny*
b) *Następnie przykryć twarz warstwą gazy*
c) *Nałożyć parafinę w kilku warstwach*
d) *Po 15 minutach ściągnąć gazę zaczynając od szyi*

Zastosowanie maski parafinowej.

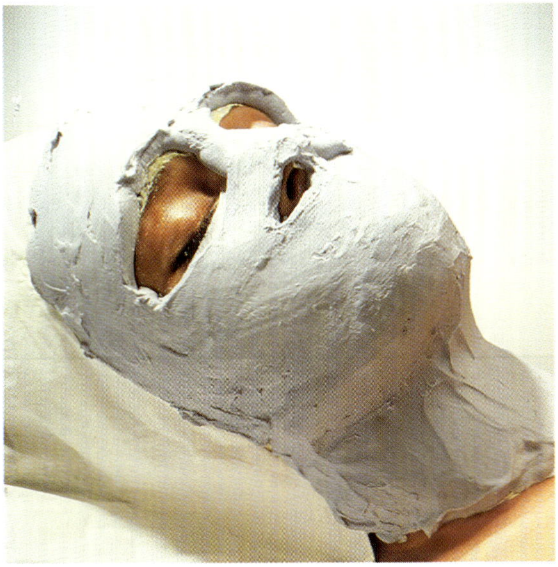

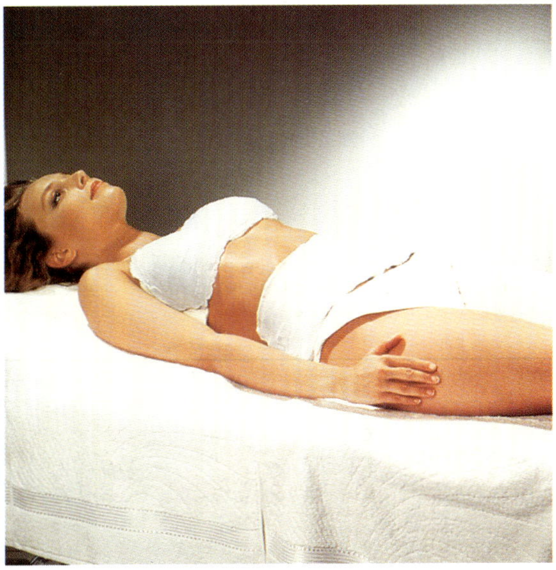

Maskę termiczno-modelującą można położyć na twarz i inne części ciała, takie jak: piersi, brzuch i uda. Niektóre firmy zalecają przykrywanie całej twarzy, również oczy.

specjalne preparaty. Możemy również nakładać specjalny krem pod oczy, inny na szyję i poszczególne części twarzy. Twarz przykrywamy przygotowaną wcześniej gazą. Przed nałożeniem kilku warstw wosku trzeba sprawdzić jego temperaturę na wewnętrznej części własnego nadgarstka. Jeżeli nie jest za gorący, oznacza to z reguły, że możemy go nałożyć na twarz klientki. Wosk nakładamy zaczynając od brody, najpierw na jedną połowę twarzy, potem na drugą. Nanosimy kolejno cztery do siedmiu warstw, aż na twarzy powstanie szczelna skorupa. Potem w ten sam sposób nanosimy wosk na szyję. Należy przy tym pamiętać, że niektórzy klienci źle znoszą ucisk w tym miejscu i dostają duszności. Po piętnastu minutach gazę na szyi chwytamy za brzegi i ściągamy całą woskową maskę do góry. Można ją zdejmować także od czoła.

Następnym krokiem jest masaż lub drenaż limfatyczny. Na koniec kładziemy kompresy ziołowe lub lotion do twarzy. Nie nakładamy maseczek zasychających na twardo. Zabiegi okluzyjne można stosować dla każdego typu cery i przy większości stanów skóry. **Przeciwwskazaniami** są: wszystkie stany zapalne, takie jak **przyustne zapalenie skóry**, wyraźne **teleangiektazje**, **trądzik różowaty**, świeże blizny, **oparzenie słoneczne**, świeże rany oraz obrzęk.

Całkowicie innym zabiegiem są **maski termiczno-modelujące**, czyli **zabieg termiczny**. Podłoże maski mieszamy bezpośrednio przed użyciem ze specjalnymi kryształkami i wodą. Działanie polega na jednorazowym podgrzaniu do 45°C i stopniowym stygnięciu. To miejscowe przegrzanie skóry ma takie samo działanie jak wosk czy parafina, ale jest dużo silniejsze. Pobudza ukrwienie, a wraz z nim przepływ limfy, powstaje obrzęk i skóra jest bardziej rozpulchniona. Konieczny jest masaż odprowadzający.

Przeciwwskazania do stosowania masek twardych i termiczno-modelujących to: uszkodzenia naczyń, przyustne zapalenie skóry, stany zapalne, wszelkiego rodzaju skaleczenia, oparzenia i świeże blizny. Maski twarde i termiczno-modelujące idealnie nadają się do przeprowadzenia całej kuracji, czyli 2–3 zabiegów w tygodniu przez co najmniej cztery tygodnie. Podobnie jak wszystkie rodzaje maseczek zasychających, można je stosować na całym ciele.

2.10. Specjalna pielęgnacja okolicy oczu

Skóra wokół oczu jest w ciągłym ruchu. Mruganie oczyma i śmiech wcześnie pozostawiają ślady w postaci drobnych zmarszczek w cienkiej i przeważnie suchej tkance. Wzmocnienie i uodpornienie tej delikatnej skóry jest celem specjalnej pielęgnacji oczu.

Sine obwódki pod oczami są przeważnie dziedziczne. Skóra pod oczami jest tak cienka, że prześwitują przez nią naczynia krwionośne. Obwódki mogą być spowodowane także niedostateczną ilością snu i chorobą. Ustępują po odpoczynku lub powrocie do zdrowia. Kosmetyczną pomocą są **sztyfty korygujące**, którymi można zatuszować sińce.

Obrzęk **powiek** rzadko ma przyczyny organiczne. Powstaje zwykle z nagromadzenia się limfy w przestrzeniach zewnątrzkomórkowych. Następuje to przede wszystkim w nocy, gdy organizm pracuje „na zwolnionych obrotach". W ciągu dnia opuchlizna na ogół ustępuje samoistnie. Doraźną pomoc stanowią chłodzące **kompresy** lub woreczki foliowe napełnione płynem i przechowywane w lodówce. Dobre wyniki dają schłodzone saszetki z herbatą, ponieważ tanina zawarta w herbacie jest naturalną substancją ściągającą.

Także **żele pod oczy** dzięki silnemu działaniu chłodzącemu eliminują obrzęk. Naczynia krwionośne i włosowate ściągają się, zastój w tkance zanika. **Nawilżanie skóry** w okolicy oczu ani nie chroni przed powstawaniem zmarszczek, ani też ich nie spłyca. Preparaty stosowane w tym celu powodują napęcznienie okolicy oczu dając wrażenie spłycenia zmarszczek. Preparaty zapobiegające starzeniu się skóry wokół oczu mogą stanowić ochronę przed promieniowaniem słonecznym, jeśli zawierają odpowiednią ilość filtrów. Żadna część ciała nie jest w tym stopniu narażona na szkodliwe działanie promieni UV co okolice oczu. Właściwie chroniąc się przed słońcem zapobiegamy przedwczesnemu starzeniu skóry.

Preparaty do pielęgnacji oczu napinają skórę tworząc na niej elastyczną powłokę, która niczym lustro odbija światło, tuszuje małe linie i drobne zmarszczki. Niektóre produkty zawierają składniki ściągające, zwężające pory, lub proteiny wypełniające linie i zmarszczki.

2.11. Zakończenie pielęgnacji twarzy

Zakończenie pielęgnacji twarzy zależy od kilku czynników: czy klientka życzy sobie wykonanie makijażu, czy widoczne są podrażnienia skóry i jak się

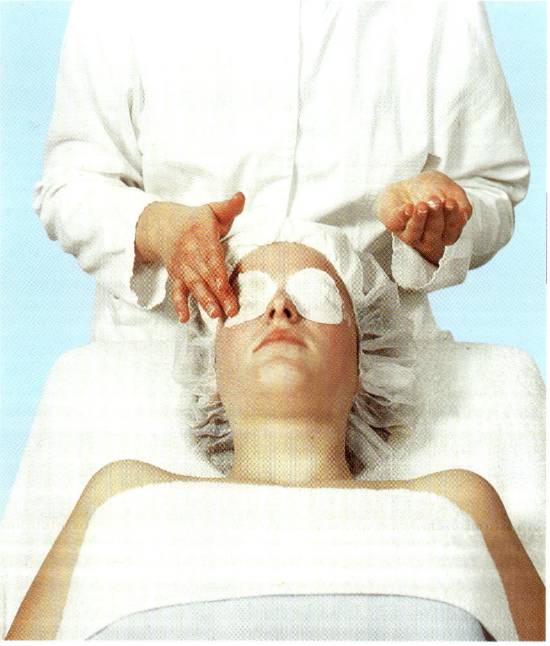

Chłodzące kompresy są dobrodziejstwem dla zmęczonych oczu. Obrzęk powstający na skutek nagromadzenia się limfy ustępuje. Zamiennie można stosować np. okłady ze schłodzonych saszetek z herbatą.

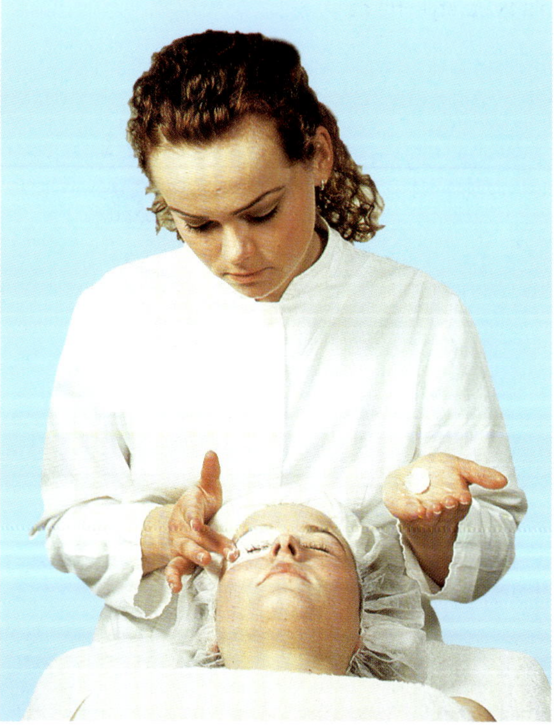

Preparaty specjalne stosowane jako maseczka na oczy.

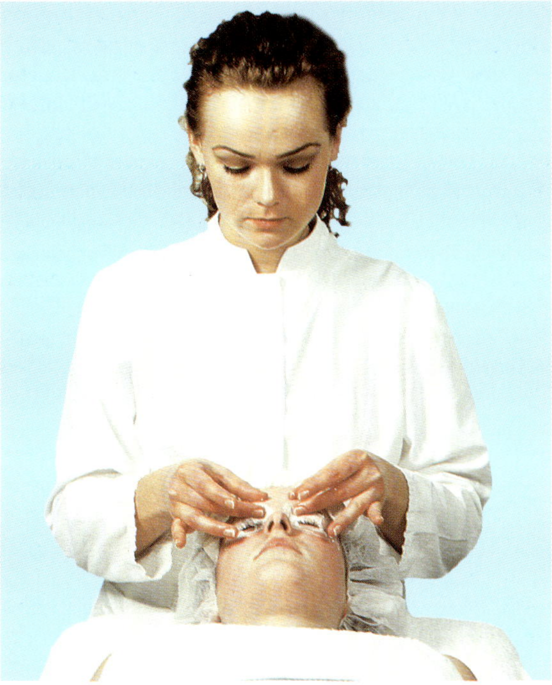

Masaż okolicy oczu.

klientka czuje. W każdym przypadku stosujemy tonik, który zakwasi skórę, co zapewni tymczasową ochronę przed bakteriami. Można także za pomocą wilgotnych płatków waty nanieść na skórę lotion lub wykonać to za pomocą aparatu spryskującego skórę. W zależności od stanu skóry można położyć na nią kosmetyki na dzień.

Tonujące **kremy na dzień** odświeżą nieco naturalny koloryt skóry. Skóra nie powinna być tłusta. Zaczerwienione miejsca można zatuszować **sztyftem korygującym**. Jeżeli klientka używa pudru w kremie, skóra nie powinna się błyszczeć, jeśli go nie używa, skórę można lekko zmatowić bezbarwnym pudrem.

2.12. Obrzęk: zastój w tkance

Obrzęk powstaje w szczelinach tkankowych skóry i błon śluzowych na skutek zastojów żylnych, limfy lub zaburzeń czynności wydzielniczych naczyń włosowatych. Obrzęk towarzyszy wielu zaburzeniom organicznym, np. chorobom płuc, serca, nerek, zaburzeniom hormonalnym i zakażeniom. Obrzęki powstają przy oparzeniach, zaburzeniach krążenia żylnego, niedożywieniu, stosowaniu kortykosteroidów, po amputacji piersi, na skutek zwiększenia przepuszczalności naczyń włosowatych oraz po urazach.

Powstawanie obrzęku i **układ limfatyczny** są ze sobą ściśle związane. Włosowate naczynia limfatyczne skóry to woreczki wciśnięte w skórę właściwą. Tworzą system przewodów mających wolne ujścia w tkankach. Naczynia włosowate są bardzo rozciągliwe i dlatego różna może być ich wielkość. Skórne przewody limfatyczne prowadzą do pobliskich **węzłów chłonnych**, a następnie uchodzą do **krwiobie-**

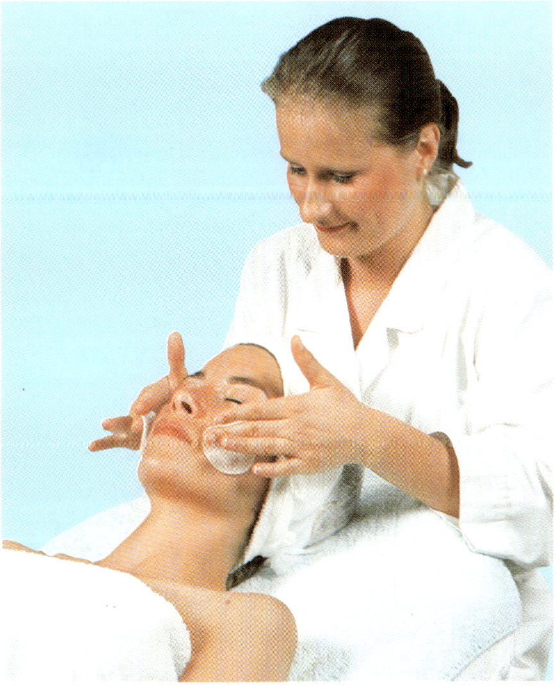

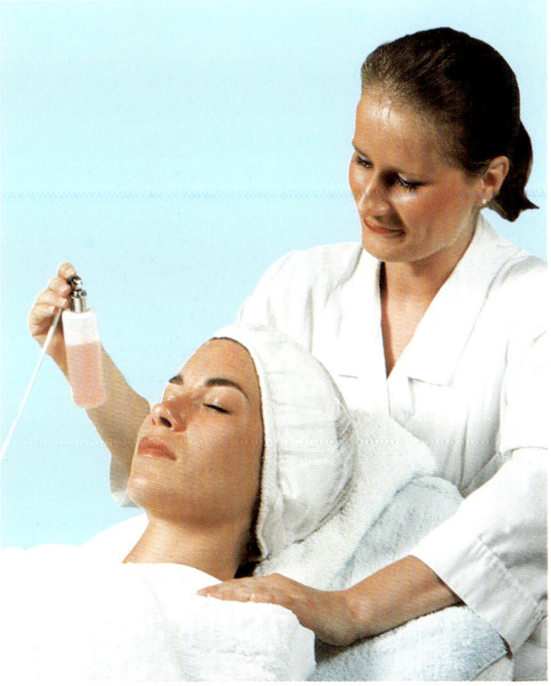

Lotion nanosimy za pomocą płatków waty lub spryskiwacza.

4

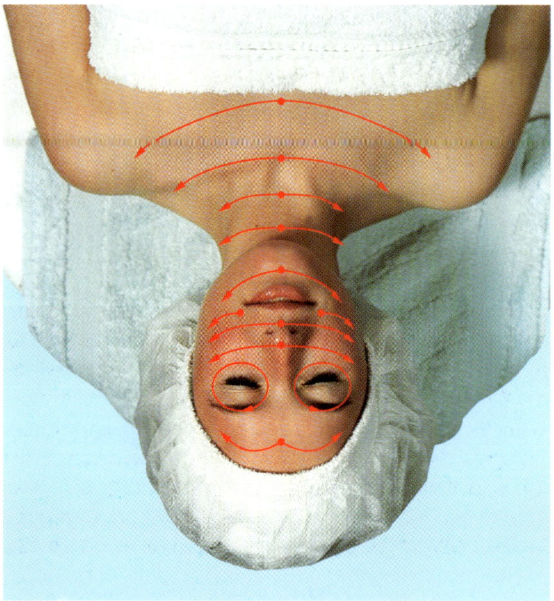

Kierunek rozprowadzania toniku na twarzy za pomocą wacika. Obie ręce pracują jednocześnie, prowadząc wacik od środkowej linii ciała na boki.

4

gu. Kierunek przepływu limfy regulują zastawki. Podobnie jak w przypadku układu naczyń krwionośnych wyróżniamy tu układ naczyń włosowatych powierzchniowy i głęboki. Zaraz pod siecią naczyń włosowatych skóry znajduje się najbardziej powierzchniowa sieć naczyń limfatycznych, położona w bezpośrednim sąsiedztwie tętniczek. W tym odcinku nie ma zastawek. Naczynia odchodzące ze skóry właściwej zaopatrzone są w zastawki. Włosowate naczynia limfatyczne w obrębie skóry palców, wewnętrznych powierzchni dłoni i podeszew są wykształcone najlepiej.

Limfa to płyn znajdujący się tylko w naczyniach. Tkanki mają zewnątrzkomórkowy system szczelin, w których znajduje się płyn tkankowy. Jest to produkt filtracji i dyfuzji z krwionośnych naczyń włosowatych, pobierany przez włosowate naczynia limfatyczne. Także układ żylnych naczyń włosowatych pobiera część tego płynu.

Obrzęk powstaje w wyniku zakłócenia czynności układu limfatycznego. Spowolnienie jego czynności prowadzi do tworzenia się obrzęku w przestrzeniach międzytkankowych. Towarzyszy temu degeneracja tkanki łącznej. Jeżeli przefiltrowany z naczyń włosowatych płyn nie zostanie wchłonięty i możliwość gromadzenia płynów w obrębie skóry zostanie wyczerpana, struktury substancji podstawowej zostają rozciągnięte i tworzą się szczeliny, które pod względem histologicznym odznaczają się brakiem wyściółki śródbłonkowej. Prawidłowo takie szczeliny nie występują. Rozprzestrzenienie się płynu może być znacznie większe i powodować tworzenie się **bąbli pokrzywkowych** i **pęcherzy**.

Obrzęk zawsze jest objawem wskazującym na występowanie zaburzeń. Na takie zaburzenia mają znaczny wpływ procesy przemiany materii, a przetrwałe zaburzenia prowadzą do przedwczesnego starzenia się skóry. Zabiegi kosmetyczne polegające na poprawie krążenia, zastosowaniu ciepła, usuwaniu zanieczyszczeń oraz zbędnego owłosienia za pomocą wosku zakłócają zdrowe funkcje skóry i powodują powstawanie obrzęku. Zadaniem kosmetyczki jest jednak wspomaganie czynności skóry. Dzięki zastosowaniu manualnego **drenażu limfatycznego** i niskich temperatur możemy zlikwidować **zastój limfy.**

3. Zabiegi dodatkowe

Większość klientów nie jest wystarczająco dobrze poinformowana, jakie usługi może im zaoferować kosmetyczka. Wiele kosmetyczek nie wykorzystuje szansy zaproponowania klientom dodatkowych zabiegów. Oferujemy je w trakcie pielęgnacji twarzy, dzięki czemu klientka może poznać wartość intensywnej pielęgnacji.

3.1. Usuwanie owłosienia (depilacja)

Zimą włosy na nogach ukryte są pod długimi spodniami i grubymi rajstopami, latem nabierają większego znaczenia i myślimy jak się ich pozbyć. Metody, które pomogą nam usunąć nadmierne owłosienie, także na większych powierzchniach ciała, powinny być proste i skuteczne.

Do **usuwania zbędnego owłosienia** powinnyśmy dysponować osobną kabiną z podwyższoną leżanką. Kosmetyczka powinna mieć dostęp do klientki z każdej strony. Istotne są również warunki higieniczne. W kabinie depilacyjnej nie powinna w żadnym wypadku znajdować się wykładzina. Należy zadbać o metalowy pojemnik z workiem na śmieci. **Podgrzewacze wosku** powinny stać na włókninie lub ligninie, które w razie potrzeby należy wymieniać. Odkurzacz bezprzewodowy zblera obcięte włosy. Klientka leży na ręczniku frotté lub włókninie, które zmieniamy po każdym zabiegu. Niezbędne są **środki dezynfekujące** do szpatułek i rąk. Wosk zdjęty ze skóry wyrzucamy do kosza na śmieci, a nie z powrotem do podgrzewacza. Wkłady woskowe utrzymujemy w nienagannej czystości, w przeciwnym razie będą przyklejały się do podgrzewacza.

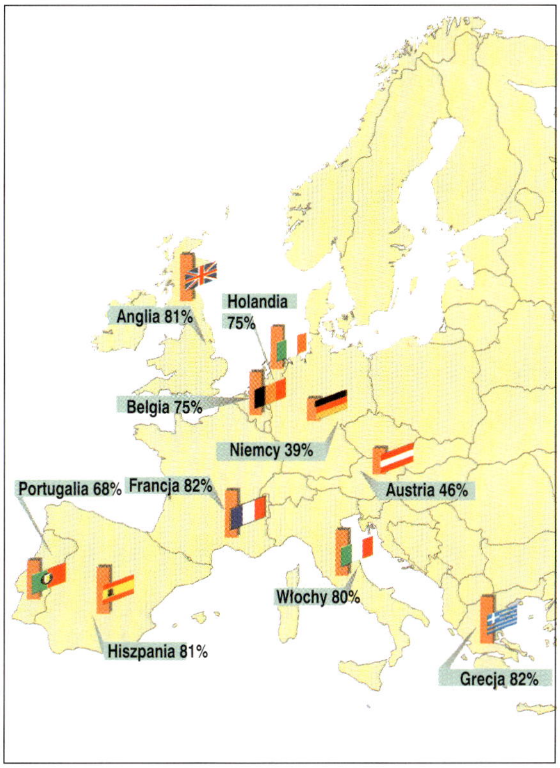

Około 80% Europejek usuwa regularnie zbędne owłosienie. Liczby pokazują, że najmniej kobiet czyni to w Niemczech.

Mechaniczne usuwanie owłosienia **(depilacja)** to usunięcie go na dłuższy czas. Rozmaite metody, takie jak: wyrywanie, obcinanie, usuwanie woskiem i metody chemiczne stwarzają wiele możliwości, które możemy także łączyć. Przed każdym zabiegiem należy przeprowadzić szczegółową rozmowę z klientką i uwzględnić wszelkie **przeciwwskazania**. Forma depilacji zależy od typu włosów, które należy usunąć. Włosy brwi i pojedyncze długie na twarzy i szyi wyrywamy. Włosy na znamionach, w nosie i w uszach obcinamy. Włosy na nogach i w dołach pachowych golimy. Wadą golenia jest szybkie odrastanie długich, kłujących włosów, które często podrażniają skórę, zwłaszcza na nogach.

Depilatory chemiczne, podobnie jak przy goleniu, usuwają włosy tylko na powierzchni skóry. **Kwas tioglikolowy** atakuje nie tylko keratynę włosów, ale także i skóry. Nie każda skóra znosi dobrze radykalne złuszczanie, reagując zaczerwienieniem, a czasami stanem zapalnym. Należy pamiętać o przestrzeganiu czasu działania środka depilującego na skórę, dokładnym zmyciu, przetarciu skóry po depilacji wodą z cytryną lub z octem i nie stosowaniu perfum, dezodorantów, mydeł itp. przez 24 h po zabiegu.

Najchętniej przez profesjonalistów stosowane są woski ciepłe i zimne. Są one szybką, dość łagodną dla skóry metodą usuwania owłosienia. **Ciepły wosk** otrzymujemy za pomocą specjalnych podgrzewaczy lub we wkładach. Stosowanie ciepłego wosku we **wkładach** jest szczególnie higieniczną i wygodną formą usuwania owłosienia. Skórę należy przed depilacją odtłuścić, nie powinna mieć zadrapań i ran ani wyraźnych zmian naczyń krwionośnych. Żylaki i żylaki miotełkowate wykluczają depilowanie woskiem. Jeżeli nie ma przeciwwskazań, możemy używać wosku na całym ciele: na twarzy, w dołach pachowych (włosy należy wcześniej skrócić), linii bikini i oczywiście na nogach. Włosy na nogach usuwane woskiem powinny mieć co najmniej 0,5 cm długości.

4

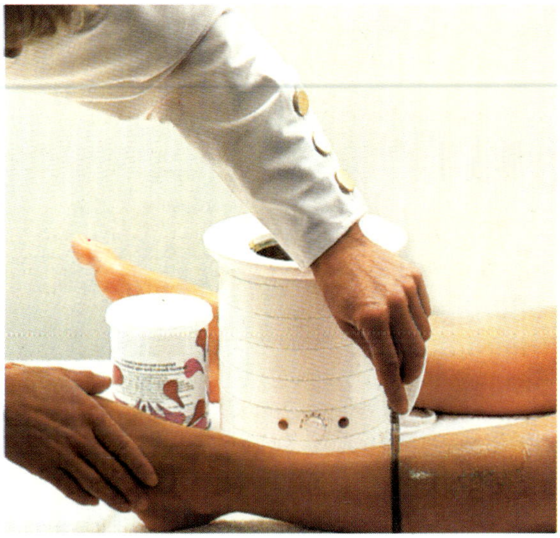

Usuwanie owłosienia woskiem należy wykonywać szybko i dokładnie, tak aby zabieg był opłacalny.

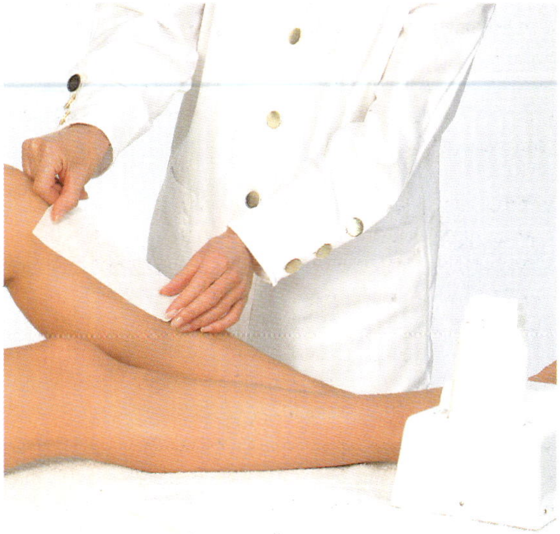

Inną możliwością usuwania owłosienia są specjalne plastry woskowe.

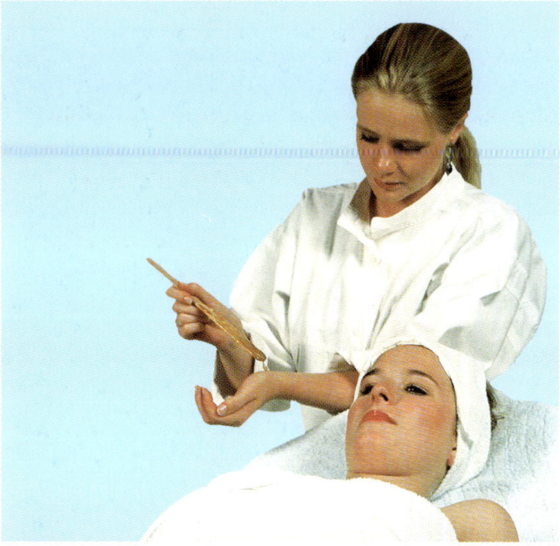

Regulatory temperatury w podgrzewaczach są często niedokładne. Dlatego najważniejszą regułą, aby uniknąć oparzeń, jest sprawdzenie temperatury wosku na własnym nadgarstku.

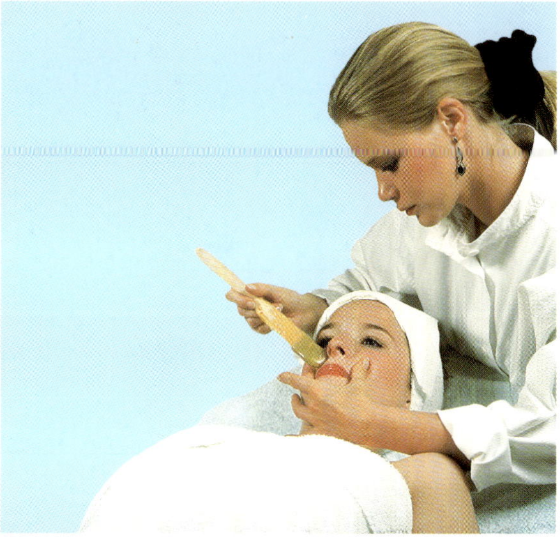

Ciepły wosk nakładamy drewnianą, plastikową lub metalową szpatułką od środka na zewnątrz, zgodnie z kierunkiem wzrostu włosów.

4

Profesjonalne usuwanie włosów wygląda następująco:

- odtłuszczenie skóry,
- sprawdzenie temperatury wosku na wewnętrznej stronie nadgarstka,
- nałożenie wosku metalową lub drewnianą szpatułką zgodnie z kierunkiem wzrostu włosów,
- nałożenie paska z materiału na wosk, przyciśnięcie i zerwanie zdecydowanym ruchem w kierunku przeciwnym do wzrostu włosów,
- natychmiastowy ucisk palcami lub całą dłonią na wydepilowane miejsce w celu uniknięcia zaczerwienienia i obrzęku.

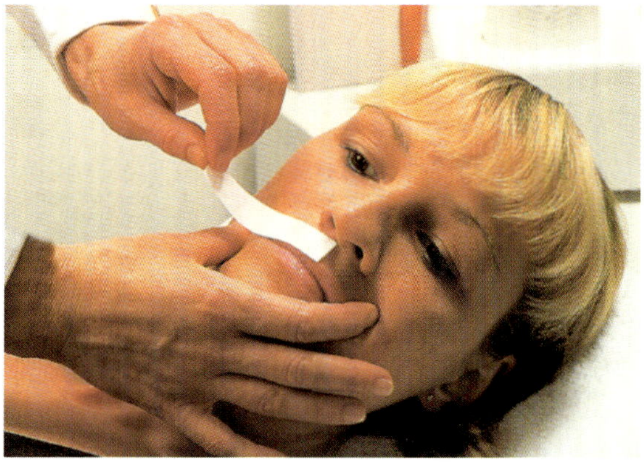

Zrywając paski z woskiem naciągamy skórę, aby zabieg był mniej bolesny.

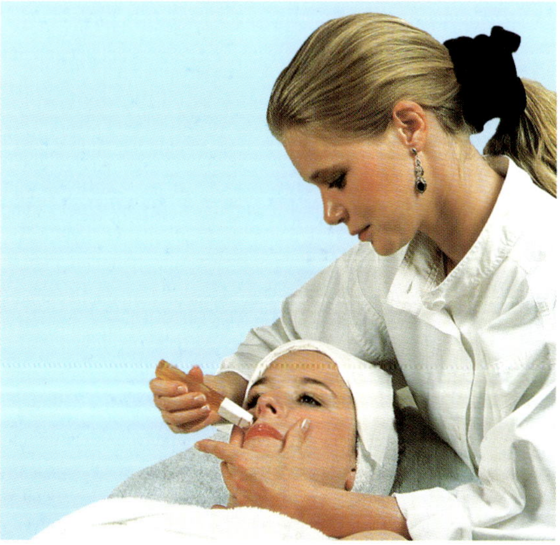

Dostępne są wkłady o różnej wielkości i różnej szerokości rolek. Do włosków nad górną wargą stosujemy rolki wąskie.

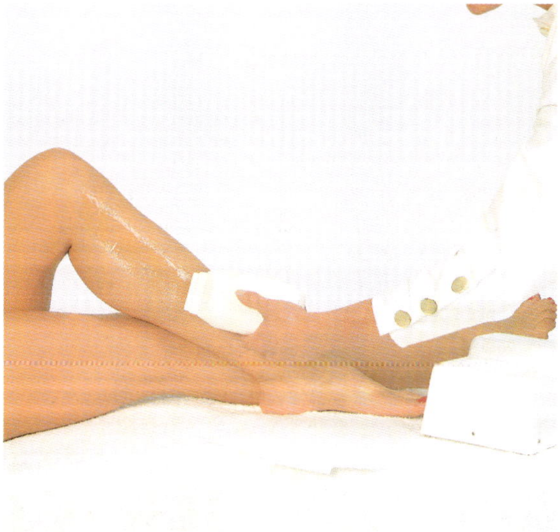

Do usuwania owłosienia z dużych powierzchni używamy dużych wkładów, które mogą zmieścić do pół litra wosku.

Działanie mechaniczne	Zalety	Wady
Wyrywanie	– brak wydatków na materiał – długotrwały skutek – odrastające włosy są miękkie	– bolesne, szczególnie dla osób wrażliwych – możliwe zakażenia mieszka włosowego – ewentualnie duży nakład czasu – nie wolno wyrywać włosów na znamionach
Obcinanie	– brak wydatków na materiał – bezbolesne – bez objawów niepożądanych – stosuje się w przypadku owłosionych znamion	– szybkie odrastanie – odrastające włosy są pozornie grubsze
Golenie	– szybko widoczny efekt – oszczędność czasu	– szybkie odrastanie – pojedyncze włosy są grubsze – jest obecnie „niekobiece" – nie nadaje się do usuwania owłosienia na twarzy
Wosk – zimny – ciepły	– długotrwały skutek – usuwana jest cała długość włosa – szybkie usuwanie włosów także na większych powierzchniach	– czasami stosunkowo bolesne – konieczne omijanie znamion i żylaków
Działanie chemiczne	**Zalety**	**Wady**
Środki depilujące	– oszczędność czasu – bezbolesne – możliwość zastosowania w przypadku wrażliwości na mechaniczne usuwanie owłosienia	– odrastają rzekomo grubsze włosy – możliwe podrażnienia skóry i zakażenia mieszka włosowego
Rozjaśnianie	– włoski są mniej widoczne	– nie jest to właściwa depilacja lecz tylko tuszowanie

Mechaniczne i chemiczne metody depilacji i ich właściwości.

Proszę odnieść się do następującej sytuacji: najważniejsze dla klientki jest: „Jak długo po zabiegu widoczny jest efekt", co oznacza: „Kiedy musi nastąpić kolejny zabieg". Nie jest łatwo udzielić właściwej odpowiedzi na to pytanie, ponieważ decyduje o tym wiele czynników.

Jaka jest przyczyna nadmiernego owłosienia? Czy ma podłoże fizjologiczne, czy jest wynikiem zaburzeń hormonalnych (np. z powodu chorób lub w okresie menopauzy) czy też jest uwarunkowana przynależnością do innej rasy lub narodowości?

Czy owłosienie zmieniło się z upływem lat? Jeżeli tak, konieczna jest wizyta u lekarza.

Jak często włosy są depilowane? Jak odrastają po depilacji?

W jakiej **fazie wzrostu** znajdują się włosy? Im więcej włosów znajduje się w mieszkach włosowych, ale już oderwanych od brodawki, tym częściej trzeba je usuwać.

W każdym razie trzeba obserwować odrastanie włosów u klientki po trzech kolejnych zabiegach. Na pytanie, czy po zabiegu ilość owłosienia się zmniejszy, należy ostrożnie odpowiadać twierdząco. Często tak się dzieje, ale nie zawsze.

Innym wariantem usuwania owłosienia z twarzy jest woskowanie bez pasków. Wosk nanosimy obficie na skórę za pomocą pędzelka. Kiedy ostygnie przyciskamy go do włosów i szybko zrywamy. Pasek wosku należy na jednym końcu lekko podnieść i w tym miejscu go uchwycić.

Usuwanie owłosienia z pach, nóg i linii bikini nie stwarza w zasadzie problemów, jednak nie każdy je dobrze znosi. W każdym razie dłuższe włosy skracamy najpierw nożyczkami, a następnie usuwamy etapami. Woskowanie nóg odbywa się również etapowo: najpierw cała przednia część łydek i ud, następnie cała tylna część. Kolejność nie gra roli. Następnie nakładamy długie paski materiału lub folii, dociskamy je do skóry i kolejno odrywamy.

Usuwanie owłosienia **zimnym woskiem** w zasadzie nie różni się od użycia ciepłego. Ciągnąca konsystencja zimnego wosku sprawia, że trudniej się go nakłada. Pozostałości wosków ciepłego i zimnego można usunąć specjalnymi płynami.

Pielęgnacja po depilacji zależy od reakcji skóry. Na twarz stosuje się zimne kompresy lub kostki lodu, potem ewentualnie krem antyseptyczny. Na większe powierzchnie można położyć zimne **kompresy**, kojące wyciągi z ziół, róży, malwy, melisy, rumianku i szałwii oraz odpowiednie produkty pielęgnacyjne. W przypadku ostrej reakcji skóry można naświetlać ją **niebieskim światłem**. U osób ze skórą łojotokową każdy mieszek włosowy wygląda tak, jakby nastąpił pod nim mały krwotok; skóra ma niebiesko-czerwony odcień i widoczne są na niej małe kropki. W przypadku pojedynczych, bardzo grubych włosów, brodawka włosa przy wyrywaniu zostaje uszkodzona, co powoduje punktowe krwawienie, utrzymujące się dosyć długo. W takich przypadkach najlepsze rezultaty dają kremy z dodatkiem **arniki**.

3.2. Stosowanie preparatów w ampułkach

Preparaty w ampułkach najczęściej są roztworami wodnymi, ciekłymi mieszaninami tłuszczowymi lub żelami. Zasadniczo mogą być stosowane na całym ciele, z tym że konsystencja może być czynnikiem decydującym o miejscu użycia. Z wyjątkiem ampułek szybko działających, wszystkie inne preparaty z ampułek nanosimy przed masażem. Preparaty te pozostają na skórze.

Zawartość ampułek opartych na wodzie nanoszona jest na skórę ręcznie, a następnie wraz z preparatem do masażu zostaje w nią wmasowana. Substancje czynne można także wtłoczyć w skórę za pomocą prądu stałego **(jonoforeza)**. W przypadku wprowadzania manualnego konieczne jest jednoczesne użycie kremu do masażu. Do masażu nie nadają się olejki, ponieważ woda nie łączy się z olejem, ale doskonałe są ampułki oparte na substancjach tłuszczowych.

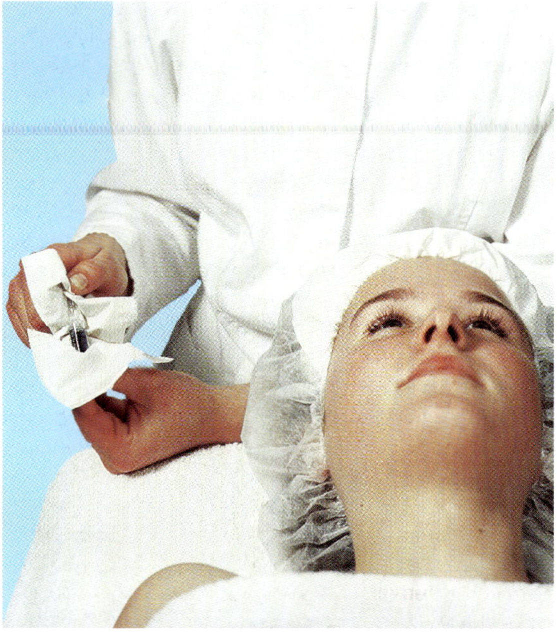

Ampułkę należy zawsze otwierać trzymając ją w chusteczce. Jest to ochrona przed kawałkami szkła, gdyby ampułka się rozkruszyła.

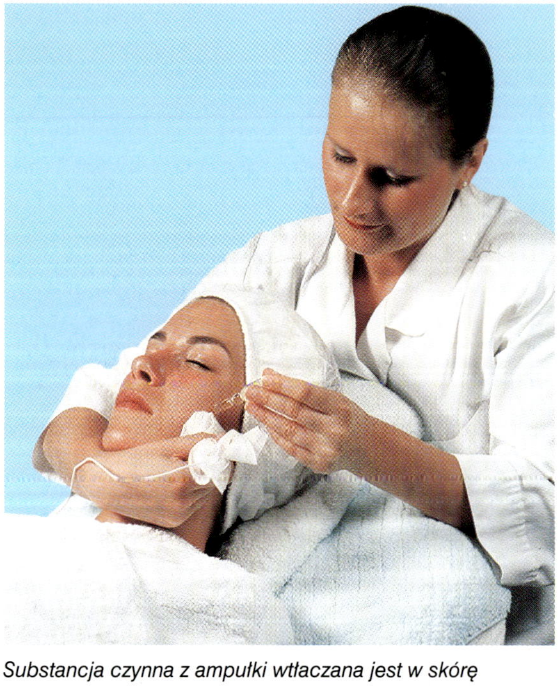

Substancja czynna z ampułki wtłaczana jest w skórę z zastosowaniem prądu.

Ampułki z zawartością o konsystencji żelu nanoszone są na skórę również przed masażem. W zależności od rodzaju cery i stanu skóry można masować co jakiś czas zwilżając dłonie, aby produkt łatwo się ślizgał, albo też mieszamy go z preparatem do masażu typu olej w wodzie. Substancje o konsystencji żelu nadają się raczej do cery tłustej. Konsystencję żelu mają **ampułki szybko działające**. Szybko odświeżają skórę, która staje się lekko nabrzmiała. Skóra jest wprawdzie nieco naciągnięta, ale jeżeli bezpośrednio po zastosowaniu ampułki nałożymy makijaż, wynik będzie doskonały.

Proszę odnieść się do następującej sytuacji: przy użyciu prądu wtłaczamy substancje czynne do głębszych warstw skóry. Czy i w jaki sposób substancje czynne zmieniają się pod wpływem działania prądu i jak komórki reagują na ciała obce, nie wiadomo. Należy przypuszczać, że skóra będzie się broniła przed obcą substancją i zastanowić nad sensem i korzyściami tego typu zabiegów, mimo że oczekiwania klientów są duże.

3.3. Pielęgnacja specjalna szyi i dekoltu

W domu nie poświęca się zazwyczaj zbyt dużo czasu pielęgnacji szyi i dekoltu. Kosmetyczka może więc zaproponować klientce dodatkową usługę. Jeżeli klientka odczuła pozytywne skutki intensywnej pielęgnacji, zachęca ją to do pielęgnacji w domu. Jest to też dobra okazja do sprzedaży odpowiednich preparatów.

Szyję tworzą z tyłu kręgi szyjne, a po bokach i z przodu układ mięśniowy obejmujący działaniem żebra, kręgi i czaszkę. Mięśnie te pokrywa mięsień płaski szyi, na nim położona jest skóra. Starzenie fizjologiczne dobrze widoczne jest na skórze szyi. Jest ona też silnie **narażona na działanie promieni słonecznych**, co dodatkowo przyspiesza proces starzenia. Czasami skóra szyi przypomina gęsią skórkę, co spowodowane jest nadmiernym rogowaceniem ujść mieszków włosowych. Ma to podłoże genetyczne i zabiegi kosmetyczne jedynie łagodzą ten stan, ponieważ całkowite usunięcie nie jest możliwe. Kosmetyczka nie ma także wpływu na zmarszczki genetyczne przebiegające w poprzek szyi.

Na wygląd szyi wpływa także postawa ciała. Okrągłe plecy i pochyłe ramiona powodują stałe unoszenie głowy, ponieważ broda wysunięta jest do przodu. Powoduje to stałe naciąganie skóry szyi.

Intensywna pielęgnacja szyi jest więc niezbędna, a do wyboru mamy wiele możliwości. Na początku należy oczyścić skórę. Wcześniej można wykonać masaż na sucho przy użyciu szczotki lub szorstkiej myjki. Preparat czyszczący można nanieść ręką lub za pomocą szczoteczki z napędem elektrycznym. W ten sposób usuwamy martwe komórki rogowe i dodatnio wpływamy na ukrwienie skóry. Następnie kładziemy ziołowe **kompresy** z cząbru, rumianku, mięty lub tymianku. Powinny one być tak ciepłe, jak to tylko jest możliwe, i kilka razy zmieniane.

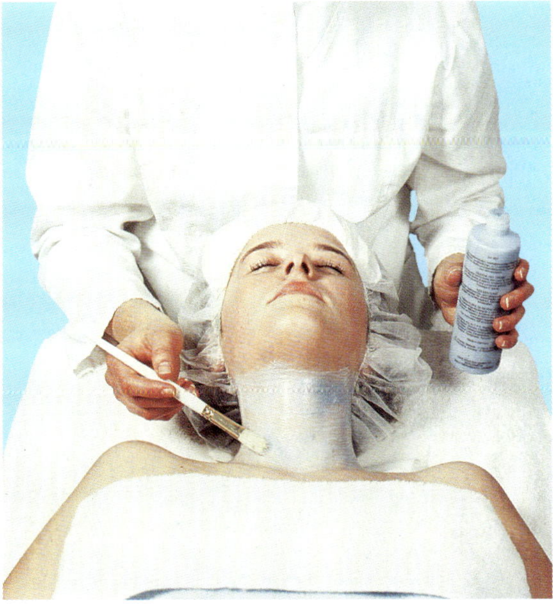

Specjalna pielęgnacja szyi stanowi uzupełnienie zabiegów na twarzy.

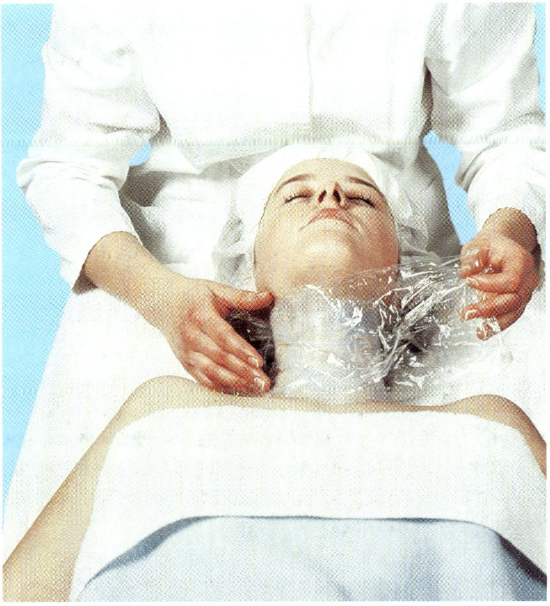

Przykrycie folią powoduje powstanie ciepła. Ostrożnie przy problemach z tarczycą!

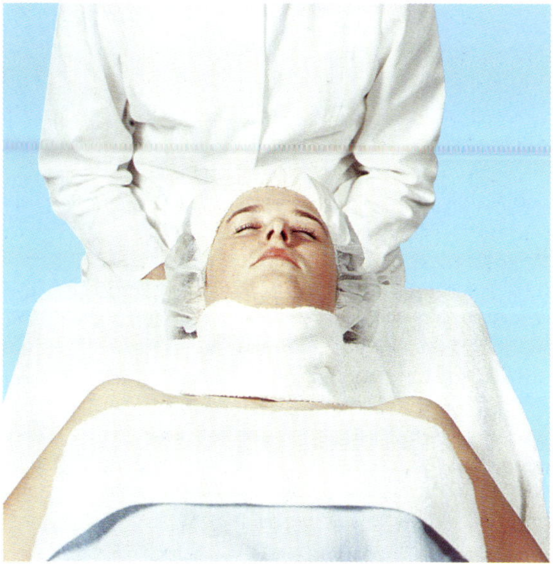

Ręcznik frotté zatrzymuje ciepło na skórze, co służy jej wygładzeniu.

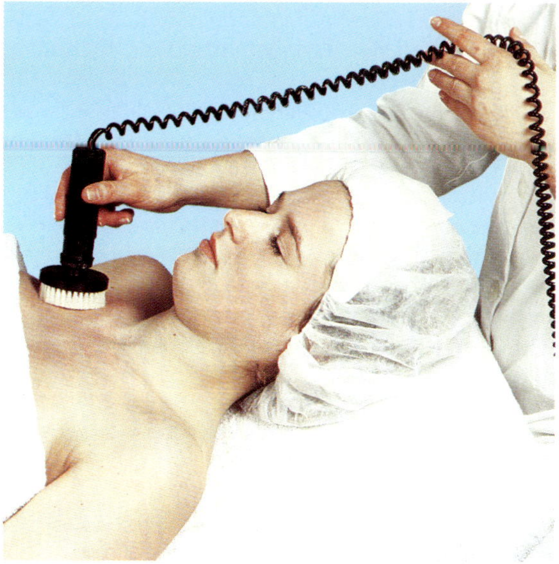

Masaż przy użyciu szczoteczki wygładza warstwę rogową i powoduje lepsze ukrwienie.

4

Podczas wykonywania masażu twarzy zawsze masujemy też szyję. Jako środków poślizgowych można użyć specjalnych preparatów do pielęgnacji szyi, kremu do masażu twarzy, olejów bazowych z dodatkiem olejków eterycznych lub oleistych **substancji czynnych z ampułek**.

Po masażu można położyć maskę. W tym celu nanosimy ponownie krem do masażu lub inny odpowiedni do tego produkt. Nałożoną warstwę kremu przykrywamy folią, a na nią kładziemy ciepły kompres. Może to być również ciepły olejek do ciała lub oliwa z oliwek. Po 15 minutach zdejmujemy wszystkie warstwy i kładziemy zimne kompresy, nacieramy skórę tonikiem z niewielką ilością alkoholu, z ałunem lub czarną herbatą. Ma to zamknąć pory i ściągnąć tkanki.

Do innych zabiegów specjalnych należą maski termiczno-modelujące lub parafinowe. Nakładamy je bezpośrednio po zmyciu skóry, a dopiero po ich zdjęciu wykonujemy masaż, najlepiej drenaż limfatyczny.

Innym wariantem jest naprzemienne nakładanie zimnych i gorących kompresów. W tym celu smarujemy skórę szyi np. olejem z kiełków pszenicy lub olejem z jojoby i przykrywamy cienką warstwą waty, którą nasączamy olejem. Następnie kładziemy kilka bardzo gorących kompresów (jeżeli klientka dobrze znosi ciepło). Zabieg trwa około 18 minut. Kompresy z lodowatej wody (4–5) stosujemy przed lub po masażu.

W przypadku wszystkich zabiegów pielęgnacyjnych szyi ważne jest, aby klientka dobrze je znosiła. Jeżeli klientka ma problemy z tarczycą lub cierpi na duszności, maski termiczno-modelujące lub parafinowe oraz inne okłady nie są wskazane.

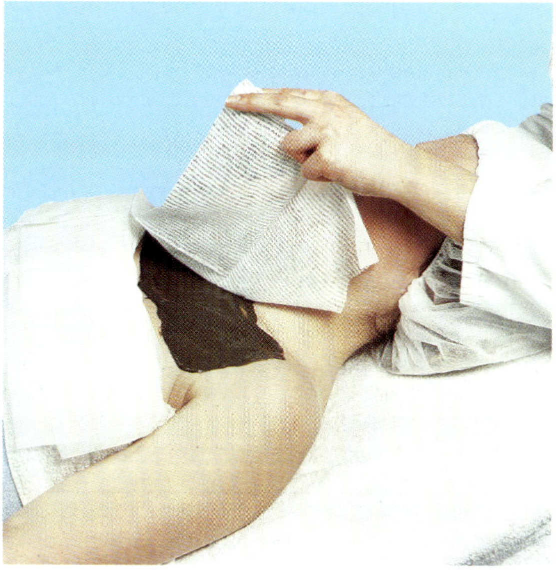

Specjalną maskę ziołową przykrywamy kawałkiem gazy, którą zwilżamy wywarem z ziół, aby zapobiec wysychaniu maski.

Dekolt obejmuje mięsień piersiowy większy, który rozciąga się od mostka do ramion. Skóra na dekolcie zawiera małą ilość tkanki tłuszczowej. U osób stale noszących odzież z dekoltem po latach będzie to widoczne, a za sprawą promieni słonecznych przyspieszających starzenie się skóry, zmieni się także jej struktura. Specjalna intensywna pielęgnacja dekoltu może zachęcić wiele klientek. Metody i sposób wykonania są takie same, jak w przypadku pielęgnacji szyi. Można również stosować te same kosmetyki.

3.4. Pielęgnacja piersi

Zabiegi **pielęgnacyjne piersi** wymagają dużego wyczucia i taktu, ponieważ niewiele kobiet odważy się nawet o nie zapytać.

Pierś zawiera znaczną ilość tkanki tłuszczowej i gruczoł piersiowy, którego ujściem jest brodawka sutkowa. Tworzą ją mięśnie piersiowe, które ją podtrzymują i skóra. Przy pielęgnacji **piersi** ważną rolę odgrywa ich kształt. Wyróżnia się piersi gruszkowate, linia piersi jest wówczas lekko opadająca i jabłkowate, pierś jest szersza i jędrniejsza. Kosmetyka nie ma na to wpływu.

Zabiegi wykonywane w gabinecie kosmetycznym są takie same, jak w przypadku szyi i dekoltu, jednak masaż piersi należy wykonywać bardzo delikatnie, gdyż są one niezwykle wrażliwe. Należy omijać sutki. Aby nie zostało to źle zrozumiane, przykrywamy je zwiniętym w stożek płatkiem waty.

Im większa powierzchnia ciała jest odkryta podczas wykonywania zabiegu, tym szybciej klientka marznie, dlatego temperatura w pomieszczeniu powinna być nieco wyższa, a klientkę należy przykryć, jeżeli to jest możliwe.

Szyja, dekolt czy piersi poza zabiegami w gabinecie kosmetycznym wymagają konsekwentnej pielęgnacji w domu. Przyczyną wielu defektów kosmetycznych jest zła postawa. Jeżeli nie nastąpi korekta tego stanu, niemożliwe będzie osiągnięcie długotrwałej poprawy. Pomóc może gimnastyka korekcyjna, wzmacniająca mięśnie i tkankę. Regularne natryski na przemian zimną i gorącą wodą pobudzają tkankę, przemianę materii i ujędrniają skórę. Regularne stosowanie produktów pielęgnacyjnych wspomaga dodatkowo te działania. W przypadku piersi ważny jest dobór właściwych miseczek w biustonoszu, który przytrzymuje pierś i w ten sposób chroni tkankę przed rozciągnięciem. Idealna jest możliwie płaska pozycja w czasie snu i ułożenie głowy na niezbyt wysokiej poduszce. Zabiegi kosmetyczne dają najlepsze wyniki wtedy, gdy bazują na współpracy kosmetyczki i klientki. Należy o tym pamiętać udzielając wskazówek na temat pielęgnacji w domu.

3.5. Pielęgnacja pleców

Pielęgnacja **pleców** jest utrudniona, ponieważ nie jesteśmy w stanie ich dosięgnąć. Poza szorowaniem szczotką na długiej rączce, zwiniętym, szorstkim ręcznikiem lub specjalną szorstką taśmą, istnieje jeszcze wiele możliwości zadbania o tę część ciała. **Pielęgnacja pleców** wiąże się z pracą nad stosunkowo dużą powierzchnią ciała. Klientka może przy tym marznąć, dlatego kabina zabiegowa powinna być odpowiednio ogrzana. Dobre są podwyższane łóżka kosmetyczne z otworem na głowę. Dzięki niemu klientka może ułożyć głowę i szyję prosto. Leżanki do masażu lub inne łóżka kosmetyczne nie są wystarczająco wysokie, co utrudnia pracę kosmetyczce, nie są też wygodne dla klientki, która w czasie zabiegu musi mieć stale skręconą głowę. Jeżeli klientka w ogóle nie może leżeć na brzuchu, zabieg możemy przeprowadzić na siedząco. Leżanka powinna być ustawiona tak, aby kosmetyczka miała dostęp z obu stron.

Przystępując do zabiegu najpierw należy zmyć skórę. Jeżeli będziemy zabieg przeprowadzać z użyciem prądu, skóra powinna być odtłuszczona, w pozostałych przypadkach możemy użyć mleczka. W zależności od stopnia zrogowacenia skóry przed zmyciem możemy wykonać masaż na sucho szczotką lub po zmyciu delikatny peeling. Preparaty i metody postępowania należy dobrać w taki sposób, aby nie pobudzały zbytnio skóry. Po tym zabiegu przyjemnie działają ciepłe kompresy ziołowe z czarnej herbaty, tymianku, rozmarynu, drzewa pomarańczy, lipy lub mięty, które pozostawiamy na skórze przez 10 minut, ale pamiętamy o ich częstej zmianie, aby były ciepłe.

Następnie wykonujemy **masaż pleców**, który powinien trwać co najmniej 15 minut. Na zakończenie możemy położyć maskę ziołową lub nawilżającą, może to być maska własnej produkcji z **twarożku**, **zarodków pszennych** z dodatkiem **mleka**, **miodu** lub **żółtka**. Po 10 minutach maskę zmywamy ze skóry. Następnie decydujemy, czy konieczne jest nałożenie środka pielęgnacyjnego. W każdym przypadku skóra powinna być sucha zanim klientka się ubierze.

Inne warianty pielęgnacji to nałożenie bezpośrednio po zmyciu skóry maski parafinowej lub **termiczno-modelującej**. Następnie wykonujemy już tylko masaż. Możemy także wykorzystać **preparaty z ampułek**, które nanosimy manualnie lub za pomocą prądu. Masaż, w czasie którego prąd płynie przez dłonie kosmetyczki, jest czymś szczególnym, podobnie jak zastosowanie aromatycznych olejków i barwnych naświetlań. Jako pielęgnację domową możemy zalecić masaże szczotką, ćwiczenia gimnastyczne, natryski naprzemienne zimną i gorącą wodą, kąpiele ziołowe, w mleku i serwatce.

Inaczej wygląda pielęgnacja pleców jeśli mamy do czynienia ze skórą z trądzikiem. Ponieważ prawie zawsze w takich przypadkach występują stany zapalne, nie należy wykonywać suchego masażu szczotką, peelingu oraz masażu manualnego. Zabieg rozpoczynamy od zmycia skóry. Następnie stosujemy parę, jeśli na skórze nie ma zbyt dużo zmian zapalnych, w przeciwnym razie kładziemy maskę z płatków owsianych lub siemienia lnianego. Następnie w warunkach aseptycznych usuwamy zanieczyszczenia. Kompresy z krwawnika pospolitego, lipy, rumianku, melisy i werbeny mają działanie kojące i przeciwzapalne.

Naświetlanie **światłem niebieskim** lub **zielonym** działa stabilizująco. Zastosowanie **prądu wysokiej częstotliwości** w zabiegu d'Arsonoda z użyciem szklanej elektrody powoduje dezynfekcję skóry, normalizuje pracę gruczołów łojowych i delikatnie obkurcza rozszerzone pory. Substancją czynną jest w tym przypadku **ozon**.

Na zakończenie zabiegu kładziemy maskę z glinki białej, glinki leczniczej lub inną dla skóry z trądzikiem. Zalecenia do stosowania w domu są takie same jak w przypadku skóry twarzy, oprócz tego ważna jest jeszcze wskazówka, że skórę należy codziennie myć i pielęgnować oraz codziennie zmieniać bieliznę. Najlepsza jest bielizna bawełniana, dobrze wypłukana po praniu.

4. Zabiegi specjalne

Proszę odnieść się do następującej sytuacji: klienci mają różne wymagania i życzenia. Kim właściwie są klienci? Czy uogólnianie ich wymagań jest w ogóle słuszne? Czy nie powinnyśmy się raczej zastanowić nad tym jaka klientka potrzebuje jakiego zabiegu i w jakim czasie byłby on dla niej najkorzystniejszy? Są kobiety pracujące zawodowo i gospodynie domowe, mające niewiele czasu i takie, które mają go więcej. Czy nie jest to tak, że klientka przychodząc do gabinetu na kolejne wizyty ma różne życzenia? Czasami ma więcej czasu i potrzebuje odpoczynku, czasami ma go mniej, czasami potrzebuje pielęgnacji specjalnej na szczególną okazję.

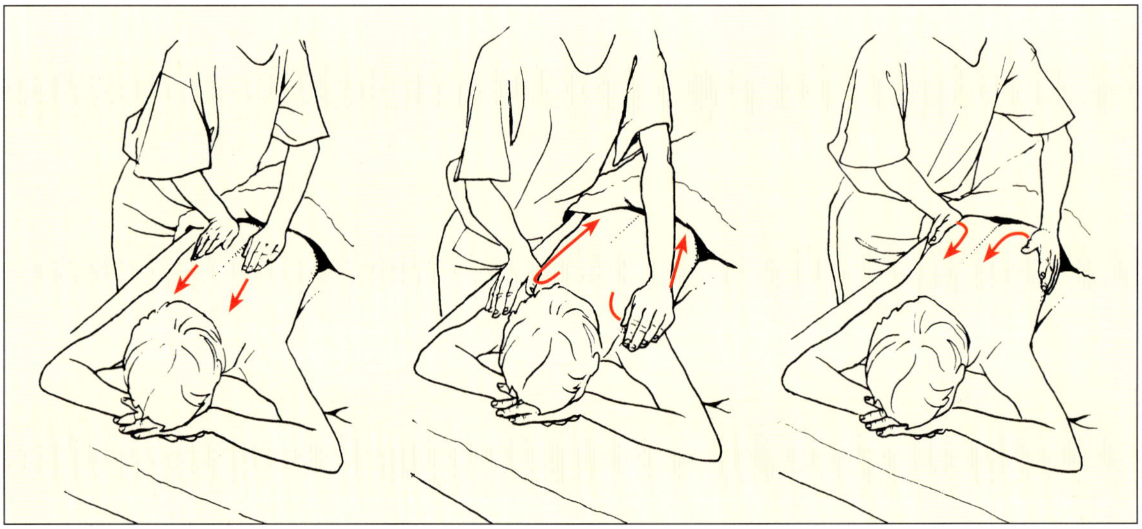

Głaskanie całej powierzchni pleców wewnętrzną częścią obu dłoni.

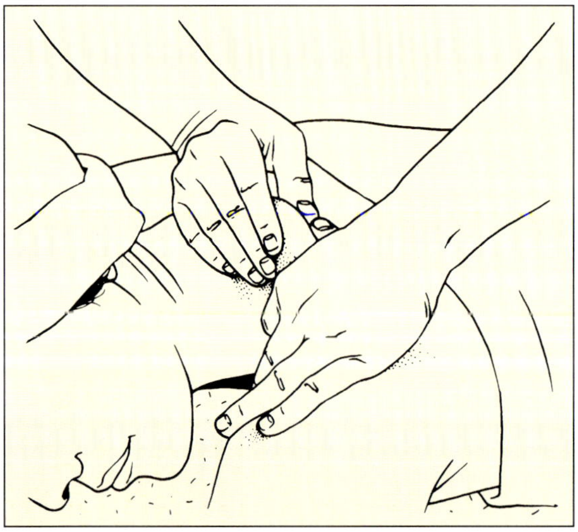

Ugniatanie mięśni czworobocznego i naramiennego.

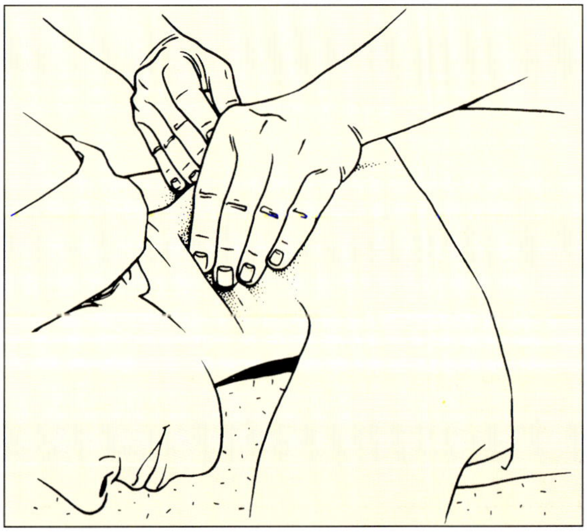

Ugniatanie mięśni karku.

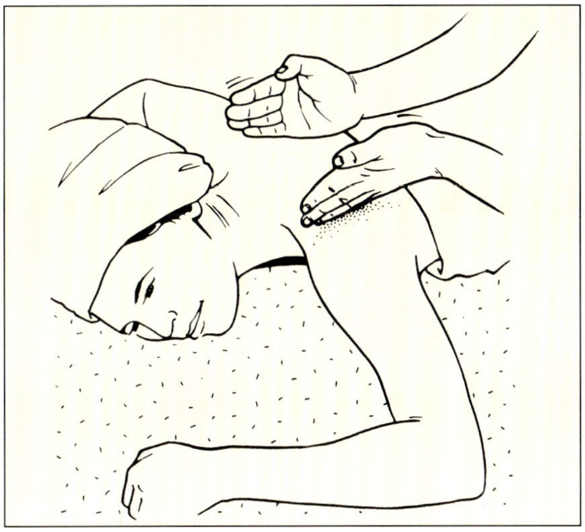

Lekkie oklepywanie brzegami dłoni mięśnia czworobocznego i naramiennego, zaczynając po bokach kręgosłupa na zewnątrz.

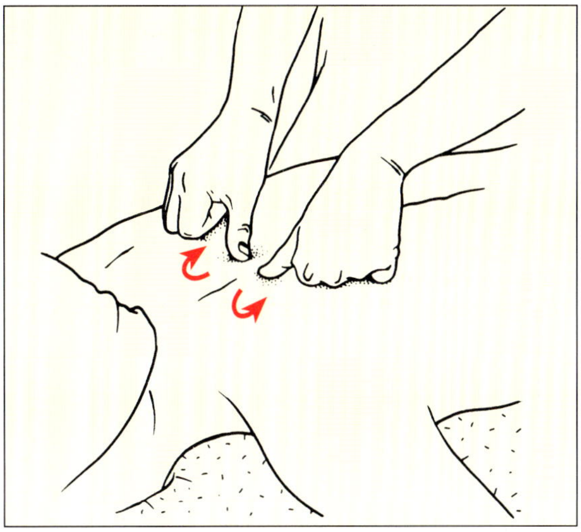

Rozcieranie wzdłuż kręgosłupa od wewnątrz na zewnątrz.

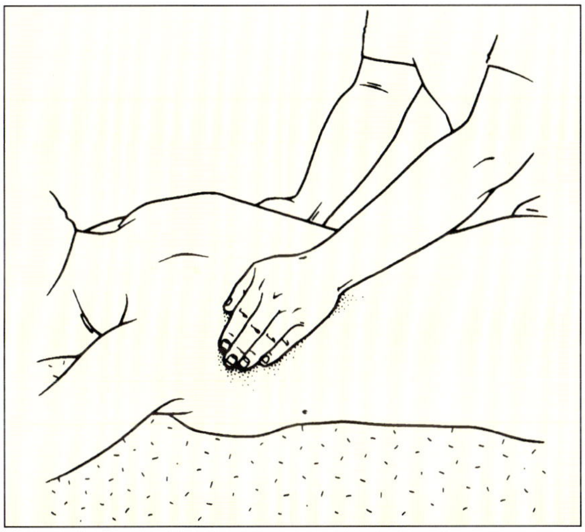

Głębokie głaskanie mięśnia czworobocznego dłońmi od wewnątrz na zewnątrz po obu stronach kręgosłupa.

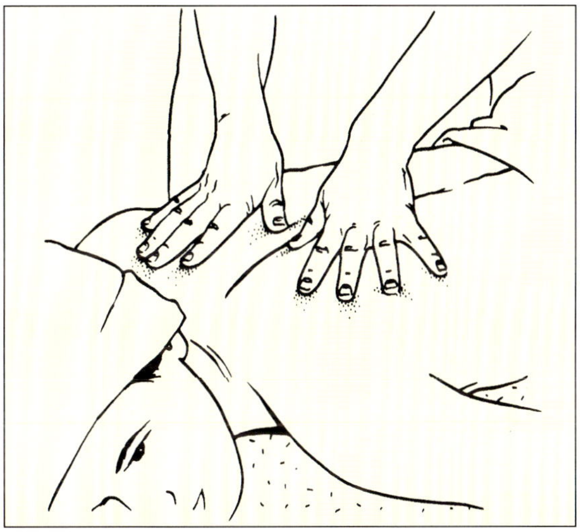

Głaskanie mięśnia czworobocznego rozstawionymi palcami od wewnątrz na zewnątrz po bokach kręgosłupa.

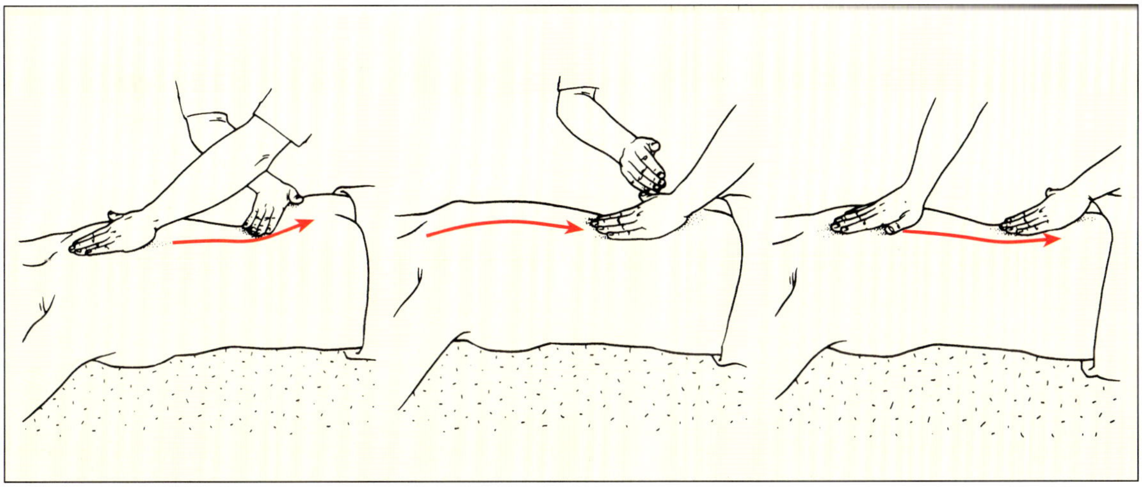

Głaskanie powierzchni pleców po bokach kręgosłupa.

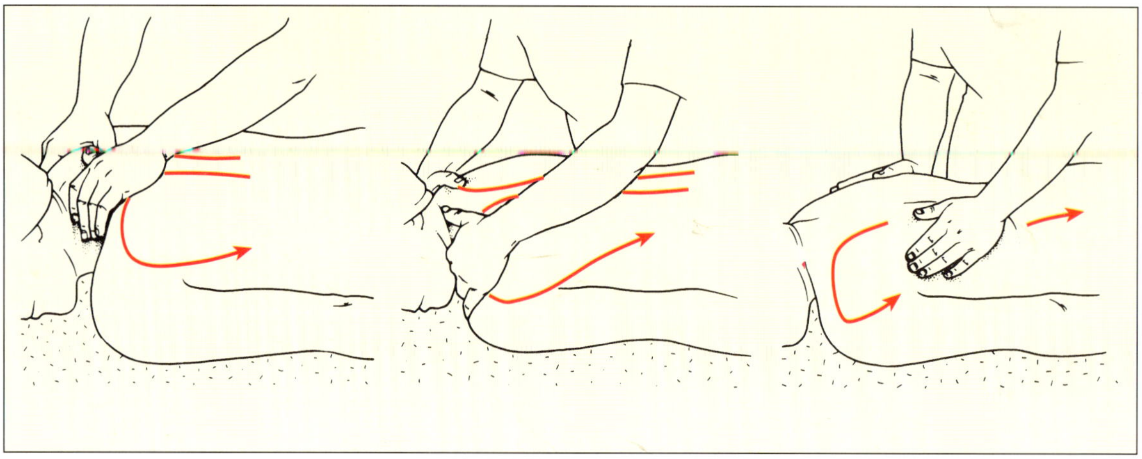

Na zakończenie wewnętrzne strony obu dłoni głaszczą całą powierzchnię pleców.

4.1. Właściwa oferta

Proszę odnieść się do następującej sytuacji: większość kosmetyczek oferuje tzw. usługi podstawowe za określoną **cenę**. Za usługi dodatkowe proponowane podczas zabiegów, takie jak peelingi, ampułki, zabiegi specjalne, trzeba płacić osobno. Dla klientki oznacza to większy nakład czasu i większy wydatek. Niewiele klientek potrafi ocenić, czy dany zabieg jest konieczny i dlatego rzadko odrzuca propozycje kosmetyczki. Rzadko klientka mówi, że końcowa cena za zabiegi jest dla niej za wysoka. Taka atmosfera podczas wizyty w gabinecie kosmetycznym nie spełnia oczekiwań klientki i jest niepożądana.

Przejrzysta i dostosowana do potrzeb klientki oferta umożliwia kosmetyczce planowanie. Również stałe ceny są z pewnością korzystne dla każdej ze stron. Przedstawione niżej propozycje dotyczą pielęgnacji twarzy: pierwsza wizyta, usługa standardowa, skrócona usługa standardowa, usługa specjalna.

Jeżeli klientka przychodzi po raz pierwszy do gabinetu kosmetycznego, konieczna jest **ocena skóry**. Wymaga to czasu. Do tego dochodzą wyjaśnienia odnośnie do zabiegu i osobista rozmowa. Klientka nie ma wrażenia, że jest załatwiana w pośpiechu, a kosmetyczka ma szansę przedstawienia całej gamy usług. **Pierwsza wizyta** trwa zwykle około dwóch godzin i powinna kosztować ok. 100–150 zł. W czasie wizyty wykonujemy **masaż karku**, przynajmniej jeden zabieg specjalny, 15–20-minutowy **masaż twarzy** i to, co ma w przypadku danej klientki sens. Przy **ustalaniu terminu** należy od razu ocenić czy mamy do czynienia z nową klientką i wyjaśnić jej, jakie zalety ma nasza oferta. Tylko w ten szczególny sposób uda nam się pozyskać klientów do naszego gabinetu.

Usługa standardowa trwa około 90 minut i rozpoczyna się masażem karku (manualny lub przy użyciu **prądu interferencyjnego**). Skórę przygotowujemy do zabiegu ziołowymi kompresami lub parą. W wyjątkowych przypadkach wykonujemy peeling. W usłudze standardowej mieści się: farbowanie rzęs i brwi, usuwanie owłosienia, zabieg specjalny, np. maska parafinowa, zabieg z zastosowaniem specjalnego aparatu, barwne naświetlanie, aromaterapia oraz masaż twarzy lub drenaż limfatyczny. Zabiegi specjalne wykonujemy zgodnie z potrzebami lub życzeniami klientki. Klientka zna czas i cenę, niespodzianki są wykluczone, pozostaje więcej czasu na sprzedaż produktów kosmetycznych, a także na odpoczynek.

Skrócona usługa standardowa trwa 60 minut i znacznie różni się od usługi standardowej. Doskonale nadaje się dla klientek mających mało czasu, które wpadają w wolnej chwili oraz takich, którym możliwości finansowe pozwalają jedynie na tę wersję pielęgnacji. Wizyta rozpoczyna się zmyciem twarzy, następnie przygotowujemy skórę do kolejnych zabiegów, regulujemy brwi, farbujemy brwi i rzęsy i na zakończenie wykonujemy delikatny makijaż.

Dla osób z trądzikiem, **trądzikiem różowatym**, wyraźnie **rozszerzonymi naczynkami**, **przyustnym zapaleniem skóry**, neurodermitami, głębokimi zmarszczkami i innymi dolegliwościami możemy zaoferować **usługę specjalną**. Wizyta trwa do 90 minut i ma inny przebieg niż wizyty standardowe. Wykonujemy także inne zabiegi, np. maski termiczno-modelujące, zabiegi specjalne z użyciem aparatów, barwne naświetlanie, aromaterapię, specjalne masaże. Proponowane zabiegi są formą kuracji i powinny być wykonywane dwa razy w tygodniu. Cena zależy od nakładu czasu, pracy i jakości zabiegu.

Oczywiście, ceny należy dostosować do struktury gabinetu, nie powinny być jednak zaniżone. Jeżeli w gabinecie panuje ciepła atmosfera, w tle gra muzyka, w powietrzu unosi się zapach aromatycznych olejków, nikt i nic nie przeszkadza w trakcie zabiegów, uzasadnione są wyższe ceny. Także modernizacja gabinetu jest dobrą okazją do przemyślenia i ustalenia **cen zabiegów**, zwłaszcza gdy gabinet kosmetyczny zaoferuje coś szczególnego.

4.2. Pielęgnacja cery wrażliwej

Większość klientek sądzi, że ich cera jest wrażliwa. Należy to odczytać w ten sposób, że klientka życzy sobie delikatnego i ostrożnego traktowania skóry oraz spokoju. Cera wrażliwa jest skłonna do podrażnień. Kosmetyczka dokonując oceny powinna ustalić, czy ma do czynienia rzeczywiście z **cerą wrażliwą**, czy jest to tylko argumentacja obronna klientki. Zawsze pielęgnacja tego typu cery wymaga dużego wyczucia i fachowej wiedzy.

Cera wrażliwa odznacza się kilkoma charakterystycznymi cechami, takimi jak: podrażnienia i zaczerwienienie, wyraźna reakcja na wpływ czynników zewnętrznych, uczucie napięcia, szorstkość i zaburzenia rogowacenia. Dotyczy to wszystkich obszarów skóry: naczyń krwionośnych i limfatycznych, nerwów skórnych i gruczołów. Wynika z tego, że pielęgnacja i leczenie skóry wrażliwej musi mieć charakter całościowy, tzn. organizm ludzki musi być postrzegany jako nierozerwalna całość.

Przy pielęgnacji z zastosowaniem kosmetyków należy wykluczyć wszelką możliwość podrażnień. Preparaty pielęgnacyjne powinny być łagodne, bez szczególnych dodatków i substancji zapachowych. Zabiegiem wspomagającym może być uspokajający masaż, **naświetlanie niebieskim światłem** i kompresy z **malwy**, **róży**, **rumianku**. Szczególnie korzystne działanie ma manualny **drenaż limfatyczny**, który dodatkowo wzmacnia czynność skóry. W zależności od stopnia jej podrażnienia, zaleca się uprawianie **jogi**, medytacji i ćwiczeń odprężających w ramach terapii towarzyszącej.

Pomocne są olejki eteryczne zawarte w preparatach kosmetycznych. Pobudzenie nie oznacza podrażnienia ale stabilizację. Szczególnie łagodne dla skóry są olejek migdałowy, **zioła**: róża, lawenda, malwa, produkty z kobylego mleka wzmacniające i uodparniające organizm, a wraz z nim skórę. Wszystkie środki, które wzmacniają i stabilizują ludzki organizm, działają także dodatnio na skórę.

4.3. Pielęgnacja cery suchej

Uwarunkowana genetycznie sucha cera wymaga szczególnej pielęgnacji, dlatego niektóre klientki, a także kosmetyczki, skłonne są do przedobrzania. Takie postępowanie powoduje dodatkowe obciążenie skóry. Mówiąc o cerze suchej mamy na myśli stan uwarunkowany genetycznie, tzn. **rodzaj cery**. Różni się on zasadniczo od stanu określanego suchością skóry, który powoduje przeważnie nieodpowiednia pielęgnacja lub przyjmowanie leków.

Uwarunkowana genetycznie **sucha cera** jest delikatna, przeważnie cienka i wrażliwa. Na skutek niedoczynności gruczołów łojowych oraz słabego nawilżenia łuszczy się, jest szorstka i napięta. Często widoczne są na niej rozszerzone naczynia krwionośne **(teleangiektazje)**. Tkanka łączna u osób o skórze suchej jest przeważnie słaba, dlatego wcześnie tworzą się zmarszczki. Zaniedbanie pielęgnacji takiej skóry może spowodować łupież, **wyprysk** i świąd.

Producenci kosmetyków w zasadzie nie mają przejrzystej oferty produktów i środków pielęgnacyjnych. Sucha cera jest najczęściej spotykana, jednak zadaniem wszystkich preparatów powinno być wspomaganie naturalnych funkcji skóry, a więc należy tak dobrać ilość produktu, aby chronił on skórę, działał kojąco, a nie obciążał jej dodatkowo, zgodnie z zasadą: tak mało jak trzeba.

Do pielęgnacji suchej skóry stosujemy emulsje woda w oleju (W/O), toniki bezalkoholowe oraz produkty pielęgnacyjne nie zawierające składników podrażniających. Zaleca się kompresy na twarz z olejkiem neroli, geraniowym lub różanym, olejami ze słodkich migdałów, orzechów laskowych, jojoby lub kiełków pszenicy (także w połączeniu z maskami woskowymi). Maski, ampułki i produkty dodatkowe powinny być dostosowane do cery. Do suchej skóry na całym ciele można zaproponować lawendowe mleczko do kąpieli, emulsje do ciała. Warto polecić też kąpiele w wodzie z dodatkiem 4 kropli olejku rumiankowego, 4 kropli **olejku karotenowego**, 10 kropli olejku sandałowego, 1 kropli olejku neroli i 2 łyżek stołowych śmietany oraz 2 łyżek stołowych miodu.

4.4. Pielęgnacja cery łojotokowej i z trądzikiem

Cera łojotokowa występuje w różnych postaciach i stanach rozwojowych. **Trądzik**, w zależności od samopoczucia, odżywiania oraz pielęgnacji skóry, jest raz mniej, raz bardziej intensywny. Leczenie trą-

4

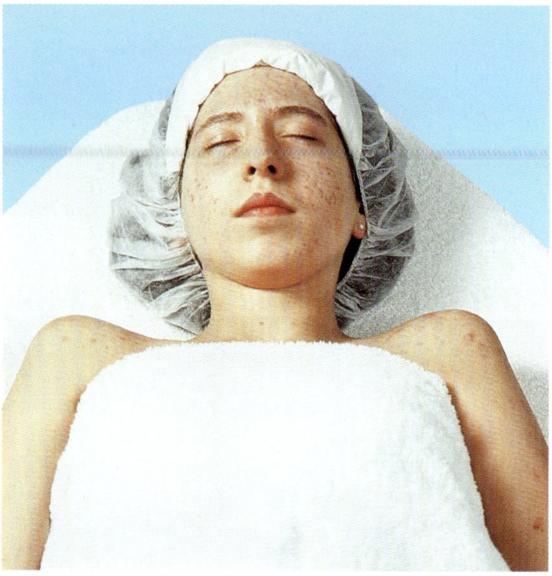

Wygląd cery z trądzikiem po skutecznej terapii kosmetycznej.

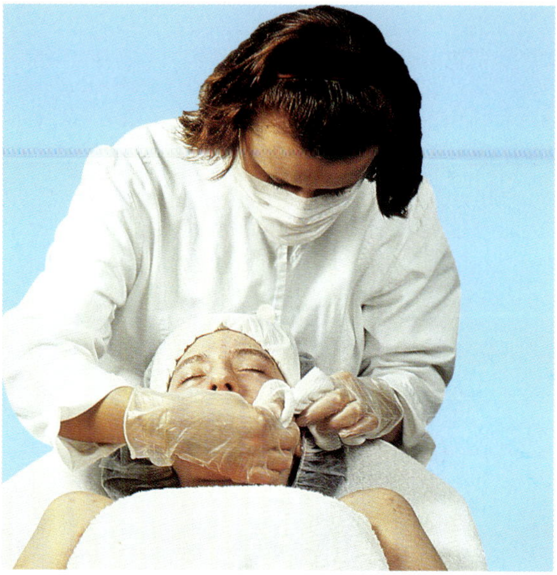

Usuwanie zanieczyszczeń skórnych w ściśle higienicznych warunkach.

4

dziku daje dobre wyniki przy współpracy z lekarzem **dermatologiem**.

Najpowszechniejszą odmianą jest **trądzik pospolity** (*acne vulgaris*). Zmiany chorobowe na twarzy, dekolcie i okolicy ramion mogą być tak znaczne, że pozostawiają trwałe ślady na skórze. Silne zaczerwienienia, blizny i przebarwienia są powodem zahamowań, utrudniających kontakty społeczne. Przed każdym zabiegiem należy dokonać dokładnej oceny skóry. Jednym z najważniejszych zadań kosmetyczki jest znajomość i wykorzystywanie naturalnych mechanizmów obronnych skóry.

Celem **leczenia trądziku** w gabinecie kosmetycznym jest zapobieganie oraz zwalczanie czynników odpowiedzialnych za jego powstawanie. Wpływa zatem na czynność gruczołów łojowych, procesy rogowacenia naskórka i **układ immunologiczny**. Zabiegi regulujące stan skóry są łagodniejsze niż zabiegi intensywne. Te zasady postępowania dotyczą zarówno zabiegów w gabinecie kosmetycznym, jak i pielęgnacji domowej.

Jedną z możliwości **oczyszczania twarzy** jest zastosowanie preparatów zawierających **kwas mlekowy**. Kwas mlekowy ułatwia złuszczanie warstwy rogowej, działa też dezynfekująco i hamuje rozmnażanie się bakterii. Stosowanie silnie odtłuszczających środków myjących, opartych na dużej ilości środków powierzchniowo czynnych, może spowodować wysuszenie warstwy rogowej, zwiększając jej przepuszczalność i tym samym podatność na podrażnienia.

Lotiony do twarzy uzupełniają wstępne oczyszczanie, ale nadal powinny pozytywnie działać na skórę. Zbyt dużo alkoholu, a także inne czynniki i dodatki przynoszą wprawdzie natychmiastową poprawę wyglądu skóry, uszkadzają jednak warstwę rogową, płaszcz lipidowy i rodzimą florę bakteryjną. Skóra traci przez to własne mechanizmy obronne.

Usuwanie **zanieczyszczeń skóry** jest ważnym elementem pielęgnacji przy trądziku. Dla ochrony przed łojem i ewentualnie płynną wydzieliną należy koniecznie nosić maskę ochronną. Czasami zdarza się, że limfa i krew wydostają się na powierzchnię skóry. Dla ochrony przed **zakażeniami** (także AIDS) należy zakładać jednorazowe rękawiczki gumowe lub lateksowe. Nie używa się obecnie ligniny owijanej wokół palców. Do wyciskania **zaskórników** stosuje się zwilżone alkoholem gaziki. Jeżeli musimy przeciąć zaskórnik, używamy do tego jednorazowych lancetów lub igieł.

Nie wolno wykonywać klasycznego masażu twarzy, ponieważ mógłby spowodować **rozprzestrzenienie się zakażenia**. Idealną i skuteczną alternatywą jest manualny **drenaż limfatyczny**. Twarz przykrywamy gazą z otworami na usta i nos i przez gazę wykonujemy zabieg. Dodatkowo możemy do zabiegu wykorzystać **prąd o wysokiej częstotliwości**, co sprzyja gojeniu się, obkurczaniu naczyń, dezynfekuje skórę i łagodzi trądzikowe stany zapalne. Należy jednak pamiętać, że w szklanych elektrodach gromadzi się **ozon**, którego działanie budzi wiele kontrowersji i dlatego czas zabiegu musi być dobrany indywidualnie.

Dzięki różnego rodzaju **maskom** możemy skutecznie działać na skórę. O tym, czy zastosujemy maskę nawilżającą czy przeciwzapalną, na bazie kremu czy glinki, decyduje stan skóry.

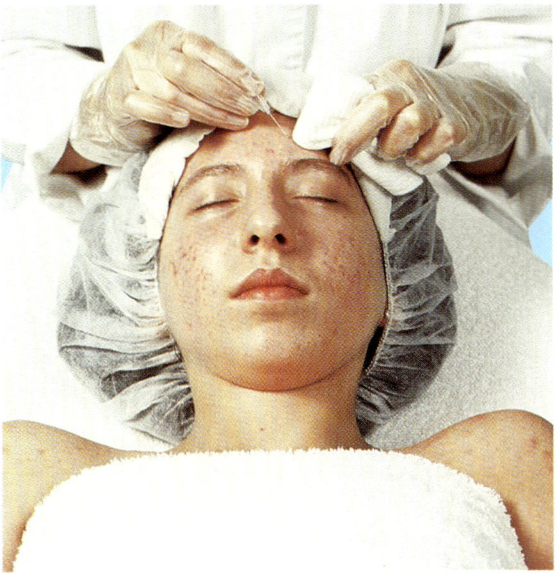

Przy użyciu jednorazowych igieł łatwiej usuwa się niektóre zanieczyszczenia skórne.

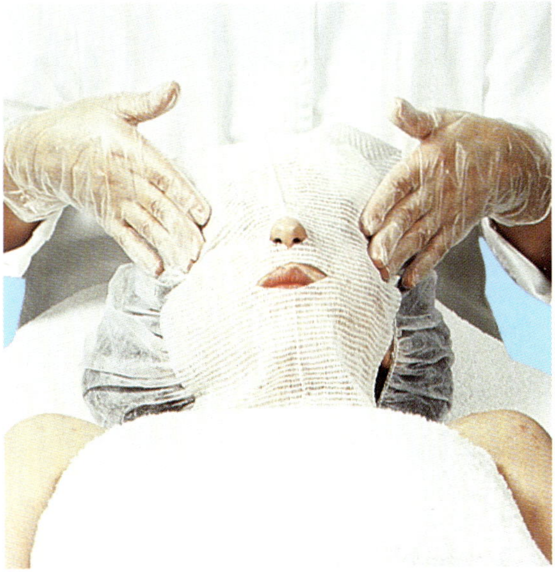

Manualny drenaż limfatyczny wykonany przez gazę zapobiega rozprzestrzenianiu się zakażenia.

Do pielęgnacji po zabiegu oraz pielęgnacji domowej nadają się produkty nawilżające na bazie emulsji, czasami nawet z nieco większą zawartością tłuszczów. Silne odtłuszczanie za pomocą środków powierzchniowo czynnych może spowodować podrażnienia, czego skutkiem będzie zwiększenie aktywności gruczołów łojowych, a tym samym silniejsze natłuszczenie skóry.

Dla poprawy wyglądu i samopoczucia młodego człowieka dotkniętego trądzikiem zaleca się makijaż. W zależności od stanu skóry, makijaż powinien tuszować bardziej lub mniej, ale nigdy nie może sprawiać wrażenia maski nałożonej na twarz. Do tuszowania najlepsze są **sztyfty korygujące**, a do zmatowienia puder matujący. Makijaż oczu, róż i szminka podkreślają urodę.

Nie wspomnieliśmy do tej pory o zastosowaniu pary i peelingu. Uczyniliśmy to świadomie, gdyż oba zabiegi są znacznym obciążeniem dla skóry i nie nadają się dla skóry z trądzikiem. **Para** rozgrzewa skórę, obciąża naczynia krwionośne i pobudza wydalanie potu. Warstwa rogowa zostaje rozpulchniona i otwierają się ujścia mieszków włosowych. Stan ten utrzymuje się jednak tylko w trakcie parowania. Po przerwaniu parowania skóra dość szybko się schładza. Należy więc rozważyć, czy nie zaszkodzimy skórze tym zabiegiem. **Peeling** ma duży wpływ na skórę. Z jednej strony ściera lub rozpuszcza **(peeling enzymatyczny)** warstwę rogową, z drugiej zaś sprawia, że staje się ona bardziej przepuszczalna dla ciał obcych i mikroorganizmów. Najważniejszym skutkiem ścierania warstwy rogowej jest stymulacja odnowy naskórka. W wyjątkowych przypadkach, np. przy *acne comedonica* lub przy *seborrhoe sicca* na początku można trochę zetrzeć zgrubiałą warstwę rogową. Skórę rozpulchnić możemy ciepłymi **kompresami ziołowymi**, które często zmieniamy, **maską z płatków owsianych** lub **parafinową**, jeśli na skórze nie ma stanów zapalnych, np. w trądziku z zaskórnikami.

Zabiegi regulujące czynności skóry muszą być prowadzone pod stałym nadzorem kosmetyczki. Istotny jest dobry kontakt z pacjentem z trądzikiem, a także z jednym z jego rodziców. Czas leczenia, pielęgnacja domowa, czynniki towarzyszące kuracji, takie jak odżywianie, ćwiczenia relaksujące lub terapia oddechowa, wymagają wsparcia rodziców. Młody człowiek z punktu widzenia prawa nie jest zdolny do podejmowania czynności prawnych, dlatego kosmetyczka potrzebuje zgody rodziców na wykonanie zabiegu i pokrycie kosztów terapii. Należy także wspomnieć o tym, że stan skóry z trądzikiem może się pogorszyć w trakcie leczenia. Jeżeli znana jest tego przyczyna, należy ją uwzględnić w trakcie terapii i stan skóry znów się poprawi.

Proszę odnieść się do następującej sytuacji: ważne jest, aby pacjenci z trądzikiem konsekwentnie pielęgnowali skórę w domu, a także mieli zaufanie do kosmetyczki. Można wówczas pozytywnie wpłynąć na skórę, a także na psychikę klientów. Leczenie trądziku może trwać latami. Konsekwentna strategia leczenia, mająca na celu normalizację stanu skóry, przynosi długotrwały sukces. Zabiegi dające natychmiastowy, ale krótkotrwały wynik, robią najpierw dobre wrażenie, ale z czasem skóra zaczyna bronić się przed intensywnym naruszaniem jej struktury. Reakcja obronna skóry może objawiać się podobnie jak trądzik. Jak przekona Pani klientów?

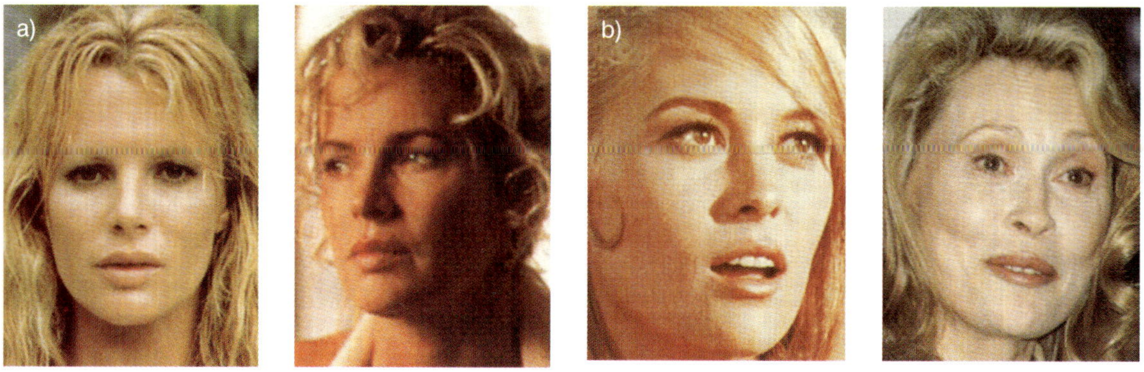

Starzenie się to całościowy proces, którego nie należy łączyć jedynie z pielęgnacją skóry: a) Kim Bassinger wcześniej i dziś b) Faye Dunaway wcześniej i dziś.

4.5. Pielęgnacja cery dojrzałej

Proszę odnieść się do następującej sytuacji: pewna uczennica szkoły kosmetycznej przy okazji lekcji pokazowej na skórze dojrzałej zadała pytanie: „Czy to ma jeszcze jakiś sens?" Młodej osobie w trakcie nauki zawodu można takie pytanie wybaczyć. Ale jak przedstawia się problem skóry dojrzałej w praktyce kosmetycznej? Czyszczenie, para, peeling, ampułki, prąd – pytanie, które możemy w tym miejscu postawić: „Jaki wynik przyniosą te zabiegi?"

Określenie **kosmetyka całościowa** wiąże się jednoznacznie z pojmowaniem i traktowaniem człowieka jako całości. Zabiegi kosmetyczne działają nie tylko w miejscu ich wykonania, ale wpływają bardziej lub mniej na cały organizm. Zgodnie z tą zasadą **pielęgnacja cery dojrzałej** nigdy nie powinna być traktowana odrębnie, ale w kontekście całego organizmu.

Pielęgnacja cery dojrzałej powinna odbywać się zgodnie z dewizą „należy dostarczyć skórze tego, czego ona sama nie może już wytworzyć", czyli tłuszcze i wodę. Brak tych czynników powoduje, że bariera ochronna skóry nie spełnia swoich funkcji, przez co skóra jest bardziej podatna na działanie czynników zewnętrznych. Te braki należy uzupełnić. Zarówno podczas pielęgnacji domowej, jak i w czasie zabiegów w gabinecie należy kierować się określonymi kryteriami.

Płaszcz lipidowy skóry dojrzałej jest cieńszy niż młodej, ponieważ gruczoły łojowe i potowe pracują wolniej. Mycie skóry mydłem, detergentami lub gorącą wodą nie jest wskazane. Także częste prysznice i kąpiele z dodatkiem płynów i żeli powszechnie dostępnych w sprzedaży szkodzą skórze, gdyż wydłużają czas odnawiania się płaszcza lipidowego. Należy stosować delikatne emulsje do mycia i ciepłą wodę. Bezalkoholowy tonik zakwasza warstwę rogową i chroni przed rozwojem bakterii. Dojrzała skóra jest cienka i ma cienką warstwę rogową, nieco nieregularną i łuszczącą się. Jej zdolność do regeneracji jest zwolniona, co całkowicie wyklucza stosowanie peelingów, które są dla niej szkodliwe. Lekkie rozpulchnienie warstwy rogowej można uzyskać przez położenie ciepłych **kompresów ziołowych**, **maski z płatków owsianych** lub **kompresów parowych**. Wskazane są takie zioła, jak rumianek, cząber, krwawnik, werbena i lawenda.

Dojrzała skóra nie jest elastyczna. Tkanka łączna ma zmienioną strukturę i dlatego nie należy wykonywać energicznych masaży i zabiegów z zastosowaniem prądu elektrycznego. Korzystne dla takiej skóry są delikatne masaże i manualny **drenaż limfatyczny**.

Zabiegi poprawiające ukrwienie skóry można przeprowadzać wówczas, gdy nie ma problemów z naczynkami. Lekkie pobudzenie krążenia uzyskamy dzięki dobrze ciepłym kompresom, lekkim kąpielom parowym w połączeniu z naświetlaniem **podczerwienią**. Wiele starszych osób nie toleruje pary, należy to ustalić przed zabiegiem. Bardzo ważne jest wykonanie po tych zabiegach drenażu limfatycznego, który przyspieszy przemianę materii.

Zalecenia do pielęgnacji domowej są takie same jak w przypadku **skóry dziecięcej**. Skóra młodzieńcza zawiera **naturalne czynniki nawilżające**. Zaliczamy do nich **aminokwasy**, **kwas mlekowy** i inne związki organiczne. Pielęgnacja powinna polegać przede wszystkim na nawilżaniu. Do skóry bardzo przesuszonej należy wybierać preparaty nawilżające hydrofilowe, takie jak **kwas hialuronowy** czy składniki naturalnego czynnika nawilżającego.

Korzystne dla dojrzałej skóry są zabiegi okluzyjne, np. **maska parafinowa**. Okluzja powoduje zwiększenie przepuszczalności warstwy rogowej, dzięki czemu uzyskuje się poprawę wnikania zarówno hydrofilowych, jak i lipofilowych substancji nawilżających.

4.6. Zabiegi regenerujące i zapobiegające starzeniu się skóry

Jeszcze nigdy nie oferowano tylu produktów i metod, które – jak słyszymy w reklamach – odmładzają skórę, spłycają, a nawet usuwają zmarszczki.

Naskórek jest nieustannie aktywny. Komórki powstają w warstwie podstawnej i przesuwają się ku górze spełniając przy tym różne funkcje. Tam ulegają rogowaceniu i na koniec zostają złuszczone z powierzchni skóry. Umożliwia to funkcjonowanie różnych mechanizmów obronnych skóry. W młodości procesy te przebiegają szybciej, w starszym wieku wolniej. Skaleczona skóra uruchamia natychmiast mechanizmy naprawcze, tzn. w zranionym miejscu komórki warstwy podstawnej zostają pobudzone do natychmiastowych podziałów, aby zamknąć ranę. Uruchomienie takich mechanizmów powodują zabiegi kosmetyczne opierające się na słabszym lub silniejszym podrażnieniu skóry. Należą do nich kwasy owocowe, peelingi mechaniczne i enzymatyczne i wszystkie metody polegające na ścieraniu. Ponieważ wszystkie te zabiegi mają także na celu poprawę wchłaniania przez skórę substancji czynnych, po złuszczeniu aplikuje się substancje obce, które bez przeszkód wnikają w skórę. Ich działanie przeciwko starzeniu się nie zostało udowodnione, ale znany jest ich ujemny wpływ na układ immunologiczny.

Dysponujemy ograniczoną liczbą komórek warstwy podstawnej, a one mają ograniczoną zdolność podziału. Pobudzenie podziału komórek i związane z tym przyspieszenie faz naprawczych powoduje, że zużywamy nasze rezerwy. Skutek tego jest taki, że wczesne odmłodzenie skóry kończy się jej przedwczesnym starzeniem.

Inne substancje, takie jak świeże komórki, wyciągi z organów, kolagen, białko jaja kurzego i roślinne, ze względu na wielkość cząsteczek nie mogą wnikać przez warstwę rogową. Na powierzchni działają nawilżająco i wygładzająco. Jeżeli jednak uda nam się „przechytrzyć" warstwę rogową i wtłoczyć te substancje w naskórek, np. za pomocą **prądu** po złuszczeniu skóry lub liposomów, uruchomiony zostaje skomplikowany system obronny. Następuje taka sama reakcja, jak w przypadku wniknięcia w skórę grzybów, bakterii i wirusów. Aby elementy układu immunologicznego mogły dostać się do miejsca uszkodzenia występują trzy reakcje: zwiększony napływ krwi, zwiększona przepuszczalność naczyń i zwiększony napływ limfy. W wyniku tego skóra nabiera pięknego wyglądu. Jest zaróżowiona i dzięki dużej ilości limfy lekko nabrzmiała. Znikają drobne zmarszczki dokładnie tak, jak obiecuje reklama.

Wiele obiecujące reklamy powodują wzrost oczekiwań. Zwalczanie wszelkich przejawów starości prowadzi się z taką determinacją, że gubi się podejście do starości jako normalnego procesu życiowego. Kosmetyczka jest na rozdrożu między żądaniami klientów, którzy życzą sobie widocznych wyników, a ofertą przemysłu, dlatego niezbędna jest jej fachowa wiedza i jednoznaczna postawa wobec klientów, którzy jej ufają. Może zaistnieć jednak sytuacja, gdy zabiegi mające na celu dobro klientki po latach mają działanie wręcz odwrotne. Kosmetyka oznacza pielęgnację w sensie harmonii i porządku i dlatego nie można do tego zaliczyć okaleczania skóry.

4.7. Pielęgnacja skóry zniszczonej w czasie letniego urlopu

Powoli wakacje zbliżają się ku końcowi i nasze klientki powracają z urlopów. Opalone, dobrze wypoczęte, pomne naszych ostrzeżeń przed szkodliwym działaniem słońca cieszą się już na pierwszą wizytę w gabinecie kosmetycznym. Wyrzuty sumienia z powodu zaniedbania skóry w czasie urlopu to przecież nic w porównaniu z możliwościami kosmetyczki. Klientki są skłonne wydać trochę więcej pieniędzy, aby zniszczona skóra znów się zregenerowała.

Regeneracja skóry oznacza odnowę, leczenie, wyrównanie strat np. odrost włosów lub wygojenie ran. W organizmie powstaje coś nowego w ramach procesów fizjologicznych, regeneracja odbywa się zawsze w sposób naturalny. Ingerencja w naturalne procesy zawsze powoduje ich zakłócenie. Nie można usunąć jednego zaburzenia drugim, np. uszkodzeń po promieniowaniu słonecznym nie można usunąć złuszczeniem naskórka, prądem lub skoncentrowanymi substancjami czynnymi. Wszystkie zabiegi kosmetyczne powinny chronić skórę, stabilizować i wspomagać jej czynności, o resztę organizm zadba sam.

Uszkodzenia skóry następują proporcjonalnie do nasilenia i czasu ekspozycji i są widoczne wcześniej lub później, w zależności od typu skóry. Celem wykonywanych przez nas zabiegów będzie regeneracja, stabilizacja i wsparcie naturalnych procesów.

Przykrą sytuacją jest **pocenie się**. Ten ważny termoregulacyjny proces życiowy w zależności od stężenia kwasów w pocie może silnie podrażniać skórę. Urządzenia klimatyzacyjne i wiatr odbierają skórze wilgoć, podobnie jak sól zawarta w morskiej wodzie. Kolejnym celem zabiegów będzie zatem wyrównanie utraty wody w naskórku.

Każda kosmetyczka znająca wiele metod z zakresu kosmetyki całościowej może zaoferować swoim klientkom wiele zabiegów, które będą miłym przeżyciem.

Masaż karku wykonujemy przed pielęgnacją twarzy, jeżeli na skórze nie ma oparzeń słonecznych. Masaż z olejkiem do ciała jest doskonałym przygotowaniem do kolejnych zabiegów, poprawiając ukrwienie i przepływ limfy, lekko ściera warstwę rogową i działa rozkurczająco, poprawiając samopoczucie klientki.

Preparaty oczyszczające oparte na roztworach środków powierzchniowo czynnych mogą mieć bardzo silne działanie myjące, a więc odtłuszczające i wysuszające. Zamiast nich do **wstępnego oczyszczania** należy używać emulsji myjących. Jeśli skóra lekko się łuszczy, można użyć szczoteczki do twarzy.

Intensywne oczyszczanie skóry, jeśli jest konieczne, powinno być dokładnie uzasadnione. **Parę** można stosować, jeżeli skóra nie jest zaczerwieniona i nie ma problemów z naczynkami. **Peeling** częściowo usuwa zrogowaciały naskórek, dlatego należy brać pod uwagę to, czy klientka nadal wystawia skórę na działanie słońca, a wówczas peeling usuwa **ochronną warstwę zrogowaciałą naskórka** i skóra musi ją wytworzyć na nowo. Jeżeli zastosujemy peeling mechaniczny, spowodujemy silne podrażnienie skóry, a wynik nie zawsze będzie jednolity. Peeling enzymatyczny rozpuszcza najbardziej zewnętrzną warstwę rogową naskórka. Nie wiadomo jednak, jak długo po jego zmyciu enzymy będą działać na naskórek. W pojedynczych przypadkach taki peeling może być wskazany, ale nie powinno się go stosować regularnie. Łagodniej i przyjemniej działa **maska z płatków owsianych**. Śluz owsiany łagodzi reakcje skóry, a grubsze cząsteczki ścierają łuszczący się **naskórek**. Warstwę rogową można rozpulchnić ciepłym **kompresem** z dodatkiem ziół lub serwatki.

W przypadku skóry niedostatecznie nawilżonej właściwe będzie zastosowanie **maski parafinowej**. Dzięki zamykającemu i uszczelniającemu działaniu parafiny następuje intensywne rozpulchnienie i nawilżenie naskórka. Stopniowe podwyższanie temperatury, maksymalnie o jeden lub dwa stopnie sprawia, że zabieg jest skuteczny, a jednocześnie łagodny i idealnie nadaje się dla skóry zniszczonej słońcem. Maskę nakładamy przed masażem.

Istotne znaczenie wśród zabiegów ma **masaż**. Reguluje, wspomaga i stabilizuje skórę i cały organizm. Z powodzeniem możemy zastosować **drenaż limfatyczny**, ponieważ ma on wpływ na przemianę materii. Inne masaże także są dobrodziejstwem dla ciała i psychiki. Nie powinny jednak trwać dłużej niż 20 minut.

Wybór **maski na twarz** dla „letniej" skóry powinien uwzględniać nawilżanie, ponieważ skóra latem zazwyczaj jest przesuszona. Maski należy nałożyć przed masażem. W każdym przypadku celem pielęgnacji skóry zniszczonej podczas lata jest łagodne wspomaganie jej funkcji, ale tak, aby dodatkowo jej nie obciążać.

4.8. Kosmetyka dla mężczyzn

Przebieg wizyty jest taki sam jak w przypadku kobiet, istnieje jednak kilka drobnych różnic. Pierwsza dotyczy **masażu karku**. Mięśnie mężczyzny są mocniejsze, dlatego należy masować je z większą intensywnością. Kosztuje to sporo siły. Ustalając termin wizyty należy poprosić mężczyznę, aby przed przyjściem ogolił się, ponieważ skóra powinna być gładka.

Oceniając skórę należy zwrócić uwagę na to, że mężczyźni nie udzielają tak chętnie informacji jak kobiety. Przede wszystkim chcą, żeby im wyjaśnić, po co w ogóle mają odpowiadać na pytania.

Farbowanie brwi i **rzęs** daje korzystny efekt optyczny, zwłaszcza u mężczyzn o jasnej karnacji. Wielu z nich jest otwartych na taki zabieg, który musi być wykonany szczególnie starannie, aby kolor wyglądał naturalnie. Częściej używa się odcieni brązu i szarości. Na skórze nie mogą pozostać ślady farby. Regulowanie brwi może pozytywnie zmienić wyraz twarzy, ale należy zachować ich naturalny kształt. Włoski nad nasadą nosa można przerzedzić lub całkowicie usunąć. Zbyt długie włosy brwi można przyciąć.

Mężczyźni przeważnie są bardzo wrażliwi na ból. Usuwanie zanieczyszczeń skórnych jest dla nich przykrym przeżyciem i należy zwrócić na to uwagę. Z chwilą gdy kosmetyczka weźmie do ręki urządzenie elektryczne, mężczyźni stają się sceptyczni. Drobne uszczypliwości zdradzają ich lęk. W takich przypadkach należy dokładnie wyjaśnić w jakim celu używamy danego przyrządu i ostrożnie sprawdzić jego działanie.

Masaż twarzy wszystko wynagradza, dlatego powinien być zawsze wykonywany i trwać 20 minut. Mężczyźni przyjmują go z przyjemnością. Przed zastosowaniem peelingu należy zakryć brodę. Wcześniej należy uzgodnić, czy wykonując masaż mamy również uwzględnić partie twarzy pokryte zarostem. Z pewnością byłoby to korzystne dla skóry, ale broda będzie potem bardzo tłusta. Jeżeli broda ma być zakryta, nanosimy na jej krańce nieco kremu do masażu

4

i „przyklejamy" folię lub chusteczkę higieniczną. Jeżeli na twarz kładziemy maskę, nie różni się ona od tych, które stosuje się u kobiet.

Na zakończenie wizyty twarz spryskujemy lotionem lub nanosimy na nią kosmetyki na dzień dla mężczyzn. Nanoszenie lotionu za pomocą waty utrudnia zarost. Jeśli nie dysponujemy spryskiwaczem, watę należy przykładać a nie pocierać nią skóry. Aby skóra nie błyszczała można ją lekko pokryć matującym pudrem.

5. Zabiegi całościowe

5.1. Zabiegi na całym ciele to niekoniecznie zabiegi całościowe

Od dawna w gabinetach kosmetycznych wykonuje się **zabiegi na całym ciele**. Od pewnego czasu oferowane są takie masaże, zabiegi z zastosowaniem prądu, naświetlanie barwnym światłem, a także porady z zakresu dietetyki i ruchu. Wszystkie mają na myśli **kosmetykę całościową**. Jeżeli różnymi działaniami wspomagamy budowę i funkcje skóry, w pierwszej kolejności pielęgnujemy całe ciało. Dzięki wykorzystaniu ciepła, zapachu, dotyku osiągamy również dodatkowe działanie – odpoczynek. Kosmetyka całościowa wymaga od nas poszerzenia horyzontów myślowych, co oznacza, że podczas swojej pracy kosmetyczka musi uwzględniać zależności między ciałem a psychiką.

Kościec nadaje naszemu ciału formę i stabilność, mięśnie ruchliwość. Mózg, nerwy i układ hormonalny łączą wszystko w jedną czynną całość. Narządy zmysłów pośredniczą między wnętrzem organizmu a jego otoczeniem. Rozum steruje naszymi myślami i działaniami, pozwala odróżniać ból, strach, gniew, wstyd, marzenia, uczucia i emocje. Współczesna definicja kosmetyki całościowej ujmuje pielęgnację ciała w kontekście harmonii i porządku.

Niepokój, stres, zmęczenie, strach, niezadowolenie i złość czynią człowieka podatnym na choroby. Z reguły mamy do czynienia z wyczerpaniem możliwości organizmu, jednostronnością aktywności umysłowej lub zubożeniem jakości życia wewnętrznego. Przywrócenie równowagi oznacza poszukiwanie harmonii. Człowiek spokojny wewnętrznie jest sprawniejszy w działaniu, elastyczny i otwarty, akceptuje swoje ciało i swoje życie, jest mniej podatny na choroby.

Kosmetyczka może służyć swoją pomocą. Dzięki bezpośredniemu kontaktowi z klientką kosmetyczka może przyczynić się do poprawy jakości jej życia podsuwając kilka pomysłów, wskazując pewne zależności i praktyczne rozwiązania. Wizyta w gabinecie kosmetycznym to nie tylko skuteczne zabiegi kosmetyczne.

W kosmetyce całościowej coraz częściej spotyka się pojęcie **leczenie** (terapia): aromatami, barwnym światłem, relaksujące. Pewne jest, że to określenie podnosi wartość pracy kosmetyczki, jeśli ma ona stosowne kwalifikacje. Leczenie objawowe łagodzi objawy choroby, a przyczynowe (całościowe) usuwa jej źródło.

Przed przystąpieniem do zabiegu należy ocenić **całe ciało**. Jeżeli w gabinecie oferuje się zabiegi z zakresu kosmetyki całościowej, ich podstawą powinna być dokładna ocena. Podstawowym warunkiem kosmetyki całościowej jest ujmowanie człowieka jako całości i rozpoznawanie zależności fizjologicznych. Także aspekty psychologiczne nie są tu bez znaczenia, ale nie jesteśmy do tego przygotowane. Podobnie jak przy pielęgnacji twarzy, zakładamy **kartę** pielęgnacji ciała.

Przede wszystkim pytamy klientkę, czy jest na coś **uczulona**. Zabiegi obejmują duże powierzchnie skóry, a reakcje uczuleniowe na preparaty zawierające często występujące alergeny wykluczają przeprowadzenie zabiegu.

Nikotyna jest używką, o której negatywnych działaniach wie każdy palacz. Prośby o rzucenie palenia nie odniosą żadnego skutku, ale całościowe zabiegi kosmetyczne pobudzają przemianę materii, a nikotyna ma działanie hamujące. Transport tlenu do komórek jest znacznie ograniczony, wcześniej tworzą się złogi w naczyniach krwionośnych, a ogólna kondycja jest mocno zachwiana.

Ważne jest pytanie o stan zdrowia klienta: **choroba** często wyjaśnia ogólnoustrojowe problemy i w wielu przypadkach wyklucza terapię kosmetyczną, np. choroby serca wykluczają użycie prądu, zakrzepica – wykonywanie zabiegów na nogach, a zaburzenie równowagi nerwowej – stosowanie prądu pobudzającego. Istotne są także przebyte **operacje** i kiedy były wykonane. **Blizny** mające mniej niż pół roku nie powinny być poddawane zabiegom. Preparaty pobudzające krążenie, peelingi i masaże można stosować tylko wówczas, gdy nie ma przeciwwskazań, np. wcześniejsza operacja.

Gimnastyka, gimnastyka wodna, głębokie ciepło, zabiegi z użyciem prądu, sauna, masaże mogą podnosić **ciśnienie krwi**. Dla klientów z nadciśnieniem tętniczym te zabiegi są zabronione.

4

Nieodzowne jest pytanie o **ryzyko powstania nowotworów**. Pytanie to powinno pojawić się w trakcie przeprowadzenia oceny, zwłaszcza jeżeli klient poddawany był już operacjom z tego powodu. Należy wówczas poprosić o zaświadczenie lekarskie pozwalające na konkretne zabiegi. Także wówczas, gdy nowotwór był łagodny, lepiej jest zabezpieczyć się stosownym zaświadczeniem lekarskim.

Ciąża wyklucza wykonywanie jakichkolwiek zabiegów na całym ciele. Niektóre kobiety chcą zapobiegawczo wzmocnić tkankę łączną. W takim przypadku należy zalecić codzienny masaż szczotką i nacieranie skóry olejkiem, inne zabiegi są wykluczone.

Środki przeczyszczające są katastrofą dla jelit i wchłaniania pożywienia. W znacznym stopniu zakłócają perystaltykę i florę jelit. Warunkiem stosowania jakichkolwiek zabiegów kosmetycznych jest uregulowanie trawienia, tzn. przywrócenie naturalnych procesów. Także w tym przypadku zalecana jest pomoc lekarza.

Bardzo istotne jest **odżywianie**. Chodzi tu o charakter jadłospisu (jednostronny, mieszany, dobry lub słaby jakościowo, długi czas gotowania itd.) i porę głównego posiłku. Osoby czynne zawodowo spożywają go wieczorem. Posiłki wieczorne powinny zawierać mało kwasów i być lekko strawne. Ważne są też nawyki klientki dotyczące picia. Organizm potrzebuje dziennie 2 do 2,5 litra płynów, nie należy jednak pić dużej ilości soków owocowych i wód mineralnych bogatych w sód i azotyny.

Brak ruchu lub jego ograniczenie powodują zwiotczenie mięśni. Dochodzi do zniekształcenia sylwetki, także u osób o idealnej masie ciała. W przypadku nadwagi dochodzi do tego otłuszczenie brzucha, bioder i ud. Zabiegi kosmetyczne musi uzupełniać aktywność fizyczna i regularny **ruch**.

Części metalowe znajdujące się w ciele to temat szczególny. Jeżeli klient ma założony rozrusznik serca, nie wolno u niego stosować prądu. Jeżeli klientka stosuje spiralę antykoncepcyjną, nie należy stosować zabiegów z użyciem prądu stałego, ponieważ będzie on przepływał przez miedziany drut. Nie należy używać prądu, jeśli kości są zespolone metalowymi nitami, płytkami czy śrubami, ponieważ mogą nastąpić zmiany w tkance blizn lub okostnej.

Koniecznie należy ustalić wzrost, masę ciała i wiek. Podstawą ustalenia właściwej masy ciała jest obecnie indeks BMI (body mass index), ale przy nadwadze u starszych klientek spadek masy ciała następuje wolniej i efekty zabiegów kosmetycznych nie są szybko widoczne. Stan skóry oceniamy według kryteriów stosowanych podczas **oceny skóry twarzy** (zawartość tłuszczów, wilgoci, jędrność skóry, napięcie mięśniowe, ukrwienie, stopień zrogowacenia i zmiany).

Po oględzinach powinna nastąpić rozmowa z klientem. Należy omówić wyniki, liczbę (co najmniej 20), częstość i czas trwania zabiegów, pielęgnację domową (czynności i produkty), koszty zabiegu, ewentualny upust przy serii zabiegów, sposób płacenia oraz jak wypadł zabieg próbny. (Podczas oceny wykonujemy krótki zabieg, podczas którego klientka poznaje poszczególne jego etapy).

5.2. Rodzaje i działanie masażu

Klienci bardzo sobie cenią odprężające działanie fachowo wykonanego masażu, który sprawia, że zabieg staje się odpoczynkiem. Masaż oferuje znacznie więcej: pomaga w odzyskaniu równowagi psychicznej i pobudza samouzdrawiające siły.

Nasze postępowanie zależy od rodzaju i miejsca wykonywania masażu. Masaż częściowy wymaga mniejszego wkładu energii niż całego ciała, drenaż limfatyczny pochłania mniej siły niż masaż klasyczny, a masaż wykonywany na siedząco oznacza mniejszy wysiłek niż masaż na stojąco. W każdym przypadku istotna jest wytrzymałość fizyczna i dobra kondycja osoby masującej. Opanowanie sztuki masażu oznacza znajomość budowy ciała, ruchów masażu i poznawanie ludzkiej psychiki.

Masażystka powinna dbać o **higienę** i zdrowie, ze szczególnym zwróceniem uwagi na pielęgnację dłoni i paznokci. Dłonie powinny być ciepłe, miękkie, czyste i gładkie, nie powinny mieć uszkodzeń, paznokcie powinny być krótkie i zaokrąglone. Należy zdjąć wszelkie ozdoby. Ręce myjemy przed i po masażu. Zapach potu, nieświeży oddech, drażliwy zapach perfum i przesadny makijaż wpływają bardzo negatywnie na ogólny rezultat masażu.

Miejsce wykonywania masażu powinno być wykonane z materiałów łatwo zmywalnych. Po każdym masażu zmieniamy ręczniki. Klientka nie powinna bezpośrednio dotykać pokrycia leżanki i koca. Leżanka powinna umożliwiać zajęcie wygodnej pozycji. Temperatura powietrza powinna wynosić około 25°C. Przyjemny wystrój wnętrza, kolory ścian harmonizujące z kolorem bielizny zabiegowej, obrazy i kwiaty stwarzają atmosferę relaksującą. Delikatna muzyka i odpowiednie aromaty wprawią klienta w nastrój pozwalający odczuć pełne działanie masażu.

Działanie masażu zależy od sposobu jego wykonania. Zawsze wyróżniamy działanie bezpośrednie i pośrednie. Działanie bezpośrednie występuje w miejscu masowania, pośrednie przez układ nerwowy i naczy-

4

nia krwionośne przenosi się na cały organizm. Poza ustabilizowaniem funkcji organicznych, poprawą przepływu limfy, pobudzeniem krążenia, wzmocnieniem tkanki łącznej, oczyszczeniem mięśni ze złogów i ustabilizowaniem układu nerwowego, następuje ogólne odprężenie i dobre samopoczucie.

Technika **klasycznego masażu** polega na wykonywaniu różnych ruchów, które można stosować w różnych kombinacjach. Rozróżniamy: **głaskanie**, **ugniatanie**, **rozcieranie**, **oklepywanie** i **wstrząsanie**. Ruchy wykonujemy zgodnie z układem włókien mięśniowych. Dłonie dopasowują się do mięśnia lub grupy mięśni tak, aby oddziaływać także na naczynia krwionośne. Masaż powinien odbywać się w określonym rytmie, ruchy nie mogą być zbyt szybkie, a przede wszystkim powinny być regularne. Masaż nie powinien sprawiać bólu. Po dłuższym ćwiczeniu podstawowych form, kosmetyczka może tworzyć własne kombinacje i z czasem wyrobić swój indywidualny styl. Powierzchowność i pośpiech są przy tym naszymi największymi wrogami i należy się ich wystrzegać.

Masaż punktowy polega na lekkim uciskaniu określonych punktów nerwowych na twarzy. Ten rodzaj masażu jest bardzo spokojny, jego ruchy to ucisk i głaskanie, wykonywane rytmicznie. Działa uspokajająco i rozkurczowo.

Masaż **shiatsu** jest połączeniem **treningu izometrycznego** i uciskania na punkty **akupunkturowe** wzdłuż tzw. linii przepływu energii. Do osiągnięcia pozytywnych rezultatów konieczna jest współpraca klientki. Na prośbę kosmetyczki musi ona napinać określone mięśnie, aby dzięki napinaniu i rozprężaniu osiągnąć lepsze ukrwienie mięśnia. Usunięte zostają napięcia w mięśniach i tkankach, skóra jest lepiej ukrwiona, a dzięki lepszemu przepływowi limfy oczyszczona ze złogów.

Przystępując do wykonania każdego rodzaju masażu musimy zwrócić uwagę na **przeciwwskazania**, jakimi są wszelkie procesy i choroby zakaźne, ostre stany zapalne, także ropne oraz stany zapalne stawów. Przeciwwskazaniem są wszelkie typy nowotworów.

5.3. Drenaż limfatyczny – manualny i przy użyciu aparatów

Specjalne działanie pompujące ruchów stosowanych przy **drenażu limfatycznym** pozytywnie wpływa na przepływ płynów łącznotkankowych i limfy. Kciuk i pozostała część dłoni wykonują ruchy koliste w tym samym lub w przeciwnych kierunkach. Wykonując ruch kolisty do przodu zwiększamy ucisk, cofając – stopniowo zwalniamy ucisk. Zawsze pamiętamy o stopniowym, płynnym zwiększaniu lub zmniejszaniu ucisku. Kolejność ruchów masażu musi odpowiadać kierunkowi przepływu limfy. Warunkiem jest opróżnienie węzłów chłonnych aby umożliwić przepływ limfy. Technikę manualnego masażu limfatycznego możemy poznać na specjalnych kursach.

Każdy masaż jest zamierzonym, lub nie, oddziaływaniem na przepływ limfy. Różnica między masażem a drenażem limfatycznym polega na tym, że **masaż** i wszystkie aktywne ruchy podrażniają tkankę, powodując przekrwienie i przy odpowiedniej sile ucisku wzrost przepuszczalności naczyń włosowatych. Zwiększa się przechodzenie płynów z krwi do tkanki, powstaje obrzęk. Jeżeli podrażnienie tkanki jest odpowiednio silne, dochodzi nawet do zwężenia naczyń limfatycznych, co powoduje silne zachwianie równowagi ciśnieniowej w tkance. Stosunek dopływu i odpływu płynów odpowiada za równowagę w tkance i tym różni się drenaż limfatyczny od innych metod; nigdy nie dochodzi do **przekrwienia**, a jedynie znajdujący się w tkankach płyn zostaje przemieszczony.

Zainteresowanie wykorzystaniem **aparatów kompresyjnych do masażu** sięga lat 70. Chcąc w sposób możliwie skuteczny i oszczędzający czas pobudzić krążenie i przemianę materii chorym na długo przykutym do łóżka w szpitalach owijano nogi workiem, który za pomocą kompresora naprzemiennie napełniał się i wypuszczał powietrze. W tej metodzie szybko nastąpił postęp i kolejne aparaty dysponowały kaftanami zabiegowymi, skrojonymi stożkowato w kierunku tułowia. Innym udoskonaleniem było wprowadzenie pojedynczych komór, dzięki czemu płyn tkankowy mógł być kierowany w określonym kierunku.

Dzisiejsze aparaty składają się z jednego kaftana zabiegowego z pojedynczymi komorami zachodzącymi na siebie. W ten sposób wywoływana jest płynna fala powietrza nieustannie przesuwająca się po masowanej powierzchni. Z technicznego punktu widzenia odbywa się to następująco: do poszczególnych komór kolejno wtłaczane jest powietrze, przy czym następna komora może być napełniona dopiero wtedy, gdy w poprzedzającej wytworzyło się zaprogramowane ciśnienie. Gdy wszystkie komory zostały napełnione, ciśnienie zostaje zwolnione i pompowanie rozpoczyna się od nowa. Szybkość, z jaką mają napełniać się komory, musi być sterowana. Zabieg można wykonywać jednocześnie na obu kończynach.

Jakość urządzenia zależy od różnych czynników: budowy kaftana, liczby komór powietrznych (im wię-

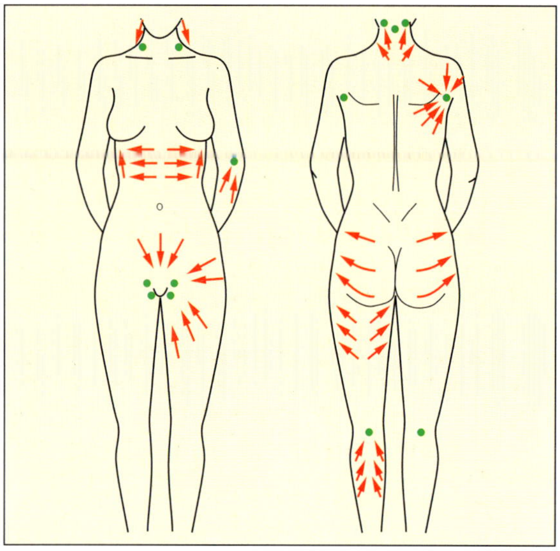

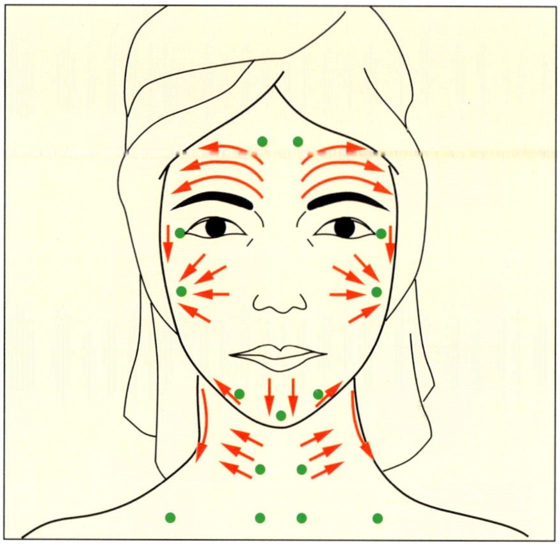

Położenie węzłów chłonnych i kierunek przepływu limfy wytyczają kierunek drenażu limfatycznego.

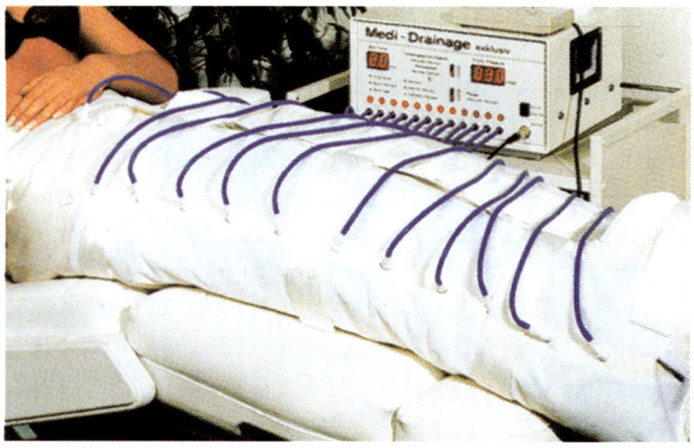

Sterowany komputerowo aparat do drenażu limfatycznego.

Proszę odnieść się do następującej sytuacji: manualny drenaż limfatyczny wymaga dużego nakładu czasu i poświęcenia uwagi klientce. Wynaleziono jednak bardziej racjonalną formę: aparat do drenażu limfatycznego. Jakie kryteria należy uwzględnić dokonując wyboru między własnymi rękoma a urządzeniem?

cej tym lepiej), możliwości czyszczenia powierzchni stykającej się ze skórą i konstrukcji aparatu. Im więcej przyłączy ma urządzenie, tym precyzyjniej może pracować. Ważne jest także, czy komory napełniają się pojedynczo, czy też powietrze tłoczone jest do wszystkich przez jeden wpust. **Kompresor** powinien mieć wystarczającą moc. Ważna jest możliwość precyzyjnego regulowania ciśnienia. Na rynku dostępne są urządzenia sterowane pneumatycznie i elektronicznie.

Należy ściśle przestrzegać wskazań i **przeciwwskazań**. Urządzenia kompresyjne stosujemy przede wszystkim w obrębie większych partii ciała, takich jak kończyny, brzuch i biodra, np. przeciwko cellulitis, otyłości i do wspomagania innych zabiegów z użyciem aparatów. Manualnego drenażu limfatycznego nie można zastąpić tymi urządzeniami, mogą one jedynie go uzupełniać. W trakcie wykonywania drenażu limfatycznego za pomocą aparatów kosmetycznych nie dochodzi do opróżnienia węzłów chłonnych, należy więc uczynić to wcześniej metodą manualną. Metody tej nie można stosować na mniejszych partiach ciała, np. twarzy.

5.4. Zabiegi przeciwko cellulitowi (także cellulitis)

Należy odróżniać **cellulit** od **otyłości**, chociaż często występują razem. Także u szczupłych kobiet może się pojawić cellulit. Istnieje związek przyczynowy między cellulitem (i cellulitisem) a żeńskimi **hormonami**. **Estrogeny** odpowiadają za zwiększoną zdolność wiązania wody i wzmożony napływ krwi. Żywność zawierająca substancje przyspieszające wzrost (np. wieprzowina) lub estrogeny roślinne (np. chmiel, soja), również działają na tkankę łączną. Cellulit coraz częściej pojawiający się u mężczyzn wyjaśniany jest właśnie spożywaniem takich produktów.

Cellulitis jest przewlekłym zaburzeniem procesów przemiany w **tkance tłuszczowej**, czyli przewlekłym zapaleniem tkanki łącznej (nazwanym także cellulitem). Płyn przenika z naczyń krwionośnych i limfatycznych do tkanek, w których zalega z powodu źle funkcjonującego transportu zwrotnego. W komórkach tłuszczowych gromadzi się coraz więcej tłuszczu, co powoduje „rozpychanie" tkanki. Komórki te wchłaniają wodę i dochodzi do stwardnienia **tkanki podskórnej**. Rozciągnięte włókna tworzą szerokie, przecinające się pasy, które przyczepione są do osłonki mięśnia i górnej warstwy skóry. Powiększone komórki tłuszczowe wrastają w przestrzenie między splotami włókien. W skórze tworzą się wgłębienia. Jest to szczególnie widoczne przy napinaniu mięśni lub zsuwaniu skóry.

Najskuteczniejszym środkiem w walce z cellulitem jest ruch, zwłaszcza naturalny. Uzupełnieniem może być pobudzanie mięśni za pomocą prądu elektrycznego. Możliwe jest jednak tylko działanie miejscowe. Również zastosowanie **prądu interferencyjnego** może okazać się pomocne. Prąd płynący przez elektrody przyłożone do skóry powoduje, w zależności od wrażliwości, mniejsze lub większe skurcze mięśni. Działanie to korzystnie wpływa na naczynia krwionośne i limfatyczne.

Trzecim i istotnym krokiem jest odfiltrowanie za pomocą **drenażu limfatycznego** wykonanego manualnie lub przy użyciu aparatu. Zabieg ten jest konieczny, gdyż usuwa zastój w tkankach. Na zakończenie zabiegu można zastosować preparat wygładzający skórę.

Uzupełnienie może stanowić naświetlanie barwnym światłem, użycie ssawek, olejków eterycznych lub **metody zawijaniem**, będące zabiegami okluzyjnymi. Całe ciało lub poszczególne jego partie nacierane są środkiem poprawiającym krążenie i owijane specjalną folią. Oferta różnych firm jest bogata: rozmaite przyrządy, preparaty, urządzenia do masażu, przyrządy gimnastyczne. Bez względu na środki, jakich użyjemy do zabiegów, kolejność powinna być następująca: pobudzanie, wzmacnianie, odfiltrowanie. Leczeniem cellulitu zajmuje się również **kosmetyka naturalna**.

5.5. Kosmetyka naturalna

Istnieje uzasadnione zagrożenie, że: natura, bio-, eko- i podobne pojęcia zostaną potraktowane jako jedno, a dyskusja nad nimi znuży ludzi. Wiele pisano na temat wartości składników naturalnych oraz sposobów jakimi chemia może je zastąpić.

Kosmetyka naturalna nie jest określeniem modnym, ale podkreślającym szczególną wartość natury dla kosmetyki. Warunkiem kosmetyki naturalnej jest akceptacja definicji natury i nieszukanie innych, własnych jej definicji. **Naturę** stanowią substancje, siły, formy i sposoby zachowania materialnej rzeczywistości bez ingerencji człowieka.

Przy wykonywaniu naturalnych metod zabiegowych najważniejsze są ręce kosmetyczki. Niezbędne są też preparaty wykorzystywane do pielęgnacji domowej. Na rynku niewiele firm spełnia wysokie wymagania kosmetyki naturalnej, dlatego nabywając olejki eteryczne, należy dokładnie sprawdzić ich jakość. Do pracy w gabinecie kosmetycznym potrzebny będzie duży wybór ziół i olejków eterycznych, siemię lniane, płatki owsiane, miód, żółtko jaja, twaróg, śmietana, serwatka i parafina do masek.

Proszę odnieść się do następującej sytuacji: niektóre kosmetyczki sądzą, że stosowanie produktów naturalnych do zabiegów źle wpłynie na sprzedaż. Oryginalne zabiegi są tymczasem ekskluzywną ofertą, rzadko stosowaną i dosyć kosztowną.

Zabieg powinien trwać około 90 minut. Ma on wspomagać naturalne czynności skóry. Nie stosujemy zabiegów wywołujących ostre reakcje, takich jak użycie pary, peeling i preparaty nasilające ukrwienie, ponieważ nie jest to zgodne z naturą. Ideą zabiegów zgodnych z naturą jest zasada: słabe bodźce uspokajają, średnie pobudzają a silne blokują.

Kompresy na oczy potrzebne są każdej klientce. Zaparzamy świeże ziele kopru, anyżu i trybuli, pozostawiamy 10 minut do naciągnięcia. Po upływie tego czasu wywar przecedzamy przez sitko i schładzamy w zimnej kąpieli. Wywar nadaje się dla każdej klientki i można go używać w ciągu następnych 12 h. Codziennie trzeba zaparzać świeże zioła.

Płatki malwy i róży znajdują zastosowanie przy **teleangiektazjach** i podrażnieniach skóry. **Glinka lecznicza** jest dobrym środkiem przeciwzapalnym i można ją mieszać z wywarem ziołowym lub olejkami eterycznymi. **Twaróg** doskonale nawilża, a jego chłodzące działanie łagodzi podrażnienia. Nadają się do tego także zioła, śmietana i aromaty. **Okłady z cytryny** sprawdzają się w przypadku prawie wszystkich problemów skórnych. **Maski parafinowe** są zabiegiem klasycznym i bardzo skutecznym. Zalane gorącą wodą **płatki owsiane** są świetnym środkiem oczyszczającym i delikatnym **peelingiem**; z powodzeniem można ich użyć do zabiegu na skórę z trądzikiem zaskórnikowym. **Kompresy** nasączone serwatką i pozostawione na skórze na około 15 minut lekko pobudzają czynności skóry. Do **masażu** można używać olejów neutralnych z dodatkiem aromatów lub czystych, np. migdałowego lub z kiełków pszenicy.

Przykładowy zabieg kosmetyczny w duchu natury: **masaż karku** z użyciem olejku z arniki z jednoczesną kąpielą stóp w wodzie z dodatkiem skrzypu, rozmarynu lub lawendy; pierwsza część oceny skóry i wstępne oczyszczenie. Kontynuujemy ocenę skóry i wykonujemy zabieg dodatkowy, np. ciepłe kompresy z wywarem ziołowym lub maskę z płatków owsianych albo siemienia lnianego z domieszką mleczka irysowego i wody mineralnej. Co najmniej przez dwadzieścia minut wykonujemy **masaż twarzy**, **drenaż limfatyczny** lub **shiatsu**. W zależności od stanu skóry kładziemy własnoręcznie przygotowaną maskę. Na koniec wykonujemy delikatny makijaż, jeżeli klientka sobie tego życzy. Farbowanie i regulację brwi oraz usuwanie zbędnego owłosienia, a także pielęgnację ramion, szyi i dekoltu wykonujemy w pierwszej części wizyty w ramach zabiegów dodatkowych, jeśli jest taka potrzeba. Olejki lub mleczka kąpielowe mogą ulatniać się z parą, dzięki czemu w pomieszczeniu zapanuje przyjemna atmosfera.

Zabiegi kosmetyki naturalnej przeciw **cellulitowi** muszą prowadzić zarówno kosmetyczka, jak i sama klientka. Zabiegi w gabinecie kosmetycznym odbywają się co drugi dzień, w domu codziennie. Na początek zalecamy klientce do picia w domu herbatkę oczyszczającą organizm ze złogów (1 litr dziennie). Zabiegi przeciw cellulitowi dotyczą zawsze ud, bioder i brzucha. Te partie ciała nacieramy gorącymi myjkami zanurzanymi w mleczku rozmarynowym. Potem wykonujemy delikatny masaż szczotką, a następnie nanosimy na skórę lekko ciepły olejek do masażu z arniką i owijamy skórę folią. Klientka leży zawinięta przez 20 minut. Po upływie tego czasu zdejmujemy folię i wycieramy pot. Wykonujemy manualny drenaż limfatyczny. Na zakończenie skórę smarujemy żelem krzemowym. W domu zalecamy klientce kąpiele z dodatkiem skrzypu polnego, przemywanie sokiem z cytryny lub octem owocowym, natryski o zmiennej temperaturze, olejek z arniki i żel krzemowy.

5.6. Aromaterapia w gabinecie kosmetycznym

Przebywając na łonie natury, szczególnie wiosną lub po letnim deszczu, rozkoszujemy się pięknym zapachem powietrza. Któż z nas nie zna tego intensywnego zapachu ściółki leśnej lub świeżo skoszonej trawy? Zapachy te tworzą drobne kropelki olejków roślinnych. Dzięki zastosowaniu pary wodnej olejki te można zebrać. W ten sposób uzyskuje się skoncentrowane substancje zapachowe roślinne, czyli **olejki eteryczne**. Potrzebne są do tego ogromne ilości kwiatów, np. litr olejku pomarańczowego uzyskiwany jest z około 1000 kg kwiatów, litr olejku jaśminowego z 8 milionów kwiatów, a jedną kroplę olejku różanego z 30 kwiatów. Dlatego olejki eteryczne dobrej jakości są bardzo drogie. Niestety niełatwo jest odróżnić podróbki od autentycznych olejków, dlatego ważne jest, aby olejki nabywać wyłącznie w tych miejscach, gdzie ich jakość jest gwarantowana.

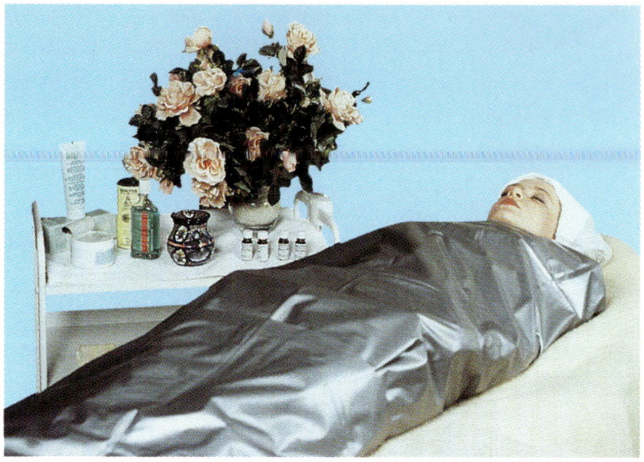

Przykład zastosowania aromaterapii na całym ciele. Pod folią powstaje ciepło, zwiększające możliwości resorpcyjne skóry.

Olejki eteryczne działają uspokajająco, pobudzająco i aktywują siły powodujące samoleczenie. Z tego względu **aromaterapia** zaliczana jest do metod delikatnych, choć jej działanie może być bardzo intensywne. Do aromaterapii zaliczamy: wdychanie zapachów, masaże i kąpiele z użyciem olejków zapachowych oraz zażywanie niewielkich ilości olejków. Przyjemny, unoszący się w powietrzu zapach olejków poprawia atmosferę w pomieszczeniu. Olejki eteryczne odznaczają się zdolnością przenikania przez naszą skórę. Stosuje się je do lamp i kominków zapachowych, inhalacji, w saunie, do kompresów, kąpieli, jako dodatek do masażu oraz perfum. Aromaty dobieramy indywidualnie, zgodnie z aktualnym nastrojem klienta. Tylko wtedy można mówić o terapii służącej zachowaniu harmonii i zdrowia.

5. Pielęgnacja rąk i nóg

1. Pielęgnacja paznokci u rąk

Pielęgnacja dłoni i paznokci nazywa się manicure – *manus* po łacinie oznacza dłoń. Pielęgnacja stóp i paznokci nazywa się pedicure – *pedis* po łacinie oznacza stopę.

Pielęgnację rąk poprzedza **pielęgnacja paznokci**. Konieczna jest do tego znajomość **anatomii paznokci** i palców. **Choroby paznokci** są przeważnie przeciwwskazaniem do wykonania zabiegów pielęgnacyjnych i powinny być leczone przez **dermatologa**. Są to np. **grzybice** i **zakażenia bakteryjne**. Kosmetyczka może wspomagać leczenie prowadzone przez dermatologa – najlepiej, gdy ma specjalne kwalifikacje – następujące **zmiany w obrębie płytki paznokciowej**: **zaklęśnięcie płytki**, jej **przerost**, **łamliwość paznokci** oraz **bruzdowanie poprzeczne** i **podłużne płytki paznokciowej**. Dzięki zabiegom upiększającym można zatuszować przebarwienia paznokci, np. niegroźne **bielactwo**, widoczne w postaci kropek lub pasków.

Pielęgnację paznokci można podzielić na kilka etapów: usunięcie lakieru, skrócenie i skorygowanie kształtu, polerowanie i lakierowanie. Potrzebne do tego materiały i przyrządy to: zmywacz do paznokci i płatki waty, **cążki do wycinania naskórka**, pilniczki, **kopytko**, **patyczek z drzewa różanego** do podważania skórek, miseczka do moczenia rąk, małe ręczniki frotté i chusteczki higieniczne, **preparat złuszczający** lub **zmiękczający naskórek**, olejek do paznokci, lakiery i ewentualnie aerozol przyspieszający schnięcie lakieru. Do pielęgnacji dłoni potrzebne będą dodatkowo: preparaty do peelingu dłoni, szczoteczki do masażu, szpatułki, maski, ampułki i krem do masażu.

Przed rozpoczęciem manicure należy dokładnie **obejrzeć paznokcie**. Do tego przydatna jest wiedza z zakresu **dermatologii**. Kolejność zabiegu jest następująca: usunięcie starego lakieru, skrócenie paznokci i nadanie im odpowiedniego kształtu, kąpiel paznokci, wycinanie skórek, ewentualnie peeling i masaż rąk, polerowanie i lakierowanie paznokci.

Aby **usunąć lakier**, płatek waty trzymamy między palcem wskazującym i środkowym, nasączamy go zmywaczem i przykładamy do paznokcia. Wacik poruszamy lekko w prawo i w lewo. Następnie zmywamy lakier w kierunku wierzchołka paznokcia.

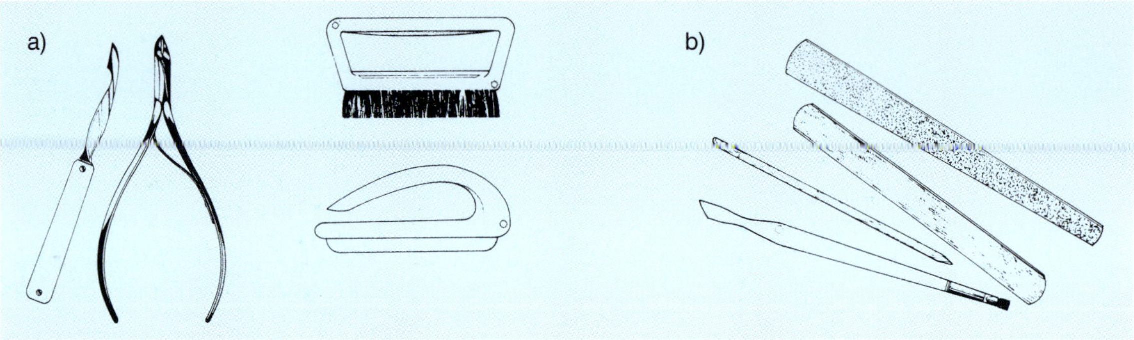

Narzędzia do manicure: a) cążki do wycinania naskórka, szczoteczka do paznokci i pilnik do polerowania, b) różne rodzaje pilniczków, patyczek z drzewa różanego i kopytko.

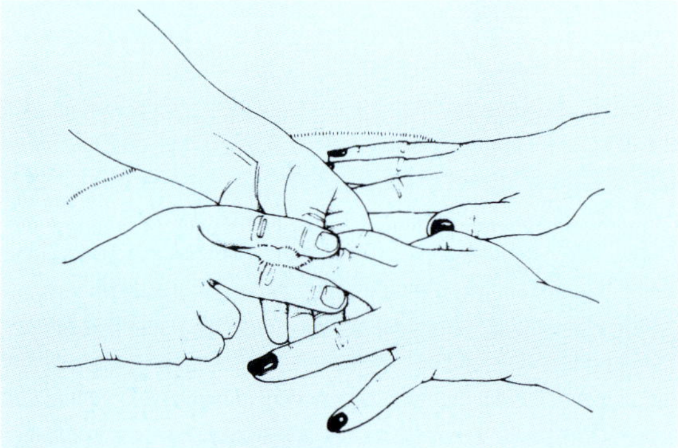

Pozycja rąk podczas usuwania lakieru.

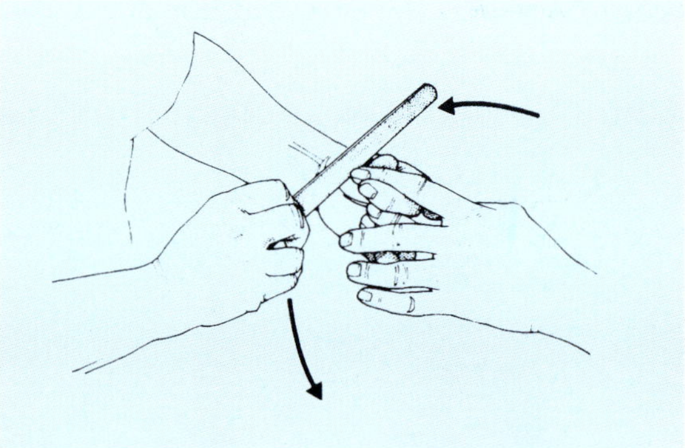

Kierunek ruchu pilniczka podczas skracania i nadawania kształtu paznokciom.

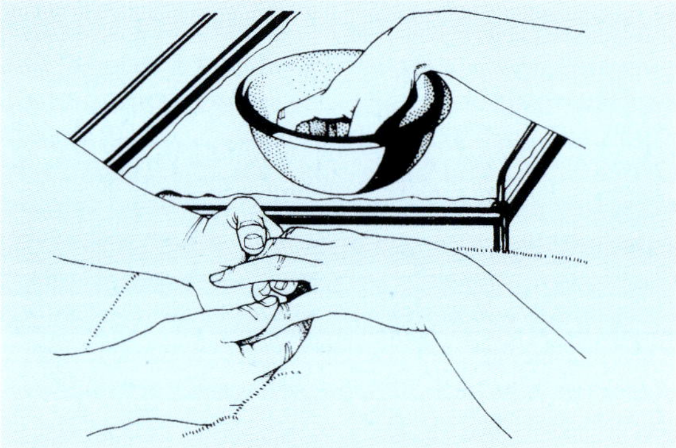

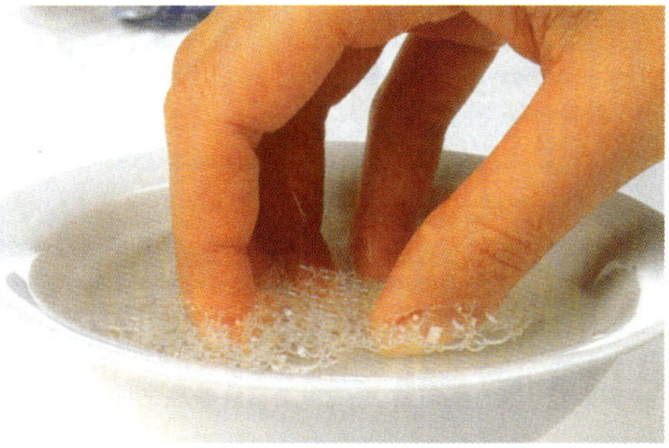

Kąpiel paznokci zmiękczająca naskórek.

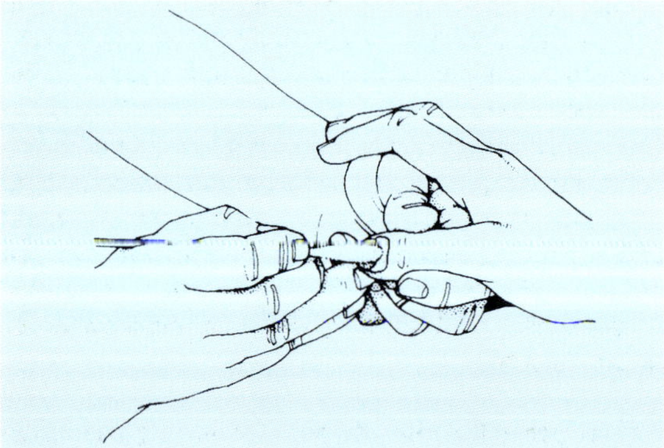

Pozycja rąk podczas nanoszenia preparatu złuszczającego naskórek.

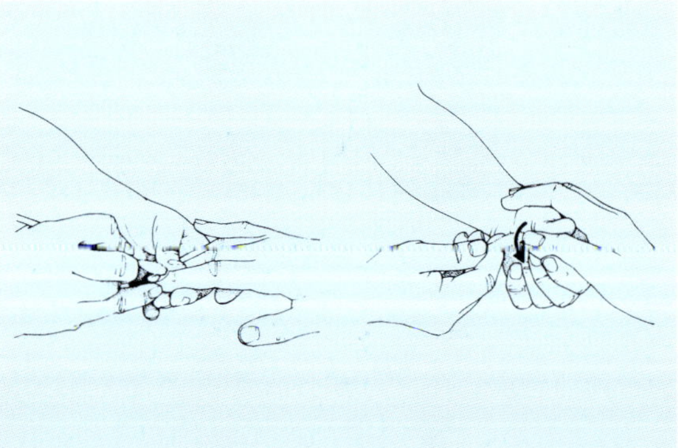

Odsuwanie naskórka łopatką lub patyczkiem z różanego drzewa.

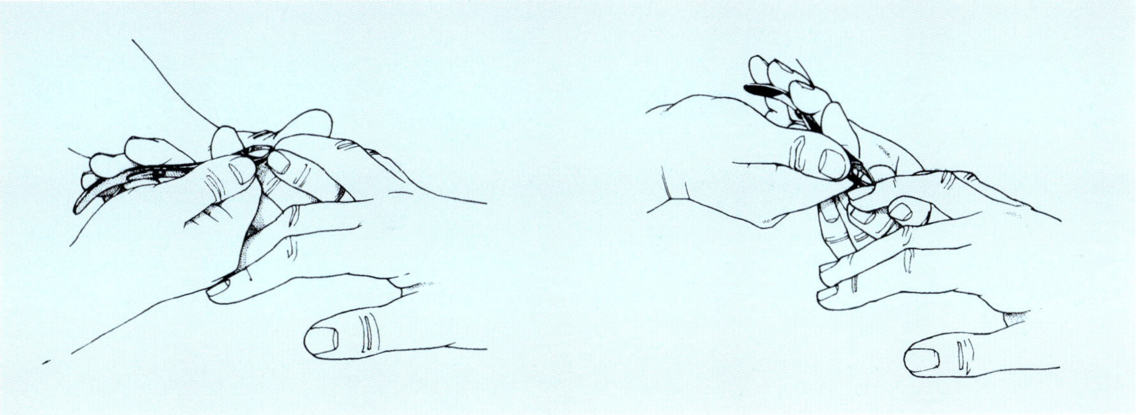

Delikatne usuwanie cążkami pozostałości złuszczonej skórki.

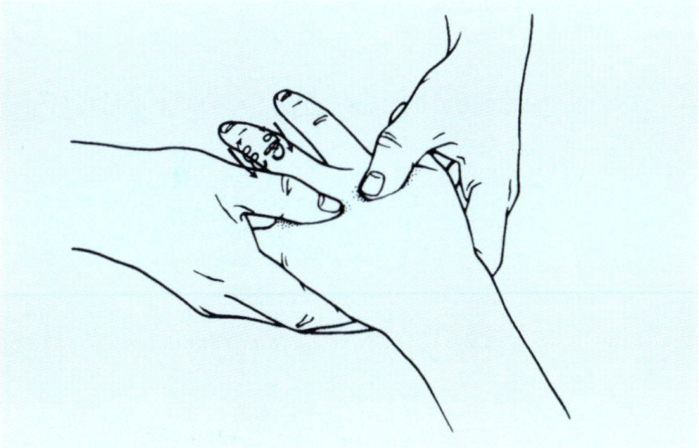

Rozcieranie palców od nasady paznokcia do podstawy palca.

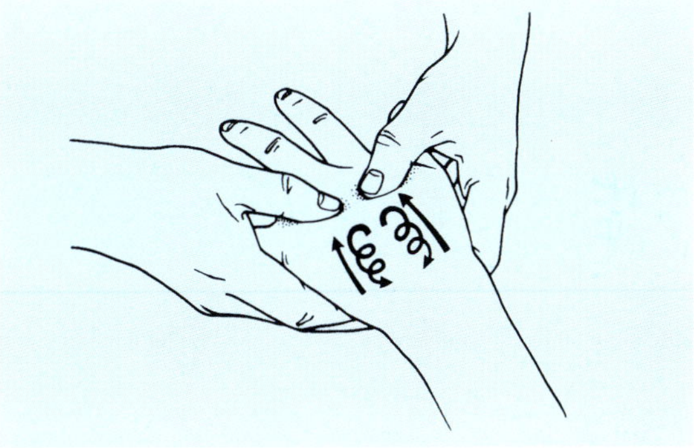

Głaskanie grzbietu ręki.

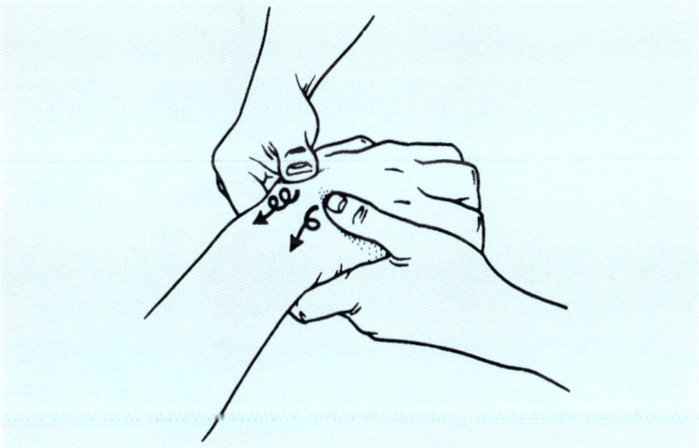

Rozcieranie powierzchni między kośćmi na grzbiecie ręki.

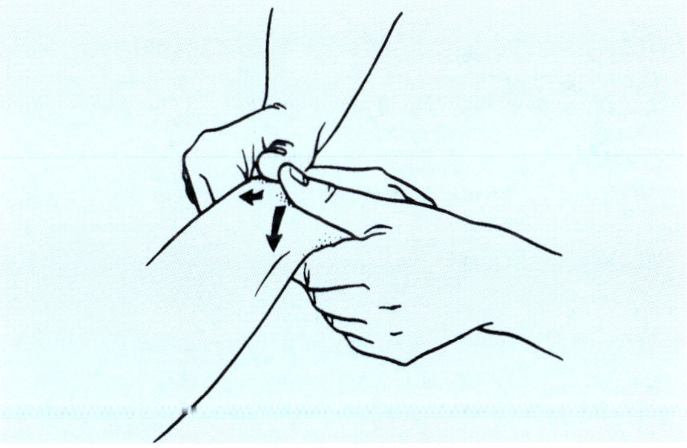

Mocne rozcieranie wewnętrznej powierzchni ręki.

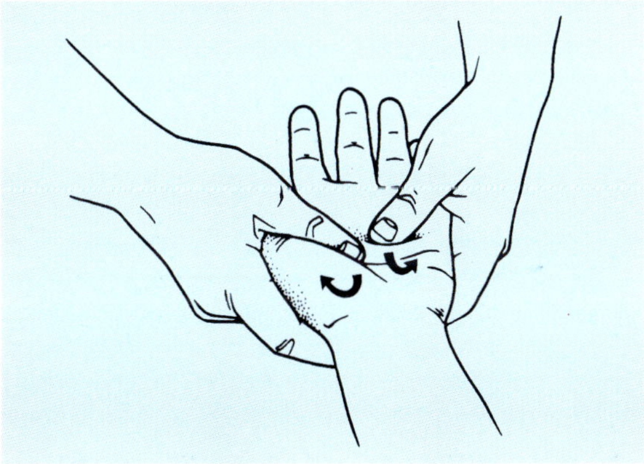

Rozcieranie nasady dłoni.

Skracając i **opiłowując paznokcie** należy zwrócić uwagę na ich naturalny kształt. W miarę możliwości starajmy się nie używać metalowych pilników i nożyczek. Paznokcie opiłowujemy zawsze od boków ku wierzchołkowi pod kątem 45 stopni. Piłujemy także dolną stronę płytki paznokciowej. Dla każdego typu paznokci dostępne są odpowiednie **pilniki**. Do skracania bardzo długich paznokci można użyć pilników gruboziarnistych, do regulowania kształtu używamy, w zależności od budowy paznokcia, pilników drobnoziarnistych.

Kąpiel paznokci jest przygotowaniem do wycinania **naskórka**. Do miseczki wlewamy lekko ciepłą wodę z dodatkiem specjalnego preparatu lub środków po-

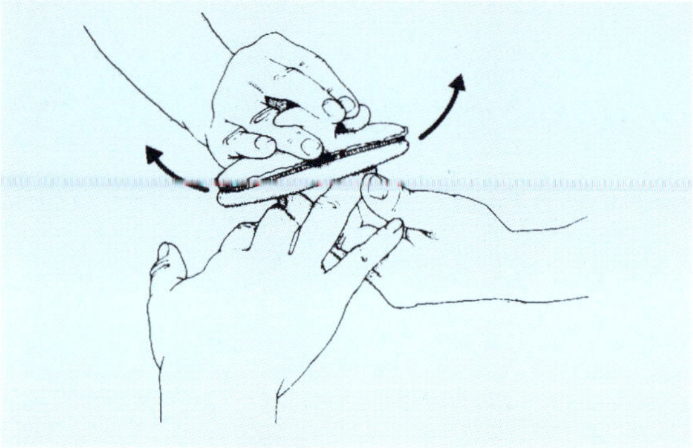

Kierunek polerowania.

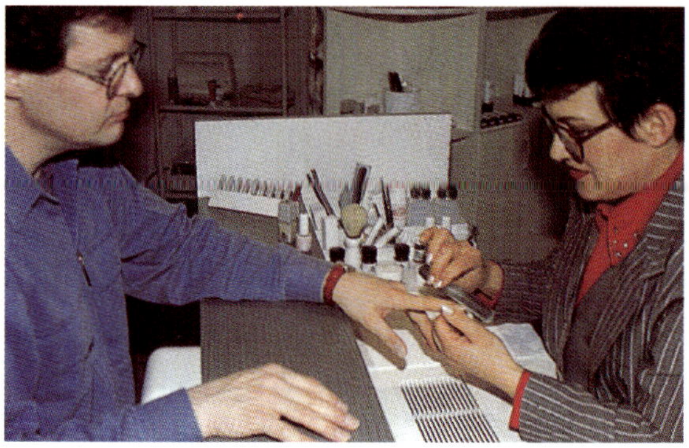

Szczególnie popularne, zwłaszcza wśród mężczyzn, polerowanie paznokci.

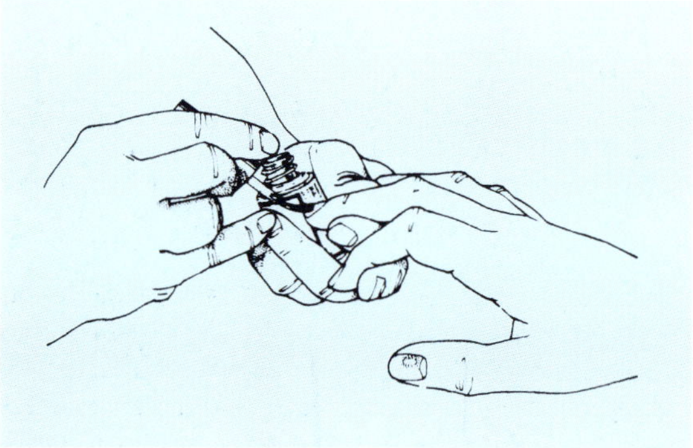

Sposób trzymania flakonika z lakierem podczas lakierowania.

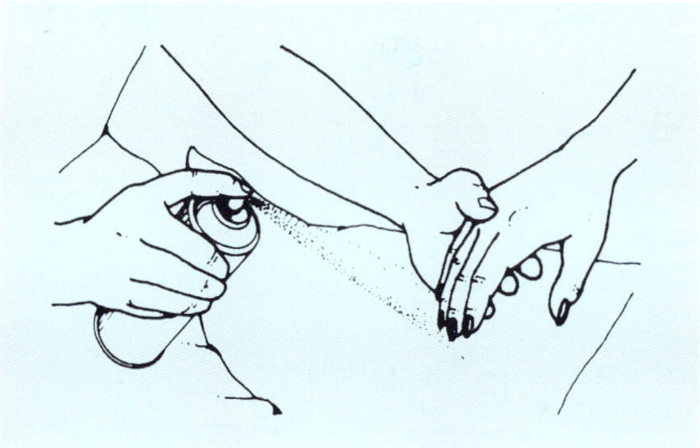

Polakierowane paznokcie spryskane specjalnym środkiem schną szybciej.

5

wierzchniowo czynnych. Wierzchołki palców jednej ręki zanurzamy na pięć minut. W tym czasie zajmujemy się drugą ręką.

Przed przystąpieniem do **wycinania naskórka** na rozmiękczony naskórek nanosimy **preparat złuszczający** i chwilę czekamy. Patyczkiem do manicure lub z drzewa różanego delikatnie odsuwamy naskórek. Złuszczony naskórek zgarniamy z płytki paznokciowej chusteczką higieniczną. Pozostałości złuszczonego naskórka wycinamy cążkami. Samej skórki nigdy nie należy obcinać! Do pielęgnacji paznokci używamy specjalnego olejku. Uwaga: częste **uszkodzenia** spowodowane zbyt mocnym odsuwaniem skórki objawiają się **poprzecznym bruzdowaniem** płytki paznokciowej.

Przed masażem dłoni wykonujemy **peeling**, jeśli stan skóry tego wymaga. Preparat do **peelingu** nakładamy na grzbiet dłoni i masujemy wykonując koliste ruchy rękoma lub szczoteczką. Na zakończenie dłonie wycieramy ciepłą, wilgotną myjką.

Do **masażu dłoni** używamy preparatu pielęgnacyjnego, który równomiernie nanosimy na skórę. Następnie wykonujemy różne **ruchy masażu**, przede wszystkim **rozcieranie** i **głaskanie**.

Polerowanie paznokci cieszy się dużą popularnością, także wśród mężczyzn. Paznokcie są błyszczące, a ich powierzchnia gładka i bardziej odporna. Innym pozytywnym aspektem jest lepsza przyczepność lakieru do paznokci. Najpierw alkoholem usuwamy resztki **olejku** i **kremu do paznokci**. Połysk uzyskujemy polerując odtłuszczoną powierzchnię paznokcia skórzaną polerką lub specjalnym **pilnikiem do polerowania**. Paznokcie będą się błyszczały szybciej, jeśli ruchy polerowania będziemy wykonywać w kształcie litery X dociskając pilnik w kierunku wierzchołka paznokcia. Polerowanie jest także swego rodzaju masażem poprawiającym ukrwienie łożyska, co korzystnie wpływa na **wzrost paznokcia**. Wypolerowane paznokcie można polakierować. Paznokcie możemy też w ostatniej fazie polerowania posmarować olejkiem, aby uzyskać połysk. U mężczyzn tego nie wykonujemy.

Przed lakierowaniem z paznokci usuwamy **preparatem odtłuszczającym** resztki kremu i olejku, jeżeli wcześniej nie były polerowane. Najpierw kładziemy jedną warstwę lakieru **podkładowego** i czekamy, aż dobrze wyschnie. Potem nanosimy **lakier kolorowy** (**matowy** lub **perłowy**). Podczas **lakierowania** pędzelek przykładamy do płytki paznokciowej poniżej jej połowy, przesuwamy do granicy skórki i jednym pociągnięciem cofamy do wierzchołka paznokcia. Lakieru nie nanosimy zbyt grubo. Pierwsza warstwa nie musi dokładnie pokryć paznokcia. Lakier powinien dobrze wyschnąć, dopiero wtedy nanosimy drugą warstwę i czekamy do całkowitego wyschnięcia.

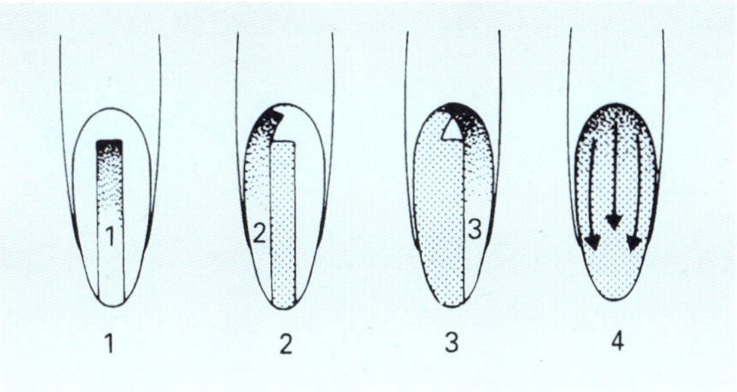

Często stosowana kolejność nanoszenia lakieru podkładowego.

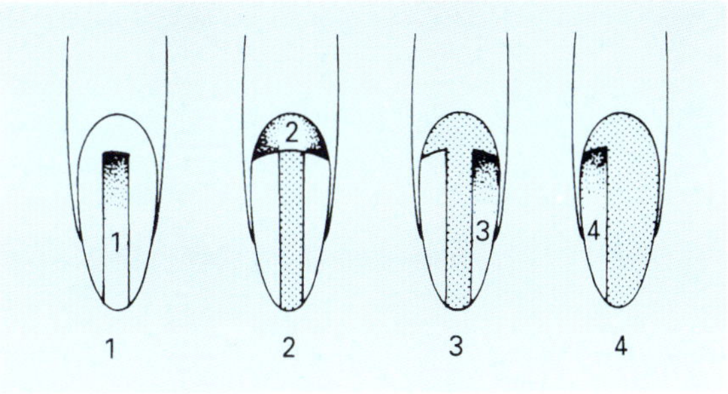

Często stosowana kolejność nanoszenia lakieru.

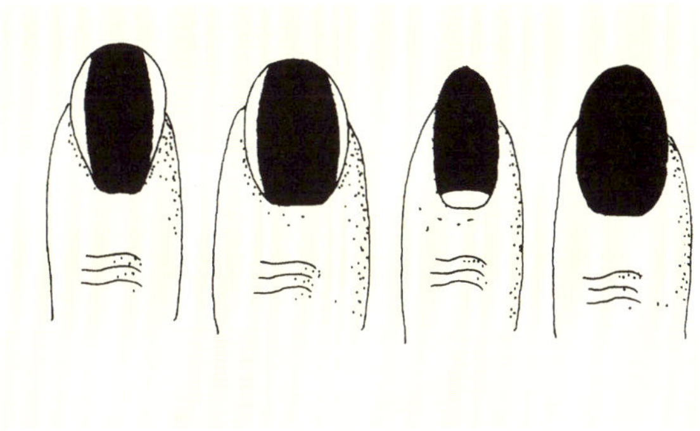

Odpowiedni sposób nałożenia lakieru optycznie koryguje kształt paznokci.

Do lakierowania można użyć także **lakieru w sztyfcie**. Jeżeli chcemy przyspieszyć schnięcie lakieru, po odczekaniu krótkiej chwili spryskujemy go specjalnym preparatem.

Sposób nakładania i rodzaj lakieru zależą od kształtu i długości paznokci, życzenia klientki i jej ubioru. Należy być na bieżąco z często zmieniającymi się trendami mody. Dzięki odpowiedniemu nałożeniu kolorowego lakieru możemy optycznie korygować kształt paznokci. W przypadku paznokci długich i wąskich nie lakierujemy obłączka. Jeśli paznokcie są szerokie, nie lakierujemy ich brzegów.

Kosmetyczka może włączyć do swojej oferty **modelowanie paznokci**. Jest to przedłużanie i wzmacnianie naturalnych paznokci i korygowanie zmian w obrębie płytki paznokciowej polegające na doklejaniu do naturalnych paznokci sztucznych płytek. Usługą specjalną jest upiększanie płytki paznokciowej techniką **air brush**, polegającą na ozdabianiu płytki paznokciowej miniaturowymi wzorkami, nanoszonymi za pomocą pistoletu spryskującego i sprężonego powietrza.

Proszę odnieść się do następującej sytuacji: klientka przykłada dużą wagę do zewnętrznego wyglądu. Ubiera się elegancko i stosuje stylowy makijaż. Podczas rozmowy poprzedzającej makijaż kosmetyczka zauważa u klientki krótko obcięte, szerokie paznokcie i zastanawia się: „w jaki sposób mogę zaproponować klientce wykonanie manicure?"

2. Pielęgnacja dłoni

Mile widziana jest pielęgnacja dłoni w połączeniu z pielęgnacją paznokci. Klientka może też używać kremu do rąk w domu. Pielęgnacja dłoni jest bardzo istotna, gdyż jest to część ciała najbardziej narażona na działanie szkodliwych substancji.

Dłonie są najważniejszym „narzędziem pracy", a także wizytówką kosmetyczki. Ponieważ kosmetyczka w ciągu swojego dnia pracy ma częsty kontakt z wilgocią i substancjami atakującymi keratynę, skóra rąk narażona jest na zniszczenia. Dlatego ochrona skóry własnych dłoni powinna być tak samo ważna, jak oferowane w gabinecie kosmetycznym usługi w ramach pielęgnacji dłoni i paznokci. Kosmetyczka powinna unikać niepotrzebnego kontaktu z wodą, środkami powierzchniowo czynnymi i dezynfekującymi, chemicznymi środkami czyszczącymi w trakcie prania, sprzątania, zmywania naczyń w gospodarstwie domowym i w gabinecie kosmetycznym, a więc powinna nosić jednorazowe **rękawice ochronne**.

Wszystkie zabiegi, które wiążą się z potencjalnym ryzykiem kontaktu z krwią lub płynami ustrojowymi, kosmetyczka powinna wykonywać w jednorazowych rękawiczkach. Jest to podstawowa forma profilaktyki zakażenia wieloma chorobami przenoszonymi przez krew, np. wirusem zapalenia wątroby typu B i C oraz HIV.

Gdy temperatura spada poniżej zera, wskazane jest noszenie ciepłych rękawiczek. Zimą cienka skóra dłoni, prawie bez podściółki tłuszczowej i z niewielką liczbą gruczołów łojowych, szybko wysycha. Także bardzo wysoka temperatura szkodzi skórze i prowadzi do powstawania suchych zmarszczek i szorstkiej powierzchni grzbietu dłoni.

Dzięki regularnemu używaniu **kremu ochronnego** i **kremu pielęgnacyjnego do rąk**, kąpieli parafinowych i maseczek skóra dłoni jest elastyczna i miękka. Ręce szczególnie zniszczone i zaczerwienione można na noc natłuścić kremem i nałożyć bawełniane rękawiczki. Za pomocą kulek do akupresury, kul Qigong lub specjalnych pierścieni można rozmaso-

5

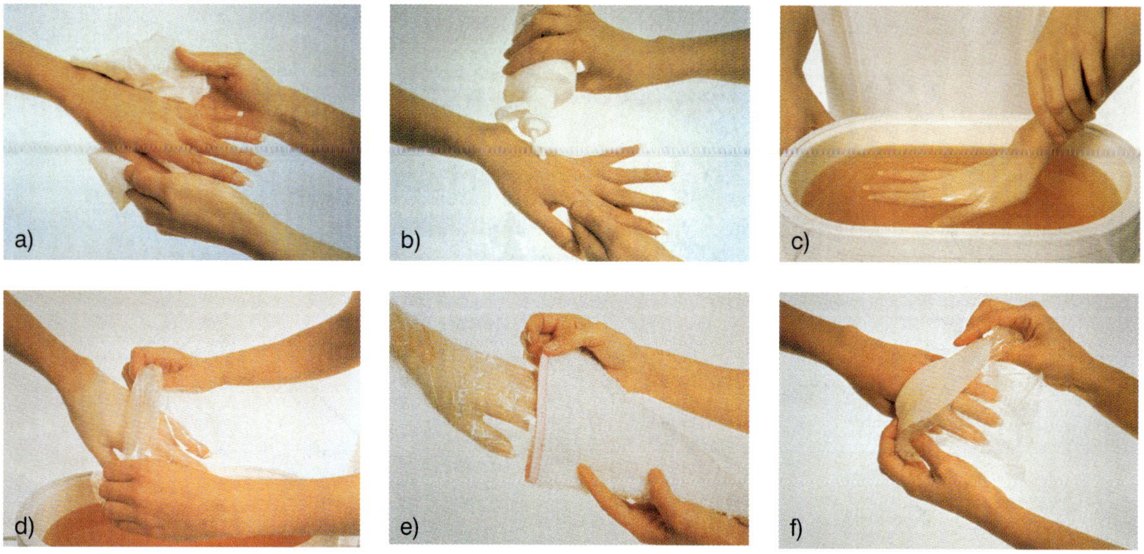

Kąpiel parafinowa dłoni: a) najpierw możemy wykonać peeling dłoni, przygotowując skórę na wchłanianie substancji odżywczych; b) dłonie smarujemy balsamem odżywczym; c) dłoń zanurzamy w kąpieli parafinowej; d) nakładamy plastikową rękawicę ochronną; e) dłoń umieszczamy w rękawicy ocieplającej, parafina powinna działać 15 minut; f) na koniec zdejmujemy plastikową rękawicę wraz z parafiną.

wać dłonie, poprawiając krążenie krwi, i usprawniać poruszanie palcami.

Nieliczne klientki odwiedzą gabinet kosmetyczny wyłącznie w celu pielęgnacji dłoni, dlatego **specjalną pielęgnację dłoni** możemy zaoferować na dwa sposoby. Możemy ją wykonać wraz z serią zabiegów pielęgnacyjnych twarzy lub zaproponować cykl zabiegów leczniczych za jedną cenę. W każdym przypadku należy uzmysłowić klientce, że specjalistycznych zabiegów nie można porównywać z natłuszczaniem kremem rąk w domu. Tak jak w przypadku pielęgnacji twarzy, należy rozróżniać pielęgnację w gabinecie kosmetycznym i pielęgnację domową, chociaż obydwie się uzupełniają.

Uzupełnieniem manicure może być **kąpiel parafinowa** lub w mleku z miodem. Po kąpieli wykonujemy masaż dłoni, a następnie nakładamy maskę. Po pielęgnacji paznokci następuje pielęgnacja skóry dłoni.

Jeżeli skóra jest wysuszona i popękana, nie należy stosować **peelingu**, gdyż warstwa rogowa jest już uszkodzona. **Peeling enzymatyczny** zbyt intensywnie rozpuściłby, a mechaniczny za bardzo podrażnił już uszkodzoną warstwę rogową. Lepszym rozwiązaniem jest wykorzystanie **płatków owsianych**. W tym celu wrzucamy płatki owsiane do małej miseczki, zalewamy gorącą wodą i rozdrabniamy pędzelkiem z twardego włosia aż do uzyskania owsianej papki. Uzyskaną masę kładziemy na skórę i wcieramy przez jakiś czas. Zabieg ten jest bardzo łagodny, tarcie skóry niewielkie, a rezultat całkowicie wystarczający. Skóra jest gładka i „wdzięczna" za wykonany masaż.

Można też **dłonie „wykąpać" w jogurcie**. Potrzebny będzie jogurt śmietankowy, który mieszamy z łyżeczką oleju z kiełków pszenicy. Masę nanosimy na skórę i pozostawiamy na 10 minut. Olej wygładza skórę, a **kwas mlekowy** z jogurtu usuwa obumarłe, złuszczone komórki naskórka.

Należy również przeznaczyć czas na **masaż dłoni**, gdyż ma on wielostronne działanie. Intensywnie pielęgnuje skórę dłoni, udrażnia naczynia krwionośne i limfatyczne oraz stabilizuje przemianę materii. Na jedną rękę należy przeznaczyć około 10 minut. Jako **środków poślizgowych** możemy użyć preparatów nawilżających. Substancje dodatkowe, takie jak **pantenol**, **rumianek**, **bisabolol** pielęgnują i działają kojąco, podobnie jak **ziele dziurawca** i **olej nagietkowy**.

Maski na dłonie dobieramy stosownie do stanu skóry. Powinny one w znacznym stopniu natłuszczać i nawilżać skórę. Maskę możemy na dłonie położyć w trakcie wykonywania pielęgnacji twarzy. Maski kremowe nanosimy na skórę i owijamy folią. Po upływie 15 minut należy je zmyć. Dobrze sprawdzają się także wszystkie dostępne w sprzedaży **maski nawilżające**. Możemy również zastosować inne rozwiązania. Do emulsji dodajemy mieszankę **olejków eterycznych**. Białą glinkę można zmieszać z żelem i ewentualnie dodać trochę kremu. Taka maska położona na zaczerwienioną skórę działa wybielająco i wygładzająco. Twarożek z dodatkiem oleju z kiełków pszenicy lub oleju awokado również wygładza skórę.

Pielęgnację dłoni możemy uzupełnić **kąpielami** lub **drenażem limfatycznym**. **Kąpiel parafinową** stosujemy po wykonaniu wszystkich zabiegów. Klientka zanurza dłonie w parafinie, dzięki czemu do skóry nie dochodzi powietrze, zostaje ona nawilżona i lepiej wchłania substancje odżywcze. Skóra jest gładka i delikatna.

Zabieg **jonoforezy** nadaje się szczególnie dla skóry atopowej. Na przygotowaną skórę dłoni nanosimy **preparat z ampułki**, na grzbiet dłoni kładziemy aktywną elektrodę, a przeciwną przykładamy do wewnętrznej części dłoni. Zabieg dla jednej ręki powinien trwać ~3–5 minut.

Bielactwo na dłoniach można zatuszować **makijażem maskującym**. Odbarwione miejsca nie będą się wówczas wyróżniały.

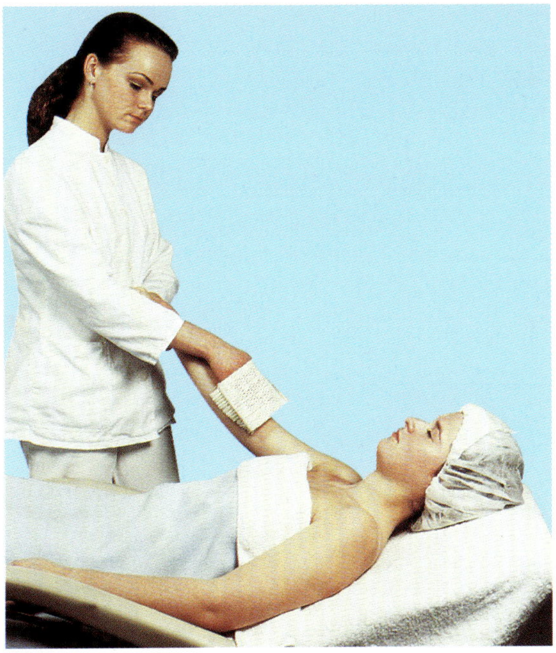

Suchy masaż szczotką do ciała wygładza skórę i poprawia jej ukrwienie.

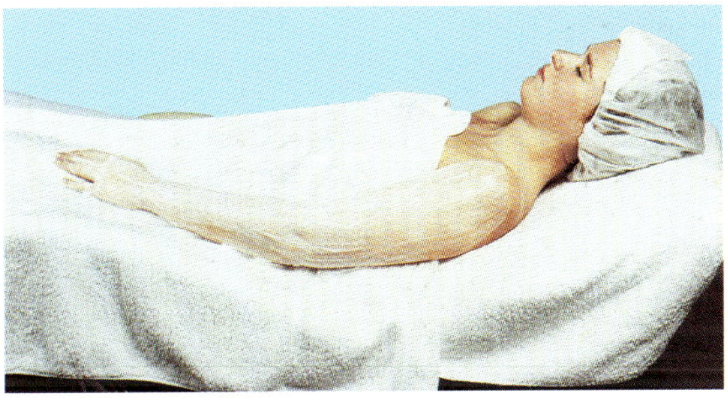

Maseczka kremowa pielęgnuje skórę.

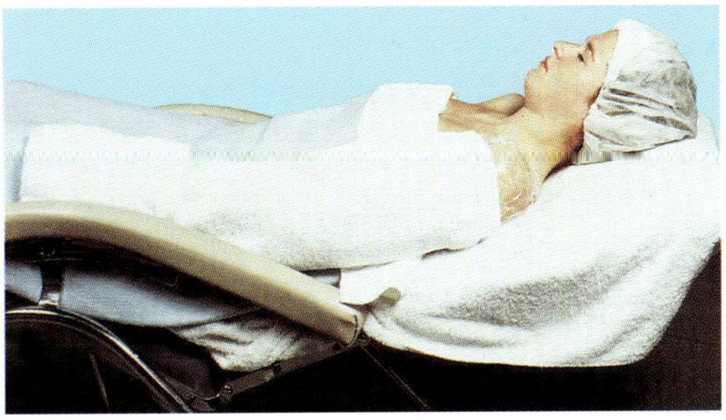

Owinięcie w folię powoduje wytworzenie ciepła. Warstwa rogowa zostaje rozpulchniona i dzięki temu skóra staje się gładka.

3. Pielęgnacja łokci, ramion i kolan

Łokieć to miejsce, na którym skóra jest najbardziej narażona na zniszczenia. Łokcie ocierają się o ubranie, często się nimi podpieramy, co powoduje znaczny nacisk na tę małą część skóry. Naturalną reakcją skóry jest rogowacenie i przebarwienie. Jest jednak kilka sposobów, aby temu zaradzić. Zgrubiała skóra łatwo się ściera podczas kąpieli. Możemy użyć do tego szczotki do masażu, zastosować peeling z otrąbkami migdałowymi lub innymi drobinami ściernymi. Po kąpieli wcieramy w skórę podgrzany olej z kiełków pszenicy, olej z oliwek lub olejek do ciała, dzięki czemu skóra staje się miękka i ładnie wygląda. Na początku zabieg ten powinno się wykonywać co dwa dni. Do pielęgnacji domowej można zalecić preparat do smarowania łokci wieczorem.

Problemy ze skórą na łokciach są dobrą okazją do zaproponowania klientce **pielęgnacji ramion**, w czasie której ze szczególną troskliwością zajmiemy się łokciami. Na początku zmywamy ramiona wilgotną, ciepłą myjką. Następnie stosujemy parę, najpierw na jedno, potem na drugie ramię. W czasie, gdy pierwsze ramię jest już wolne, możemy zastosować peeling mechaniczny albo przed parowaniem na sucho wykonać masaż szczotką. Podczas masażu szczególnie zwracamy uwagę na łokcie.

Na zakończenie ramię kładziemy na ręczniku pokrytym folią i nacieramy ciepłym olejem. Następnie zanurzamy kawałek waty w oleju i przykładamy do łokcia. Całe ramię owijamy folią i przykrywamy ręcznikiem, aby utrzymać ciepło. Czekamy 15 minut. To samo wykonujemy z drugim ramieniem. Po usunięciu folii ramiona masujemy. Po takim zabiegu klientka doceni pielęgnację ramion i nie zapomni o pielęgnacji domowej. W tym celu powinnyśmy jej zaproponować odpowiednie kosmetyki.

Pomijając wrodzone wady nóg, większość kobiet sama jest winna temu, że ich **nogi** i **kolana** nie wyglądają dobrze. Należy wykonywać odpowiednie ćwiczenia, masować i pielęgnować nogi. Niedostateczna ilość ruchu, nadwaga, źle dobrane obuwie, niewygodne meble do siedzenia, zła pozycja podczas siedzenia sprzyjają powstawaniu chorób nóg i stóp.

5

Rola kosmetyczki ogranicza się w tych przypadkach do udzielenia porad i zalecenia odpowiednich kosmetyków do pielęgnacji. Zmiennocieplne natryski pobudzają przemianę materii i wzmacniają tkankę. Nacieranie nóg na przemian wodą toaletową, balsamem i oliwką do ciała wspomaga czynności skóry. Codzienny masaż szczotką pobudza krążenie i ujędrnia skórę.

Często po opalaniu skóra na kolanach silnie rogowacieje. Dzieje się tak również, gdy często klęczymy. Zniszczoną skórę kolan należy pielęgnować w ten sam sposób co zniszczoną skórę łokci: ścierać zrogowaciałą warstwę rogową i smarować kremami lub innymi preparatami do pielęgnacji. Szczególną uwagę należy zwracać na występowanie **żylaków**! Dotyczy to wszystkich zabiegów wykonywanych w obrębie nóg.

4. Pielęgnacja stóp

Nie tylko osoby starsze cierpią na schorzenia stóp. Wiele osób młodszych skarży się na pocenie się stóp, pieczenie, puchnięcie lub ucisk. Nasze stopy zasługują na uwagę. Kosmetyczka stosując rozmaite zabiegi może w znacznym stopniu przyczynić się do zachowania zdrowych stóp. Może ona udzielać też porad i zalecić odpowiednie kosmetyki do pielęgnacji stóp.

W ramach kosmetyki ogólnej możemy przez pielęgnację stóp działać wzmacniająco i regulująco na cały organizm. Schorzeniami stóp i kończyn dolnych powinien zająć się lekarz ortopeda czy dermatolog, ewentualnie podolog. Wymagają one zastosowania specjalistycznych technik leczenia. Zawód podologa, podobnie jak kosmetyczki, nie jest chroniony praw-

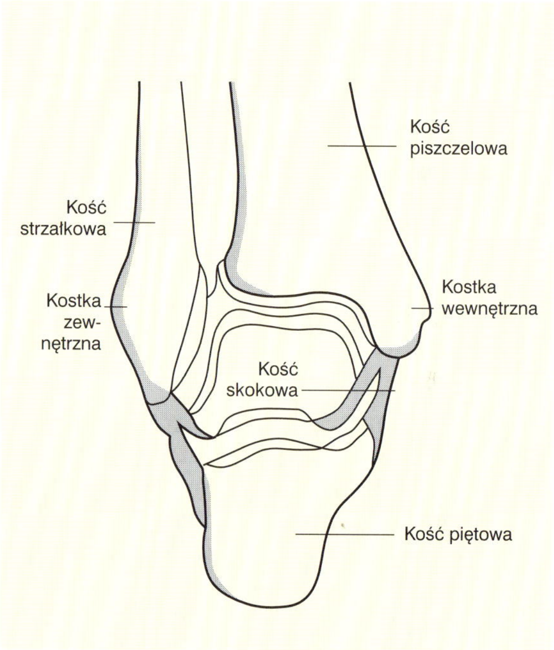

Oba stawy skokowe i obie kostki (widok od tyłu).

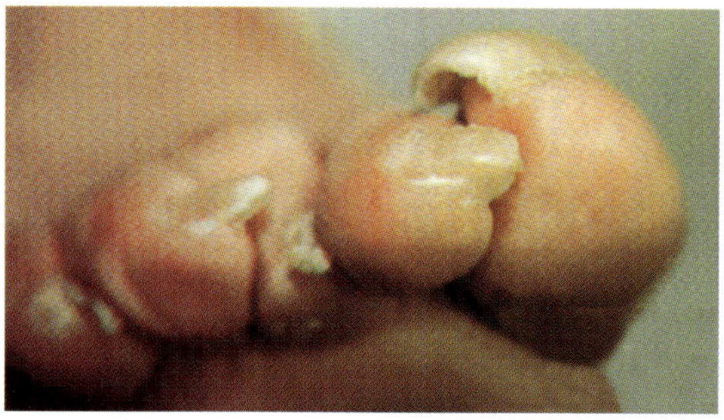

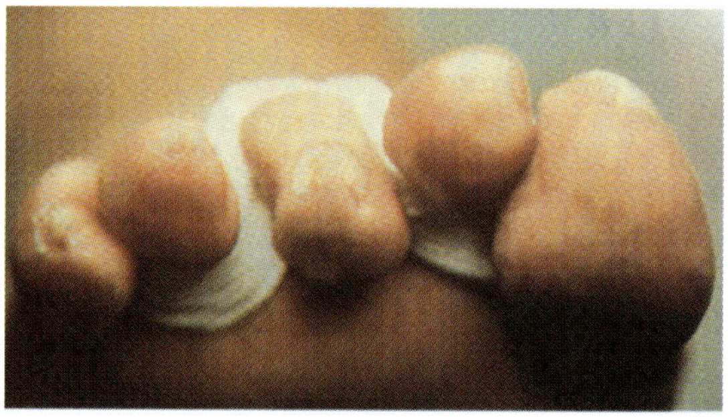

Starcze zmiany w obrębie paznokci stóp. Przed i po zabiegu.

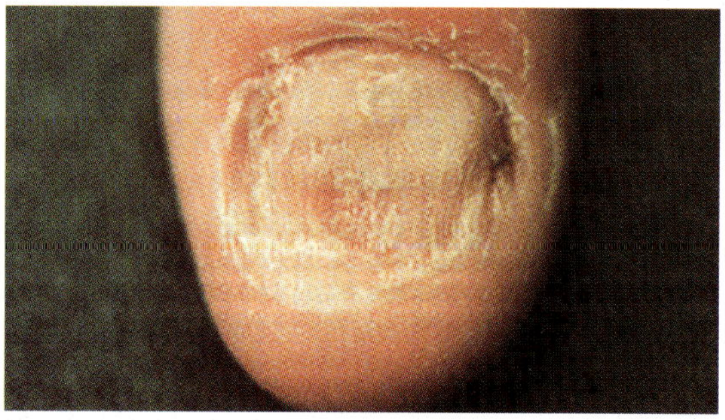

Paznokieć ściągnięty przez lekarza z powodu urazu.

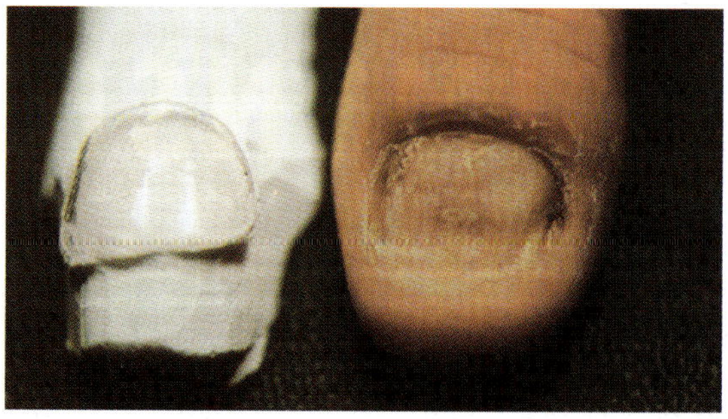

Proteza paznokcia, względnie sztuczny paznokieć wykonany w celu ochrony łożyska

Takimi schorzeniami i uszkodzeniami paznokci u stóp powinien zająć się doświadczony podolog.

5

nie. Z chwilą gdy zawód podologa zostanie uznany, kosmetyczki nie będą mogły zajmować się medyczną pielęgnacją stóp (np. wykonywać protezy paznokci, chyba że zdobędą odpowiednie wykształcenie). (W Polsce nie ma takiej specjalności i nie ma planów związanych z zawodem technika podologa. Rolę tę pełnią pedikiurzystki).

Z punktu widzenia prawa, kosmetyczka może zajmować się wyłącznie zdrowymi nogami. Oznacza to, że może ona wykonywać wszystkie zabiegi służące zachowaniu zdrowych stóp i nóg. Zaliczamy do nich: kąpiele, okłady, masaże, ćwiczenia, a także skracanie i nadawanie kształtu paznokciom, pielęgnacja paznokci i obrąbka naskórkowego, usuwanie zrogowaciałej warstwy rogowej, upiększanie paznokci, zwalczanie nadmiernej potliwości stóp. Do zadań kosmetyczki należy również udzielanie porad oraz sprzedaż **kosmetyków do pielęgnacji stóp**. Znajomość anatomii i fizjologii stóp jest podstawą rzetelnego wykonywania zawodu.

4.1. Budowa kończyny dolnej

Stopa składa się z 28 **kości**, 19 **mięśni** i 107 **ścięgien** i **więzadeł**, dzięki którym możemy stać, chodzić, biegać i skakać. **Stęp** stopy tworzy siedem kości: **skokowa**, **piętowa**, **łódkowata**, trzy **klinowate** i **sześcienna**. **Śródstopie** składa się z pięciu kości długich. Zaczynają się one przy **kościach stępu** i kończą z przodu główką. Po stronie wewnętrznej stopy znajduje się pierwsza **kość śródstopia**. Pod jej główką znajduje się **trzeszczka**, która amortyzuje i wzmacnia pierwszą kość śródstopia. **Palce u nóg** zbudowane są w sumie z 14 kości. Z wyjątkiem palucha, każdy z palców tworzą trzy paliczki: podstawowy, środkowy i końcowy. Stawy proksymalne palców są kuliste. Poszczególne paliczki łączą stawy zawiasowe.

Kończyna dolna ma dwa stawy skokowe. **Staw skokowy** górny znajduje się między **kośćmi piszczelową** a **strzałkową**. Staw skokowy dolny położony jest między kością skokową a dwiema kośćmi stępu, piętową i łódkowatą. Guzowate zakończenia **kości piszczelowej** i strzałkowej tworzą kostki wewnętrzną i zewnętrzną.

Stopę można przyrównać do potrójnego sklepienia. Po wewnętrznej stronie stopy przebiega wewnętrzne **sklepienie podłużne** i analogicznie po zewnętrznej – zewnętrzne sklepienie podłużne. Sklepienie wewnętrzne jest znacznie wyższe od zewnętrznego. Kości śródstopia są uszeregowane wzdłuż **sklepienia poprzecznego**, dlatego kości śródstopia stykają się z ziemią tylko w miejscu główek.

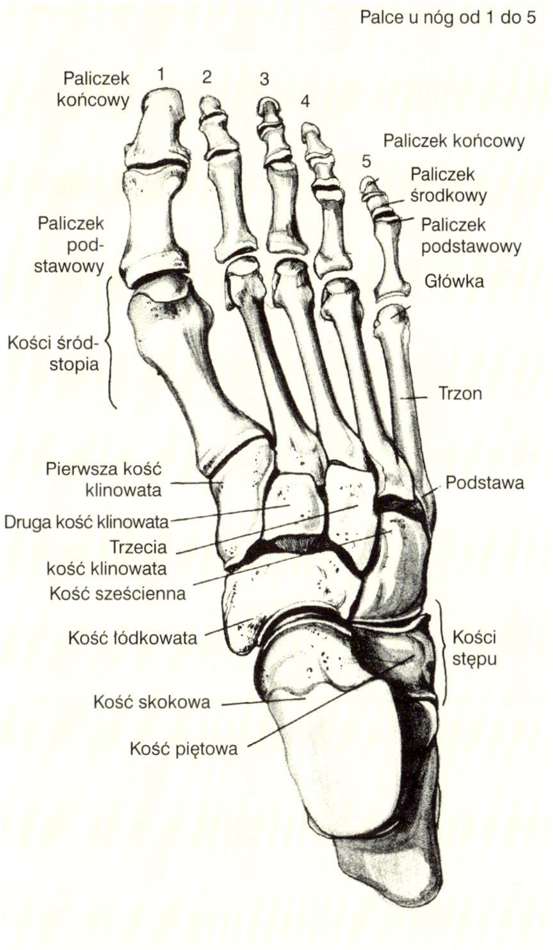

Układ kostny prawej stopy (widok z góry): pod lewą dużą kością śródstopia można rozpoznać trzeszczkę.

Kości kończyny dolnej i ich **stawy** utrzymują mocne więzadła, szczególnie na podeszwie, oraz mięśnie. Dzięki współpracy stawów, mięśni i więzadeł możemy poruszać kończyną dolną, chwytać, prostować, rozstawiać palce i wykonywać ruchy okrężne.

Większość **mięśni** poruszających stopą tworzy jedną całość z podudziem, ponieważ część mięśni poruszających stopą i palcami tam bierze swój początek. Mięśnie te podzielone są na dwie grupy: mięśnie długie podudzia i mięśnie krótkie stopy. Do mięśni długich zaliczamy trzy mięśnie prostowniki, sześć mięśni zginaczy i dwa położone po bokach dźwigacze krawędzi stopy. Mięśnie krótkie leżą w **zagłębieniu stopy** na spodniej stronie i przykryte są więzadłami podeszwowymi.

Ścięgno Achillesa jest najmocniejszym ścięgnem całego ciała. Od góry ku dołowi zwęża się i grubieje. Na ścięgnie Achillesa zawieszone są trzy mięśnie podudzia. Między tym ścięgnem a kością piętową znajduje się kaletka maziowa. Ciągłe noszenie bu-

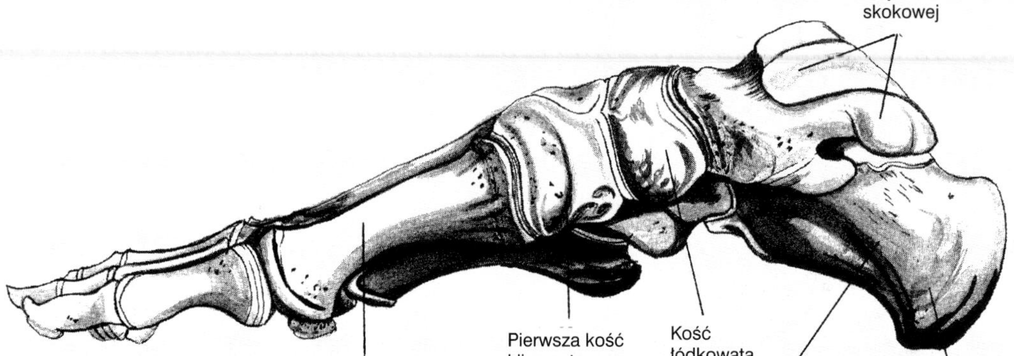

Układ kostny prawej stopy. Wysklepienie wewnętrznej strony stopy jest wysokie i szeroko rozpięte. Wysklepienie strony zewnętrznej jest znacznie bardziej płaskie.

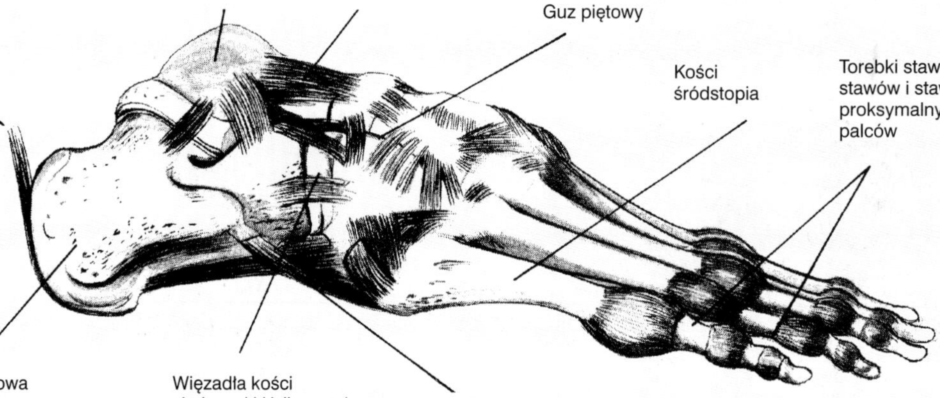

Zwarty układ więzadeł i ścięgien umożliwia poruszanie stopą.

tów na wysokich obcasach powoduje skrócenie ścięgna Achillesa.

Impulsy nerwowe do kończyn dolnych przewodzą **nerwy lędźwiowe** i **krzyżowe**. Najbardziej znany jest **nerw kulszowy**. Biegnie on pod mięśniem pośladkowym wielkim, przez udo do zgięcia kolanowego i tu rozgałęzia się na nerwy piszczelowy i strzałkowy.

Kończynę dolną w krew zaopatrują tętnice udowa, podkolanowa, piszczelowa i strzałkowa. Największe żyły to **odpiszczelowa** i **odstrzałkowa**. Nogi oplata gęsta sieć naczyń krwionośnych i limfatycznych. Węzły chłonne kończyn dolnych znajdują się w pachwinach.

Zaburzenia krążenia krwi i przepływu limfy są przyczyną **zmian zwyrodnieniowych** stóp i nóg. W no-

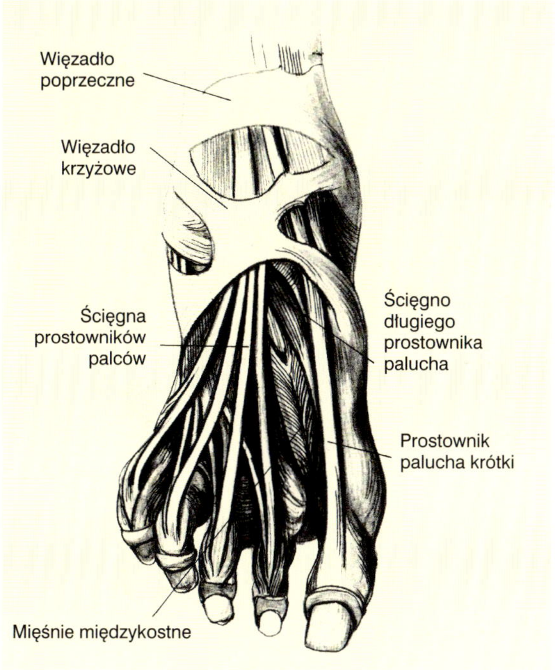

Ścięgna, więzadła i mięśnie prawej stopy.

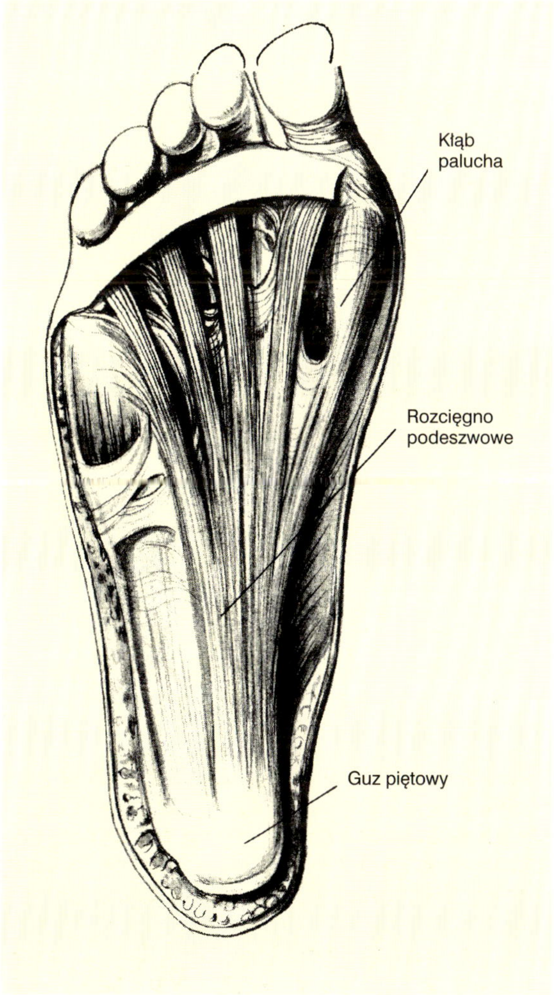

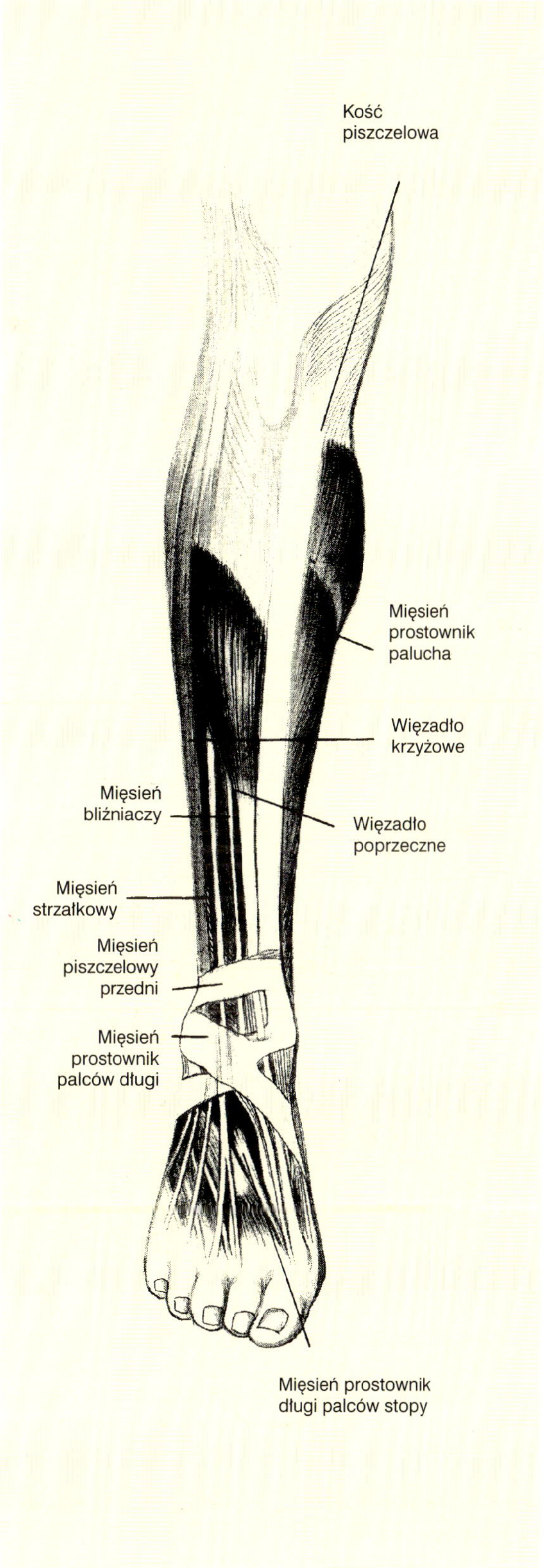

Podudzie i stopa połączone mięśniami i więzadłami tworzą jedną całość.

Mięśnie i ścięgna prawej podeszwy.

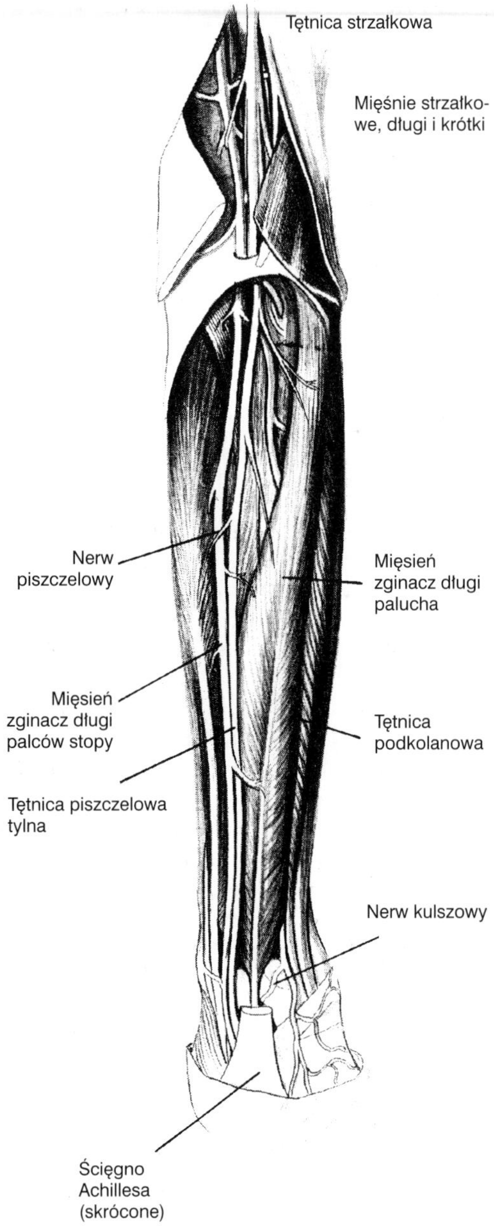

Mięśnie, nerwy i naczynia prawego podudzia (widok od tyłu).

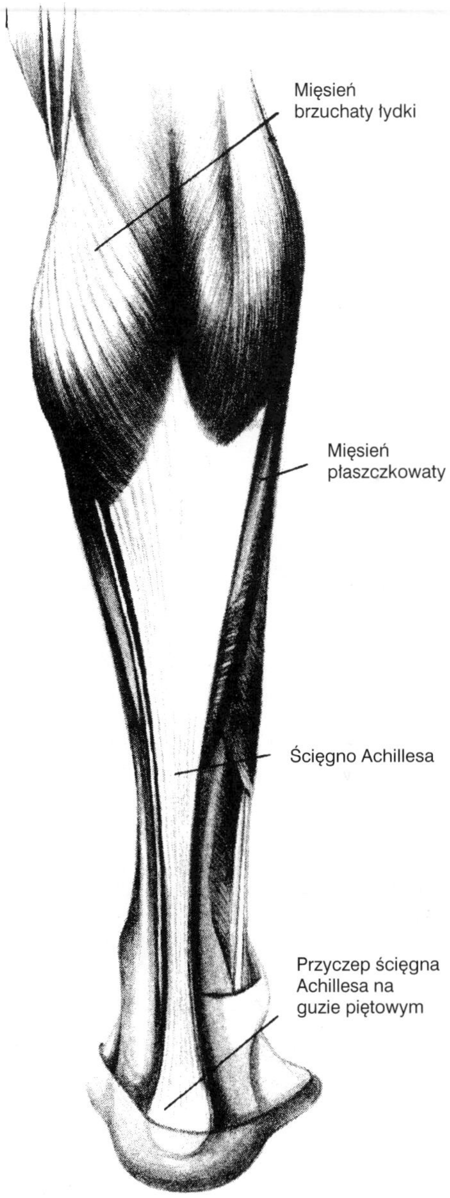

Ścięgno Achillesa.

gach kończą się liczne drogi nerwowe, połączone z organami wewnętrznymi. Skóra stóp musi kompensować szkodliwe działania z zewnątrz: nieprzewiewny materiał skarpet, odciski, zbyt wysoką lub zbyt niską temperaturę. W takich przypadkach rola kosmetyczki, która zastosuje odpowiednią pielęgnację i udzieli właściwych porad klientce, jest nieoceniona.

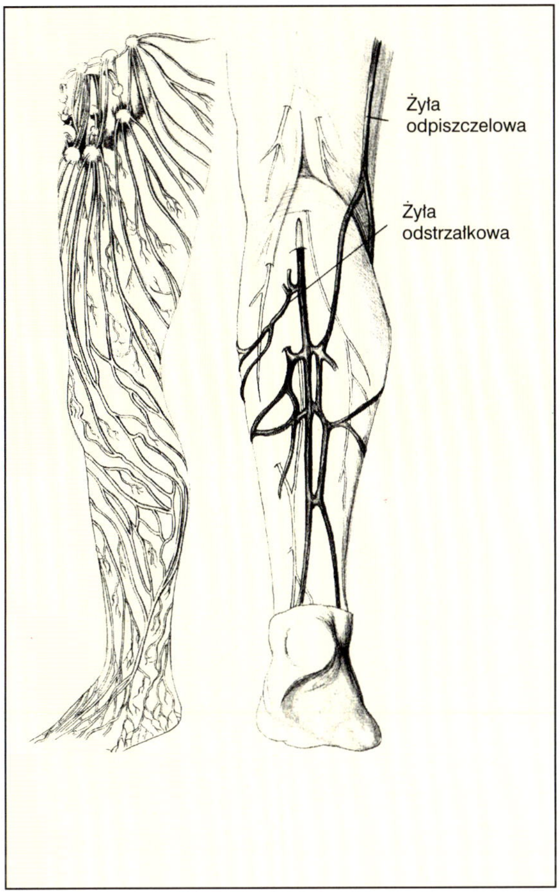

Układ naczyń krwionośnych i limfatycznych kończyny dolnej.

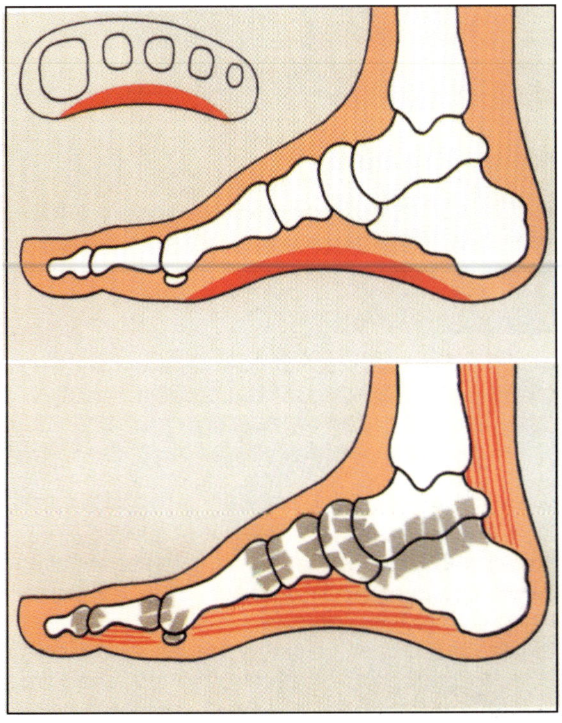

W zdrowej stopie sklepienie podłużne i poprzeczne jest wyraźnie wykształcone.

4.2. Schorzenia kończyn dolnych

Prawie wszystkie schorzenia nóg są nabyte, a nie wrodzone. Około 80% ludzi żyje dzisiaj na „chorej stopie". Większość prac wykonujemy stojąc lub siedząc, używamy samochodów, schodów ruchomych i wind. Dlatego należy poświęcić więcej uwagi pielęgnacji nóg, zadbać o ruch, wygodne obuwie oraz pamiętać o noszeniu butów na obcasach o różnej wysokości. Buty i skarpety powinny być wykonane z przewiewnych materiałów. Wskazane jest także chodzenie boso po naturalnym podłożu. Kosmetyczka może zaoferować specjalny program pielęgnacji nóg.

Zdeformowane stopy nie dają naturalnej amortyzacji. Chodzenie sprawia ból. Najczęściej spotykane wady to: **płaskostopie**, **stopa wydrążona**, **płasko-koślawa** i **szpotawa**. Wady te często są przyczyną zaburzeń postawy, dyskopatii i innych chorób kręgosłupa, które powodują bóle pleców, głowy, zaburzenia krążenia krwi i żylaki. Choroby skóry stóp i nóg obciążają układ immunologiczny. Wpływają też na ogólne samopoczucie.

Innym rodzajem zniekształcenia stopy jest **koślawy paluch** (*hallux valgus*). Noszenie obuwia o wąskich noskach powoduje przesuwanie dużego i małego palca do środka. Następuje przemieszczenie kości, stawy zmieniają układ, powstaje stan zapalny skóry i stawów.

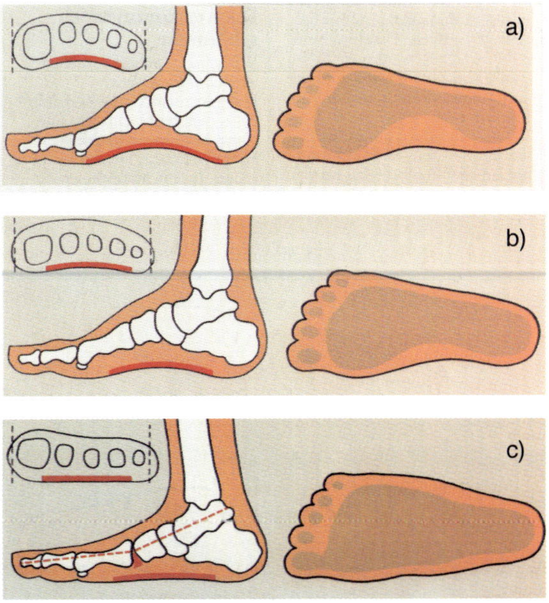

Etapy powstawania płaskostopia: a) zdrowa stopa z prawidłowym wysklepieniem; b) wysklepienie stopy stopniowo się obniża, tworzy się stopa koślawa; stopa jest o 1–2 cm dłuższa i z każdym krokiem pochyla się ku środkowi, obciążenie to powoduje zwiotczenie mięśni; c) ze stopy koślawej rozwija się płaskostopie całkowite, sklepienia stopy są całkowicie zapadnięte.

5

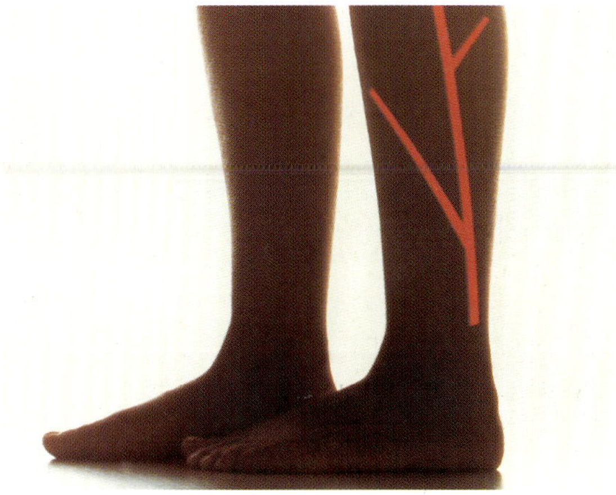

Żylaki – skutek złego krążenia, spowodowanego noszeniem ciasnego obuwia.

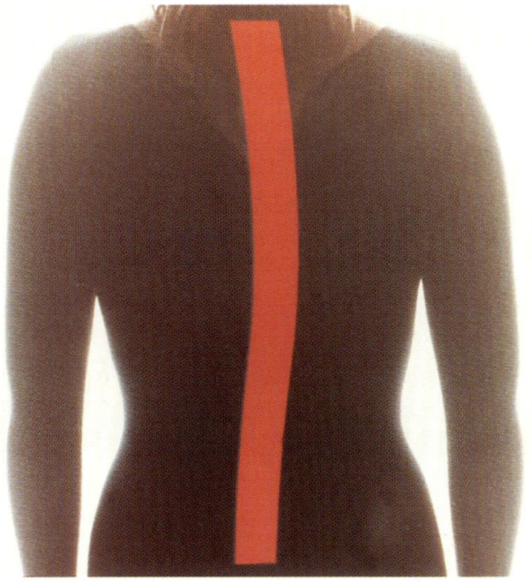

Wady stóp są przyczyną powstawania schorzeń wtórnych; zaliczamy do nich schorzenia kręgosłupa.

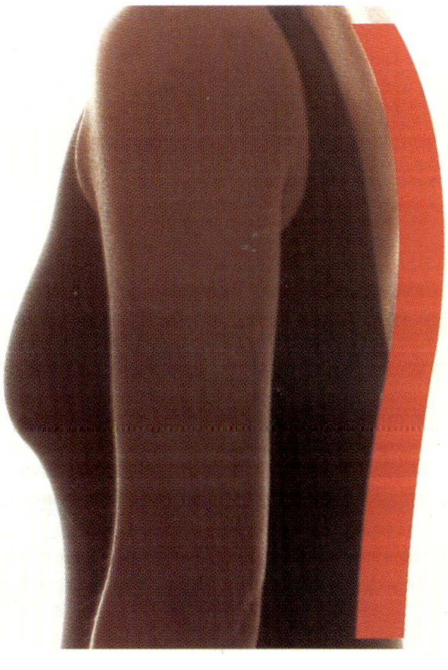

Wady stóp mogą być przyczyną dyskopatii.

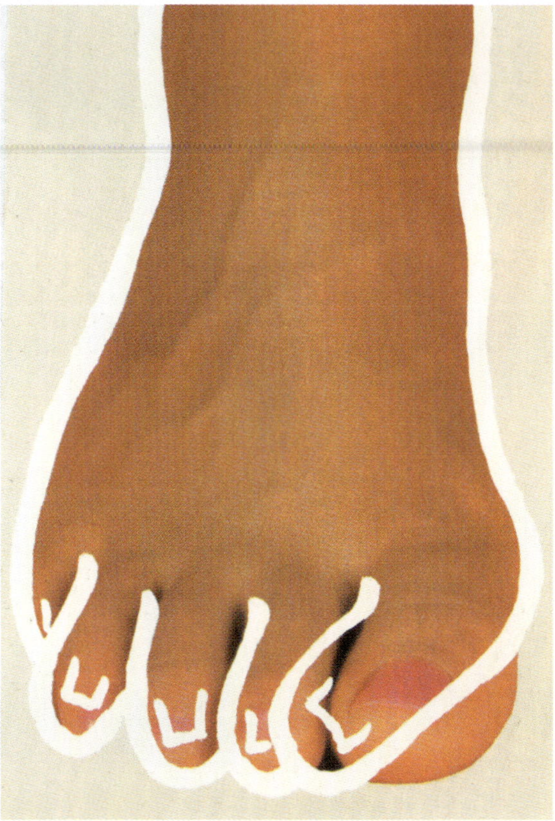

Paluch koślawy jest spowodowany noszeniem zbyt ciasnego obuwia.

5

Nadmierna potliwość stóp (*hyperhidrosis*). Może być spowodowana czynnikami wewnętrznymi lub zewnętrznymi. Do czynników zewnętrznych zaliczamy: brak higieny, wysoką temperaturę otoczenia, wysiłek fizyczny i noszenie nieprzewiewnego obuwia. Skarpety z włókien syntetycznych, obuwie z tworzywa lub gumy utrudniają odparowanie potu. Wilgoć powoduje rozmiękczenie skóry, a **kwaśny odczyn potu** jest przyczyną podrażnień. Są to idealne warunki do rozwoju **grzybic**.

4.3. Pielęgnacja kończyn dolnych w gabinecie kosmetycznym

Kosmetyczka w ramach **pielęgnacji stóp** może zaproponować dwa rodzaje zabiegów. Pierwszy dotyczy pielęgnacji zdrowych stóp, a jego celem jest wzmacnianie stóp i udzielanie porad klientce w ramach profilaktyki. Drugi obejmuje pielęgnację chorych stóp, ze zmianami skórnymi i na paznokciach. W takich przypadkach możemy zastosować kąpiele stóp, ćwiczenia, masaże, okłady, masowanie na sucho szczotką oraz zabiegi z wykorzystaniem glinki leczniczej.

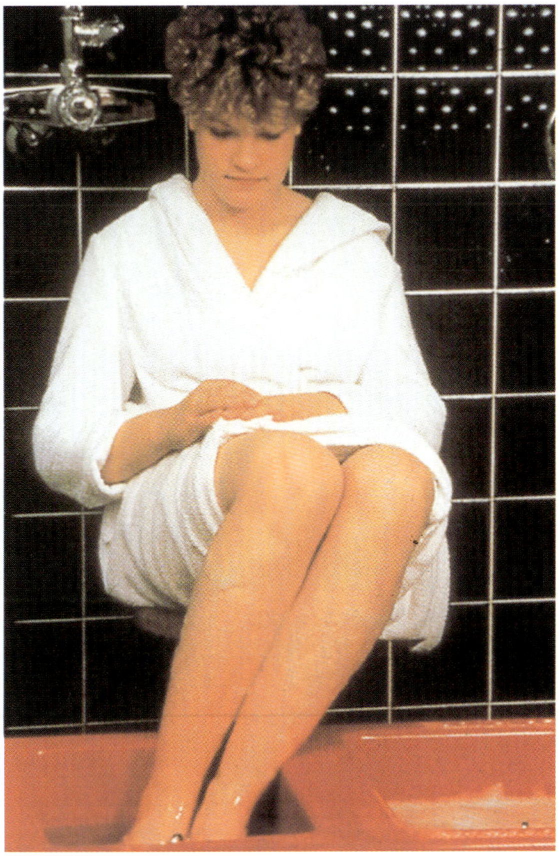

Do kąpieli zmiennych w zimnej i ciepłej wodzie potrzebne są dwie wanienki.

Kąpiele stóp działają na cały organizm. Przez słowo „kąpiel" należy rozumieć zanurzenie stóp, np. w wodzie, strumieniu powietrza, piasku lub wystawienie na działanie promieni słonecznych. Każda kąpiel działa w pierwszej kolejności na powierzchnię skóry. Określone bodźce są przesyłane dalej. Temperatury wyższe od temperatury ciała ogrzewają i działają pobudzająco. Zimno paraliżuje i powoduje zesztywnienie, ale działające przez krótki czas pobudza i ożywia.

Klasyczna kąpiel stóp trwa około 10 minut i obejmuje także łydki. Potrzebna będzie do tego specjalna wanienka do kąpieli stóp (wanienka **Kneippa**) lub duże wiadro. W zależności od potrzeb do kąpieli można dodać korę dębu, szałwię lub garść soli. Temperatura wody powinna wynosić około 35–40°C. Kąpiel poprawia ukrwienie i pobudza krążenie. Kąpiel nóg można wykonać podczas masowania karku. Takie połączenie daje odprężenie i wzmocnienie dla całego organizmu.

Kąpiele naprzemienne w zimnej i ciepłej wodzie poprawiają ukrwienie stóp, zapobiegają też przeziębieniom i zakażeniom grypowym. W przypadku żylaków nie wolno stosować kąpieli zmiennych. Potrzebne będą dwie wanienki. Jedną napełniamy ciepłą

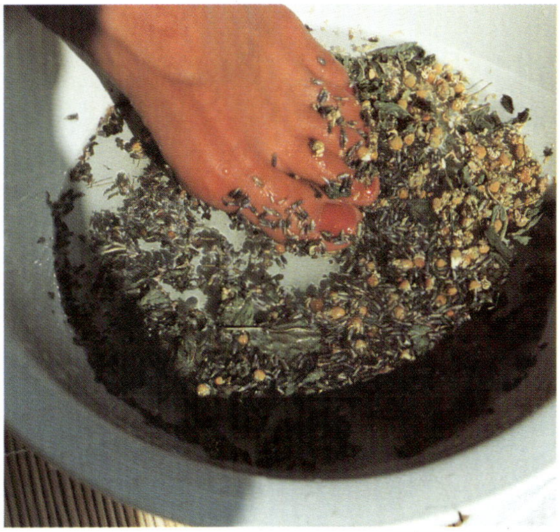

Kąpiel z dodatkiem ziół można przygotować w bardzo prosty sposób. Przygotowanie nie zajmuje dużo czasu, zaś skutek jest długotrwały.

wodą o temperaturze 36–38°C, a drugą zimną wodą. Najpierw moczymy nogi w ciepłej wodzie, około 5 minut następnie na 10 s zanurzamy nogi w zimnej wodzie. Zmianę tę powtarzamy dwa lub trzy razy. Zabieg kończymy kąpielą w zimnej wodzie, a następnie wycieramy nogi i okrywamy. Ruch powoduje ucieplenie stóp. Dodanie do kąpieli igieł świerkowych, suszonych kwiatów łąkowych (np. rumianku, chabru) i rozmarynu wzmacnia jej działanie.

Do **kąpieli oczyszczającej** organizm w ramach kosmetyki ogólnej dodajemy: siarkę, sól morską, ocet jabłkowy lub mąkę z gorczycy. Kąpiele siarkowe przygotowujemy zgodnie z instrukcją na opakowaniu. Do kąpieli z octem jabłkowym potrzebne jest ćwierć litra octu, a do kąpieli z solą morską 300 g soli na osiem litrów wody. Po kąpieli oczyszczającej klientka powinna odpocząć.

Suchy masaż szczotką jest zabiegiem pobudzającym funkcje skóry i ukrwienie całego organizmu. Masujemy szorstką rękawicą lub szczotką do masażu. Ten i inne masaże można stosować tylko wówczas, gdy nie ma zmian chorobowych naczyń krwionośnych lub stanów zapalnych kończyn dolnych.

Oferta gabinetu kosmetycznego może również obejmować **gimnastykę stóp**. Klasyczna gimnastyka jest prosta i można ją wykonać w każdym czasie. Można ją także zalecić w ramach pielęgnacji domowej. Podstawowe ćwiczenia to: chodzenie na palcach, zginanie, rozstawianie palców, chwytanie przedmiotów palcami. Wchodząc na schody na stopień należy stawiać tylko przednią część stopy i lekko się odbijać, w ten sposób rozciągamy **ścięgno Achillesa**. Gdy siedzimy, od czasu do czasu dla po-

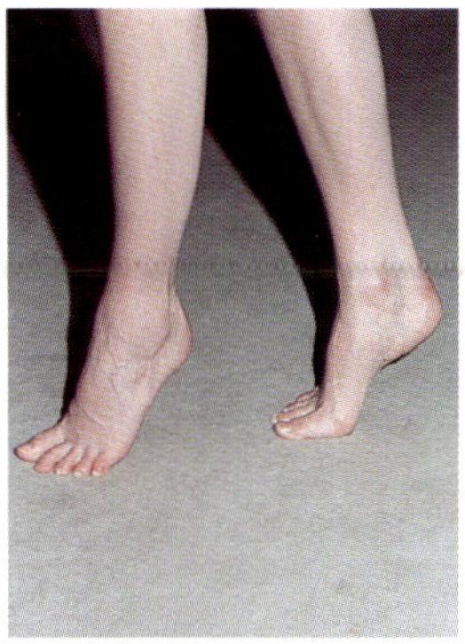

Chodzenie na czubkach palców dobroczynnie działa na cały układ mięśniowy stóp i łydek.

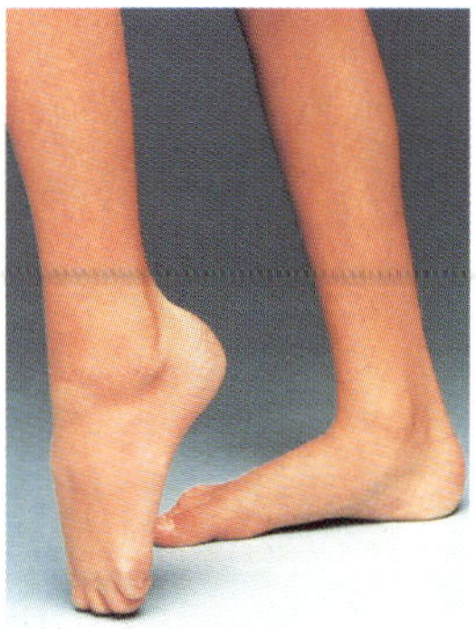

Gimnastyka stóp: zginanie palców.

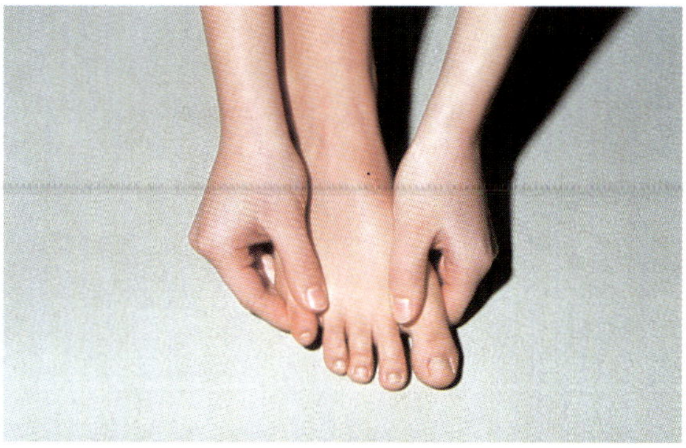

Rozstawianie palców rozluźnia skurcze mięśni.

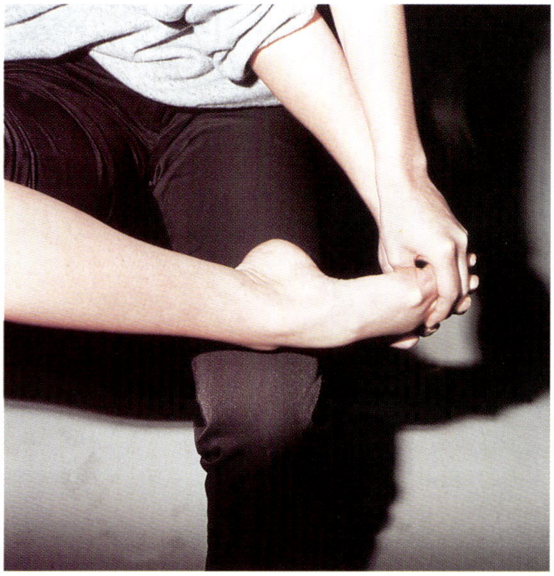

W pozycji siedzącej wyginamy stopę zdecydowanie, ale niezbyt mocno. Ćwiczenie to wzmacnia mięśnie łydki i mięsień piszczelowy przedni.

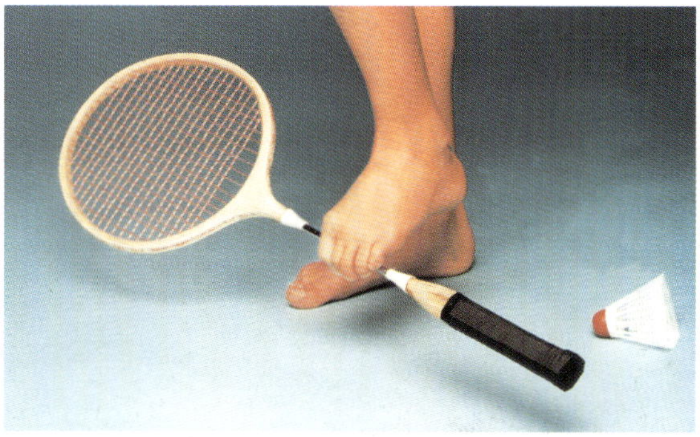

Dzięki ćwiczeniu polegającym na chwytaniu przedmiotów palcami mięśnie stóp zachowują elastyczność.

prawy krążenia nogi należy rozprostować. Także tak często jak to tylko możliwe należy chodzić boso. Do szczególnej gimnastyki w gabinecie kosmetycznym będą potrzebne kwadratowe miseczki, do których wkładamy np. ciepły piasek lub gąbkę. Klientka przez kilka minut chodzi w miejscu po piasku, porusza stopami i zgina palce. Za pomocą gąbki można ćwiczyć chwytanie. Do ćwiczeń tych nadają się także drobne i większe kamienie.

Celem **masażu nóg** i **stóp** jest poprawa ukrwienia i rozluźnienie mięśni, zwłaszcza stóp, które są codziennie obciążane i tkwią w ograniczających ruchy butach. Do masażu możemy zastosować **olejki eteryczne** oraz różne wyciągi usuwające złogi, np. z **rozmarynu**, **kasztana**, **arniki**, **lubczyku**, **majeranku** i **jałowca**. Przeciwwskazaniami są wszelkie choroby naczyń i uszkodzenia skóry.

Okłady na nogi można stosować w trakcie wykonywania pielęgnacji twarzy. Będą nam potrzebne dwa małe ręczniki lub dwie pieluchy, które zanurzamy w świeżo przygotowanym, ciepłym wywarze z ziół. Okłady owijamy wokół nóg, przykrywamy folią i ręcznikiem, aby utrzymać ciepło. Nogi powinny leżeć nieco wyżej niż tułów. Okład pozostawiamy na nogach przez 30 minut do godziny. Intensywnie działają okłady z soku z ziemniaków lub białej kapusty.

Owijanie to zabieg wykonywany przy użyciu wilgotnych chust i elastycznych bandaży, którymi owija się całe ciało lub określoną jego część. **Owijanie łydek** zimnymi chustami i elastycznymi bandażami łagodzi opuchliznę i **obrzęk.** Zabieg ten możemy zastosować w trakcie pielęgnacji twarzy. Ręcznik zanurzamy do połowy w zimnej wodzie i owijamy wokół łydki. Sucha część ręcznika znajduje się na zewnątrz. Nogi przykrywamy wełnianym kocem. Po godzinie zdejmujemy ręcznik. Dobrze jest wykonać wówczas drenaż limfatyczny.

Zabiegi z użyciem **glinki leczniczej** powinny podczas pielęgnacji stóp przyczynić się do usunięcia złogów. Można je stosować w leczeniu wyprysku i ukłuć owadów. Glinkę zieloną mieszamy z wodą aż

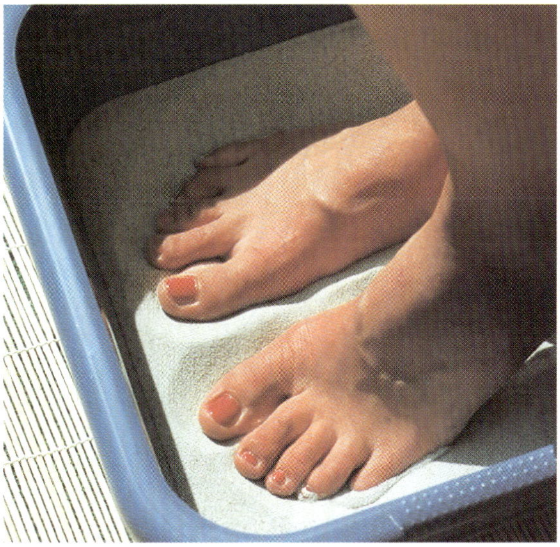

Przygotowując się do specjalnej gimnastyki stóp w gabinecie kosmetycznym do miski wsypujemy ciepły piasek. Miskę z piaskiem można wcześniej wstawić do gorącej wody. Klientka stąpa kilka minut w miejscu, poruszając stopami i palcami.

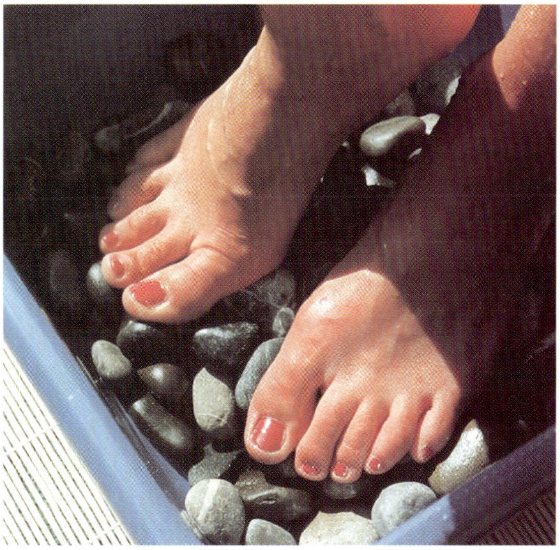

Do gimnastyki stóp można użyć drobnych kamyków. Klientka siedząc może próbować podnosić płaskie kamyki, a na okrągłych wykonywać ruchy koliste stóp.

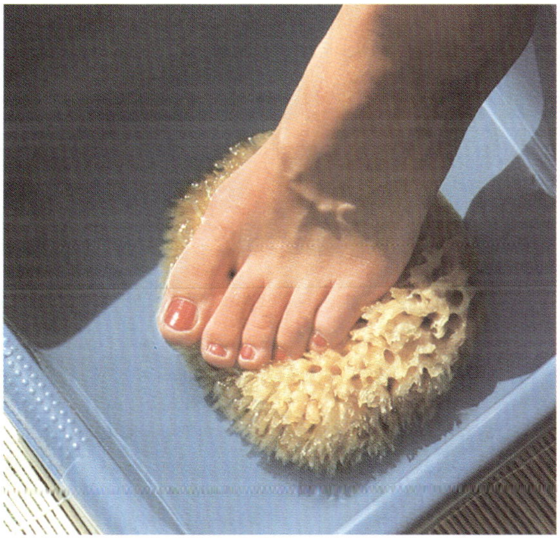

Do ćwiczenia polegającego na podnoszeniu przedmiotów można wykorzystać gąbkę.

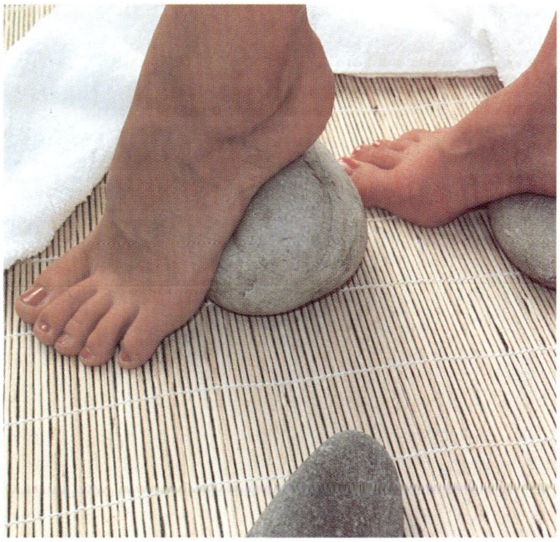

Przy chodzeniu po dużych kamieniach, kosmetyczka powinna klientce pomóc.

do uzyskania jednolitej masy, którą nakładamy na skórę na grubość palca, przykrywamy wilgotnym ręcznikiem i pozostawiamy na 30–60 min.

Nadmierna potliwość stóp jest częstą dolegliwością, dlatego zabiegi kosmetyczne łagodzące to schorzenie będą z pewnością cieszyły się popularnością wśród klientów. Możemy zaproponować ciepłe kąpiele o temperaturze wody do 36°C z dodatkiem **kory dębu** i **szałwii** działających ściągająco. Po kąpieli stopy należy dokładnie osuszyć, szczególnie przestrzenie między palcami, i posypać **talkiem**.

Zabieg jonoforezy może zmniejszyć wytwarzanie potu. Należy przy tym uwzględnić wszystkie wskazania i **przeciwwskazania** do tego zabiegu. Do dwóch płaskich miseczek nalewamy dokładnie tyle wody, aby stopy były zanurzone. Do każdej z nich wkładamy specjalne **elektrody płytowe** i stawiamy na nie stopy. Rozpoczynamy od małego **natężenia prądu**, które stopniowo zwiększamy do momentu, aż klientka zacznie odczuwać przyjemne mrowienie. Natężenie pozostawiamy na 20–30 minut i stopniowo zmniejszamy. Urządzenie wyłączamy i klientka może wyjąć nogi z wody. Zabieg ten należy wykonywać

5

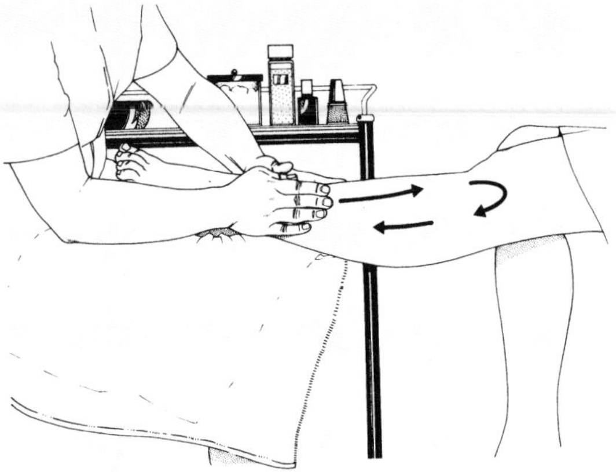

Aby mieć dobry dostęp do stopy i łydki, kosmetyczka i klientka powinny zająć pozycję siedzącą. Należy zadbać o to, aby klientka była odprężona.

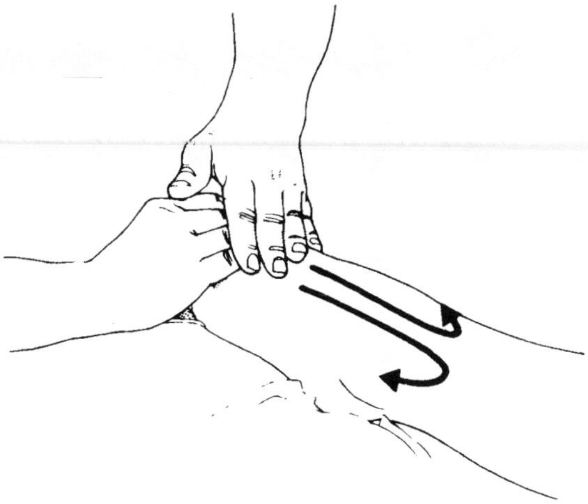

Głaskanie przedniej strony nóg rozpoczynamy od grzbietu stopy przesuwając jednocześnie obie dłonie w kierunku kolana.

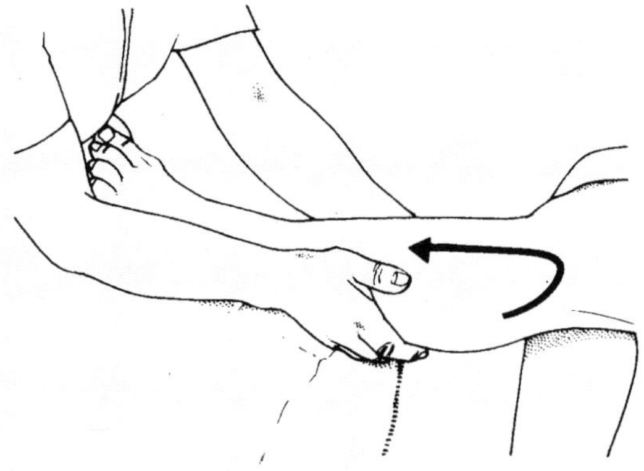

Łydki głaszczemy obiema rękoma od pięty do kolana.

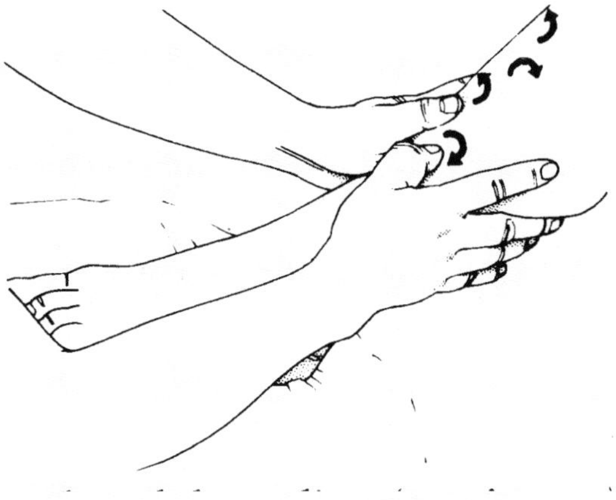

Rozcieranie przedniej strony podudzia.

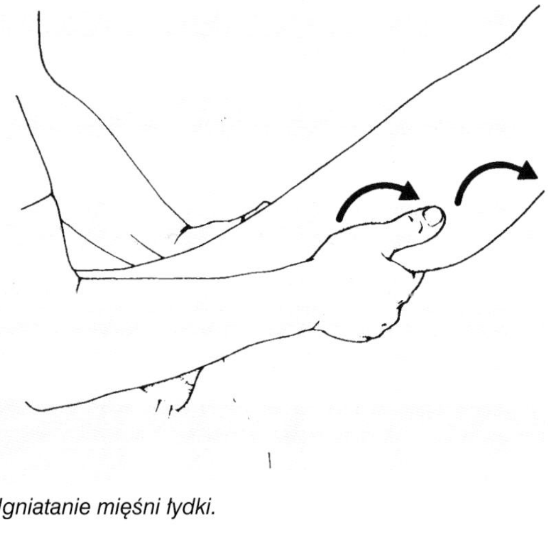

Ugniatanie mięśni łydki.

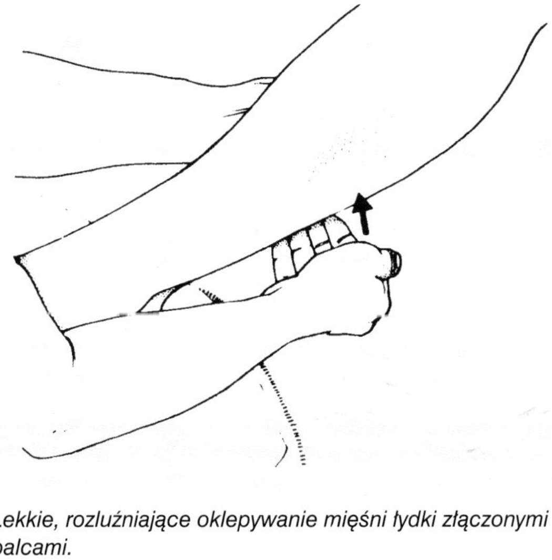

Lekkie, rozluźniające oklepywanie mięśni łydki złączonymi palcami.

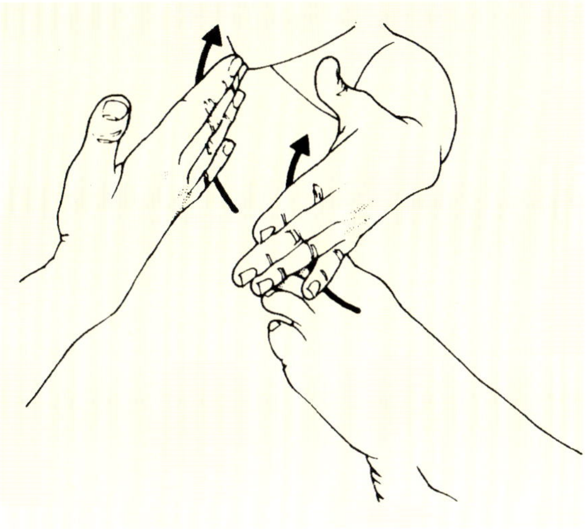

Naprzemienne oklepywanie palców stóp palcami obu rąk.

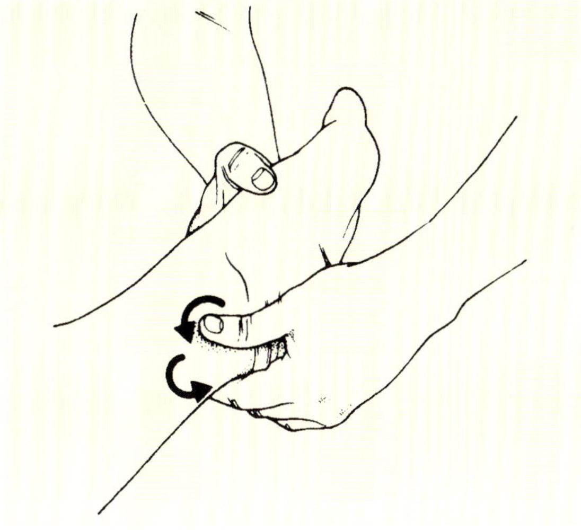

Delikatne ugniatanie ścięgna Achillesa.

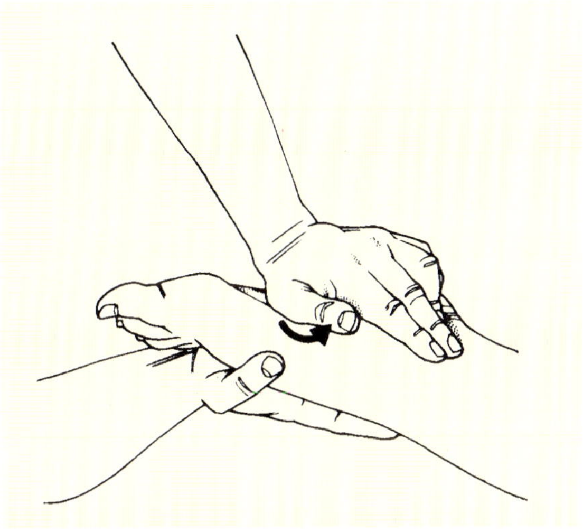

Mocne głaskanie wewnętrznej krawędzi stopy.

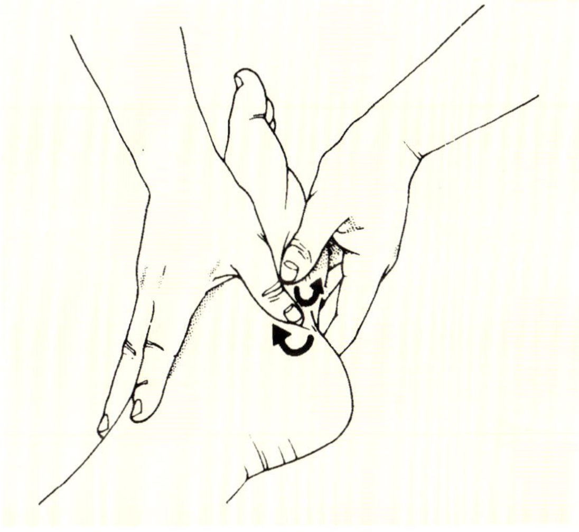

Rozcieranie wzdłuż wysklepienia stopy.

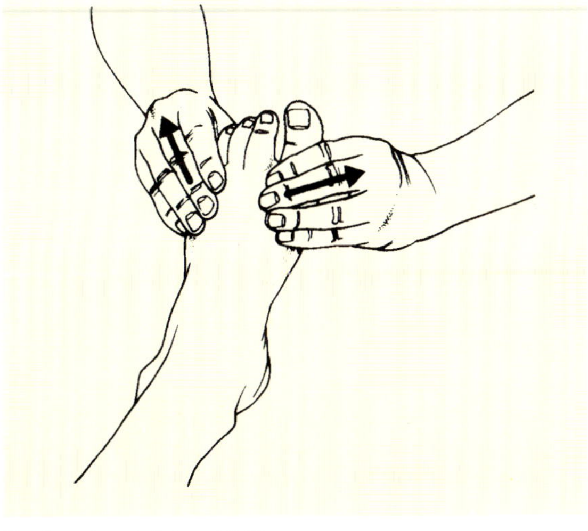

Ugniatanie mięśni pod łukiem poprzecznym.

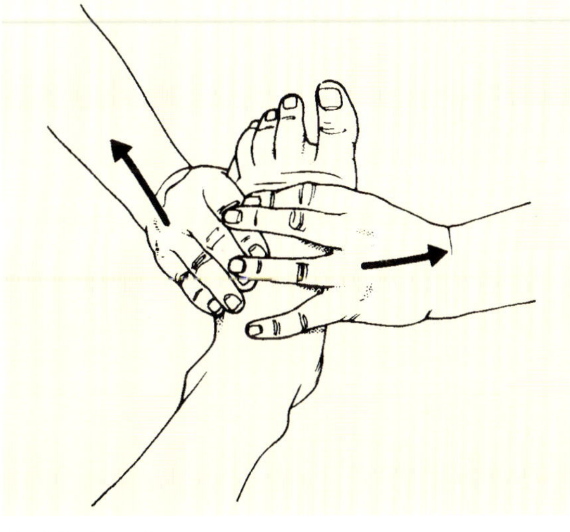

Ugniatanie podeszwy.

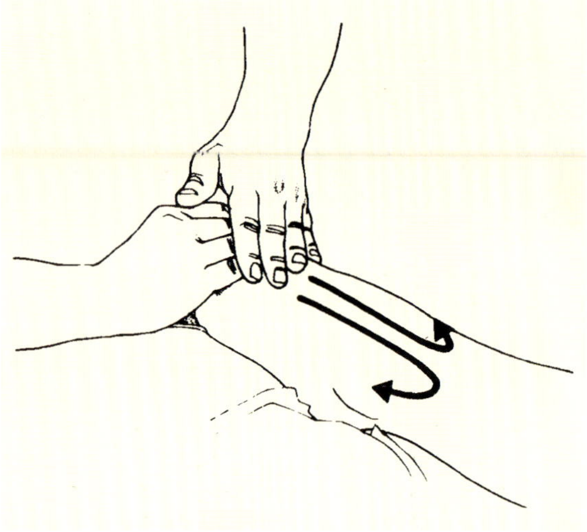

Głaskanie grzbietu nogi.

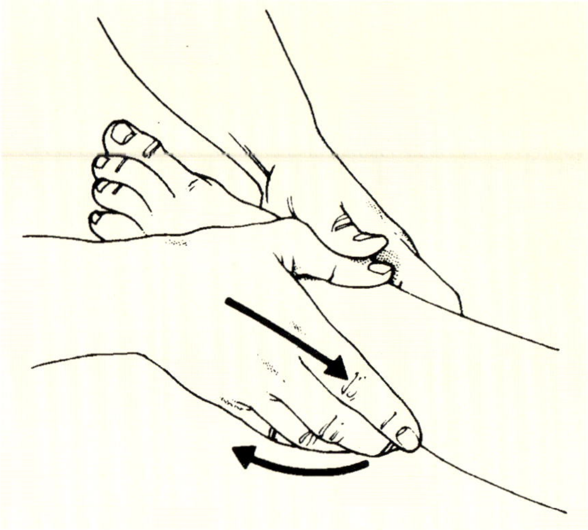

Ruchy koliste wokół kostek.

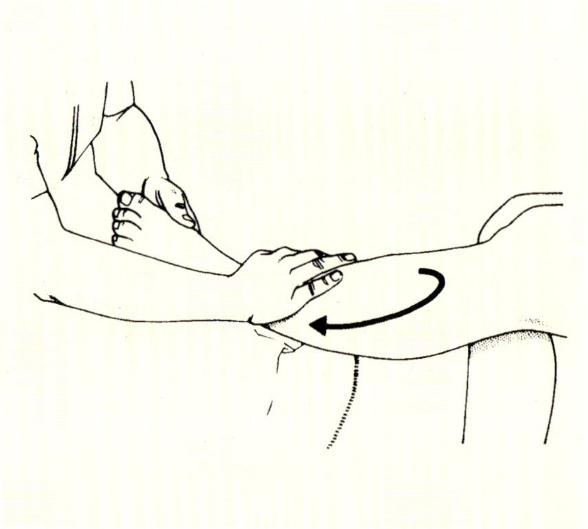

Na zakończenie masażu głaszczemy nogę i stopę.

dwa do trzech razy w tygodniu przez dłuższy czas. W większości przypadków wynik uzyskuje się już po dziesiątym zabiegu. Czasami jednak potrzeba dwudziestu lub trzydziestu zabiegów.

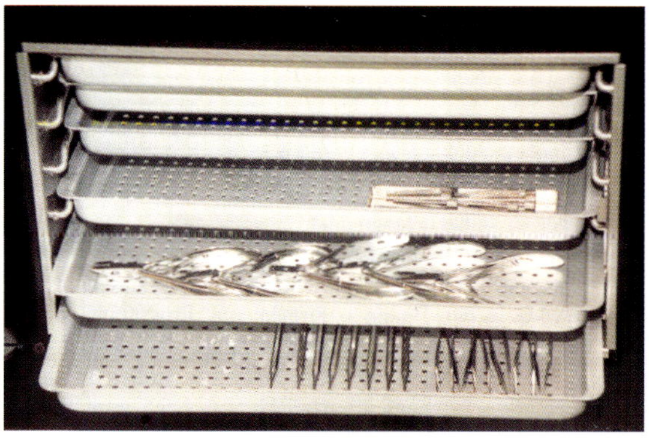

Sterylna kaseta do przechowywania narzędzi do pielęgnacji stóp.

4.4. Pielęgnacja paznokci u nóg

Podczas wykonywania **pedicure** należy przestrzegać **zasad higieny**. Kosmetyczka powinna nosić zapięty fartuch. Włosy muszą być związane, aby nie przeszkadzały w trakcie zabiegu, a także nie wkręciły się w główkę frezu. Paznokcie powinny być krótko obcięte. W czasie wykonywania pracy pilnikiem lub frezami kosmetyczka powinna nosić **maskę ochronną na usta**. Przed i po zabiegu należy umyć ręce i zdezynfekować.

Pedicure można wykonywać w kabinie kosmetycznej lub osobnej do **pielęgnacji stóp**. Podłoga kabiny nie może być wyłożona wykładziną. Nie wolno zapominać o jej dobrym wietrzeniu. Jeśli klientka musi odstawiać nogę na matę lub inną podkładkę, należy je przykryć papierową chusteczką i wymieniać po każdym zabiegu. W każdej kabinie powinien znajdować się zamykany kosz na śmieci, który codziennie należy opróżniać, oraz **sterylizator** (na gorące suche powietrze) lub autoklaw. Kabinę należy codziennie wymyć i zdezynfekować.

Materiały do pracy powinny nadawać się do wytarcia na mokro i dezynfekcji. Narzędzia należy po każdym zabiegu wysterylizować i do następnego użycia przechowywać w **kasecie dezynfekcyjnej**. Ze względów higienicznych zaleca się korzystanie z narzędzi jednorazowych. Stanowią one jednak obciążenie dla środowiska naturalnego, a także nie są opłacalne.

Watę i ligninę należy przechowywać w zamkniętych pojemnikach. Tak samo należy postępować ze świeżo wypranymi ręcznikami i fartuchami. Istotne jest zmienianie po każdym zabiegu bielizny zabiegowej, nawet gdy jest ona jeszcze czysta. Bieliznę zabiegową należy gotować w 95°C. Można ją także namo-

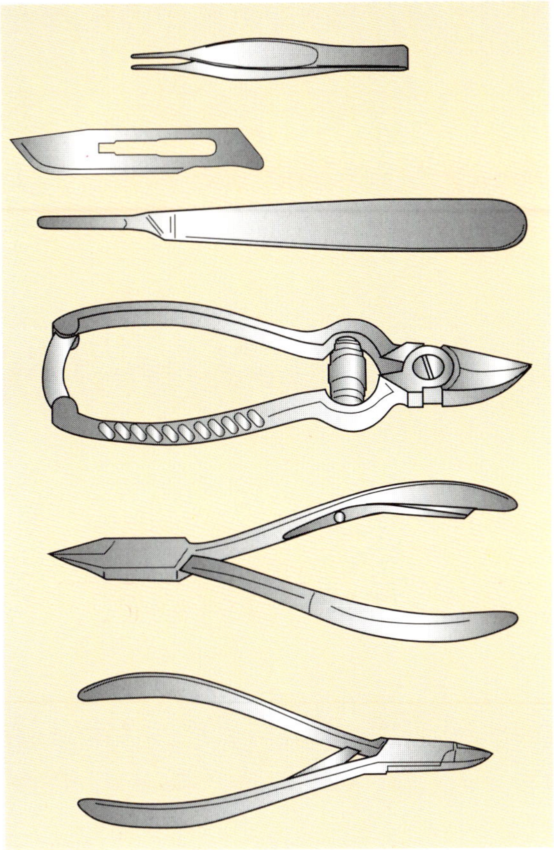

Narzędzia do manualnej pielęgnacji stóp: pęseta, ostrze skalpela, uchwyt skalpela, cążki do paznokci, cążki kątowe i cążki do skórek.

czyć na noc w roztworze dezynfekującym i następnego dnia wyprać w 60°C.

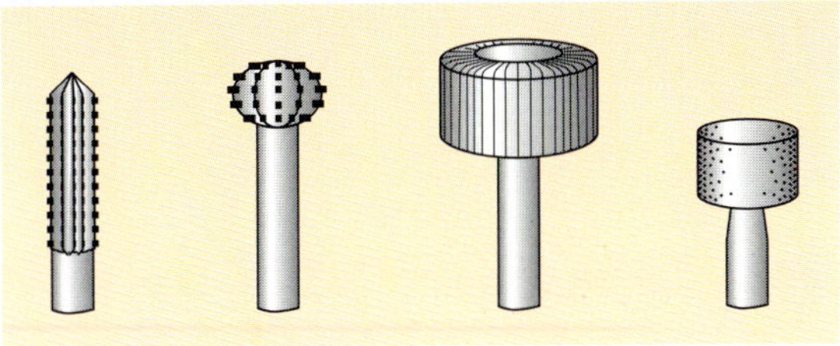

Różne rodzaje nasadek przyrządu do frezowania i ścierania: kamień okrągły, ścierak do paznokci, frez owalny i szczelinowy.

Pielęgnację stóp można wykonać ręcznie za pomocą różnych narzędzi lub aparatów elektrycznych z wymiennymi nasadkami frezującymi i ścierającymi. Przed przystąpieniem do zabiegu kosmetyczka powinna zawsze umyć ręce i wytrzeć jednorazowym ręcznikiem. Następnie należy spryskać stopy klientki środkiem dezynfekującym, odczekać około 30 s i wytrzeć. Kolejnym krokiem jest dokonanie oceny stóp, nóg i paznokci. Jeśli paznokcie są polakierowane, lakier należy usunąć. Paznokcie skracamy cążkami do paznokci lub kątowymi. Obcięty brzeg opiłowujemy pilnikiem lub wygładzamy odpowiednim frezem. Ścieranie płytki paznokciowej w zasadzie nie jest konieczne. Wykonujemy to tylko wtedy, gdy paznokcie są bardzo grube. Następnie na brzegi paznokcia nanosimy **preparat zmiękczający stwardniałą skórę**, którą po chwili usuwamy. Usuwamy także modzele na skórze stóp. Nogi wycieramy wilgotną myjką i wykonujemy **masaż stóp.** Na życzenie klientki lakierujemy paznokcie. Paznokcie należy najpierw odtłuścić, a lakierowanie odbywa się jak przy **manicure**.

6. Aparaty stosowane w kosmetyce

6

Oddziaływanie prądu elektrycznego	Przykładowe urządzenia
Działanie mechaniczne (ruch)	Kompresory zasysające powietrze Sprężarki powietrza Szlifierki, aparaty wibracyjne do masażu Aparaty do masażu z nakładkami w kształcie szczotek
Działanie cieplne	Aparaty do wosku na ciepło Sterylizatory na gorące powietrze Aparaty do nawilżania Aparaty do podgrzewania wody Poduszka elektryczna Kołdra (koc) elektryczny, lampa na podczerwień
Działanie schładzające	Lodówki i zamrażarki, urządzenia zamrażające
Działanie światłem	Lampy typu soluks (filtry niebieski i czerwony) Lampy kwarcowe emitujące promieniowanie ultrafioletowe Łóżka opalające Solaria Kasety czyszczące
Kosmetyk/pobudzanie	Aparaty wytwarzające prądy wzbudzające Aparaty do epilacji
Wpływ na płyny	Baterie Aparaty do elektroforezy i jonoforezy

Prąd elektryczny można zamienić za pomocą urządzeń elektrycznych na ruch, ciepło, zimno, światło i dozowane bodźce elektryczne.

1. Zastosowanie prądu w kosmetyce

Warunkiem skuteczności aparatów w zabiegach kosmetycznych jest znajomość ich działania i możliwości zastosowania. Należy poświęcić czas na dokształcanie się. Niezbędne są wiadomości dotyczące ogólnego działania prądu oraz funkcjonowania aparatów kosmetycznych. Konieczne jest również zapoznanie się z wszelkimi wskazaniami i przeciwwskazaniami do stosowania prądu elektrycznego w kosmetyce. Stosowanie aparatów elektrycznych w zabiegach kosmetycznych jest korzystne i skuteczne, należy jednak pamiętać o tym, że te zabiegi mogą wykonywać jedynie osoby odpowiednio przeszkolone i przygotowane.

Prąd elektryczny wykorzystywany jest w kosmetyce do uruchamiania urządzeń elektrycznych. Wszystkie urządzenia wyposażone są w **silnik**. Silniki zmieniają prąd elektryczny względnie energię elektryczną na **energię mechaniczną**, czyli ruch. Wiele zabiegów wykonywanych ręcznie można uprościć dzięki urządzeniom elektrycznym, a nawet nimi zastąpić. Dzięki zastosowaniu prądu elektrycznego urządzenia zasysające i sprężające powietrze wykorzystywane są do masażu uciskowego i zasysającego. W pielęgnacji rąk i stóp ręczne piłowanie zastępowane jest szlifierkami elektrycznymi. Aparaty do masażu stanowią alternatywę dla masażu wykonywanego ręcznie, natomiast aparaty do oczyszczania dla ręcznego oczyszczania skóry.

Prąd i energia elektryczna zamieniane są za pomocą urządzeń elektrycznych na **ciepło** lub **zimno**. Podgrzewacze wosku do depilacji, aparaty do dezynfekcji oraz podgrzewacze wody zamieniają energię elektryczną na cieplną. Za pomocą prądu elektrycznego woda podgrzewana jest także w urządzeniach do wytwarzania pary (np. wapozon). Zimno powstaje np. w aparatach zamrażających wykorzystywanych do usuwania przebarwień.

Urządzenia emitujące promieniowanie przetwarzają prąd elektryczny w światło lub inne promieniowanie. Do urządzeń tych zalicza się lampy emitujące promieniowanie podczerwone (infra-rouge), lampy typu soluks z filtrami czerwonym i niebieskim, aparaty emitujące promieniowanie ultrafioletowe (lampy kwarcowe), łóżka opalające oraz solaria. Zabiegi wy-

6

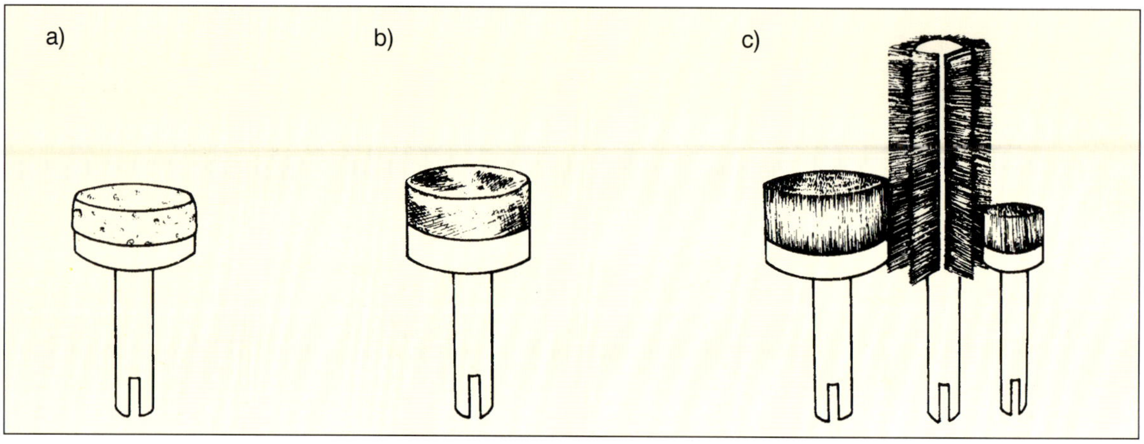

Zabieg oczyszczania skóry można wykonać wykorzystując różnego rodzaju nakładki ścierające, gąbki i szczotki: a) kamień szlifierski; b) nakładka z tworzywa piankowego; c) różnego rodzaju szczotki.

konane za pomocą wymienionych urządzeń dają wyniki, jakich osiągnięcie metodami tradycyjnymi jest niemożliwe. Skutkami działania urządzeń elektrycznych może być **opalenizna** lub pobudzenie krążenia i przemiany materii, dzięki ogrzaniu głębszych warstw skóry. W kasecie oczyszczającej prąd zamieniany jest na **promieniowanie UV-C**, które ze względu na swoje działanie bakteriobójcze wykorzystywane jest do sterylizacji przyborów kosmetycznych. Sterylizacja będzie jednak skuteczna tylko wtedy, gdy zużyte elementy będą często i regularnie wymieniane na nowe.

Podczas zabiegów, takich jak galwanizacja, prąd elektryczny może mieć również wpływ na ruch płynów, np. krwi i płynów międzykomórkowych. Działanie to wykorzystywane jest także podczas jonoforezy, elektroforezy i oczyszczania w celu dostarczenia skórze płynnych substancji czynnych.

Działanie prądu może być samo w sobie kosmetykiem. W takim wypadku organizm człowieka podłączany jest do **obwodu elektrycznego**. Przez organizm człowieka przepływają prądy elektryczne, które można pobudzić wykorzystując energię elektryczną z zewnątrz, np. aby wzmocnić osłabione mięśnie. Do zabiegów kosmetycznych wykorzystywany jest prądy stały i wzbudzające.

6

2. Zastosowanie aparatów do oczyszczania i masażu w kosmetyce

Oczyszczanie i masaże to zabiegi mechaniczne. Czynności manualne można wspomagać lub nawet zastąpić urządzeniami elektrycznymi.

2.1. Aparaty do oczyszczania

Podczas zabiegów kosmetycznych mechaniczne oczyszczanie skóry można wspomóc stosując urządzenia rotacyjne z nakładkami w postaci szczotek i gąbek. W zależności od rodzaju skóry kosmetyczka może wybrać nakładkę z tworzywa piankowego, szczotkę z włosia koziego lub świńskiego. Do peelingu ciała można użyć szczotek tarczowych z włosia świńskiego.

Aparaty do masażu z nasadkami w postaci szczotek wspomagają działanie oczyszczające emulsji i preparatów do peelingu. Szybko poruszające się szczotki z koziego włosia ostrożnie i dokładnie usuwają zanieczyszczenia z powierzchni skóry i ujść mieszków włosowych. Kosmetyczka trzyma w jednej ręce gąbkę wiskozową, aby podczas zabiegu móc przykryć nią brwi, powieki i nasadę włosów. Pozostałości preparatu oczyszczającego po zakończeniu zabiegu usuwane są ciepłą wodą oraz gąbkami wiskozowymi lub kompresami.

Proszę odnieść się do przedstawionej sytuacji: klientka była w maju na wyspie Kos i intensywnie korzystała ze słońca. W dwa tygodnie po urlopie zaczęła się jej łuszczyć skóra na łydkach. Mimo że często smaruje się balsamem po opalaniu, kilka godzin po zastosowaniu preparatu skóra ponownie się łuszczy. Bardzo ją to denerwuje, ponieważ teraz także tutaj zaczyna się lato i czas noszenia krótkich spódniczek. Zwraca się po radę do kosmetyczki.

Kolejną, jeszcze skuteczniejszą, metodą peelingu mechanicznego jest **złuszczanie** skóry **na sucho**. Złuszczanie za pomocą kamienia szlifierskiego zalecane jest przy skórze nadmiernie zrogowaciałej, tłustej i o dużych porach oraz przy całkowicie wyleczonych **bliznach potrądzikowych**. Podczas zabiegów całego ciała złuszczanie kamieniem szlifierskim sto-

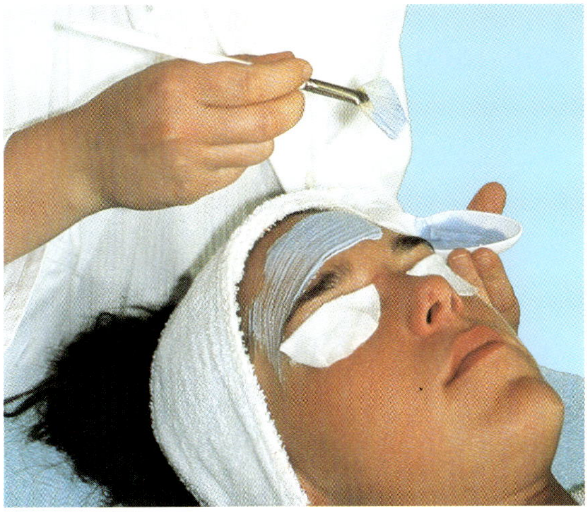

Nakładanie preparatu do peelingu pędzlem do masek: preparat do peelingu nakłada się dość grubą warstwą, zgodnie z przebiegiem linii podziału twarzy, wyłączając brwi, powieki i nasadę włosów.

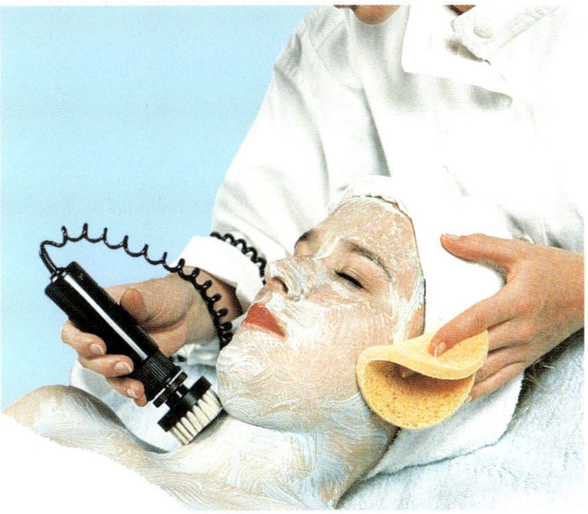

Złuszczanie mechaniczne za pomocą szczotki talerzowej umocowanej do aparatu do oczyszczania skóry: obracająca się szczotka odrywa od skóry mocno przylegający zrogowaciały naskórek i oczyszcza ujścia mieszków włosowych. Szczotkę należy powoli przesuwać poziomymi i pionowymi ruchami zaczynając od dekoltu, przez szyję aż do twarzy. W okolicach nosa wykonuje się ruchy okrężne.

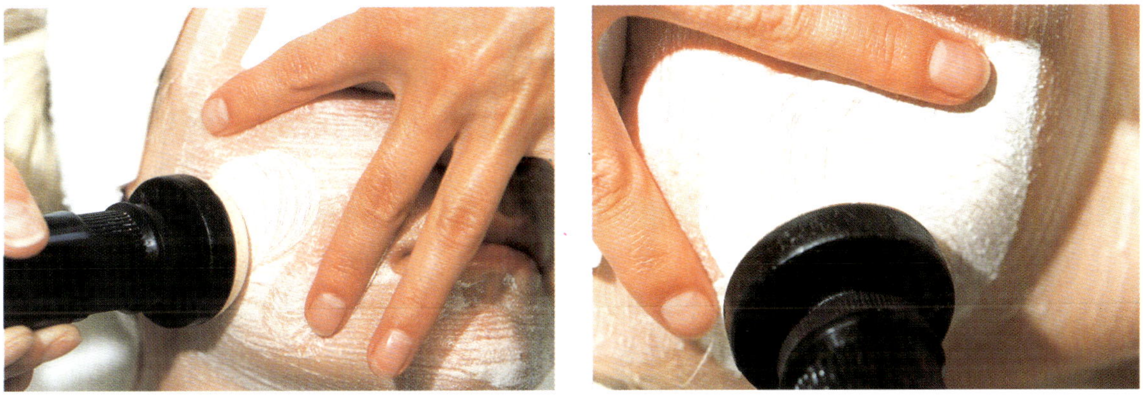

Złuszczanie na sucho kamieniem szlifierskim: szybko obracający się kamień szlifierski należy przesuwać bez nacisku po naprężonej skórze. Podczas tego zabiegu preparat złuszczający jest rozcierany na drobny pył.

sowane jest przy trądziku na plecach, tzw. „gęsiej skórce" na szyi, ramionach i udach oraz mocno zrogowaciałej skórze na łokciach.

Na skórę należy nałożyć cienką i równomierną warstwę **preparatu złuszczającego**, w przypadku blizn i przebarwień warstwa ta powinna być nieco grubsza. Aby usunąć zrogowaciały naskórek i preparat złuszczający, prędkość obrotów kamienia szlifierskiego musi być większa niż podczas czyszczenia gąbką i szczotką. Przed użyciem kamienia szlifierskiego należy jedną ręką napiąć skórę na miejscach przeznaczonych do oczyszczenia. Lekko podsuszony preparat złuszczający ścierany jest w ciągu 1–2 sekund.

Do zabiegu złuszczania można użyć jedynie powierzchni kamienia szlifierskiego! Nie wolno ścierać naskórka jego krawędziami, gdyż może dojść do uszkodzenia skóry. Skórę wokół oczu należy przykryć wacikami nasączonymi lotionem do powiek. Pozostałości preparatu złuszczającego usuwane są ciepłą wodą i gąbkami wiskozowymi. Po zabiegu skóra jest wyczuwalnie gładsza i bardziej miękka, a jej wygląd zdecydowanie lepszy.

2.2. Aparaty do masażu

Celem masażu jest rozluźnienie tkanek, zlikwidowanie napięcia mięśni oraz poprawa przepływu krwi i limfy. Masaże poprawiają samopoczucie. Masaż manualny można uzupełnić stosując różne aparaty, takie jak aparaty do masażu z nasadkami szczotko-

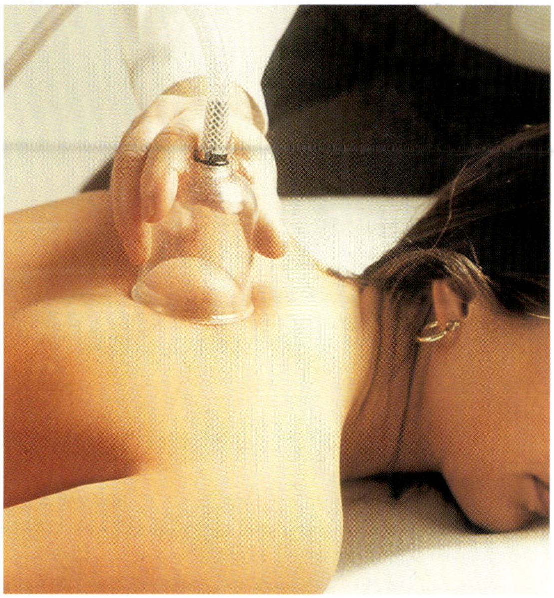

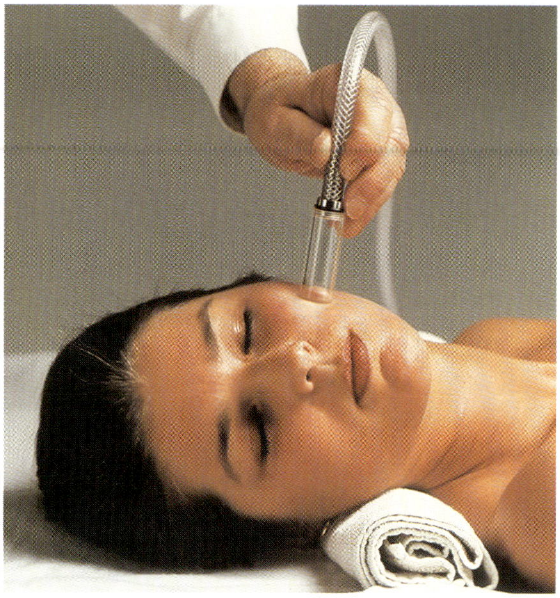

Masaż wibracyjno-próżniowy polega na zasysaniu tkanek pod ciśnieniem. Do masażu wibracyjno-próżniowego zalicza się również stawianie baniek. Masaż ten poprawia ukrwienie skóry i pobudza krążenie krwi.

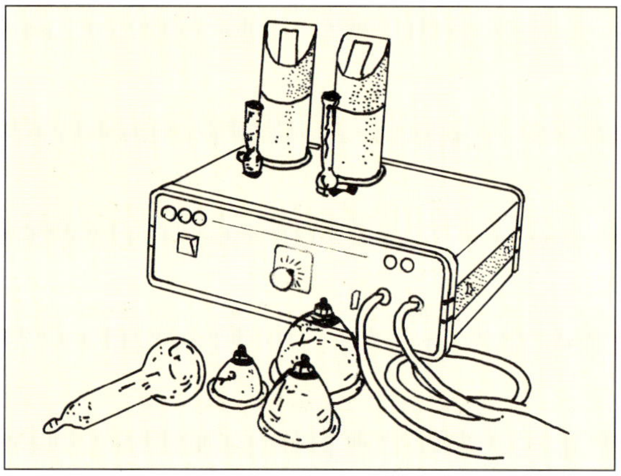

W zależności od miejsca masażu wibracyjno-próżniowego można użyć różnego rodzaju nakładek ssących.

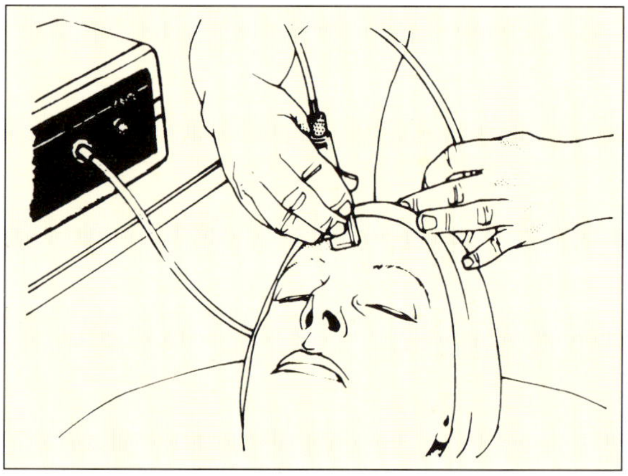

Specjalny aparat ssący do wygładzania zmarszczek.

6

wymi, do masażu wibracyjnego oraz próżniowego, jak również aparaty do masażu powietrzem zasysającym i sprężonym.

Aparaty do masażu powszechnie stosowane są w gabinetach kosmetycznych. Energia elektryczna zamieniana jest w tych urządzeniach na mechaniczną, dzięki której wykonywany jest masaż. Masaż ręczny nie może zostać całkowicie zastąpiony urządzeniami elektrycznymi. Należy dokładnie rozważyć korzyści płynące z zabiegu manualnego i z użyciem urządzeń elektrycznych, podczas którego nie ma miejsca na bezpośredni kontakt kosmetyczki z klientką pozytywnie wpływający na wynik zabiegu. Aparaty do masażu powinny uzupełniać i wspomagać działanie masażu ręcznego. Masaż aparatem wykonujemy wtedy, gdy oczekiwany wynik nie został osiągnięty podczas masażu ręcznego, lub gdy do jego osiągnięcia potrzebny jest duży nakład sił, jak np. w **masażu wibracyjnym**.

Aparaty do masażu wibracyjnego wytwarzają wibrujące, rytmiczne drgania. Wibracje rozluźniają napięcie mięśni. Podczas masażu ręcznego bardzo trudno jest uzyskać wibracje, i taki masaż jest bardzo męczący dla kosmetyczki. Z tego powodu aparaty do masażu nadają się szczególnie do większych powierzchni ciała. Działanie masażu zależy od rodzaju nakładki masującej oraz nacisku, z jakim przesuwa się ją po skórze. Zależy też od stopnia nasilenia wibracji, który można dowolnie ustawić. Kosmetyczka umieszcza nasadkę masują-

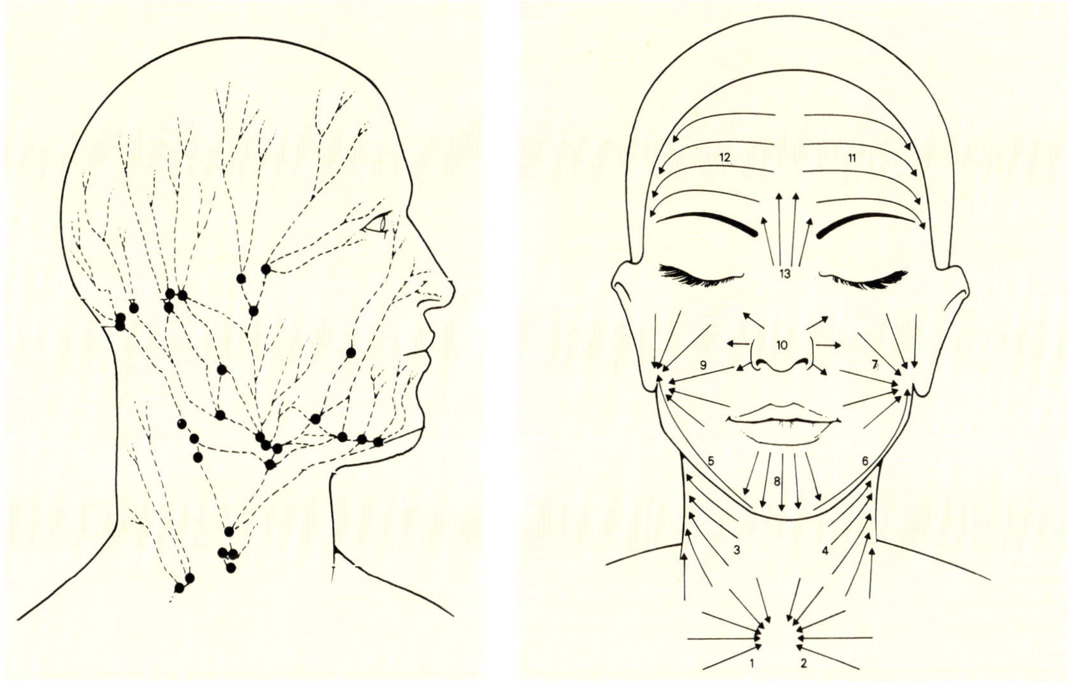

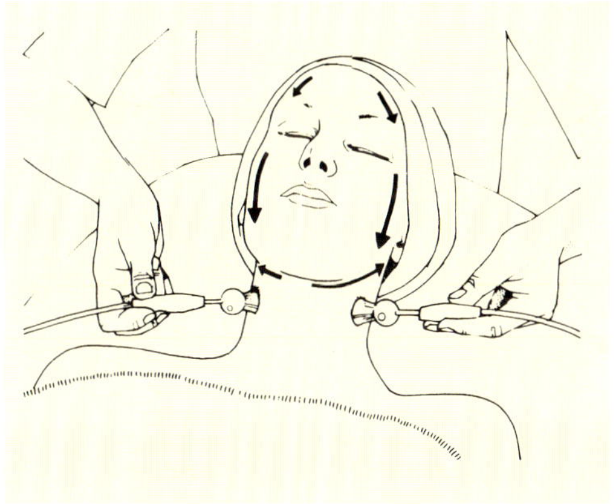

Celem mechanicznego drenażu limfatycznego jest poprawa odpływu limfy. Należy uwzględnić kierunek przebiegu naczyń limfatycznych.

cą na grzbiecie swojej ręki. Wibracje aparatu przenoszone są na skórę po przysunięciu nasadki masującej. Kierunek masażu musi być zgodny z kierunkiem przebiegu mięśni. Urządzeniem, które oprócz masażu wibracyjnego umożliwia dostarczenie **prądów interferencyjnych**, jest **wibrodyn**.

W porównaniu z masażem tradycyjnym, **wibracyjno--próżniowy** umożliwia uzyskanie dodatkowych efektów. Metoda podobna jest do **stawiania baniek** i tak jest określana. Podciśnienie wytwarzane w **nakładce ssącej** zasysa tkankę do wewnątrz. Nasadki ssące najczęściej mają kształt kielicha lub dzwonka. W wyniku tego zabiegu do tkanek napływa większa ilość krwi, skóra jest lepiej ukrwiona, co widać po jej zaczerwienieniu. Zabieg ten pobudza również krążenie limfy i przeciwdziała stwardnieniu tkanek. W zależności od oczekiwanego wyniku i wielkości partii skóry poddawanej zabiegowi, można wybrać nasadki różnej wielkości.

Masaż wibracyjno-próżniowy stosowany jest również przy cellulicie, zbyt dużej ilości podskórnej tkanki tłuszczowej, przy wypadaniu włosów zależnym od krążenia krwi. Ten rodzaj masażu przygotowuje skórę do zabiegu **oczyszczania**. W wyniku ssania wierzchnie złuszczone warstwy naskórka zbierają się wewnątrz nasadki ssącej. Dzięki temu można dokładnie oczyścić głębiej osadzone czopy łojowe. Urządzenie to jest też używane do **mechanicznego drenażu limfatycznego**. Aby pobudzić cyrkulację limfy lub wspomóc jej odpływ, należy uwzględnić przebieg naczyń limfatycznych. Zabiegowi poddawane są najczęściej ramiona, ściana jamy brzusznej, biodra oraz uda. Proszę zwrócić uwagę na ustawienie siły ssania, aby była niewielka, gdyż w przeciwnym razie mogą zostawać uszkodzone naczynia limfatyczne!

Proszę odnieść się do przedstawionej sytuacji: w jakich wypadkach zdecyduje się Pani na masaż manualny, a w jakich na masaż za pomocą aparatów elektrycznych? Proszę rozważyć obie możliwości. Proszę podać wskazania i argumenty przemawiające za danym rodzajem masażu.

Przewodniki elektryczne		Materiały nie przewodzące
Dobre przewodniki elektryczne	Słabsze przewodniki	
Metale (przede wszystkim złoto, srebro, miedź) Węgiel Roztwory wodne, które zawierają elektrolity (kwasy, zasady, solanki)	Wilgotne podłogi Wilgotne drewno Wilgotna, przepocona odzież Woda wodociągowa Tkanki człowieka (np. skóra) Narządy	Szkło Porcelana Materiały ceramiczne Tworzywa sztuczne Guma Olej

Przewodniki elektryczne i izolatory.

3. Jednostki miary prądu elektrycznego

Do opisu prądu elektrycznego stosowane są cztery najważniejsze jednostki miary: napięcie (mierzone w woltach), opór (mierzony w omach), natężenie (mierzone w amperach) i moc (mierzona w kilowatach). Przedrostek kilo oznacza tysiąc razy.

Na początku obwodu elektrycznego znajduje się **biegun ujemny**. Wokół bieguna ujemnego gromadzi się **silny ładunek ujemny**, dlatego biegun ujemny odpycha elektrony. Na końcu obwodu znajduje się **biegun dodatni**, na którym **brakuje elektronów**. Między biegunem ujemnym i dodatnim istnieje różnica ładunków, dlatego po połączeniu obu biegunów przewodnikiem w obwodzie elektrycznym prąd płynie od bieguna ujemnego do dodatniego. Przepływ elektronów w jednym kierunku określany jest mianem **prądu stałego**.

Im większa jest **różnica ładunków** między biegunami, tym więcej elektronów przepływa przez przewodnik elektryczny. Różnica ładunków nazywana jest także **napięciem**. Napięcie mierzy się w **woltach** (V). Z największym napięciem mamy do czynienia w liniach wysokiego napięcia. W odróżnieniu od tego wartość napięcia w państwowych sieciach elektrycznych wynosi 220 woltów, w aparatach telefonicznych 60 woltów, a w komórce człowieka tylko 80 miliwoltów.

Przewody elektryczne stawiają przepływowi prądu mniejszy bądź większy **opór**, który zależy od trzech czynników. Po pierwsze, od rodzaju **przewodnika**: miedź przewodzi lepiej niż żelazo, jest więc dobrym przewodnikiem elektrycznym. Po drugie, od przekroju przewodu: przewód o małej średnicy stawia większy opór niż o dużej. Po trzecie, opór zależy od długości przewodu: im dłuższy przewód, tym dłuższa droga, którą muszą przebyć elektrony. Ostatecznie im większy jest opór, tym mniejszy jest przepływ prądu. Opór mierzy się w **omach** (Ω).

Natężenie prądu zależy od napięcia i oporu. Im więcej elektronów przepłynie w określonym czasie przez przewodnik elektryczny, tym większe jest natężenie prądu. Oznacza to: im wyższe napięcie i mniejszy opór, tym większe natężenie. Odwrotnie: im niższe napięcie a wyższy opór, tym mniejsze natężenie prądu. Natężenie prądu podaje się w **amperach** (A).

Moc to praca, jaką prąd elektryczny, czy urządzenie elektryczne, może wykonać w określonym czasie (np. w godzinę, tzn. w kWh). Miarą mocy jest **wat** (W) lub **kilowat** (kW). Na **tabliczkach identyfikacyjnych** urządzeń elektrycznych umieszczone są informacje dotyczące mocy urządzenia. Na przykład suszarki do włosów mają moc 400–600 watów.

4. Zapobieganie wypadkom przy pracy z prądem elektrycznym

Organizm człowieka jest stosunkowo dobrym **przewodnikiem** elektrycznym. **Opór** w organizmie dorosłego człowieka – mierzony od jednej ręki do drugiej – wynosi około tysiąca **omów** i zmniejsza się znacznie jeśli ręce są wilgotne. Tę sytuację wykorzystuje się podczas zabiegów kosmetycznych z użyciem aparatów elektrycznych. Ale uwaga: ze względu na lepsze przewodzenie prądu wilgoć zwiększa jednocześnie **niebezpieczeństwo wypadku**! Dlatego nigdy nie wolno dotykać mokrymi rękami wtyczek, kabli lub urządzeń elektrycznych. Nie należy także równocześnie dotykać urządzeń elektrycznych i wodociągowych. Powszechnie wiadomo, że podczas kąpieli nie wolno dotykać urządzeń elektrycznych (np. telefonu lub suszarki), gdyż można ulec śmiertelnemu porażeniu prądem elektrycznym.

Porażenie prądem elektrycznym może mieć różne skutki dla organizmu człowieka, np. oparzenia (termiczne działanie prądu), skurcze mięśni oraz migotanie przedsionków serca. Już przy natężeniu prądu do dwóch miliamperów (2 mA) odczuwalne jest delikatne mrowienie. Reakcją jest niekontrolowany odruch (skurcz). Powyżej 10 mA może dojść do porażenia, zwiększenia ciśnienia krwi, skurczów mięśni, migotania przedsionków, nudności oraz zatrzymania krwiobiegu. Napięcia powyżej 65 wolt lub natężenia powyżej 50 mA mogą przyczynić się do śmierci człowieka.

Podczas **korzystania z prądu** elektrycznego należy przede wszystkim pamiętać o odpowiednich zabezpieczeniach i przestrzegać przepisów bezpieczeństwa. Najczęstszym źródłem wypadków są kable aparatów, jeśli są pozwijane, zaplątane lub nawet uszkodzone. Regularnie należy kontrolować przewody doprowadzające prąd do urządzeń elektrycznych. Uszkodzone przewody lub izolatory muszą zostać natychmiast wymienione przez specjalistę. Nigdy nie należy wyciągać wtyczki z gniazdka ciągnąc za kabel, ponieważ rozrywają się wtedy połączenia przewodów, czego skutkiem może być zwarcie. Urządzenie należy odłączyć trzymając za wtyczkę.

Nowoczesne urządzenia elektryczne wyposażone są w przewód ochronny i podwójnie izolowane przewody. Przy wtyczce znajduje się też styk ochronny. **Izolacja ochronna** oznaczona jest na wtyczce podwójnym kwadratem. Urządzenia z **wtyczką euro** najczęściej nie mają przewodów ochronnych i styku uziemiającego. **Zabezpieczenia** chronią przewody elektryczne przed przeciążeniami (np. w przypadku zwarcia).

Przepisy bhp powinny być przestrzegane przede wszystkim podczas prac w wilgotnych pomieszczeniach oraz gdy istnieje ryzyko przegrzania się urządzeń elektrycznych i wystąpienia zwarcia. Przed oczyszczeniem urządzenia elektrycznego należy je wyłączyć, a wtyczkę wyjąć z gniazdka. **Nie wolno wkładać urządzeń elektrycznych do wody!** Naprawę uszkodzonych urządzeń elektrycznych powinien wykonać fachowiec.

Urządzenia poddane kontroli technicznej otrzymują **znaki jakości**. Należy do nich przede wszystkim znak jakości potwierdzający bezpieczeństwo elektryczne i mechaniczne (GS) wydawany przez odpowiednie instancje kontrolne. Kolejnym znakiem jakości jest CE, wydawany na podstawie norm ustalonych przez Unię Europejską. Jeśli znak jakości umieszczony jest na urządzeniu, gwarantuje bezpieczeństwo całego urządzenia. Jeśli znajduje się tylko na wtyczce, odnosi się tylko do niej.

Przy zakupie urządzeń elektrycznych należy zwrócić uwagę na **zabezpieczenia** mechaniczne i elektryczne. Należy wybierać takie urządzenia, które mają znak jakości GS. Niektórzy producenci urządzeń elektrycznych stosowanych w kosmetyce oferują firmowe naprawy serwisowe, a czasami zapewniają wymianę uszkodzonego urządzenia na nowe. Kolejna oferta to gwarancje na części zamienne nawet na dziesięć lat. Przy zakupie należy żądać dostarczenia i montażu urządzenia przez producenta. Producent powinien także zapoznać klienta z prawidłową obsługą urządzenia. Należy się upewnić, czy tabliczki identyfikacyjne oraz instrukcja obsługi są napisane w języku polskim. Przed zakupem należy zasięgnąć informacji, o których była mowa wyżej, oraz dowiedzieć się, jak wysokie będą koszty zakupu i eksploatacji urządzenia.

Przykłady	**Wysokość napięcia**
Komórka ludzka	80 miliwolt (mV)
Reflektory w samochodzie	6 lub 12 wolt (V)
Telefon	60 wolt (V)
Aparat do jonoforezy	220–230 wolt (V)
Wapozon	220–230 wolt (V)
Sterylizator	220 wolt (V)
Państwowa sieć elektryczna w USA	110 wolt (V)
Państwowa sieć elektryczna w Niemczech, także w Polsce	220 wolt (V)
Linie wysokiego napięcia	kilkaset tysięcy wolt (V)
Burza, piorun	do tysiąca milionów wolt (V)

Wolt jest jednostką miary różnic ładunków między biegunami bądź jednostką miary napięcia. Na tabliczkach identyfikacyjnych urządzeń elektrycznych podaje się napięcie w woltach. Im wyższe jest napięcie, tym więcej elektronów przepływa przez przewody.

Jeśli dojdzie do wypadku, należy natychmiast wyłączyć prąd lub zabezpieczenia. Osoba porażona musi zostać natychmiast odłączona od urządzenia elektrycznego. Należy zerwać z niej wszelkie części elektryczne. Nie może jednak dojść do bezpośredniego kontaktu ze skórą osoby porażonej, można dotykać tylko suchej odzieży. Bezzwłocznie należy zawiadomić pogotowie.

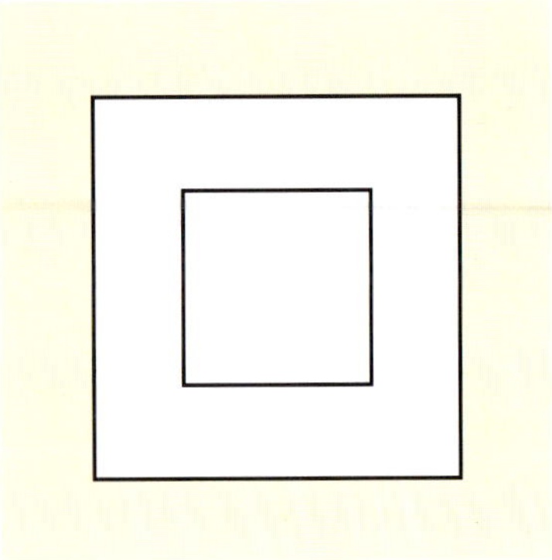
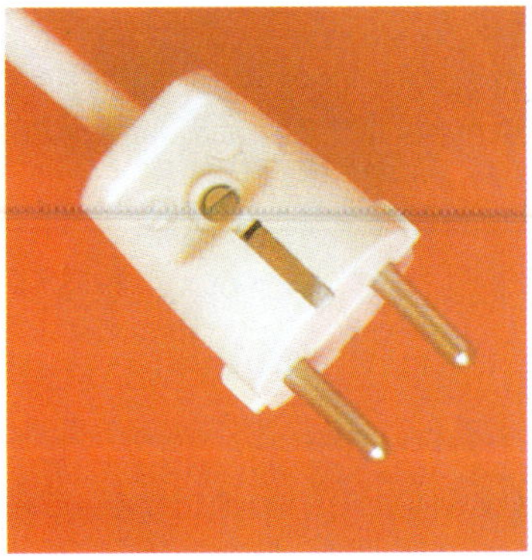
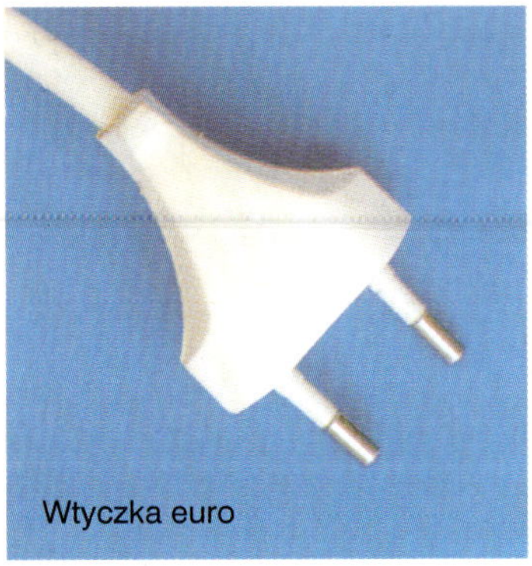

Bezpieczne urządzenia elektryczne wyposażone są w przewody ochronne, styki uziemiające oraz przewody podwójnie izolowane. Znakiem oznaczającym izolację ochronną jest podwójny kwadrat. Urządzenia, które nie mają tego znaku wyposażone są we wtyczkę euro.

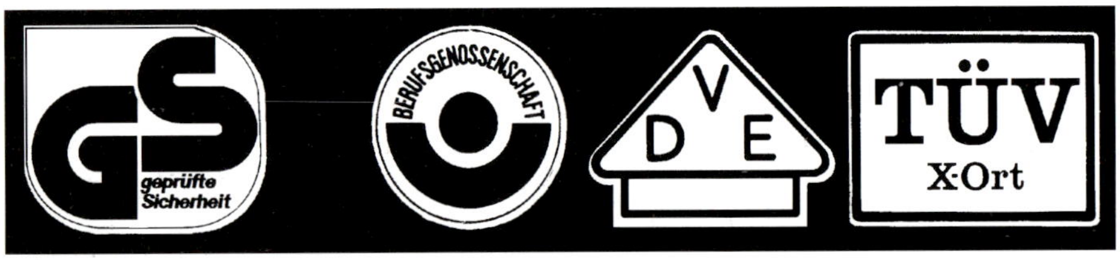

Urządzenia poddane kontroli technicznej posiadają znaki jakości: GS potwierdzający bezpieczeństwo elektryczne i mechaniczne, VDE (skrót nazwy związku elektrotechników niemieckich) potwierdzający bezpieczeństwo elektryczne jak również znaki jakości wydawane przez uznane instytucje kontrolne, np. BGW czy niemiecki nadzór techniczny (TÜV).

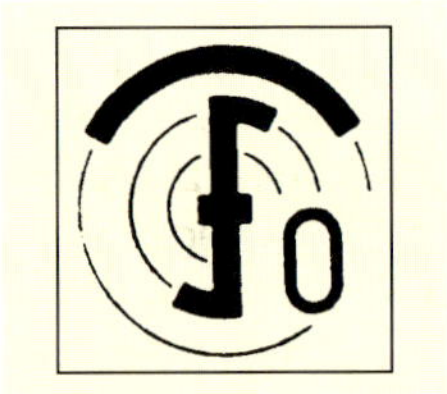

Ten znak nie świadczy o bezpieczeństwie urządzenia, ale oznacza, że nie zakłóca ono odbioru fal radiowych i telewizyjnych.

5. Obliczanie kosztów zużycia prądu i możliwości oszczędzania

Przy kalkulacji cen za zabiegi kosmetyczne przy użyciu aparatów elektrycznych należy wziąć pod uwagę koszt prądu. Należy oszczędnie nim gospodarować nie tylko ze względu na zmniejszenie kosztów, ale także z uwagi na środowisko naturalne.

6

W ostatnich latach znacznie zwiększyło się **zużycie prądu**. Prąd wytwarzany jest przeważnie w elektrowniach węglowych, olejowych i atomowych, które zanieczyszczają środowisko spalinami i radioaktywnymi odpadami. Zwiększone zużycie prądu oznacza większe **obciążenie** dla **środowiska naturalnego**.

Wzór do obliczania zużycia prądu względem **kosztów** jest następujący: koszt zużycia prądu = moc × czas zużycia × cena. **Moc** podaje się w watach (W) lub kilowatach (kW) i ta informacja znajduje się na **tabliczkach identyfikacyjnych**. Czas mierzy się w godzinach (h) lub minutach przeliczonych na godziny. Informacje o cenie za **kilowatogodzinę** (kWh) można uzyskać w najbliższej elektrowni.

Przykład 1:
Kalkulacja kosztów zużycia prądu przez **wapozon**, który pracuje przez dwadzieścia minut i którego moc wynosi 1,2 kW:

koszt zużycia prądu = moc × czas × cena prądu = 1,2 kW × 0,3 h × 1,48 zł = 0,5328 zł.

Przykład 2:
Kalkulacja kosztów zużycia prądu w **saunie**, której moc wynosi 9,0 kW i działa (łącznie z nagrzewaniem się) przez cztery godziny:

koszt zużycia prądu = moc × czas × cena prądu = 9,0 kW × 4 h × 1,48 zł = 53,3 zł.

W **gabinecie kosmetycznym** można w bardzo prosty sposób oszczędzać prąd. Należy zwrócić uwagę na to, aby pomieszczenia nie były przegrzewane. Należy zakręcać **wodę**, szczególnie ciepłą, jeśli nie jest potrzebna. Regularnie należy odmrażać lodówki i zamrażarki. Należy wyłączać światło i urządzenia elektryczne, jeśli nie są używane. Grzejniki elektryczne i wentylatory zużywają szczególnie dużo prądu, dlatego powinny być używane oszczędnie. Można z nich zrezygnować, jeśli pomieszczenia ogrzewane są przez centralne ogrzewanie. Podczas upałów pomieszczenia można zaciemnić. Należy maksymalnie wykorzystywać pojemność **pralek automatycznych** i **suszarek do bielizny**. Najlepiej zrezygnować z suszarki i suszyć bieliznę na powietrzu.

6. Rodzaje prądu i zakres ich stosowania w kosmetyce

Często mówi się o kilku **rodzajach prądu** stosowanych w kosmetyce. Wprowadza to jednak zamieszanie i jest poza tym nieprawidłowe. Dokładnie rzecz biorąc wyróżnia się tylko dwa rodzaje prądu: **prąd stały** i **zmienny**. Różnicuje się je ze względu na kierunek przepływu prądu i jego natężenie. Prąd elektryczny, który płynie zawsze w tym samym kierunku, nazywany jest **prądem stałym**. Strumień elektronów porusza się zawsze od bieguna ujemnego do bieguna dodatniego. Oznacza to, że cząstki o ładunku ujemnym (elektrony) przepływają zawsze od bieguna ujemnego do dodatniego. Prąd stały oznacza się symbolem **(=)**.

Prąd stały dzieli się na prąd o stałej wartości skutecznej oraz impulsyjny. **Prąd o stałej wartości skutecznej** przepływa w jednym kierunku i nie jest przerywany. Nie podlega żadnym znaczącym wahaniom i ma cały czas to samo **napięcie**. Prąd stały wykorzystywany jest do takich zabiegów, jak galwanizacja, jonoforeza, termoforeza, elektroforeza i dezinkrustacja. Przepływ prądu stałego może być przerywany w określonych odstępach czasu. W takiej sytuacji elektrony płyną wprawdzie pod tym samym napięciem i w tym samym kierunku, ale nie jest to przepływ stały i równomierny, lecz przerywany. Ten rodzaj prądu stałego to **prąd impulsowy**. **Impuls** oznacza uderzenie lub bodziec. Prąd impulsowy to przerywany prąd stały, którego działanie porównywalne jest z małymi uderzeniami prądu, dlatego zabiegi z użyciem prądu impulsowego zaliczane są do **zabiegów prądami wzbudzającymi**.

Większość **prądnic prądu stałego** dostarcza zarówno prąd o stałej wartości skutecznej, jak i przerywany prąd impulsowy. Można je stosować przy użyciu tych samych elektrod jak w pozostałych zabiegach prądem stałym.

W strumieniu **prądu zmiennego** kierunek przepływu elektronów cały czas się zmienia. Przyczyną jest szybka zmiana biegunów elektrycznych (zmiana biegunowości). Biegun ujemny zmienia się na biegun dodatni i odwrotnie. W Polsce normalne napięcie sieci (w gniazdku) to prąd zmienny o **napięciu 220 woltów** (przy przeciążeniach sieci napięcie może być niższe). Prąd zmienny oznacza się symbolem **(≈)**. W prądnicach przetwarzany jest na prąd stały.

Oddziaływanie prądu na organizm człowieka jest zróżnicowane w zależności od tego, czy jest to prąd stały czy zmienny. Działanie prądu impulsowego zależy od tego, jak często jest on przerywany. Działanie prądu zmiennego zależy od tego, jak często zmienia się biegunowość, tzn. jak często prąd zmienia kierunek przepływu. Ilość impulsów prądu impulsowego oraz liczbę zmian biegunowości prądu zmiennego określa się mianem **częstotliwości**. Oznacza to, że prąd impulsowy o niskiej częstotliwości jest dość rzadko przerywany, natomiast o wysokiej częstotliwości względnie często.

Prąd zmienny o niskiej częstotliwości zmienia swój kierunek w dość dużych odstępach czasu, prąd zmienny o wysokiej częstotliwości zmienia kierunek przepływu we względnie krótkich odstępach czasu.

Wartość częstotliwości podawana jest w **hercach** (**Hz**) (od nazwiska fizyka niemieckiego, autora pionierskich prac dotyczących fal elektromagnetycznych, Heinricha Rudolfa Hertza). Wyróżnia się trzy zakresy częstotliwości: mała, średnia oraz wysoka. W każdym zakresie częstotliwości prąd ma typowe działanie na organizm człowieka.

Zakres niskiej częstotliwości obejmuje przedział od 0 do 1000 herców (Hz). 1000 herców odpowiada 1 kilohercowi (1 kHz). Dla kosmetyki znaczenie ma tylko zakres między 0 a 100 Hz. Podczas wszystkich **zabiegów diadynamicznych** na prąd stały nakłada się prąd impulsowy. Prąd o stałej wartości skutecznej wykorzystywany w galwanizacji, jonoforezie, elektroforezie i dezinkrustacji ma częstotliwość równą zeru, ponieważ równomierny przepływ prądu nie jest przerywany ani nie zmieniają się bieguny.

Prąd o niskiej częstotliwości ma działanie elektrolityczne lub jonoforetyczne i stosowany jest w zabiegach prądami wzbudzającymi z **prądem impulsowym**. W takiej sytuacji częstotliwość wynosi w zależności od ustawienia aparatu od 1 do 100 Hz.

Częstotliwości od 1000 Hz (1 kHz) do 100 000 Hz (100 kHz) mieszczą się w zakresie średniej częstotliwości. Prądy o średniej częstotliwości działają pobudzająco na układ nerwowy.

Do **wysokiej częstotliwości** zaliczane są zakresy powyżej 300 000 Hz (300 kHz). Wysoką częstotliwość mają prądy zmienne o wysokim napięciu. Mają one intensywne działanie rozgrzewające. Prądy o wysokiej częstotliwości w odróżnieniu od niskiej i średniej nie wykazują działania pobudzającego. Wykorzystywane są w epilacji i koagulacji. Podczas epilacji częstotliwość wynosi około dwóch milionów Hz. Oznacza to, że prąd zmienny zmienia kierunek przepływu dwa miliony razy na sekundę.

6

7. Zastosowanie prądu stałego w kosmetyce

Do zabiegów prądem stałym zalicza się galwanizację, jonoforezę, termoforezy, elektroforezę i dezinkrustację. Zabieg galwanizacji polega na zastosowaniu samego prądu stałego, celem pozostałych zabiegów jest wprowadzenie do górnych warstw skóry substancji czynnych.

Prąd przepływa także przez przewodniki ciekłe. Organizm człowieka również przewodzi prąd, ponieważ składa się w dużej części z **płynów**, w skład których wchodzi woda i cząsteczki o ładunkach elektrycznych (mówi się o jonach i elektrolitach). **Jony** to pojęcie ogólne określające wszystkie atomy o jakimkolwiek ładunku elektrycznym. **Aniony** to jony o ładunku ujemnym, **kationy** o dodatnim: np. Na^+ (jon sodu o ładunku dodatnim), Cl^- (jon chloru o ładunku ujemnym), H^+ (jon wodoru o ładunku dodatnim), OH^- (grupa hydroksylowa o ładunku ujemnym). **Elektrolity** to płyny zawierające jony. Elektrolitami są **woda**, **kwasy**, **zasady**, krew i limfa.

Przewodzenie prądu w organizmie człowieka jest zróżnicowane, ponieważ poszczególne części ciała i organy zawierają różne ilości płynów. Kości zawierające względnie mało płynów prawie nie przewodzą prądu, natomiast mięśnie są lepszymi przewodnikami. Bardzo dobrze przewodzą prąd naczynia krwionośne i limfatyczne, gdyż zawierają dużo płynów i wolnych jonów. Zdolność skóry do przewodzenia prądu zależy od jej wilgotności. Skóra mokra (np. dzięki wodzie, potowi czy płynom z ampułek) przewodzi prąd zdecydowanie lepiej niż skóra sucha. Krew, limfa i mokra skóra to **elektrolity** dobrze przewodzące prąd.

Prawie wszystkie **urządzenia wytwarzające prąd stały** wykorzystują napięcie sieciowe. Ponieważ jednak prąd z sieci jest zmienny, musi zostać zamieniony na prąd stały, dlatego urządzenia te wyposażone są w prostowniki. Urządzenie to zmienia lub zmniejsza natężenie prądu sieciowego. Zabiegi na ciele człowieka mogą być wykonywane tylko przy natężeniu w zakresie **miliamperów**.

Podczas wszystkich zabiegów z prądem stałym używa się dwóch różnie naładowanych biegunów, czyli **elektrod**. Dzięki temu może powstać zamknięty **obieg prądu**. Mamy dwie elektrody – dodatnią i ujemną, ale znane są też **elektrody czynne** i **przeciwelektrody** (elektrody bierne). Obie elektrody mogą być zarówno anodami jak katodami. Można zmieniać bieguny przy elektrodach. **Przeciwelektroda** przykładana jest mocno do ciała klientki **(elektroda płytkowa)** lub może być przytrzymywana przez klientkę **(elektroda prętowa)**.

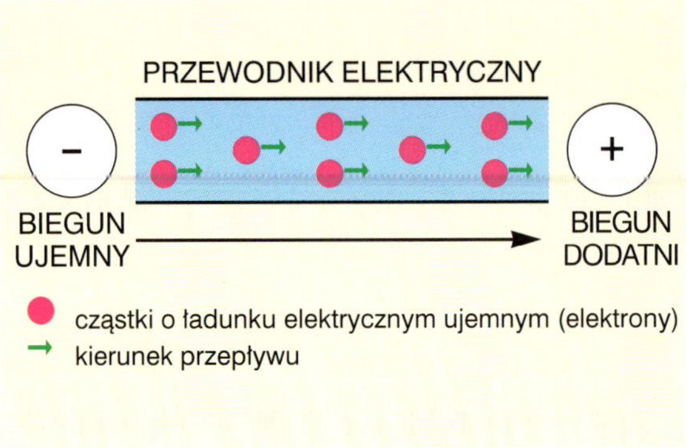

W prądzie stałym strumień elektronów przepływa zawsze w tym samym kierunku: od bieguna ujemnego do dodatniego.

Elektrodę czynną można również przyłożyć do skóry bądź poruszać po jej powierzchni, jeśli jest ruchoma. Obowiązuje zasada: im większa jest powierzchnia elektrody, tym mniejsza gęstość prądu i odwrotnie: im mniejsza jest powierzchnia elektrody, tym większa gęstość prądu. Wielkość powierzchni elektrody określa intensywność oddziaływania prądu.

Na rynku dostępne są różne rodzaje ruchomych elektrod czynnych, np. prętowe, pęsetowe, wałeczkowe oraz **trójkątne** (żelazkowe). **Elektroda pęsetowa** stosowana jest przy zmarszczkach wokół nosa i ust, mimicznych oraz wokół oczu. Do większych partii skórnych, np. szyi i dekoltu nadaje się **elektroda wałeczkowa**. Elektroda **trójkątna** stosowana jest do twarzy, szyi i dekoltu. Szczególny rodzaj elektrod to tzw. **ręce galwaniczne** lub **elektrody nadgarstkowe**. Specjalną elektrodę czynną umocowuje się do nadgarstków kosmetyczki, dzięki temu jej ręce stają się elektrodami czynnymi, które przesuwają się po powierzchni skóry klientki. **Maska do jonoforezy** jest nieruchomą elektrodą czynną stosowaną przy zabiegach twarzy. Tak samo wykorzystuje się nieruchomą elektrodę płaską na brodę.

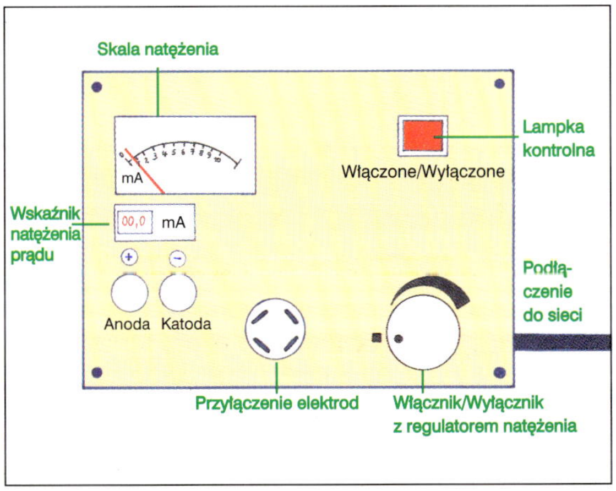

Budowa aparatu wytwarzającego prąd stały.

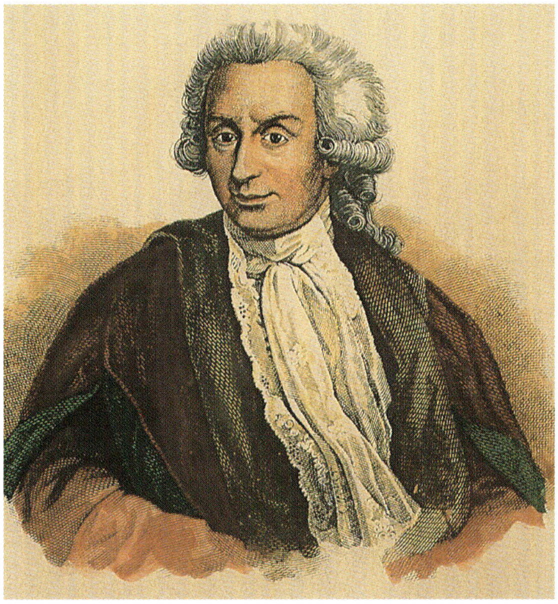

Najstarszą formą zastosowania prądu stałego w kosmetyce jest galwanizacja. Nazwa pochodzi od nazwiska fizyka Luigi Galvaniego (1737–1798), który już przed 200 laty przeprowadził pierwsze eksperymenty z prądem elektrycznym.

Części metalowe elektrod nie mogą dotknąć skóry, ponieważ istnieje duże niebezpieczeństwo przypalenia skóry, dlatego owija się je wilgotnymi gąbkami wiskozowymi lub watą. Obecnie większość aparatów wyposażona jest w takiego rodzaju zabezpieczenia. Ze względów bezpieczeństwa oraz **higienicznych** używa się dodatkowo wilgotnej chusteczki lub gazy czy bandaży.

Aparaty wytwarzające prąd stały mają doprowadzenie do sieci, włącznik do włączania i wyłączania, jak również lampkę kontrolną, która sygnalizuje, czy aparat jest gotowy do użycia. Włączniki mają najczęściej także regulatory natężenia prądu oraz wbudowany miernik do odczytywania natężenia prądu. Natężenie prądu, w zakresie miliamperów, podawane jest w liczbach lub w skali. Na urządzeniu znajduje się doprowadzenie elektrod. Aparat ma także wmontowany włącznik, dzięki któremu można ustawić bieguny elektrody czynnej i przeciwelektrody.

Na początku zabiegu natężenie prądu stałego zawsze jest najmniejsze i dopiero później może być stopniowo zwiększane. Natężenie prądu zawsze musi być ustawione podprogowo. Dla każdej klientki natężenie należy ustawić indywidualnie. Należy wybrać taką wartość, aby klientka nie miała „wrażenia prądu", np. w postaci łaskotania lub pieczenia. Klientkę trzeba poinformować o zwiększeniu natężenia i zapytać o jej odczucia.

Zabiegi prądem stałym trwają od dwudziestu do trzydziestu minut. Podczas zabiegu elektrody należy przesuwać, lekko naciskając, równomiernie i powoli po powierzchni skóry. Elektroda musi być podczas zabiegu cały czas wilgotna. Po zabiegu należy powoli zmniejszyć natężenie prądu do zera, dopiero wtedy można zdjąć elektrody i wyłączyć urządzenie.

Podczas zabiegu prądem stałym elektrod nie wolno zdejmować z jednego miejsca skóry i przykładać do innego, ponieważ klientka mogłaby odczuć bardzo nieprzyjemne „uderzenie" prądu. Jeśli przez nieuwagę elektroda czynna raz została oderwana od skóry, należy najpierw zmniejszyć natężenie prądu do zera i dopiero ponownie przyłożyć ją do skóry, powoli zwiększając natężenie prądu do poprzedniej wysokości.

7.1. Galwanizacja

Galwanizacja polega na przyłożeniu **elektrod** do wilgotnej skóry. Jony wewnątrz organizmu zaczynają się przemieszczać pod wpływem prądu: kationy przesuwają się w kierunku katody, aniony w kierunku anody. Wynikiem tej wędrówki jonów w częściach ciała, przez które przepływa prąd jest **przekrwienie**. Powstaje ono w następstwie tworzenia się ciał histaminopodobnych o działaniu rozszerzającym naczynia. Podrażniony zostaje też układ nerwowy i pobudzone mięśnie. Celem tego zabiegu jest poprawa **napięcia** mięśni.

Podczas zabiegu galwanizacji elektrody można ułożyć w poprzek lub wzdłuż części ciała poddawanej zabiegowi. Katodę należy przyłożyć **obwodowo**, tzn. jak najdalej od serca. Anodę natomiast odpowiednio

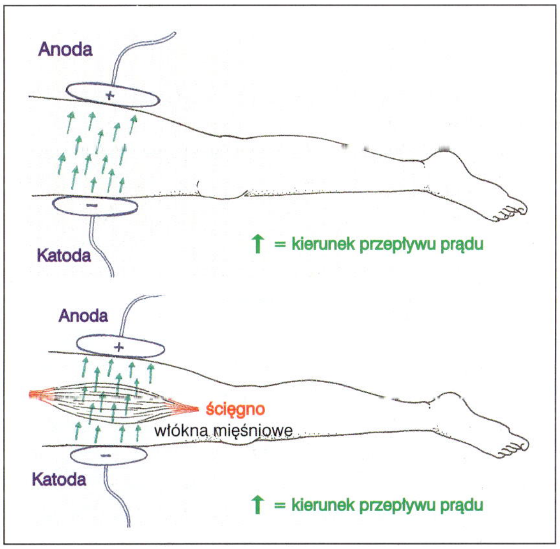

Galwanizacja poprzeczna pobudza tkankę mięśniową, układ nerwowy oraz naczynia krwionośne i limfatyczne prostopadle do ich przebiegu. W miejscu przepływu prądu ma ona silniejsze działanie niż podłużna.

6

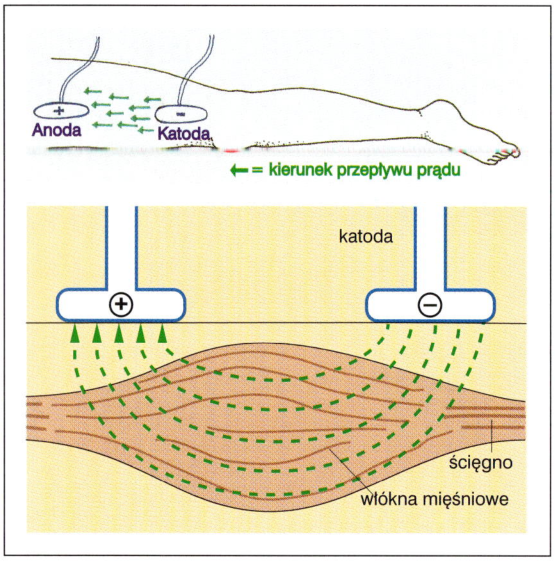

Podczas galwanizacji podłużnej prąd przepływa przez cały mięsień. Prąd dostarczony z zewnątrz częściowo zmienia kierunek pod wpływem strumienia jonów naczyń krwionośnych i limfatycznych. Poprawia to przepływ krwi i odpływ limfy.

bliżej. Dzięki temu wspomagany jest przepływ krwi (w żyłach) do serca. Podczas zabiegu galwanizacji poprzecznej tkanka mięśniowa, naczynia krwionośne i limfatyczne podrażniane są prostopadle do ich przebiegu. Jony wewnątrz organizmu nie przyczyniają się do zmiany kierunku strumienia prądu dochodzącego z zewnątrz. Wpływ prądu jest ograniczony do tych części ciała i dlatego jest intensywniejszy niż podczas galwanizacji podłużnej. W trakcie zabiegu **galwanizacji podłużnej** wpływ prądu jest trochę słabszy, ponieważ drogi nerwowe, naczynia krwionośne i limfatyczne przewodzą prąd dalej. Dzięki temu można jednak poprawić kierunek przepływu limfy i krwi żylnej. Prąd przepływa przez całą długość mięśnia.

Galwanizacja to najstarsza metoda zastosowania prądu stałego w kosmetyce. Prąd stały przepływający przez płyny nazywany jest **prądem galwanicznym**. Jeśli zostaną zastosowane także maści lub płynne preparaty (np. w ampułkach) zawierające czynne substancje, można mówić o zabiegach takich jak jonoforeza, elektroforeza czy dezinkrustacja.

7.2. Jonoforeza, termoforeza, elektroforeza i dezinkrustacja

Celem jonoforezy, elektroforezy i dezinkrustacji jest dostarczenie skórze specjalnych substancji czynnych. W ten sposób substancje czynne mają być dostarczone do głębszych warstw skóry. Nie

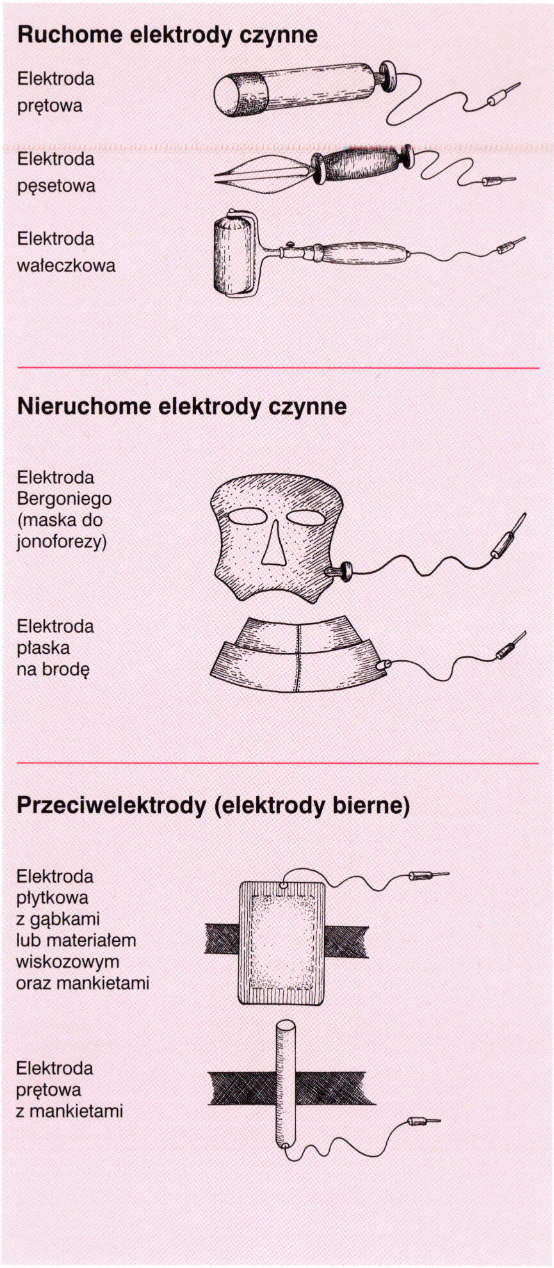

Do jonoforezy stosowane są różne rodzaje elektrod.

byłoby to możliwe bez użycia prądu elektrycznego. Ilość dostarczonych substancji czynnych zależy od długości zabiegu, natężenia prądu oraz wielkości elektrod.

Celem **jonoforezy** jest wprowadzenie w skórę **substancji czynnych** w postaci cząstek o ładunku elektrycznym (jonów). Najczęściej stosowane są roztwory wodne, np. **preparaty w ampułkach**, w których rozpuszczone są substancje czynne zdolne do jonizacji. Przed zabiegiem skórę należy dokładnie oczyścić, następnie rozprowadzić na skórze preparat omijając okolice oczu i ust.

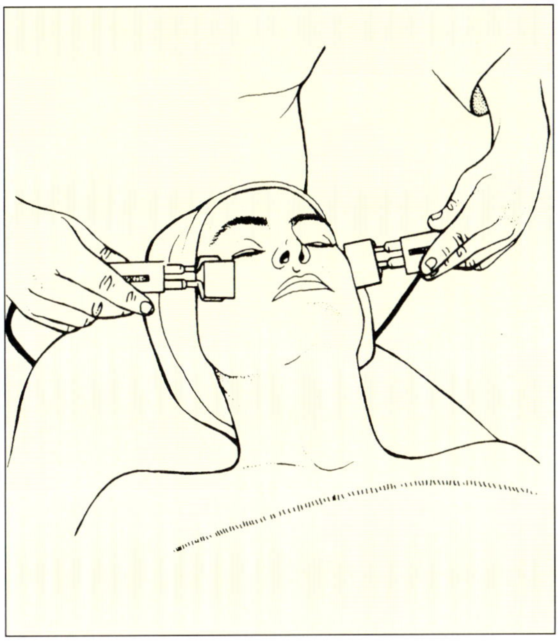

Zastosowanie elektrod wałeczkowych.

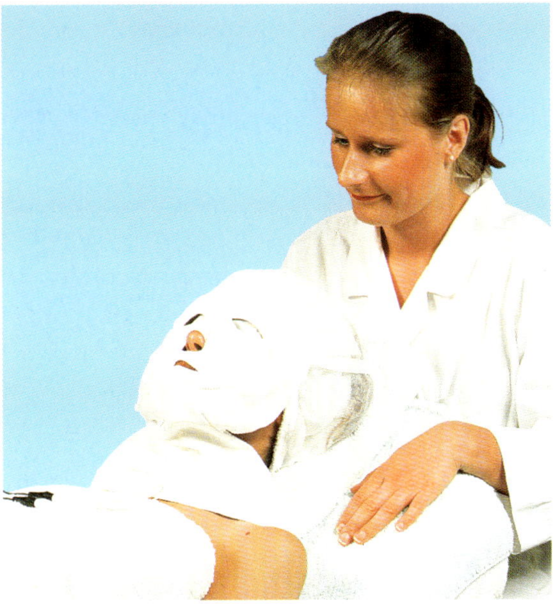

Przed nałożeniem maski do jonoforezy należy przykryć partie skóry wokół oczu suchymi płatkami waty.

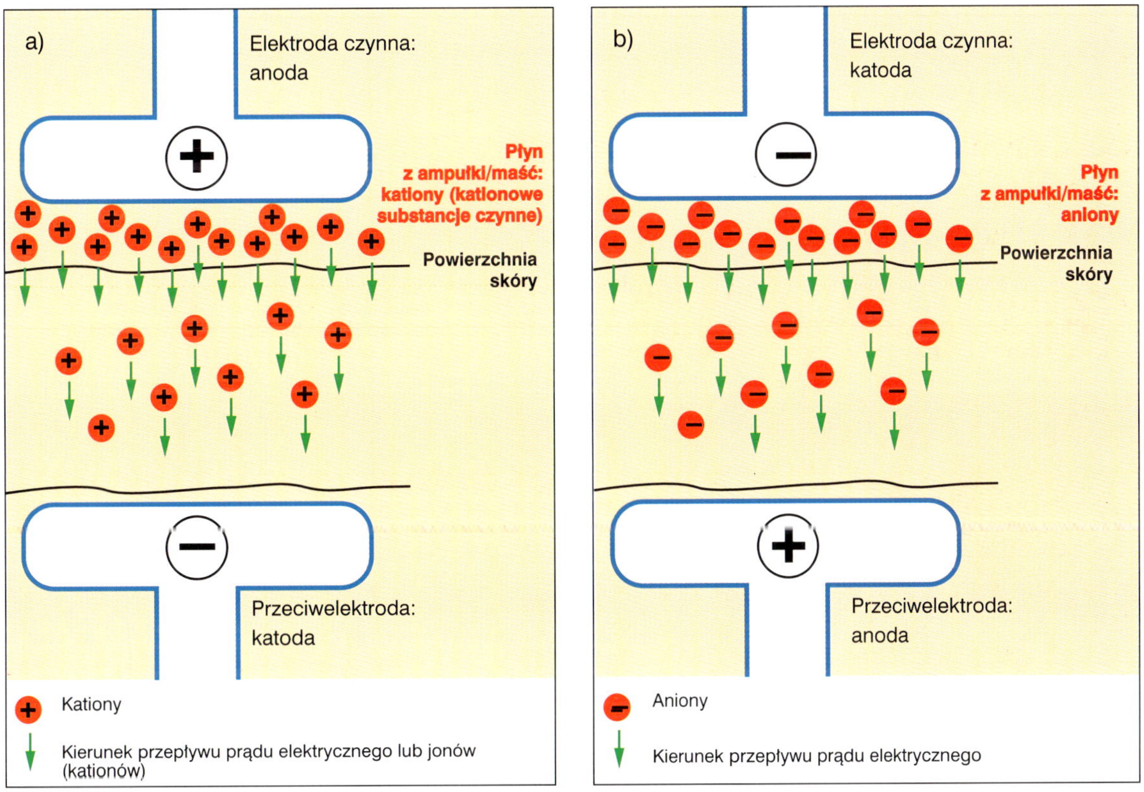

Celem jonoforezy jest dostarczenie górnym warstwom naskórka substancji czynnych; a) przy kationowych substancjach czynnych elektrodą czynną jest anoda a przeciwelektrodą katoda, b) przy anionowych substancjach czynnych jest na odwrót – elektrodą czynną jest katoda a przeciwelektrodą anoda.

Aniony, czyli anionowe substancje czynne, wprowadza się do skóry za pomocą **katody**. W takim wypadku katoda jest elektrodą czynną, natomiast anoda przeciwelektrodą. Kationy, czyli kationowe substancje czynne, wprowadzane są za pomocą **anody**, która jest elektrodą czynną. Katoda jest wtedy przeciwelektrodą. W ampułkach znajdują się bardzo często zarówno anionowe, jak i kationowe substancje

Zastosowanie	Działanie	Dostarczanie substancji czynnych
Galwanizacja	Wspomaganie przepływu jonów wewnątrz organizmu i zwiększanie ukrwienia skóry	–
Jonoforeza	Działanie podobne jak w przypadku galwanizacji, dodatkowo wprowadzanie do górnych warstw naskórka substancji czynnych/cząstek o ładunku elektrycznym (jonów względnie anionów i(lub) kationów)	Do wewnątrz
Elektroforeza (jonoforeza z użyciem maści)	Działanie podobne jak w przypadku galwanizacji, dodatkowo wprowadzanie do górnych warstw naskórka substancji składowych maści	Do wewnątrz
Dezinkrustacja	Działanie podobne jak w przypadku galwanizacji, dodatkowo usuwanie osadów z górnych warstw naskórka za pomocą specjalnych substancji czynnych	Na zewnątrz

Porównanie działania zabiegów prądem stałym: galwanizacji, jonoforezy, elektroforezy i dezinkrustacji.

czynne. W takiej sytuacji co trzy minuty zmienia się bieguny elektrod. Na opakowaniach ampułek umieszczone są informacje dotyczące ładunków elektrycznych i czasu trwania jonoforezy. Po jonoforezie preparaty w ampułkach należy pozostawić na skórze. Chusteczką papierową można ewentualnie usunąć nadmiar preparatu.
Jonoforezę można uzupełnić aparatami, których elektrody są dodatkowo podgrzewane. Zabieg ten to **termoforeza**. W odróżnieniu od jonoforezy, skóra jest dodatkowo ogrzewana i dzięki temu lepiej ukrwiona. Ma to prowadzić do bardziej intensywnego wnikania substancji czynnych w skórę. **Aparaty do termoforezy** są jednak dużo droższe niż urządzenia do jonoforezy. Z tego względu należy dokładnie przemyśleć, czy warto zakupić taki aparat. Tym bardziej, że podobne rezultaty można osiągnąć stosując np. przed jonoforezą naświetlanie za pomocą **czerwonych filtrów**.

6

Celem **elektroforezy** jest wprowadzenie do wierzchnich warstw naskórka substancji składowych maści. Także przed tym zabiegiem skóra powinna zostać oczyszczona. Jeśli podczas zabiegu ma być lepiej ukrwiona, zaleca się wcześniejsze jej rozgrzanie, np. za pomocą promieniowania podczerwonego. Na skórze poddawanej zabiegowi rozprowadza się cienką warstwę maści, następnie nakłada na nią wilgotną bibułę, na której umieszcza się jeszcze jedną wilgotną warstwę gazy. Elektrody należy przesuwać po powierzchni.

Inne rodzaje substancji czynnych ułatwiają usunięcie stwardniałego łoju i obumarłych łusek skóry z górnych warstw naskórka. Zabieg przeprowadza się także za pomocą prądu stałego, który wprowadza **jony** do zrogowaciałych warstw naskórka oraz do gruczołów łojowych i potowych. Zadaniem jonów jest zmniejszenie swoistości osadów, aby mogły zostać wypłukane. Ten zabieg prądem stałym nazywany jest **dezinkrustacją** lub **głębokim oczyszczaniem**. Jeśli jednak wziąć po uwagę fakt, że oczyszczanie ogranicza się tylko do górnych warstw **naskórka** o grubości kilku mikrometrów, trzeba stwierdzić, że pojęcie głębokiego oczyszczania jest tu nieprawidłowe i mylące.

8. Zastosowanie prądów wzbudzających

Celem zabiegów z użyciem prądów wzbudzających jest albo pobudzenie i ożywienie procesów zachodzących w organizmie albo przeciwnie, ich osłabienie i uspokojenie. Do zabiegów kosmetycznych wykorzystywany jest albo zmieniony prąd stały (impulsowy) albo zmienny (interferencyjny).

Zabiegi prądami wzbudzającymi mają na celu pobudzenie całego organizmu lub jego części. Prądy wzbudzające wpływają na krążenie krwi i limfy, a także na układ nerwowy i mięśniowy. Prądy wzbudzające poprawiają przepływ krwi oraz odpływ limfy, dzięki czemu pobudzona zostaje przemiana materii, co prowadzi do likwidacji nadmiernego tłuszczu i pomaga w leczeniu **cellulitu**. Prądy wzbudzające mogą prowadzić na przemian do skurczów mięśni (ściągania i naprężania) oraz odprężenia. Celem tego zabiegu jest wzmocnienie mięśni kończyn, pleców, brzucha i ramion. Tkanka mięśniowa rozluźnia się, a napięcia mięśniowe znikają. Jeśli zabiegi prądami

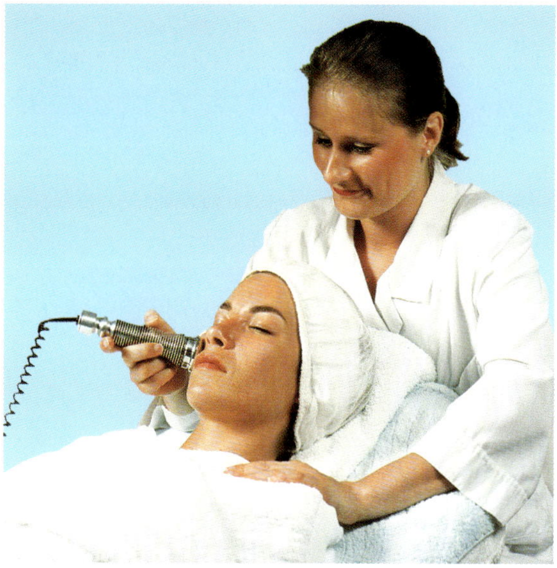

Zastosowanie prądów wzbudzających w zabiegach na twarzy: przed zabiegiem skórę należy dokładnie oczyścić.

wzbudzającymi stosowane są regularnie, można w pewnym stopniu uzyskać wyniki podobne do treningu sportowego. Zajęcia sportowe są jednak skuteczniejsze.

Za pomocą **aparatu** do **prądu impulsowego** między dwiema elektrodami wytwarzany jest przerywany prąd stały lub prąd impulsowy. Strumień prądu jest przerywany w regularnym rytmie. Elektrody należy owinąć gąbkami wiskozowymi. Przed zabiegiem należy te gąbki dobrze namoczyć, aby możliwy był przepływ prądu między elektrodami a organizmem człowieka.

Zastosowanie prądu impulsowego może być bardzo bolesne. Prądy o niskiej częstotliwości z trudem pokonują opór skóry. Działają one jedynie w górnych warstwach skóry, czyli w naskórku i w jej części wrażliwej na ból **(receptorach bólu)**. Wyższe częstotliwości są w stanie przezwyciężyć opór skóry nie podrażniając receptorów bólu i dlatego go nie wywołują.

Jeśli zabiegi prądem impulsowym wykonywane są nieprawidłowo, może dojść do przypalenia skóry. Jeśli na metalowe części elektrod dostanie się woda lub pot, zachodzi na nich zjawisko **elektrolizy**. W ten sposób z wody z dodatkiem **soli**, np. wydalonych z potem, pod wpływem prądu elektrycznego mogą powstać żrące **zasady**, dlatego elektrody należy dokładnie owijać gąbkami wiskozowymi.

8.1. Zabiegi prądem impulsowym: zastosowanie prądów wzbudzających z prądem stałym

Jeśli niezmienny przepływ prądu stałego jest przerywany w równych odstępach czasu, w pewnym rytmie, mówi się o prądzie impulsowym. Prąd impulsowy można porównać ze słabymi uderzeniami prądu. Zabiegi prądem impulsowym zaliczane są do zabiegów prądami wzbudzającymi, ponieważ organizm człowieka jest pobudzany.

Funkcje oraz reakcje organizmu wywoływane są przez wewnętrzne **bodźce** elektryczne. Te bodźce mieszczą się w **zakresie niskiej częstotliwości** od 1 do 1000 Hz. Prądy impulsowe mają niską częstotliwość, podobnie jak inne prądy stosowane w zabiegach, zwykle osiągają wartości od 1 do 100 Hz. Działają one pobudzająco na przemianę materii, przepływ krwi oraz układ mięśniowy. Ich częstotliwość odpowiada częstotliwościom endogennym, kierującym przemianą materii oraz wywołującym bodźce nerwowe i mięśniowe. Przykładem mogą być wewnętrzne bodźce elektryczne o niskiej częstotliwości, które wywołują skurcze mięśni w organizmie. Prąd impulsowy o niskiej częstotliwości dostarczony do organizmu z zewnątrz także powoduje skurcze mięśni.

8.2. Zabiegi z prądem interferencyjnym: zastosowanie prądów wzbudzających z prądem zmiennym

Zabiegi za pomocą **prądów interferencyjnych** (są to 2 krzyżujące się prądy, nie zaliczane do prądów wzbudzających). Podczas tego zabiegu do ciała podłączane są dwa **obwody elektryczne**. Prądy elektryczne z obu obwodów nakładają się w organizmie człowieka. **Interferencja** oznacza krzyżowanie bądź nakładanie się prądów elektrycznych lub drgań.

Aparat do prądu interferencyjnego wytwarza prąd w dwóch obwodach elektrycznych, które są od siebie niezależne. Prąd musi zostać dostarczony do organizmu w oddzielnych obwodach elektrycznych. Do aparatu podłączone są cztery elektrody (po dwie na każdy obwód elektryczny). Elektrody umieszcza się na ciele człowieka tak, aby elektrody jednego obwodu leżały po przekątnej.

Obydwa obwody elektryczne mają różne **częstotliwości**; jeden strumień prądu może mieć np. 4000 Hz, drugi zmienne między 4001 a 4100 Hz. Wewnątrz organizmu, w miejscu nakładania się obwo-

	Zastosowanie prądu impulsowego	Zastosowanie prądu interferencyjnego
Rodzaj zastosowanego prądu	Prąd stały przerywany w regularnych odstępach czasu	Prądy zmienne nakładające się
Liczba obwodów elektrycznych	Jeden	Dwa
Częstotliwość obwodów elektrycznych	1–100 Hz	1 obwód elektryczny: np. 4000 Hz, 2 obwód elektryczny: np. 4001–4100 Hz, w zakresie interferencji 1–100 Hz
Liczba zastosowanych elektrod	Dwie	Cztery
Miejsce działania	Przy niskiej częstotliwości: skóra, ponieważ opór skóry jest wtedy duży (nieznaczne działanie głębokie)	W miejscach krzyżowania się obwodów elektrycznych (działanie głębokie)
Niebezpieczeństwa przy nieodpowiednim stosowaniu	Uczucie bólu przez receptory bólu w skórze, niebezpieczeństwo przypalenia produktami rozpadu na elektrodzie	Niebezpieczeństwo skurczów mięśni przy zbyt niskiej częstotliwości, nie ma niebezpieczeństwa przypalenia skóry

Porównanie zastosowań prądów impulsowego i interferencyjnego.

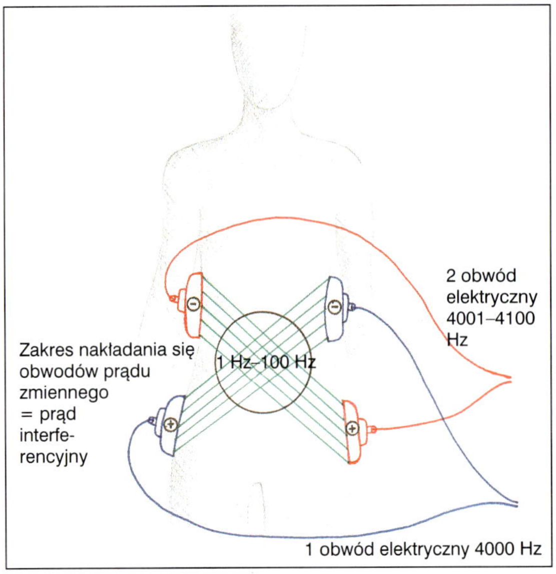

Prąd interferencyjny powstaje przy nakładaniu się bądź krzyżowaniu dwóch obwodów elektrycznych. Do tego zabiegu należy użyć czterech elektrod.

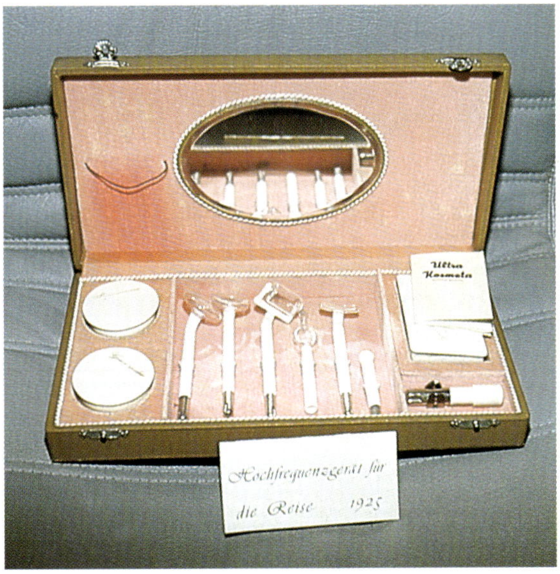

Już na początku XX wieku stosowano w kosmetyce wysokie częstotliwości.

dow, działa prąd zmienny o częstotliwości 1–100 Hz. Odpowiada to **zakresowi niskich częstotliwości.** Prąd interferencyjny nie jest więc dostarczany do organizmu przez urządzenie, lecz powstaje dopiero w wyniku przemiany częstotliwości w organizmie człowieka. Dzięki odpowiedniemu rozmieszczeniu elektrod zasięg działania prądu interferencyjnego można dokładnie określić.

Im niższa jest częstotliwość prądu zmiennego, tym silniej on pobudza. Wpływa na poprawę metabolizmu, przepływu krwi oraz wzmocnienie muskulatury. Im wyższa jest częstotliwość prądu, tym słabsze jego działanie na organizm człowieka. Przy mniejszej częstotliwości prąd interferencyjny ma działanie odprężające, rozkurczające oraz uspokajające. Ponieważ w miejscu nakładania się prądów zmiennych powstaje także ciepło, mówi się o tzw. **cieple głębokim.**

Prąd zmienny nie wykazuje działania elektrolitycznego, dlatego podczas zabiegów prądem interferencyjnym – inaczej niż w przypadku prądu impulsowego – nie może dojść do przypalenia i poparzenia skóry. Uwaga: pod wpływem silnego działania prądu o niskiej częstotliwości może dojść do skurczów mięśni.

8.3. Zastosowanie prądu o wysokiej częstotliwości

Prąd o wysokiej częstotliwości podrażnia skórę, ma też powierzchniowe działanie dezynfekujące – antyseptyczne. Wykorzystuje się go w celu pobudzenia przemiany materii, wzmocnienia przepływu krwi w skórze (miejscowe przekrwienie) oraz ożywienia tkanki nerwowej.

Na rynku dostępne są dwa typy aparatów: aparat do prądów wysokiej częstotliwości z prętem lub pręt wysokiej częstotliwości podłączany bezpośrednio do sieci elektrycznej. Pręt wysokiej częstotliwości jest poręczny i zwarty, niezależnie od typu aparatu. Ma wbudowany włącznik/wyłącznik oraz regulator do ustawienia natężenia prądu. W wyposażeniu urządzenia znajdują się ponadto elektrody szklane, które można wybierać w zależności od powierzchni skóry, na której ma być wykonany zabieg. **Elektroda** w kształcie **grzyba** nadaje się do dezynfekcji skóry twarzy. Do usuwania pojedynczych zanieczyszczeń skóry stosuje się **elektrody prętowe (sztyftowe)**. **Elektrody grzebieniowe** wykorzystuje się do rewitalizacji skóry głowy. **Elektrodę szklaną**, lekko naciskając, wkłada się do aparatu delikatnym okrężnym ruchem.

Wyróżnia się zabiegi z bezpośrednim (aplikacja bezpośrednia) i przerywanym kontaktem ze skórą. Podczas **aplikacji bezpośredniej** elektrodę nakłada się na miejsce, które ma być oczyszczone, lekko naciskając. Następnie włącza się aparat. Na początku zabiegu natężenie prądu musi być niewielkie, może zostać stopniowo zwiększone w zależności od odporności organizmu. Na skórze odczuwalne jest delikatne łaskotanie. Czas zabiegu, w zależności od wielkości powierzchni, wynosi 3–8 min. Miejsca poddawane zabiegowi się rozgrzewają. Pręt wysokiej częstotliwości można stosować maksymalnie 2–3 razy w tygodniu.

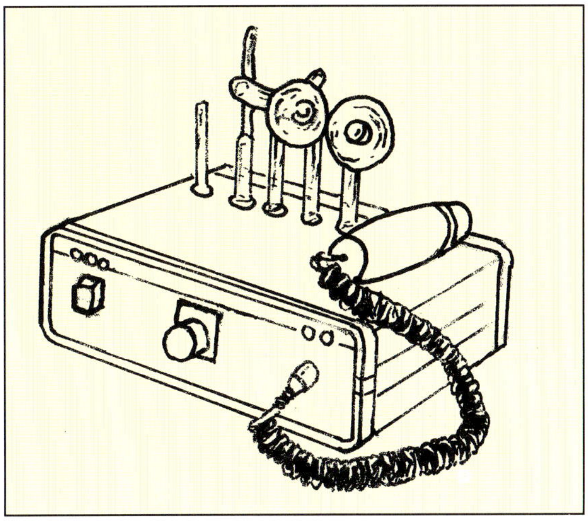
Aparat wysokiej częstotliwości z prętem oraz różnego rodzaju elektrodami.

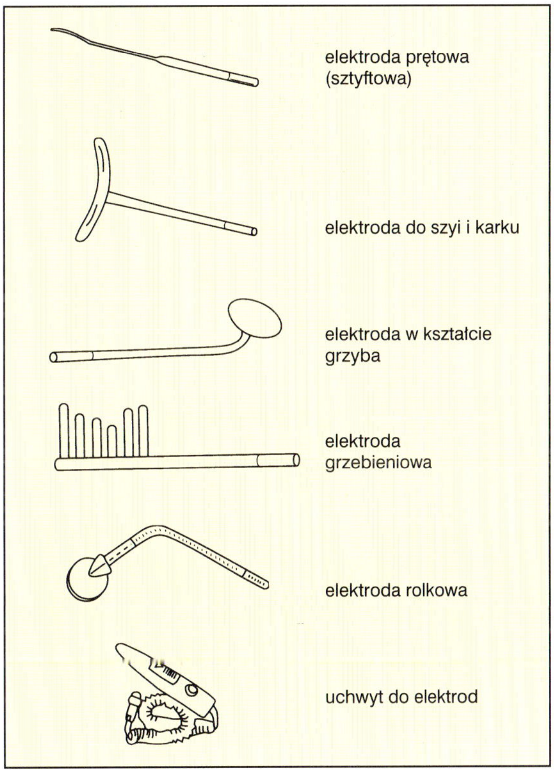

Podczas zabiegu prętem wysokiej częstotliwości można wybrać różne elektrody w zależności od zastosowania. Oprócz elektrody w kształcie grzyba stosuje się także elektrody do karku, grzebieniowe oraz prętowe (sztyftowe).

Prądy o wysokiej częstotliwości silniej podrażniają, jeśli elektrodę na przemian zdejmuje się i przykłada do skóry. Czasami widoczne są również iskry. Na skórze odczuwalne jest delikatne drapanie. Ten rodzaj podrażnień nie nadaje się do skóry wrażliwej, ale do zanieczyszczonej oraz skłonnej do **trądziku**. Dzięki temu zabiegowi możliwe jest zdezynfekowanie powierzchni skóry (działanie bakteriobójcze). W medycynie pręt wysokiej częstotliwości stosuje się do złuszczania i usuwania **brodawek**.

Po zakończeniu zabiegu nie należy kłaść pręta na zimną podkładkę, ponieważ elektroda nie powinna

Zakres działania	Rodzaj elektrod	Oczekiwane rezultaty
Zabiegi na dużej powierzchni ciała	Elektroda w kształcie grzyba, grzebieniowa	Miejscowe przekrwienie, pobudzenie przemiany materii, rewitalizacja
Zabiegi podrażniające, szybkie naprzemienne zdejmowanie i przykładanie elektrod	Elektroda w kształcie grzyba, grzebieniowa	Względnie mocne łaskotanie, pobudzające, po zabiegu uczucie świeżości na partiach skóry poddanych zabiegowi
Zabiegi na zwiotczałej, suchej skórze oraz skórze głowy	Elektroda grzebieniowa	Pobudzenie przemiany materii, ożywienie (rewitalizacja), ewentualne zmniejszenie świądu i usunięcie wyprysków
Skóra zanieczyszczona, trądzikowa	Elektroda w kształcie grzyba, elektroda prętowa (sztyftowa)	Delikatna dezynfekcja

Zakres działania, wybór elektrod oraz oczekiwane rezultaty zabiegów z użyciem prądu o wysokiej częstotliwości.

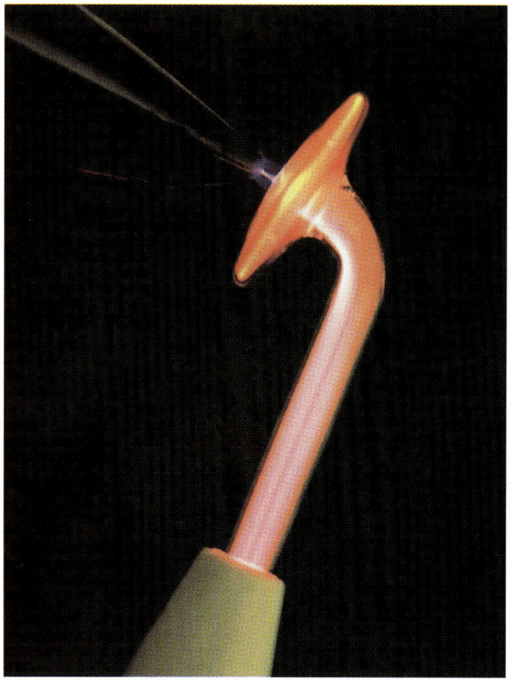

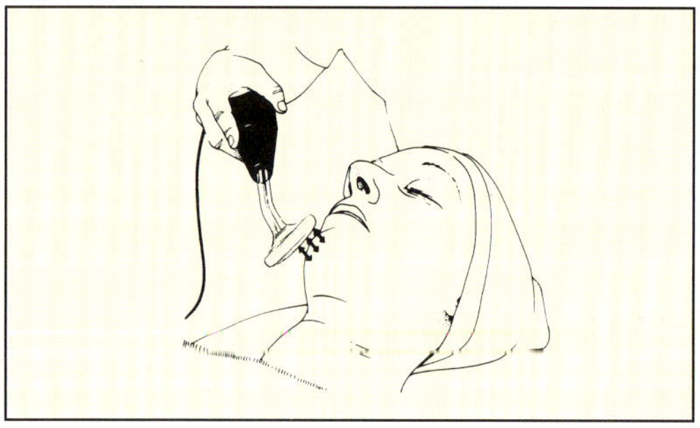

Wyróżnia się dwa rodzaje zabiegów z użyciem elektrody prętowej wysokiej częstotliwości: aplikację bezpośrednią oraz działanie podrażniające polegające na kilkakrotnym naprzemiennym zdejmowaniu i przykładaniu elektrody do powierzchni skóry. Podczas tego zabiegu można zauważyć przeskakujące iskry.

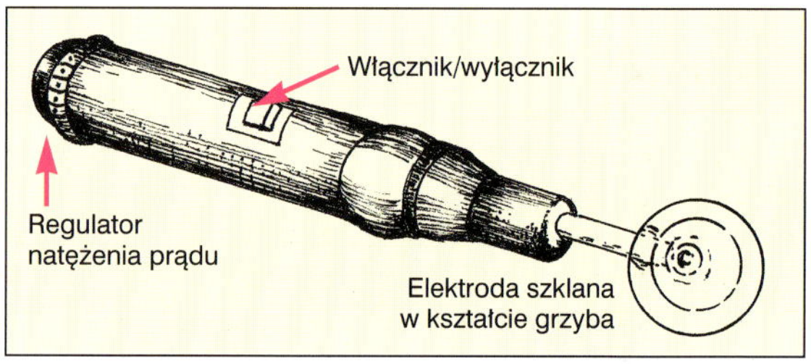

Budowa pręta wysokiej częstotliwości z elektrodą w kształcie grzyba.

wystygać zbyt szybko i nierównomiernie, gdyż może spowodować jej uszkodzenie. Najlepiej wystudzić ją na powietrzu. Ze względu na bezpośredni kontakt, używaną elektrodę należy po każdym zabiegu zdezynfekować, np. 70% roztworem alkoholu.

Powszechnie funkcjonująca na rynku nazwa – aparat wysokiej częstotliwości (lub pręt) – jest kontrowersyjna. Aparaty te pracują w zakresie około 20 000 Hz. Ta częstotliwość należy jednak do **zakresu średnich**, a nie do **wysokich**. W kosmetyce w zasadzie nie wolno stosować prądów o średniej częstotliwości, ale ponieważ te aparaty działają powierzchownie (delikatnie pobudzając ukrwienie i działają antyseptycznie), zostały dopuszczone do użytku dla potrzeb kosmetyki.

9. Epilacja: trwałe usuwanie włosów

Epilacja to metoda trwałego **usuwania owłosienia**. Wyróżnia się epilację igłową i pęsetową. Podczas **epilacji igłowej** używa się **aparatu** do epilacji oraz **igły** do epilacji. Igła wykonana jest z materiału przewodzącego prąd, np. ze stali szlachetnej lub złota.

Nazywana jest również **sondą epilacyjną**, a cały zabieg **epilacją sondową**.

Epilacja igłowa dzieli się na elektrolizę, termolizę, metodę blend oraz metodę sekwencyjną. **Elektroliza** jest najstarszą metodą epilacji igłowej. Wykonuje się ją za pomocą **prądu galwanicznego**. Igłą epilacyjną jest **katoda**, w wyniku elektrolizy środowisko wokół niej staje się zasadowe, co powoduje zniszczenie komórek zarodkowych brodawki włosa. Z jednej strony elektroliza jest metodą bardzo skuteczną, z drugiej jednak dosyć bolesną. Ponadto istnieje w tym przypadku niebezpieczeństwo tworzenia się blizn. Do zabiegu wykorzystuje się nieizolowane igły ze stali szlachetnej lub złota. Stal szlachetna, z której wykonane są igły, zawiera także nikiel, dlatego u osób uczulonych na nikiel powinno się stosować sondy ze złota.

Do **termolizy** wykorzystuje się **prąd o wysokiej częstotliwości**. Ponieważ prąd o wysokiej częstotliwości wytwarza ciepło, mówi się także o **prądzie diatermicznym** a termoliza nazywana jest również **diatermią**. Igły do termolizy izoluje się tworzywem sztucznym. Ciepło powstałe w wyniku działania prądu wysokiej częstotliwości prowadzi w brodawce włosa do ścięcia się białka, a więc zniszczenia komórek tkankowych i wzrostowych. Proces ścinania się bądź niszczenia białka nazywany jest **koagulacją**. Termoliza jest najczęściej stosowaną w Europie metodą epilacji igłowej. Wadą tej metody jest niemożność trwałego usunięcia włosów, zwłaszcza grubych lub zdeformowanych.

Epilacja metodą blend jest połączeniem elektrolizy i termolizy. Podczas insercji wykorzystuje się zarów-

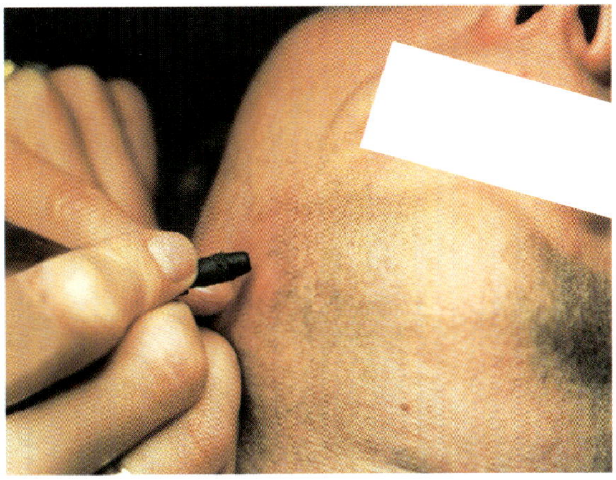

Epilacja igłowa jest najbardziej sprawdzoną metodą trwałego usuwania owłosienia, wymaga jednak dużego nakładu czasu i dlatego stosowana jest tylko do epilacji twarzy. Nazywana jest również epilacją sondową.

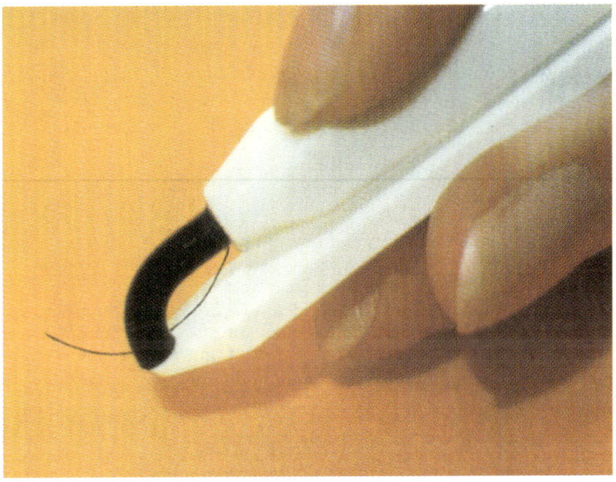

Podczas epilacji pęsetowej za pomocą elektrody pęsetowej do brodawki włosa dostarczany jest prąd o wysokiej częstotliwości.

Rodzaj epilacji igłowej	Rodzaj zastosowango prądu	Działanie prądu	Stosowane igły
Elektroliza	Prąd galwaniczny	Powstawanie zasad	Igły nieizolowane, tworzące katodę
Termoliza	Prąd o wysokiej częstotliwości	Działanie rozgrzewające (koagulacja)	Igły izolowane tworzywem sztucznym
Metoda blend	Prąd o wysokiej częstotliwości oraz prąd stały	Działanie rozgrzewające (koagulacja), elektroliza: powstawanie zasad	Igły nieizolowane ze stali szlachetnej i złota
Termoliza sekwencyjna	Tak jak w termolizie, ale z następującymi po sobie prądami (sekwencjami)		Igły izolowane tworzywem sztucznym
Sekwencyjna metoda blend	Tak jak epilacja metodą blend, ale z następującymi po sobie prądami (sekwencjami)		Igły nieizolowane

Porównanie różnych rodzajów epilacji igłowej.

Metoda epilacji	Zalety	Wady
Epilacja igłowa (nazywana też epilacją sondową)	Najbardziej sprawdzona metoda trwałego usuwania owłosienia	Większy nakład czasu niż podczas depilacji lub epilacji pęsetowej Większy koszt Często bolesna Skuteczność maksymalnie do 50%, wykonanie tylko przez przeszkoloną kosmetyczkę
Epilacja pęsetowa	Bezbolesna Bezpieczniejsza niż igłowa Nie ma niebezpieczeństwa pozostawienia blizn Mniejszy nakład czasu niż przy igłowej Nieco tańsza	Większy nakład kosztów niż przy depilacji Nie usuwa trwale włosów

Zalety i wady epilacji igłowej i pęsetowej.

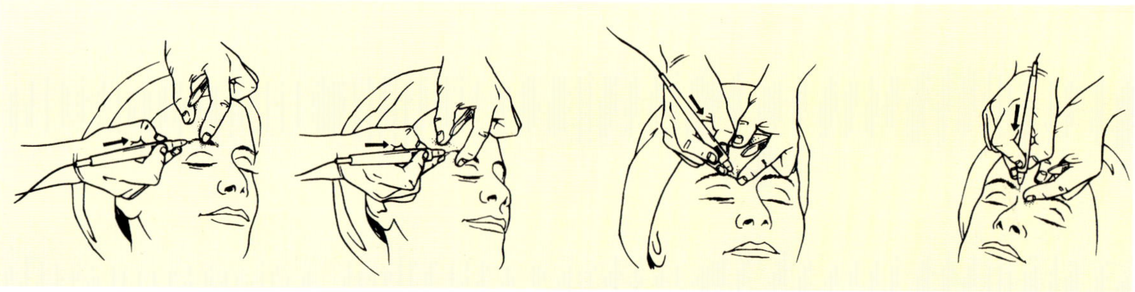

Układ rąk podczas epilacji pojedynczych włosów wokół brwi. Skórę należy naciągnąć między kciukiem a palcem wskazującym lewej ręki. Drugą ręką należy trzymać pęsetę. Igłę epilacyjną należy wprowadzić prawą ręką odpowiednio do ułożenia mieszka włosowego.

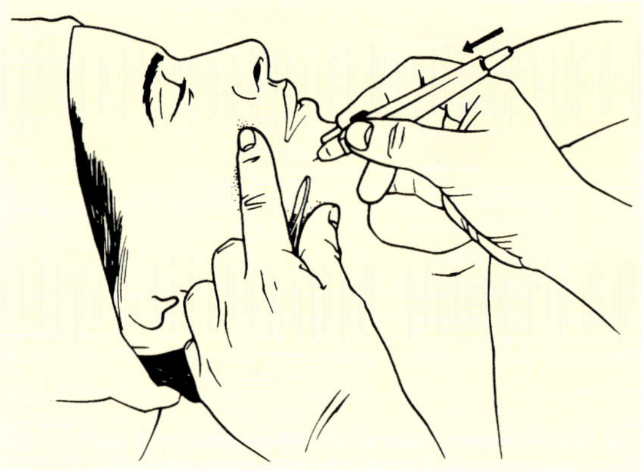

Pozycja podczas epilacji brody: kciuk i palec wskazujący lewej ręki naciągają skórę. Elektrodę z igłą do epilacji należy trzymać w ręku tak jak długopis.

no prąd galwaniczny, jak i wysokiej częstotliwości. Dzięki temu metoda ta jest dużo skuteczniejsza, gdyż łączy w sobie zalety elektrolizy i termolizy. Obydwa rodzaje prądu się mieszają. Określenie *blend* pochodzi z angielskiego i oznacza *mieszać*, *miksować*. Do epilacji tą metodą stosuje się nieizolowane igły z przewodników elektrycznych.

Metoda sekwencyjna do trwałego usuwania owłosienia stosowana jest dopiero od kilku lat. Zaletą tej metody jest niemal całkowita bezbolesność, dzięki czemu można przedłużyć czas zabiegu epilacyjnego. Prąd elektryczny dopływa do brodawki włosa w pojedynczych, zróżnicowanych **sekwencjach** (tzn. seriach). Podczas insercji dopływ prądu nie jest stały, ale następuje skokami z przerwami. Metodę sekwencyjną można zastosować w termolizie **(termoliza sekwencyjna)** lub podczas epilacji metodą blend **(sekwencyjna metoda blend)**.

Sondę lub igłę wprowadza się do **mieszka włosowego** aż do **brodawki włosa** lub do dna mieszka włosowego. Proces ten nazywany jest **insercją**. W czasie tego procesu do brodawki dostarczany jest na kilka sekund prąd. Zasadowe środowisko w brodawce włosa prowadzi do zniszczenia komórek zarodkowych i(lub) wysoka temperatura przyczynia się do ścinania się białka **(koagulacji)**. Po zabiegu sondę należy delikatnie wyjąć z mieszka włosowego, a następnie za pomocą pęsety można łatwo i bezboleśnie wyjąć włos.

Istotne jest, aby sonda epilacyjna została wprowadzona do mieszka włosowego dokładnie wzdłuż ło-

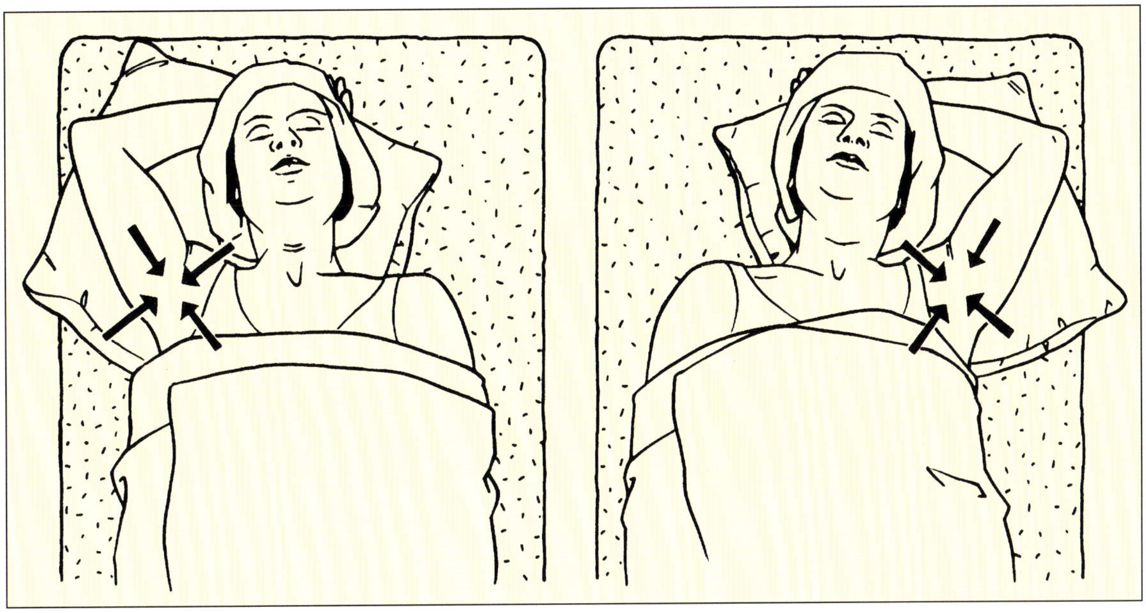

Ułożenie klientki do epilacji włosów pod pachami.

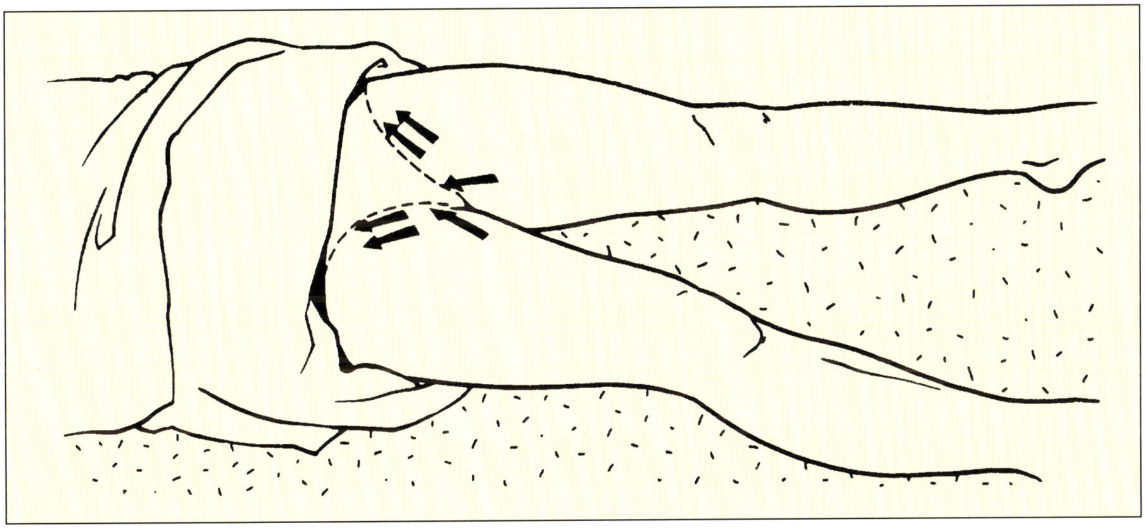

Ułożenie klientki do epilacji strefy bikini.

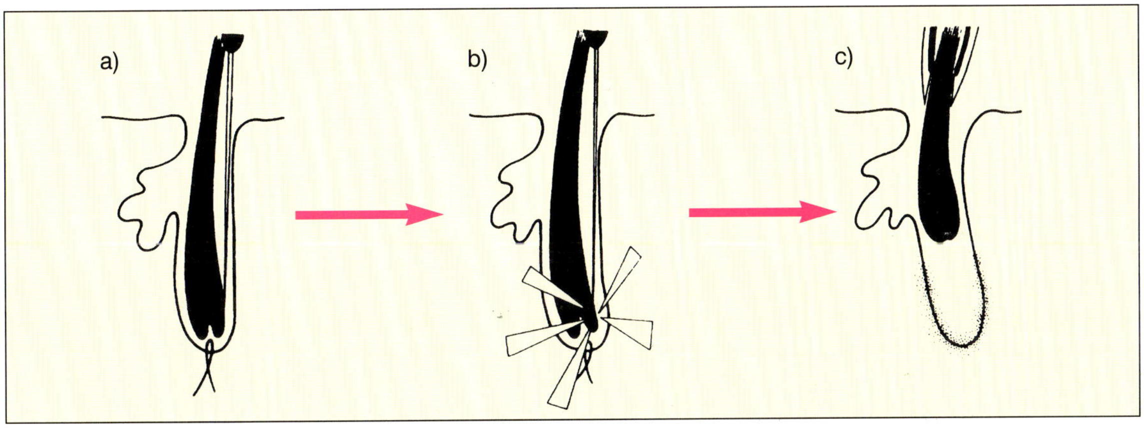

Prawidłowo przeprowadzona epilacja: a) igłę wprowadza się wzdłuż włosa prosto przez ujście mieszka włosowego aż do brodawki włosa; b) następnie doprowadza się prąd elektryczny, igłę powoli wyjmuje z ujścia mieszka włosowego; c) włos można delikatnie i bez oporu usunąć pęsetą.

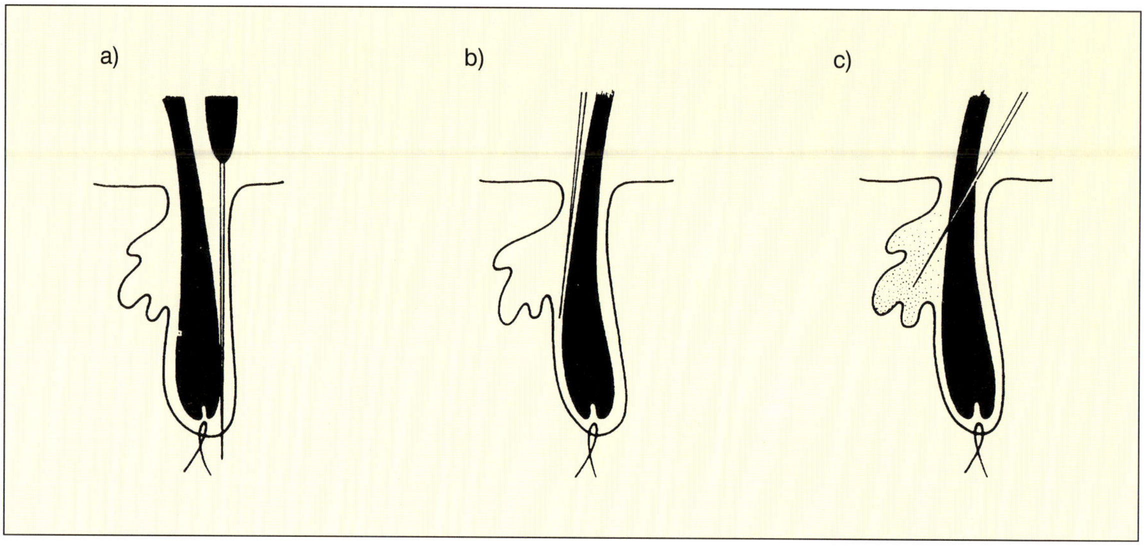

Nieprawidłowo przeprowadzona epilacja bądź jej brak: a) igła została wprowadzona w skórę głęboko poza mieszek włosowy; b) igła nie doszła odpowiednio głęboko do korzenia włosa; c) igła dostała się do gruczołu łojowego.

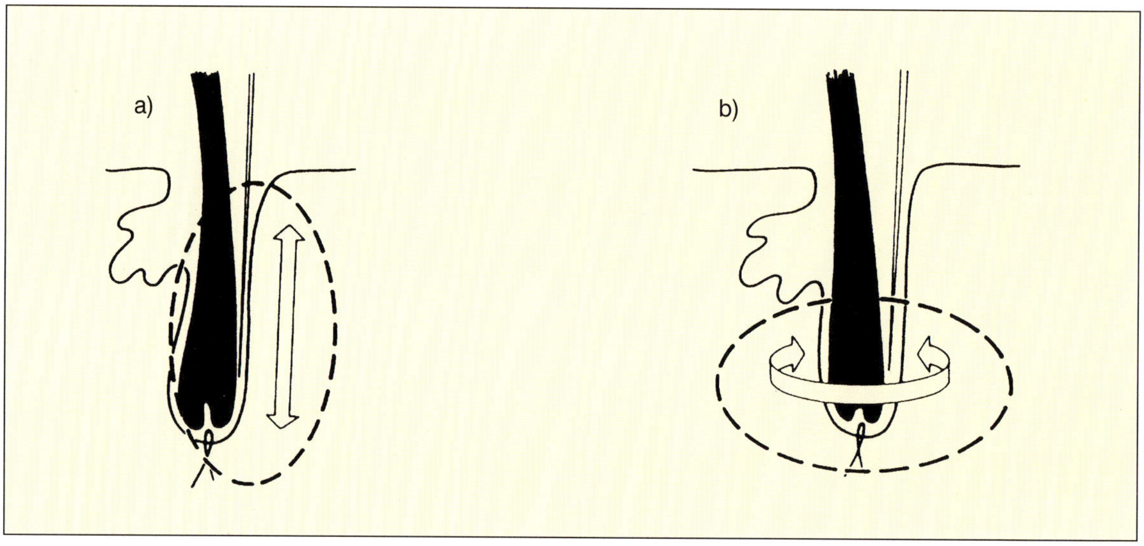

Błędy podczas wykonywania epilacji mogą prowadzić do uszkodzeń, stanów zapalnych oraz blizn! Należy unikać wkładania i wyciągania igły, a także kręcenia nią wewnątrz mieszka włosowego w czasie, gdy aparat jest włączony.

6

dygi włosa. Ujście mieszka włosowego można troszkę poszerzyć delikatnie naciągając skórę. Ułatwia to dokładne wprowadzenie sondy w głąb mieszka. Należy uwzględnić kierunek wzrostu włosa. Niedokładności prowadzą do nakłuć, a tym samym do uszkodzeń tkanki wokół mieszków włosowych. Proszę się upewnić, czy sonda została doprowadzona do dna brodawki włosa, w przeciwnym razie prąd elektryczny spaliłby tylko mieszek włosowy, a brodawka włosa pozostałaby nietknięta.

Epilacja igłowa to najbardziej niezawodna metoda trwałego usuwania owłosienia, ale wymaga ona dużo czasu i jest relatywnie droga. Klientka musi być cierpliwa, gdyż podczas jednego zabiegu można usunąć niewiele włosów. Cały czas odrastają nowe włosy, m.in. dlatego, że brodawka nie została całkowicie zniszczona.

Epilacja jest skuteczna tylko w stosunku do włosów znajdujących się w aktywnej fazie wzrostu **(anagenowej)**. Najczęściej odrastające włosy znajdują się w fazie przejściowej **(katagenowej)** lub w fazie spoczynku **(telogenowa)**. Wymaga to przeprowadzenia kolejnych zabiegów. Z tych powodów epilację igłową stosuje się prawie wyłącznie do usuwania owłosienia na twarzy.

Epilację pęsetową wykonuje się za pomocą **elektrody pęsetowej**, która dostarcza przez łodygę włosa prąd o wysokiej częstotliwości do jego korzenia. Przed epilacją włos należy krótko przystrzyc, aby dał się uchwycić pęsetą. Ponieważ włos jest złym **przewodnikiem** elektrycznym, przed zabiegiem nakłada się na niego żel przewodzący prąd. Włos chwyta się za pomocą pęsety, lekko unosi, a następnie na krótko wprowadza prąd. Prąd dociera aż do brodawki włosa. Z powodu powstającej tam bardzo wysokiej temperatury brodawka ulega **koagulacji** i zniszczeniu. Następnie włos delikatnie wyciąga się pęsetą.

Należy zwrócić uwagę na to, aby nie wyrwać włosa mechanicznie. Przy wyciąganiu włosa powinien być odczuwalny tylko delikatny opór. Jeśli opór jest większy, oznacza to, że brodawka włosa nie została zniszczona. Podczas epilacji pęsetowej istnieje ryzyko oparzenia, jeśli dojdzie do kontaktu pęsety ze skórą.

Przeprowadzenie epilacji pęsetowej jest dużo prostsze i nie wymaga wiele czasu, dlatego jej koszty mogą być znacznie niższe. Skuteczność tej metody jest znacznie mniejsza niż epilacji igłowej.

Po każdym zabiegu igły i pęsety należy wysterylizować. Warunkiem oferowania epilacji w gabinecie kosmetycznym jest więc posiadanie aparatu do sterylizacji na gorące powietrze. Zanim zakupiony zostanie aparat do epilacji, należy zdobyć odpowiednie wykształcenie (np. specjalista elektrolizy). Do wykonania skutecznej epilacji trzeba mieć duże doświadczenie, cierpliwość i pewną rękę. Ważne jest także dobre oświetlenie. Konieczny jest również przyrząd do powiększania. Nie zawsze wystarczy do tego celu lampa bezcieniowa z lupą, ponieważ oczy mogą się szybko zmęczyć. Podczas zabiegu kosmetyczka powinna siedzieć w wygodnej dla siebie pozycji, z wyprostowanymi plecami. Epilowane miejsce musi być dla niej łatwo dostępne, aby nie musiała się podnosić.

Alternatywą dla epilacji igłowej i pęsetowej są urządzenia wykorzystujące pulsujące światło, **ultradźwięki**, **laser** oraz aparaty wprowadzające enzymy do mieszków włosowych. Do dzisiaj nie potwierdzono skuteczności tych metod. Nie ma również badań dotyczących skutków niepożądanych i odległych następstw zabiegów.

Proszę odnieść się do następującej sytuacji: wielu klientów boi się epilacji. Tej niepewności nie da się zmniejszyć pocieszaniem. Można tego jednak uniknąć posługując się nazwami fachowymi, np. zamiast ukłucia igłą użyć insercji lub zamiast igły sondę epilacyjną. W jaki sposób można klientkę odpowiednio przygotować do zabiegu oraz zmniejszyć jej lęk przed nim?

10. Zastosowanie światła

10.1. Zastosowanie filtrów niebieskich, czerwonych oraz promieniowania podczerwonego

Lampy naświetlające emitują promieniowanie podczerwone oraz światło czerwone rozgrzewające skórę i zwiększające przepływ krwi. Światło niebieskie wykorzystywane jest do zmniejszania i łagodzenia podrażnień.

Ceny dostępnych na rynku lamp emitujących promieniowanie podczerwone są niewysokie. **Naświetlanie promieniowaniem podczerwonym** umożliwia terapię termiczną o niezbyt głębokim działaniu. **Światło podczerwone** nazywane jest czerwonym, gdy wydzielana jest tylko część promieniowania podczerwonego. Zabiegi **promieniowaniem podczerwonym** mają na celu ogrzewanie skóry i poprawienie jej ukrwienia. Po zabiegu skóra jest lekko zaczerwieniona **(powstawanie rumienia)**. **Przeciwwskazaniami** do takiego naświetlania są choroby układu krążenia, przede wszystkim obniżone ciśnienie krwi, świeże skaleczenia i blizny, ponieważ istnieje niebezpieczeństwo krwawienia oraz tworzenia się krwawych wybroczyn (krwiaki). W kosmetyce promieniowanie podczerwone stosowane jest w pierwszej kolejności do twarzy z dodatkiem lub bez **wyciągów roślinnych**.

Lampą soluks można przeprowadzić zabiegi światłem czerwonym i **niebieskim**. Do tego celu umocowuje się na lampie różne filtry. Działanie światła czerwonego jest silniejsze od niebieskiego. Światło czerwone dociera do głębszych warstw skóry. Zabiegi światłem niebieskim mają słabsze działanie i dlatego nadają się do naświetlania powierzchni. Światło niebieskie stosowane jest najczęściej na zakończenie zabiegu. Zaleca się je szczególnie po usunięciu niezapalnych zanieczyszczeń skórnych.

Podczas naświetlania należy chronić oczy specjalnymi okularami z niebieskimi szkłami. Czas naświetlania wynosi około 10–15 min. Odległość aparatu od skóry powinna wynosić około 30–50 cm, a przy zabiegach ogólnych 100 cm. Po zabiegu klientka powinna przez kwadrans pozostać w pokoju zabiegowym, aby zapobiec niebezpieczeństwu wychłodzenia.

Proszę odnieść się do następującej sytuacji: w praktyce kosmetycznej bardzo często przeprowadza się zabiegi termiczne. Niezależnie od rodza-

6

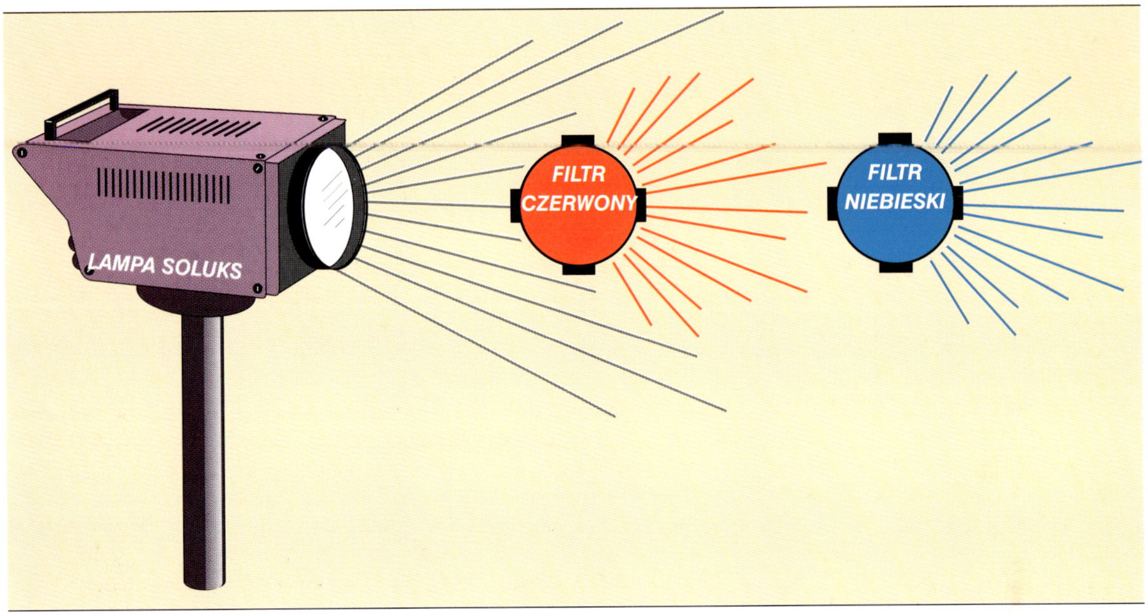

Lampa typu soluks jest wyposażona w różne filtry. Do zabiegów można zastosować filtry czerwone i niebieskie.

Akupunktura kolorowa to rodzaj terapii kolorowym światłem.

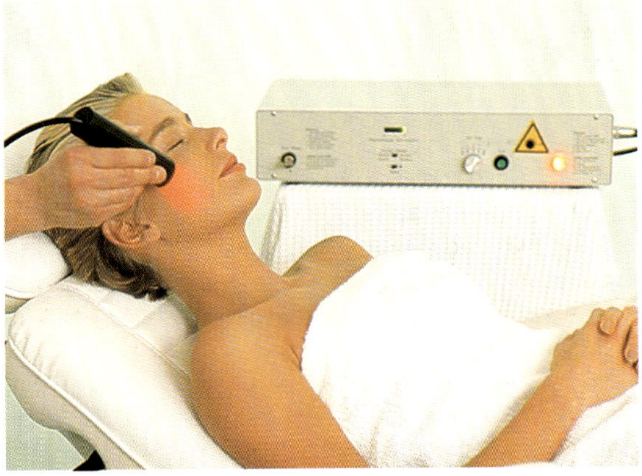

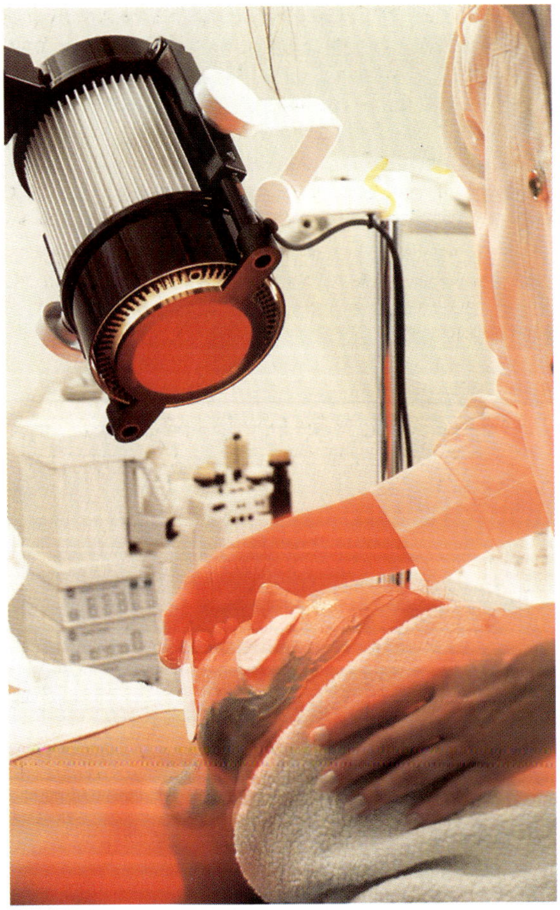

Ciepło promieniowania podczerwonego i światła czerwonego można wykorzystać do zwiększenia intensywności działania wyciągów roślinnych.

6

ju zabiegów (naświetlanie światłem czerwonym, niebieskim lub zabiegi wodne, np. kąpiele, kompresy lub parowanie) ich działanie jest porównywalne. W jakich przypadkach zdecydowałaby się Pani na jaki zabieg termiczny?

10.2. Światłolecznictwo

W **zabiegach barwnym światłem** wykorzystuje się kolorowe światło. W tych zabiegach nie wykorzystuje się ciepła. Punktem wyjścia dla tych zabiegów jest przeświadczenie, że światło i kolory mają wpływ na psychikę człowieka. Celem zabiegów barwnym światłem jest pobudzenie **gruczołów**, wspomaganie funkcji skóry oraz gospodarki hormonalnej w orga-

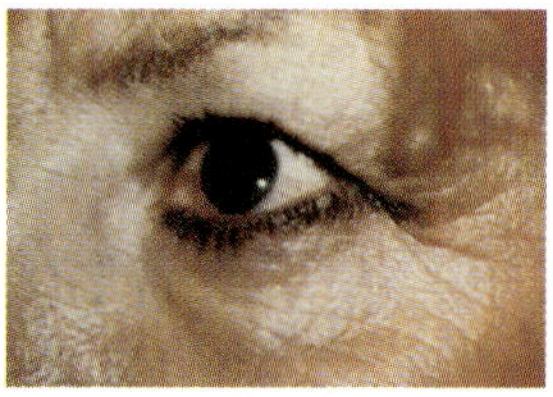
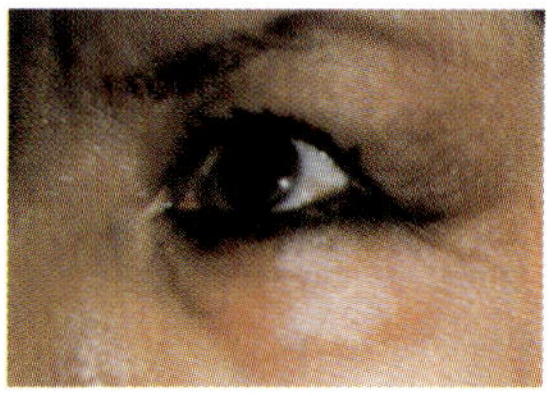

Przed Po

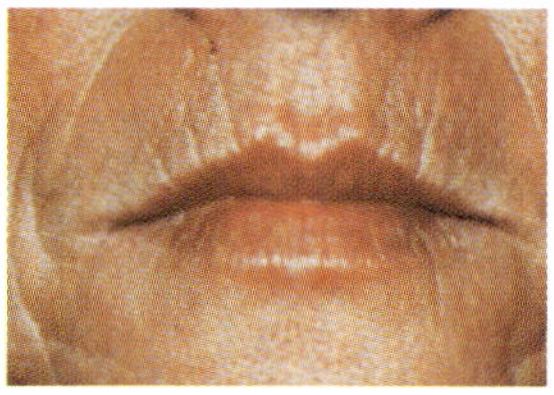
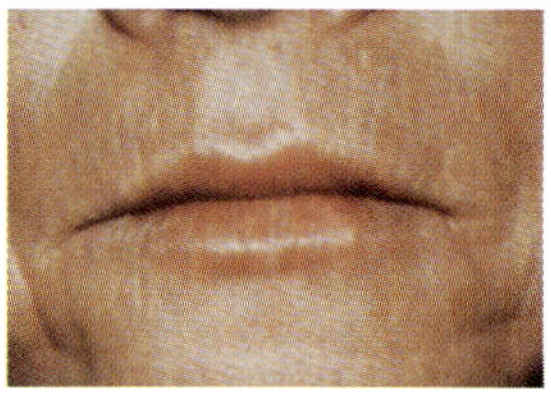

Przed Po

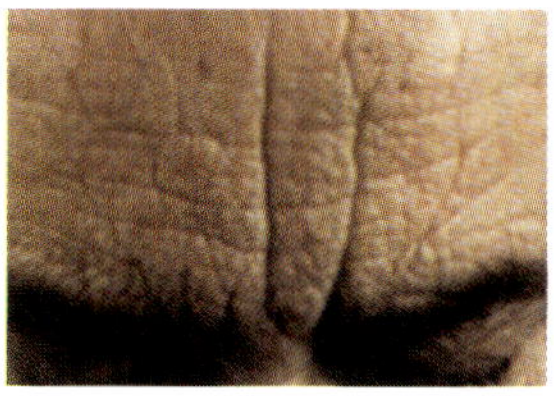
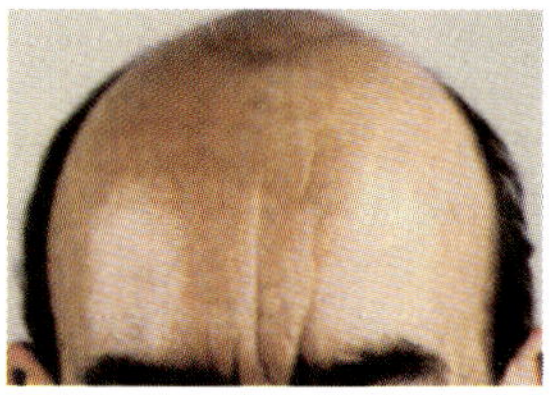

Przed Po

Promień laserowy to widoczna wiązka światła. W medycynie technika laserowa wykorzystywana jest do leczenia np. blizn i zmarszczek.

nizmie. Podobno każda barwa może wpływać na skórę. Światło **zielone** ma działanie harmonizujące, uspokajające oraz regenerujące. Może także zmniejszyć nadmierną aktywność gruczołów przy łojotoku i trądziku. Światło **czerwone** pobudza przemianę materii i poprawia ukrwienie skóry, dlatego stosowane jest np. przy bladej cerze i w leczeniu cellulitu. Światło **turkusowe** ma podobno pozytywny wpływ na funkcjonowanie układu limfatycznego. Może przyczynić się do zmniejszenia obrzęków, zastoju chłonki oraz krwawych wybroczyn. Jeśli światło stosowane jest do zabiegów wybranych części ciała, mówi się o tzw. **akupunkturze barwnej**.

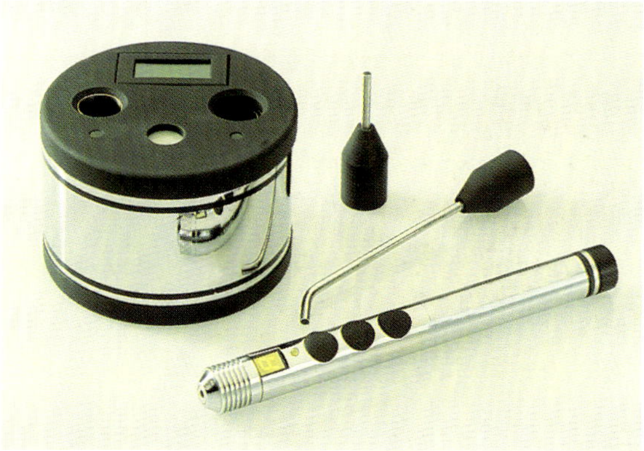

Za pomocą ręcznego aparatu laserowego można wykonać zabiegi miejscowe.

Aparaty laserowe wykorzystywane są w medycynie od dawna. Dermatolodzy używają laserów w leczeniu skóry atroficznej, do usuwania zmarszczek i blizn potrądzikowych. Podczas zabiegu skóra usuwana jest warstwami. W miejscach poddanych zabiegowi tworzy się zaczerwienienie, opuchlizna i strup, który po kilku dniach odpada. Skóra pod nim jest znacznie gładsza. Dzięki dermatologii **zabiegi laserowe** znalazły zastosowanie także w kosmetyce. Nie można jednak porównać zabiegów kosmetycznych z użyciem lasera z zabiegami wykonywanymi w dermatologii. W praktyce kosmetycznej nie wolno wykonywać takich zabiegów. We współpracy z dermatologiem kosmetyczka może wspomagać środkami kosmetycznymi regenerację skóry po zabiegach laserowych.

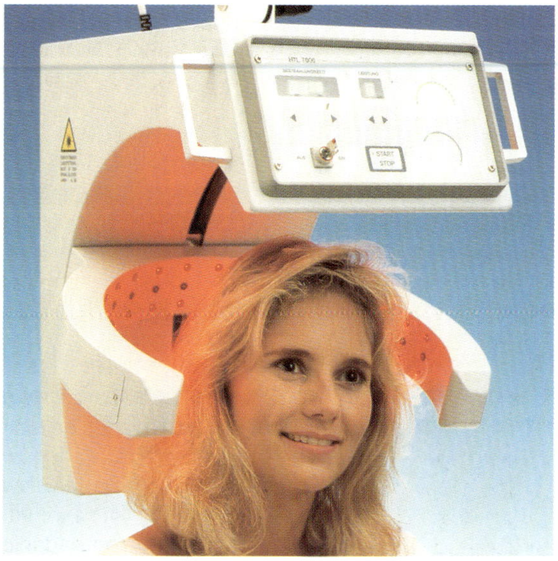
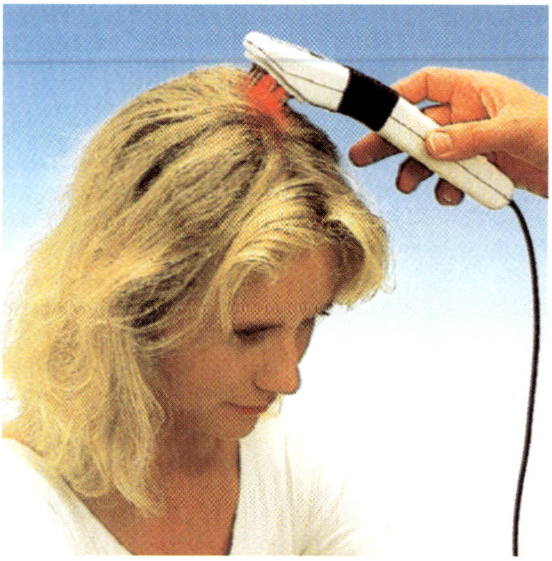

Zabiegi promieniami laserowymi mają pobudzić porost włosów wzmacniając procesy biologiczno-energetyczne.

Aparaty laserowe stosowane w kosmetyce mają słabsze działanie i są to lasery biostymulujące. Wspomagają np. zdolność organizmu do samoleczenia. Promienie laserowe przyczyniają się do zwiększonej regeneracji czynności komórki oraz poprawiają ukrwienie skóry. Pobudzają też porost włosów, nie tylko przy **łysieniu**. W homeopatii oraz terapii esencjami kwiatowymi (dr Bacha) lasery stosuje się do przekazywania informacji biologicznych i energetycznych.

Promień laserowy to widoczna wiązka silnie skoncentrowanego światła. Zabiegi laserowe zaliczane są dlatego także do światłolecznictwa. Laser stosuje się miejscowo lub powierzchniowo. Ruchome lasery ręczne, np. w kształcie długopisu do miejscowych zabiegów, są dosyć kosztowne.

10.3. Lampy kwarcowe (ultrafioletowe), łóżka opalające, solaria

Solaria przeżyły w ostatnich latach wielki boom. Także w gabinecie kosmetycznym można zaoferować klientom lampy kwarcowe, łóżka opalające oraz solaria.

Lampy kwarcowe stanowią pierwowzór dzisiejszych łóżek opalających i solariów. Mogą być stosowane tylko bardzo krótko (przez około 20–30 s), a następnie czas można stopniowo wydłużać. Do opalania na **łóżku opalającym**, należy się położyć na płaskiej powierzchni i automatycznie opuścić lampy kwarcowe. W **solariach** również pod powierzchnią do leżenia znajdują się dodatkowe lampy.

Argumenty przemawiające za opalaniem się za pomocą lamp kwarcowych, łóżek opalających czy solariów wzbudzają kontrowersje. Należą do nich: zwiększone wytwarzanie witaminy D_3, pobudzenie układu immunologicznego, powstanie ochrony przeciwsłonecznej, także w profilaktyce uczulenia na słońce. Promienie ultrafioletowe mają działanie lecznicze w trądziku. Możliwe są jednak także **ostre** oraz **trwałe uszkodzenia świetlne**. Organizm wytwarza **witaminę D_3** już po dziesięciu minutach przebywania w świetle dziennym. Pobudzenie układu immunologicznego zależy od dozowania opalania, czyli od czasu naświetlania, ale promieniowanie solariów i lamp kwarcowych bardzo szybko obciąża organizm.

Lampy kwarcowe emitują całe widmo promieniowania słonecznego. Można w ten sposób uzyskać pewną ochronę przeciwsłoneczną. Dowiedziono jednak, że odpowiedzialne za opaleniznę promienie **UV-B** wywołują raka, dlatego są one usuwane w dużej części z widma promieniowania emitowanego przez **solaria** i łóżka opalające. Solaria dostarczają w dużej mierze promieni **UV-A**, które wprawdzie nie wywołują raka, ale znacznie przyspieszają procesy starzenia się skóry. (W ostatnich latach udowodniono, że również to promieniowanie może być przyczyną nowotworów, przyp. red.). Solaria nie nadają się dla chorych z trądzikiem, ponieważ człowiek bardzo szybko się pod nimi poci. Wilgotne gorące powietrze może przyspieszać powstawanie stanów zapalnych i prowadzić do zakażeń. W tym przypadku lepsze wyniki osiąga się stosując lampy kwarcowe działające wysuszająco. Zabiegi te należy jednak prowadzić pod kontrolą dermatologa.

Informację o rodzaju promieniowania oraz jego bezpieczeństwie, klient otrzymuje od osoby oferującej opalanie. Nie ma żadnych wytycznych, a jedynie zalecenia, jakie promienie i na ile powinny zostać odfiltrowane z widma emitowanego przez sztuczne słońca. Podczas przyjmowania niektórych lekarstw (np. antybiotyków) może dojść do uszkodzeń skóry i uczuleń, dlatego nie wolno się w tym czasie naświetlać. Kobietom w ciąży należy także odradzać naświetlanie ze względu na możliwość powstawania przebarwień skóry.

Bardzo istotne jest przestrzeganie przepisów higieny. Przed każdym naświetlaniem łóżko opalające powinno być wyczyszczone i zdezynfekowane. Łóżka można wyłożyć folią jednorazową. Folie są szczególnie higieniczne, jednak są one także obciążeniem dla środowiska naturalnego. Zaleca się też zakładanie okularów ochronnych, aby zapobiec ewentualnym uszkodzeniom oczu i wzroku.

10.4. Zabiegi zimnem

Podczas **zabiegów zimnem (zamrażanie, krioterapia)** w temperaturze do –30°C można usunąć różne rodzaje wykwitów skórnych. Wskazane są one przy **plamach starczych**, **znamionach barwnikowych**, **piegach**, **guzkach trądzikowych**, **bliznach potrądzikowych** oraz **przebarwieniach**. Wszystkie zabiegi zamrażania należy przeprowadzić we współpracy z dermatologiem. Tylko lekarz może zamrażać hiperkeratozy i brodawki. **Przeciwwskazaniem** do zabiegów zamrażaniem jest cukrzyca, hemofilia oraz wiele innych schorzeń.

W zależności od wrażliwości skóry schłodzony aplikator lub ostrze zabiegowe przykłada się na trzy do sześciu sekund do właściwego miejsca na skórze.

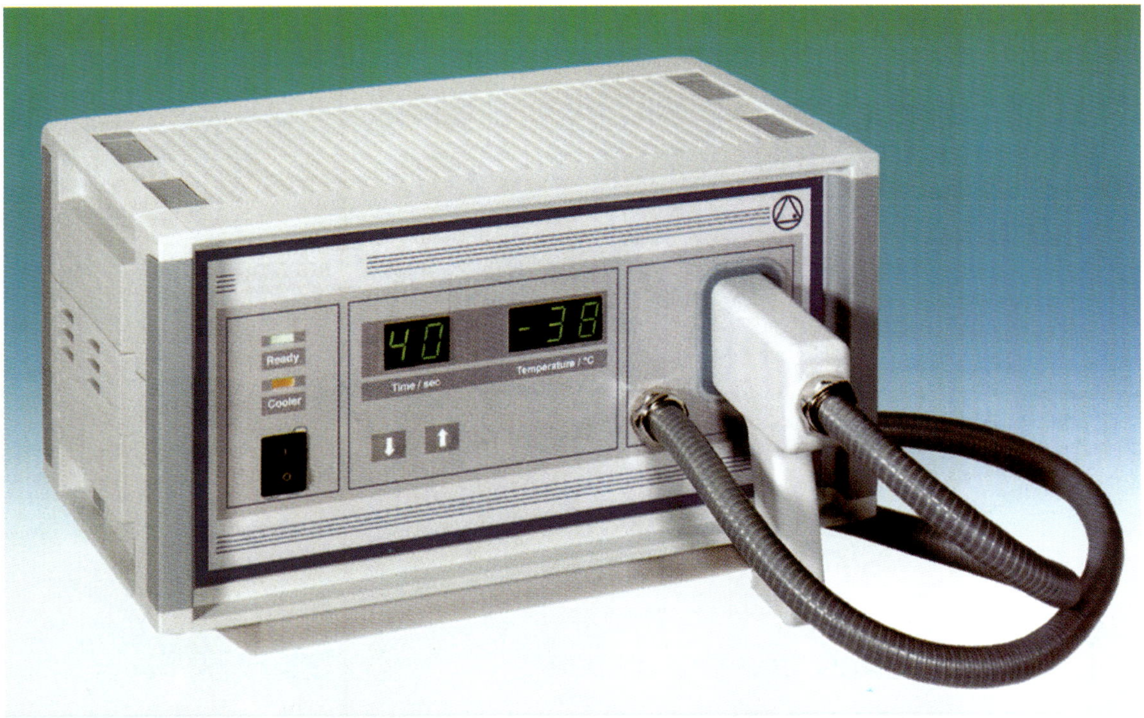

Za pomocą urządzenia zamrażającego można usunąć m.in. przebarwienia, piegi oraz blizny potrądzikowe.

W wyniku tego powstaje na skórze delikatne zagłębienie i oszroniony brzeg, który znika po kilku sekundach. Po jednym lub kilku dniach skóra poddawana zabiegowi zabarwia się na brązowo. W tym czasie miejsca te można maskować. Po około jednym do trzech tygodni odpada ze skóry strup. Na powstałej pod nim nowej skórze nie ma już brzydkich wykwitów. Po odpadnięciu strupa skórę trzeba koniecznie chronić przed promieniowaniem słonecznym (**preparaty przeciwsłoneczne z indeksem ochronnym** nie mniejszym niż 15).

11. Przeciwwskazania

Kosmetyczce wolno stosować zabiegi prądem elektrycznym tylko u zdrowego człowieka! Przed każdym zabiegiem konieczna jest zgoda lekarza. Środki terapeutyczne mogą stosować wyłącznie lekarze. Należą do nich wszelkie działania lecznicze. Używanie prądu elektrycznego w zabiegach kosmetycznych wymaga dużej odpowiedzialności. **Wskazania** do jego stosowania muszą zostać dokładnie sprawdzone.

Do **przeciwwskazań** należą wszystkie rozpoznane lub podejrzewane choroby, a więc stany gorączkowe i zapalne (np. zaczerwienienie), opuchlizna, miejscowy ból, **nowotwory** oraz ich podejrzenie. Bóle świadczą o zaburzeniach czynności organizmu i chorobach. Zabiegów z prądem elektrycznym nie wolno stosować u chorych na cukrzycę. Prądu elektrycznego nie należy stosować przy zaburzeniach przepływu krwi i odpływu limfy oraz żylakach. Należą do nich również masaże, np. mechaniczny drenaż limfatyczny! Kosmetyczka nie powinna wykonać zabiegu z prądem, jeśli klientka chorowała wcześniej na **zakrzepicę**. W naczyniach krwionośnych dochodzi do zlepiania się krwi (skrzepów), które w wyniku działania prądu elektrycznego mogą się oderwać i przemieszczać w naczyniach krwionośnych, doprowadzając nawet do zawału serca.

Przed zabiegiem prądem elektrycznym należy wykluczyć wszelkie blizny, świeże skaleczenia, łącznie z ranami pokrytymi strupami! Istnieje niebezpieczeństwo, że mogłyby zostać oderwane, przerwany zostałby naturalny proces gojenia.

Prądu nie wolno stosować w miejscach, w których znajdują się metalowe części na lub w ciele klienta. Należą do nich wszystkie protezy metalowe, sztuczne stawy, gwoździe, płytki i śruby przy złamaniach kości, również protezy zębowe wykonane z metalu. U osób z rozrusznikiem serca w ogóle nie wolno wykonywać zabiegów z prądem elektrycznym (ryzyko śmierci).

Kontrowersyjne jest również stosowanie zabiegów prądem elektrycznym u kobiet w ciąży. **Nie wolno**

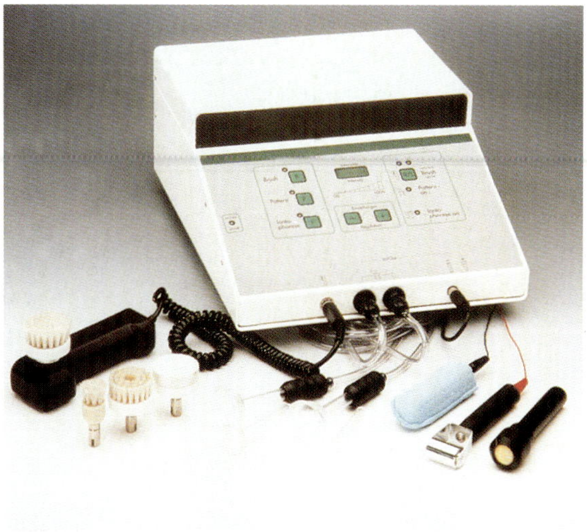

Aparat wielofunkcyjny o trzech możliwościach zastosowania: jonoforeza, mechaniczne złuszczanie naskórka i analiza skóry.

wykonywać zabiegów na brzuchu i w dolnej części pleców. Zabiegów prądem elektrycznym nie należy stosować podczas **menstruacji** (miesiączki), gdyż mogą one zwiększyć napływ krwi do macicy.

Podczas jonoforezy, elektroforezy oraz dezinkrustacji należy się liczyć z możliwością przeniknięcia substancji czynnych do głębszych warstw skóry. Ponieważ dzięki układowi naczyń włosowatych dochodzi do bezpośredniego kontaktu warstwy komórek podstawnych z układem krążenia i układem limfatycznym, możliwe jest, że substancje czynne dostaną się do innych części organizmu człowieka i będą dawać objawy niepożądane. Kosmetyczce nie wolno stosować medycznych substancji czynnych. Mogą je stosować wyłącznie lekarze.

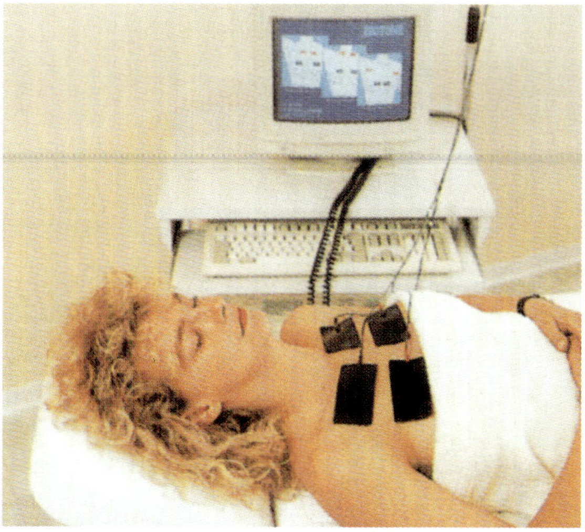

Aparat wielofunkcyjny składający się z komputera oraz różnych urządzeń kosmetycznych. Komputer oferuje programy zabiegowe oraz do zarządzania przedsiębiorstwem. Elektronicznie sterowane programy zabiegowe to np. regeneracja i zabiegi relaksacyjne, usuwanie nadmiernej potliwości rąk i stóp oraz elektroakupunktura.

12. Aparaty wielofunkcyjne

Jak sama nazwa wskazuje, **aparaty wielofunkcyjne** mają szerokie zastosowanie. Na rynku nie ma jednego standardowego aparatu wielofunkcyjnego, ale są różne, które można wykorzystać na wiele sposobów w praktyce kosmetycznej. Kosmetyczka dzięki temu dysponuje więc szerszym lub węższym zakresem usług i zabiegów z użyciem aparatu, który może zostać dopasowany do indywidualnych potrzeb klientek. Aparat wielofunkcyjny jest opłacalny tylko wtedy,

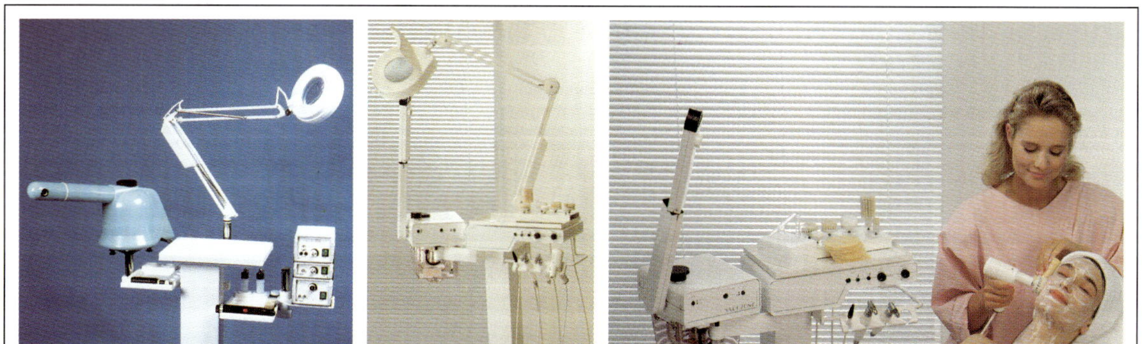

Stoliki do pracy wyposażone są w różne aparaty, np. lampę bezcieniową z lupą, nawilżacz, aparat do rozpylania lotionów oraz aparat do prądu stałego.

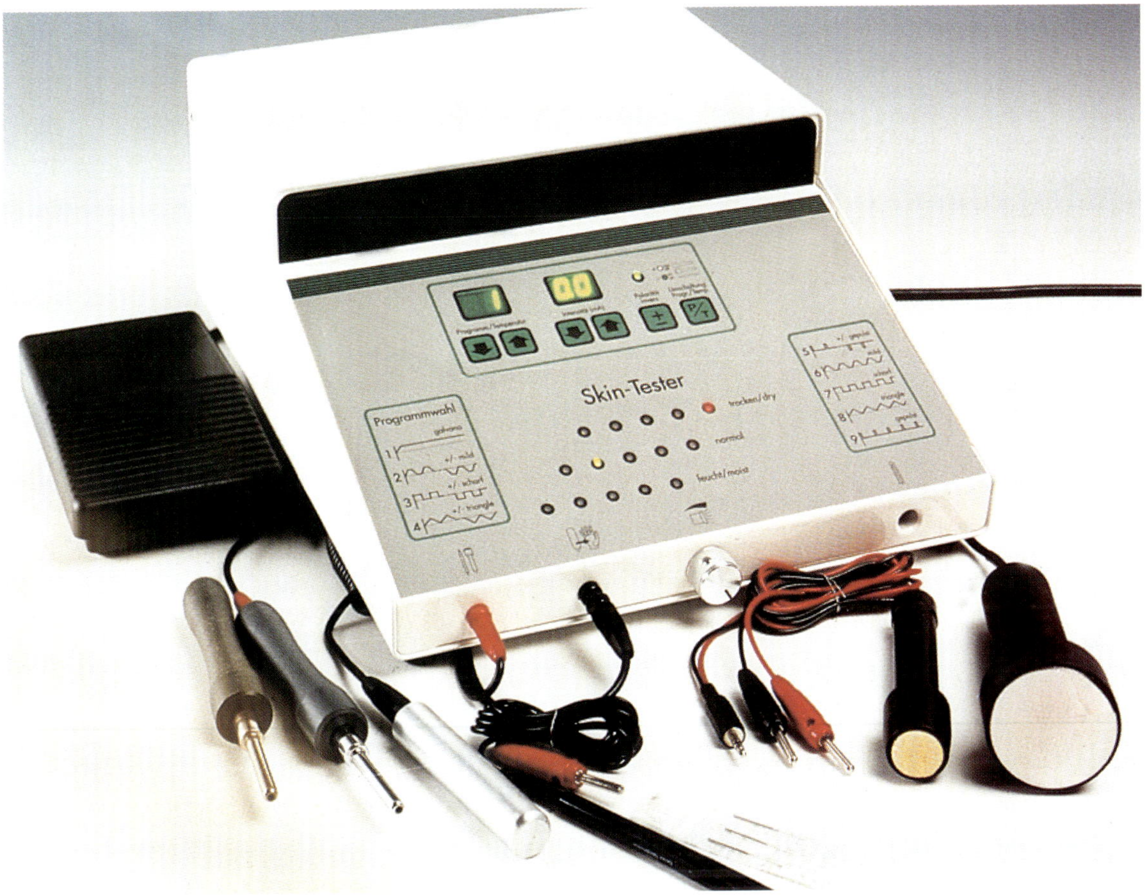

Aparat wielofunkcyjny do zabiegów prądem stałym i impulsowym oraz do analizy skóry.

gdy kosmetyczka ma odpowiednią wiedzę i umie go zastosować i obsługiwać.

Stoliki do pracy wyposażone są często w różne środki pomocnicze oraz urządzenia i dlatego zalicza się je do aparatów wielofunkcyjnych. Producenci oferują bardzo często aparaturę podstawową, którą można rozbudowywać za pomocą wyposażenia i dodatkowych urządzeń kosmetycznych. Oprócz jednej lub kilku półek na przyrządy, stolik taki wyposażony jest w lampę bezcieniową z lupą, aparaty do nawilżania twarzy (wapozon), złuszczania, rozpylania lotionów oraz do prądu stałego i masażu próżniowego.

Przy użyciu **aparatów wielofunkcyjnych** można wykonać zabiegi podstawowe, skrócone lub dodatkowe. W gabinecie kosmetycznym powinna być dostępna przejrzysta lista zabiegów przy użyciu aparatu wielofunkcyjnego, z podaniem poszczególnych faz zabiegu.

Niektóre aparaty wielofunkcyjne umożliwiają przeprowadzenie wszystkich zabiegów prądem stałym, takich jak jonoforeza i zabiegi prądem impulsyjnym. Dostępne są również aparaty wielofunkcyjne oferujące także zabiegi prądem zmiennym. Inne zabiegi to mechaniczny **drenaż limfatyczny**, masaż próżniowo-ciśnieniowy oraz elektroniczna **analiza skóry**.

Aparaty podłączone do **komputera** oferują dodatkowo programy zabiegowe oraz zarządzające sterowane elektronicznie. Programy zarządzające obejmują zakres **ekonomiki przedsiębiorstw**, tworzenie **bazy danych klientów** oraz pomoc w indywidualnym **doradztwie żywieniowym**. Przed zakupem takiego urządzenia należy wziąć pod uwagę to, że zabiegi sterowane elektronicznie oprócz umiejętności posługiwania się aparatami elektrycznymi, wymagają dokładnej znajomości obsługi komputera.

13. Zapotrzebowanie na urządzenia techniczne w praktyce kosmetycznej

Na rynku dostępna jest ogromna liczba urządzeń technicznych, które mają ułatwiać kosmetyczce pracę oraz czynić ją skuteczniejszą. Zachęty producentów niejednokrotnie brzmią bardzo kusząco, podobnie jak zapowiadane zyski. Mimo to po krótszym lub dłuższym czasie okazuje się nierzadko, że zakup aparatu był inwestycją nieudaną. Do tego jednak nie musi dojść, jeśli zostaną spełnione dwa warunki: kosmetyczka ma fachową wiedzę i istnieje **zapotrzebowanie** na usługi tego rodzaju.

Proszę odnieść się do następującej sytuacji: od czego zależy decyzja o zakupie aparatu kosmetycznego? Najczęściej reklama budzi zainteresowanie nowymi usługami. Ona też sprawia, że dotychczas oferowane zabiegi wydają się przestarzałe i mało nowoczesne. Nasuwa się pytanie, czy chcą Państwo zaoferować swoim klientom po prostu coś nowego, czy może rzeczywiście istnieje popyt na nowe usługi? Te pytania należy gruntownie przemyśleć przed zakupem nowych urządzeń.

Producenci reklamują swoje produkty oraz przedstawiają możliwości i zalety ich działania na fachowych targach i szkoleniach. Najczęściej dostępne są również szczegółowe materiały informacyjne dotyczące danego urządzenia. Sam zachwyt i osobiste przekonanie o skuteczności danego aparatu oraz podstawowa wiedza i kwalifikacje nie zapewnią opłacalnej eksploatacji. Zanim zostanie podjęta decyzja o nowej inwestycji, należy się dobrze zastanowić nad tym, w jakim stopniu aparat zostanie wykorzystany w gabinecie kosmetycznym.

Zabiegi z użyciem aparatów kosmetycznych oferowane są z reguły w formie kuracji obejmującej od dziesięciu do trzydziestu (lub więcej) zabiegów. Przy **zakupie aparatu** należy uwzględnić dwa podstawowe warunki. Po pierwsze, konieczna jest analiza sytuacji w gabinecie kosmetycznym. Po drugie, powinno się uzyskać informacje dotyczące wpływu aparatu na organizm człowieka. Im więcej klientów zdecyduje się na zabiegi z użyciem nowego aparatu, tym bardziej opłacalny okaże się jego zakup. Koszty zakupu powinny zwrócić się jak najszybciej.

Proszę odnieść się do następującej sytuacji: masaż za pomocą aparatów, jonoforeza, zabiegi prądem interferencyjnym, epilacja, terapia laserowa oraz terapia barwnym światłem... Czy mają Państwo klientów zainteresowanych każdym z tych zabiegów? Ilu ich jest? Czy mają Państwo miejsce i czas na wykonywanie nowych zabiegów? W jaki sposób chcą Państwo zwrócić uwagę klientów na nowe zabiegi (reklama)? Jaki powinien być koszt jednego zabiegu z użyciem danego aparatu (kalkulacja)? Czy mają Państwo dostatecznie dużo klientów, którzy będą mogli i chcieli przez dłuższy czas płacić za te nowe zabiegi?

7. Kosmetyka dekoracyjna

Skoro tylko człowiek znajdzie się wśród innych ludzi, wchodzi na „scenę". Przyjmuje konkretną „rolę" i prezentuje sam siebie. W zależności od wieku, płci i otoczenia kreuje swój wizerunek. Ta zamierzona inscenizacja służy konkretnym celom. Wiele osób szuka rady i pomocy w gabinecie kosmetycznym.

1. Piękno jako twórcze zadanie kosmetyczki

Zewnętrzny **wizerunek** człowieka kształtuje wiele czynników: ubiór, fryzura, cera, sylwetka, postawa, zapach, mimika i gestykulacja. Od wieków ludzie dbają o swój wizerunek, gdyż potrzeba samoprezentacji jest tak stara jak historia człowieka. Od zarania dziejów pojawia się pytanie, czym jest piękno. Nie ma jednoznacznej odpowiedzi na to pytanie. Spór o to, czym jest piękno, nie może zostać rozstrzygnięty przez jedną tylko osobę. **Piękna** nie da się zdefiniować, gdyż występuje ono w nieskończenie wielu postaciach. Zmienia się w zależności od epoki i indywidualnych odczuć. Piękno to dialog prowadzony między jednostką a jej środowiskiem. Nikt nie jest sam dla siebie piękny bądź brzydki. W dyskusji na temat piękna cechy zewnętrzne stają się charakterystycznymi symbolami jednostki. Mogą wskazywać na styl życia, oczekiwania lub potrzeby. Mogą sygnalizować skłonności do uprawiania sportu, elegancji lub awangardy albo budować konkretny wizerunek, np. kobiety interesu lub roztaczającej wokół siebie aurę erotyzmu.

Piękno ściśle wiąże się z dbałością o higienę i zdrowie organizmu. Istotną rolę odgrywają także czynniki duchowe. Ludzie szczęśliwi i pełni humoru przyciągają innych bardziej niż osoby zniechęcone, niezadowolone z siebie. Piękno to zewnętrzna i wewnętrzna harmonia.

Najistotniejszym pytaniem, jakie powinna sobie zadać zarówno klientka, jak i kosmetyczka, jest: jaką korzyść przyniesie jej zabieg upiększający? Od kosmetyczek oczekuje się, że odkryją i podkreślą indywidualne piękno klientki. Można znaleźć wiele powodów, które nadadzą zabiegom kosmetycznym sens i wartość.

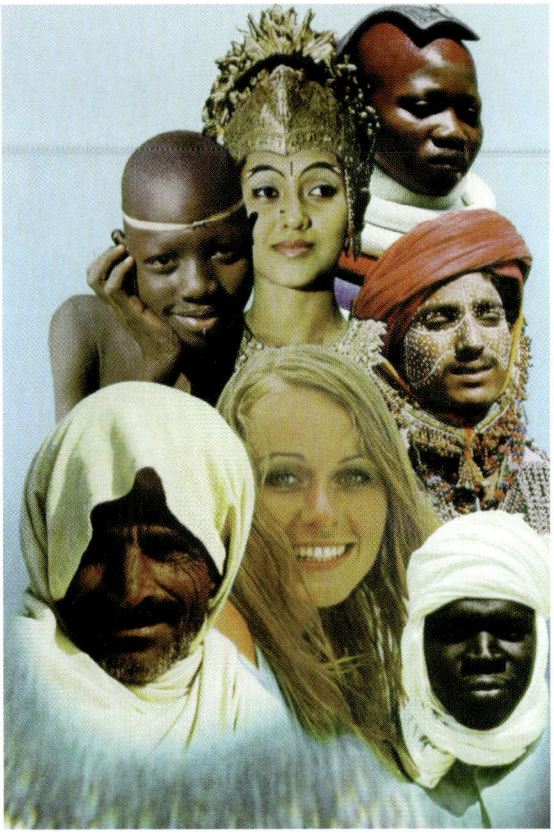

Piękno ma wiele twarzy i nie można podać jego jednoznacznej i trwałej definicji.

Proszę odnieść się do następującej sytuacji: prawie dla każdego piękno oznacza coś innego, niezależnie od tego, czy chodzi o malarstwo, muzykę, przedmioty codziennego użytku, kolory, ubiór czy wygląd innych ludzi. Co czyni ludzi pięknymi?

Kosmetyczki nie mogą odwoływać się do niezmiennych **ideałów piękna**. Ideały te zmieniają się z upływem czasu, wiekiem, kulturą i stylem życia różnych grup.

Motywy jakimi kieruje się człowiek, aby wyglądać lepiej i piękniej, są bardzo zróżnicowane. W rozmowach z klientami należy dowiedzieć się, co nimi kieruje. Kosmetyczka może stać się partnerką w procesie urzeczywistniania osobistych ideałów piękna. Do tego konieczne jest jednak zaufanie klientki, które można zdobyć wykazując się kwalifikacjami twórczymi oraz **kompetencją**.

Podczas pracy kosmetyczka powinna myśleć o tym, czego życzy sobie klientka oraz jakie rezultaty można osiągnąć. Nie zastanawiamy się nad tym, czego nie da się zmienić, ale nad tym, co i jak można zmienić, np. włosy (długość, fryzura i kolor), cerę (kolor, wygląd) sylwetkę (przez ćwiczenia, dietę) oraz ubiór (krój, kolor, materiał), aby uzyskać jak najkorzystniejszy wynik.

Proszę odnieść się do następującej sytuacji: kto decyduje o celu zabiegu upiększającego? Kto ponosi odpowiedzialność za jakość wykonanego zabiegu?

Kompetentne kosmetyczki orientują się, jakie **trendy** panują na rynku, uwzględniają chęć posiadania indywidualnej i niepowtarzalnej osobowości, mają też wiele pomysłów i są kreatywne. Aby móc proponować nowe rozwiązania, opierając się na fachowych wiadomościach, kosmetyczka powinna posiadać szeroką wiedzę z zakresu kosmetyki pielęgnacyjnej i dekoracyjnej. Również jej wygląd powinien być przykładem wykorzystania możliwości obu tych dziedzin.

2. Usługi kosmetyczne – zgodne z typem urody czy indywidualne

Od kilku lat magazyny kobiece, literatura fachowa oraz reklama żądają, aby pielęgnacja i makijaż były odpowiednie dla danego typu kolorystycznego. Slogany w rodzaju „Niech pani podkreśla swój typ kolorystyczny!" lub „Proszę pozwolić nam ukształtować Pani wizerunek zgodnie z kolorytem!" wymagają od kosmetyczek i klientek kierowania się wskazówkami dla danego typu. Istnieje tutaj jednak niebezpieczeństwo zaszeregowania niepowtarzalności każdego człowieka do kilku wizerunków odpowiadających jego typowi kolorystycznemu. Jak potwierdzają badania rynkowe, klienci oczekują raczej indywidualnego traktowania.

Ujednolicanie **ideałów piękna** jest korzystne podczas wielkich kampanii reklamowych, które mają być skuteczne na rynku. Reklamom firm zależy więc na jednolitym wyobrażeniu piękna. Pojedynczy człowiek reklamuje raczej samego siebie i dlatego rzadko zainteresowany jest ujednoliceniem ideałów piękna.

Pojęcia **typ** oraz **indywidualność** są pojęciami sprzecznymi tak jak białe i czarne. Coś jest albo typowe, albo indywidualne**. Typowe** to znaczy unormowane, zunifikowane, zgeneralizowane i pogrupowane według ustalonych cech. Pojęcie typu pochodzi z greckiego *typos* i oznacza tyle co pierwowzór, wzór oraz określone formy ich występowania z charakterystycznymi cechami. W odniesieniu do osób określa on konkretne uwarunkowania psychiczne i fizyczne, które są wspólne dla danej grupy ludzi.

Odpowiednie dla danego typu oznacza: zgodne z regułami lub faktami. Wiadomo, że każdy człowiek

7

Typ: 500 SBE

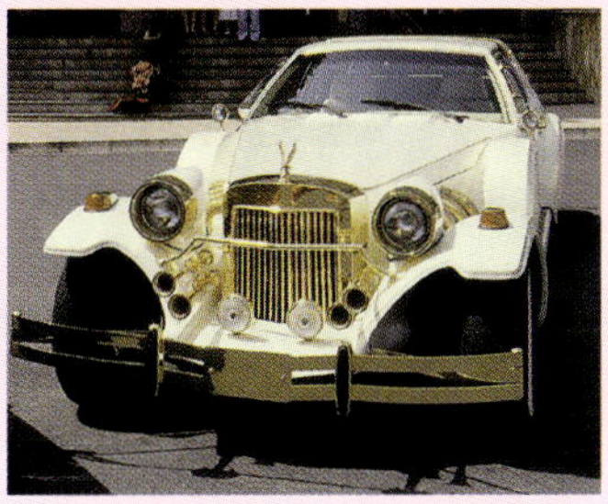

Wymiary:
długość: 4430 mm,
szerokość:
1690 mm
wysokość:
1365 mm

Masa: 1800 kg

Kolor: biały

Budowa: zamknięta, bez substancji szkodliwych

Dopuszczenie do użytku: 13 maja 1985

Tablice rejestracyjne: BX – DL – 2308

Typ/znak zodiaku:
zima/Koziorożec

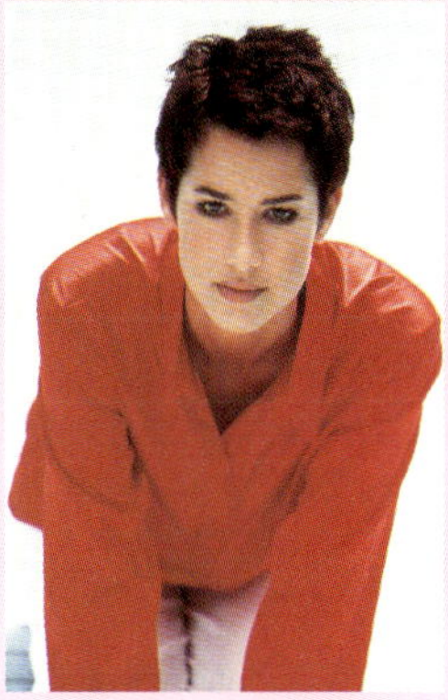

Wymiary:
wzrost: 1750 mm
obwód biustu: 980 mm
talia: 800 mm
biodra: 1040 mm

Masa: 60 kg

Kolor: czarny

Sylwetka/charakter: otwarta, sportowa, tolerancyjna

Data urodzenia: 20 czerwca 1970

Numer dokumentu tożsamości: 2843895583D

Zasady dotyczące seryjnych produktów technicznych nie mogą być stosowane do charakteryzacji człowieka. Człowiek to indywidualność i nie można go zaklasyfikować do żadnego jednolitego typu. Jest kimś więcej niż sumą cech dla niego charakterystycznych w danym momencie.

różni się od innych wyglądem zewnętrznym, a także swoją strukturą uczuciową oraz sposobem odbierania świata zewnętrznego. Nie ma powodów, aby przypuszczać, że klientka chce opuścić gabinet kosmetyczny z tymi samymi cechami, które były powodem jej przyjścia. Te cechy mogłyby jednak doprowadzić do określenia typu. Modne stało się „określanie typu", ale należałoby je zastąpić raczej „indywidualnym stylem". Dzięki temu w centrum uwagi znajdą się indywidualne cechy danego człowieka. To może zachęcić kosmetyczkę i klientów do wspólnego tworzenia odpowiedniego wizerunku.

Typizacja jest korzystna w produkcji aparatów technicznych i preparatów, ale nie w tworzeniu wizerunku człowieka. Na typizacji zależy w pierwszej kolejności przemysłowi, który chce sprzedać jak największą liczbę podobnych produktów. Jeśli kosmetyczki nie przeciwstawią temu swojego zainteresowania **indywidualizacją**, ideały piękności będą kreowane i rozwijane dalej zgodnie z wyobrażeniami przemysłu. Największe znaczenie w praktyce kosmetycznej powinny mieć techniki pracy kosmetyczki, jej ugruntowana fachowa wiedza na temat możliwości i granic zabiegów kosmetycznych oraz zainteresowanie drugim człowiekiem.

Indywidualizować oznacza podkreślać to, co jest charakterystyczne dla danej osoby. Indywidualny oznacza niepodzielny, nie dający się podzielić. Człowiek jako jednostka, jedyna w swoim rodzaju. Zatem zadaniem kosmetyczki jest odnalezienie indywidualnych cech klienta, aby podkreślić jego niepowtarzalność. Tworzenie wizerunku oraz zainteresowanie drugim człowiekiem kierujące się regułami charakterystycznymi dla danego typu z reguły obniża wartość zabiegu, gdyż produkty masowe – zgodnie z zasadami panującymi na rynku – mają niższe ceny niż produkty przygotowywane na miarę oraz unikalne.

Proszę odnieść się do następującej sytuacji: dlaczego kierowanie się ideałami piękna i typizacją jest w praktyce kosmetycznej błędnym uproszczeniem, które obniża wartość wykonanej usługi? Dlaczego rzeczywistą trudność wykonywania zawodu kosmetyczki usiłuje się przemilczeć szukając recept na rozwiązanie różnorodnych problemów zawodowych?

3. Nauka o kolorach dla kosmetyczek

Zadania twórcze zawsze mają coś wspólnego z kolorami. Bez koloru nie istnieje forma. Kosmetyczka musi w wielu sytuacjach postawić sobie pytanie o wybór koloru. W jej pracy, kolory odgrywają ważną rolę podczas urządzania gabinetu, tworzenia własnego wizerunku oraz podczas prezentacji własnych usług. Klienci zasięgają rady u kosmetyczki nie tylko w odniesieniu do kosmetyki dekoracyjnej, ale również w sprawie doboru odpowiednich kolorów. Decydujące znaczenie ma oddziaływanie kolorów, a nie ich rzeczywisty odcień.

3.1. Bodźce barwne

Bodziec barwny powstaje w wyniku **promieniowania**, które odbija się od oświetlonego materiału i jest odbierane przez oko. Odbieranie bodźców kolorystycznych jest możliwe, jeśli oko przyjmuje bodźce obiektywne i przetwarza je dla potrzeb własnej świadomości. Bodźce kolorystyczne to drgania elektromagnetyczne o długości fali od 380 (fioletowy) do 780 nanometrów (czerwony), które docierają do oka.

W zależności od rodzaju materiału **powierzchnie ciał** odbijają tylko określone promienie światła. Czarny całkowicie absorbuje promienie widma widzialnego. Powierzchnie białe całkowicie je odbijają. Ze względu na zróżnicowane właściwości odbijające i absorbujące powierzchni ciał tylko niektóre promienie docierają do organu wzrokowego, co umożliwia rozróżnianie kolorów.

Nawet jeśli można jednoznacznie określić właściwości fizyczne bodźca docierającego do **oka**, wrażenia kolorystyczne poszczególnych osób nie zawsze muszą być identyczne. Wynika to z istniejących różnic fizjologicznych. Interpretacja odbieranych sygnałów barwnych uzależniona jest od wcześniejszych doświadczeń indywidualnych.

Widmo światła widzialnego

Ultrafiolet	< 380 nanometrów
Fiolet	380–440 nanometrów
Niebieski	440–490 nanometrów
Niebiesko-zielony	490–520 nanometrów
Zielony	520–570 nanometrów
Żółty	570–590 nanometrów
Pomarańczowy	590–640 nanometrów
Czerwony	640–780 nanometrów
Podczerwień	>780

Długość fal promieniowania elektromagnetycznego odbieranego przez oko ludzkie (widzialnego) mieści się w granicach 380–780 nanometrów.

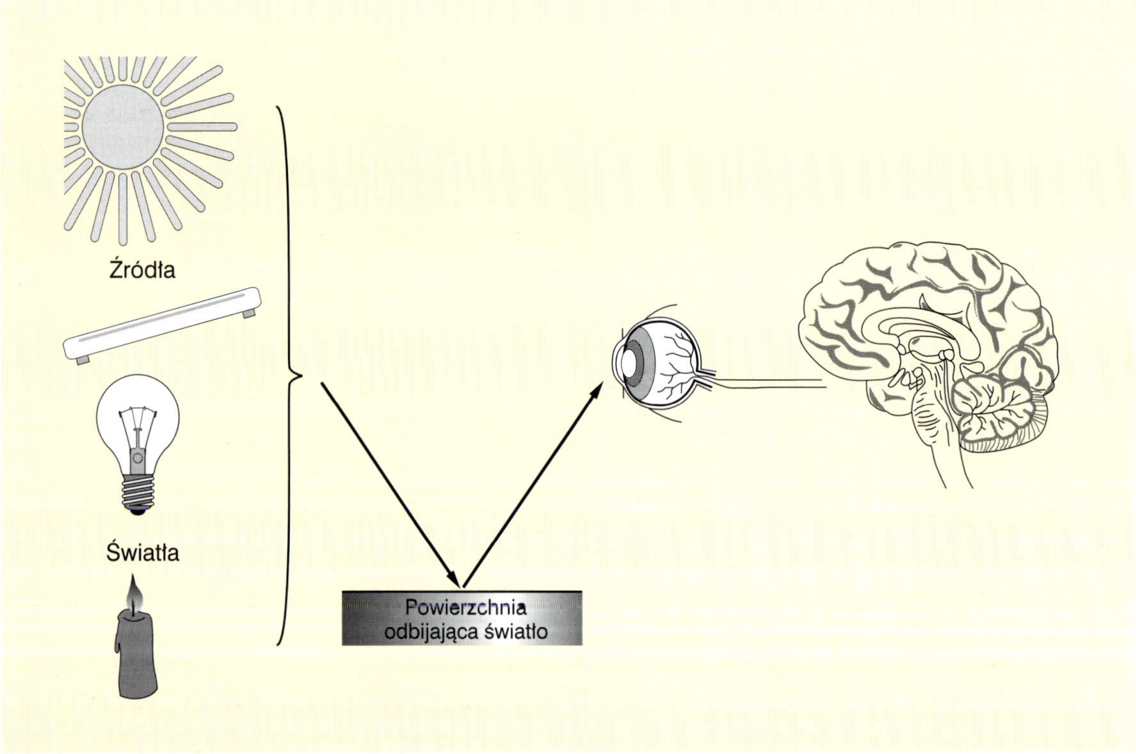

Bodźce kolorystyczne zależą od rodzaju źródła światła oraz powierzchni odbijającej światło. Jeśli dana powierzchnia nie jest w stanie odbić fal o określonej długości, lub nie są one dostarczane przez źródło światła, nie zobaczy się rzeczywistego koloru danego przedmiotu.

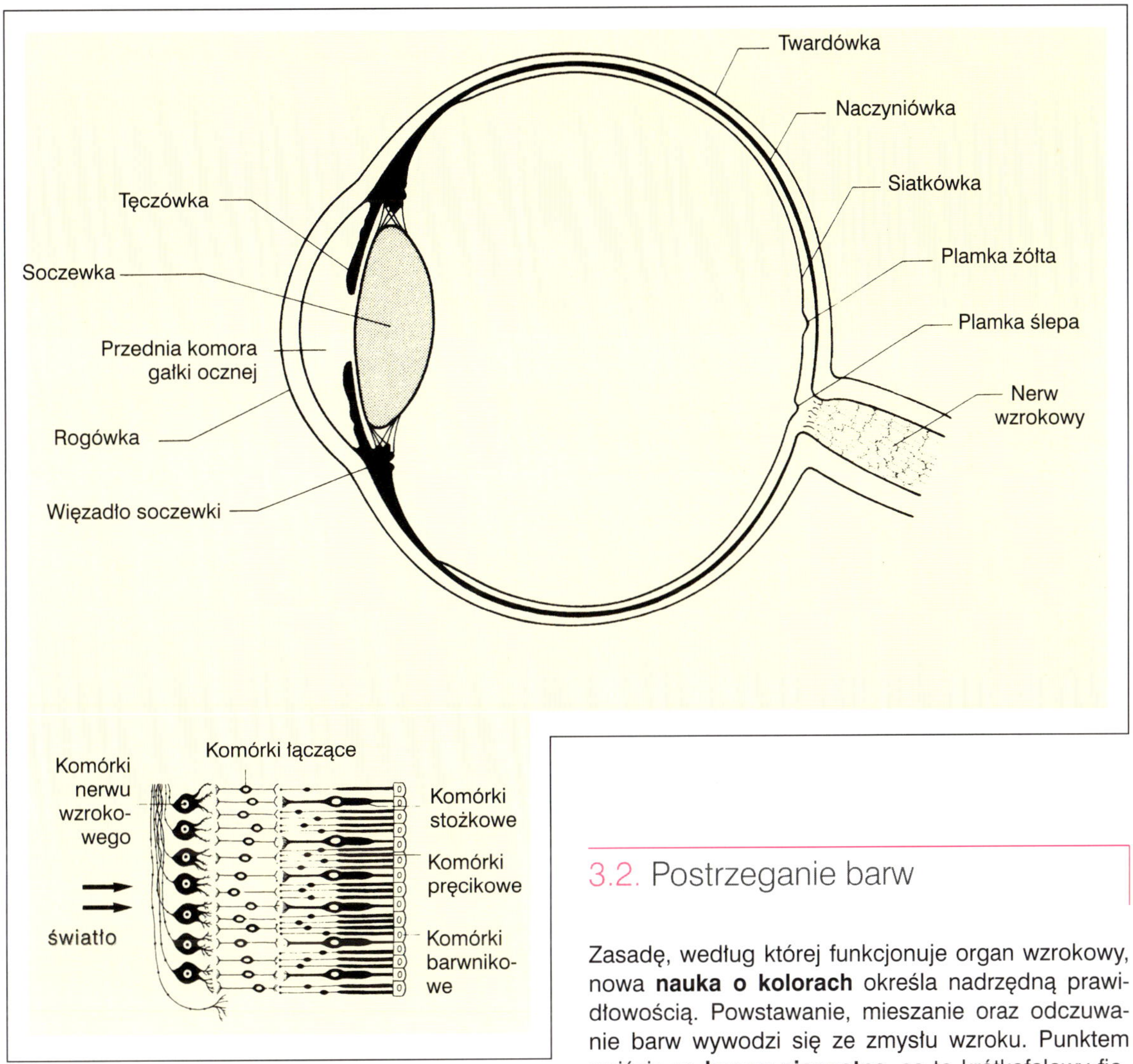

Budowa gałki ocznej i siatkówki. Siatkówka znajduje się na tylnej ścianie gałki ocznej. Ma ona około 120 milionów pręcików, które pozwalają odbierać obraz rzeczywisty, oraz 6 milionów stożków pozwalających na widzenie barwne.

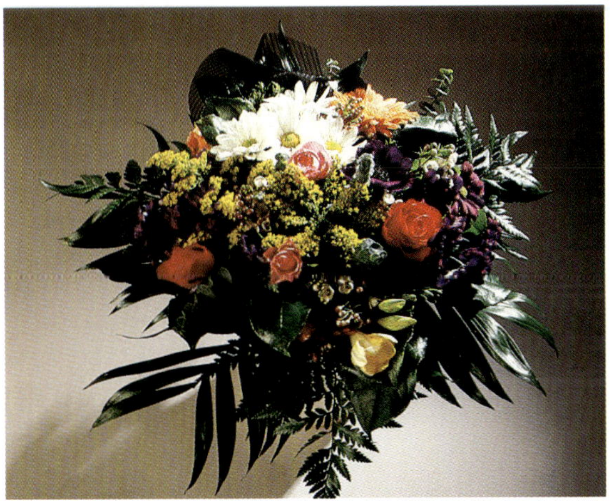

Za pomocą pryzmatu nie da się odtworzyć ani blasku ani różnorodności barw występujących w przyrodzie.

3.2. Postrzeganie barw

Zasadę, według której funkcjonuje organ wzrokowy, nowa **nauka o kolorach** określa nadrzędną prawidłowością. Powstawanie, mieszanie oraz odczuwanie barw wywodzi się ze zmysłu wzroku. Punktem wyjścia są **barwy pierwotne**, są to krótkofalowy fioletowo-niebieski (V), średniofalowy zielony (G) i długofalowy pomarańczowy (O). W przeciwieństwie do starej nauki o kolorach wyróżnia się nie trzy **barwy podstawowe**, ale osiem.

Promienie świetlne pobudzają komórki wzrokowe, które przez nerwy wzrokowe przesyłają impulsy do ośrodka wzrokowego w mózgu. Tutaj impulsy przetwarzane są na obraz danego przedmiotu. **Organ wzrokowy** składa się zatem z **oczu** oraz **ośrodka wzrokowego** w mózgu. U wszystkich ludzi pełni tę samą funkcję podstawową, ale jego sprawność u poszczególnych osób nie jest taka sama. Nie wszyscy ludzie postrzegają kolory w ten sam sposób.

Człowiek jest w stanie rozróżnić do miliona **odcieni barw**. Możliwości te są zaskakujące i mogą wywołać niepewność kosmetyczki, jeśli weźmie się pod uwagę fakt, że podczas rozmowy dotyczącej doboru odpowiednich barw każda osoba mówi o swoich subiektywnych odczuciach kolorystycznych.

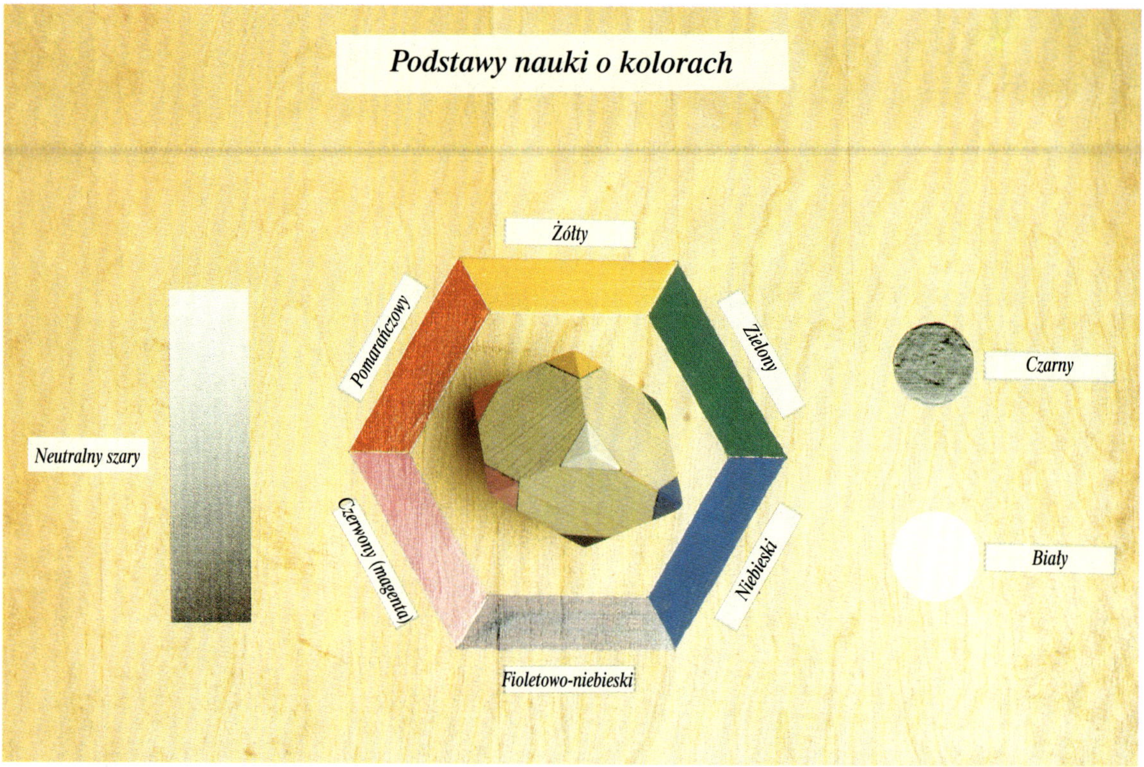

W wyniku połączenia barw pierwotnych (zielonej, pomarańczowej i fioletowo-niebieskiej) w zależności od ich intensywności powstaje osiem barw podstawowych odbieranych przez organ wzrokowy.

Różnice w indywidualnym postrzeganiu kolorów prowadzą również do subiektywnej ich interpretacji oraz indywidualnych odczuć kolorystycznych. Zaburzenia w widzeniu barw oraz zmieniające się warunki oświetlenia utrudniają ocenę interpretacji oraz odczuć w doradztwie kolorystycznym. Osoby zajmujące się poradami dotyczącymi doboru kolorów i stylu powinny uwzględnić w swojej pracy obiektywne warunki powstawania bodźców barwnych oraz subiektywne warunki postrzegania i odczuć kolorystycznych.

Barwy podstawowe	**Barwy pierwotne**		
	Fioletowo-niebieski - V	Zielony ___ G	Pomarańczowy _ O
Biały ____ W	1	1	1
Żółty _Y	0	1	1
Czerwony (magenta) __ M	1	0	1
Niebieski ___ C	1	1	0
Fioletowo-niebieski __ V	1	0	0
Zielony _____ G	0	1	0
Pomarańczowy ___ O	0	0	1
Czarny ___ S	0	0	0

Barwy pierwotne i podstawowe nowej nauki o kolorach. Udział trzech barw pierwotnych w odbieraniu ośmiu barw podstawowych (1 oznacza obecne w promieniowaniu, 0 nieobecne).

7

3.3. Odczucia kolorystyczne

Postrzeganie zmysłowe nie u wszystkich ludzi jest takie samo. Także **odczucia kolorystyczne** dwojga ludzi mogą, ale nie muszą, być podobne. Smak potraw i napojów, zapachy i dźwięki z otoczenia człowieka rejestrowane są z różną wrażliwością. Nawet jeśli nerwy czuciowe różnych ludzi zostaną podrażnione w tym samym stopniu, wywołają odmienne reakcje, a często całkiem inne odczucia. Odnosi się to również do **zmysłu wzroku**.

Niebieski lub zielony pozwalają obserwatorowi odczuwać chłód. Doświadczenia z pomarańczowymi, żarzącymi się, gorącymi kolorami wywołują uczucie ciepła. Kolor biały może w tym samym stopniu przypominać gorący piasek plaży i pola śniegu lub wywoływać sprzeczne odczucia, takie jak smutek i radość w zależności od tego, czy przypomina komuś smutne wydarzenia, czy też radosne. Zaczerwienienie policzków może wywołać zarówno złość, radosne podniecenie wynikające z wysiłku fizycznego, zimno, upał jak i wstyd. Kolor jakiegoś ubioru, w którym ktoś przeżył jakieś szczególnie miłe chwile, może stać się ulubionym, kojarzonym z przyjemnymi wspomnieniami lub uczuciami. Odczucia kolorystyczne są indywidualną oceną odebranych bodźców barwnych i zmieniają się wraz z indywidualnymi przeżyciami.

Każdy człowiek ma swoje ulubione kolory, które zależą od jego wcześniejszych doświadczeń. Nie istnieje jednak związek między ulubionymi kolorami a kolorem włosów, skóry i oczu. Bez wątpienia człowiek czuje się dobrze w kolorach przez niego lubianych, dzięki nim czuje się pewny siebie i roztacza wokół pozytywną aurę.

Proszę odnieść się do następującej sytuacji: dlaczego zdanie klientki odgrywa znaczącą rolę przy doborze odpowiednich kolorów?

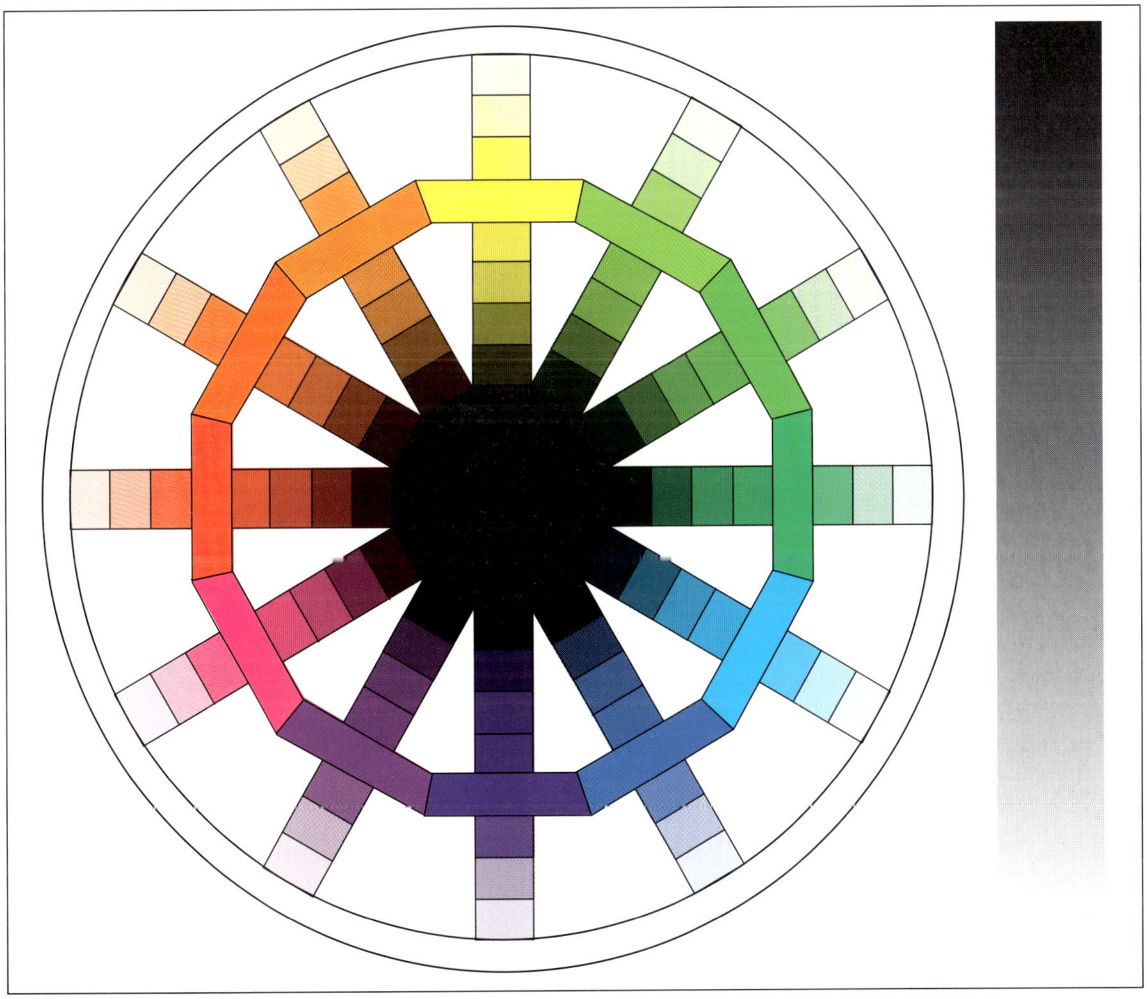

Osiem barw podstawowych w układzie czternastoczęściowego koła barw o zróżnicowanym natężeniu koloru, od białego, przez odcienie kolorowe do czarnego. Szarości – od białego przez wszystkie odcienie do czarnego – wykorzystywane są do rozjaśniania odcieni kolorów.

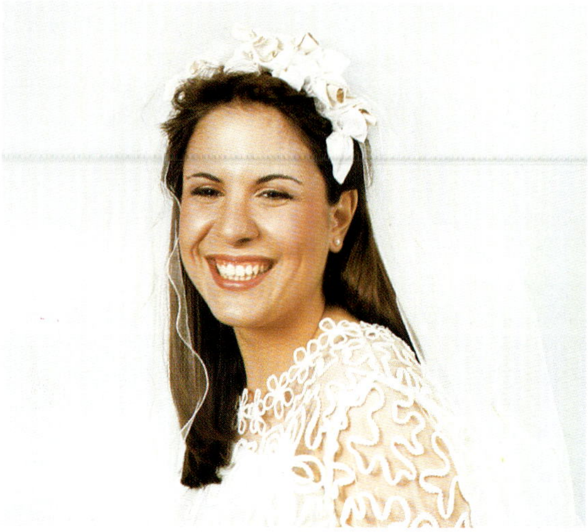

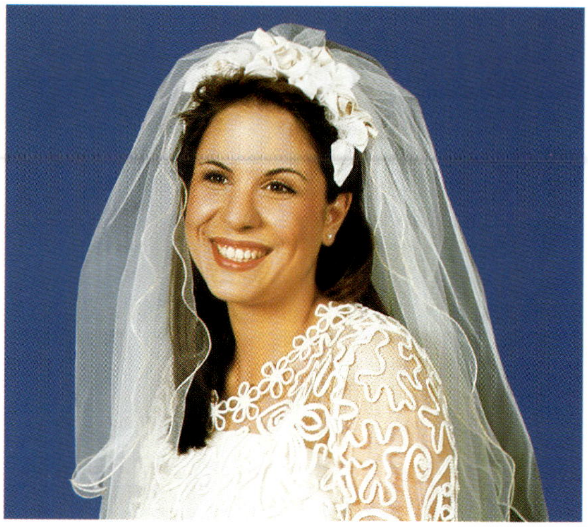

Kolor otoczenia, np. ubioru czy tła, nadaje temu samemu makijażowi zupełnie inny odcień.

3.4. Nauka o kolorach

Nauka o kolorach uwzględnia zarówno obiektywne czynniki zewnętrzne (promieniowanie i powierzchnie odbijające promienie), jak i subiektywne, wewnętrzne, obejmujące odbieranie barw przez oko i przetwarzanie ich przez mózg.

Zasady mieszania kolorów mają dla kosmetyczki tylko niewielkie znaczenie, ponieważ większość używanych przez nią barwników jest z reguły gotowa i oferowana jako preparaty pokrywające. Kosmetyczki powinny skierować swoją uwagę na połączenie i tworzenie kolorowych wzorców. Do tego używa się takich kosmetyków kolorowych jak: lakier do paznokci, pomadka do ust, barwniki do brwi i rzęs, róż, cienie do powiek. Zadaniem kosmetyczek może być sensowne łączenie różnych kolorów. Chodzi przy tym o indywidualne oddziaływanie kolorów, a nie o konstruowanie kolorowej rzeczywistości.

Osoba zajmująca się kolorami musi mieć system odniesienia, który pomoże zrozumieć ich różnorodność i wzajemne oddziaływanie. Do tego może służyć **rozeta kolorów**. W praktyce kosmetycznej pracuje się albo z samymi kolorami albo z tablicami kolorów. Porozumienie dotyczące barw jest możliwe tylko wtedy, gdy osoby rozmawiające o kolorach jednoznacznie identyfikują barwy.

Obiektywnymi estetycznymi cechami rozróżniającymi barwy są **odcienie**, natężenie koloru, jasność oraz szarość. W rozecie kolorów przedstawiono sześć **podstawowych odcieni kolorystycznych** (żółty, czerwony [magenta], niebieski, fioletowo-niebieski, zielony, pomarańczowy). Ich barwy pokrewne pierwszego stopnia widoczne są w środkowym kręgu. **Stopień natężenia** koloru przedstawiono na ramionach rozety od mocnego **rozbielenia** do **zaczernienia**, nie uwzględniając rozjaśnienia neutralnym szarym. **Jasność** barwy można ocenić w porównaniu z innymi. **Szarości** to biały, czarny, neutralny oraz wszystkie jego odcienie.

Sześć **podstawowych odcieni** powinno być kolorami możliwie czystymi. Pozostałe kolory uzyskuje się przez zmieszanie sąsiadujących ze sobą. Uzupełnieniem są neutralny szary do rozjaśniania barw kolorowych oraz niekolorowe barwy podstawowe – czarny i biały.

Barwność w kosmetyce nie oznacza wyłącznie odcieni kolorowych. Kolory czarny, szary i biały także należą do barw. Barwniki dominujące ilościowo w pielęgnacji włosów oraz skóry są z reguły niekolorowe, ponieważ naturalne kolory skóry i włosów (np. blond, siwy, brązowy) wykazują tylko nieduże podobieństwo z **odcieni kolorystycznej** rozety.

3.5. Kształtowanie kolorów

Zadania twórcze w kosmetyce obejmują także decyzje dotyczące wyboru barw wzorców podstawowych. Wzorce te wypracowuje się przez kształtowanie fryzury, koloru skóry i ubioru. Doradztwo dotyczące stylu jest niemożliwe bez zrozumienia barw, gdyż każda forma staje się widoczna dopiero dzięki barwie. Nie można autorytatywnie określić, jakie kolory są odpowiednie, a jakie nieodpowiednie, ponieważ w kształtowaniu kolorystyki istotne znaczenie mają aspekty estetyczne. Sytuacja ta nie zadowala jednak wszystkich zainteresowanych i wywołuje niepewność. Osoby pomagające w doborze kolorów powinny kierować się mottem: nie należy szukać harmonii odpowiadającej regułom, lecz próbować porozumieć się z klientem.

7

Podobieństwa	**Kontrasty**
● Stopień natężenia koloru różnych odcieni kolorystycznych ● Stopień jasności ● Odcień kolorystyczny o różnym stopniu natężenia (ton-w-ton) ● Odcień kolorowy ● Odcień niekolorowy	● Odstępy między odcieniami w rozecie kolorów (dwuton, trójton, czwórton) ● Stopień natężenia koloru ● Stopień natężenia szarości ● Odcienie zimne i ciepłe wzorca ● Odcienie ciepłe wzorca ● Odcienie zimne wzorca ● Barwy dopełniające ● Stosunek ilościowy barw ● Stopień natężenia różnych odcieni kolorystycznych

Przy opisywaniu wzorców kolorystycznych można stwierdzić podobieństwa i kontrasty.

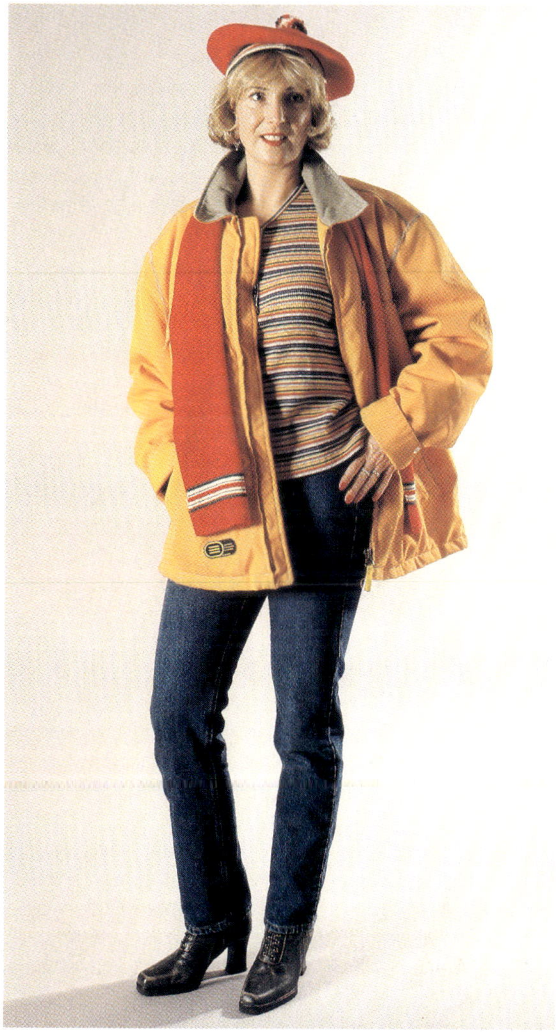

Między nakryciem głowy, szalem, ustami i paznokciami stworzona została harmonia. Szal i kurtka mają podobny stopień natężenia koloru przy różnych odcieniach. Włosy, skóra oraz deseń na t-shircie są zgodne w odcieniu, stopniu natężenia oraz jasności. Kolory górnej części garderoby mają w przeważającej części charakter ciepły. Spodnie i górne części ubioru wykazują kontrasty kolorowe/niekolorowe. Spodnie i buty są jednolicie ciemne. Na szalu widoczny jest kontrast kolorowe/niekolorowe.

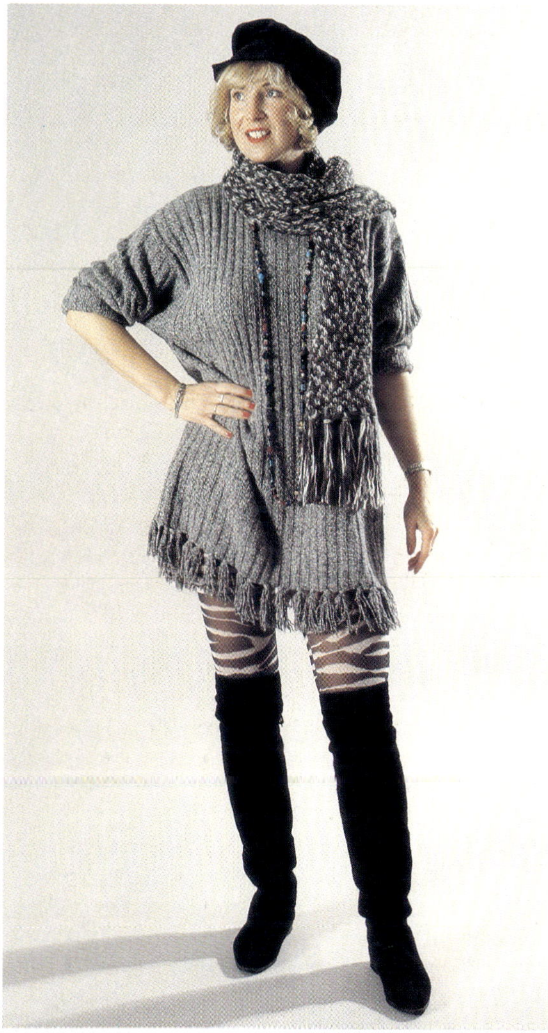

W kolorze skóry i włosów widoczne są podobieństwa w odcieniu, natężeniu oraz jasności kolorów. Nakrycie głowy i kozaki mają ten sam kolor oraz ten sam stopień jasności; tworzą one kontrast między kolorami jasnymi a ciemnymi w odniesieniu do pozostałych elementów. Pulower i szal są w podobnym odcieniu i stopniu szarości. Deseń spodni i szala mają wiele wspólnego, jeśli chodzi o odcień szarości i jasność, kontrastują z otaczającymi je kolorami. Ilościowo przeważają barwy szare.

7

Doradztwo kolorystyczne powinno przebiegać w formie dialogu. Aby móc prowadzić taki dialog, kosmetyczka powinna dysponować odpowiednimi argumentami. Powinna również znać paletę barw oraz umieć opisać klientowi kompozycje kolorystyczne. Doradztwo kolorystyczne to sprawa wyczucia oraz wspólne **naradzanie się** z klientem, który ostatecznie podejmuje decyzję.

Kosmetyczki wykorzystują barwy w **komunikacji wizualnej**. Należy pamiętać o tym, aby odnaleźć wizerunek kolorystyczny zgodny z wyobrażeniem klienta. Ani harmonia ani przygotowana zgodność nauki o typach nic tu nie pomogą. Barwy to część języka ciała. Ich obecność może być zamierzona, przypadkowa lub niepożądana. Ich wartość informacyjna w żadnym wypadku nie musi być jednoznaczna. Zaczerwienienie policzków może być oznaką gniewu, wstydu, gorąca, zimna lub wysiłku fizycznego. Usta pomalowane na czerwono mogą być pociągające, ale mogą też sygnalizować różne odczucia. Opalona skóra może kojarzyć się z radością życia, dobrobytem, ale i z niedbałością o własne zdrowie. Barwy mają symboliczną siłę, przekazują wiadomości, ostrzegają, dają wskazówki, pobudzają, uspokajają, przyciągają lub odpychają.

Postrzeganie kolorów jest wyłącznie doznaniem zmysłowym. **Zestawienia** kolorów odwołują się do uczuć, są odpowiedzialne za odczucia kolorystyczne. Decyzja dotycząca połączenia kolorów musi być podjęta zgodnie z indywidualnymi odczuciami estetycznymi. Trzeba mieć odwagę, aby podjąć taką decyzję! Odczucia kolorystyczne podlegają zmianom. Może to wynikać np. z wieku, płci, stanu zdrowia, kręgu kulturowego, trendów w modzie, doświadczeń z kolorami itp. Jednym z celów kosmetyki jest przyczynienie się do rozwoju jednostki. Jest to więc zadanie niezależne i powinno się zrezygnować z jakiegokolwiek narzucania innym reguł, także w sprawie **gustu kolorystycznego**.

Dobór kolorów polega na harmonijnym łączeniu pojedynczych odcieni, ale harmonia nie może być zbyt pełna, ponieważ stanie się monotonna. Oprócz rozwiązań harmonijnych można korzystać z różnic oraz kontrastów kolorystycznych, dzięki którym powstanie wyraziste napięcie.

Harmonię można osiągnąć wówczas, gdy uda się połączyć ze sobą jedną lub dwie cechy różnicujące. Korzystne okazały się kombinacje kolorystyczne ton-w-ton. Bez problemu można stworzyć również kombinacje sąsiadujących ze sobą odcieni kolorystycznych. Granica leży w połowie ramienia kolorystycznego **rozety kolorów**. W tym zakresie różnice odcieni kolorystycznych odbierane są jeszcze jako odmiany odcienia wyjściowego.

Jasne kolory podkreślają, poszerzają, ożywiają i odbijają światło. Ciemne kolory maskują, wyszczuplają, przygnębiają, pochłaniają światło. Zestawienia jasne–ciemne wyraźnie się oddzielają, nadają napięcie, są „natarczywe". Do ciepłych barw należą żółty, pomarańczowy, czerwony; do zimnych zielony, niebieski, fioletowy. Na postrzeganie kolorów wpływa zakres kolorystyczny oraz wartość świetlna danej barwy. Jedna część czystego żółtego optycznie równoważy trzy części czystego fioletu. Jedna część czystego pomarańczowego optycznie równoważy dwie części czystego niebieskiego. Jedna część czystej czerwieni równoważy jedną część czystej zieleni. Barwy rozjaśnione można ożywić zestawiając je z czystymi. W sąsiedztwie barw rozjaśnionych czyste nabierają intensywności. Na postrzeganie barw wpływa kolorystyka otoczenia. **Barwy dopełniające** wzmacniają się nawzajem, wydają się bardziej błyszczące lub zdecydowane **(kontrast symultaniczny)**.

Proszę odnieść się do następującej sytuacji: jakie obiektywne estetyczne cechy różnicujące odpowiadają Pani obecnemu wizerunkowi kolorystycznemu lub wizerunkowi koleżanki?

Proszę odnieść się do następującej sytuacji: jaki stan faktyczny odpowiada nauce o harmonii barw?

4. Komunikacja wizualna przez formy i proporcje

Na początek dwa stwierdzenia: „Niemożliwy jest brak komunikacji" i „Wrażenie można zrobić tylko raz." Nawet osoba milcząca i niepozorna przekazuje otoczeniu pewne informacje. Informacje te można odebrać np. za pomocą wzroku, węchu czy dotyku. Wywołują one reakcje u innych ludzi, np. zbliżenie, odrzucenie, zainteresowanie lub jego brak. Odnosi się to zarówno do pierwszego kontaktu, jak i dłuższych kontaktów międzyludzkich. Pierwsze wrażenia prowadzą do ocen, które trudno później zmienić lub o nich zapomnieć.

Ponieważ **zmysł wzroku** ma z reguły największy zasięg spośród pozostałych zmysłów człowieka, jest bardzo ważny z punktu widzenia **komunikacji**. Jeśli wrażenia optyczne nie wzbudzą zainteresowania, pozostałe środki komunikacji mają tylko nieznaczny wpływ na zachowanie innych ludzi. Twórczym zadaniem kosmetyczki jest poprawienie wizerunku człowieka. Przy ocenie rezultatów zabiegu należy brać pod uwagę możliwe oddziaływanie zmysłu węchu i dotyku.

7

Styl	Fryzura	Ubiór	Makijaż
Sportowy 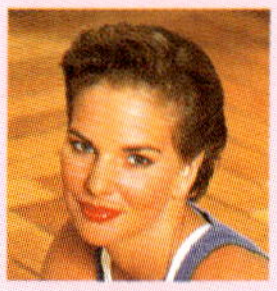	Fryzury z krótkich włosów Suszone na powietrzu, trwałe Ożywione kontury Związane długie włosy	Niedbały, wygodny Modny, ponadczasowy Łatwy w pielęgnacji Ożywione kontury	Świeży Naturalny Niedużo kolorów Prawie niewidoczny makijaż
Elegancki 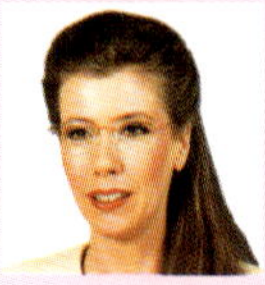	Podkreślone kontury Zdecydowana linia prowadzenia grzebienia Bardzo uporządkowane Często otwarty wewnętrzny zarys fryzury	Podkreślający figurę Zdecydowane linie Ożywione kontury Wypróbowany, ponadczasowy Wymagający materiału i obróbki	Raczej jasny podkład Podkreślone oczy i usta Wzorowany na antycznych ideałach piękna Niewiele kolorów, ton-w-ton
Młodzieżowy 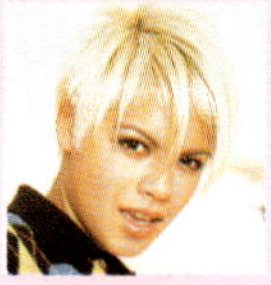	Niepoprawna Dowcipna Zuchwała Ożywione kontury Asymetryczna, wysoka	Nowoczesny Pomysłowy Sportowy lub romantyczny Kolorowy	Świeże, naturalne kolory, raczej nie wpadające w oko Wszystkie modne odcienie w sezonie, bez przesadnej ekstrawagancji Kolorowe kredki
Romantyczny 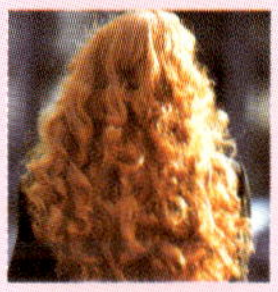	Burza długich, falujących lub kręconych włosów Plecionka (warkocze) Upięty kok Opaski i wstążki	Falbanki Koronki Wstążki Drobne wzory Szerokie rękawy Skarpetki	Jasny podkład Delikatne kolory Ciemne cienie do powiek Puder rozjaśniający
Awangardowy 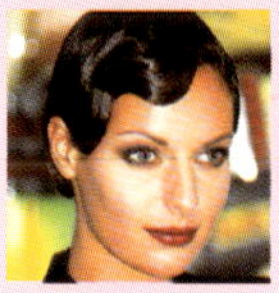	Niepospolita Cięcie, forma, kolor i ozdoby rzucające się w oczy	Niepospolity Prowokujący Wyprzedzający aktualne trendy	Jaskrawy rysunek i kolory Perfekcyjnie wykonany Kontrasty kolorów Wyprzedzający aktualne trendy
Kobiecy 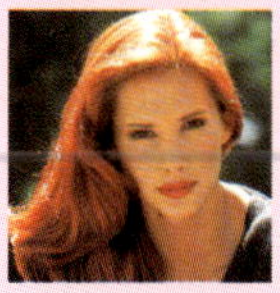	Długie włosy Lśniące kolory włosów Bujne fryzury Miękka linia prowadzenia grzebienia	Bardzo podkreślający figurę Duże dekolty Wysokie obcasy	Zaakcentowany i modelowany różem Wyrazisty rysunek oczu Podkreślone usta Ostrożnie dobierane kolory
Męski 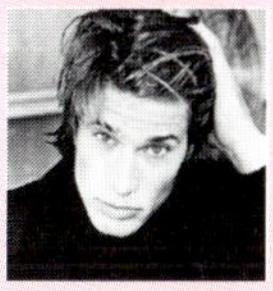	Krótkie włosy Zdecydowanie utrzymany zewnętrzny zarys fryzury	Szerokie, prostokątne ramiona Spodnie Krawaty	**Cechy charakterystyczne twarzy** Krzaczaste brwi Broda Kanciaste (ostre) rysy

Cechy stylów: fryzura, ubiór, cechy charakterystyczne twarzy i makijażu.

Przy ocenie wyglądu zewnętrznego bardzo ważną rolę odgrywają **harmonia** i **proporcje**. Największy sukces projektanci przemysłowi odnoszą wtedy, gdy dany produkt, oprócz **funkcjonalności**, odznacza się także odpowiednimi proporcjami i harmonią. Kryteria te można również wykorzystać w praktyce kosmetycznej. **Formy** i **proporcje** biorą swój początek w jednym **punkcie**, który przyciąga wzrok, zwraca uwagę. W kosmetyce takie punkty, np. pryszcze, znamiona czy pieprzyki uwidacznia się lub ukrywa.

Źródłem kreatywnej inspiracji dla kosmetyczki mogą być różnorodne style historyczne. **Nauka o stylu** zajmuje się odpowiednio wczesnym rozpoznaniem trendów i zmian w stylu. Porady dotyczące stylu ukierunkowane są na przyszłość i mają pomóc w osiągnięciu postawionych sobie celów.

Linie nadają oczom rysunek, otaczają je i podkreślają. Linia pozioma tworzy wyraźne zamknięcie. Podkreśla, dzieli, skłania do porównań z sąsiednimi powierzchniami, pozwala poruszać się oku to w jedną, to w drugą stronę. Linie mogą być tak rozmieszczone, że podkreślają szerokie lub wąskie części ciała (np. pasek, długość spódnicy, rękawy, dekolt, ściegi ozdobne, linie fryzury, zmarszczki na czole). Linia pionowa podkreśla wysokość, dzieli sylwetkę w pionie, ogranicza, pozwala oku poruszać się w górę i w dół (np. zarys fryzury, linie prowadzenia grzebienia, układ fałd ubioru, ściegi ozdobne, zmarszczki na czole i na policzkach).

Łuki i **półkola** tworzą zaokrąglenia. Mogą sprawiać wrażenie miękkich, kobiecych, delikatnych, wrażliwych (np. policzki, pośladki, biust, brzuch). **Krawędzie** mogą nadawać sylwetce wygląd ostry, męski, krzepki, zdolny do oporu, prosty, elegancki (np. ramiona, broda, strój). **Ostre zakończenia** i **trójkąty** zwężają optycznie, zwracają na siebie uwagę, przyciągają wzrok (np. dekolty w kształcie litery V, rozcięcia w sukni, zaszewki, frędzle i „pazurki" we fryzurze, ozdoby). Spłaszczone **romby** i **elipsy** z kątami leżącymi naprzeciwko poszerzają w kierunku ostrych kątów (np. oczy, usta). **Trapezy** podkreślają za każdym razem wąską i szeroką stronę (np. spódnice, podział materiału dzięki klinom, które znajdują się blisko siebie i zwężają).

Oprócz ogólnych cech fryzury, stroju i makijażu, kobiecość charakteryzują: szeroka miednica, niewielkie owłosienie i zaokrąglone kształty ciała, niewielkie umięśnienie, długie nogi, biust, zadarty nos, pełne usta, duże oczy, długie lśniące włosy, małe stopy. Cechy charakterystyczne dla mężczyzn to m.in. szeroki podbródek, broda, krótka mocna szyja, szerokie ramiona, bujne owłosienie ciała, wyraźne umięśnienie.

7

Próbą ustalenia **idealnych proporcji** człowieka był tzw. **złoty podział**. Leonardo da Vinci mierzył ludzi bardzo dokładnie i narysował plan budowy sylwetki człowieka. Zgodnie z jego wyobrażeniem, idealna figura ma wzrost taki jak rozpiętość ramion, mierzona od czubka palców jednej ręki do czubka palców drugiej. Wysokość głowy stanowi 1/8 wysokości ciała. Dzisiaj uważa się, że złoty podział był wcześniej przeceniany. Nie ma on obecnie takiego znaczenia.

Przyroda nie kierowała się regułami, ale kształtowała człowieka indywidualnie, dlatego kosmetyczki i **wizażystki** mają do czynienia z indywidualnymi proporcjami, które odbiegają mniej lub bardziej od idealnych wyobrażeń danego człowieka. Klienci oczekują od kosmetyczki, aby podkreśliła ich męskość lub kobiecość. Uwaga kosmetyki całościowej powinna być skierowana na kształtowanie różnorodnych oraz indywidualnych wizerunków klientów. Kształtowanie wizerunku człowieka to zadanie kreatywne i wyklucza wszelkie przestarzałe reguły. Podczas zabiegu najważniejsze są wygląd i odczucia osób biorących w nim udział. Kosmetyczka jest w stanie tylko w niewielkim stopniu zmienić cechy budowy anatomicznej. Przy przygotowywaniu podstawowego wzorca za stałe wielkości należy przyjąć indywidualny kształt sylwetki, głowy i twarzy. Aby dokładniej to określić, można wyrysować **linie orientacyjne**, które ułatwią analizę indywidualnych proporcji, czyli stosunek części ciała do siebie lub do całości.

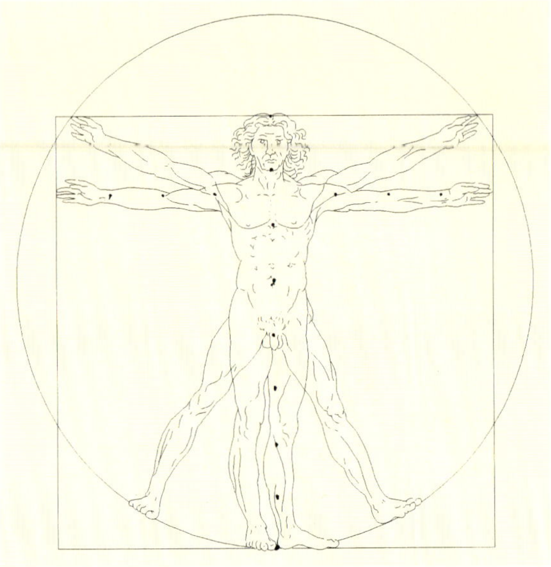

Te wyłącznie męskie proporcje nie nadają się na normy w poradach dotyczących stylu, ponieważ mimo wielu podobieństw, każda jednostka ludzka bardziej lub mniej odbiega od tego wzorcowego planu budowy ciała.

Harmonia powstaje wtedy, gdy stosunek **wzorców podstawowych** i ich części do siebie jest proporcjonalny. Określa się go według **dwunastkowego systemu liczbowego**. Daje on największe możliwości, ponieważ dzieli się przez dwa, trzy, cztery i sześć.

Wszystkie elementy postaci powinny zostać prawidłowo oświetlone. Kosmetyczka zwraca uwagę na powierzchnie, wybrzuszenia i zagłębienia, aby mieć odpowiedni wpływ na istniejące warunki. Kosmetyczka zajmuje się nieregularnymi, trójwymiarowymi ciałami, nie powierzchniami geometrycznymi. Twarze nie są płaskie, okrągłe, owalne, trójkątne lub kwadratowe, ale nieregularne i plastyczne. Te podstawowe formy geometryczne można jedynie wykorzystać do podziału sylwetki. Analizę wizualną człowieka można

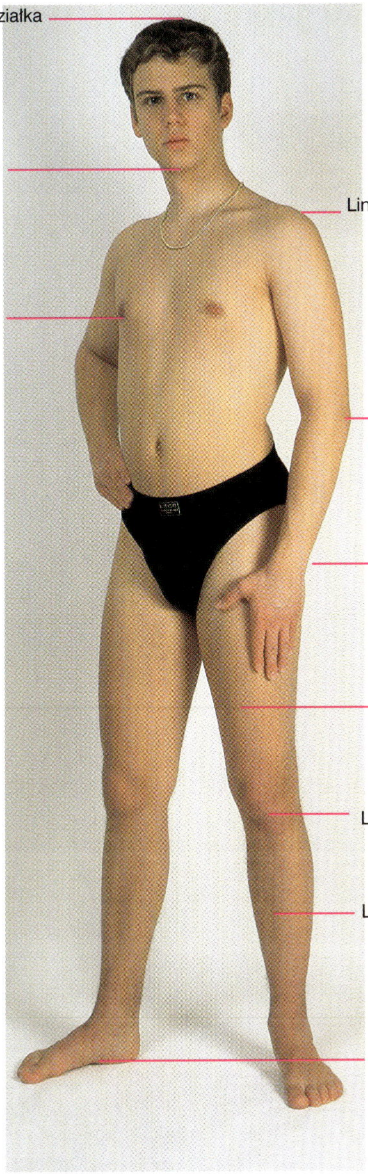

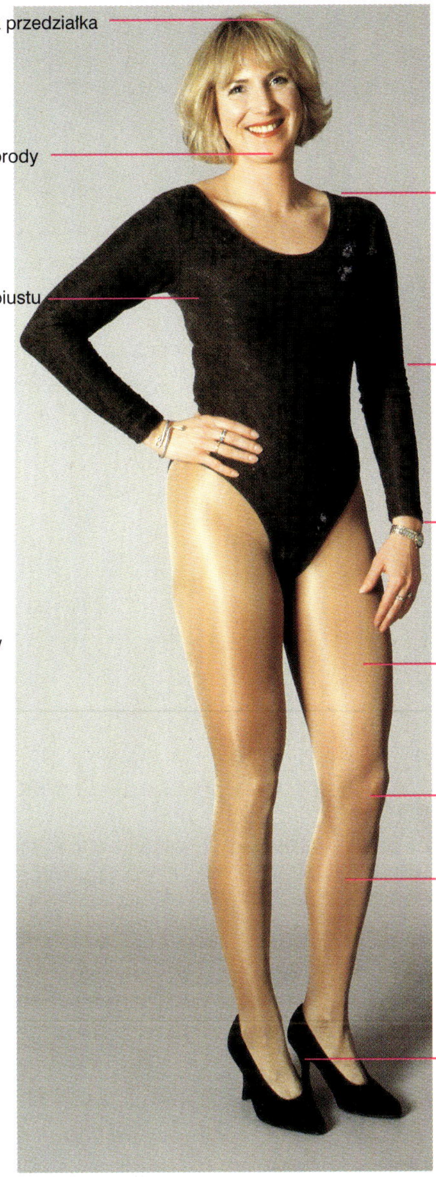

Długość linii ramion w stosunku do linii pośladków charakteryzują męskość lub kobiecość. Typowa sylwetka męska zwęża się stopniowo ku dołowi, podczas gdy kobieca nieco się rozszerza. Szerokie, muskularne ramiona są charakterystyczne dla mężczyzn, szerokie biodra uważane są za typowo kobiece. Linia piersi u mężczyzn nie pokrywa się z linią biustu u kobiet.

sobie ułatwić przeprowadzając podział na charakterystyczne wzorce podstawowe. Oprócz cech anatomicznych można uwzględnić trzy różne wzorce, które należy kształtować osobno:

1) **fryzura** lub inne ozdoby głowy, takie jak kapelusze, chusty, woalki, welony i inne
2) matowa lub transparentna **skóra** o określonej barwie i typowych elementach (oczy, usta, nos, policzki, podbródek, czoło, paznokcie, dłonie, uszy, oraz owłosienie brwi, rzęsy)
3) **strój** (górne i dolne części, buty, rękawiczki, ozdoby, odpowiedniego rozmiaru, koloru, blisko ciała, w konkretnym stylu, z konkretnego materiału).

W procesie kształtowania wizerunku człowieka należy unikać monotonii w użyciu wzorców podstawowych. Aby wizerunek przyciągał wzrok innych, musi być stworzony na zasadzie podobieństw i kontrastów. Cała tajemnica kompozycji form i kolorów polega na odpowiednim ich połączeniu.

Proszę odnieść się do następującej sytuacji: w jaki sposób zadania twórcze mogą służyć komunikacji wizualnej? Proszę opisać przykłady z praktyki!

Fryzura istotnie wpływa na wizerunek człowieka. Obramowuje twarz, upiększa głowę i podkreśla rezultaty wszystkich zabiegów kosmetycznych. Kos-

7

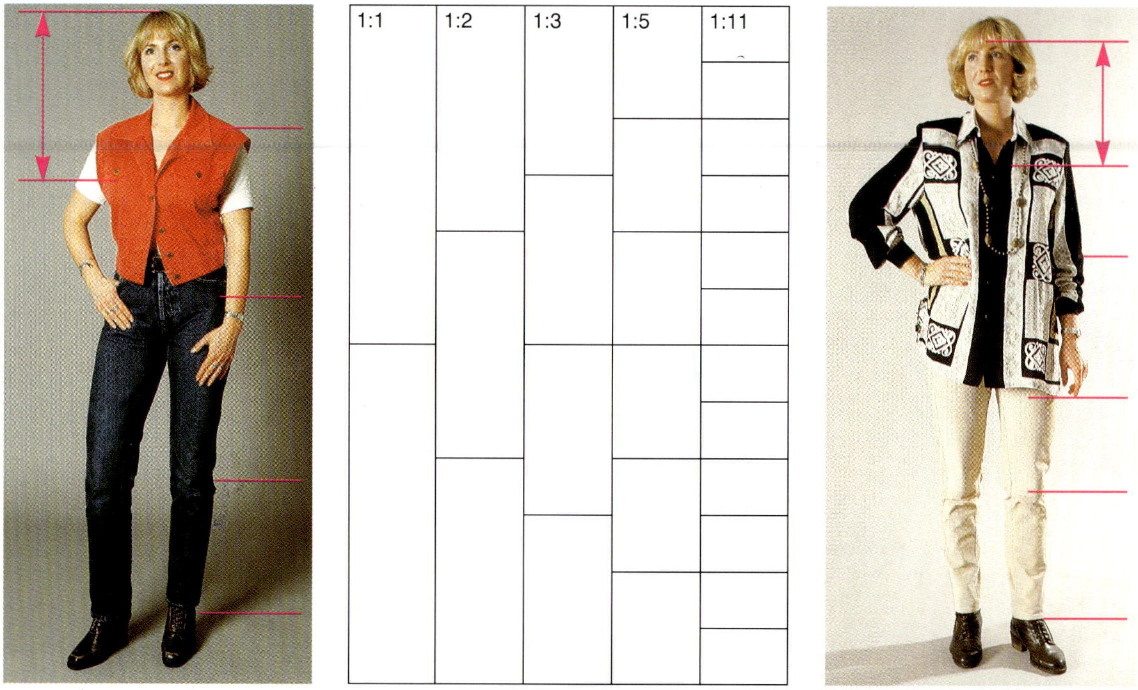

Podstawowe wzorce fryzury, skóry i ubioru modelki są w stosunku do siebie proporcjonalne. Wielkości zostały określone w dwunastkowym systemie liczbowym.

metyka skóry i włosów są ze sobą nierozerwalnie powiązane. Kosmetyczka, której zależy na zawodowej wiarygodności, powinna dbać o **całościowy wizerunek** zarówno swój, jak i klientów. Dla kosmetyczki nie tak istotna jest sama fryzura, ile jej zadbany i uporządkowany wygląd.

Wyróżnia się zewnętrzny i wewnętrzny **zarys uczesania**. **Zewnętrzny zarys**, którego kształt w zależności od perspektywy różnie odbija się od tła, może sprawiać wrażenie podnoszącego, poszerzającego, wąskiego lub rozciągniętego, symetrycznego bądź asymetrycznego, ożywiającego bądź podkreślającego kontury. **Wewnętrzny zarys** może się odbijać na partiach skóry odnoszących się do twarzy, szyi, dekoltu i ramion lub na częściach ubioru. Dzięki wewnętrznemu zarysowi fryzury można podkreślić lub zmienić kształty. Zarysy te często się zmieniają. **Fryzury** można komponować w rozmaity sposób korzystając z ogromnej różnorodności elementów (np. włosy kręcone, falowane, gładkie, fryzura spokojna lub ożywiona, przedziałek).

O tym, jak **wysoka** powinna być **fryzura**, decyduje wpływ, jaki ma ona na całkowity wizerunek danej osoby. **Komponowanie fryzur** daje prawie nieskończone możliwości w doborze form i kolorów, np. **„burza" włosów** optycznie powiększa głowę. **Utrata włosów** kojarzona jest często z utratą młodzieńczości i urody.

Podstawowe wzorce **budowy ciała** człowieka wyznaczone są w dużym stopniu przez anatomię. Należą do nich **kolor** (biały, brązowy, beżowy, czarny, matowy, błyszczący, znamiona barwnikowe), **powierzchnia skóry** (zmarszczki, pory, wypryski, potówki, brodawki, włókniaki), **owłosienie** (włosy długie, szczecinowate, meszek) oraz **wady** (trądzik różowaty, wrodzone znamiona, schorzenia, zaburzenia barwnikowe). Możliwości kształtowania powierzchni skóry przez kosmetyczkę ograniczone są do pielęgnacji i upiększania oraz nieznacznych zmian kształtu czy nadawania barwy.

Na **skórze** widoczne są wewnętrzne emocje człowieka (zaczerwienienie, bladość, pocenie się). Skóra przekazuje również wrażenia estetyczne (czysta, miękka, gładka, równa, jędrna, zdrowa, młodzieńcza, postarzała, kobieca, męska). **Pielęgnacja skóry** jest najważniejszym i najskuteczniejszym środkiem zapewniającym utrzymanie jej zdrowia, młodzieńczego wyglądu i sprężystych tkanek. Wszystkie zabiegi pielęgnacyjne skóry pomagają w kształtowaniu odpowiedniego wyglądu skóry, a tym samym przyczyniają się do lepszej komunikacji wizualnej. Osobisty przykład kosmetyczki może zapewnić jej zawodową wiarygodność.

Rysy twarzy człowieka są najważniejszym elementem odróżniającym go od innych. Twarzy na ogół się nie zakrywa, ponieważ tutaj znajdują się wszystkie istotne dla życia zmysły. Cechy anatomiczne tworzą niepowtarzalny kształt, którym można się posługiwać w komunikacji wizualnej. Piękne kobiece twarze odznaczają się dużą **symetrią**, która sygnalizuje osobę ze zdrowymi genami. W oczach kobiecego jury piękni mężczyźni charakteryzują się wyraźnymi odstępstwami od przeciętnej. Szczególnie takie cechy męskie, jak mocna szyja i szeroki podbródek, sygnalizują dominację socjalną. Także u kobiet nieznaczne odstępstwa od prawidłowej budowy twarzy odbierane są jako ładniejsze, np. mniejszy odstęp między oczami a brodą. Często bardziej niż symetryczny układ twarzy podobają się trochę większe kości policzkowe, trochę większe oczy, nieznacznie węższa broda oraz mniejszy odstęp między nosem a brodą. Dzięki umiejętnemu **cieniowaniu** i **rozjaśnianiu** twarzy można wpłynąć na jej kształt.

W procesie **starzenia** usta się zwężają, oczy zmniejszają, a głębsze zmarszczki rzucają cień na resztę twarzy. Rysy twarzy „opadają" z powodu zmniejszającego się napięcia tkanek. Zabiegi kosmetyczne mogą spowodować spowolnienie tych zmian.

Podczas malowania twarzy szczególną uwagę należy poświęcić **prawej połowie twarzy**. Ma ona decydujące znaczenie dla emocjonalnego **wyrazu twarzy**. Przy makijażu należy zwrócić też uwagę na symetrię górnej i dolnej wargi, rzęs i dolnej powieki, brwi oraz na wyważone proporcje w układzie twarzy. Idealne twarze wydają się przeciętne, nieduże odstępstwa czynią je bardziej interesującymi.

Dobór fryzury oraz **makijaż** należy rozpocząć od **analizy twarzy**. Przede wszystkim trzeba ocenić: 1) **kontury twarzy**; 2) **szczegóły** (oczy, usta, nos, czoło, policzki, uszy); 3) wielkość poszczególnych **stref twarzy** i ich wzajemny stosunek: od nasady włosów do nasady nosa, od nasady nosa do końca nosa, od nasady nosa do końca brody, strefa między oczami, szerokość twarzy i ust, czoło, nos, broda, wewnętrzny i zewnętrzny zarys fryzury i jej profil.

Brwi odgrywają istotną rolę w mimice człowieka. Od zawsze służyły sygnalizowaniu zmiennych nastrojów. Jeśli są opuszczone, poruszają się do wewnątrz i zbliżają się do siebie, wyrażają m.in. powątpiewanie, koncentrację lub intensywne słuchanie. Dzięki odpowiedniemu **depilowaniu brwi** przy nasadzie nosa i przy dolnym ich brzegu można uzyskać właśnie takie wrażenie. Jednocześnie oczy są otwarte, a u obserwatora wzrasta zainteresowanie. Ściągnięte i opuszczone brwi nadają twarzy ponury i odpychający wyraz, natomiast podniesione, ale bez zmarszczonego czoła, sygnalizują otwartość, uprzejmość i optymizm. Na wyraz oczu mogą wpłynąć także oprawki **okularów**.

Dzięki **oczom** można nawiązywać kontakt z innymi ludźmi. Sygnalizują one np. uwagę, zainteresowanie, przychylność, odrzucenie, radość lub smutek. Powodem podkreślenia **rzęs** i oczu kolorowymi liniami lub powierzchniami są sygnały, jakie człowiek może przekazać za pomocą oczu innym ludziom. Podczas makijażu oczu wykorzystuje się zasadę kontrastów i podobieństw, aby przyciągnąć uwagę do tej części twarzy. Wyraziste oczy umożliwiają nawiązanie bardziej przekonujących kontaktów wzrokowych.

Nos wystaje z otaczających go części twarzy i zdecydowanie wpływa na jej wyraz. Mężczyźni mają w większości większe nosy niż kobiety. Małe nosy budzą u dorosłych uczucia opiekuńcze, które wiążą się ze zwiększoną uwagą i zainteresowaniem. Celem zabiegów kosmetycznych jest z reguły zmniejszenie nosa. Za pomocą środków kosmetycznych można go uwydatnić, trudniej jest odwrócić od niego uwagę obserwatora. Możliwości kosmetyczki są tutaj bardzo ograniczone i tylko **chirurgia plastyczna** może spełnić oczekiwania związane z kształtem nosa.

Zaczerwienione **uszy** mogą świadczyć o przeżywanych emocjach. Osoby skłonne do takiej reakcji lub mające, według własnego zdania, zbyt duże bądź zbyt odstające uszy będą nosiły nieco dłuższe włosy. **Płatki uszu** uchodzą za bardzo wrażliwe na dotyk i ze względu na swoje znaczenie zasługują na szczególną pielęgnację. Mimo ich wrażliwości, w wielu kulturach znane są różnorodne rytuały okaleczające, które wykonuje się ze względów estetycznych. W najprostszych przypadkach dochodzi do przekłucia uszu, w bardziej skomplikowanych nawet do deformacji całej muszli usznej. **Ozdoby uszu** powinny być dopasowane do garderoby i makijażu.

Od wczesnego dzieciństwa **policzki** są najczęstszym miejscem czułego kontaktu. Skóra na policzkach dzieci uważana jest za najdelikatniejszą i wielu osobom zależy na tym, aby zachować jak najdłużej taki właśnie jej wygląd. Zabiegi dekoracyjne nie powinny zastąpić środków pielęgnacyjnych. Dzięki nowoczesnym preparatom dekoracyjnym można wiele osiągnąć, jeśli chodzi o wrażenia wizualne. Czerwone policzki są symbolem delikatności, nieśmiałości i wrażliwości. Takie wrażenie można uzyskać przez nałożenie **różu**, ale nie powinno się zbyt mocno ich podkreślać, aby nie wywołać wrażenia gwałtowności, emocji lub gniewu.

Usta mają duże znaczenie dla komunikacji międzyludzkiej. Przez swój układ i kształt mogą wyrażać m.in. radość życia, zniechęcenie, smutek lub lekceważenie. W wyniku jednostronnego używania mięśni wokół ust może dojść do powstania charakterystycznych zmarszczek. Kolor **pomadki do ust** dopasowuje się dzisiaj do ubioru, ozdób i **lakieru do paznokci**. Usta akceptowane są jako powierzchnie kolorowe i jako takie stanowią część składową barwnej kompozycji wizerunku danej osoby. Kolory i środki nadające ustom wilgotny, błyszczący wygląd i lepsze ukrwienie należy odpowiednio dobrać. Wzorem jest tutaj młodzieńczy wygląd ust. Piękne usta są dobrze ukrwione, bez zmarszczek, oraz dobrze obramowane. **Pielęgnacja ust** i **zębów** są bardzo ze sobą związane. Rozmowa z osobami, które mają brudne zęby

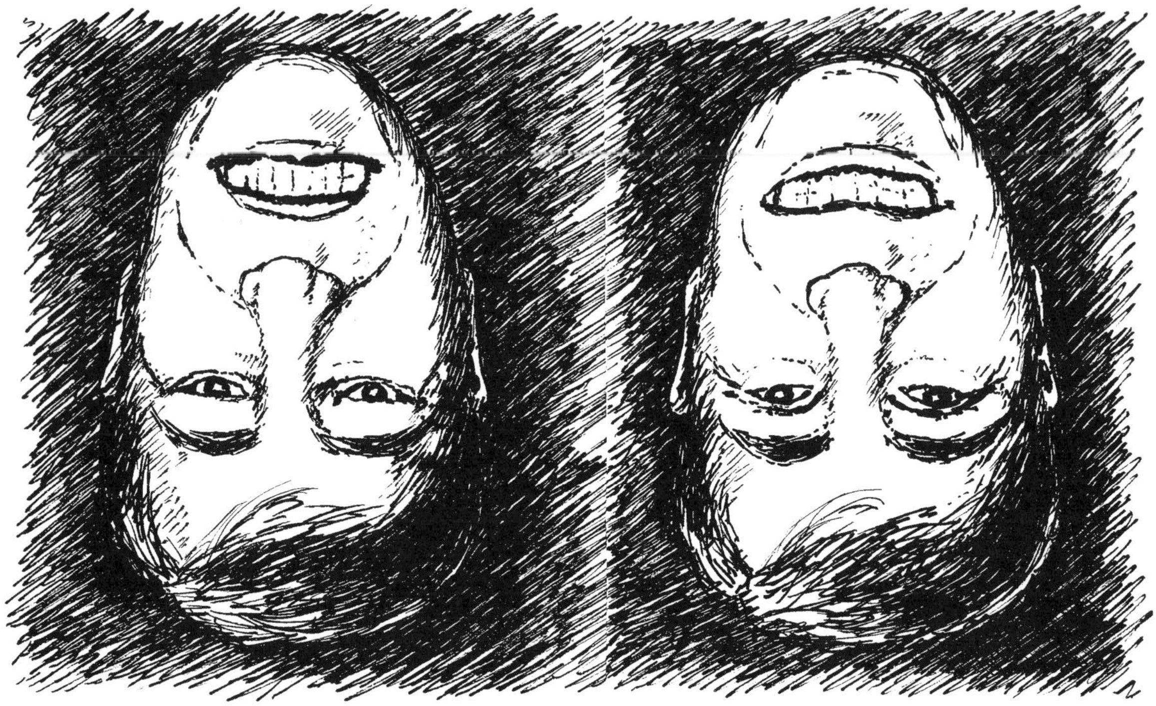

Wrażenie emocjonalne dominuje na rysunku po lewej. Jeśli odwróci się te dwa obrazki można zauważyć wyobcowanie twarzy na rysunku po prawej.

i nieprzyjemny zapach z ust, wymaga dużej tolerancji ze strony partnerów.

Szyja łączy optycznie twarz z dekoltem. Szyja mężczyzny z reguły jest krótsza i mocniejsza, kobieca dłuższa, szczuplejsza, bardziej stożkowata. Wynika to częściowo z mocniejszego umięśnienia u mężczyzn oraz nieco krótszej klatki piersiowej u kobiet. Długa, szczupła szyja uważana jest za bardzo kobiecą. Przez wybór odpowiedniego dekoltu można szyję optycznie wydłużyć lub skrócić. Skóra szyi w wyniku częstych ruchów głowy oraz wpływu czynników zewnętrznych szybko traci swoją elastyczność i jest bardziej podatna na powstawanie zmarszczek. Na szyi i **dekolcie**, podobnie jak na rękach, najwcześniej widoczne są oznaki starzenia się skóry.

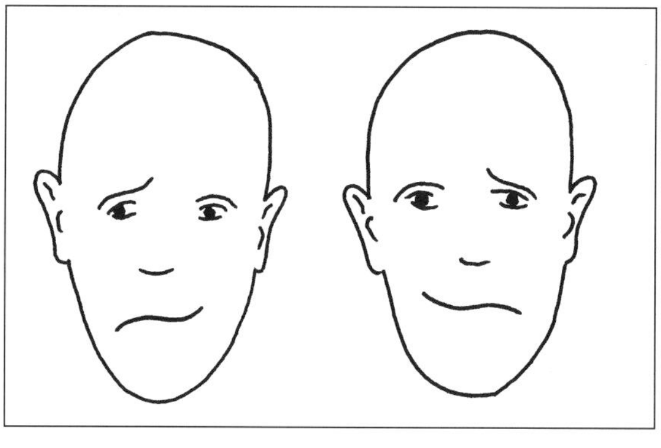

Mimo że na obu szkicach widać jeden kącik ust skierowany ku dołowi, a jeden ku górze, drugi rysunek wydaje się przyjemniejszy.

Biust. Kształt **piersi** decyduje o atrakcyjności kobiety. Szczególnie piersi młodych kobiet od dawna uważane są za symbol seksu. W ciągu całego życia ich wygląd się zmienia w wyniku procesów genetycznych i hormonalnych. Środki kosmetyczne ograniczają się do pielęgnacji skóry piersi, treningu mięśni piersiowych, wyboru stroju, odpowiedniego trybu życia. Kosmetyczka może udzielić rad dotyczących wyeksponowania biustu. Biust można mniej lub bardziej uwydatnić za pomocą ubioru.

Ramiona. Normalne, nie przetrenowane, silne ramię mężczyzny to oznaka męskości, ponieważ różni się ono widocznie od szczupłych, krótszych ramion kobiety. Oprócz pielęgnacji skóry całego ramienia, na szczególną uwagę zasługują **pachy**. Znajdują się w nich liczne **gruczoły potowe**, a na początku okresu dojrzewania także gruczoły apokrynowe, wydalające typowe dla danej płci **substancje zapachowe**. Nieprzyjemny zapach potu powstaje dopiero wtedy, gdy znajdujące się na skórze bakterie rozłożą składniki potu, między innymi powstają wtedy lotne kwasy tłuszczowe. Włosy pod pachami pochłaniają zapachy, ułatwiają rozprowadzanie substancji zapachowych do otoczenia. Jest to jeden z powodów ich usuwania. Drugim są względy estetyczne.

Ręce spełniają wiele funkcji. Umożliwiają wykonywanie skomplikowanych czynności. **Zmysł dotyku** jest szczególnie dobrze rozwinięty w opuszkach pal-

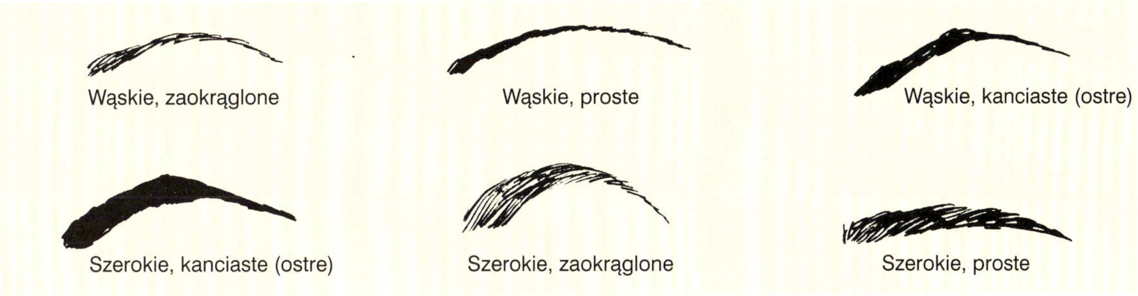

Przykłady kształtu brwi.

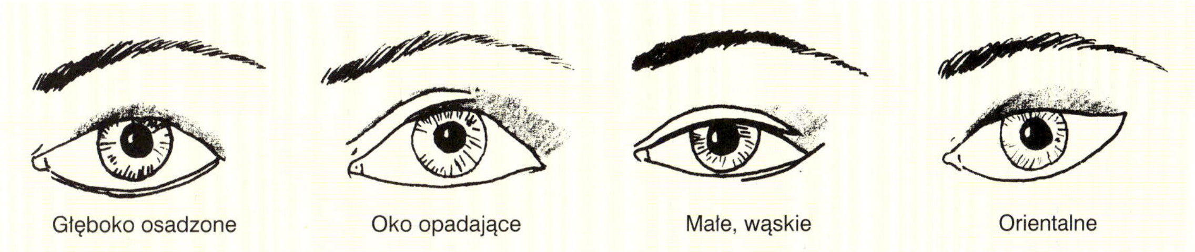

Przykłady kształtu oczu.

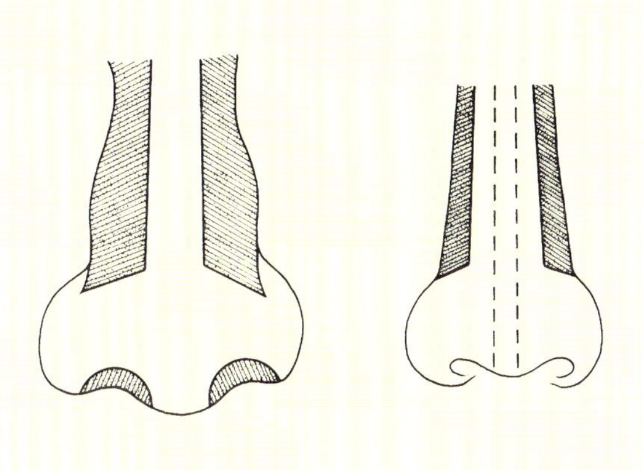

Możliwości korekty kształtu nosa: a) wąski nos poszerzą optycznie jasne kolory; b) szeroki nos zwężą ciemniejsze odcienie.

ców. Na dłoniach i **paznokciach** najwcześniej widać skutki procesów starzenia się. Dłonie są pielęgnowane i ozdabiane, ponieważ mają szczególne znaczenie dla kontaktów międzyludzkich. Szczupłe i delikatne dłonie uważane są często za wyjątkowo atrakcyjne, dlatego kosmetyczka stara się nadać im taki właśnie wygląd. Należy jednak zauważyć, że zbyt długie paznokcie przeszkadzają w pracy i nie zawsze wyglądają estetycznie.

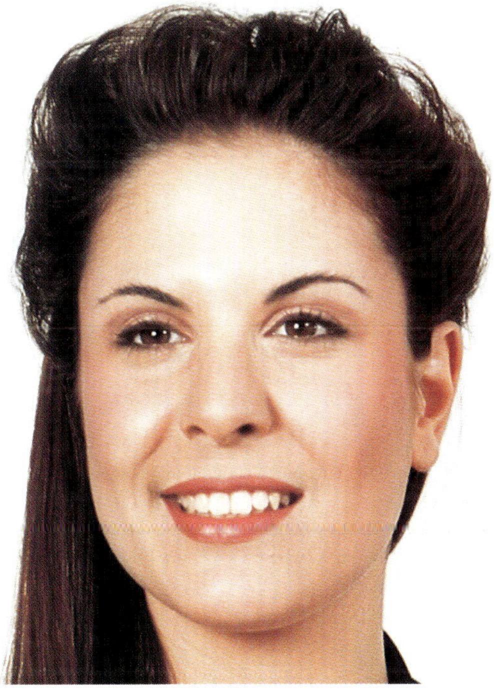

Analiza kształtu twarzy to pierwszy krok w wyborze odpowiedniej fryzury i makijażu. Należy brać pod uwagę kontury, szczegóły twarzy i jej strefy.

Szerokie **biodra** w stosunku do wąskiej **talii** są symbolem kobiecej płodności i świadczą też o atrakcyjności. W XVII wieku szczególnie podkreślano talię przez noszenie mocno ściągniętego gorsetu. Mimo że z czasem kobiety pozbyły się tego krępującego elementu ubrania, talia nadal jest podkreślana. Na przełomie wieków przejawia się to w figurach o kształtach **klepsydry**, w późnych latach czterdziestych i pięćdziesiątych w **talii osy**, a obecnie zaznaczona talia znowu stała się elementem kobiecości. Jednak nie szerokie biodra niepokoją kobiety, ale **odkładanie się tłuszczu** w okolicy bioder i ud, które obniża linię bioder i przez to zakłóca proporcje. Można temu zapobiec umiejętnie dbając o sylwetkę i nie dopuszczając do nadmiernego odkładania się tłuszczu. Kosmetyczka także może w tym pomóc.

7

Nogi dorosłego człowieka stanowią około połowę jego wysokości. Ich wygląd ma duży wpływ na ogólne wrażenie, jakie sprawia dana osoba. Nogi mężczyzn są mocne, umięśnione i wyraźnie owłosione. Nogi kobiet są proste, szczupłe i mniej owłosione. **Stopy** i nogi kobiet od zawsze uważane były za wyjątkowo silny sygnał erotyczny. Im dłuższe nogi, tym wydają się atrakcyjniejsze. Do optycznego przedłużenia nóg wykorzystuje się **buty** na wysokich obcasach oraz odpowiednie rozcięcia w ubiorze. W każdym przypadku ważny jest wygląd skóry. Dzięki zabiegom pielęgnacyjnym i dekoracyjnym, a także dzięki decyzjom dotyczącym stroju, można stworzyć odpowiedni wizerunek człowieka.

Proszę się odnieść do następującej sytuacji: jakie sygnały niewerbalne zapewniają uznanie, szacunek, przychylność, zgodę lub zupełnie coś innego?

5. Zastosowanie kosmetyków kolorowych

Żaden zabieg kosmetyczny nie może zostać zakończony bez zabiegu upiększającego twarz. Szeroko rozpowszechnione jest błędne przeświadczenie, że makijaż po zabiegu kosmetycznym zaszkodzi skórze. Niektóre gabinety kosmetyczne zaniedbują dlatego te zabiegi. W takim wypadku klientka nie dowie się, jak mogłaby poprawić swój wizerunek za pomocą preparatów dekoracyjnych.

Dobry **makijaż** zauważa się dopiero po chwili. Nie ma przy tym żadnego ograniczenia wynikającego z wieku. Podczas gdy młodzi ludzie malują się zbyt mocno, starsze kobiety nie mogą się często zdecydować na makijaż. Szkoda, bo właśnie starzejąca się twarz może wiele zyskać dzięki makijażowi.

Już przy wyborze preparatów upiększających kosmetyczka powinna zdecydować się na produkty z jednej linii kosmetycznej. Klienci na ogół przywiązują się do dobrych produktów. Jeśli klientka chce uzupełnić jakiś kosmetyk lub kupić nowy, musi się zwrócić do kosmetyczki. Kosmetyczka będąc fachowcem może udzielić także stosownej rady. Warto przeznaczyć czas na zdobycie zaufania klientki.

Istotna jest również **prezentacja**. Klienci muszą widzieć, że kosmetyczce zależy na pielęgnacji upiększającej. Zgodnie z tym preparaty dekoracyjne powinny być umieszczone w odpowiednim miejscu. Nie osiągnie się żadnych zysków, jeśli preparaty zostaną ustawione w jakimś kącie. Kosmetyczka powinna ponadto prezentować przykład dobrego makijażu swoim własnym wyglądem.

Po wielu zabiegach kosmetycznych na skórze pozostają nierówności powierzchni i koloru, które nie zawsze szybko z niej znikają. Makijaż może wyrównać i ukryć te nierówności, dzięki czemu klientka poczuje się zadbana.

Aby klientka nauczyła się wykonywania kompletnego makijażu, powinna być malowana nie na typowej leżance, ale na oddzielnym stanowisku do wykonywania makijażu. Klientka może się przyglądać i uczyć, jak się robi makijaż. Rady indywidualne zachęcają klientkę do stosowania preparatów upiększających. W ten sposób można wzbudzić zainteresowanie oraz chęć zakupu preparatów. Dla klientki stanie się jasne, że makijaż jest samodzielną częścią zabiegu kosmetycznego.

Aby wykonać profesjonalny makijaż, muszą zostać spełnione pewne warunki: dobry materiał do pracy, dobre oświetlenie oraz wygodna pozycja siedząca. Makijażu nie można wykonać, gdy klientka leży. Nie widać wtedy konturów i nie można dokładnie umiejscowić akcentów kolorystycznych. Klientka musi siedzieć. Jeśli makijaż wykonywany jest poza stanowiskiem, najlepsze jest wysokie krzesło do makijażu; ułatwia ono także pracę kosmetyczce. Jeśli nie jest to możliwe, klientka musi usiąść na leżance i należy dać jej do ręki lustro.

Miejsce pracy powinno być dobrze oświetlone, możliwie bez żadnego cienia. Najlepsze jest światło dzienne. Sztuczne oświetlenie powinno dawać taką samą ilość ciepłego i zimnego światła.

Przybory do pracy muszą być estetyczne i utrzymane w nienagannej czystości. Stanowią je rozmaite pędzle, szpatułki, aplikatory, gąbki, chusteczki higieniczne (lignina), szczoteczki do twarzy, puszki do pudru oraz artykuły do makijażu maskującego. Przy wyborze preparatów oferowanych przez różne firmy decydujące są najczęściej kryteria osobiste. Istotne jest, aby dysponować nie tylko modnymi kolorami, ale także standardowymi oraz jasnymi odcieniami podkładu.

5.1. Makijaż dzienny

Dzienny makijaż jest standardowy, wykonywany w gabinetach kosmetycznych. Ma na celu zaakcentowanie korzystnych cech twarzy. Do oczu, ust i policzków wykorzystuje się kolory matowe, stonowane i ciepłe. Skóra jest dobrze przygotowana przez wcześniejszy zabieg pielęgnacyjny.

Podstawą perfekcyjnego makijażu jest **podkład**. Wyrównuje powierzchnię i koloryt skóry. Dostępne są

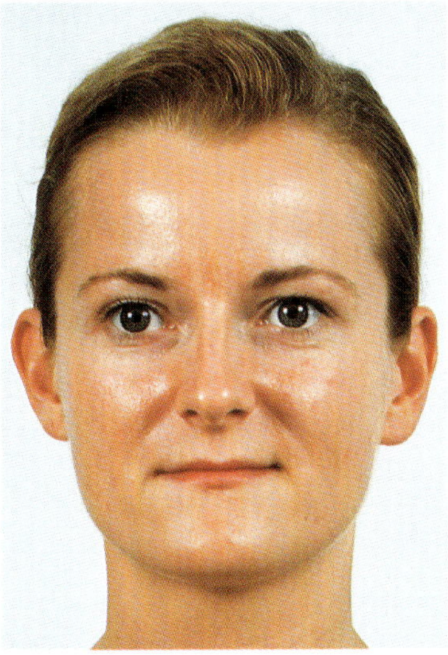

Przedtem: *twarz bez makijażu.*

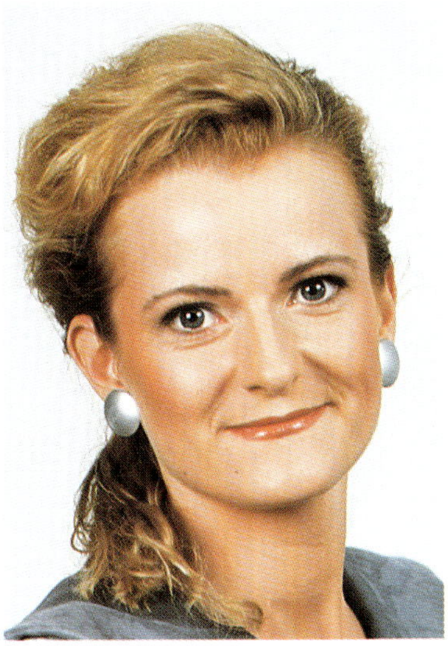

Potem: *twarz z kompletnym makijażem dziennym.*

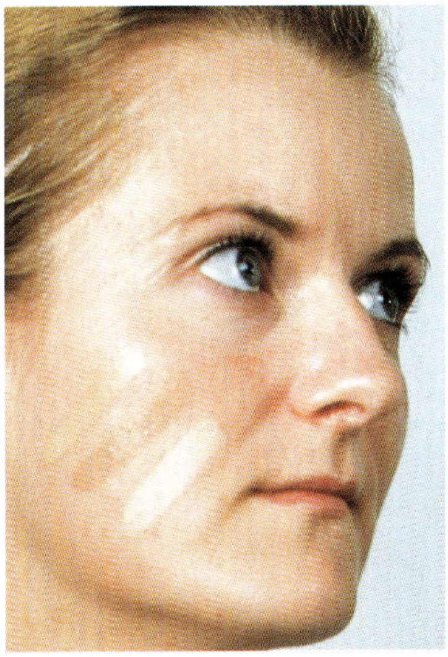

1. Wypróbowywanie odpowiedniego koloru podkładu.

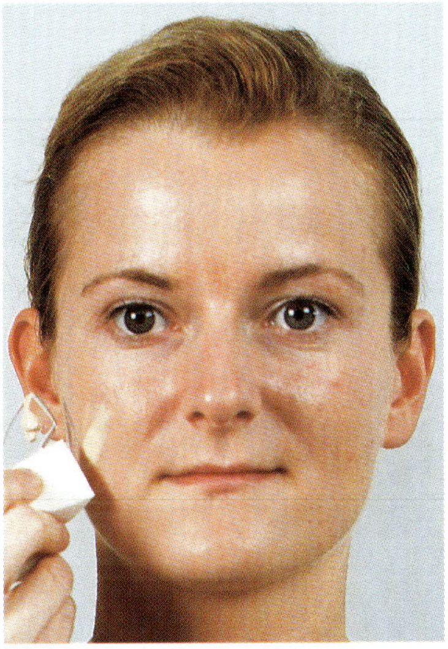

2. Nakładanie podkładu za pomocą gąbki.

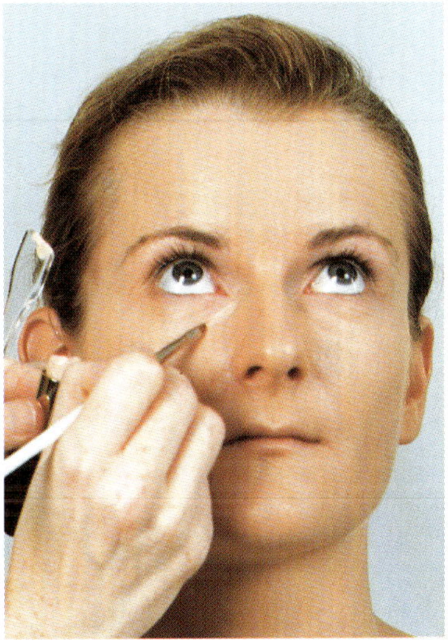

3. Pokrywanie cieni pod oczami sztyftem: farba pokrywająca zdejmowana jest ze sztyftu i nakładana na skórę pędzlem.

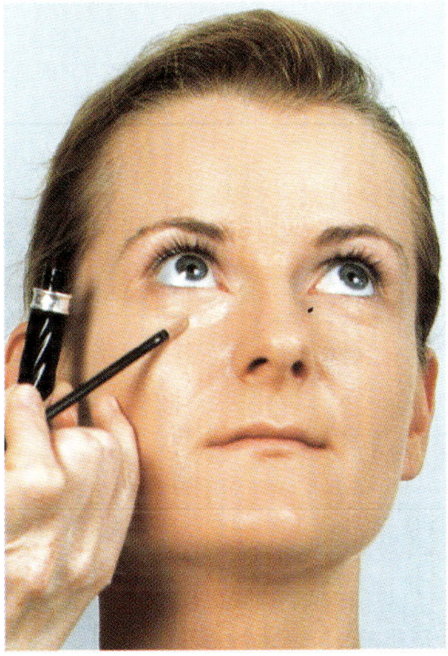

4. Cienie pod oczami można pokryć za pomocą aplikatora: miękki, płynny preparat nadaje się do skóry dojrzałej.

podkłady o różnej konsystencji i różnej sile pokrywającej. O wyborze konsystencji podkładu decyduje rodzaj skóry. Na skórę tłustą nakłada się podkład kompaktowy lub nienatłuszczający. Zmiany pokrywane są podkładem kompaktowym lub nienatłuszczającym. Do skóry suchej stosuje się podkład nawilżający lub z dużą zawartością tłuszczu. W wyborze koloru podkładu należy się kierować **kolorem skóry**. Po nałożeniu podkładu nie może być widoczna różnica między skórą z makijażem i bez niego. U nasady włosów należy rozmazać przejście między skórą głowy a twarzy.

Żaden podkład nie obejdzie się bez **pudru**. Puder nadaje cerze równomierny matowy wygląd i utrwala podkład. Zapobiega też rozmazywaniu się nakładanych później cieni do powiek i różu. Puder nakłada się także na powieki, rzęsy i usta. Używa się sypkiego pudru transparentnego, który należy nałożyć grubym pędzlem lub specjalnym puszkiem. Nadmiar pudru usuwamy szczoteczką do twarzy.

Cienie do powiek będą wyjątkowo trwałe, jeśli zastosuje się specjalny **preparat utrwalający**, który nakłada się na górną powiekę. Po nałożeniu preparatu utrwalającego, powiekę należy jeszcze raz przypudrować. Jako podkład pod cienie do powiek rozprowadza się na całej powiece cień w kolorze écru lub delikatnym różowym. Akcenty kolorystyczne uzyskuje się za pomocą drugiej kolorowej warstwy cieni. Kolor cieni można dobrać do koloru oczu lub

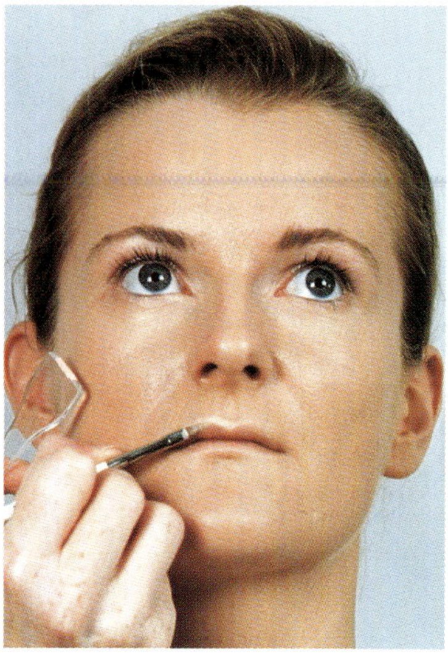

5. Przy wąskich ustach nakłada się nad górną wargę pędzlem jasny krem pokrywający. Dzięki temu usta wyglądają bardziej plastycznie.

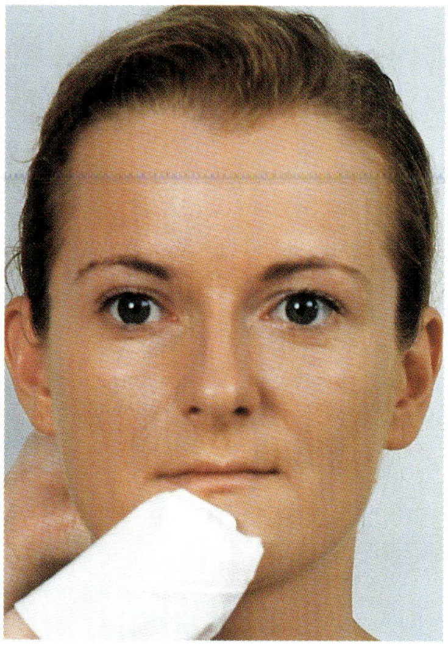

6. Nadmiar podkładu usuwa się chusteczką higieniczną.

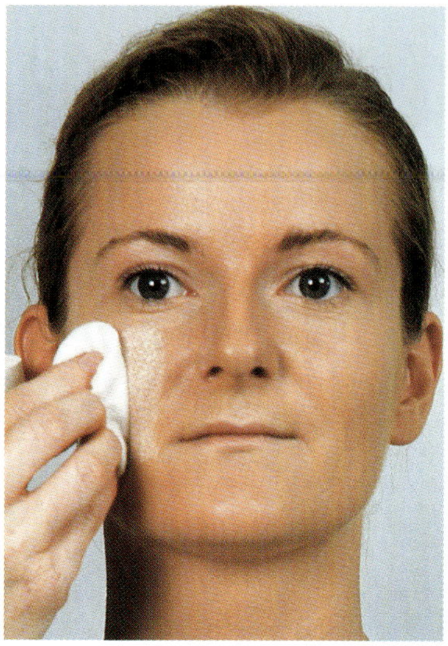

7. Bezbarwny puder transparentny nakłada się na twarz płatkiem waty lub puszkiem do pudru.

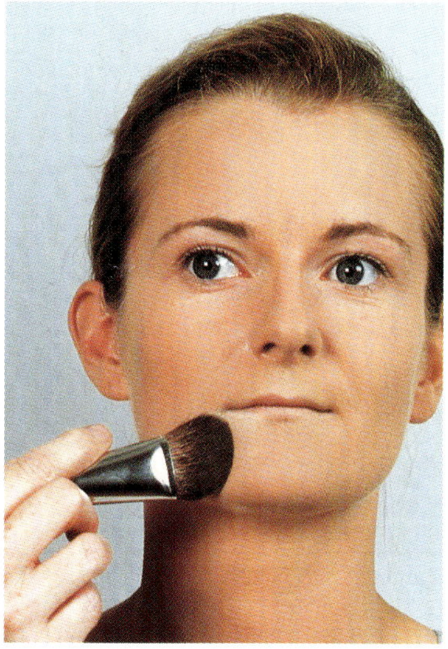

8. Puder można również nakładać pędzlem. Ze względów higienicznych należy używać przy każdej klientce czystego pędzla.

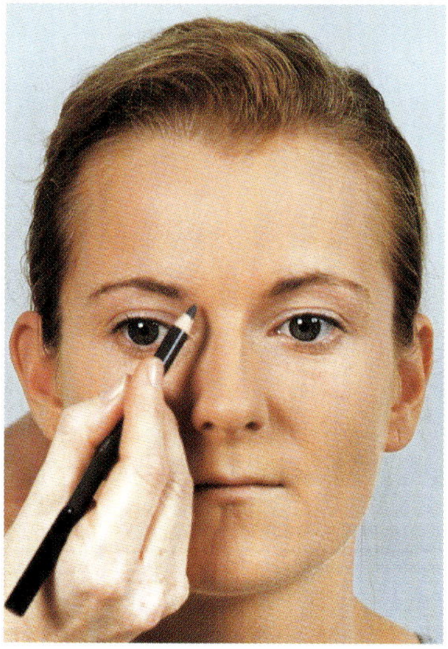

9. Korekta brwi za pomocą specjalnej kredki: dzięki temu można je optycznie przedłużyć.

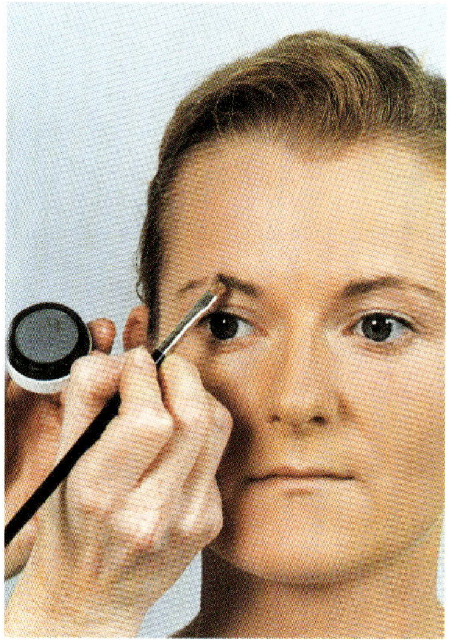

10. Jeśli brwi są nierówne, braki należy uzupełnić ciemnym pudrem.

stroju. Kolory makijażu dziennego powinny być dobrane harmonijnie, tzn. także kolor pomadki do ust i różu.

Kreski na powiekach podkreślają lub korygują kształt oczu. Używa się do tego **kredek do oczu**, płynnych **eye-linerów** lub podobnych do pisaków. Kreska na powiece wygląda najbardziej naturalnie jeśli po nałożeniu rozmaże się ją wacikiem. Płynne eye-linery wykorzystywane są w makijażu dziennym tylko do podkreślenia górnej powieki. Kreski nie rysuje się jednym, lecz kilkoma pociągnięciami od wewnętrznego do zewnętrznego kącika oka. Tylko przy oczach osadzonych bardzo blisko siebie rozpoczyna się rysowanie kreski od środka powieki. Przy zapadniętych powiekach nie można zrezygnować z kreski na powiece.

Brwi przedłuża się optycznie za pomocą **kredki do brwi**. Braki w owłosieniu można uzupełnić ciemniejszym pudrem do brwi lub powiek, albo wykonać makijaż permanentny odpowiednim kolorem.

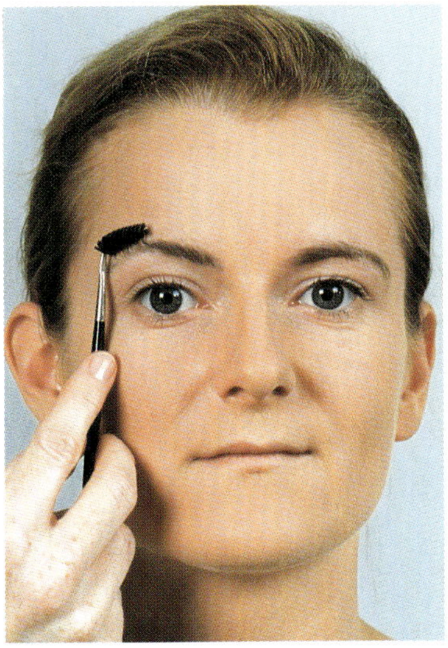

11. Po zakończeniu korekty brwi należy uformować za pomocą spiralnej szczoteczki. Dzięki temu można usunąć też nadmiar pudru.

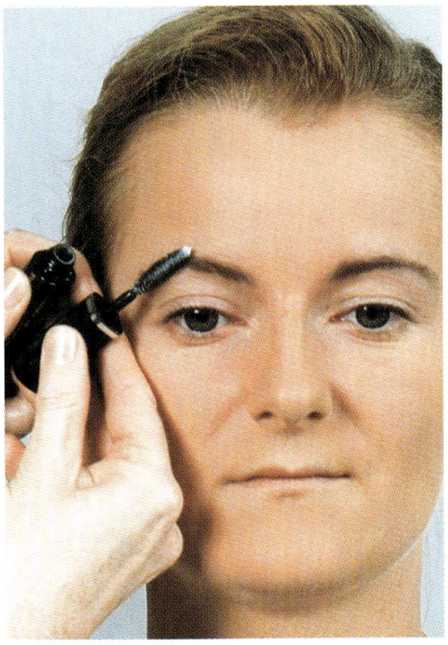

2. Jeśli włoski brwi trudno uformować, nakłada się na nie żel do układania rzęs lub brwi. Można też szczoteczkę do brwi spryskać lakierem do włosów i w ten sposób utrwalić kształt.

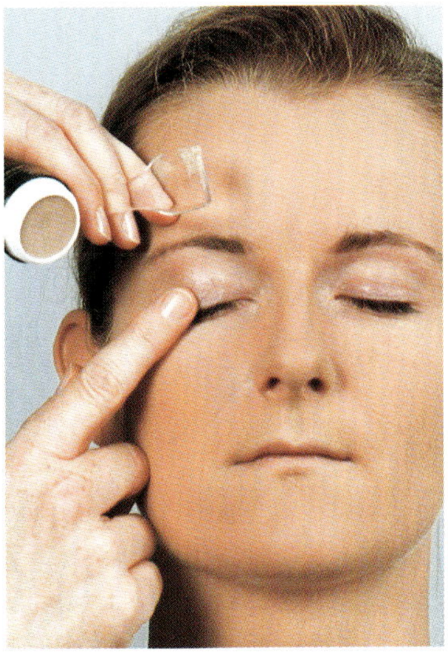

13. Aby utrwalić cienie do powiek, należy posmarować powieki specjalnym preparatem utrwalającym. Dzięki temu unika się gromadzenia cieni w zagłębieniach powieki.

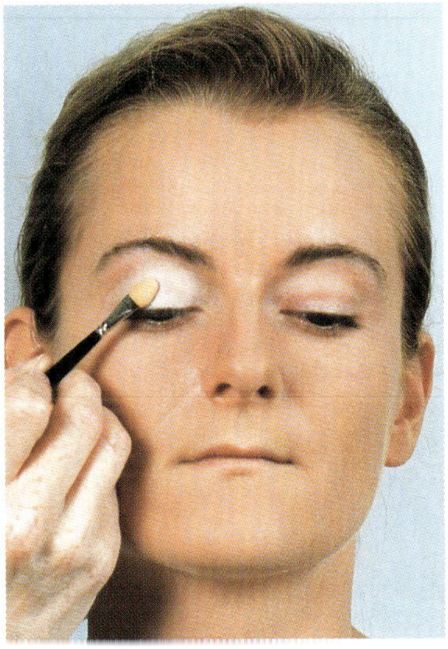

14. Na górną powiekę należy nałożyć jasny cień do powiek.

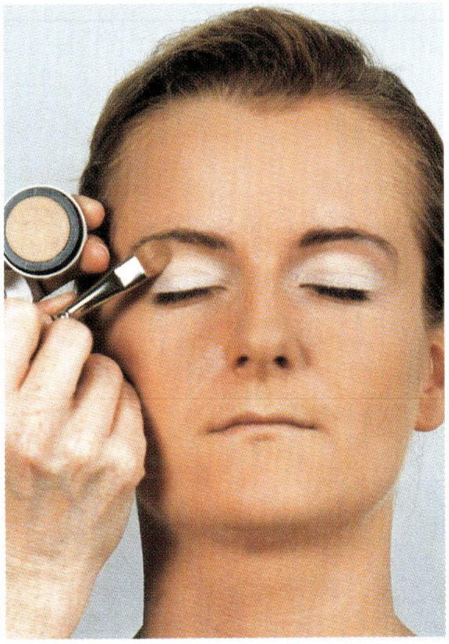

15. Pod brwi na górną część powieki pędzelkiem nakłada się cień w kolorze skóry.

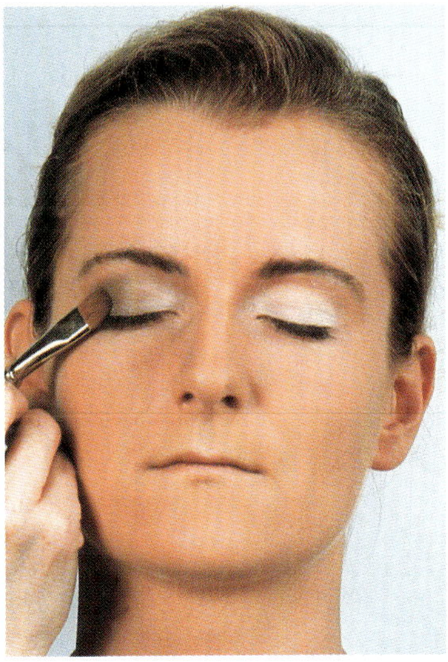

16. Za pomocą ciemniejszego cienia do powiek zaznacza się kontury oka. Wybór koloru zależy w dużej mierze od koloru ubrania.

Tusz do rzęs podkreśla rezultaty uzyskane za pomocą cieni do powiek i kresek na powiekach i kończy makijaż oka. Do makijażu dziennego wybiera się kolory naturalne, takie jak brązowy czy czarny. Klientka powinna patrzeć w dół, najlepiej w jednym kierunku. Rzęsy maluje się przesuwając szczoteczkę od ich nasady do końców. Podczas malowania rzęs na dolnej powiece klientka patrzy do góry. Jeśli rzęsy skleją się, rozczesuje się je specjalnym grzebykiem.

Ust nie należy malować bez użycia konturówki, gdyż dzięki niej można dokładnie podkreślić ich kształt i skorygować nieregularny ich rysunek. Konturówka powinna być o ton ciemniejsza od kredki. Kredkę nakłada się na usta aż po linie konturowe, następnie do ust przyciskamy lekko jednorazową chusteczkę. Ponownie nanosimy warstwę kredki. Ten zabieg sprawi, że makijaż będzie trwalszy. Należy zawsze kredkę nakładać pędzelkiem, pobierając ją ze szpatułki, nigdy bezpośrednio ze sztyftu. Kredka i konturówka powinny być własnością klientki. Opadające kąciki również można poprawić konturówką, ale nie aż do zewnętrznych kącików. Aby optycznie zmienić kształt ust, należy najpierw nałożyć podkład i je przy-

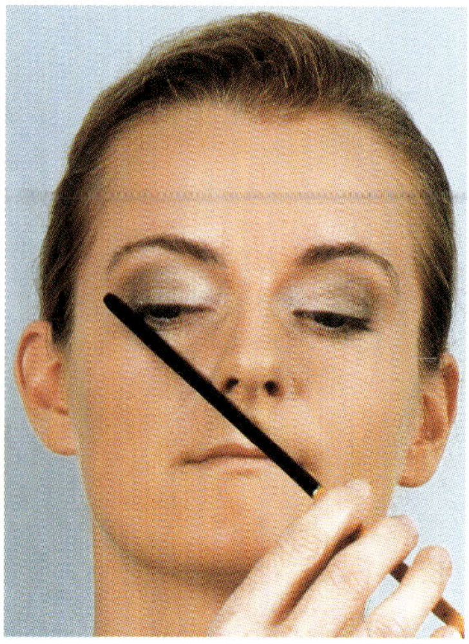

17. Przy makijażu dziennym każdy cień do powiek nakłada się do linii koniec brwi–kącik oka–skrzydło nosa.

18. a) na zdjęciu wyraźnie widać zapadniętą powiekę; b) do wykonania makijażu dziennego przy zapadniętych powiekach stosowana jest klasyczna technika malowania: jasny cień na ruchliwą część powieki, cień w kolorze skóry na górną część a ciemniejszy do poprawienia konturów oka. Oko wydaje się większe i bardziej wyraziste.

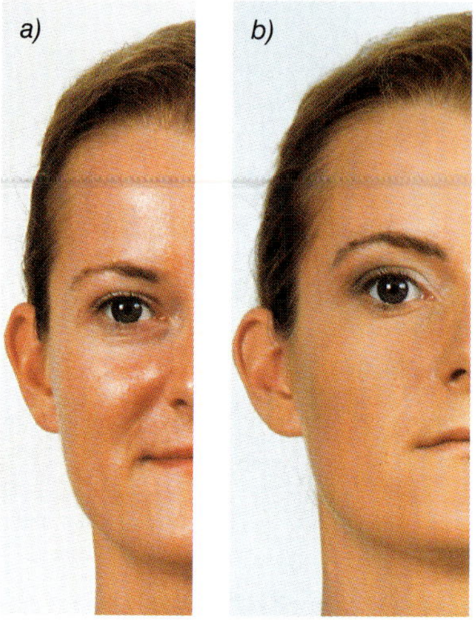

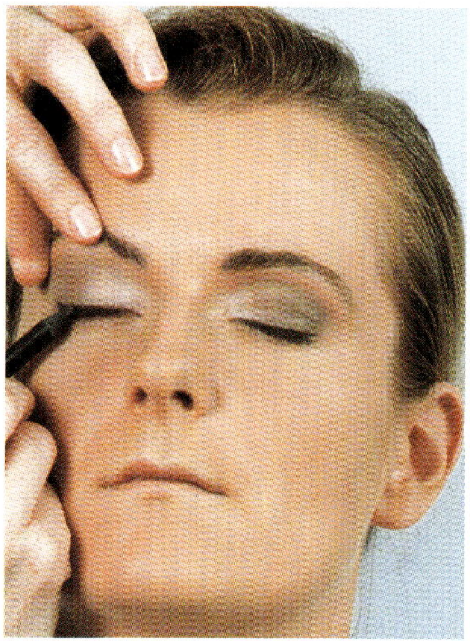

19. Kreska na powiece podkreśla optycznie kształt oka, nadaje nasadzie rzęs i oczom bardziej wyrazisty wygląd.

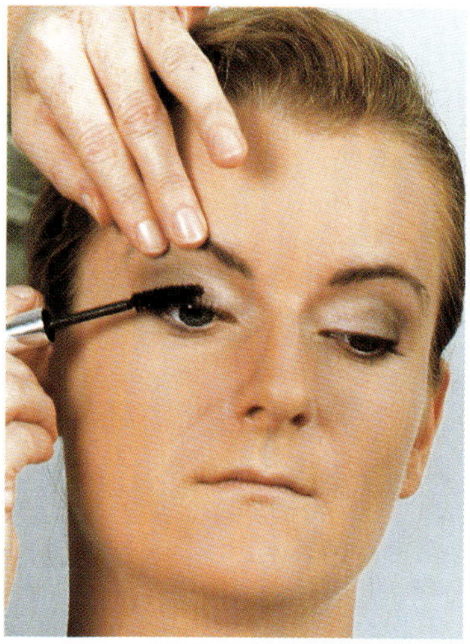

20. Tusz do rzęs nakłada się bez problemu od nasady do końców brwi, jeśli górna część powieki zostanie przytrzymana i naciągnięta palcami ku górze, klientka powinna patrzeć w dół.

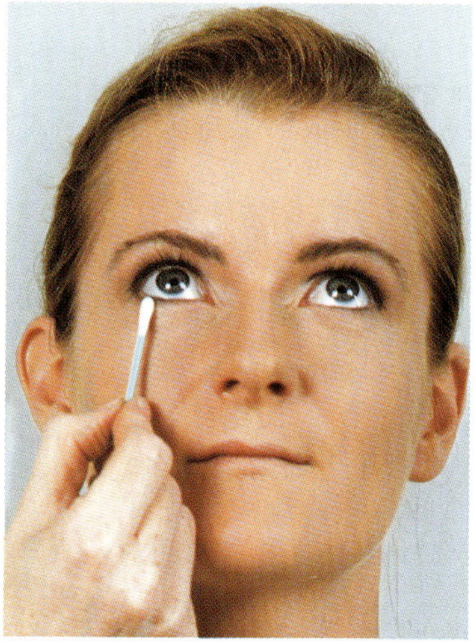

21. Kredką do oczu rysuje się kreskę na dolnej powiece. Delikatnym patyczkiem z watą należy potem rozetrzeć kreskę, aby nabrała miękkiego kształtu.

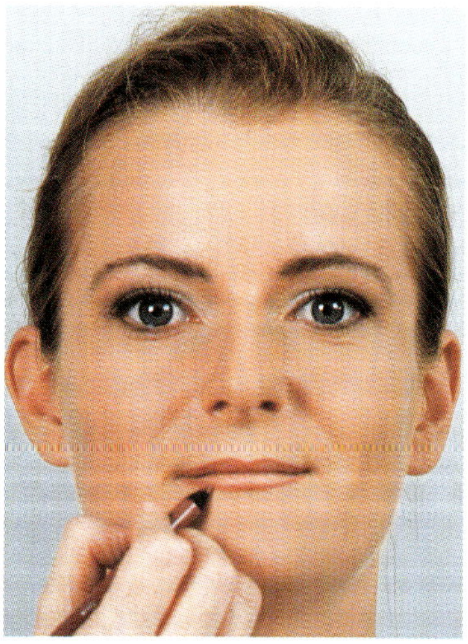

22. Do zaznaczenia konturów ust należy użyć konturówkę odpowiednią do koloru pomadki.

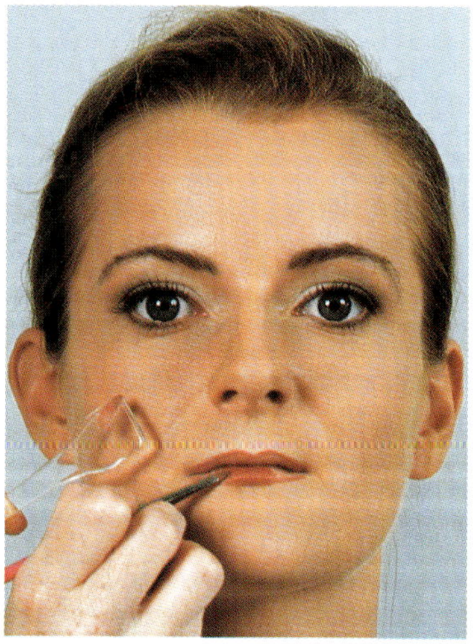

23. Pomadkę do ust nabiera się na szpatułkę, a następnie pędzlem nakłada na usta.

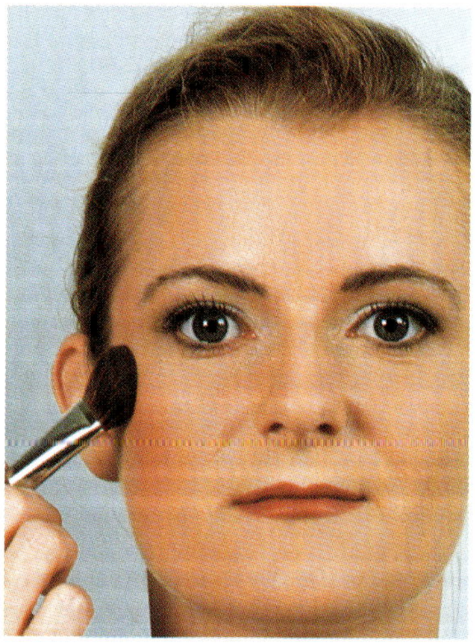

24. Róż nakładany jest poniżej kości jarzmowej skośnym, niezbyt dużym pędzlem.

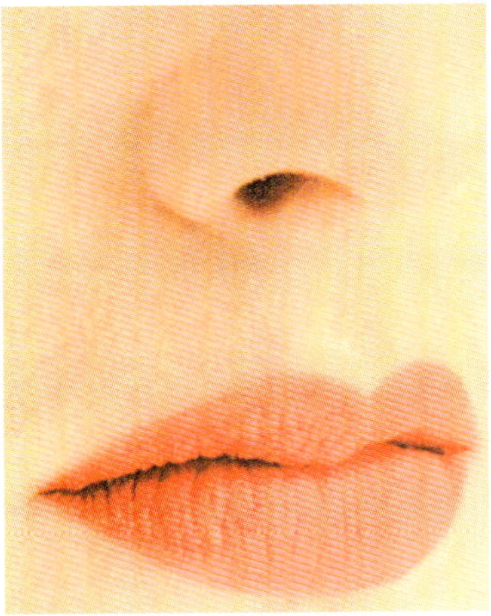

Ostateczny wygląd ust

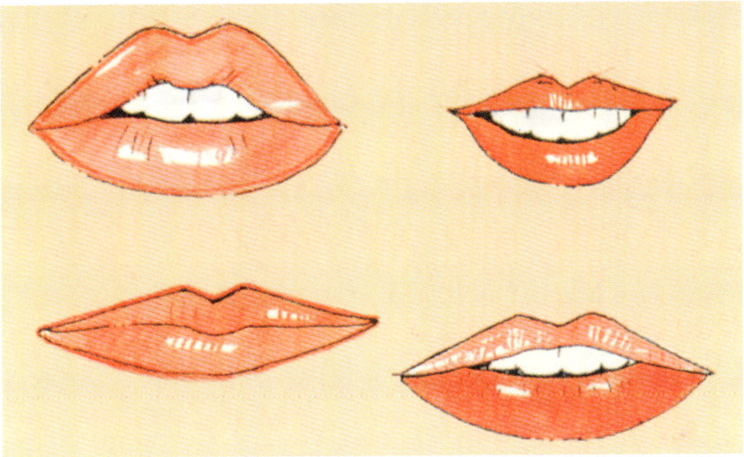

Nadawanie ustom odpowiedniego kształtu

pudrować. Jeśli usta są bardzo wąskie, można nałożyć na wargi trochę błyszczyku. Zbyt pełne usta można zatuszować rysując kreskę poniżej ich zarysu. Aby usta miały matowy kolor nie wypełnia się ich pomadką, ale konturówką. Usta także można korygować trwałym makijażem. Aby utrwalić ubarwienie ust, można zastosować lakier do ust, ale jego wadą jest ich wysuszanie.

Róż nadaje twarzy wrażenie świeżości. Nakłada się go średniej szerokości pędzlem odpowiednio do kształtu twarzy. Za pomocą różu można optycznie korygować kształt twarzy. Jeśli ma on pozostać bez zmian, róż nakłada się poniżej kości jarzmowej do ucha. Kolor pomadki do ust i odcień różu powinny ze sobą harmonizować.

5.2. Makijaż wieczorowy

Makijaż wieczorowy różni się od dziennego mocniejszymi kolorami, ponieważ przytłumione światło świec czy światło elektryczne pochłaniają kolory. Istotne jest również, aby osoba, która normalnie się nie maluje lub tylko delikatnie, nie czuła się jak przebrana.

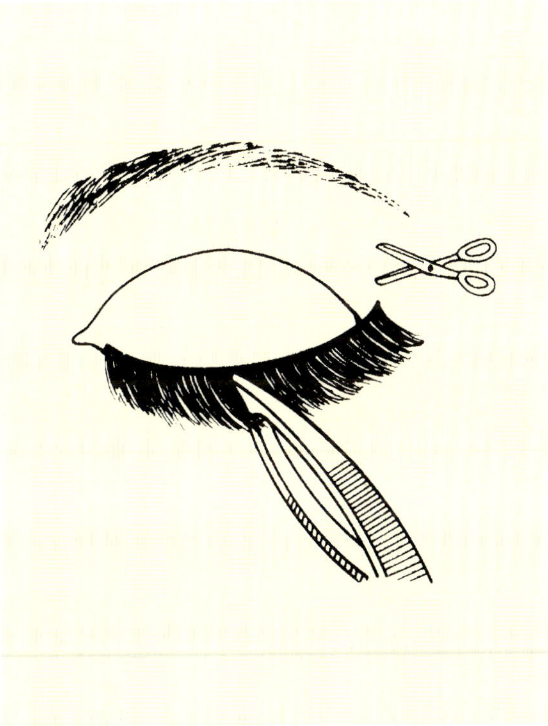

Długość sztucznych rzęs musi zostać dokładnie dopasowana do długości powieki. Rzęsy przykłada się pęsetą. Można je ewentualnie skrócić.

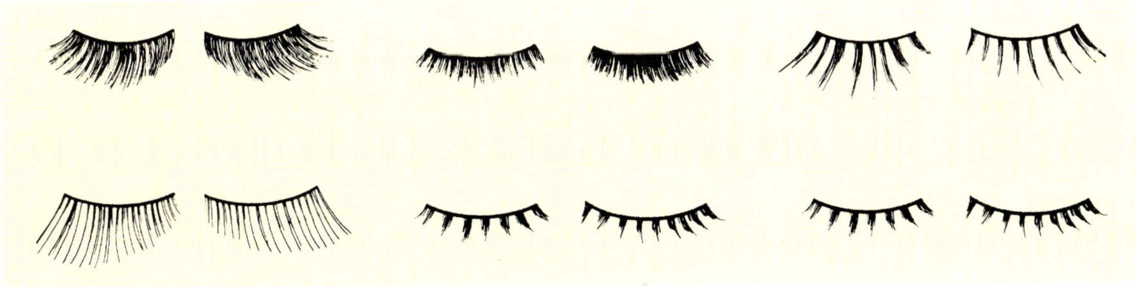

Sztuczne rzęsy oferowane są w różnych długościach i grubościach.

7

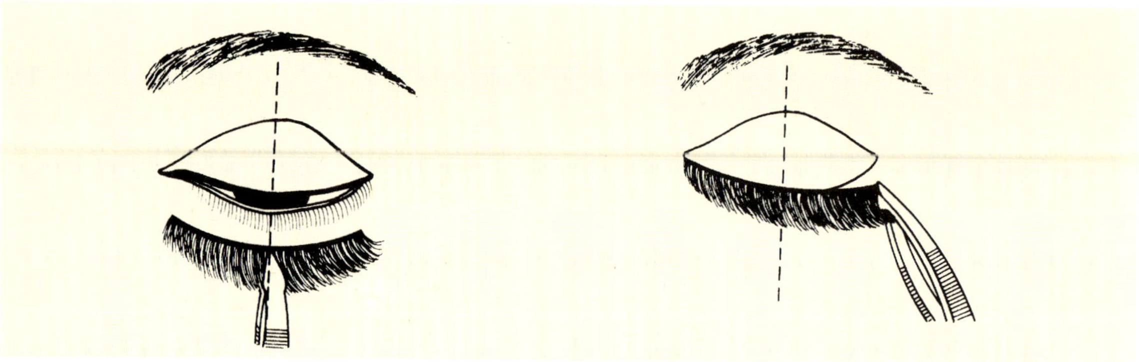

Podczas nakładania sztucznych rzęs posmarowanych specjalnym klejem, klientka musi patrzeć w dół. Sztucznych rzęs nie można doklejać do prawdziwych, ale do górnego brzegu powieki. Po zakończeniu zabiegu klientka powinna mieć zamknięte oczy przynajmniej przez dwie minuty. Następnie szczoteczką należy przeczesać sztuczne i naturalne rzęsy.

Wybiera się **podkład** w odcieniu ciemniejszym o jeden, dwa tony od koloru skóry, gdyż wyostrza kontury, co wygląda korzystniej przy sztucznym oświetleniu. Jaśniejszy podkład nadaje twarzy miękki rysunek. Jeśli klientka jest opalona, pozostawia się ten odcień skóry. Podkład powinien średnio mocno pokrywać skórę. Do przypudrowania używa się transparentnego pudru utrwalającego.

Makijaż oczu może być wyrazisty i wykonany na zasadzie kontrastu. Najpierw nakłada się podkład pod cienie do powiek, aby się lepiej trzymały. Następnie na całą powiekę obficie nakłada się jasny cień do powiek. Dla zaakcentowania rozprowadza się dosyć dużo zdecydowanie ciemniejszego cienia. **Kontrast kolorystyczny** można uzyskać np. białym i czarnym, żółtym i brązowym lub liliowym i szarym. Powinno się unikać barw kolorowych, takich jak turkusowy, zielony i niebieski.

Kreska na powiece podkreśla oko. Kreski można wykonać płynnym eye-linerem w kolorach czarnym, ciemnoniebieskim, zielonym lub ciemnobrązowym. Tusz do rzęs na wieczór jest niezbędny. Duża ilość tuszu nadaje oczom wyrazistości. Alternatywą są **sztuczne rzęsy**.

Przy makijażu wieczorowym nakłada się więcej różu. Złote lub świecące dodatki są dozwolone tylko przy skórze gładkiej i o małych porach. Można je natomiast zawsze rozprowadzić na dekolcie.

7

5.3. Makijaż dla osób noszących okulary

Mówi się, że pierwsze spojrzenie pada na twarz, a u osób noszących okulary właśnie na okulary. Okulary uważane są dzisiaj nie tylko za pomoc w widzeniu, ale mogą być również ozdobą. Okulary muszą być dopasowane do kształtu twarzy. Mogą harmonijnie podkreślać jej zalety lub nadawać kontrastowy wygląd, np. okulary o mocnych oprawkach lub okrągłe. Górna linia okularów powinna odpowiadać linii brwi, oprawka powinna znajdować się na linii brwi lub pod nią. U starszych osób dolna część oprawki powinna się lekko podnosić na wysokości jednej trzeciej twarzy, dzięki czemu twarz lepiej wygląda, a okulary odwracają uwagę od jej niewyraźnych konturów.

Podczas **makijażu pod okulary** należy się kierować faktem, czy szkło powiększa czy zmniejsza optycznie oczy. Okulary u osób krótkowzrocznych sprawiają, że oczy wydają się mniejsze. U osób z dalekowzrocznością jest odwrotnie: oczy wydają się większe.

Makijaż przy **krótkowzroczności** powinien optycznie powiększyć oko. Aby uzyskać taki efekt, używa się jasnych kolorów, ewentualnie także kolorów błyszczących. Najpierw nakłada się na powieki **podkład pod cienie do powiek**. Następnie rozprowadza się na całej powiece jasny **cień**. Najlepsze są delikatne **odcienie**, takie jak jasnobeżowy, jasnoniebieski lub brzoskwiniowy. Kontury zaznaczane są na górnej powiece i zewnętrznej części oka na jednej trzeciej długości. Odcień koloru może być nawet dosyć intensywny. Popularne są odcienie brązu i kolorowe odcienie zielony, niebieski, fioletowy. Decyzję należy podjąć indywidualnie. Dla podkreślenia obrysowuje się oko kreską. Na górnej powiece rysuje się kreskę płynnym eye-linerem, dzięki temu powstają wyraźne kontury. Pod oczy nakłada się również płynny **eye-liner**, ale bardzo delikatnie. Na wewnętrznej stronie powieki rozprowadza się **kredkę** w kolorze skóry, która optycznie powiększa oko. Rzęsy należy mocno pomalować tuszem.

Przy **dalekowzroczności** okulary nienaturalnie powiększają nie tylko oko, ale i pory skórne, zmarszczki i włoski. Należy więc bardzo dokładnie je wydepilować. Dzięki przypudrowaniu skóry wokół oczu

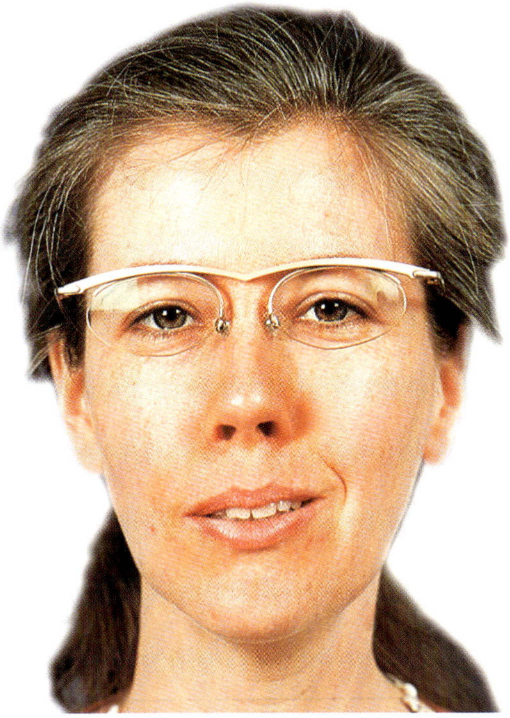

Oprawka okularów nie nadaje twarzy klientki korzystnego wyglądu. Górna część sięga zbyt wysoko, co optycznie dosyć wyraźnie wydłuża nos. Metalowa część u góry oprawki jest zbyt szeroka, „rozsadzająca". Wpływa to niekorzystnie na kształt twarzy.

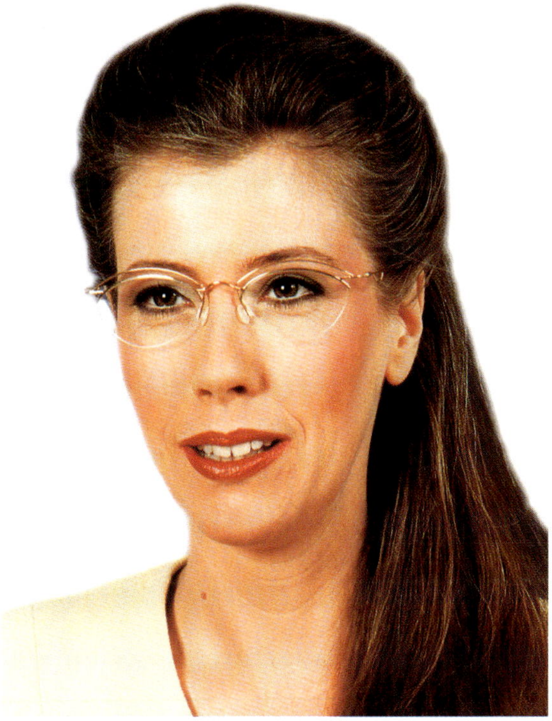

Przy krótkowzroczności makijaż pod okulary powiększa i podkreśla oczy. Odpowiednio dobrane okulary są delikatniejsze i korzystnie podkreślają proporcje twarzy. Górna metalowa część oprawki jest niżej osadzona i nie przeszkadza już tak jak w poprzedniej.

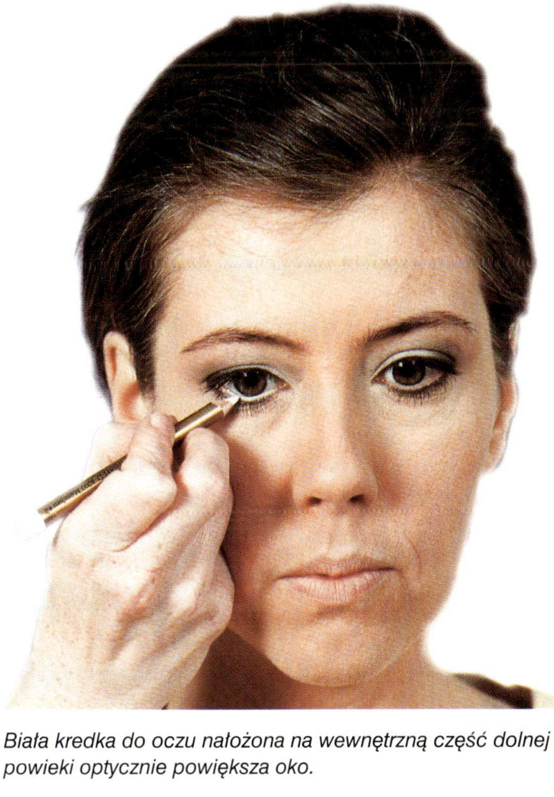

Biała kredka do oczu nałożona na wewnętrzną część dolnej powieki optycznie powiększa oko.

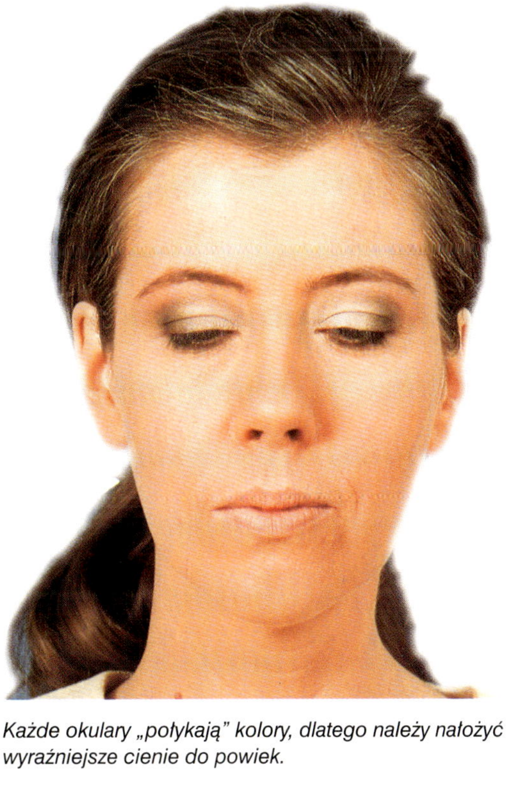

Każde okulary „połykają" kolory, dlatego należy nałożyć wyraźniejsze cienie do powiek.

zmarszczki stają się mniej wyraźne. Jak zawsze najpierw nakłada się na powieki warstwę **podkładu pod cienie do powiek.** Na całej powiece rozprowadza się matowy, średnio ciemny cień. Kontury zaznacza się odcieniem kolorowym różniącym się jeden lub dwa tony od podkładu. Przy tego typu makijażu oczu należy unikać kontrastów. Pod brwią można rozprowadzić kolorowy cień do powiek, który będzie pasował do różu, np. delikatny brzoskwiniowy lub różowy. Należy zrezygnować z obramowania powiek. Jedynie na dolną powiekę nakłada się ciemną kredkę do powiek, która optycznie zmniejsza oko. Rzęsy maluje się tylko bardzo delikatnie, zwykle tylko końce. Zbyt mocny makijaż jest niekorzystny.

5.4. Makijaż do zdjęć

W praktyce kosmetycznej **makijaż do zdjęć** wykonuje się względnie rzadko. Mimo to jest wiele klientek, które potrzebują zdjęcia do paszportów. Każdy najmniejszy błąd w makijażu będzie widoczny na zdjęciu, dlatego makijaż do zdjęć musi być wykonany szczególnie starannie.

Obowiązuje zasada: wszystkie zimne kolory są na zdjęciu mocniejsze i dlatego w miarę możliwości nie powinny być stosowane. Jeśli ktoś sobie tego życzy, to tylko w osłabionej formie. **Podkład** powinien być o jeden, dwa tony jaśniejszy od koloru skóry. Nierówności, plamy, zaczerwienienia i wypryski należy dokładnie pokryć za pomocą **korektora** lub sztyftu korygującego (pokrywającego). Szczególnie do zdjęć kolorowych podkład należy nałożyć także na nozdrza i uszy.

Jakość zdjęcia zależy w dużej mierze od odpowiedniego układu cieni. Należy je również uwzględnić wykonując makijaż do zdjęć. Jest to jedna z najtrudniejszych czynności. Wykorzystuje się do tego szarobrązowe odcienie korektorów lub szarobrązowy puder. Dzięki odpowiedniemu cieniowaniu twarz wygląda plastycznie, interesująco i wyraziście. Cienie nakłada się poniżej kości jarzmowej. Przejścia między podkładem pozostałych części twarzy muszą być bardzo miękkie i delikatne. Na podkładzie rozprowadza się bezbarwny puder utrwalający. Róż nakłada się na cieniowane miejsca lub bezpośrednio nad nimi, w każdym razie dosyć obficie.

Przy **makijażu oczu** kolory mogą być mocne, dozwolone są także kolorowe odcienie. Bardzo ważne jest bardzo dokładne wykonanie makijażu. Brwi należy wyrównać i podkreślić. Ciemnym eye-linerem i tuszem do rzęs można również zaakcentować rysunek oczu. Szczególnej staranności podczas malowania wymagają usta. Kontury należy bardzo dokładnie obrysować, również pomadka musi być równomiernie rozprowadzona na ustach. Na zakończenie powinno się zrobić zdjęcie kontrolne polaroidem.

5.5. Makijaż ślubny

Makijażu ślubnego nie powinno się wykonywać bezpośrednio po kompleksowych zabiegach oczyszczania twarzy. Przygotowujący zabieg oczyszczający powinien zostać wykonany co najmniej tydzień wcześniej. Dzień przed ślubem można ewentualnie poprawić rysunek brwi, depilując niepotrzebne włoski. Dłuższy czas przed ślubem klientka nie powinna zmieniać linii kosmetyków, aby nie wywołać nagłych zmian i reakcji skóry. Aby w dniu ślubu mieć gładką i równą skórę, klientka powinna zastosować co najmniej kilka razy miękkie maski do twarzy. Klientce, która na co dzień się nie maluje, powinno się zaproponować makijaż próbny, aby w dniu ślubu była bardziej pewna siebie i nie czuła się źle z makijażem.

Bezpośrednio przed wykonaniem makijażu można rozprowadzić na skórze preparat w ampułce zawierający substancje czynne, które mają działanie ujędrniające i napreżające. Następnie rozsmarowuje się matowy krem na dzień. Do pokrycia ewentualnych wyprysków stosuje się cienką warstwę kremu korygującego. Właściwy podkład powinien pokrywać lekko bądź średnio mocno, aby nie prześwitywały rumieńce wynikające ze wzruszenia lub zdenerwowania. Na podkładzie rozprowadza się puder utrwalający, zapobiega on rozmazywaniu się podkładu i uodpornia go na działanie wody.

Makijaż oczu należy rozpocząć od wyboru cieni do powiek. Ostatecznie wybrane cienie powinny być delikatne, pastelowe, w żadnym wypadku kolorowe. Nadające się odcienie to lila, jasnoszare, pastelowy różowy lub jasnobrązowy. Dla podkreślenia konturów wybiera się odcień nieco ciemniejszy. Płynnym eye-linerem podkreśla się oczy. Tusz do rzęs powinien być wodoodporny. Brwi należy obrysować kredką w ich naturalnym kolorze.

Bardzo ważny jest **makijaż ust**. Najpierw szarą kredką do brwi zaznacza się kontury ust. Następnie na te szare linie nakłada się właściwą konturówkę do ust odpowiadającą kolorowi pomadki. Konturówkę należy delikatnie wklepać w linię zarysu ust. Pierwszą warstwę pomadki nakłada się na usta specjalnym pędzelkiem do ust, następnie odciska się ją chusteczką higieniczną. Potem usta należy przypudrować. Nadmiar pudru usuwa się wacikiem. Później trzeba rozprowadzić jeszcze jedną warstwę pomadki do ust. W ten sposób usta mają bardziej plastyczny kształt, a pomadka będzie trwalsza.

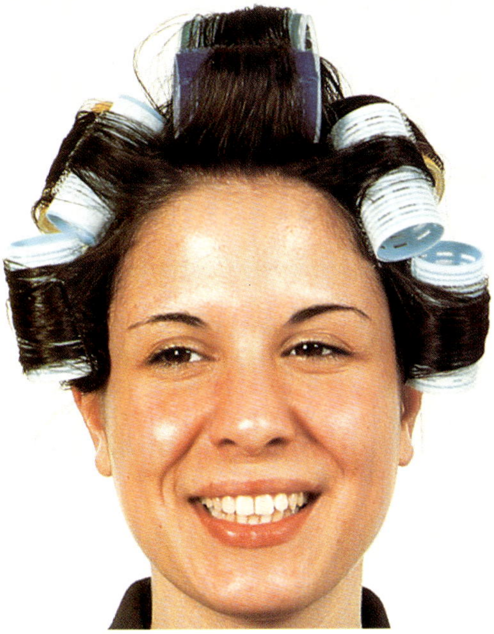

Przed rozpoczęciem makijażu należy wykonać fryzurę. Jeśli klientka sama ją układa, można przedtem nawinąć włosy na wałki.

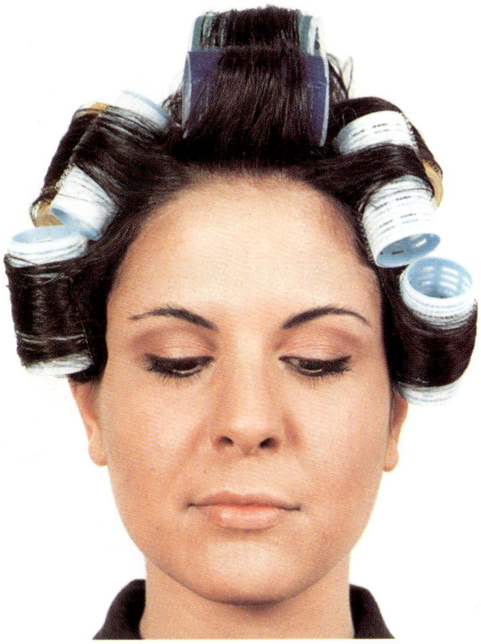

Makijaż oczu powinien być subtelny i wodoodporny. Nie może się również łatwo rozmazywać. Stosuje się płynne eye-linery oraz delikatne, pastelowe, naturalnie wyglądające barwy.

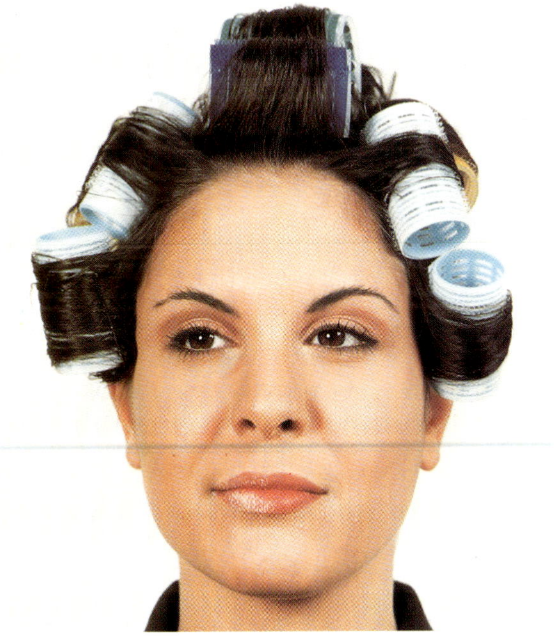

Aby usta były bardziej wyraziste, a pomadka trwalsza, należy makijaż ust wykonywać w kilku etapach: modelowanie, obrysowanie konturów, nakładanie pomadki, utrwalanie i ponowne nakładanie pomadki.

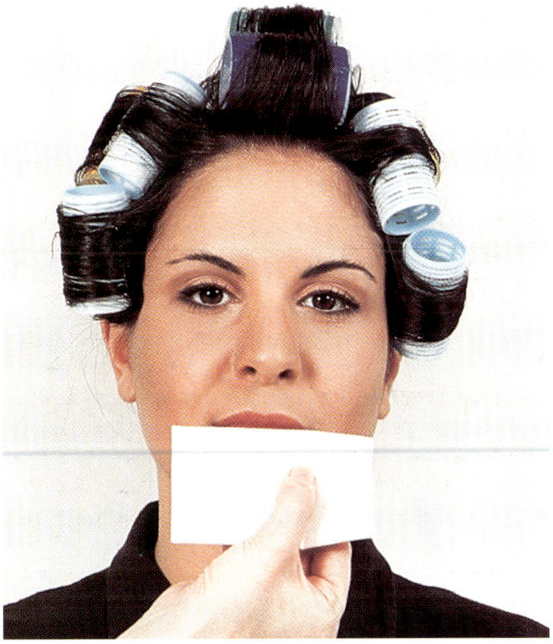

Odciskanie nadmiaru pomadki.

7

Róż powinien być rozprowadzony dyskretnie, aby nadawał twarzy odpowiedni wyraz. Kolor różu musi harmonizować z podkładem. W tym przypadku istotny jest także kolor sukni ślubnej. Jeśli jest ona śnieżnobiała, róż powinien mieć ciepły odcień i być bardzo subtelny. Jeśli suknia jest w odcieniu szampana, róż powinien mieć odcień lekko brązowawy. Jeśli suknia ślubna jest kolorowa, odcień różu należy dopasować do koloru sukni.

Po wykonaniu makijażu, należy założyć ozdoby, welon i kwiatki we włosy. Jeśli klientka sama robi sobie

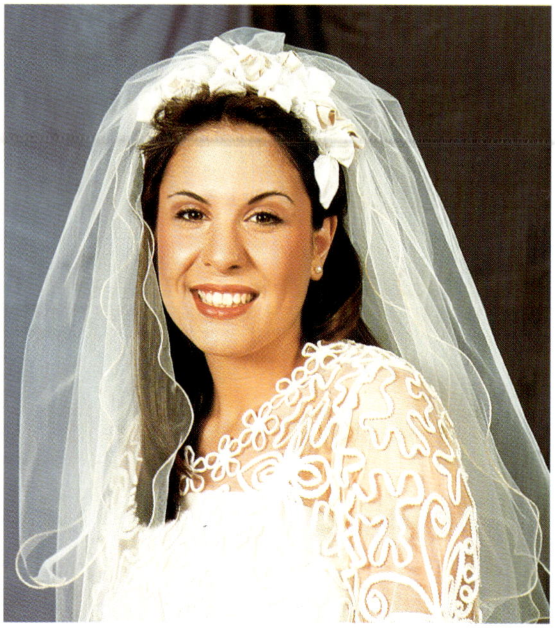

Gotowy makijaż ślubny.

fryzurę, przed rozpoczęciem makijażu włosy można zawinąć na wałki lub papiloty. Jeśli klientka czesze się w gabinecie fryzjerskim, powinna to zrobić przed wykonaniem makijażu. Przed wizytą u fotografa powinno się jeszcze raz przypudrować makijaż.

5.6. Makijaż dla osób starszych

Makijaż dla osób starszych jest przede wszystkim matowy. Zmiany wyrazu twarzy wynikające z wieku nie mogą zostać podkreślone błyszczącymi kosmetykami. Zmiany wynikające z wieku to mniej wyraziste kontury twarzy, przebarwienia, zmarszczki i linie, zapadanie się oczu, zmarszczki nad górną wargą i rozmywanie się konturów ust. Brwi najczęściej jaśnieją, a włosy rosną coraz słabiej. Czasami całkowicie brakuje jednej trzeciej brwi.

Warunkiem wykonania makijażu jest dobra pielęgnacja skóry, aby powierzchnia skóry była gładka. Brwi i rzęsy należy trwale ufarbować. Przed nałożeniem podkładu należy na skórze rozprowadzić odpowiedni do niej krem na dzień.

Podkład powinien mieć lekką konsystencję. Po nałożeniu go za pomocą sztyftu korygującego wyrównuje się wszelkie nierówności na powierzchni skóry. Cienie na fałdzie nosowo-wargowym, w rowku na brodzie, na skrzydełkach nosa, przy zmarszczkach mimicznych oraz przy ustach trzeba rozjaśnić. Na linie te nanosi się pędzlem jasny korektor. Przy makijażu wykonywanym u osób starszych nie powinno się stosować korektora, ponieważ wygląda on na twarzy jak maska.

Pędzlem należy delikatnie pogrubić lub nawet optycznie przedłużyć brwi. Używa się do tego szarego lub brązowego pudru do powiek. Nadmierną ilość pudru wyczesuje się spiralną szczoteczką. Ta technika nadaje brwiom bardziej naturalny wygląd niż rysowanie kresek kredką.

Jeśli klientka nie upiera się przy zastosowaniu **cieni do powiek**, należy z nich zrezygnować. O wiele naturalniej wygląda róż. Nakłada się go na zewnętrzną część górnej powieki, wewnętrzną część pozostawiając bez różu. Róż na powiekach trzeba dopasować do różu na pozostałej części twarzy. Nawet niedoświadczona klientka może nauczyć się wykonywać taki makijaż oczu.

Nasadę rzęs podkreśla się delikatnie rysując na skórze między rzęsami pojedyncze punkty **kredką do oczu** w kolorze szarym, brązowym lub nawet ciemnoniebieskim. Linia ciągła wygląda zbyt mocno. Jeśli klientka nie ma już rzęs na dolnej powiece, na brzeg powieki nakłada się pojedyncze małe punkty, które następnie delikatnie rozmazuje się wacikiem. Przed nałożeniem tuszu do rzęs powinno się na nich rozprowadzić specjalną odżywkę.

Starszej klientce powinno się zaproponować pomadkę pielęgnacyjną do ust, którą będzie używała cały czas. Kontury ust obrysowuje się kredką w kolorze ust. Pomadka może być trochę ciemniejsza, ale koniecznie matowa. Błyszczące kosmetyki kolorowe podkreślają i uwydatniają każdą zmarszczkę. Przy makijażu dla osób starszych należy korzystać z **różu**, jest on jeszcze ważniejszy niż makijaż oczu. Róż dopasowuje się do koloru skóry. Najbardziej nadają się odcienie brązowo-różowe.

5.7. Makijaż maskujący (kamuflaż)

Kamuflaż to kosmetyczna technika pokrywająca. Dzięki niej można zatuszować przebarwienia skóry i blizny. Maskuje się również zaburzenia pigmentacji, znamiona naczyniowe, żylaki oraz tatuaże. Kamuflaż zapewnia równą powierzchnię skóry także przy lekkich odmianach trądziku i małych bliznach.

Technika kamuflażu: aby **krem kamuflujący** dobrze się trzymał na skórze, należy ją uprzednio dokładnie oczyścić. Na skórze nie rozprowadza się żadnych preparatów pielęgnacyjnych. Krem kamuflujący jest dosyć gęsty, dlatego przed nałożeniem należy go

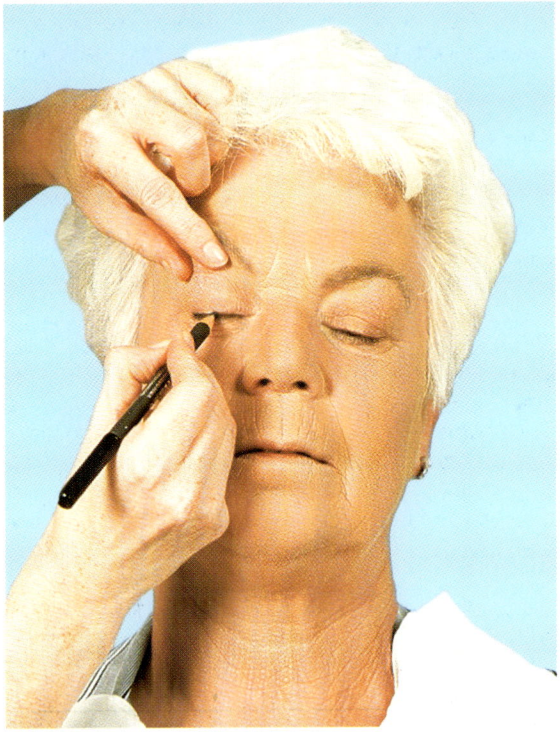

Sytuacja wyjściowa: kontury twarzy stały się mniej wyraziste, skóra jest zaczerwieniona i widoczne są zmarszczki wynikające z wieku.

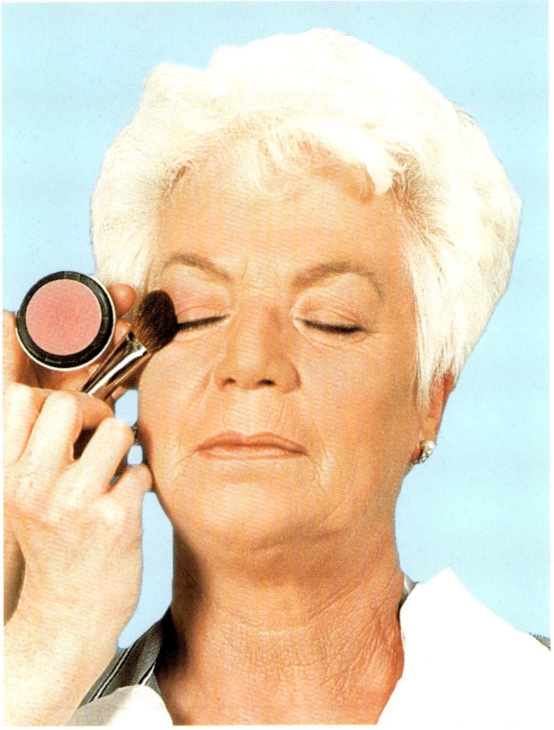

Gotowy makijaż osoby starszej.

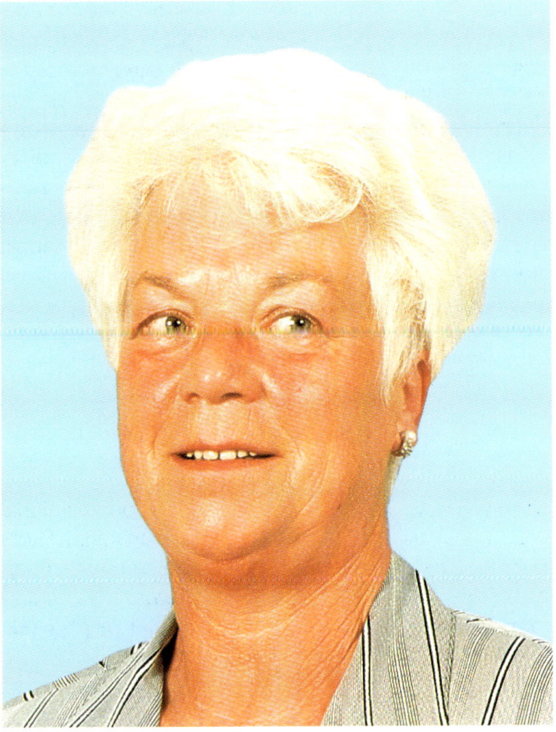

Przy makijażu dla osób starszych linia rysowana kredką do oczu nie powinna być ciągła. Należy narysować linię składającą się z punkcików.

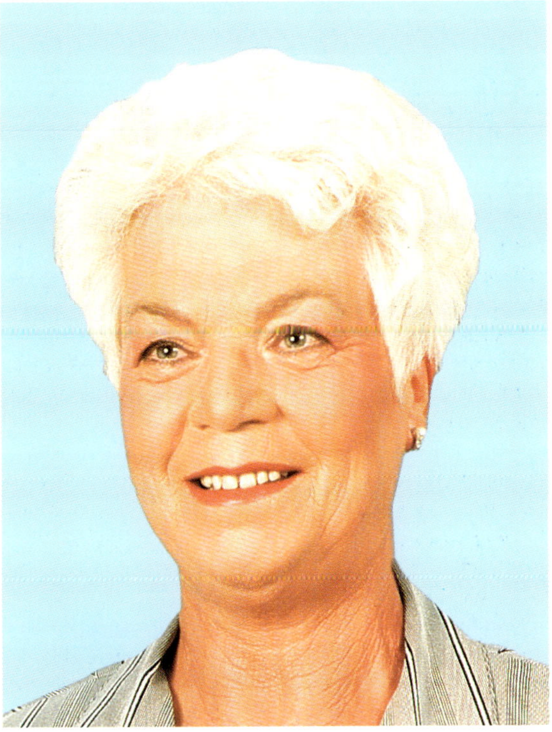

W miarę możliwości należy zrezygnować z cieni do powiek. O wiele bardziej naturalnie wygląda róż nałożony na dwie trzecie partii skóry przy oku i połączony później z różem na policzkach.

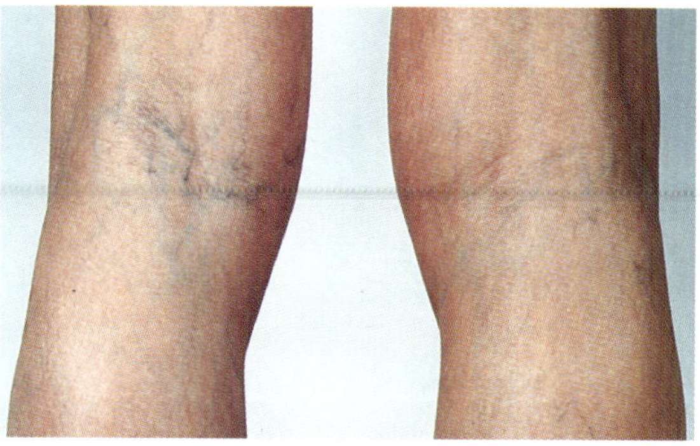

Sytuacja wyjściowa: brzydkie żylaki widoczne są w dole podkolanowym.

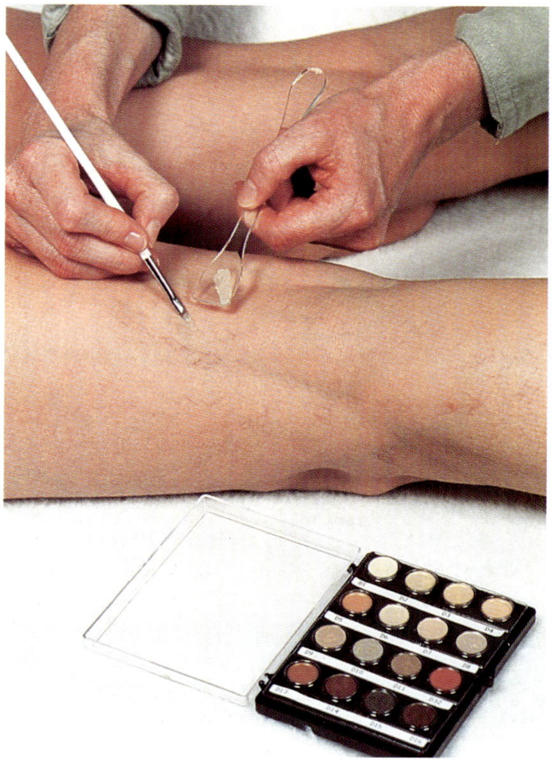

Obszerna paleta kolorów umożliwia znalezienie koloru odpowiedniego do koloru skóry.

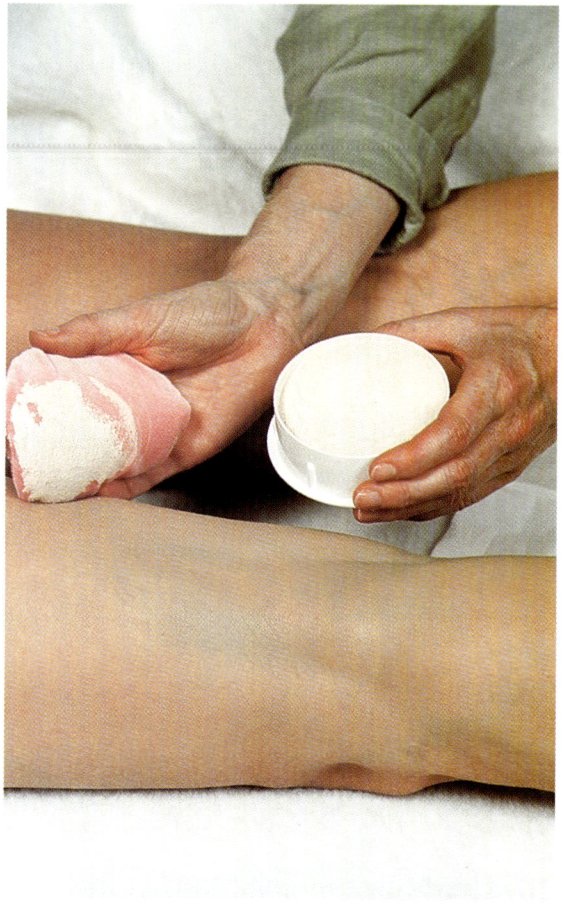

Specjalny puder utrwalający utrwala kamuflaż i czyni go wodoodpornym.

delikatnie rozmieszać na szpatułce lub grzbiecie dłoni. Rozsmarowuje się go na skórze suchą gąbką. Odcień kremu musi zostać bardzo starannie dopasowany do koloru skóry. W razie potrzeby należy wymieszać dwa kolory. Krem kamuflujący utrwala się specjalnym pudrem. Puder należy pozostawić na skórze przynajmniej na dziesięć minut zanim zostanie usunięty jego nadmiar ze skóry. Po tym czasie kamuflaż jest trwały i wodoodporny.

8. Kosmetyczka jako przedsiębiorca

1. Zakładanie przedsiębiorstwa i kierowanie nim

Pomysł założenia i samodzielnego kierowania własnym przedsiębiorstwem oraz możliwość spełnienia zawodowego mogą decydować o wyborze danego zawodu już przy rozpoczynaniu nauki. Również po kilku latach pracy w zawodzie kosmetyczki może się pojawić chęć założenia niezależnej firmy. Oczywiście trzeba mieć fachową wiedzę i odpowiednie kompetencje. Poza tym konieczne są zdolności menedżerskie. Chcą Państwo założyć **przedsiębiorstwo** – nie **zakład** – trzeba się wykazać szczególnymi umiejętnościami, daleko wybiegającymi poza pracę w gabinecie kosmetycznym. Dobra kosmetyczka nie staje się automatycznie dobrym przedsiębiorcą. Musi się zapoznać z problemami finansowania, kierowania personelem, gospodarowaniem towarami, marketingiem, ubezpieczeniami oraz ekonomiką przedsiębiorstw. Niezależnie od powodów, dla których otwieramy firmę, konieczna jest przy tym znajomość szerokiej gamy zagadnień. Zakładanie przedsiębiorstwa wymaga wiele czasu i kompetencji. Nie wystarczą do tego same chęci.

1.1. Od pomysłu do biznesplanu

Jeśli istnieje już pomysł na założenie przedsiębiorstwa, trzeba go rozwinąć i przygotować odpowiedni biznesplan, który przekona partnerów, współpracowników, kredytodawców oraz klientów. Można opierać się na już funkcjonującym przedsiębiorstwie bądź wybrać firmę działającą w odpowiednim **systemie**. Można również wymyślić coś całkowicie nowego, własnego, co jest zgodne z indywidualnymi wyobrażeniami i możliwościami. W każdym razie kosmetyczka zakładająca firmę powinna mieć swoje własne wyobrażenia o sposobie jej funkcjonowania.

Kluczem do sukcesu zawodowego mogą być pomysłowość oraz gotowość do nieprzeciętnego wysiłku, nawet w sytuacji dużej konkurencji na rynku. Najpierw należy się zastanowić nad poniższymi problemami:

- Jakie **usługi i towary** ma oferować przedsiębiorstwo?
- Do jakich grup klientów zostanie skierowana oferta?
- Co należy do mocnych stron pomysłu?
- Zgodnie z jakimi strategiami marketingowymi będzie prowadzone przedsiębiorstwo?
- Jakie **osoby** będą zajmowały się wprowadzeniem biznesplanu w życie?
- Według jakich kryteriów będą wybierani specjaliści?
- Jakim wyposażeniem materialnym będzie dysponował planowany gabinet?
- Jakie zalety ma lokalizacja gabinetu?
- Jak będzie zorganizowane przedsiębiorstwo pod względem handlowym i ekonomicznym?
- Jakie mechanizmy będą wspierały przedsiębiorstwo na początku jego działalności?
- W jaki sposób będą finansowane inwestycje i środki obrotowe?

Biznesplan musi być przekonujący. Na początku należy się go dokładnie trzymać, jednak w razie konieczności powinno się go dopasować do potrzeb rynku. Aby przygotować skuteczny biznesplan, należy odpowiedzieć na następujące pytania:

- Co szczególnego jest w ofercie przedsiębiorstwa?
- Z jakiego powodu oferowane **towary** i **usługi** są interesujące dla rynku?
- Czy będzie można osiągnąć odpowiednie dochody?
- Czy zostaną wprowadzone jakieś innowacje do oferowanych usług?
- Do jakich grup bądź pojedynczych klientów skierowane są usługi przedsiębiorstwa?
- Dlaczego oferta jest interesująca właśnie dla tych klientów?
- W jaki sposób ustalono oraz zostaną ustalone w przyszłości **potrzeby** potencjalnych klientów?
- W jaki sposób będzie kształtowana oferta przedsiębiorstwa, aby odpowiadała potrzebom rynku nawet wtedy, kiedy zmienią się warunki **popytu** i podaży?
- W jaki sposób przedsiębiorstwo będzie zabiegało o klientów?
- Czym charakteryzują się specjaliści, którzy mają wdrażać w życie biznesplan?
- Jakie wykształcenie, doświadczenie zawodowe oraz wcześniejsze osiągnięcia mają zatrudnieni specjaliści?
- Czy osoba zakładająca firmę ma indywidualne predyspozycje do prowadzenia przedsiębiorstwa, np. stan zdrowia, gotowość poświęcenia się pracy i wytrwałość?

1.2. Mechanizmy wspierania przedsiębiorczości

Sukces firmy uzależniony jest, oprócz solidnych środków finansowych, m.in. od: skuteczności pomysłu, kwalifikacji handlowych i fachowych, doświadczenia zawodowego oraz wydajności pracy kosmetyczki. Od momentu powstania pomysłu do **jego realizacji** powinno się mieć wiarygodnych doradców. Zarówno w pierwszej fazie istnienia przedsiębiorstwa, jak i w późniejszym okresie, należy się zwracać do kompetentnych ekspertów o radę. Tego rodzaju porady oferują izby rzemieślnicze i handlowe, instytucje kredytowe (banki), dostawcy wyposażenia i towarów oraz inni doradcy wyspecjalizowani w odpowiednich branżach. Korzystna jest także współpraca z doradcami podatkowymi, **firmami patronackimi** oraz **firmami oferującymi licencje**.

Podczas przygotowań do rozmów z doradcami należy sporządzić listę wszystkich niezbędnych środków obrotowych. Trzeba podać przewidywane wartości i określić, jaki jest stan posiadania. Należy obliczyć zapotrzebowanie na środki obrotowe w pierwszych trzech miesiącach oraz własne koszty utrzymania. Przy ustalaniu wielkości **kapitału** trzeba uwzględnić następujące czynniki:

1. Jednorazowe koszty utrzymania gabinetu, np. cena sprzedaży, koszty promocji, kaucja za wynajęcie lokalu.

2. Koszty rozbudowy i przebudowy, np. ścian, instalacji elektrycznej i wodociągowej.

3. Koszty urządzenia i wyposażenia, np. szaf na towary, recepcji, biura.

4. Koszty aparatury, takiej jak kasa, komputer, wyposażenie stanowiska kosmetycznego i do pielęgnacji stóp.

5. Koszty materiałowe, np. przy pierwszym zakupie i uzupełnianiu towarów do **sprzedaży** oraz do gabinetu.

6. Koszty organizacyjne i prowadzenia biura, np. telefon, faks, itp.

7. Koszty wyposażenia podstawowego w ruchome dobra gospodarcze, komplet pędzli kosmetycznych, kompresy, komplet narzędzi do manicure.

8. Koszty opłat, np. rejestracyjnych, notarialne, ubezpieczenia itp.

9. Pozostałe koszty i rezerwy, np. koszty użytkowania samochodu, wkład w kasie.

Do tego dochodzi zapotrzebowanie na środki obrotowe na pierwsze trzy miesiące:

10. Koszty osobowe.

11. Potrzeby własne (wynagrodzenie przedsiębiorcy).

12. Czynsz oraz koszty stałe, np. za prąd, ogrzewanie, wodę.

13. Koszty reklamy początkowej.

14. **Zaliczki na podatek**.

15. Pozostałe koszty, np. opłaty telefoniczne, wywóz śmieci.

Przez zsumowanie **kapitału zakładowego** oraz środków obrotowych na pierwsze trzy miesiące otrzyma się całkowite zapotrzebowanie na kapitał. Od tego odejmuje się sumę posiadanych środków.

Wykwalifikowani doradcy nie oferują usług za darmo, często usiłują osiągnąć przy tym własne korzyści. Nie pobierając honorariów za porady, banki i dostawcy oczekują udogodnień ze strony przedsiębiorstwa. Także instytucje kredytowe i dostawcy muszą liczyć się z konkurencją na rynku. Przedsiębiorca powinien wykorzystać ten fakt dla własnych celów, porównując różne oferty dostępne na rynku. Doradztwo powinno być stopniowo ograniczane, aby uzyskać samodzielność. Aby sprostać tym wymaganiom i optymalnie wykorzystać czas na rozmowy z doradcami, przedsiębiorca powinien się do nich bardzo gruntownie przygotować. Im lepiej przedsiębiorca zna zasady zakładania przedsiębiorstwa i kierowania nim oraz im bardziej jest przekonany o słuszności swojego biznesplanu, tym szybciej i konkretniej może prowadzić rozmowę z doradcą. Porady nie zastąpią wprawdzie procesu zakładania przedsiębiorstwa, ale mogą się znacznie przyczynić do poprawienia i ulepszenia istniejącego biznesplanu. Jedno jest pewne: przedsiębiorca podejmuje najważniejsze decyzje samodzielnie, a każdą radę powinien wykorzystać do jak najszybszego uniezależnienia się od zewnętrznych kosztownych porad. Własny biznesplan powinien zostać wnikliwie opracowany przy pomocy doradców prawnych, podatkowych i ekonomicznych. Dopiero później można go przedłożyć bankowi lub innej instytucji kredytowej. Rezultaty rozmów z doradcami należy bardzo dokładnie przeanalizować. Należy sprawdzić, czy planowane **finanse** wystarczą na realizację biznesplanu:

- Czy przewidywane **dochody** firmy pokryją obciążenie wynikające z odsetek oraz koszty amortyzacyjne?
- Czy kapitał zakładowy (**inwestycje** długoterminowe) będzie mógł być wspomagany przez kapitał obcy czy też muszą to być środki własne?
- Czy inwestycje krótkoterminowe (środki obrotowe, towary) będą finansowane z kredytów krótkoterminowych?
- Czy sposób finansowania odpowiada rzeczywistemu zapotrzebowaniu? Należy się także upewnić, czy nie ma nadwyżki ani deficytu środków finansowych.
- Czy koszty **pozyskiwania kapitału** w konkretnym okresie (np. dziesięciu lat) zostały jednoznacznie określone oraz czy są one porównywalne z innymi ofertami?

Przedsiębiorca może również oczekiwać od doradców podatkowych i ekonomicznych pomocy w przygotowaniu **prognozy opłacalności przedsiębiorstwa**, która pokazuje, czy planowane przedsięwzięcie zapewni niezbędne zyski. Jako samodzielny podmiot gospodarczy gabinet kosmetyczny musi być w stanie żyć ze swoich zysków i pokryć wszelkie koszty handlowe. Poza tym muszą zostać pokryte długi przedsiębiorstwa oraz pozostawione rezerwy na inwestycje. Aby sprawdzić, czy przedsięwzięcie będzie rentowne, należy na podstawie oczekiwanego rocznego obrotu brutto obliczyć przeciętny dzienny obrót brutto. Dzienny **obrót brutto** można obliczyć w następujący sposób:

Wysokość inwestycji (kapitał zakładowy i zapotrzebowanie na środki obrotowe na 3 miesiące)	55 000,–
odsetki roczne	3 000,–
amortyzacja roczna	4 500,–
Planowany zysk przedsiębiorstwa	4 000,–
+ amortyzacja	4 500,–
+ osobisty dochód	42 000,–
= Ulgi podatkowe	50 500,–
+ koszty osobowe	20 000,–
+ koszty ogólne (czynsz, podatki, ubezpieczenia, składki, szkolenia, koszty użytkowania pojazdów, koszty reklamy, konserwacja urządzeń, majątek ruchomy, pozostałe koszty, odpisy)	36 700,–
+ oprocentowanie (stopa oprocentowania pożyczki, odsetki rachunku bieżącego)	3 000,–
Wartość pracy	110 200,–
+ zużycie materiałów	12 000,–
Obrót netto	122 200,–
+ 22% VAT	19 552,–
Obrót brutto (planowany)	141 752,–

Przykład prognozy opłacalności dla właścicielki gabinetu i konkretnego pracownika.

Dzienny obrót brutto =

$$\frac{\text{Roczny obrót brutto (planowany) 141 752 zł}}{\text{12 miesięcy} \times \text{21 dni roboczych}} = 562{,}51 \text{ zł.}$$

Zgodnie z tym obliczeniem kosmetyczka i pracownik czasowy powinni osiągnąć przeciętny dzienny **obrót** w wysokości 595,23 zł.

1.3. Osobowość przedsiębiorcy

Akceptacja usług i towarów oferowanych przez kosmetyczkę wiąże się bezpośrednio z jej wizerunkiem zewnętrznym i **osobowością**. Skuteczność działania preparatów pielęgnujących i upiększających jest dla klientów dużo bardziej przekonująca, jeśli kosmetyczka potwierdza ją swoim wyglądem. Także kredytodawcy są gotowi podjąć ryzyko udzielenia kredytu, jeśli kosmetyczka zamierzająca założyć swoją własną firmę przekona ich swoim wyglądem, biznesplanem oraz kompetencjami zarówno fachowymi, jak i ekonomicznymi. Przy rozpatrywaniu wniosków kredytowych kredytodawcy biorą pod uwagę również przyczyny, z jakich ktoś chce założyć własne przedsiębiorstwo, takie jak bezrobocie, ambicja, możliwość przejęcia zakładu, dodatkowy zarobek lub chęć zawodowej samorealizacji.

Kosmetyczki muszą chcieć świadczyć usługi swoim klientom. Muszą być m.in. godne zaufania, dyskretne i wiarygodne. Zabiegi oferowane przez kosmetyczkę powinny dać obiecywane rezultaty. Jeśli kosmetyczka nie jest w stanie tego zagwarantować, musi liczyć się z porażką ekonomiczną swojego przedsięwzięcia.

1.4. Lokalizacja

Tradycyjna teoria lokalizacji przedsiębiorstw, prawie wyłącznie koncentrująca się na aspektach finansowych, nie na wiele się zda przy rozważaniu lokalizacji gabinetu kosmetycznego. Kosmetyczka zwraca uwagę przede wszystkim na sprzedaż swoich usług i decydujący wpływ na wybór lokalizacji powinno mieć ukierunkowanie na klienta. Siła nabywcza, zapotrzebowanie, struktura ludności, konkurencja oraz stopień dostępności dla klienta są o wiele bardziej istotne niż np. koszty energii, surowców i działek budowlanych.

W gabinecie kosmetycznym nie produkuje się materialnych dóbr nadających się do składowania, ale wykonuje się bezpośrednią usługę. Odbiorca usługi bierze bezpośrednio udział w zabiegu i jest istotnym czynnikiem, który wpływa na ostateczny jego rezultat. Klient ma bezpośredni wpływ na rodzaj i jakość usługi, dlatego przy wyborze lokalizacji decydują głównie przyszli klienci. Kosmetyczka podejmuje decyzję o lokalizacji dopiero wtedy, gdy zna strukturę ludności w danym regionie czy terenie.

Zasięg większości gabinetów kosmetycznych jest ograniczony regionalnie. Z tego względu należy bardzo starannie przeanalizować warunki lokalizacji, aby uzyskać informacje, czy na danym terenie istnieje rynek zainteresowany oferowanymi usługami. Najważniejszą rzeczą w kształtowaniu stosunków rynkowych jest polityka ofert. Kosmetyczki powinny kształtować swoją ofertę na podstawie życzeń i oczekiwań osób, do których można dotrzeć na danym terenie. Program zabiegów powinien zostać dopasowany do struktury potrzeb grup klientów.

Gabinet kosmetyczny powinien świadczyć usługi, na które istnieje popyt na danym terenie. Popyt powstaje z kombinacji potrzeb i rzeczywistej **siły nabywczej**. Chodzi tu o środki pieniężne, którymi dysponują ludzie w danym regionie, jeśli zaspokoili już swoje podstawowe potrzeby (mieszkanie, żywność, ubranie). Użytkowanie pozostałych środków przyczynia się do powstania popytu. Kosmetyczki oferując swoje usługi – obok innych firm – starają się o środki na potrzeby wtórne klienta. Ocena popytu istotnego dla własnego gabinetu kosmetycznego jest możliwa tylko przy znajomości **konkurencji**. Kosmetyczka prowadząca samodzielny gabinet kosmetyczny musi interesować się także rodzajami, jakością, ilością i cenami usług oferowanych przez **inne gabinety kosmetyczne**. Znajomość warunków konkurencji pozwala na podjęcie odpowiedniej decyzji dotyczącej lokalizacji gabinetu. Konieczne informacje można zdobyć czytając reklamy w gazetach, prospekty oraz udając się do konkurencyjnych gabinetów.

Przed podjęciem decyzji dotyczącej lokalizacji przyszła właścicielka gabinetu kosmetycznego powinna odpowiedzieć na następujące pytania:

- Do jakich **grup klientów** mogę dotrzeć z tego miejsca?
- Jaki jest **popyt** na oferowane przeze mnie usługi?
- Czy znajdę wykwalifikowany personel do realizacji mojego planu?
- Jakie gabinety kosmetyczne funkcjonują w pobliżu mojej lokalizacji?
- Co potrafię lepiej od konkurencji w odniesieniu do ceny i usług?
- Jak wysoki jest czynsz za pomieszczenia na gabinet kosmetyczny?
- W jakim stanie jest pomieszczenie, które nadawałoby się na gabinet?
- Czy klienci dotrą do gabinetu szybko i bezpiecznie? Czy są w pobliżu miejsca parkingowe?
- Czy istnieje możliwość współpracy z salonami fryzjerskimi i gabinetami lekarskimi?
- Czy według miejscowego prawa wolno w ogóle otworzyć gabinet kosmetyczny w przewidzianej lokalizacji?

Wybór lokalizacji gabinetu należy do decyzji przedsiębiorcy, które mają ogromny wpływ na sukces danego przedsięwzięcia. Usługi mogą być świadczone w jednym miejscu, lub też częściowo w formie ambulatoryjnej, w miejscu przebywania klienta (szpitale, domy pomocy, domy spokojnej starości, mieszkania, salony fryzjerskie, firmy i inne). Dobra analiza lokalizacji czyni biznesplan bardziej przekonującym przy ocenie środków finansowych.

1.5. Finansowanie

Tylko w bardzo rzadkich przypadkach osoby zakładające przedsiębiorstwo są w stanie sfinansować swoje przedsięwzięcie wyłącznie z **własnego kapitału**. Na początku trzeba liczyć się z **obcymi źródłami finansowania**. Początkujący przedsiębiorcy mają do dyspozycji państwowe fundusze wspierające nowe firmy (w Polsce specjalne fundusze, zwłaszcza dla bezrobotnych) oraz kredyty bankowe.

Banki zobowiązane są do korzystnego inwestowania pieniędzy osób lokujących w nich swój kapitał. W związku z tym ryzyko umów kredytowych musi być jak najniższe. Zawsze przy szacowaniu ryzyka sprawdzane są m.in. następujące fakty: wysokość i rodzaj środków własnych oraz zabezpieczenia, kwalifikacje przedsiębiorcy, szanse realizacji planu firmy, plan finansowy, stosunki personalne, biznesplan.

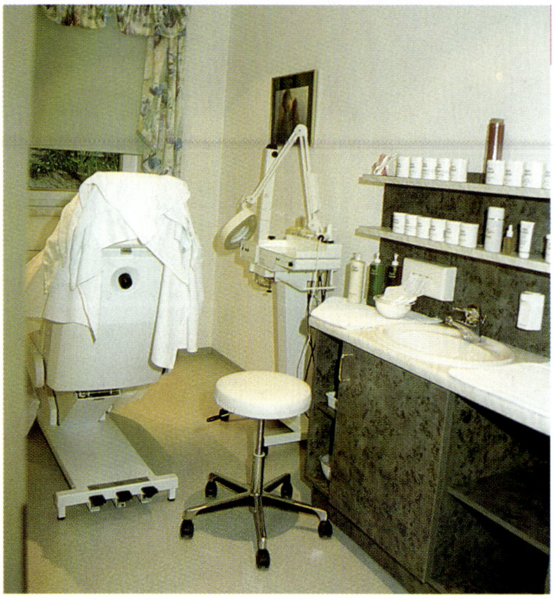 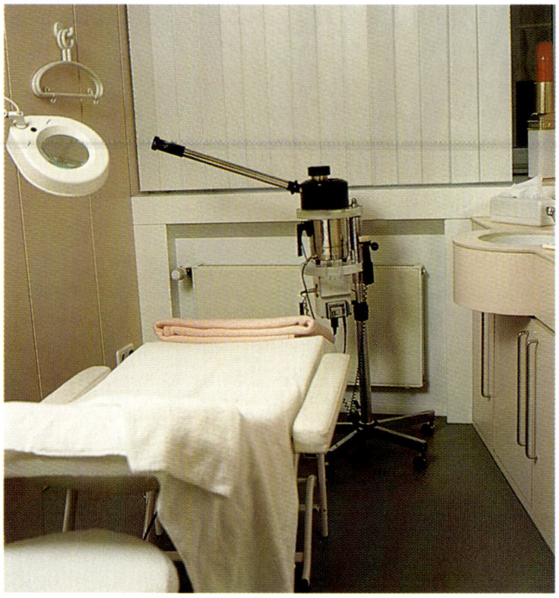

Przy urządzaniu stanowiska kosmetycznego należy uwzględnić zarówno aspekty higieniczne jak i odpowiednią atmosferę. Podłogi, ściany i sufity muszą być wykonane z materiałów, które łatwo utrzymać w czystości. Dobór kolorów w pomieszczeniach odzwierciedla styl właścicielki gabinetu kosmetycznego.

2. Urządzanie gabinetu kosmetycznego

Zawsze, kiedy wchodzi się do jakiegoś pomieszczenia, mieszkania lub sklepu, odnosi się konkretne wrażenie. Albo człowiek czuje się dobrze i chciałby dłużej zostać w danym pomieszczeniu albo wręcz przeciwnie, chciałby je jak najszybciej opuścić. Podobnie czują się klienci gabinetów kosmetycznych. Całkiem nieświadomie reagują na kolory, urządzenie pomieszczenia, prezentowane towary i sprzęt do pracy. Otoczenie może mieć bardzo duży wpływ na samopoczucie człowieka. Od tego zależy również gotowość do komunikacji, kupna oraz do umówienia się na następną wizytę i dlatego powinno się zwrócić szczególną uwagę na ukształtowanie i urządzenie gabinetu.

Urządzenie gabinetu zależy w dużej mierze od jego wielkości. Miejsce na kabinę kosmetyczną można wydzielić z części sklepowej lub może to być kilka kabin, także do zabiegów specjalistycznych, z wydzieloną częścią sklepową.

Oprócz własnego gustu należy przestrzegać pewnych reguł i przepisów. Każdy gabinet kosmetyczny powinien dysponować pomieszczeniami i urządzeniami sanitarnymi, które dopasowane są do jego wielkości. Musi być przynajmniej jedna toaleta z umywalką, mydłem w płynie, jednorazowymi ręcznikami papierowymi oraz pojemnikiem na artykuły higieniczne (podpaski, tampony itd.). Gabinet kosmetyczny dzieli się na trzy części: część zabiegową (pomieszczenia zabiegowe) z ewentualnie wydzielonym miejscem do makijażu, część sklepową i poczekalnię.

2.1. Pomieszczenia zabiegowe

Pomieszczenia zabiegowe muszą spełniać zarówno wymagania higieniczne, jak i zapewniać atmosferę, w której klientka będzie się czuła dobrze i będzie się mogła odprężyć. Część zabiegowa powinna być oddzielona od sklepowej, aby rozmowy z klientką nie były przez nikogo słyszane.

Stanowisko kosmetyczne powinno być dostatecznie duże, aby zapewnić swobodne poruszanie się i dobry dostęp do urządzeń. Musi mieć wymiary co najmniej 2,5 m × 3,5 m. Okno umożliwia wietrzenie pomieszczenia. Światło dzienne zapewnia dobre oświetlenie i stwarza odpowiedni klimat podczas zabiegu. Konieczne jest również dodatkowe oświetlenie.

Podłogi, ściany i sufity muszą być pokryte materiałami odpornymi na częste i regularne czyszczenie na mokro. Na podłogę nadają się wykładziny z tworzyw sztucznych, terakota lub podobne materiały. Podłoga z drewna nadaje się tylko wtedy, jeśli drewno ułożono bez fug i można je zmywać na mokro. Szczególnie ważne są miejsca łączeń podłóg ze ścianami, w których również nie może być fug. Ze względów higienicznych w pomieszczeniach zabiegowych nie powinno się układać wykładzin dywanowych.

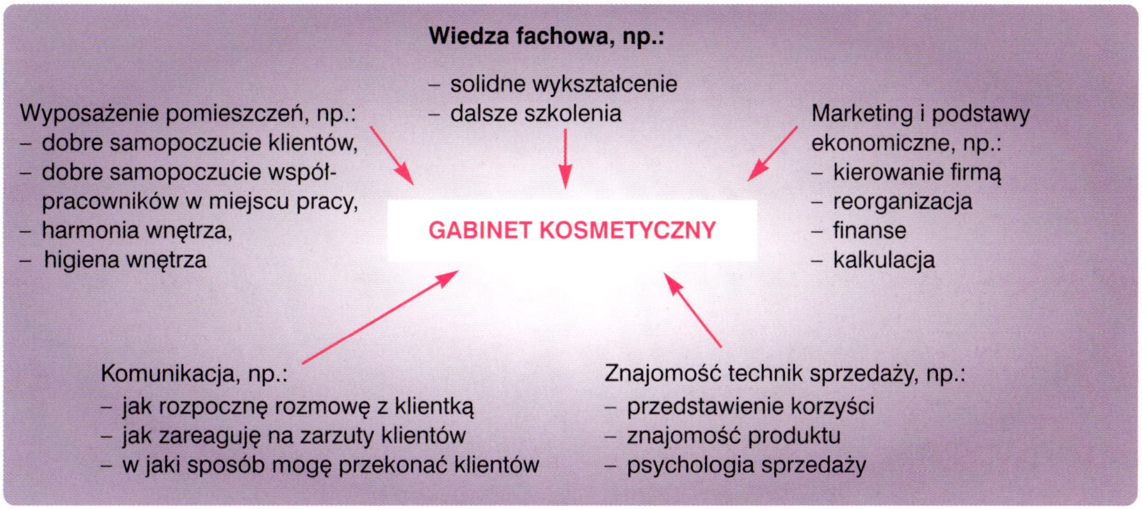

Sukces samodzielnego gabinetu kosmetycznego zależy w znacznej części od panującej w nim atmosfery.

Na ścianach można położyć tapety zmywalne lub panele z tworzyw sztucznych. Na suficie kabiny powinno znajdować się dodatkowe oświetlenie. Sufit powinien również zostać pomalowany farbą lub wyłożony specjalnymi płytami, które można myć.

Regały i szafy muszą być tak zbudowane, aby można je było łatwo wyczyścić na mokro i ewentualnie zdezynfekować. Przy urządzaniu stanowiska należy zainstalować możliwie dużo gniazdek elektrycznych. Nie ma nic gorszego od plątaniny kabli i przedłużaczy. Stanowiska powinny zostać oddzielone od siebie drzwiami. Zasłony są niehigieniczne i przestarzałe.

Dobór kolorów jest jednym z najważniejszych elementów **dekoracji wnętrz**. Kolory zawsze wywierają wpływ na ludzi. Współpracownicy i klienci powinni się dobrze czuć w gabinecie kosmetycznym, dlatego wskazane są kolory względnie neutralne, które mają dodatni wpływ na otoczenie, np. jasnożółty, różowy, pastelowy niebieski i zielony. Te kolory odbierane są dodatnio prawie przez wszystkich ludzi. Wszystkie ozdoby, takie jak obrazy, zasłony, doniczki z kwiatami i wazony powinny być harmonijnie dopasowane do wystroju gabinetu.

Wyposażenie stanowiska dzieli się na podstawowe i dodatkowe. Do **podstawowego** należą: leżanka kosmetyczna, stolik do pracy, krzesło lub taboret, lampa bezcieniowa z lupą, aparat do nawilżania oraz do sterylizacji gorącym powietrzem. Wskazane jest zamontowanie w każdej kabinie umywalki.

Do każdego zabiegu kosmetycznego potrzebny jest komplet ręczników do rąk składający się z dwóch ręczników frotté 50 × 100 cm, przynajmniej jednego **kompresu** oraz jednego ręcznika kąpielowego. Dodatkowo należy dysponować wełnianym kocem do przykrywania klientek. W zależności od tego, ile klientek dziennie poddawanych jest zabiegom oraz jak szybko mogą być prane ręczniki, potrzebnych jest przynajmniej 15–20 takich kompletów; po każdej klientce należy wymienić wszystkie używane ręczniki. Na leżance kosmetycznej można rozciągnąć specjalne prześcieradła frotté. Do wyposażenia podstawowego należy również metalowy pojemnik na śmieci, do którego dodatkowo wkłada się worki.

Do **materiałów zabiegowych** należą, miska na wodę, miska o nerkowatym kształcie, miseczki do rozrabiania masek, miska do kąpieli stóp oraz szklany pojemnik. Najlepiej jeśli wszystkie miski są wykonane ze stali nierdzewnej, ponieważ najłatwiej je wyczyścić. Nożyczki, pęsety, waciki, pałeczki do farbowania, szpatułki, pędzle do nakładania masek, chusteczki higieniczne oraz materiały i preparaty do kosmetyki dekoracyjnej trzeba mieć w takiej ilości, aby każda klientka otrzymała nowy, czysty zestaw. Oznacza to, że należy zakupić sześć lub więcej pędzli do nakładania masek oraz tyle samo zestawów pędzli do makijażu. Wieczorem trzeba wysterylizować lub zdezynfekować wszystkie używane akcesoria, aby mogły wyschnąć przez noc. Do wyposażenia kabiny należą również środki dezynfekujące oraz **alkohol** (70%). Wyposażenie podstawowe uzupełniają jednorazowe: lancety, rękawiczki, maseczki na twarz i gaza opatrunkowa. **Wyposażenie dodatkowe** obejmuje wszystkie urządzenia elektryczne: podgrzewacze wosku, pojemniki na parafinę oraz podgrzewacze kompresów.

Światło, rośliny, muzyka i zapachy, obrazy, malarstwo ścienne oraz różne materiały tworzą **atmosferę** w pomieszczeniu. Klienci, kosmetyczka oraz jej współpracownicy powinni się dobrze czuć w tym otoczeniu. Delikatnie sącząca się z głośników muzyka oraz odświeżacze powietrza wpływają na atmosferę pomieszczenia i dlatego powinny być starannie

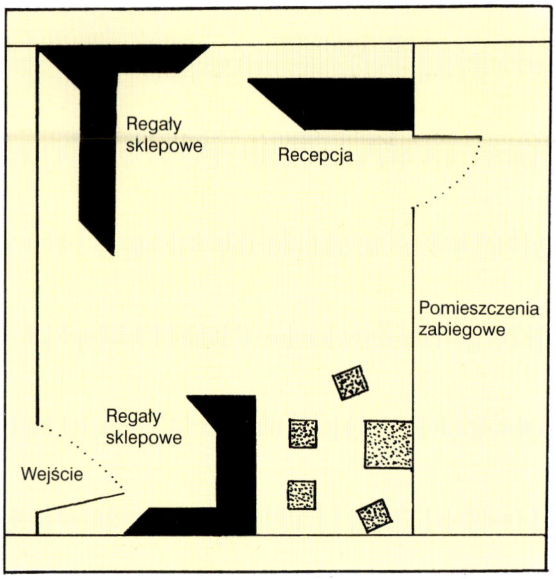

Część sklepowa z blokami regałowymi wydziela część handlową.

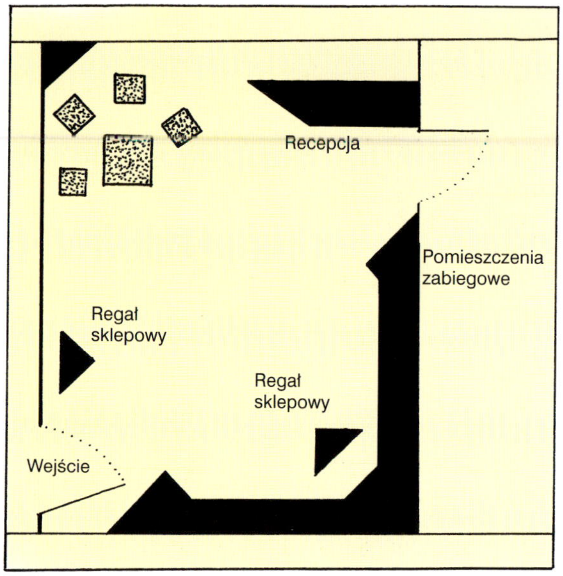

Część sklepowa z prostymi, nie zajmującymi zbyt dużo miejsca regałami sprawia, że pomieszczenie wydaje się większe. Na pierwszy rzut oka widoczna jest poczekalnia oraz część sklepowa, co może zachęcić klienta do kupna wystawionych towarów.

dobierane. Odprężająca muzyka może poprawić samopoczucie klientki podczas zabiegu; kosmetyczka słuchająca takiej muzyki godzinami może jednak być nią zmęczona. To samo odnosi się do kompozycji zapachowych. Celowo wykorzystane do zabiegu kosmetycznego rozprzestrzeniają się i tak po całym gabinecie. Z muzyką i zapachami powinno się zatem obchodzić tak, aby wpływały pozytywnie także na wydajność pracy kosmetyczek.

Rośliny doniczkowe znajdujące się w gabinecie kosmetycznym powinny mieć okrągłe liście, gdyż lepiej są odbierane niż te o liściach podłużnych. Należy zwrócić uwagę na wiele drobnych szczegółów, gdyż decydują one o atmosferze środowiska. **Feng shui**, stara chińska sztuka urządzania wnętrz, która coraz bardziej się upowszechnia, zajmuje się komponowaniem kształtów, kolorów, podziałem pomieszczeń, ustawianiem mebli, określaniem punktów energetycznych w pomieszczeniach oraz komponowaniem kwiatów i obrazów. Dzięki temu w otoczeniu człowieka powstaje pozytywna energia, która przepływa korzystnymi dla niego kanałami.

2.2. Stoiska do sprzedaży i poczekalnia

W zależności od układu gabinetu kosmetycznego, **część sklepowa** i **poczekalnia** mogą być ze sobą połączone. Pomieszczenia te powinny być urządzone tak, aby różniły się od części zabiegowej. Kolory powinny być intensywniejsze, dozwolone są kontrasty, bardziej ostre formy, elementy budzące ciekawość, koniecznie trzeba rozłożyć materiały informacyjne i plakaty reklamowe.

Problem tkwi nie w całkowitej różnicy, ale w subtelnych zmianach nie naruszających jednolitego stylu, w jakim został urządzony cały gabinet kosmetyczny. W poczekalni powinno się znaleźć kilka miejsc do siedzenia oraz nieduży stolik. Krzesła lub fotele powinny być tak ustawione, aby klienci mogli widzieć pomieszczenie. Na stole można postawić kwiaty, ale muszą tam być rozłożone materiały informacyjne. Kolorowe plamy na obrazach, materiałach, doniczkach lub wazonach do kwiatów stwarzają w tej części gabinetu pogodny nastrój. Regały sklepowe należy ustawić tak, aby nie zakłócały harmonii pomieszczenia, a jednocześnie były widoczne dla klientki.

W ostatnim czasie coraz częściej w gabinetach kosmetycznych wykorzystuje się **komputery** lub inne **urządzenia elektroniczne**. Urządzenia te zdecydowanie ułatwiają planowanie czasu, prowadzenie **kartotek klientów**, ustalanie terminów zabiegów, kontrolę zapasu towarów oraz administrowanie pracownikami. Ważny jest wybór odpowiedniego oprogramowania, szczególnie jeśli w gabinecie kosmetycznym znajduje się więcej stanowisk, które są różnie wyposażone. Komputer pomoże optymalnie zaplanować ich użytkowanie. Dzięki programom komputerowym bardzo łatwo jest przygotować statystyki. W ten sposób łatwo można sprawdzić, któ-

Kryteria subiektywne (mają duże znaczenie)	**Kryteria obiektywne (należy je wziąć pod uwagę)**
Osobiste upodobania Wygląd towarów (wzornictwo, design) Filozofia firmy Rodzaj reklamy Ochrona Szczególne sympatie, np. do właściciela firmy, reprezentantów handlowych, kierowników szkoleń	Przywiązanie do fachowego handlu Poziom cen Warunki umowy Wysokość pierwszego zamówienia Wysokość rabatu Terminy dostawy Reklamacje Systemy wspomagające reklamę Szkolenia dotyczące produktów Regularna opieka

Umowy o dostawę towarów oznaczają częściowo wieloletnie ustalenia z jednym dostawcą produktów. Przy wyborze dostawcy dużą rolę odgrywają zarówno kryteria subiektywne jak obiektywne.

re zabiegi są mniej popularne i które trzeba zareklamować oraz które urządzenia są źle wykorzystane.

Wystrój i wyposażenie gabinetu kosmetycznego stwarzają swoistą atmosferę. Właśnie po wystroju gabinetu klientka ocenia, czego może się spodziewać. Wygląd i sposób bycia kosmetyczki wpływają na to, czy klientka stanie się stałą bywalczynią, czy będzie kupowała kosmetyki właśnie w tym gabinecie oraz czy będzie się o nim pozytywnie wyrażała.

2.3. Oferta towarowa

Decydujące znaczenie dla gabinetu kosmetycznego ma oferowany **asortyment towarów** oraz możliwość jego uzupełniania. Informacje o producentach kosmetyków można uzyskać np. na targach kosmetycznych lub specjalistycznych szkoleniach. Przed podjęciem decyzji o współpracy z danym dostawcą trzeba sprawdzić jego solidność, np. jak szybko odpowie on na list, czy wygląd dokumentów i styl odpowiedzi są staranne i jak zostały zapakowane próbki kosmetyków. Jeśli odpowiedź na jedno pytanie nie nadchodzi tygodniami, można być pewnym, że również przyszłe zamówienia i reklamacje będą załatwiane niedbale.

Szkolenia prowadzone przez firmy produkujące kosmetyki mają tę zaletę, że przez jakiś czas pracuje się z konkretnymi produktami i dzięki temu można je dobrze poznać. Często do własnego gabinetu kosmetycznego z wygody i dla bezpieczeństwa wybiera się właśnie znane produkty, zapominając o ofercie wielu doskonałych, mniej znanych producentów kosmetyków. Tej oferty nie powinno się ignorować, należy koniecznie zasięgnąć informacji o nowych produktach i zabiegach, aby móc je także zaproponować swoim klientom.

O wyborze danej marki decydują ostatecznie osobiste odczucia oraz stosunek do produktów i ich oferentów, ponieważ zdecydowanie się na jakiś towar rozpoczyna wieloletnią współpracę. Firmy nazywają to partnerstwem, a kosmetyczka potrzebuje partnera. Przed rozpoczęciem współpracy należy dokładnie określić jej warunki. Jednym z najważniejszych czynników jest **przywiązanie do danej marki**. Produkty rozprowadzane przez gabinety kosmetyczne są specjalistyczne, dzięki czemu klienci się do nich przywiązują.

Proszę odnieść się do następującej sytuacji: zanim kosmetyczka zdecyduje się na współpracę z jakimś dostawcą musi sobie odpowiedzieć na pytania: Jak duże jest pierwsze zamówienie? Czy mogę zamawiać w zależności od popytu, czy są minimalne zamówienia? W jaki sposób mogę składać kolejne zamówienia? W jaki sposób dostawca będzie dbał o reklamę? Jedno z pytań dotyczy kursów dokształcających: czy szkolenia dotyczące danego produktu będą uzupełniane fachową wiedzą?

Renomowane firmy, zawierając z gabinetem stosowną umowę, na ogół dbają o dostarczenie odpowiednich materiałów informacyjnych, próbek, zapewniają szkolenia dla kosmetyczek, a często dla utrwalenia klientkom swego logo zaopatrują gabinety w drobne elementy wyposażenia (fartuchy, ręczniki itp.).

2.4. Dekoracja i prezentacja produktów

Prezentacja produktów to część **reklamy**. W ciągu lat reklama bardzo się zmieniła. Dawniej wystarczyło powiedzieć, jakie towary są oferowane. Dzisiaj naj-

Badanie rynku	Czego oczekują od kosmetyczki konsumenci? Czy konsumenci dysponują wystarczającą ilością środków, aby zapłacić za usługi kosmetyczki? W jakim stopniu (ilość i jakość) oczekiwania konsumentów są już zaspokajane?
Tworzenie rynku	Rozwijać i oferować usługi, które zaspokoją oczekiwania i potrzeby ludzi w optymalnym stopniu oraz pomogą osiągnąć cele przedsiębiorstwa Stwarzać nowe potrzeby i reklamować je
Zaspokojenie rynku	Dostarczać towary i usługi, odpowiadające oczekiwaniom klientów Zapewnić jakość oferty przez dalsze kształcenie i szkolenia

Marketing oznacza: badanie rynku, tworzenie go i zaspokojenie.

częściej stosowana jest reklama odwołująca się do przeżyć odbiorcy. Punktem wyjścia jest punkt widzenia klienta, co on z tego będzie miał, jeśli zastosuje jakiś produkt, zapach czy aktualnie modny makijaż? Klientka, która zgłasza się na jakiś zabieg kosmetyczny, ma sprecyzowane wymagania i oczekiwania. Im lepiej zostaną zaspokojone, spełnione, tym bardziej będzie zadowolona.

Produkty pielęgnacyjne, do makijażu, ewentualnie perfumy stanowią podstawę obrotu i z tego powodu należy je przybliżyć klientom. Towary powinny być dobrze oświetlone. Regały i lustra nie mogą być zakurzone. Produkty muszą być uporządkowane i przejrzyście ustawione, nie powinno być między nimi przerw, ponieważ wskazują na niepełną ofertę. W części sklepowej można umieścić szczególne grupy towarów, np. wszystkie produkty do pielęgnacji oczu lub preparaty w ampułkach. Produkty odpowiednio wyeksponowane i oświetlone na pewno zainteresują klientki. Klientka powinna mieć ponadto możliwość wzięcia do ręki jakiegoś produktu. Powinna też móc wypróbować niektóre produkty, szczególnie kosmetyki kolorowe.

3. Marketing

Kosmetyczka, jako przedsiębiorca, musi chcieć i umieć rozpoznać oczekiwania klientów, stwarzać nowe potrzeby i zaspokajać je w przekonujący sposób. Ogół koniecznych do tego czynności określany jest mianem marketingu.

Kosmetyczki często nadal są przeświadczone, że techniki marketingowe powinno się wykorzystywać, aby przekonać ludzi do kupna czegoś, czego nie potrzebują. Celem skutecznego marketingu w gabinecie kosmetycznym jest korzyść klienta. Kosmetyczki powinny świadczyć swoim klientom prawdziwe usługi, które będą przez nich odbierane jako ich własne korzyści.

Koncepcję marketingową przedsiębiorstwa należy ciągle aktualizować. Wszystkie osoby biorące udział w jej realizacji muszą być poinformowane o sposobie postępowania. Marketing oznacza: badanie, tworzenie i zaspokajanie rynku.

3.1. Badanie rynku: motywy kierujące klientami

Kosmetyczka oferuje swoje usługi w ramach **gospodarki rynkowej**. Musi przestrzegać prawnych uregulowań wynikających z ustawy o nieuczciwej konkurencji. Oferta usług powinna być przygotowana zgodnie z warunkami popytu istniejącymi na danym rynku regionalnym. Dużą rolę odgrywają mocne i słabe strony konkurencji oraz jakość własnych usług.

Pomocne w podjęciu właściwych decyzji mogą być potrzeby klientów i popyt na określone usługi. Działalność gabinetu należy rozpocząć właśnie od zbadania rynku. Ponieważ oferta powinna odpowiadać oczekiwaniom klientów, kosmetyczka musi rozpoznać poszczególne grupy klientów oraz motywy jakimi się kierują, aby przedstawić specjalistyczne usługi. Motywy kierujące klientów do gabinetu kosmetycznego są bardzo różne: chęć podobania się innym, uzyskanie informacji na temat kosmetyki pielęgnacyjnej i upiększającej oraz chęć nawiązania kontaktu z innymi i zapewnienia sobie dobrego samopoczucia. Motywy te w dużej mierze wynikają z chęci zapewnienia sobie dobrego nastroju. Wpływ na nie

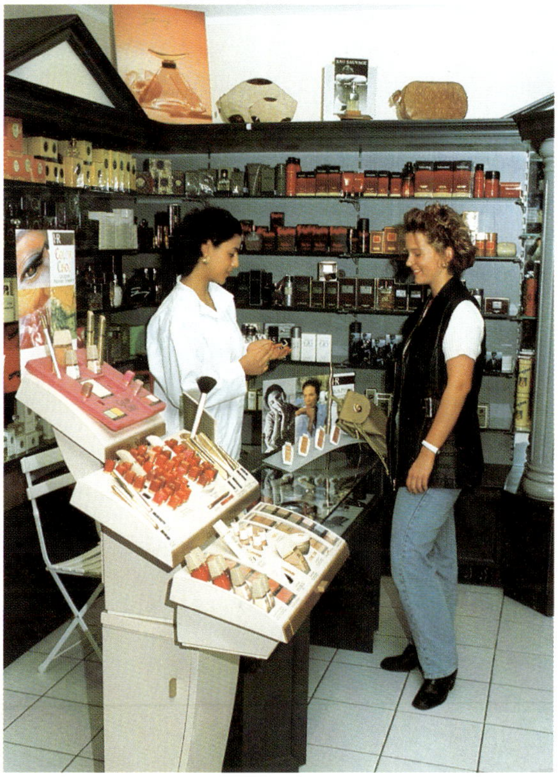

Towary w części sklepowej powinny być dobrze oświetlone, uporządkowane i przejrzyście ułożone.

może mieć również otoczenie człowieka. Na dobre samopoczucie składają się aspekty fizyczne, psychiczne i kontakty międzyludzkie. Celem badań rynkowych jest uzyskanie informacji o tym, jakie tendencje panują w danym czasie na rynku i jak można je wykorzystać dla osiągnięcia zysków własnej firmy. Niżej opisano niektóre grupy klientów, kierujące się indywidualnymi motywami i warunkami: młodzież, mężczyźni, seniorzy oraz dzieci.

3.1.1. Młodzież jest zainteresowana kosmetyką

Wbrew krążącej opinii, **młodzież** dba o swoje ciało. Na dobrym samopoczuciu fizycznym zależy szczególnie młodym kobietom. Kąpiele, higiena jamy ustnej, mycie włosów, dezodoranty i perfumy stanowią część codziennej pielęgnacji. Jedynie jedna czwarta nastolatków uważa pielęgnację ciała za uciążliwy obowiązek. Zmiany wynikające z okresu dojrzewania są przez młodzież traktowane szczególnie. Należy do nich zarówno nieprzyjemny zapach potu, jak i uciążliwe wypryski. Atrakcyjny i zadbany wygląd jest teraz modny. Większość nastolatków jest zadowolona z oferty towarów dostępnych na rynku i uważa ją za wystarczającą. Preferowane są produkty markowe. Wiarygodnymi partnerami do rozmowy są przyjaciółki i własne matki.

Z początkiem okresu dojrzewania wiele młodych dziewcząt zaczyna się malować. Chcą się podobać, wzmocnić poczucie własnej wartości i częściowo wyglądać nieco doroślej. Przy problemach ze skórą, takich jak trądzik, zainteresowanie kosmetyką upiększającą nie jest takie duże. Dane te można wykorzystać w praktyce kosmetycznej, aby spróbować przez matki dotrzeć do nastolatków, którzy mogą być w przyszłości klientami gabinetów kosmetycznych.

3.1.2. Kosmetyka dla mężczyzn: rynek dla kosmetyczek?

Obroty ze sprzedaży **kosmetyków pielęgnacyjnych dla mężczyzn** są dość wysokie. Kiedyś mężczyźni w tajemnicy używali kremów pielęgnacyjnych swoich żon, dzisiaj wielu mężczyzn samodzielnie kupuje produkty pielęgnacyjne. Świadczy to o całkiem innym sposobie myślenia o pielęgnacji niż przed laty. Mężczyźni jeszcze zbyt rzadko korzystają z zabiegów kosmetycznych.

Proszę się odnieść do następującej sytuacji: w gabinecie kosmetycznym spotykamy się z różnymi ludźmi i ich zachowaniami. Przede wszystkim istotny jest sposób bycia kosmetyczki. Jakie jest jej nastawienie do mężczyzny w gabinecie kosmetycznym? Czy kosmetyczka jest w stanie oraz czy chce zrozumieć i zająć się zabiegami kosmetycznymi dla mężczyzn? Jak będą reagować klientki?

Jeśli jakiś mężczyzna zdecyduje się na zabieg kosmetyczny jest o wiele bardziej krytyczny od kobiety. Chciałby wiedzieć, co kosmetyczka robi i dlaczego ten zabieg jest korzystny. Mężczyzna nie ma zbyt wiele zaufania do aparatów elektrycznych w rękach kobiety i jest mniej odporny na ból. Kosmetyczka powinna traktować klienta-mężczyznę w odpowiedni sposób: z odrobiną humoru, sympatii i kompetencji fachowej.

Jeśli oferuje się zabiegi kosmetyczne dla mężczyzn, gabinet powinien być również odpowiednio wyposażony. Wybór koloru, zapachy, materiały, to wszystko można bardzo dobrze dopasować do mężczyzny. Poza tym potrzebne są leżanki kosmetyczne dłuższe niż zwykle, gdyż mężczyźni na ogół są wyżsi od kobiet.

Trzeba także zastanowić się nad ofertą zabiegów. Między zabiegami twarzy dla kobiet i mężczyzn nie

8

ma wprawdzie podstawowych różnic, ale istnieje kilka szczegółów, na które warto zwrócić uwagę. Są to m.in.: czy podczas peelingu pokrywa się również zarost, w jakim stopniu należy poddać zabiegowi kark, czy należy wykonać masaż wokół brody (problemy mogą się pojawić, jeśli mężczyzna jest nieogolony). Trzeba zadbać o przestrzeganie jasnych zasad, a wtedy zdobędzie się autorytet i znajdzie w mężczyznach otwartych, sympatycznych i dobrze płacących klientów.

Ważna jest również reakcja pozostałych klientek. Czy zaakceptują obecność mężczyzn? Co poczują, gdy naprzeciwko nich w poczekalni będą siedzieć mężczyźni? Co powiedzą, jeśli z sąsiedniego stanowiska usłyszą męski głos? Dla młodszych klientek nie będzie to prawdopodobnie problemem, ale dla starszych? Na pewno istnieją mężczyźni, którzy trafią do gabinetu kosmetycznego przez swoje żony i poddadzą się oferowanym w nim zabiegom.

3.1.3. Seniorzy w gabinecie

Kosmetyka dla osób starszych dotyczy zabiegów regeneracji **starzejącej się skóry**, a więc używanie preparatów kosmetycznych określanych często jako preparaty lub środki zapobiegające starzeniu się skóry.

Metody high-tech, takie jak elektroakupunktura, lifting, laser, elektropunktura, elektrolifting pomagają uwierzyć, że wpływając na swój zewnętrzny wizerunek jesteśmy w stanie zatrzymać procesy starzenia. Ten, kto wygląda młodziej, tak jest postrzegany i traktowany przez społeczeństwo. Ze względu na nieustający wyścig z czasem dochodzi coraz częściej do wypaczeń, które wprawdzie uważane są przez społeczeństwo za normalne, ale nie pasują do osób w danym wieku.

Kosmetyka oznacza pielęgnację ciała w harmonii i porządku. Pielęgnacja skóry i makijaż to tylko część układanki, której celem jest opieka kosmetyczna nad ludźmi w podeszłym wieku. Zabiegi kosmetyczne u starszych osób opierają się na umiejętnościach kosmetyczki oraz wymaganiach klientki. Im młodsza jest kosmetyczka, tym trudniejsze dla obu stron jest wykonywanie zabiegów. W większości przypadków na ciele kobiet około sześćdziesiątki i starszych widoczne są wyraźne **oznaki starzenia się**, które nie zawsze są estetyczne. U bardzo młodych kosmetyczek mogą łatwo powstać obawy przed dotykaniem, które są tak również odbierane przez klientkę.

Bardzo istotne jest, aby kosmetyczka, która chce się zajmować starszymi osobami, zapoznała się z problemami starzenia się i wieku. Wiedza na temat skóry atroficznej to tylko kropla w morzu potrzeb. Faktyczne potrzeby starszego człowieka nie ograniczają się wyłącznie do pielęgnacji skóry, ale obejmują także sferę duchową. Starszy człowiek pragnie szczerego zainteresowania. Zabieg kosmetyczny daje duże możliwości pomocy starszym ludziom.

3.1.4. Kosmetyka dziecięca: odpowiedzialność od początku

Rynek **kosmetyków dla dzieci** był początkowo traktowany jako nieistotny, ale z czasem rozwinął się i stał niezależny. Kompletne serie kosmetyczne zapewniają dzieciom odpowiednią pielęgnację skóry i włosów, a także pierwszą własną nutę zapachową. Co oznacza jednak pielęgnacja odpowiednia dla skóry dzieci?

Wychowywanie dzieci obejmuje także wspomaganie ich rozwoju. Nie wolno przy tym zapominać o pielęgnacji skóry. Z powodu trwającego cały czas rozwoju skóra dzieci nie jest jeszcze w pełni rozwinięta, tj. warstwa rogowa, kwaśny płaszcz hydrolipidowy skóry, gruczoły łojowe i potowe. Proces rozwoju skóry dobiega końca dopiero w okresie dojrzewania i wtedy pojawiają się nowe problemy (np. trądzik).

Proszę odnieść się do następującej sytuacji: czym różnią się produkty pielęgnacyjne dla dzieci od produktów dla dorosłych? Składnikami? Opakowaniem? Ceną?

Jak to jest z substancjami, które w dobrej wierze stosowane są w preparatach pielęgnacyjnych dla dzieci? Za przykład niech posłuży **lanolina**. Jest to produkt pochodzenia zwierzęcego, który odznacza się wspaniałymi właściwościami pielęgnacyjnymi i nadaje się do skóry dzieci i młodzieży, ale jego wartość zależy od zdrowia zwierząt i ich hodowli, a także sposobu przechowywania preparatu. Substancje konserwujące, barwniki, substancje zapachowe oraz przeciwutleniacze tworzą mieszankę chemiczną, która nie zawsze nadaje się do pielęgnacji skóry dziecięcej i młodej.

Na czym powinna polegać kosmetyka dziecięca? Pielęgnacja skóry jest niezbędna. Dobrze byłoby również przyzwyczaić dzieci i młodzież do higieny i pielęgnacji ciała na najwyższym poziomie. Kosmetyki do pielęgnacji ciała niemowląt to m.in. preparaty pielęgnacyjne na bazie białek mleka, delikatne mydła, preparaty do pielęgnacji skóry zawierające składniki z ekologicznych upraw oraz naturalne środki konserwujące. Preparaty oczyszczające, np. dodatki do kąpieli, nie powinny zawierać detergentów. Jeśli chce się oczyścić skórę, powinno się zastosować łagodne emulsje z naturalnych substancji, które pielęgnują skórę i wspomagają jej funkcje. (Niestety, opisywane przez autora kosmetyki w praktyce nie istnieją, gdyż nawet jeśli są reklamowane jako ekologiczne, zawsze zawierają produkty syntetyczne. Przykładem są środki myjące, także mydło, które zawsze zawierają detergenty. Kosmetyki dziecięce powinny być przede wszystkim łagodne dla skóry, nie mogą zawierać składników drażniących i potencjalnych alergenów. Do tych ostatnich należy niestety również wiele substancji naturalnych, np. olejek rumiankowy, wyciąg z arniki itp. Dlatego kosmetyki dla dzieci powinny być poddawane dodatkowo testom, gwarantującym ich biozgodność z delikatną skórą dziecka. *Przyp. konsult.*).

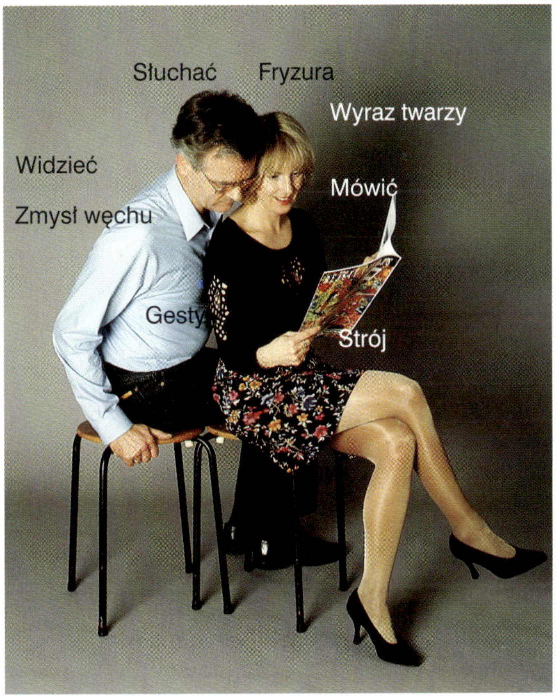

Elementy komunikacji werbalnej i niewerbalnej.

3.1.5. Tworzenie archiwum

Aby zaoferować klientom profesjonalne usługi, trzeba obserwować najnowsze trendy w rozwoju preparatów, narzędzi oraz metod zabiegowych. Należy dbać o wiarygodność informacji, aby nie stracić zdobytego zaufania. Trzeba śledzić zmieniające się trendy i style w modzie. Wszystkie media, od gazet po internet, dostarczają kosmetyczce koniecznych informacji, ale są one różnej jakości. Dla kosmetyczki najważniejsze są jednak zmiany stylu we własnym regionie, mieście czy części miasta niż panujące w wielkich metropoliach.

Informacje fachowe uzyskane z obserwacji, rozmów i piśmiennictwa powinny być usystematyzowane i zarchiwizowane. W ten sposób można zebrać i uporządkować informacje o grupach klientów, preparatach, urządzeniach, sprzęcie, technikach pracy i inne. Własne **archiwum** może stać się wiarygodnym świadectwem fachowych kwalifikacji kosmetyczki.

3.2. Komunikacja w gabinecie kosmetycznym

Komunikacja to wymiana informacji między ludźmi. Człowiek wykorzystuje do tego wszystkie **narządy zmysłów**. Aby osiągnąć sukces w gabinecie kosmetycznym, trzeba oferować wysoką jakość usług i umieć się komunikować. Szczególne znaczenie ma sposób wyrażania w reklamie, podczas konsultacji oraz podczas rozmów. Dzięki komunikacji kosmetyczka uzyskuje wgląd w sytuację na rynku oraz w całkiem indywidualne oczekiwania klientów. Umiejętność komunikacji w tym samym stopniu potrzebna jest do konsultacji z klientami, jak i do prowadzenia marketingu.

Aby zapewnić sobie sukces, kosmetyczka w ramach badań rynku musi wiedzieć, jakie zapachy, formy, kolory i wzory, w jakich grupach i dlaczego są aktualnie poszukiwane. Dzięki stałemu kształceniu się w tym zakresie kosmetyczka może zgromadzić informacje niezbędne do udzielania porad dotyczących wyboru stylu. Dzięki temu można przygotować odpowiednie oferty kosmetyczne skierowane do różnych grup klientów. Własna strategia marketingowa umożliwi przygotowanie odpowiedniej reklamy.

Konsultacje i **sprzedawanie** to komunikacja, którą należy prowadzić z wyczuciem. To nie tylko sprawa odpowiednio zastosowanych technik. Sukces jest możliwy tylko wtedy, gdy między klientką i kosmetyczką istnieje zaufanie oraz wzajemny pozytywny stosunek. Nie wolno przy tym zapominać, że przy ocenie innych ludzi istotne jest nie tylko to, co ktoś mówi, lecz również to, jak mówi. Głos człowieka może wydać się bardzo sympatyczny lub odpychający, może wydawać się ciepły i pełen uczucia lub zimny i stanowczy.

- Zrozumienia dla swojego gustu
- Zrozumienia problemów pielęgnacji i kształtowania wizerunku
- Zrozumienia przyzwyczajeń i upodobań
- Pozytywnego nastawienia i samopoczucia
- Fachowej usługi
- Problemy klientki są w centrum rozmowy

Czego oczekuje klientka od kosmetyczki podczas rozmowy.

- Obietnic, które nie zostaną spełnione
- Przekonywanie z użyciem socjotechnik
- Narzucania metod, które nie odpowiadają klientce
- Nieprawdziwych stwierdzeń, aby zwiększyć obrót gabinetu
- Narzucania swojego zdania
- Lekceważenia osobowości klientki

Czego klientka nie oczekuje od kosmetyczki podczas rozmowy.

Zdumiewająco prosta metoda uważnego słuchania wydaje się szczególnie odpowiednia dla kosmetyczki. Kosmetyczka powinna mieć w tym kierunku doświadczenie. Kosmetyczka przeprowadzając rozmowę z klientką dowiaduje się o jej dotychczasowych problemach i chorobach. Kosmetyczka skłania klientkę do mówienia, aby ją lepiej poznać i właściwie obsłużyć, proponując odpowiednie zabiegi i dodatkowe usługi.

Sukces sprzedaży jest w dużej mierze zależny od uczuć. Rzeczowa zgoda między klientką a kosmetyczką nie wystarczy. Jeśli klientka została fachowo przekonana o konieczności zakupu jakiejś serii do pielęgnacji ciała, ale jest negatywnie nastawiona do kosmetyczki, z pewnością zakupu dokona gdzie indziej. Kosmetyczki powinny spróbować porozumieć się ze swoimi klientami na bazie uczuciowej oraz respektować uczucia partnerów zawodowych.

Kosmetyczka musi oczywiście umieć mówić i rozmawiać, ale nie powinna narzucać swojego zdania i naciskać klientki, ale przekonywać i zachęcać. Podczas słuchania trzeba być aktywnym, reagując na odczucia rozmówcy. Jeśli rozmówca nie przestaje mówić, trzeba dać mu sygnał, że nasza uwaga jest jeszcze niepodzielna.

Podczas rozmowy – z wyjątkiem początku – kosmetyczka nie powinna zbyt wiele mówić, nawet jeśli miała już do czynienia z podobnymi problemami. Jeśli kosmetyczka sama zaangażuje się w rozmowę oceniając, pocieszając, udzielając rad lub krytykując, może to zagrozić sukcesowi uważnego słuchania. Bardzo łatwo można klienta zranić, stworzyć blokadę lub wprowadzić niepewność, jeśli zdanie kosmetyczki różni się od zdania klientki. Szczególnie nie powinno się oceniać gustu klientki. Zachwyt i euforia są tak samo nie na miejscu jak otwarte odrzucenie oczekiwań klientów związanych z ich gustem. W pierwszej kolejności klientka musi być zadowolona, musi się dobrze czuć ze swoim nowym wyglądem. Opinia kosmetyczki jest konieczna, jeśli chodzi o towary i techniki pracy, ale nie wtedy, gdy dotyczy uczuć i nastawienia zarówno w odniesieniu do ideałów piękna, jak i osobistego gustu klientki.

3.3. Ustalanie cen towarów i usług

Ceny oferowanych towarów i usług powinny być ujęte w cenniku i wywieszone w miejscu widocznym dla klientów. **Ceny** należy bardzo dokładnie obliczyć, aby całkowicie pokryć powstałe koszty, zaoferować konkurencyjną cenę oraz osiągnąć możliwie wysoki zysk.

Na podstawie kosztów własnych kosmetyczka musi ustalić odpowiednie marże na poszczególne produkty i usługi. Do sprzedaży towarów odnosi się zdanie: „Zysk tkwi w zakupie." Oznacza to, że powinno się uzyskać możliwie niskie ceny hurtowe. Przy **zakupie towarów** trzeba zwrócić uwagę na rabaty, terminy zapłaty, koszty dostawy. Aby uprościć kalkulację cen na wyroby gotowe, zaleca się **kalkulację ze wskaźnikiem narzutu**.

Kalkulacja (obliczanie ceny) usług i towarów ma na celu:
1) całkowite pokrycie kosztów, gabinetu i osiągnięcie jak najwyższego zysku.
2) ustalenie cen usług i produktów odpowiadających potrzebom rynku i zgodnych z oferowaną jakością, ale jednocześnie konkurencyjnych.

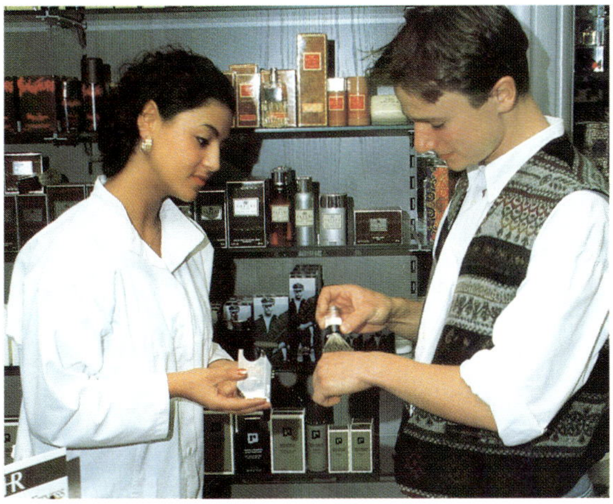
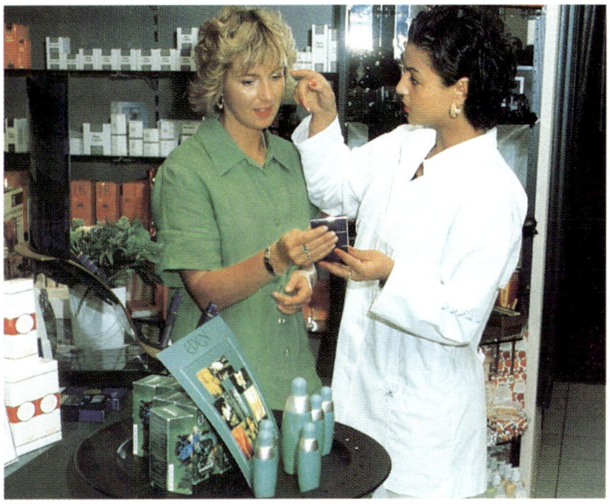

Klient powinien mieć możliwość wzięcia produktu do ręki i wypróbowanie go.

3.3.1. Kalkulacja cen towarów i produktów

Kalkulację cen towarów przeprowadza się w dwóch etapach. Pierwszy etap to **kalkulacja zakupu**, dzięki której obliczana jest cena, jaką musi zapłacić kosmetyczka. W drugim etapie obliczana jest **cena detaliczna**, która powinna wynosić tyle, aby handel stał się opłacalny dla przedsiębiorstwa.

1. Etap = kalkulacja zakupu

Przykład 1
Obliczanie **ceny hurtowej** dostawy produktów kosmetycznych.

Cena katalogowa dostawcy (10 sztuk kremów)	300,00 zł
– rabat lub premia (5%)	15,00 zł
+ podatek VAT (16%)	45,60 zł
= kwota rachunku	330,60 zł
– ulga (2%) – lub –	6,61 zł
+ odsetki za zwłokę (opłaty za upomnienie)	.... zł
+ koszty dostawy (porto/transport)	28,05 zł
= cena hurtowa	352,04 zł

Krem na dzień został w tym przypadku zakupiony za **cenę hurtową** 35,20 zł za sztukę.

2. Etap = kalkulacja sprzedaży

Przy kalkulacji sprzedaży nie uwzględnia się kosztów personalnych, ponieważ sprzedaż jest częścią usługi i właśnie tam jest wkalkulowana. **Wskaźnik narzutu** uwzględnia obroty roczne oraz koszty powstałe w danym okresie rozliczeniowym. Narzut oblicza się dzieląc obrót brutto przez sprzedaż towarów.

Sprzedaż (rachunek zysków i strat)	
– towary do sprzedania	12 000,00 zł
+ koszty odsetek (spójrz na rachunek dodatkowy 1)	455,00 zł
+ udział kosztów ogólnych (2%) (spójrz na rachunek dodatkowy 2)	734,00 zł
= koszty własne	13 189,00 zł
+ zysk (30%)	3 956,70 zł
= obrót netto	17 145,70 zł
+ podatek VAT (16%)	2 743,00 zł
= obrót brutto (razem)	19 889,01 zł
: sprzedaż towarów	12 000,00 zł
= narzut	1,66 zł

Przykład 1
Obliczanie wskaźnika narzutu

Cena hurtowa (za sztukę)	35,20 zł
× wskaźnik narzutu (1,66)	
= cena detaliczna (za sztukę)	58,43 zł

Przykład 2
Obliczanie ceny detalicznej kremu na dzień.

Stan początkowy: wartość towarów na początku roku	5 000,00 zł
+ stan końcowy: wartość towarów (inwentaryzacja na koniec roku)	8000,00 zł
= suma : 2	13 000,00 zł
= średni stan magazynu	6 500,00 zł
× obecnie obowiązująca stopa procentowa – np. 7% – na KO lub KW	
= koszty odsetek magazynowania	455,00 zł

Rachunek dodatkowy 1 do ustalenia kosztów odsetek.

Koszty odsetek istnieją, ponieważ przez magazynowanie kapitał jest zamrożony, może być on finansowany z kapitału obcego (KO) lub własnego (KW). Odsetki, które trzeba zapłacić lub już zapłacone uwzględnia się w kalkulacji.

Pozycja	**koszty roczne (zł)**
Czynsz/kalkulowany czynsz	7 400,00 zł
+ koszty dodatkowe	4 000,00 zł
+ podatki, ubezpieczenia, składki	4 600,00 zł
+ szkolenia	300,00 zł
+ koszty użytkowania samochodu	6 000,00 zł
+ koszty na reklamę	400,00 zł
+ użytkowanie narzędzi	600,00 zł
+ odpisy	4 400,00 zł
+ koszty różne	9 000,00 zł
= **koszty ogólne**	**36 700,00 zł**

Rachunek dodatkowy 2 do ustalenia kosztów ogólnych.

Udział kosztów ogólnych wynosi przy obliczaniu wskaźnika narzutu około 2% sumy całkowitej.

3.3.2. Kalkulacja cen usług

Przy usługach gabinetu kosmetycznego **ceny** muszą być łatwo dostępne dla konsumentów. Przy cenach zabiegów kosmetycznych większe znaczenie mają koszty powstające bezpośrednio. Zabiegi wykonane za pomocą specjalistycznych urządzeń elektrycznych muszą pokryć ich koszty.

Aby przedstawić ofertę odpowiadającą potrzebom rynku, trzeba odpowiednio **kształtować ceny** usług. Należy również ocenić jakość własnych zabiegów w porównaniu z konkurencją oraz popyt. Oznacza to, że im mniej konkurencyjnych ofert o podobnej jakości oraz im większy przewidywany popyt, tym wyższa może być cena za oferowane usługi. Przy tej samej jakości usług oferowanych przez konkurencję i dużej konkurencji może okazać się sensowne, aby nie oferować jakiejś usługi ze względu na niskie ceny. W takich przypadkach lepiej byłoby zaproponować inne, ewentualnie nowe usługi, których nie oferują konkurencyjne gabinety kosmetyczne.

Kształtowanie cen to częściowo zadanie rachunkowe, mające na celu pokrycie powstających kosztów. Zawiera ono pewne elementy nierówności związanej z oceną pracy przez klientów. Aby ustalić stopień zwiększenia zysku, konieczna jest decyzja ekonomiczna. Przy makijażu np. nie da się określić norm jakości i dlatego trzeba go oceniać w zależności od całkowitych wyników gabinetu. Ponieważ jednak istnieją klienci, którzy uważają cenę za wskaźnik jakości danej usługi, wysoki poziom cen może być częścią biznesplanu gabinetu. Oczekiwania klientów muszą jednak zostać potwierdzone przez osiągnięcia kosmetyczki.

Przykład 3

Kalkulacja kosztów zabiegu kosmetycznego

Koszty netto materiałów (materiały kabinowe)	5,80 zł
+ koszty urządzeń jednego użycia (spójrz rachunek dodatkowy 3)	50,56 zł
+ koszty personalne (np. 45 minut, za minutę 0,35 zl)	15,75 zł
+ dopłata do kosztów ogólnych w procentach kosztów personalnych 59% (spójrz rachunek dodatkowy 4)	9,30 zł
= cena	81,41 zł
+ zwiększenie zysku/ryzyko (np. 30 %)	24,42 zł
= cena netto	105,83 zł
+ 16% podatku VAT	16,93 zł
= cena zabiegu	122,76 zł
Koszt zakupu	3 500,00 zł
+ KO (kapitał obcy) lub KW (kapitał własny)	
– odsetki (np. 10 % na trzy lata)	1 050,00 zł
= suma	4 550,00 zł
proporcjonalne odpisy na każdy zabieg (np. 90 planowanych zastosowań w roku)	
= udział kosztów w jednym zabiegu	50,56 zł

Rachunek dodatkowy 3 do obliczenia kosztów użycia urządzeń.

Stopień oddziaływania	**Skutek**
A (Attention) Zwrócenie uwagi	Postrzeganie
I (Interest) Wzbudzenie zainteresowania	Uświadomienie
D (Desire) Chęć posiadania	Zrozumienie
A (Action) Dokonanie zakupu	Reakcja

Reklama zmusza do myślenia i odwołuje się do uczuć. Wpływ reklamy na człowieka przedstawiono za pomocą modelu AIDA.

Dopłatę do kosztów ogólnych (w %) oblicza się przez porównanie – z usługami – bezpośrednio obliczonych rocznych kosztów płac z rocznymi kosztami ogólnymi.

Koszty płac i koszty osobowe	62 000,00 zł = 100%
Koszty ogólne	$\frac{36\,700{,}00 \text{ zł} \times 100}{62\,000 \text{ zł}} = \mathbf{59}\%$
Dopłata do kosztów ogólnych	

Rachunek dodatkowy 4 do obliczenia dopłaty do kosztów ogólnych.

W przykładzie 3 **koszty osobowe** byłyby pokryte przy 0,35 zł za minutę przy pełnym obciążeniu. Trzeba się jednak również liczyć z tym, że między zabiegami kosmetyczka będzie miała trochę czasu wolnego. Należy to wyrównać w innym miejscu. Przy 80% obciążeniu cena za minutę musi zostać odpowiednio podniesiona lub podnosi się koszt zysku i ryzyka. W wyżej opisanym przykładzie trzeba uzyskać 2,74 zł za minutę zabiegu (123,11 zł = 45 minut), aby pokryć koszty i osiągnąć zysk. W obecnych warunkach rynkowych bardzo dobrą ceną za minutę byłoby już 1,50 zł. Kosmetyczka musi bardzo dokładnie rozważyć, czy mogą zostać pokryte koszty inwestycji oraz czy przewidziane marże umożliwią cenę odpowiadającą potrzebom rynku.

3.4. Reklama

Kosmetyczka powinna przybliżyć klientom swoje usługi. W tym celu należy podjąć odpowiednią działalność reklamową. Reklama przekazuje wiadomości, dzięki którym można kierować opiniami, nastawieniami, oczekiwaniami a także zachowaniem odbiorców. Zarówno w sferze prywatnej, jak i zawodowej, reklama ma pomóc w osiągnięciu określonych celów. Powinna być zatem zaprojektowana tak, aby zwracała na siebie uwagę, była ważna dla kosmetyczki i klientów.

W zależności od celu, jaki się chce osiągnąć, kosmetyczka powinna zmieniać reklamę swojego gabinetu. Reklama będzie wyglądała inaczej, gdy gabinet ma być zaprezentowany po raz pierwszy, a inaczej, gdy chce się klientom o sobie przypomnieć. W tym celu można wykorzystać następujące **środki reklamowe**: ogłoszenia w prasie, listy reklamowe, wystawy, prospekty, akcje oraz rozmowy. Najlepszą reklamą jest kompetentna kosmetyczka i zadowoleni klienci.

Reklama gabinetów kosmetycznych powinna być ograniczona do wybranych klientów, należy również zadbać, aby klienci mieli jak największe szanse zetknięcia się z właściwą reklamą. W świecie reklamy panuje ponadto przekonanie, że o wiele taniej oraz łatwiej jest utrzymać obecnych niż zdobyć nowych klientów.

3.5. Podnoszenie kwalifikacji

Po uzyskaniu podstawowego wykształcenia zawodowego rozpoczyna się jego dalszy etap. Przebiega on równolegle do pracy zawodowej. Dokształcanie polega na poszerzaniu oraz pogłębianiu kwalifikacji zawodowych. W warunkach konkurencji rynkowej kompetencje fachowe muszą być ciągle dopasowywane do wymagań zmieniającego się rynku. Warunki, w których trzeba wykonywać zadania zawodowe ciągle się zmieniają. Preparaty, narzędzia oraz metody zabiegowe cały czas się rozwijają i umożliwiają wykorzystanie innowacji w ofercie usług kosmetycznych. Zmiany w modzie oraz rozwój różnych stylów życia wymagają od kosmetyczki proponowania usług zgodnych z wymogami rynku. Należy zapoznać się z innowacjami przemysłowymi i naukowymi, ocenić ich możliwości i ograniczenia oraz w razie potrzeby wprowadzić do oferty własnego gabinetu. Stałe podnoszenie kwalifikacji należy więc do najważniejszych zadań samodzielnie pracujących kosmetyczek.

Podnoszenie kwalifikacji polega na zdobywaniu, przetwarzaniu i zabezpieczaniu informacji. Na szczególną uwagę zasługują czasopisma fachowe, nowe lub nowo wydane fachowe książki, seminaria organizowane przez producentów oraz profesjonalne targi specjalistyczne.

Proszę się odnieść do następującej sytuacji: dokształcanie jest kosztowne, trzeba na nie poświęcić pieniądze i czas. Każdy, kto pracuje zawodowo, musi znaleźć na to czas i to najczęściej w weekendy. Aby zaangażowanie w kształcenie opłaciło się w dalszej pracy, trzeba wybierać bardzo dobre seminaria. Rzeczywiście dobre seminaria wzbogacają własną wiedzę, umożliwiają kontakty z innymi kosmetyczkami i wymianę doświadczeń oraz czynią gabinet kosmetyczny bardziej konkurencyjnym.

Szkolenia oferowane są na przykład w czasopismach fachowych, na targach lub przez przesyłanie informacji pocztą. Na takie szkolenia zaprasza również wiele firm. Dowiadujemy się o nich z ogłoszeń lub notatek w prasie, które opisują temat i rodzaj seminarium.

- Gdzie odbywa się seminarium
- Kto prowadzi seminarium?
- Jak wygląda rejestracja na seminarium?
- W zgłoszeniu powinno się podawać tylko takie dane osobowe, jak adres i numer telefonu. Organizator powinien się zobowiązać do usunięcia wszystkich danych, po zakończeniu seminarium.
- Jakie problemy są poruszane na seminarium? Należy się dowiedzieć, czy dane seminarium oferuje interesujące tematy, oraz czy należy się spodziewać dodatkowych kosztów. Jeśli trzeba kupić produkty lub materiały do pracy, zapewne chodzi też o reklamę oferenta. Ważne jest też, czy będą zajęcia praktyczne, czy będzie dostateczna liczba godzin tych zajęć i czy materiały seminaryjne będą dostępne po jego zakończeniu. Przykłady zagadnień prezentowanych na seminariach przedstawiono na zdjęciach.

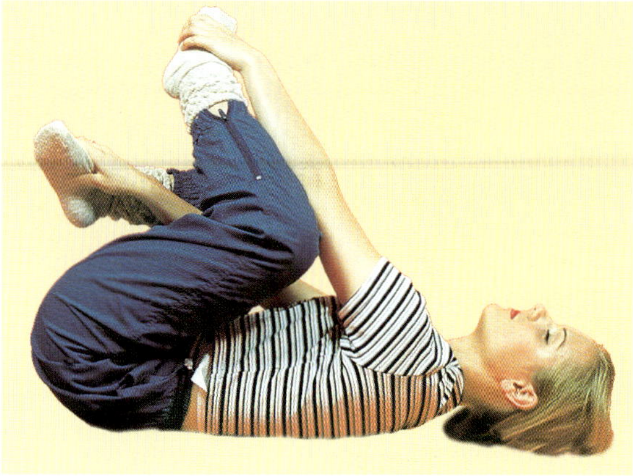

Metoda Feldenkraisa uczy właściwej pozycji stojącej, siedzącej i leżącej.

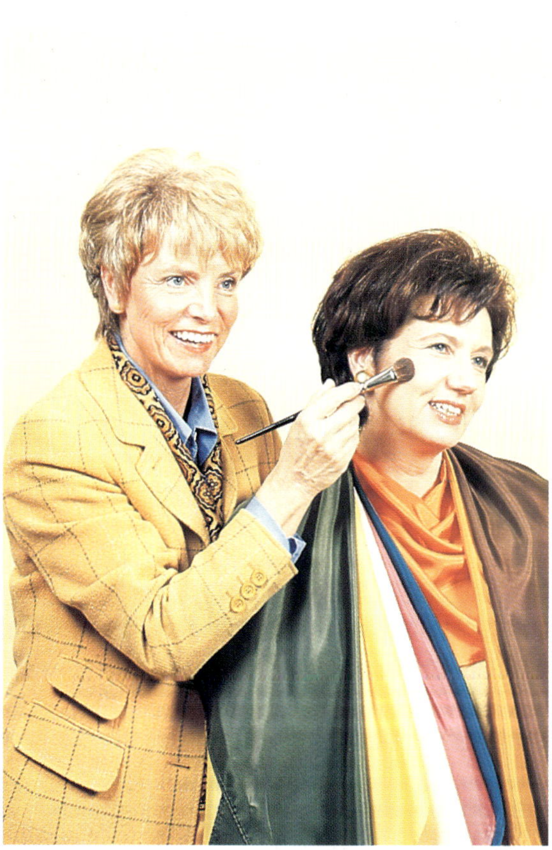

Doradztwo kolorystyczne i stylistyczne dotyczy makijażu, fryzury, stroju i ozdób.

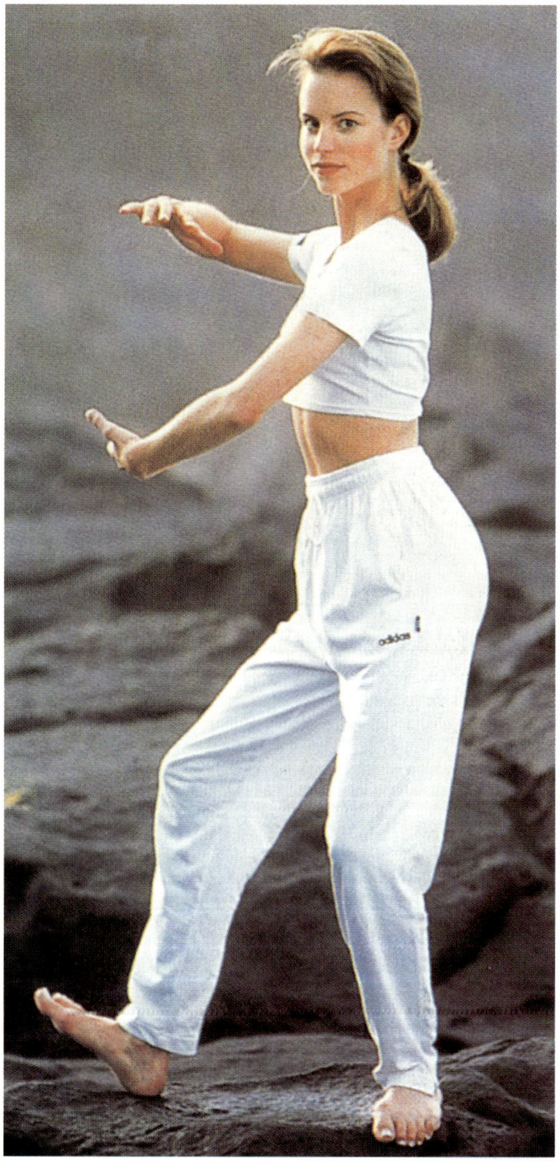

Tai-chi *to pochodząca z Chin delikatna forma sztuki walki. Przy tej medytacji ruchowej istotna jest równowaga między ruchem i oddychaniem.*

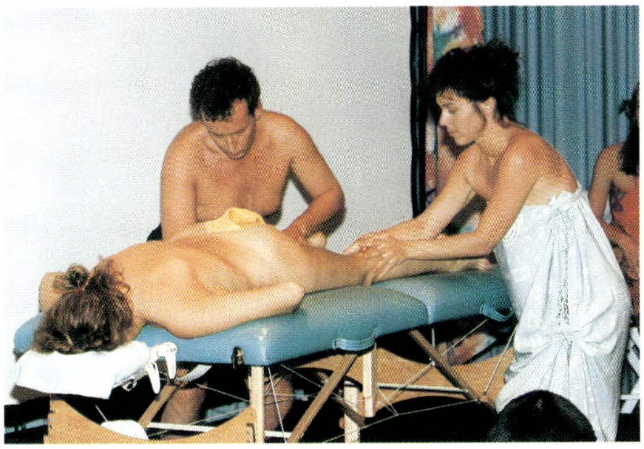

Loomi-Loomi-Nui *to hawajska metoda masażu.*

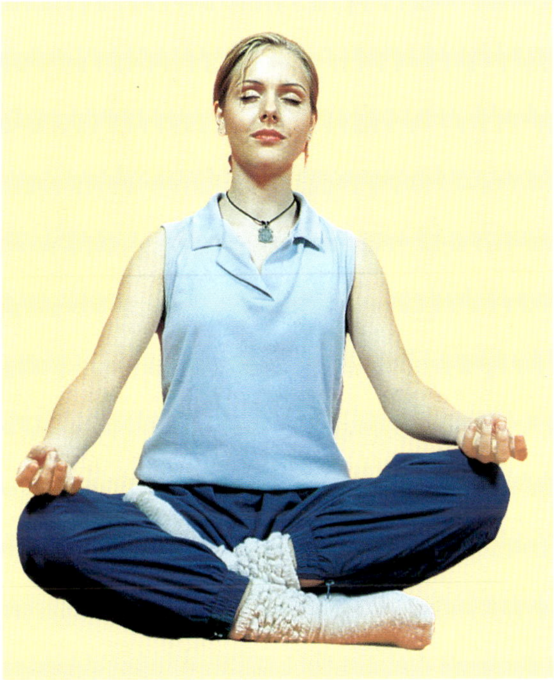

Mottem indyjskiej teorii ruchu jogi jest: „Całkowite odprężenie/relaks tu i teraz". Joga polega na ćwiczeniach oddechowych, postawy, koncentracji oraz ćwiczeniach relaksacyjnych.

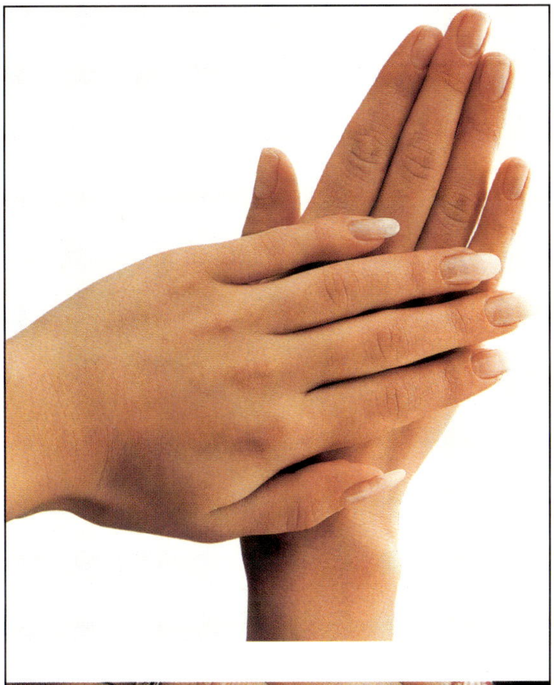

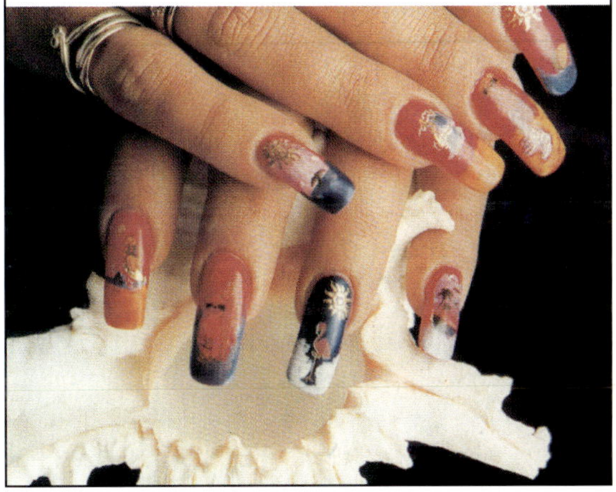

Zdobnictwo paznokci polega albo na kształtowaniu i upiększaniu naturalnie wyglądających paznokci albo zdobieniu ich zgodnie z obowiązującymi tendencjami w modzie.

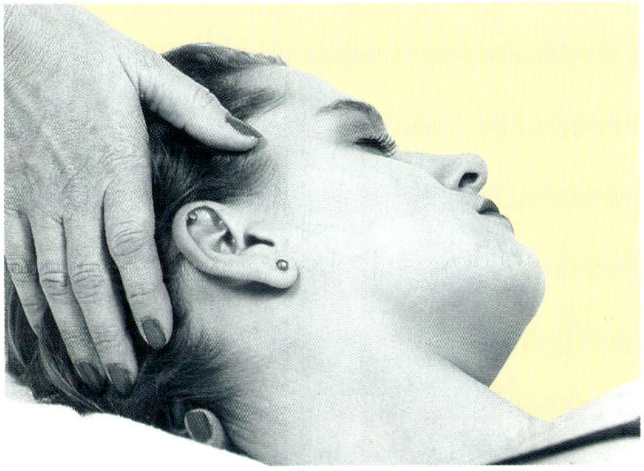

Shiatsu *to japońska metoda relaksacyjna i lecznicza, dzięki której można łagodnie usunąć stany napięć.*

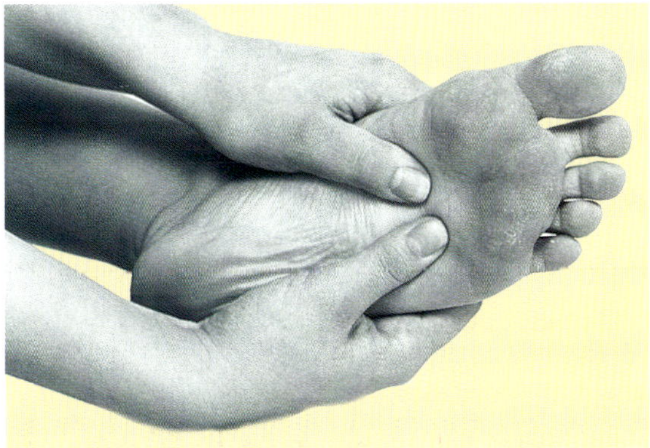

Najważniejszym „instrumentem" w akupresurze są palce. Punktem wyjścia jest przeświadczenie, że każdy narząd ma swój odpowiednik w punktach ucisku na dłoniach i stopach.

8

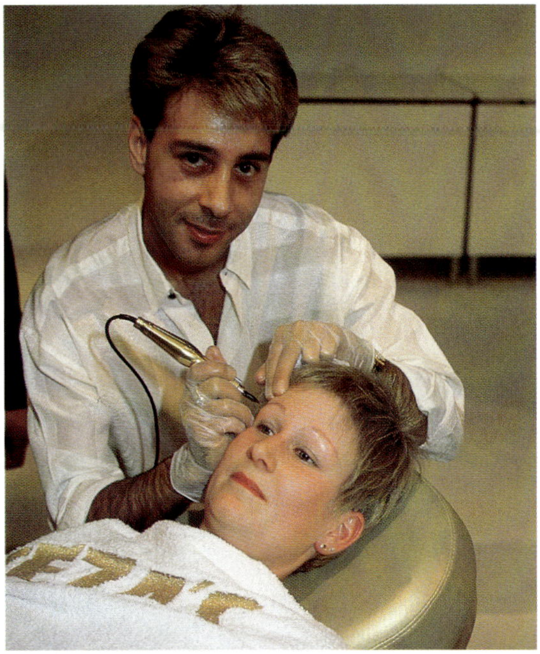

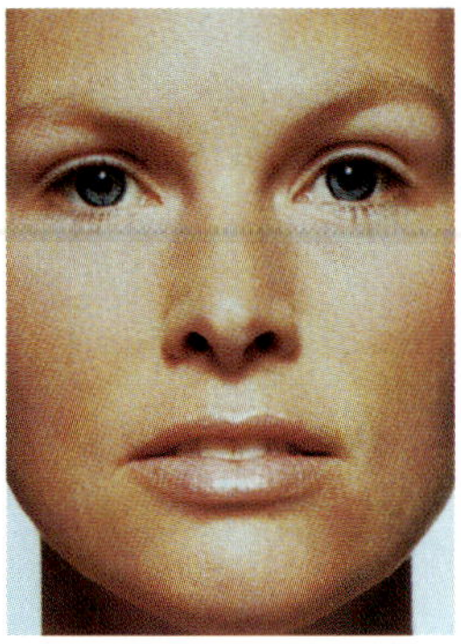

Przed

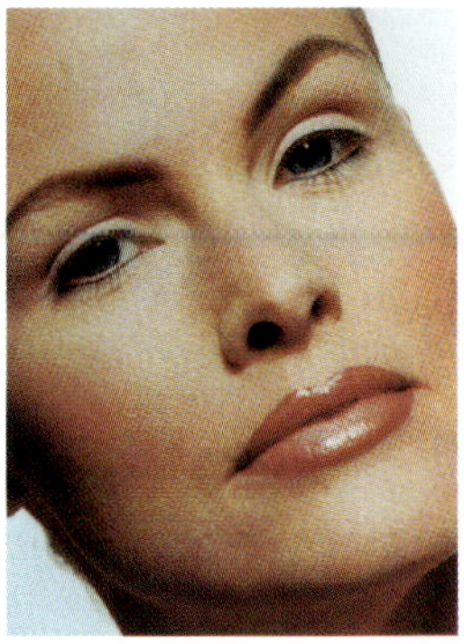

Po

Makijaż permanentny to długotrwałe zabarwienie skóry. Nieduże zmarszczki na górnej wardze można optycznie zatuszować, np. jasnymi barwnymi punktami.

Zadania i pytania kontrolne

1. Rozwój i zadania kosmetyki

1. Jakimi motywami kierowała się Pani przy wyborze zawodu kosmetyczki?

2. Do wykonywania zawodu kosmetyczki niezbędna jest wiedza teoretyczna i umiejętności praktyczne: a) proszę wymienić dziedziny wiedzy teoretycznej, które powinna Pani znać; b) proszę wymienić umiejętności niezbędne do wykonywania zawodu.

3. Proszę wymienić różne czynności kosmetyczne i przyporządkować je do poszczególnych zakresów kosmetyki: a) pielęgnacyjnej; b) upiększającej; c) zdrowotnej.

4. Jakie predyspozycje są konieczne do wykonywania zawodu kosmetyczki, gdzie może ona pracować, oraz do wykonywania jakich czynności konieczne są dodatkowe kwalifikacje?

5. Proszę wyjaśnić miejsce kosmetyczki między producentem a klientem, możliwość współpracy kosmetyczki i dermatologa. W jaki sposób może ta współpraca przebiegać?

6. **Historia kosmetyki** ukazuje, że nasi przodkowie także ją znali. Proszę opisać kosmetykę: a) w starożytności; b) w średniowieczu; c) w czasach nowożytnych.

7. Co oznaczało słowo **kosmetyka** w starożytnej Grecji i skąd pochodzi określenie **kosmetyka upiększająca**?

8. Proszę opisać stosunek do higieny osobistej w okresach **renesansu**, **baroku** i **rokoko.**

9. Wykwalifikowana kosmetyczka powinna znać umieć wyjaśnić pojęcia z dziedziny kosmetyki. Proszę wyjaśnić następujące pojęcia w odniesieniu do zabiegów kosmetycznych: a) profilaktyka; b) estetyka; c) terapia.

10. Co oznacza pojęcie **higiena** i jaki cel mają **rozporządzenia w sprawie higieny**?

11. Jaka jest różnica między **dezynfekcją a sterylizacją**: a) proszę opisać metody dezynfekcji; b) sterylizacji.

12. Proszę wymienić urządzenia i narzędzia, które należy: a) dezynfekować; b) sterylizować.

13. Proszę wymienić i opisać sposoby utrzymywania osobistej higieny.

14. Proszę wymienić rodzaje **zagrożeń wypadkowych** związane z pracą w gabinecie kosmetycznym oraz przyczyny wypadków.

15. Jak powinno wyglądać zabezpieczenie przed wypadkami w gabinecie kosmetycznym? Proszę podać kilka przykładów; proszę wymienić **przepisy bezpieczeństwa pracy**.

16. W jaki sposób można urządzić **miejsce pracy** zgodnie z zasadamii ergonomii. Proszę opisać sposób podnoszenia i noszenia ciężkich przedmiotów, aby nie szkodziło to naszemu zdrowiu.

17. W gabinecie kosmetycznym należy brać pod uwagę **ochronę środowiska**: a) w jaki sposób możemy ograniczać ilość **odpadów**; b) jak możemy się ich pozbywać; c) jakie są możliwości oszczędzania wody; d) jak zmniejszyć **zużycie prądu** elektrycznego.

18. a) Jakie zna Pani rodzaje **opakowań** preparatów kosmetycznych? b) Czy opakowania zawsze są konieczne? c) W jakich przypadkach i w jaki sposób można z nich zrezygnować?

19. Co Pani wie na temat ustawodawstwa w zakresie kosmetyki?

20. Jakie informacje o produkcie powinny się znajdować na jego opakowaniu lub na **ulotce**?

21. Proszę wymienić nazwy organizacji odpowiedzialnych za **ochronę pracy** oraz **ustawy o ochronie pracy**?

22. Jakie ustawy dotyczą pracy kosmetyczki?

2. Dermatologia

23. Które **zabiegi** kosmetyczno-dermatologiczne można zaliczyć do czynności z zakresu kosmetyki, a które do czynności z zakresu medycyny.

24. Proszę wymienić trzy **warstwy skóry** oraz wyjaśnić pojęcie tkanka podskórna subcutis?

25. **Komórka** jest najmniejszym „elementem składowym" naszego organizmu: a) proszę narysować i opisać budowę komórki; b) jakie funkcje pełnią poszczególne elementy komórki; c) proszę wymienić i opisać różne rodzaje komórek.

26. **Tkanka** jest skupiskiem komórek o podobnej budowie, spełniających te same funkcje. Proszę opisać budowę następujących rodzajów tkanek ludzkiego organizmu: a) naskórek i nabłonek; b) tkanka mięśniowa; c) tkanka łączna; d) tkanka tłuszczowa; e) tkanka chrzęstna; f) tkanka kostna.

27. Proszę wymienić i opisać warstwy komórek **naskórka**, wszystkie funkcje ochronne naskórka, budowę i mechanizmy umożliwiające pełnienie tych funkcji.

28. Proszę opisać proces odnawiania się skóry.

29. Jaką funkcję pełnią **melanocyty** i w którym miejscu w skórze się znajdują?

30. Proszę opisać budowę i funkcje skóry właściwej, rodzaje komórek znajdujących się w **skórze właściwej** i ich funkcje.

31. Co to są **włókna tkanki łącznej**, jaka jest różnica między włóknami kolagenowymi i sprężystymi, biorąc pod uwagę ich budowę i funkcje?

32. Co to są **histiocyty** i jaką pełnią funkcję?

33. Proszę opisać funkcje **mięśnia przywłosowego** oraz jego rolę w procesie termoregulacji.

34. Co składa się na **układ ruchowy** naszego organizmu, jakie spełnia on funkcje oraz jakie elementy zaliczamy do aktywnego, a jakie do biernego układu ruchowego?

35. Jakie zadania spełniają **mięśnie**? Proszę opisać budowę mięśni, ich rodzaje oraz zadanie jakie spełniają ścięgna i wyjaśnić co to jest tonus.

36. Proszę opisać budowę **tkanki podskórnej** i jej funkcje.

37. Proszę wymienić **przydatki skóry**.

38. Proszę opisać budowę i funkcję **włosów**.

39. Proszę opisać budowę **gruczołów łojowych**.

40. Proszę opisać cykl włosowy oraz wymienić czynniki, które mają wpływ na **porost włosów**.

41. Proszę wymienić i opisać budowę oraz funkcje trzech **rodzajów włosów**.

42. Proszę opisać budowę **paznokcia** i od czego zależy jego **wzrost**.

43. Proszę wymienić **gruczoły** skóry i opisać różnice między **gruczołami** apokrynowymi, ekrynowymi i holokrynowymi.

44. Proszę wymienić rodzaje **gruczołów potowych**, różnicę między nimi i w jakim wieku poszczególne gruczoły potowe rozpoczynają swoją aktywność. Proszę uzasadnić swoją odpowiedź.

45. Jakie funkcje pełnią ekrynowe **gruczoły potowe**; ile potu (w przybliżeniu) wydziela dziennie organizm ludzki; jakie pH ma **pot** i co oznacza pojęcie **odczyn pH**?

46. Proszę opisać funkcje gruczołów łojowych; skutki jakie może mieć ich nadczynność a jakie niedoczynność i gdzie dokładnie się znajdują.

47. Proszę wyjaśnić na czym polega funkcja **płaszcza wodno-lipidowego**: a) jakie wydzieliny i elementy skóry biorą udział w jego powstawaniu; b) w jaki sposób może Pani podczas wykonywania zawodu przyczynić się do ochrony skóry?

48. Proszę wymienić ważne funkcje ochronne skóry oraz czynniki zewnętrzne, przed którymi może się ona bronić.

49. Proszę opisać czym jest **bariera warstwy rogowej** skóry i jakie pełni funkcje.

50. Jakie **mechanizmy ochronne skóry** chronią ją częściowo przed promieniowaniem?

51. Co to jest **termoregulacja**?

52. Na czym polega **funkcja przemiany materii skóry** i jakie funkcje skórnej przemiany materii może Pani wymienić?

53. Co to są fizjologiczne funkcje ochronne skóry?

54. Warstwa rogowa skóry pełni **funkcje bariery**: a) przed czym chroni ta bariera? b) w jaki sposób warstwa rogowa pełni funkcje bariery?

55. Proszę wymienić co wchodzi w skład **układu immunologicznego** ludzkiego organizmu, jakie jest jego zadanie oraz co to jest tzw. układ odporności nabytej?

56. Proszę wymienić różne gruczoły wydzielania wewnętrznego ludzkiego organizmu oraz jakie funkcje w organizmie ludzkim pełnią **hormony**?

57. **Skóra** jest narządem zmysłu. Proszę wyjaśnić na czym polega ta funkcja skóry, jakie elementy umożliwiają pełnienie tej funkcji; gdzie dokładnie znajdują się one w skórze i dlaczego opuszki palców są dużo czulsze na dotyk niż skóra pleców?

58. Proszę wymienić najważniejsze metody **diagnozowania skóry**.

59. Co ma wpływ na **karnację skóry** i w jaki sposób można ją określić.

60. Jak nazywa się metoda stwierdzająca stopień **wrażliwości skóry**?

61. Proszę wymienić typowe cechy skóry wrażliwej oraz zabiegi wskazane i przeciwwskazane dla skóry wrażliwej.

62. Proszę wyjaśnić co to jest **ewaporimetria** i **korneometria**.

63. Co możemy stwierdzić za pomocą **kutometru**?

64. Proszę wymienić czynniki, które mają wpływ na **rzeźbę powierzchni** skóry.

65. Za pomocą jakich metod można stwierdzić **szorstkość skóry**?

66. Proszę opisać sposób, w jaki określamy **grubość skóry**.

67. Czym charakteryzuje się skóra tłusta i jak można określić stopień **wydzielania łoju**?

68. Wynik oceny zawartości tłuszczów i wielkości porów w skórze wykorzystywany jest do ustalania **stanu skóry**. Proszę wymienić rodzaje stanów skóry.

69. Proszę wymienić różnice między **rodzajem** a **stanem skóry/cery**: a) Jakie rodzaje i stany skóry Pani zna; b) proszę opisać zabiegi kosmetyczne właściwe dla poszczególnych stanów i rodzajów skóry.

70. Czym charakteryzuje się skóra dziecięca w porównaniu do skóry osoby dorosłej?

71. Proszę wymienić różnice między skórą kobiety i mężczyzny i co jest przyczyną tych różnic?

72. Proszę opisać **proces starzenia się skóry** i wszystkie związane z nim zmiany: a) starzenie się naskórka; b) skóry właściwej; c) tkanki podskórnej.

73. Proszę opisać **proces starzenia się**: a) przydatków skóry; b) układu naczyniowego.

74. Jakie czynniki mogą opóźnić **proces starzenia się skóry** a jakie go przyspieszać i na które z tych czynników można mieć wpływ od zewnątrz, a na które nie?

75. Co oznacza pojęcie **wykwit** i jakie są ich rodzaje?

76. **Plama** to zmiana skórna. Proszę opisać wygląd i rodzaje plam i wymienić przyczyny ich powstawania.

77. Proszę opisać wygląd **bąbla pokrzywkowego** i jakie mogą być przyczyny jego powstawania.

78. Proszę opisać wygląd **krost**.

79. Proszę opisać wygląd **grudek**.

80. Jakie zmiany skórne są **torbielami** i jaka może być zawartość torbieli?

81. Z czym kojarzy Pani nazwy: a) **nadżerka**; b) **przeczos**; c) **rozpadlina**? Proszę opisać przyczyny ich powstawania.

82. Co to jest **wrzód** i jak wygląda?

83. Na czym polega **zgrubienie** i **ścieńczenie** skóry? Jakie są przyczyny tych stanów?

84. Co rozumie Pani pod pojęciem **„lichenizacja"** i jakie mogą być jej przyczyny?

85. W jaki sposób dochodzi do **stwardnienia skóry**?

86. Proszę opisać wygląd: a) **łuski**; b) **strupa**; c) **blizny**.

87. Co to jest **trądzik**? W jakim wieku występuje najczęściej?

88. Proszę opisać wygląd i powstawanie **zaskórnika**.

89. Proszę opisać objawy i przyczyny różnych odmian trądziku: a) **pospolitego** – *acne vulgaris*; b) *acne comedonica*; c) *acne papulopustolosa*; d) *acne conglobata*; e) *acne excoriée des jeunes filles;* f) **polekowego.**

90. Proszę opisać odmiany **trądziku pospolitego**.

91. Jakie mogą być przyczyny trądziku stanowiące punkt wyjściowy do jego leczenia? Proszę po-

wiedzieć w jaki sposób kosmetyczka może przeprowadzić leczenie trądziku.

92. Co to jest **trądzik różowaty**, w jaki sposób powstaje? Proszę opisać przyczyny i przebieg.

93. Co to jest **przyustne zapalenie skóry**, jakie mogą być jego przyczyny i w jaki sposób można leczyć to zapalenie.

94. Proszę wymienić różne przyczyny **chorób paznokci** i **zmian w obrębie płytki paznokciowej**.

95. Proszę opisać wygląd i przyczyny: a) **zaklęśnięcia płytki paznokciowej**; b) **przerostu płytki paznokciowej**; c) **oddzielania się płytki paznokciowej**; d) **paznokcia naparstkowego**.

96. Proszę wymienić przyczyny: a) **łamliwości płytki paznokciowej**; b) **bruzdowania poprzecznego**; c) **bruzdowania podłużnego;** d) **przebarwień**?

97. Proszę opisać wygląd zmian w obrębie płytki paznokciowej spowodowanych **zaburzeniami przemiany materii**.

98. W jaki sposób kosmetyczka, manicurzystka lub pedicurzystka może zająć się **zmianami w obrębie płytki paznokciowej** i jakie zabiegi może zastosować?

99. Proszę wymienić choroby **gruczołów potowych**.

100. Proszę opisać objawy i przyczyny **nadmiernego pocenia się** (*hyperhidrosis*): a) jakie objawy mogą towarzyszyć nadmiernemu poceniu się; (b jak można ograniczyć nadmierne wydzielanie potu; c) jakie zna Pani metody leczenia nadmiernego pocenia się?

101. Proszę opisać objawy i przyczyny hipohydrozy i czym różni się hipohydroza od anhydrozy?

102. Proszę wymienić choroby **włosów**.

103. Proszę wymienić różne przyczyny **nadmiernego owłosienia**.

104. Co oznacza pojęcie **hirsutyzm**, jakie mogą być jego przyczyny, jakie zabiegi kosmetyczne może Pani zaproponować klientce dotkniętej hirsutyzmem.

105. Jakie zna Pani rodzaje **anomalii włosa**, czy istnieją zabiegi, które możemy zastosować w przypadku występowania anomalii włosa, jeśli tak, to proszę podać jakie i w jakich przypadkach.

106. Ile włosów traci dziennie zdrowy człowiek i jakie czynniki mają wpływ na **wypadanie włosów**.

107. Proszę podać różne postaci patologicznego **wypadania włosów**.

108. Proszę podać przebieg i przyczyny **androgenowego wypadania włosów**.

109. Proszę opisać objawy łysienia plackowatego i jego przyczyny.

110. Wiele chorób wywoływanych jest przez **drobnoustroje**. Proszę wymienić znane Pani drobnoustroje.

111. Proszę wymienić różnice między **bakteriami** i **wirusami**. Jakie postaci bakterii się wyróżnia?

112. Proszę wymienić **skórne zakażenia bakteryjne**.

113. Proszę podać przyczyny następujących zakażeń bakteryjnych: a) **łupieżu rumieniowego**; b) **ropni mnogich pach**; c) **piodermi.**

114. Proszę wymienić **zakażenia bakteryjne**: a) naskórka; b) górnej warstwy skóry właściwej; c) dolnej warstwy skóry właściwej.

115. Proszę wymienić różnice między **czyrakami** i **czyracznością**?

116. Proszę wymienić ropne zakażenia skóry.

117. Proszę opisać jak przebiega zapalenie mieszka włosowego.

118. Co to jest **zakażenie**, a czym **superinfekcja (nadkażenie)**?

119. Proszę opisać w jaki sposób rozmnażają się **wirusy** oraz co oznaczają skróty **DNA** i **RNA**. Proszę wymienić choroby skóry wywoływane przez wirusy.

120. **Brodawki** są chorobą wirusową skóry. Proszę wymienić i opisać wygląd różnych brodawek oraz sposób zapobiegania zakażeniom.

121. Proszę opisać typowe objawy zakażenia **wirusem opryszczki** i jego przebieg.

122. Co oznaczają skróty **HIV** i **AIDS**? Proszę wyjaśnić na czym polega działanie HIV, w jaki sposób można chronić się przed zakażeniem HIV w kontaktach prywatnych i co trzeba zrobić, aby wyeliminować możliwość zakażenia HIV w gabinecie kosmetycznym?

123. **Grzyby** mogą wywoływać choroby skóry. Jak możemy podzielić grzyby?

124. W jaki sposób mogą być przenoszone grzybice i jak kosmetyczka może zapobiec zakażeniom grzybiczym w gabinecie kosmetycznym?

125. Proszę wyjaśnić pojęcia **dermatofity.**

126. Czym różnią się grzybice **powierzchniowa** i **głęboka**?

127. Proszę wymienić warunki w jakich **drożdżaki** mogą wywołać choroby skóry. Proszę podać przykłady.

128. Proszę opisać objawy i przyczyny **łupieżu pstrego**.

129. Jakie choroby mogą wywoływać **pleśniowce**?

130. Proszę wymienić miejsca na skórze szczególnie narażone na **grzybice** oraz drobnoustroje wywołujące grzybice owłosionej skóry głowy, fałdów skórnych i wału paznokciowego.

131. Jakie zabiegi pielęgnacyjne może wykonać kosmetyczka w przypadku skóry dotkniętej **grzybicą**, oraz sposób w jaki powinna dbać o higienę w przypadku styczności z grzybicami. Co można polecić klientce dotkniętej grzybicą do stosowania w domu. Proszę podać przykłady preparatów i zabiegów uzupełniających.

132. Jakie zna Pani **pasożyty**?

133. Proszę opisać objawy **wszawicy**, sposób rozmnażania oraz pozbycia się wszawicy.

134. Proszę opisać wygląd i miejsca bytowania następujących pasożytów: a) **wszy odzieżowej**; b) **wszy łonowej**; c) **pchły ludzkiej**; d) świerzbowca ludzkiego; e) **kleszczy**.

135. Dlaczego **ukłucia kleszczy** są szczególnie niebezpieczne dla człowieka?

136. Jaki obszar widzialnego widma świetlnego zajmuje promieniowanie ultrafioletowe? Proszę wymienić trzy zakresy obszaru **promieniowania ultrafioletowego**. Który z tych zakresów ma najniższą wartość w nanometrach a przez to najwięcej energii?

137. Na jaką głębokość skóry właściwej przenikają różne promienie ultrafioletowe?

138. Proszę wymienić pozytywne i negatywne działanie na organizm ludzki promieniowania ultrafioletowego.

139. Proszę wymienić i opisać **mechanizmy obronne** skóry przed promieniowaniem ultrafioletowym.

140. Proszę podać różnicę między rumieniem natychmiastowym i bezpośrednim?

141. Proszę wyjaśnić pojęcia **odbijanie** i **absorpcja**.

142. Proszę wymienić szkody jakie powoduje **oparzenie słoneczne**.

143. Wyróżnia się ostre i przewlekłe **uszkodzenia świetlne**. Proszę wymienić objawy skórne typowe dla ostrego uszkodzenia świetlnego i dla jego postaci przewlekłej.

144. Co to są **wielopostaciowe osutki świetlne** i co powoduje ich powstawanie?

145. Proszę rozważyć wszelkie „za" i „przeciw" korzystania z **łóżek opalających** i **solariów** oraz wymienić zasady higieny, których należy przestrzegać przy korzystaniu z urządzeń opalających.

146. **Oparzenie** jest silnym uszkodzeniem skóry w wyniku działania wysokiej temperatury. Proszę wymienić objawy widoczne przy oparzeniu: a) I stopnia; b) II stopnia; c) III stopnia.

147. Co należy zrobić w przypadku oparzenia?

148. W jaki sposób dochodzi do **przewlekłego przegrzania** i jak się ono może objawiać.

149. **Odmrożenia** jest silnym uszkodzeniem skóry spowodowanym działaniem niskiej temperatury. Jakie objawy występują przy odmrożeniach a) I stopnia, b) II stopnia i c) III stopnia.

150. Jakie mogą być przyczyny powstawania **odmrożeń** i jak można im zapobiegać. Proszę opisać wygląd odmrożeń.

151. Proszę wymienić przyczyny **kauteryzacji** skóry: a) jak skóra reaguje na stężony kwas i dlaczego tak reaguje; b) jak działają na skórę stężone zasady.

152. Proszę wyjaśnić pojęcie **wyprysk**, przyczyny jego powstawania i czym różni się wyprysk **egzogenny** od **endogennego**?

153. Proszę opisać powstawanie wyprysków: a) **ostrego toksycznego kontaktowego**; b) **ze zużycia**; c) **dwufazowego**.

154. Proszę powiedzieć czym jest **alergia**, co może ją wywoływać i jak powstaje.

155. Proszę wyjaśnić pojęcia: a) **alergen**; b) **przeciwciało**; c) **antygen**.

156. Co to jest **alergia typu IV**?

157. Na co należy zwracać uwagę w przypadku **alergii na kosmetyki**?

158. Proszę wyjaśnić określenia: a) **hipoalergiczny** i b) **testowany klinicznie**.

159. Proszę wymienić czynności, podczas których należy **chronić skórę rąk**. Na czym ma polegać ta ochrona.

160. Proszę wyjaśnić pojęcie **atopia**.

161. Co to jest **neurodermit**? Proszę opisać objawy i przyczyny tej choroby.

162. Proszę wyjaśnić czym jest **łuszczyca** i na czym polega oraz opisać jej różne odmiany.

163. Proszę wymienić choroby zaliczane to tzw. **autoimmunologicznych**.

164. Czym jest **bielactwo nabyte**? Proszę opisać przebieg tej choroby oraz sposób w jaki kosmetyczka może pomóc osobie dotkniętej bielactwem.

165. Czym jest **twardzina**? Proszę wymienić i opisać różne odmiany twardziny.

166. Przy odróżnianiu **nowotworów łagodnych** od **złośliwych** pomogą **reguły ABCD**. Proszę podać jakie słowa kryją się za poszczególnymi literami i co one oznaczają.

167. Proszę wymienić **znamiona barwnikowe naskórkowe.**

168. Jak powstają **piegi**? Proszę podać przyczyny i sposób powstawania piegów, u kogo i w jakich miejscach występują i czy można je usunąć, zatuszować.

169. Proszę opisać wygląd **plamy soczewicowatej**. O jaki rodzaj zmian skórnych chodzi w tym przypadku i co jest przyczyną ich powstawania.

170. Proszę opisać plamy skórne i wymienić ich rodzaje.

171. Proszę powiedzieć dlaczego i w jaki sposób powstają **brodawki łojotokowe**.

172. Czym jest **znamię barwnikowe**, jak wygląda i dlaczego należy je obserwować.

173. Proszę opisać jak powstaje **znamię**, jakie znamy rodzaje i odmiany znamion.

174. Proszę opisać wygląd **komórki znamionowej** i trzy stadia rozwojowe znamienia.

175. Proszę powiedzieć, w których miejscach na skórze najczęściej występują znamiona: a) skórno-naskórkowe; b) typu compoud; c) skórne.

176. Jakie zmiany skórne zaliczamy do **stanów przedrakowych** i w jakiej warstwie skóry mogą one występować.

177. Gdzie na skórze występuje często rogowacenie słoneczne i skąd wzięła się jego nazwa? Proszę opisać jak wygląda rogowacenie słoneczne.

178. Proszę opisać **rogowacenie białe** i w jakich miejscach występuje.

179. **Nowotwór złośliwy skóry** powstaje w wyniku zwyrodnienia komórek: a) jakie komórki skóry mogą ulegać zwyrodnieniom? b) co rozumiemy przez zwyrodnienie komórek?

180. Wymień rodzaje **nowotworów skóry**.

181. Jak powinna zachować się kosmetyczka, jeżeli podejrzewa u klientki **raka skóry**?

182. Proszę opisać wygląd i rozwój **czerniaka złośliwego**: a) jakie przyczyny mogą być odpowiedzialne za jego powstawanie; b) jakie znamy rodzaje czerniaka; c) czym różnią się od siebie poszczególne rodzaje.

183. Proszę opisać wygląd i rozwój **raka podstawnokomórkowego**.

184. Jaka jest przyczyna powstawania **raka kolczystokomórkowego**, gdzie najczęściej występuje oraz jak wygląda.

185. Jakie zmiany skórne zaliczamy do **nowotworów** łagodnych i w jakich warstwach skóry może powstać nowotwór?

186. Co to są **włókniaki**, jakie znamy ich odmiany i czym się różnią?

187. Co to są i jak powstają **bliznowce**?

188. Co to są **prosaki** i w jaki sposób należy je usuwać.

189. Co to jest **torbielak potowy**.

190. Czym są **kaszaki** i gdzie występują najczęściej.

191. Co to są **tłuszczaki** i w jakiej warstwie skóry się rozwijają.

192. W jaki sposób należy usuwać: a) prosaki; b) torbiele potowe; c) kaszaki; d) tłuszczaki?

193. Proszę omówić funkcję **naczyń krwionośnych** skóry oraz wyjaśnić różnice między żyłami a tętnicami.

194. Proszę wymienić różne **schorzenia naczyń**; a) które dotyczą żył? b) które dotyczą naczyń włosowatych?

195. Jak wyglądają **teleangiektazje**, jakiego rodzaju naczyń dotyczą i jakie zabiegi kosmetyczne możemy zaproponować klientce z problemem teleangiektazji?

196. Co to jest **limfa** i jaką funkcję pełni układ limfatyczny?

197. Jak powstaje **obrzęk limfatyczny**?

198. Jaka jest różnica między **limfą** a **krwią**. Proszę opisać na czym polega różnica między układami limfatycznym a krwionośnym.

199. Co to są **żylaki** i jak powstają.

200. Czym jest **obrzęk** i jakie mogą być jego przyczyny.

201. Proszę omówić przyczyny **powierzchownego zapalenia żył**.

202. Proszę opisać różnice między teleangiektazjami a **żylakami miotełkowatymi**.

203. Co to jest i jak powstaje **zakrzep**.

204. Jakie korzyści powinny przynosić zabiegi kosmetyczne?

205. Jakie ryzyko może wiązać się z wykonywaniem zabiegów kosmetycznych i jakie wysnuwa Pani z tego wnioski?

3. Preparaty kosmetyczne i ich zastosowanie

206. Jakie funkcje w organizmie człowieka spełnia **woda**?

207. Proszę wymienić i wyjaśnić wszystkie możliwości zastosowania **wody** w praktyce kosmetycznej z uwzględnieniem **stanów skupienia**.

208. Proszę opisać budowę **wody** i wynikające z niej właściwości.

209. Proszę podać w jakim momencie zabiegu należy zastosować **kompresy** i wymienić: a) rodzaje kompresów; b) środki pomocnicze; c) zamierzone rezultaty.

210. Proszę wyjaśnić co to jest **twardość wody**: a) jak wpływa na aparaturę i bieliznę w gabinecie kosmetycznym? b) jaki wpływ ma na zabiegi kosmetyczne? c) jakie są metody zmniejszania twardości wody.

211. Proszę wymienić i opisać różne rodzaje **mydeł**, zakres ich stosowania oraz czym różnią się od siebie.

212. Proszę opisać budowę cząsteczki **mydła**.

213. Dlaczego mydło „myje"? Proszę opisać proces mycia.

214. Jakie zalety i wady mają **mydła** w porównaniu z syntetycznymi środkami myjącymi i czym się różnią?

215. Proszę podać i opisać właściwości i zakres stosowania czterech grup **środków powierzchniowo czynnych**: a) **anionowych**; b) **kationowych**; c) **amfoterycznych**; d) **niejonowych**.

216. Proszę wymienić różne dodatki do kąpieli i ich oczekiwane działanie.

217. Jakimi właściwościami odznaczają się **emulgatory** i jaką spełniają rolę?

218. O czym informuje **wartość HLB**?

219. Proszę opisać skład i funkcje **żeli oczyszczających**.

220. Proszę opisać budowę i funkcję środków oczyszczających na bazie oleju: a) **emulsji oczyszczających**; b) **olejów hydrofilowych**; c) bezwodnych **kremów**; d) **preparatów do demakijażu**.

221. W jakich przypadkach należy użyć **środka oczyszczającego** na bazie oleju?

222. Proszę omówić funkcję ogólną, którą mają spełniać **preparaty do peelingu**: a) do jakich rodzajów i stanów skóry zaleca się stosowanie preparatów do peelingu, a w jakich przypadkach należy ich unikać? b) kiedy można wykonać peeling mechaniczny?

223. Jakie działanie ma **peeling enzymatyczny**?

224. Jakie działanie mają **peelingi chemiczne**?

225. Proszę podać składniki i działanie **peelingu ziołowego**.

226. Co to jest **dermabrazja** kosmetyczna?

227. Czym należy się kierować przy wyborze **toniku do twarzy**? Proszę opisać właściwości, oczekiwane działanie oraz możliwy zakres stosowania różnych toników.

228. Proszę wymienić składniki oraz dodatki toników do twarzy.

229. Jaką funkcję spełniają **wody po goleniu**? Proszę podać ich składniki oraz wymienić różnicę między preparatami **przed goleniem** a preparatami **po goleniu**.

230. Jaka jest różnica między tonikiem do twarzy a wodą po goleniu?

231. Proszę podać kryteria podziału preparatów do pielęgnacji skóry.

232. **Rodzaje emulsji** wyróżniamy ze względu na wewnętrzną i zewnętrzną fazę. Proszę wymienić różne preparaty i uporządkować je w zależności od rodzaju **emulsji**.

233. Proszę wymienić rodzaje kremów.

234 Jakie oleje i tłuszcze zawierają kremy na dzień, a jakie na noc i czym się różnią kremy na dzień i na noc.

235. Proszę opisać funkcje kremów ochronnych oraz **kremów do masażu**, wymienić podstawowe surowce i substancje czynne zawarte w olejach i tłuszczach do masażu, oraz opisać ich zastosowanie.

236. Proszę opisać oczekiwane rezultaty zastosowania **balsamów do ciała**.

237. Proszę opisać funkcje **preparatów do pielęgnacji rąk**.

238. **Kremy nawilżające** mają skórę nawilżać: a) dzięki jaki składnikom jest to możliwe? b) jak działają na skórę?

239. Proszę opisać działanie **masek twardych** i **miękkich**, przygotować zestawienie masek dostępnych na rynku oraz omówić zakres ich stosowania.

240. Proszę wymienić składniki **masek włókninowych (kolagenowych)**.

241. W jakich przypadkach nie powinno się stosować **masek termicznych**?

242. Proszę opisać zastosowanie **masek błonkowych (żelowych)**.

243. Proszę wymienić różne składniki **proszkowych masek miękkich**.

244. W jakich przypadkach stosuje się **maskę w proszku**, a w jakich w **kremie**?

245. Proszę wymienić różne przykłady koncentratów substancji czynnych i ich zamierzone działanie w **preparatach w ampułkach**. Dlaczego substancje czynne umieszcza się w ampułkach?

246. Jakie specjalne funkcje powinny spełniać **preparaty do pielęgnacji oczu**? Proszę podać i opisać substancje czynne preparatów do pielęgnacji oczu oraz ich działanie.

247. Proszę wymienić postaci dostępnych na rynku preparatów do pielęgnacji ust: a) z czego składają się **pomadki do ust**? b) w jakich sytuacjach i dlaczego konieczna jest szczególna pielęgnacja ust?

248. Proszę wymienić postaci dostępnych na rynku preparatów do pielęgnacji stóp, ich skład, zastosowanie i funkcje.

249. Proszę opisać środki kosmetyczne odpowiednie do leczenia **odcisków** i **modzeli**.

250. Proszę zdefiniować pojęcie „kosmeceutyki" oraz podać różnice między **substancjami czynnymi** a **nośnikami substancji czynnych**.

251. Do jakich preparatów dodaje się **parafiny** i czym się one charakteryzują.

252. Co to są **węglowodory aromatyczne**, jakie są ich właściwości i w jakich preparatach są wykorzystywane.

253. Czym są silikony, do jakich preparatów dodaje się pochodne **silikonowe** i czym się charakteryzują.

254. Proszę wymienić zastosowanie i rolę **alkoholi** w preparatach kosmetycznych oraz preparaty, do których się je dodaje.

255. Jak działają na skórę alkohole jednowodorotlenowe, a jak wielowodorotlenowe?

256. Jakie składniki preparatów kosmetycznych są **naturalnymi czynnikami nawilżającymi**?

257. Proszę opisać działanie **pantenolu**.

258. Jakimi cechami odznacza się **formaldehyd** i jakie jego stężenie jest dopuszczalne w preparatach kosmetycznych?

259. Do jakich preparatów kosmetycznych dodaje się **aceton**? Proszę opisać jego działanie.

260. W jakich preparatach znajduje zastosowanie **dihydroksyaceton (DHA)**? Proszę opisać jego działanie.

261. Proszę podać przykłady **kwasów organicznych**, preparatów zawierających **kwasy organiczne** i opisać ich działanie na skórę i włosy.

262. Proszę wyjaśnić dlaczego w preparatach kosmetycznych prawie nigdy nie używa się **kwasów nieorganicznych** ale organicznych.

263. Proszę podać w jaki sposób określamy kwasowość i zasadowość, jakie to ma znaczenie dla organizmu człowieka: a) czym jest **pH**; b) jakie pH ma powierzchnia skóry; c) w jaki sposób jest ono zapewniane.

264. Jak można określić **wartość pH** preparatów kosmetycznych? Proszę wymienić preparaty kosmetyczne, które muszą mieć wysokie pH i dlaczego, oraz preparaty o pH takim jak powierzchnia skóry.

265. Proszę wyjaśnić co oznacza skrót **AHA**: a) jakie substancje należą do AHA; b) jakie działanie mają preparaty kosmetyczne zawierające AHA?

266. Co to są **estry** i jakie pełnią funkcje w preparatach kosmetycznych?

267. Proszę opisać podobieństwa i różnice między **olejem mineralnym** a **tłuszczami** i **olejami**.

268. Co to są **lipidy** i jaka jest ich budowa chemiczna.

269. Jaka jest różnica między nasyconymi a nienasyconymi **kwasami tłuszczowymi**?

270. Proszę podać przykłady różnych **tłuszczów** i **olejów** roślinnych oraz zakres ich stosowania w preparatach kosmetycznych.

271. Proszę podać przykłady **tłuszczów** zwierzęcych oraz zakres ich stosowania w preparatach kosmetycznych.

272. Proszę wymienić rodzaje wosków i podzielić je na: a) roślinne; b) zwierzęce; c) syntetyczne.

273. Co to są **liposomy** i dlaczego stosuje się je w preparatach kosmetycznych.

274. Proszę opisać funkcje **białka** w organizmie człowieka, jego budowę chemiczną i wymienić **białka** pochodzenia roślinnego i zwierzęcego.

275 Proszę wymienić preparaty kosmetyczne, w których stosuje się białka.

276. Proszę wymienić zadania jakie spełniają w organizmie człowieka **węglowodany**.

277 Proszę wymienić związki organiczne zbudowane z pierwiastków węgla, wodoru i tlenu.

278. Proszę wymienić **polisacharydy** stosowane w preparatach kosmetycznych?

279. Proszę objaśnić pochodzenie i zastosowanie w preparatach kosmetycznych: a) pektyn; b) agar-agar; c) gumy guar; d) skrobi ryżowej; e) dekstranów.

280. Proszę wymienić z czego uzyskuje się **kompleksy regenerujące skórę** (tzw. **skin-repair-complex)**, w jakich preparatach się je wykorzystuje i jakie pełnią funkcje.

281. Proszę podać przykłady **przeciwutleniaczy**, oraz rolę jaką spełniają w preparatach kosmetycznych.

282. Proszę wymienić substancje, które wykorzystywane są jako **środki konserwujące** w preparatach kosmetycznych: a) funkcję jaką spełniają środki konserwujące; b) grupy środków konserwujących oraz preparaty kosmetyczne, w których są stosowane; c) środki zapobiegające rozwijaniu się patogenów w preparatach kosmetycznych.

283. W jakiej postaci wykorzystywane są **surowce kosmetyczne pochodzenia roślinnego** i **zwierzęcego**?

284. Proszę opisać pochodzenie, właściwości, substancje czynne oraz przykłady zastosowania następujących surowców kosmetycznych: a) **śluzów**; b) **saponin**; c) **flawonoidów**; d) **garbników**; e) **fitohormonów**; f) wydzielin gruczołowych; g) zawartych w olejkach eterycznych.

285. Proszę wymienić **surowce kosmetyczne** o działaniu ochronnym przeciwko: a) promieniowaniu ultrafioletowemu; b) przeciwbakteryjnym; c) prze-

ciwgrzybiczym; d) pobudzające przepływ krwi w skórze; e) ściągającym; f) przenikające przez skórę do naczyń krwionośnych; g) stosowane jednocześnie jako substancje czynne i zapachowe.

286. Proszę podać przykłady surowców kosmetycznych **pochodzenia zwierzęcego** oraz wymienić ich grupy.

287. Co to są **fitohormony**? Proszę podać przykłady fitohormonów, opisać hormonopodobne działanie wyciągów roślinnych w preparatach kosmetycznych i dlaczego używa się w preparatach kosmetycznych fitohormonów zamiast hormonów pochodzenia zwierzęcego.

288. Proszę podać przykłady hormonów, które spełniają jakąś rolę w organizmie człowieka, oraz jaki wpływ na budowę ciała ma układ hormonalny.

289. **Wyciągi z łożyska** zawarte w preparatach kosmetycznych mają wywołać określone skutki, proszę podać jakie i wymienić składniki wyciągów z łożyska.

290. Co to są **kortykosteroidy**?

291. Jakie rezultaty można osiągnąć stosując w preparatach kosmetycznych wyciągi z **grasicy**?

292. Proszę omówić czym są **białka** i z czego są zbudowane oraz co to są **hydrolizaty białek** i jaką pełnią funkcję w preparatach kosmetycznych jako substancje czynne.

293. Proszę wymienić składniki mleczka pszczelego i omówić jego pochodzenie.

294. Co to jest **propolis** i co można osiągnąć stosując propolis w preparatach kosmetycznych.

295. Proszę podać pochodzenie i opisać zapachy następujących substancji pochodzenia zwierzęcego: a) **piżmo**; b) **cybet**; c) **ambra**; d) **kastoreum**.

296. Co to są **olejki eteryczne**? Proszę wymienić oraz opisać różne metody uzyskiwania olejków eterycznych z roślin.

297. Proszę podać zakres stosowania **aromaterapii** i oczekiwane rezultaty oraz na co zwrócić uwagę przy wyborze olejków eterycznych do aromaterapii.

298. Proszę opisać metodę **head space**.

299. Proszę opisać pochodzenie, zapach oraz oczekiwane działanie następujących olejków eterycznych: a) **wanilii**; b) **róży**; c) **drzewa herbacianego**.

300. Proszę opisać proces wąchania.

301. Proszę podać różnicę w odniesieniu do składu między: a) wodą kolońską; b) wodą toaletową; c) wodą perfumowaną; d) **perfumami**.

302. Proszę podać przykłady różnych **nut zapachowych**.

303. Proszę wymienić **nuty zapachowe** należące do: a) orientalnych; b) drzewnych; c) korzennych; d) kwiatowych; e) owocowych.

304. Proszę opisać zapach **nut aldehydowych**.

305. Z jakich kompozycji zapachowych uzyskuje się następujące **nuty zapachowe**: a) cytrusową; b) lawendową; c) Fougère; d) szyprową?

306. Proszę wymienić i opisać trzy fazy **rozwoju zapachu** oraz jakie zapachy tworzą najczęściej poszczególne fazy.

307. Proszę podać ile zapachów dla kobiet i mężczyzn jest obecnie dostępnych na rynku polskim i w jakich odstępach czasu zmieniają się mody na **zapachy**.

308. Co oznacza pojęcie **kosmetyka dekoracyjna/upiększająca**?

309. Proszę wymienić postaci podkładów do **makijażu**, ich składniki oraz opisać, jakie spełniają funkcje.

310 Proszę wymienić składniki wykorzystywane do określenia siły krycia podkładu.

311. Proszę podać w jakiej postaci dostępne są na rynku **preparaty pudrowe**: a) jakie funkcje spełniają różne rodzaje pudru; b) kryteria oceny pudrów kosmetycznych.

312 Proszę wymienić składniki pudrów, ich właściwości i zakres stosowania.

313. Proszę wymienić postaci w jakich występują na rynku **róże**, ich składniki i funkcje.

314. Proszę wymienić **barwniki (pigmenty)** wykorzystywane w kosmetykach kolorowych, opisać ich pochodzenie i odcień kolorystyczny.

315. Proszę wymienić barwniki stosowane w: a) podkładach do makijażu; b) różach; c) cieniach do powiek; d) lakierach do paznokci; e) konturówkach.

316. Co to jest **makijaż maskujący**? Proszę podać przykłady zastosowania preparatów korygujących i opisać sposób ich zastosowania.

317. Proszę opisać skład oraz zakres zastosowania nietrwałych **preparatów do makijażu oczu**.

318. Proszę wymienić postaci **cieni do powiek** dostępne na rynku oraz składniki zawarte w kompaktowych cieniach do powiek.

319. Proszę wymienić składniki **kredek do brwi** i opisać różnicę między **kolorowymi kredkami** do oczu a **eye-linerami**.

320. Proszę omówić w jakim celu używa się **tuszów do rzęs**, wymienić składniki oraz substancje dodatkowe dodawane do preparatów przedłużających rzęsy i ich działanie. Na co muszą zwrócić uwagę osoby noszące szkła kontaktowe, używające tuszu do rzęs.

321. Co to jest **tusz w kamieniu** i jak należy go używać?

322. Proszę wymienić preparaty do demakijażu oczu.

323. Proszę podać skład farby do rzęs i brwi, opisać zabieg **trwałego farbowania** rzęs i brwi, jego zalety, oraz na co trzeba zwrócić uwagę przy wyborze farby do rzęs i brwi.

324. Proszę krótko przedstawić „historię" **pomadki do ust** oraz: a) podać skład pomadek; b) cechy jakościowe; c) opisać zastosowanie w gabinecie kosmetycznym; d) składniki zapewniające ich trwałość; e) substancje pielęgnujące dodawane do pomadek; f) dlaczego dodaje się do pomadek do ust środki konserwujące i przeciwutleniacze.

325. Co to jest **preparat utrwalający szminkę** i w jakim celu jest stosowany?

326. Jaki jest skład **błyszczyków do ust** i jaką spełniają funkcję.

327. Co to jest **lakier do ust** i w jakim celu jest używany.

328. Jakie zagrożenie dla zdrowia niosą ze sobą **pomadki do ust**, które zmieniają kolor podczas nakładania.

329. Proszę wymienić różne rodzaje preparatów do pielęgnacji paznokci.

330. Proszę wymienić składniki **lakierów do paznokci**, opisać ich działanie, prawidłowe nakładanie lakieru i w jakim celu używane są lakiery do paznokci.

331. Proszę podać rolę **lakierów podkładowych** i **pokrywających**?

332. Proszę omówić różnicę między **lakierami kremowymi** i **perłowymi**?

333. Proszę omówić zalety i wady stosowania **lakierów do paznokci w sztyfcie**.

334. Proszę wymienić postaci dostępnych na rynku **zmywaczy do paznokci** oraz ich cechy jakościowe.

335. Proszę wymienić składniki **utwardzaczy do paznokci** oraz ich działanie.

336. Proszę wymienić składniki **olejków** i **kremów do paznokci** oraz ich działanie.

337. Proszę opisać funkcje **płynów do zmiękczania skórek**, ich zastosowanie, składniki oraz działanie.

338. Jakie działanie powinny mieć **preparaty do polerowania paznokci** i jak wykonuje się taki zabieg.

339. Proszę wymienić składniki **białych kredek** do paznokci i w jakim celu są one stosowane.

340. Proszę omówić rolę **preparatów przeciwsłonecznych** i wymienić różne ich postaci.

341. Proszę wymienić skład następujących **preparatów przeciwsłonecznych**: a) emulsji; b) olejków; c) roztworów alkoholowych; d) sztyftów; e) suspensji; f) makijażu ochronnego (podkładów przeciwsłonecznych).

342. Proszę omówić jakie rodzaje **preparatów przeciwsłonecznych** nadają się do poszczególnych typów skóry.

343. Proszę omówić działanie **filtrów chemicznych** w preparatach przeciwsłonecznych, w jaki sposób chronią przed słońcem **substancje ekranujące** o działaniu fizycznym i co oznaczają pojęcia chemiczne i fizyczne.

344. Proszę wyjaśnić co to jest **współczynnik ochrony** i jak można obliczyć współczynnik ochrony przed promieniami UV.

345. Proszę wymienić cztery rodzaje **preparatów ułatwiających** oraz **przyspieszających opalanie**.

346. Proszę omówić powstawanie opalenizny na skórze pod wpływem **substancji (preparatów) samoopalających** oraz ich skład i przeciwwskazania.

347. Proszę wymienić dodatkowe substancje, które mogą być zawarte w **preparatach przeciwsłonecznych** oraz ich działanie.

348. Każda klientka ceni sobie porady dotyczące zastosowanie preparatów przeciwsłonecznych oraz preparatów po opalaniu. Co może Pani polecić swojej klientce: a) przed urlopem; b) podczas urlopu; c) po urlopie?

349. Proszę wymienić formy występowania na rynku **preparatów po opalaniu** i cel ich stosowania.

350. Proszę wymienić przyczyny zaburzeń pigmentacji, wymienić ekstrakty roślinne, które mogą mieć wpływ na zaburzenia pigmentacji oraz opisać działanie **preparatów rozjaśniających** na skórę.

4. Kosmetyka całościowa

351. Proszę omówić pojęcie **kosmetyka całościowa**?

352. Proszę opisać **wizerunek kosmetyczki**.

353. Proszę stworzyć co najmniej trzy **symbole graficzne** dla własnego gabinetu kosmetycznego.

354. Na co trzeba zwracać uwagę przy **powitaniu**: a) stałej klientki; b) nowej klientki.

355. Proszę sformułować 10 zdań na różne okazje, którymi będzie Pani mogła **powitać** klientkę w gabinecie kosmetycznym.

356. Proszę sformułować trzy zdania, których użyje Pani, jeśli klientka wyjątkowo będzie musiała poczekać 10 minut na **rozpoczęcie zabiegu.**

357. Proszę opisać, jak powinna wyglądać **kabina kosmetyczna** przed wizytą klientki.

358. Proszę wymienić zasadnicze zabiegi składające się na **pielęgnację twarzy**.

359. Proszę opisać, w jaki sposób należy przygotować klientkę do **zabiegów pielęgnacyjnych twarzy**.

360. Proszę omówić pojęcie **masaż** i co oczekuje się zazwyczaj po wykonaniu masażu.

361. Proszę opisać poszczególne kroki manualnego **masażu karku**.

362. Proszę wymienić i opisać sześć podstawowych **ruchów masażu**.

363. Proszę wymienić **środki poślizgowe** stosowane do **masażu karku**.

364. Proszę wymienić **mięśnie** masowane podczas **masażu karku**?

365. **Oczyszczanie twarzy** dzielimy na wstępne i intensywne. Proszę wymienić zabiegi zaliczane do oczyszczania wstępnego i intensywnego.

366. Proszę opisać sposób usuwania **makijażu oczu**.

367. Proszę opisać różne możliwości **oczyszczania skóry** z uwzględnieniem wyboru odpowiedniego środka oczyszczającego.

368. Proszę wyjaśnić pojęcia: a) **ocena skóry**; b) **ocena objawowa**; c) **ocena przyczynowa**.

369. Proszę wymienić pytania, które zada Pani klientce podczas **oceny.**

370. Szczegółowa **ocena skóry** jest sumą różnych cech skóry, proszę wymienić: a) cechy skóry; które należy uwzględnić podczas oceny; b) informacje jakie może Pani uzyskać przeprowadzając wywiad z klientką; c) informacje jakich dostarcza oglądanie skóry.

371. Proszę wymienić narzędzia pomocnicze, którymi może się Pani posłużyć w celu zbadania skóry oraz metody badania skóry?

372. Proszę dokonać **oceny skóry** u dowolnej osoby za pomocą wywiadu, oględzin i badania.

373. Proszę podać, czym różnią się od siebie poszczególne rodzaje **zmarszczek**: a) płodowe; b) bruzdy ruchome; c) mimiczne; d) suche; e) starcze.

374. Proszę opisać czynności przy **farbowaniu rzęs**, uwzględniając przygotowanie do zabiegu.

375. Proszę opisać **farbowanie brwi** uwzględniając przygotowanie do zabiegu.

376. Na co trzeba koniecznie zwrócić uwagę **podczas farbowania rzęs i brwi**?

377. Proszę omówić sposób ustalania kształtu brwi przed **regulacją**.

378. Proszę wymienić materiały i przybory używane do regulacji brwi oraz sposób czyszczenia materiałów i przyborów po zabiegu.

379. Proszę omówić co osiągamy dzięki **zastosowaniu pary** i jakie rodzaje parowania możemy zastosować.

380. Proszę wyjaśnić w jaki sposób powstaje **para ozonowa** w urządzeniu do wytwarzania pary; co to jest ozon.

381. Proszę wyjaśnić pojęcia: a) **wskazanie**; b) **przeciwwskazanie**?

382. Proszę wymienić przeciwwskazania do **stosowania pary**.

383. Proszę wymienić metody **złuszczania naskórka**, preparaty złuszczające oraz ich składniki.

384. Proszę wymienić przeciwwskazania do **złuszczania naskórka**.

385. Proszę wymienić środki złuszczające łagodniejsze dla skóry.

386. Proszę wyjaśnić co to są **zaskórniki**, sposób ich usuwania wraz z przygotowaniem.

387. Proszę wyjaśnić co to są **prosaki** i jak je usuwamy.

388. Proszę wymienić rodzaje **masażu twarzy** i jego działanie.

389. Proszę omówić różnicę między maskami **twardymi**, **miękkimi** i **termiczno-modelującymi**.

390. Proszę opisać działanie **maski kremowej** i **pudrowej** oraz wymienić ich składniki.

391. Proszę opisać prawidłowe nakładanie **maski na twarz**, wymienić potrzebne przybory i opisać, jak zdejmujemy maskę z twarzy.

392. Proszę opisać sposób stosowania i zamierzone działanie: a) **maski z płatków owsianych**; b) **z kiełków pszenicy**.

393. Proszę wymienić przeciwwskazania do stosowania **masek twardych, miękkich i termiczno-modelujących**.

394. Proszę opisać pielęgnację **skóry wokół oczu** w przypadku występowania: a) obwódek pod oczami; b) obrzęku powiek.

395. Proszę wymienić i opisać różne możliwości zakończenia pielęgnacji twarzy i od czego to zależy.

396. Proszę wyjaśnić co to jest **obrzęk**.

397. Proszę opisać budowę i funkcje **układu limfatycznego**, wyjaśnić co to jest **limfa** i co wspólnego ma układ limfatyczny z **powstawaniem obrzęków**.

398. Proszę wyjaśnić pojęcie **depilacja**.

399. Proszę wymienić sposoby **usuwania owłosienia**: a) mechaniczne; b) chemiczne.

400. Proszę opisać jak powinna być wyposażona kabina, w której wykonuje się zabiegi **usuwania owłosienia** oraz niezbędne materiały i przybory.

401. Proszę opisać zabieg **usuwania owłosienia** za pomocą depilatorów chemicznych, ich wady i zalety.

402. Proszę opisać zabieg usuwania zbędnego owłosienia przy użyciu **wosku ciepłego** i **zimnego** oraz wady i zalety zabiegu woskowania.

403. Proszę omówić sposób pielęgnacji skóry po zabiegu usuwania owłosienia.

404. Proszę omówić sposoby zastosowania **preparatów w ampułkach**, wymienić substancje wchodzące w skład tych preparatów oraz wyniki, jakie może przynieść ich stosowanie.

405. Proszę omówić działanie ampułki szybko działającej.

406. Proszę wymienić i opisać różne możliwości specjalnej pielęgnacji szyi i dekoltu i wymienić przeciwwskazania do wykonywania zabiegów na szyi i dekolcie.

407. Proszę podać metody **pielęgnowania piersi**.

408. Proszę podać sposoby **pielęgnowania pleców**.

409. Proszę podać czym różnią się następujące oferty (z uwzględnieniem zabiegów i ceny): a) **usługa standardowa**; b) **skrócona standardowa**; c) **usługa specjalna.**

410. Proszę scharakteryzować **cerę wrażliwą** z uwzględnieniem jej budowy, funkcji i reakcji na zabiegi kosmetyczne.

411. Proszę opisać **cerę suchą**, jej budowę, funkcję i reakcję, oraz zabiegi kosmetyczne, które można wykonać.

412. Proszę omówić **cerę łojotokową** i **trądzikową**, jej budowę, funkcję i reakcję. Na co należy zwracać uwagę przy zabiegach kosmetycznych.

413. Proszę wymienić i opisać zabiegi, jakie możemy zastosować dla **skóry dojrzałej** z uwzględnieniem korzyści z zabiegów zapobiegających

starzeniu się skóry o działaniu natychmiastowym i długotrwałym.

414. Proszę omówić pojęcie **regeneracja**.

415. Proszę wymienić zabiegi, które można zaproponować dla skóry po letnim urlopie.

416. Proszę omówić, na co należy zwrócić uwagę, jeżeli chcemy zaoferować w naszym gabinecie także usługi dla mężczyzn.

417. Proszę omówić różnicę między **zabiegiem całościowym** a **obejmującym całe ciało**.

418. Proszę opisać sposób wykonywania następujących rodzajów **masaży** i ich zamierzone działanie: a) tkanki łącznej; b) rozcierający; c) ugniatający; d) punktowy; e) głaszczący; f) wstrząsający lub oklepujący.

419. Jakimi kryteriami posłuży się Pani przy wyborze odpowiedniego **masażu**?

420. Proszę wymienić i opisać ruchy wykonywane podczas masażu twarzy.

421. Proszę omówić od czego zależy kierunek **masażu**.

422. Proszę wymienić **przeciwwskazania do masażu**.

423. Proszę wymienić zabiegi, które należy wykonać po **masażu**.

424. Proszę wyjaśnić co to jest **drenaż limfatyczny**, jakie funkcje spełnia **układ naczyń limfatycznych**, oraz różnicę między układami krwionośnym i limfatycznym?

425. Proszę opisać **drenaż limfatyczny wykonywany za pomocą aparatu**.

426. Proszę wymienić argumenty przemawiające za wykonaniem **manualnego drenażu limfatycznego** i za pomocą **specjalnego aparatu**?

427. Proszę wyjaśnić co to jest **cellulit**, czym się różni od *cellulitis*, oraz opisać zabiegi, które można zaproponować klientkom z cellulitem.

428. Proszę wyjaśnić co to jest **kosmetyka naturalna** i opisać zabiegi stosowane w jej ramach.

429. Proszę opisać zabieg obejmujący całe ciało z zastosowaniem **aromaterapii**; na co należy zwracać uwagę przy wyborze olejków eterycznych i co to są olejki eteryczne.

5. Pielęgnacja rąk i nóg

430. Proszę wyjaśnić pojęcia: a) **manicure**; b) **pedicure**.

431. Proszę wymienić rodzaje **grzybic** atakujących paznokcie u rąk i u nóg oraz **zmiany** występujące **w obrębie płytki paznokciowej**.

432. Proszę opisać zastosowanie podczas pielęgnacji paznokci następujących narzędzi: a) **cążki do skórek**; b) **kopytko**; c) **pałeczka z drewna różanego**.

433. Proszę opisać przebieg manicure włącznie z materiałami i przyborami, które są do tego zabiegu potrzebne.

434. Proszę opisać w jaki sposób **usuwamy lakier** z paznokci.

435. Proszę wymienić rodzaje pilników używanych do **skracania** i **nadawania** kształtu paznokciom oraz opisać sposób, w jaki należy skracać i opiłowywać paznokcie.

436. Proszę opisać **kąpiel paznokci**, sposób jej przeprowadzania i cel.

437. Proszę opisać w jaki sposób **usuwamy skórki paznokci**.

438. Proszę opisać **masaż dłoni** i wymienić rodzaje.

439. Proszę omówić korzyści z **polerowania paznokci** oraz sposób jego wykonania.

440. **Lakiery do paznokci** mogą spełniać różne funkcje, proszę omówić: a) znaczenie pod względem estetycznym; b) kiedy używamy lakierów bezbarwnych; c) w jakim celu używamy lakierów nawierzchniowych i podkładowych.

441. Na jakie okazje zaproponuje Pani klientce **lakier bezbarwny**, **lakier matowy** i **lakier perłowy**. Proszę podać przykłady.

442. Proszę powiedzieć na co należy zwracać uwagę podczas nanoszenia **lakieru**.

443. Dzięki odpowiedniemu nanoszeniu lakierów kolorowych możemy optycznie korygować kształt paznokci. Proszę narysować następujące kształty paznokci i odpowiednio je polakierować: a) szeroki; b) podłużny; c) owalny; c) normalny; d) o kształcie trapezu.

444. Proszę powiedzieć, kiedy **modelujemy paznokcie**.

445. Proszę wymienić **zabiegi pielęgnacyjne dłoni**, które może Pani zaoferować w swoim gabinecie oraz wskazówki dotyczące ochrony i pielęgnacji dłoni w domu.

446. Proszę wymienić okoliczności w jakich korzystne jest zastosowanie **peelingu dłoni**, a kiedy należy zrezygnować z tego zabiegu i opisać metody, którymi możemy zastąpić peeling.

447. Proszę wymienić kolejne czynności przy nakładaniu **maski na dłonie**.

448. Proszę opisać **kąpiel parafinową** i w jaki sposób ją wykonujemy?

449. Proszę omówić działanie **jonoforezy** i w jakich przypadkach wskazane jest przeprowadzenie zabiegu **jonoforezy dłoni** oraz opisać, w jaki sposób go przeprowadzamy.

450. Proszę wyjaśnić pojęcie **makijaż maskujący**: a) w jaki sposób wykonujemy makijaż maskujący, b) proszę wykonać makijaż maskujący u dowolnej osoby.

451. Proszę opisać sposób pielęgnacji **ramion** i **łokci**?

452. Proszę opisać zabiegi pielęgnacyjne **kolan**, jakie może Pani zaoferować w swoim gabinecie?

453. Proszę opisać na czym polega **pielęgnacja stóp**.

454. Proszę wymienić: a) z ilu kości składa się stopa; b) **kości stępu**; c) **kości śródstopia**; d) funkcję **trzeszczki**; e) liczby kości tworzącej paluch.

455. Proszę opisać budowę **kości**?

456. Proszę nazwać oba **stawy skokowe** stopy i opisać ich położenie.

457. Proszę opisać **sklepienie stopy**.

458. Proszę wymienić i opisać **mięśnie**, które umożliwiają poruszanie stopą.

459. Proszę opisać budowę **mięśni** i wymienić rodzaje mięśni.

460. Proszę opisać położenie **ścięgna Achillesa**.

461. Proszę wymienić **nerwy** zaopatrujące kończyny dolne.

462. Proszę wymienić **naczynia krwionośne** zaopatrujące kończyny dolne.

463. Proszę wymienić elementy **układu krwionośnego**, opisać układ krwionośny.

464. Proszę opisać sposób zapobiegania zmianom zwyrodnieniowym stóp i nóg.

465. Proszę wymienić i opisać: a) **wady stóp**; b) **schorzenia wtórne** pojawiające się najczęściej w wyniku wad stóp.

466. Proszę wyjaśnić co to jest **paluch koślawy**.

467. Proszę wymienić i opisać schorzenia gruczołów potowych oraz przyczynę **nadmiernej potliwości stóp**.

468. Proszę wymienić **zabiegi wodolecznicze** stosowane w chorobach stóp i ich działanie.

469. Proszę omówić działanie **ciepła** na skórę.

470. Proszę omówić działanie **zimna** na skórę.

471. Proszę opisać sposób, w jaki przygotuje i przeprowadzi Pani klasyczną **kąpiel stóp**.

472. Proszę opisać sposób, w jaki przygotuje i przeprowadzi Pani **zmiennocieplną kąpiel stóp**?

473. Proszę opisać sposób, w jaki przygotuje i przeprowadzi Pani **odtruwającą kąpiel stóp**.

474. Proszę omówić jak działa na skórę **suchy masaż szczotką**.

475. Proszę wymienić i opisać **ćwiczenia gimnastyczne stóp**, jakie może Pani zaoferować w gabinecie kosmetycznym lub zalecić klientce do wykonywania w domu.

476. Proszę opisać ruchy i sposób wykonywania **masażu stóp** i **masażu nóg** oraz preparaty nadające się do masażu stóp i nóg.

477. Proszę opisać zastosowanie **okładów na nogi**.

478. Proszę opisać na czym polega **owijanie nóg** i jak należy przygotować ten zabieg.

479. Proszę wymienić zabiegi, które można zastosować w przypadku **nadmiernej potliwości stóp**.

480. Proszę opisać wykorzystanie **jonoforezy** do leczenia nadmiernej potliwości stóp.

481. Proszę wymienić zasady higieny, które należy przestrzegać podczas wykonywania zabiegu **pedicure**?

482. Proszę opisać wyposażenie kabiny do wykonywania zabiegów pielęgnacyjnych stóp.

483. Proszę wymienić, które narzędzia należy sterylizować w sterylizatorze **na gorące powietrze**.

484. Proszę wyjaśnić pojęcie **sterylizacja**.

485. Proszę omówić funkcję **kasety dezynfekcyjnej**.

486. Proszę wyjaśnić pojęcie **dezynfekcja**.

487. Proszę opisać sposoby przechowywania waty, chusteczek higienicznych, czystych ręczników i fartuchów, aby było to zgodne z **przepisami higieny**.

488. Proszę wymienić **zabiegi higieniczne** wykonywane przed rozpoczęciem pielęgnacji stóp.

489. Proszę wymienić we właściwej kolejności czynności wykonywane podczas **pedicure**.

490. Proszę wymienić wszystkie narzędzia do **manicure** i **pedicure**, opisać sposób czyszczenia narzędzi tnących i pozostałych.

6. Aparaty stosowane w kosmetyce

491. Proszę podać przykłady urządzeń, które są napędzane prądem elektrycznym.

492. Proszę wymienić funkcje **aparatów do nawilżania** oraz sposób ich czyszczenia.

493. Proszę podać przykłady **aparatów do naświetlania** stosowanych w praktyce kosmetycznej.

494. Proszę wymienić **urządzenia**, za pomocą których prąd elektryczny może wpływać na płyny.

495. Proszę podać przykłady zabiegów **oczyszczających** wykonywanych za pomocą aparatów.

496. Proszę omówić funkcję **aparatów do masażu z nasadkami w postaci szczotek** oraz wymienić i opisać różne nasadki gąbkowe i szczotkowe.

497. Proszę opisać przebieg **masażu oczyszczającego** wykonanego: a) manualnie; b) za pomocą aparatu; c) zalety i wady oczyszczania za pomocą aparatu i manualnego.

498. Proszę wymienić przypadki, w których zalecane jest **złuszczanie na sucho** i opisać przebieg tego zabiegu.

499. Proszę opisać sposób **oczyszczania** aparatów złuszczających.

500. Proszę podać ogólne działanie **masażu**.

501. Proszę omówić wyniki zabiegów wykonanych za pomocą **aparatów do masażu wibracyjnego** i dlaczego do masażu wibracyjnego powinno się zastosować specjalne aparaty.

502. Proszę opisać **masaż wibracyjno-próżniowy** i jego skutki.

503. Proszę opisać sposób **oczyszczania** aparatów próżniowych oraz sprężających powietrze.

504. Proszę opisać **urządzenie** do **drenażu limfatycznego** i omówić, które partie skóry można poddać drenażowi limfatycznemu za pomocą aparatu.

505. Proszę omówić co to są: a) **jony**; b) **aniony**; c) **kationy**.

506. Proszę podać różne przykłady **przewodników elektrycznych** oraz materiałów nie przewodzących prądu.

507. Jakie **bieguny** znajdują się w obiegu elektrycznym.

508. Proszę wymienić środki **ostrożności**, których należy przestrzegać podczas stosowania urządzeń elektrycznych.

509. Proszę omówić dlaczego organizm człowieka jest przewodnikiem elektrycznym i skutki, jakie mogą spowodować **wypadki związane z działaniem prądu elektrycznego**.

510. Proszę powiedzieć o czym trzeba zawsze pamiętać **przy użyciu prądu elektrycznego** lub urządzeń elektrycznych.

511. Proszę wymienić zabezpieczenia, na które należy zwrócić uwagę podczas kupna urządzeń elektrycznych.

512. Proszę podać przykłady odpowiednich sposobów konserwacji i oczyszczania urządzeń elektrycznych.

513. Proszę wymienić **znaki jakości**, które muszą się znaleźć na urządzeniach elektrycznych.

514. Proszę obliczyć **koszty prądu elektrycznego**, wykorzystanego podczas godziny przez następujące urządzenia elektryczne w gabinecie kosmetycznym (punktem wyjścia jest cena 0,148 zł za kilowatogodzinę): a) aparat do jonoforezy; b) pralka automatyczna.

515. Proszę omówić sposób oszczędzania **prądu elektrycznego** w gabinecie kosmetycznym.

516. Proszę wymienić **rodzaje prądu**.

517. Proszę wymienić zabiegi z wykorzystaniem prądu stałego.

518. Proszę wyjaśnić, co to jest **prąd impulsowy** i podać przykłady zabiegów z jego użyciem.

519. Proszę wyjaśnić, co to jest **prąd zmienny**?

520. Proszę wyjaśnić pojęcie **częstotliwości** oraz różnicę między niską a wysoką częstotliwością.

521. Proszę wymienić zakresy **częstotliwości** wykorzystywane w kosmetyce.

522. Proszę omówić dlaczego płyny **ustrojowe** są przewodnikami elektrycznymi.

523. Proszę wyjaśnić pojęcie **elektrolitu**.

524. Zabiegi z prądem elektrycznym wykonywane są zawsze w zakresie **miliamperów**. Jakie to są natężenia prądu oraz jakiego zakresu miliamperów nie wolno przekroczyć.

525. Proszę opisać sposób postępowania podczas zabiegu **prądem stałym**.

526. Proszę wymienić i opisać różne rodzaje **elektrod** i zabiegi, do których się je używa.

527. Proszę wymienić środki ostrożności, na które trzeba koniecznie zwrócić uwagę podczas zabiegów z użyciem **elektrod**.

528. Proszę wymienić środki higieniczne, które należy przedsięwziąć w trakcie oraz po zastosowaniu **elektrod**.

529. Proszę wyjaśnić pojęcie **galwaniczne ręce** i opisać przebieg jonoforezy przy użyciu galwanicznych rąk.

530. Proszę opisać budowę **aparatu do prądu stałego**.

531. Co należy uwzględnić przy ustawianiu **natężenia prądu** podczas zabiegu prądem stałym?

532. Proszę omówić rezultaty osiągane za pomocą **galwanizacji**.

533. Proszę wymienić **przeciwwskazania** do zabiegów z prądem stałym.

534. Proszę wyjaśnić pojęcie **przekrwienia**.

535. Proszę wyjaśnić pojęcia **obwodowo** i w **zbliżeniu** w odniesieniu do zabiegów z użyciem prądu elektrycznego.

536. Proszę opisać przebieg: a) galwanizacji podłużnej oraz b) galwanizacji poprzecznej.

537. Proszę opisać i wyjaśnić różnice między działaniem **galwanizacji poprzecznej** i **podłużnej**.

538. Proszę wyjaśnić pojęcie **jonoforezy**.

539. Proszę wyjaśnić pojęcie **termoforeza**.

540. Proszę wyjaśnić co to jest **elektroforeza** i opisać jej przebieg.

541. Proszę wyjaśnić pojęcie **dezinkrustacja**.

542. Proszę wymienić składniki różnych **preparatów w ampułkach**.

543. Proszę opisać podobieństwa i różnice między następującymi zabiegami **prądem stałym**: a) galwanizacją; b) jonoforezą; c) elektroforezą; d) dezinkrustacją.

544. Proszę wymienić zabiegi prądem stałym, podczas których substancje czynne dostarczane są w głąb skóry, oraz te, podczas których następuje usuwanie substancji ze skóry.

545. Proszę omówić działanie **zabiegów prądami wzbudzającymi** i wymienić wskazania do zastosowania tych zabiegów.

546. Proszę opisać sposób postępowania podczas zabiegu prądem impulsowym.

547. Proszę wyjaśnić dlaczego zabiegi prądem **impulsowym** mogą wywołać ból.

548. Proszę wyjaśnić dlaczego **elektrody** należy dokładnie owinąć gąbkami wiskozowymi.

549. Proszę wyjaśnić pojęcie **interferencji**.

550. Proszę omówić efekty uzyskiwane za pomocą **zabiegów prądem interferencyjnym** i opisać przebieg takiego zabiegu.

551. Proszę wyjaśnić dlaczego **zabiegi prądem interferencyjnym** nie są bolesne.

552. Proszę omówić różnicę między **zabiegami prądem impulsowym** oraz **zabiegami prądem interferencyjnym** w odniesieniu do miejsca działania prądu?

553. Proszę wymienić dwa rodzaje urządzeń do zabiegów **prądami o wysokiej częstotliwości**, osiągane wyniki oraz wskazania do ich użycia.

554. Proszę wymienić elektrody stosowane w zabiegach prądem o **wysokiej częstotliwości** oraz zakres stosowania poszczególnych elektrod.

555. Proszę opisać **aplikację bezpośrednią** za pomocą aparatu do prądu o wysokiej częstotliwości.

556. Proszę opisać sposób konserwacji i oczyszczania **aparatów do prądu o wysokiej częstotliwości** oraz elektrod.

557. Proszę wyjaśnić dlaczego określenie **aparat do prądu o wysokiej częstotliwości** jest niezbyt odpowiednie w odniesieniu do wytwarzanej przez niego częstotliwości.

558. Proszę omówić różnicę między **epilacją** a **depilacją**?

559. Proszę wyjaśnić pojęcie **epilacji**, rodzaje epilacji oraz dodatkowe zabiegi po epilacji.

560. Proszę wymienić różne rodzaje **epilacji igłowej**.

561. Proszę wyjaśnić pojęcie **elektroliza**.

562. Proszę wyjaśnić pojęcie **termoliza**.

563. Proszę wyjaśnić pojęcie **koagulacja**.

564. Proszę omówić na czym polega **epilacja metodą blend**.

565. Proszę wyjaśnić pojęcie **sekwencji** i na czym polega **metoda sekwencyjna**?

566. Proszę opisać przebieg **epilacji igłowej** oraz wymienić błędy, których należy unikać podczas wprowadzania igły do łodygi włosa.

567. Proszę wymienić i rozróżnić **fazy wzrostu włosa**.

568. Proszę opisać przebieg zabiegu **epilacji pęsetowej**.

569. Proszę opisać środki higieniczne i oczyszczające dotyczące igieł i pęset.

570. Proszę przedstawić zalety i wady **epilacji igłowej** i **pęsetowej**.

571. Proszę opisać działanie zabiegów z użyciem podczerwieni i podać długość fali **promieniowania podczerwonego**.

572. Proszę wymienić oraz porównać działanie zabiegów ze **światłem czerwonym** i **niebieskim**.

573. Proszę wymienić rezultaty **zabiegów** ze **światłem barwnym**.

574. Proszę wymienić **zabiegi dermatologiczne** z **użyciem lasera**, które może wykonać kosmetyczka i wyjaśnić co to jest promień laserowy.

575. Proszę wymienić znane Pani z praktyki kosmetycznej zabiegi z użyciem **światła** oraz **zabiegi termiczne (cieplne)** i wyjaśnić różnicę między światłem a ciepłem.

576. Proszę wyjaśnić czym różnią się **łóżka opalające** i **solaria** oraz wymienić **zasady higieny**, których należy przestrzegać podczas korzystania z łóżek opalających i solariów.

577. Proszę wyjaśnić pojęcia: a) **absorpcja** i b) **odbicie**.

578. Proszę wymienić zalety i wady korzystania z łóżek opalających lub solariów.

579. Proszę opisać różnice między ostrymi i trwałymi **uszkodzeniami świetlnymi**.

580. Proszę wyjaśnić pojęcia: a) **wskazanie**; b) **przeciwwskazanie**. Proszę wymienić przeciwwskazania do stosowania prądu elektrycznego w zabiegach kosmetycznych.

581. Proszę wymienić znane Pani **zabiegi zimnem**, kiedy są one wskazane, a w jakich przypadkach nie wolno ich stosować. Proszę opisać reakcję skóry na zamrażanie.

582. Proszę sporządzić tabelę, zestawiającą zabiegi **prądem stałym** i **zmiennym** oraz ich funkcje kosmetyczne.

7. Kosmetyka dekoracyjna

583. Proszę wymienić czynniki wpływające na zewnętrzny **wizerunek** człowieka.

584. Proszę wyjaśnić, dlaczego tak trudno jest zdefiniować piękno i jakimi cechami charakteryzuje się wizerunek sukcesu.

585. Proszę wyjaśnić dlaczego umiejętności socjopsychologiczne kosmetyczki mają wpływ na osiągnięcie przez nią sukcesu.

586. Proszę wyjaśnić jakie decyzje oraz jaką odpowiedzialność bierze na siebie kosmetyczka, a jaką klientka w ramach zabiegów kosmetycznych.

587. Proszę omówić sposób, w jaki kosmetyczka musi rozwijać swoje umiejętności fachowe i **komunikacyjne (doradcze)**.

588. Proszę opisać różnice jakościowe między kształtowaniem wizerunku zgodnie z typem urody a indywidualnym wizerunkiem i dlaczego **usługi** kosmetyczne kierujące się typem urody mogą być niekorzystne dla kosmetyczki?

589. Proszę wyjaśnić dlaczego indywidualne **doradztwo stylistyczne** odpowiada zarówno oczekiwaniom klientów, jak i kosmetyczki?

590. Proszę wyjaśnić do czego odnoszą się trzy **barwy pierwotne** i jakie barwy do nich zaliczamy.

591. Proszę wymienić osiem **barw podstawowych**.

592. Proszę wyjaśnić co można osiągnąć odpowiednim **doborem kolorów** i na co trzeba zwrócić uwagę.

593. Proszę wyjaśnić dlaczego punktem wyjścia **doradztwa kolorystycznego** nie może być obiektywne postrzeganie kolorów.

594. Proszę wymienić cechy **stylu eleganckiego** we fryzurze, stroju i makijażu.

595. Proszę wymienić cechy **stylu sportowego** we fryzurze, stroju i makijażu.

596. Proszę wyjaśnić dlaczego model **złotego podziału** nie nadaje się do wykorzystania w gabinecie kosmetycznym.

597. Proszę wyjaśnić co wpływa na odczucia **kolorystyczne**?

598. Proszę wyjaśnić dlaczego dialog między doradcą a klientką jest tak istotny w trakcie **doboru kolorów**.

599. Proszę wymienić estetyczne cechy różnicujące **kolory**.

600. Proszę wyjaśnić pojęcie **proporcjonalność** wzorców podstawowych.

601. Proszę wyjaśnić do czego mogą służyć **linie orientacyjne** wzdłuż sylwetki człowieka.

602. Proszę omówić zalety zastosowania w **doradztwie stylistycznym** systemu dwunastkowego.

603. Proszę wyjaśnić w czym tkwi „tajemnica" **kształtowania** wizerunku człowieka.

604. Proszę wyjaśnić; dlaczego **pielęgnacja skóry** jest istotnym środkiem kształtowania wizerunku człowieka.

605. Proszę wymienić obowiązujące kryteria dotyczące ładnych, kobiecych twarzy.

606. Proszę opisać, jakie warunki muszą zostać spełnione przed wykonaniem profesjonalnego makijażu: a) wyposażenie miejsca pracy; b) przygotowanie klientki.

607. Proszę omówić efekty **makijażu dziennego**.

608. Proszę podać kryteria doboru **podkładu**.

609. Proszę ocenić charakterystyczne cechy skóry ze względu na wielkość porów i występowanie zmarszczek (u dowolnie wybranej osoby): na brodzie, na nosie, na czole, wokół ust oraz na policzkach.

610. Chce Pani wykonać **makijaż**. Należy przy tym przestrzegać różnych kryteriów. Proszę przygotować **kartę klienta**, na której uwzględni Pani m.in. następujące kryteria: wiek, okazję, kolor oczu, zawód, gust klientki, kształt twarzy, kolor włosów, rodzaj skóry (cery), stan skóry, strój, modę, kształt ust. Proszę na podstawie przygotowanej karty przeprowadzić wywiad z dowolnie wybraną osobą.

611. Proszę omówić rolę **pudru** podczas wykonywania makijażu.

612. Proszę podać kryteria doboru **cieni do powiek** oraz sposób prawidłowego ich nakładania.

613. Proszę wymienić preparaty używane do makijażu oczu.

614. Proszę opisać efekt uzyskiwany za pomocą **kredki do brwi**.

615. Proszę opisać sposób postępowania podczas wykonywania **makijażu oczu**.

616. Proszę opisać efekty osiągane za pomocą **tuszu do rzęs** i sposób jego nakładania.

617. Proszę podać cel zastosowania konturówki.

618. Proszę wymienić środki higieny stosowane podczas nakładania pomadki do ust.

619. Proszę opisać cel stosowania **różu**, wymienić i opisać rodzaje **różów**, ich zadania oraz możliwości zastosowania.

620. Proszę opisać różnice między **makijażem wieczorowym** i dziennym.

621. Jaki podkład wybierze Pani do makijażu wieczorowego, a jaki do dziennego.

622. Proszę opisać etapy wykonywania makijażu wieczorowego.

623. Proszę wymienić szczegóły, na które trzeba zwrócić uwagę podczas wykonywania **makijażu pod okulary**: a) przy krótkowzroczności oraz b) przy dalekowzroczności.

624. Proszę opisać cechy charakterystyczne **makijażu do zdjęć**.

625. Proszę wymienić szczegóły, na które należy zwrócić uwagę przy wykonywaniu **makijażu ślubnego**.

626. Proszę opisać cechy charakterystyczne **makijażu dla osób starszych**.

627. Proszę wyjaśnić pojęcie **kamuflażu**.

628. Proszę opisać wykonanie **makijażu maskującego (kamuflażu).**

629. Proszę wymienić i opisać narzędzia oraz środki pomocnicze do odpowiedniego nakładania kosmetyków kolorowych.

630. Proszę opisać możliwości oczyszczania różnych narzędzi oraz środków pomocniczych stosowanych w **kosmetyce upiększającej**. Proszę uwzględnić **przepisy higieny**.

8. Kosmetyczka jako przedsiębiorca

631. Proszę wymienić fachowe problemy, które musi przemyśleć kosmetyczka przed podjęciem decyzji o **założeniu własnej firmy**.

632. Proszę omówić informacje, jakie powinna zawierać koncepcja **założenia firmy**?

633. Proszę omówić warunki, jakie muszą być spełnione, aby osiągnąć sukces ekonomiczny.

634. Kto, oprócz członków rodziny, może doradzić kosmetyczce decydującej się na założenie własnego gabinetu kosmetycznego?

635. Proszę wymienić punkty planu **finansowego**, które należy sprawdzić.

636. Proszę określić przewidywaną wysokość **kapitału** potrzebnego do założenia gabinetu kosmetycznego.

637. Proszę przedstawić **prognozę rentowności** dla Pani gabinetu kosmetycznego.

638. Proszę obliczyć średni **obrót brutto**, który musi Pani uzyskać, aby gabinet przynosił dochód.

639. Proszę wymienić **cechy osobowości** kosmetyczki, które przekonają klientów i kredytodawców.

640. Proszę wymienić **czynniki decydujące o lokalizacji** gabinetu kosmetycznego.

641. Proszę ocenić wybraną **lokalizację** ze względu na jej przydatność na gabinet kosmetyczny.

642. Proszę podać kryteria, jakimi kierują się kredytodawcy przy udzielaniu kredytu.

643. Proszę omówić trzy aspekty przedsiębiorstwa, które należy opracować wykorzystując strategie **marketingowe**.

644. Proszę wymienić **trzy grupy motywów**, jakimi kierują się klienci decydując się na zabiegi kosmetyczne.

645. Proszę wymienić motywy, którymi kierują się następujące **grupy klientów**: a) młodzież; b) mężczyźni; c) osoby starsze.

646. Jakie dane powinno zawierać archiwum kosmetyczki?

647. Proszę wymienić elementy **komunikacji werbalnej**.

648. Proszę wymienić elementy **komunikacji niewerbalnej**.

649. Proszę wymienić korzyści ze **sprzedaży** i **doradztwa**, które można osiągnąć stosując metodę aktywnego słuchania.

650. Proszę wymienić elementy, których należy unikać podczas **konsultacji** z klientem.

651. Proszę wymienić preparaty, które można polecić po zabiegu kosmetycznym do stosowania w domu i przygotować listę sprzedaży preparatów dla różnych grup klientów: a) nastolatek z niedużymi zanieczyszczeniami skóry; b) klientek z wymagającą skórą; c) mężczyzn; d) klientek ze skórą wrażliwą.

652. Proszę omówić cele, które powinno się osiągnąć w wyniku starannej **kalkulacji** cen usług i towarów.

653. Proszę obliczyć cenę jednostkową kremu na dzień, którego cena katalogowa wynosi 20,00 zł za sztukę.

654. Proszę obliczyć cenę wybranej usługi.

655. Proszę podać rodzaje reklamy dla gabinetu kosmetycznego?

656. Proszę omówić cele i korzyści szkoleń dla kosmetyczek.

657. Jakie dodatkowe usługi może świadczyć gabinet kosmetyczny.

Uwaga: udzielanie odpowiedzi ułatwi korzystanie z leksykonu/indeksu.

Leksykon / indeks

A

B

D

E

F

G

H

L

Ł

N

O

P

Ś

T

U